Washington Manual™
Oncologia

Washington Manual™ Oncologia

TERCEIRA EDIÇÃO

Ramaswamy Govindan, MD
Professor
Division of Oncology
Alvin J. Siteman Cancer Center at
Washington University School of Medicine
St. Louis, Missouri

Daniel Morgensztern, MD
Associate Professor
Division of Oncology
Alvin J. Siteman Cancer Center at
Washington University School of Medicine
St. Louis, Missouri

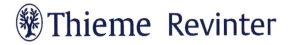

**Dados Internacionais de
Catalogação na Publicação (CIP)**

G721

Govindan, Ramaswamy

Oncologia/Ramaswamy Govindan & Daniel Morgensztern; tradução de Edianez Chimello, Ana Cavalcanti Carvalho Botelho, Sandra Mallmann, Renata Scavone & Silvia Spada – 3. Ed. – Rio de Janeiro – RJ: Thieme Revinter Publicações, 2017.

534 p.: il; 14 x 21 cm; (Washington Manual^{TM}).
Título original: *The Washington Manual^{TM} of Oncology*
Inclui Apêndice, Bibliografia e Índice Remissivo
ISBN 978-85-67661-40-7

1. Neoplasias – Fisiopatologia. 2. Neoplasias – Terapia. I. Título.

CDD: 616.994
CDU: 616-006

A Lippincott Williams & Wilkins/Wolters Kluwer Health não teve participação na tradução desta obra.

Tradução:
EDIANEZ CHIMELLO (Caps. 1 a 11)
Tradutora Especializada na Área da Saúde, SP
ANA CAVALCANTI CARVALHO BOTELHO (Cap. 12)
Tradutora Especializada na Área da Saúde, RJ
SANDRA MALLMANN (Caps. 13 a 21 e 30 a 39)
Tradutora Especializada na Área da Saúde, RS
RENATA SCAVONE (Caps. 22 a 29)
Tradutora Especializada na Área da Saúde, SP
SILVIA SPADA (Caps. 40 a 45 e Apêndices)
Tradutora Especializada na Área da Saúde, SP

Revisão Técnica:
SANDRA MARQUES SILVA GIOIA
Graduação em Medicina pela Universidade Federal de Goiás – GO
Residência Médica em Cirurgia Geral no Hospital de Ipanema
Residência Médica em Oncologia Cirúrgica no Instituto Nacional de Câncer (INCA)
Coordenadora do Serviço de Mastologia do Hospital Federal do Andaraí – RJ
Mastologista do Hospital São Vicente de Paulo – RJ
Mastologista do Serviço da Saúde da Mulher do Hospital São Francisco – RJ
Membro Titular da Sociedade Brasileira de Mastologia (TEMA)
Membro Titular do Colégio Brasileiro de Cirurgiões (TCBC)
Presidente da Associação dos Ex-Residentes Médicos do Instituto Nacional de Câncer (AERINCA)

Título original:
The Washington Manual^{TM} of Oncology, Third Edition
Copyright © 2015 by Department of Medicine, Washington University School of Medicine, Published by Wolters Kluwer
ISBN 978-1-4511-9347-3

© 2017 Thieme Revinter Publicações Ltda.
Rua do Matoso, 170, Tijuca
20270-135, Rio de Janeiro – RJ, Brasil
http://www.ThiemeRevinter.com.br

Thieme Medical Publishers
http://www.thieme.com

Impresso no Brasil por Prol Editora Gráfica Ltda
5 4 3 2 1
ISBN 978-85-67661-40-7

Nota: A medicina é uma ciência em constante evolução. À medida que novas pesquisas e experiências ampliam os nossos conhecimentos, são necessárias mudanças no tratamento clínico e medicamentoso. Os autores e o editor fizeram verificações junto a fontes que se acredita sejam confiáveis, em seus esforços para proporcionar informações acuradas e, em geral, de acordo com os padrões aceitos no momento da publicação. No entanto, em vista da possibilidade de erro humano ou mudanças nas ciências médicas, nem os autores e o editor nem qualquer outra parte envolvida na preparação ou publicação deste livro garantem que as instruções aqui contidas são, em todos os aspectos, precisas ou completas, e rejeitam toda a responsabilidade por qualquer erro ou omissão ou pelos resultados obtidos com o uso das prescrições aqui expressas. Incentivamos os leitores a confirmarem as nossas indicações com outras fontes. Por exemplo e em particular, recomendamos que verifiquem as bulas em cada medicamento que planejam administrar para terem a certeza de que as informações contidas nesta obra são precisas e de que não tenham sido feitas mudanças na dose recomendada ou nas contraindicações à administração. Esta recomendação é de particular importância em conjunto com medicações novas ou usadas com pouca frequência.

Todos os direitos reservados. Nenhuma parte desta publicação poderá ser reproduzida ou transmitida por nenhum meio, impresso, eletrônico ou mecânico, incluindo fotocópia, gravação ou qualquer outro tipo de sistema de armazenamento e transmissão de informação, sem prévia autorização por escrito.

Dedicado aos nossos colegas na Divisão de Oncologia da Escola de Medicina da Universidade de Washington.

Agradecimentos

Primeiro, e mais importante, tenho enorme satisfação em receber meu caro colega Daniel Morgensztern como coeditor para esta edição. Dan é um médico e investigador clínico extraordinário e uma enciclopédia ambulante da Oncologia Clínica. Seu trabalho duro, diligência, comprometimento e paixão deixaram, verdadeiramente, uma marca indelével nesta edição. E não é exagero dizer que esta edição não estaria nas mãos do leitor sem a ajuda dele. Estou realmente agradecido.

Infelizmente, Jonathan Pine, Editor Executivo Sênior na Wolters Kluwer, faleceu há 1 ano. Trabalhamos juntos nos últimos 12 anos. Ele colaborou significativamente na orientação da produção das duas primeiras edições e iniciou o processo para esta terceira edição. Sentirei muito sua falta.

Agradeço aos colaboradores individuais, meus queridos e respeitados colegas, por seus esforços. Como descobri com o passar dos anos, várias pessoas também trabalham por trás das cenas para produzir um livro. Na Wolters Kluwer, Julie Goolsby, Editora de Aquisições, e Emilie Moyer, Editora Sênior de Desenvolvimento de Produtos, foram fundamentais para manter o projeto em andamento e persistentes no acompanhamento. Julie e Emilie foram suficientemente gentis em acomodar nossos programas atarefados e notavelmente pacientes com nossos atrasos. Estou muito agradecido pela percepção, discrição e paciência. Johanna Duke, minha assistente administrativa, é uma pessoa notável. Sua abordagem atenta, inteligente, analítica e organizada tornou o processo de edição muito agradável. Ela é uma colaboradora significativa para o sucesso desta edição.

Agradeço ao meu pessoal de enfermagem e secretariado por sua ajuda enquanto eu estava ocupado com este projeto. Meu trabalho se tornou não só mais fácil como também mais prazeroso pelo excelente ambiente na Escola de Medicina da Universidade de Washington, em St. Louis. Tenho um débito especial de gratidão à liderança fornecida por John F. DiPersio, MD, PhD e Chefe da Divisão de Oncologia. Embora meus dois filhos, Ashwin e Akshay, hoje sejam adolescentes, eles continuam adoráveis (na maior parte do tempo). Estou eternamente agradecido à minha adorada esposa, Prabha, e aos meus filhos que fizeram tudo valer a pena.

Ramaswamy Govindan, MD

Agradeço a Ramaswamy Govindan pela oportunidade de colaborar como coeditor neste manual notável. Ele é um médico e pesquisador extraordinário, um modelo para o pessoal da casa e do corpo docente e tem sido meu mentor desde 2004. Agradeço também a todos os autores por seus capítulos excelentes; a Emilie Moyer, da Wolters Kluwer, e a Johanna Duke, da Universidade de Washington, por seus incansáveis esforços; aos meus pais, Silvia e Felipe Morgensztern; aos meus queridos filhos Alan, David e Michael, e à minha linda esposa Marcela.

Daniel Morgensztern, MD

Prefácio

Já se passaram quase 13 anos desde que lançamos a primeira edição do *The Washington Manual of Oncology*. Na última década, testemunhamos um progresso enorme em nossa compreensão das alterações moleculares no câncer e no uso de terapias e imunoterapias direcionadas. Os cuidados com o câncer se tornaram naturalmente complexos e assustadores. A presente edição foi extensivamente revisada para incluir esses desenvolvimentos recentes. Quase todos os capítulos foram extensivamente revisados ou reescritos. Como antes, este manual foi elaborado para residentes. No entanto, oferece também uma atualização rápida para oncologistas. Esperamos que você, leitor, considere este manual prático, útil e estimulante. Como sempre, agradecemos por sua indicação de quaisquer erros que possam ter escapado durante todo o nosso processo de revisão editorial. Sinta-se à vontade para nos enviar um *e-mail* com suas sugestões, pareceres e comentários.

Ramaswamy Govindan, MD
Daniel Morgensztern, MD

Prefácio da Primeira Edição

Estamos vivendo momentos emocionantes em oncologia. As novas técnicas de investigação por imagens, os cuidados de suporte melhorados e a disponibilidade de vários novos agentes com mecanismos modernos de ação representam promessa considerável na melhoria dos resultados dos pacientes com câncer. Nessa era de sobrecarga de informações, é decisivamente importante que os médicos tenham um manual prático que os ajude a cuidar de pacientes com câncer.

Os capítulos estão dispostos em ordem lógica começando com a avaliação dos sintomas e prosseguindo de maneira ordeira pelo exame minucioso, estadiamento, terapia direcionada ao estádio da doença e terminando com uma discussão sobre epidemiologia e foco atual de pesquisa. Embarcamos nessa primeira edição do *Washington Manual – Oncologia* para oferecer um manual prático e de grande ajuda aos residentes médicos, colegas em treinamento, praticantes de enfermagem e outros médicos de oncologia clínica.

Ramaswamy Govindan, MD

Sumário

1 Biologia do Câncer – Oncogênese Molecular Básica **1**
Elizabeth C. Chastain • John D. Pfeifer

2 Diagnóstico Molecular.. **11**
Ian S. Hagemann • Christina M. Lockwood • Catherine E. Cottrell

3 Princípios e Prática Cirúrgica em Terapia de Câncer.......................... **24**
Amber Traugott • Rebecca L. Aft

4 Princípios e Prática de Radioterapia Oncológica **38**
Pawel Dyk • Clifford G. Robinson • Jeffrey D. Bradley • Joseph Roti Roti • Sasa Mutic

5 Princípios de Terapia Sistêmica de Câncer: Quimioterapia Citotóxica **55**
Leigh M. Boehmer • Sara K. Butler • Janelle Mann

6 Princípios de Terapia Sistêmica de Câncer: Terapia para Alvo Molecular **58**
Leigh M. Boehmer • Sara K. Butler • Janelle Mann

7 Imunoterapia para Câncer **82**
Gerald P. Linette • Beatriz M. Carreno

8 Princípios de Transplante de Células Hematopoiéticas........................ **90**
Jesse Keller • Rizwan Romee

9 Bioestatística Aplicada à Oncologia **103**
Kathryn M. Trinkaus • Feng Gao • J. Philip Miller

10 Neuro-Oncologia **111**
Andrew Lin • Jian Campian • Michael R. Chicoine • Jiayi Huang • David D. Tran

11 Câncer de Cabeça e Pescoço **126**
Douglas Adkins • Loren Michel • Tanya Wildes • Jessica Ley
Wade Thorstad • Brian Nussenbaum

12 Câncer de Pulmão **140**
Ali Mohamed • Saiama N. Waqar

13 Câncer de Mama **151**
Foluso Ademuyiwa • Rama Suresh • Mathew J. Ellis • Cynthia X. Ma

14 Timoma e Mesotelioma..**171**
Eric Knoche • Siddastha Devarakonda • Daniel Morgensztern

15 Câncer Esofágico e Gástrico **180**
Maria Baggstrom • A. Craig Lockhart

16 Câncer Colorretal **188**
Ashley Morton • Benjamin Tan

xiii

xiv | Sumário

17 Cânceres Hepatobiliares 197
Steven Sorscher

18 Câncer Pancreático 202
Andrea Wang-Gillam

19 Câncer Renal 207
Daniel Morgensztern • Bruce Roth

20 Câncer de Bexiga 212
Daniel Morgensztern • Bruce Roth

21 Câncer de Próstata 216
Ramakrishna Venkatesh • Seth Strope • Bruce Roth

22 Câncer Testicular e Tumores de Células Germinativas 226
Daniel Morgensztern • Bruce Roth

23 Câncer de Ovário 235
Sara S. Lange • Matthew A. Powell

24 Cânceres Uterinos, Cervicais, Vulvares e Vaginais 242
Lindsay M. Kuroki • Pratibha S. Binder • David G. Mutch

25 Linfoma de Hodgkin 262
Nancy L. Bartlett • Nina D. Wagner-Johnston

26 Linfoma Não Hodgkin 269
Nina D. Wagner-Johnston

27 Leucemias Agudas 280
Armin Ghobadi • Amanda Cashen

28 Leucemias Crônicas 297
Rizwan Romee • Todd A. Fehniger

29 Discrasias de Células Plasmáticas 313
Jesse Keller • Ravi Vij

30 Sarcoma 325
Brian A. Van Tine

31 Melanoma Maligno e Câncer de Pele Não Melanoma 338
Lauren S. Levine • David Y. Chen • Lynn A. Cornelius • Gerald P. Linette

32 Malignidades Endócrinas 352
Jessica L. Hudson • Jeffrey F. Moley

33 Câncer de Sítio Primário Desconhecido 359
Siddartha Devarakonda • Danielle Carpenter • Daniel Morgensztern

34 Malignidades Associadas à AIDS 365
Lee Ratner

Sumário | **xv**

35 Cuidados do Idoso com Câncer 384
Tanya M. Wildes

36 Câncer e Trombose 389
Kristen Sanfilippo • Tzu-fei Wang

37 Apoio do Fator de Crescimento em Oncologia 397
Melissa Rooney • Janelle Mann

38 Emergências Oncológicas 403
Manik Amin

39 Medicina Transfusional 414
Ronald Jackups • George Despotis

40 Tratamento da Dor 427
Robert A. Swarm • Rahul Rastogi • Lesley Rao

41 Rastreamento do Câncer.. 444
Megan E. Wren • Aaron M. Goodman

42 Suporte Nutricional 453
Re-I Chin • Amy Glueck • Carolina C. Javier

43 Aconselhamento Genético em Oncologia 461
Jennifer Ivanovich

44 Cuidados Paliativos em Oncologia 473
Anna Roshal

45 Cessação do Tabagismo e Aconselhamento................................... 480
Aaron Abramovitz • Mario Castro

Apêndice Ajustes de Dose de Agentes Quimioterápicos Comumente
Usados na Insuficiência Hepática e Renal 485
B. Peters

Índice Remissivo.. 491

Biologia do Câncer – Oncogênese Molecular Básica

Elizabeth C. Chastain • John D. Pfeifer

I. FONTES DE DANOS AO DNA

A. Fontes endógenas de danos ao DNA. São várias as fontes constantes e inevitáveis de histórico de danos ao DNA.

1. **Espécies reativas do oxigênio.** As espécies reativas do oxigênio (ROS) são subprodutos do metabolismo celular normal e desempenham papel importante na sinalização celular e na homeostasia. As ROS mais comuns são OH, NO e peróxidos. O crescimento do estresse ambiental pode aumentar dramaticamente a produção de ROS, resultando em dano ao DNA. Coletivamente, essas alterações são conhecidas como dano oxidativo e incluem modificações do açúcar e da base, ligações cruzadas de DNA-DNA e de DNA-proteína, e quebras nos filamentos de DNA. As ROS também podem ser geradas por fontes exógenas como radiação ionizante, poluentes e tabaco.

2. **Reações químicas espontâneas.** As reações químicas espontâneas mais comuns que alteram a estrutura do DNA são as reações de desaminação e de depurinação, embora as reações espontâneas de hidrólise, alquilação e adução também possam ocorrer. O potencial mutagênico dos diferentes tipos de reação varia.

3. **Íons de metal.** Embora a evidência para o dano ao DNA por metais endógenos seja especialmente substancial para ferro e cobre, níquel, cromo, magnésio e cádmio também são carcinógenos humanos bem estabelecidos. As reações de catalização de metais produzem adutos de DNA resultando em ampla variedade de metabólitos de compostos orgânicos. Metais como arsênico, cádmio, chumbo e níquel também inibem diretamente o reparo do DNA, o que aumenta o potencial mutagênico do dano ao DNA induzido por eles.

B. Fontes exógenas de dano ao DNA

1. **Químicos.** Embora um número quase infinito de substâncias químicas possa danificar o DNA, algumas famílias de compostos ambientais e terapêuticos ilustram os mecanismos gerais envolvidos.

   a. **Hidrocarbonos aromáticos policíclicos (PAHs) e compostos relacionados.** Essas moléculas são convertidas em metabólitos intermediários reativos pela ação fisiológica normal do citocromo P-450, um processo chamado de ativação metabólica. Esses intermediários reativos são responsáveis pelo dado ao DNA por meio da formação de adutos de DNA. A variação no equilíbrio entre ativação metabólica e desintoxicação influencia os índices de câncer.

   b. **Agentes antineoplásicos.** As terapias específicas para ciclo celular incluem antimetabólitos (*i.e.*, 5-fluorouracil, 6-mercaptopurina e metotrexato) que interferem na produção de nucleotídeos, e taxanos (*i.e.*, docetaxel, paclitaxel) e alcaloides de vinca, que rompem a formação de microtúbulos. As drogas não específicas para ciclo celular incluem agentes alquilantes tóxicos (*i.e.*, ciclofosfamida, busulfan, nitrogênio mostarda e tiotepa), que resultam em dano ao DNA por meio da formação de ligações covalentes, produzindo nucleotídeos alquilados, ligações cruzadas DNA-DNA, ligações cruzadas DNA-proteína e quebras de filamentos de DNA; antraciclinas (*i.e.*, daunorrubicina, doxorrubicina) que inibem a topoisomerase II; e as terapias a base de platina (*i.e.*, carboplatina, cisplatina), que atuam, primariamente, causando ligações cruzadas intrafilamentos e interfilamentos.

2. **Radiação.** O dano ao DNA causado por radiação pode ser classificado em dano causado por radiação ultravioleta (luz UV) e dano causado por radiação ionizante.

   a. **Luz UV.** A radiação UV-B da luz solar (comprimento de onda de 280 a 315 nm) produz dímeros de pirimidina ciclobutano (devido a ligações covalentes entre resíduos de timina

2 | Capítulo 1

adjacentes dentro do mesmo filamento de DNA) assim como fotoprodutos de pirimidina (6-4) pirimidona (devido a ligações covalentes entre dímeros CT e CC dentro do mesmo filamento de DNA). O dano causado pela radiação UV-A (comprimento de onda de 315 a 400 nm) se deve, usualmente, a mecanismos mediados por ROS.

b. Radiação ionizante. Amplo espectro de danos ao DNA é causado por radiação ionizante, incluindo lesões individuais de base, ligações cruzadas e quebras isoladas e duplas de filamentos. A radiação por transferência de energia linear baixa (LET) (raios X, raios-γ, elétrons e partículas-β apresentam LET típica de menos de 10 keV/μm) e a radiação por LET alta (prótons e nêutrons apresentam LET típica de 10 a 100 keV/μm, enquanto partículas-α apresentam LET superior a 175 keV/μm) produzem, cada uma, um padrão característico de dano.

II. TIPOS DE ALTERAÇÕES DO DNA

A. Substituições em um único par de bases. As substituições em um único par de bases (bp) estão entre as mutações mais usualmente observadas e podem ser consequência de numerosos processos incluindo erros na replicação do DNA, reações químicas espontâneas, dano à ROS, mutagênese química, radiação ionizante e falha dos mecanismos de reparo do DNA. As regiões de codificação e de não codificação são quase igualmente susceptíveis a esse tipo de alteração.

A substituição em um bp único ocorrendo dentro da sequência de codificação de um gene pode levar à mudança significativa no aminoácido codificado, mas não causa desvio na estrutura de leitura da translação. Essas substituições são classificadas em mutações sinônimas e mutações não sinônimas. As mutações sinônimas são aquelas nas quais um códon diferente ainda especifica o mesmo aminoácido e a vasta maioria dessas mudanças é neutra. Há dois tipos de mutações não sinônimas consistindo em mutações de sentido errado (*missense*) (resultando em um códon que especifica um aminoácido diferente) e mutações sem sentido (*nonsense*) (produção de um códon de terminação). A extensão do rompimento causado pelas mutações de sentido errado depende das similaridades ou diferenças químicas entre os dois aminoácidos. Dependendo da localização, as mutações sem sentido podem levar à terminação prematura e à função proteica reduzida.

As substituições em bp único que ocorrem fora da região de codificação de um gene ainda podem ser danosas. As substituições na região reguladora 5' de um gene pode alterar o padrão de expressão do gene e as substituições em íntrons, éxons ou em regiões não traduzidas de um gene podem afetar o processamento do RNA.

B. Deleções genéticas grosseiras. Há dois tipos de episódios de recombinação que dão origem a deleções genéticas grosseiras. A recombinação desigual homóloga ocorre em sequências homólogas que não estão precisamente pareadas, geralmente em sequências genéticas relacionadas ou elementos de sequência repetitiva, resultando em reunião de sequências de DNA homólogas, mas não alélicas. As regiões de sequências repetitivas estão especialmente propensas a cruzamentos desiguais e são o sítio de muitas deleções em larga escala, assim como de inserções, duplicações, amplificações, inversões e translocações. A recombinação não homóloga (recombinação ilegítima) ocorre entre *loci* de DNA que tenham mínima ou nenhuma sequência homóloga.

C. Conversão de genes. Este tipo de mutação é uma transferência não recíproca de informações de sequência entre dois *loci*. Uma das sequências de interação (o doador ou a fonte) permanece inalterada, enquanto a sequência alternativa (o receptor ou alvo) é alterada por reposição parcial ou total pela sequência do doador. As famílias genéticas com repetições e aglomerados em sequência (*tandem*) estão especialmente propensas a esse tipo de alteração.

D. Deleções genéticas curtas. Em alguns microssatélites a taxa de mutações é acentuadamente alta. Uma vez que os alelos diferem do tipo selvagem por uma única unidade de repetição sem troca de marcadores de flanqueamento, o mecanismo proposto envolve desalinhamento das repetições diretas curtas durante a replicação do DNA (em razão do chamado deslizamento da polimerase [do DNA]).

E. Inserções. O deslizamento da polimerase pode ser o responsável pelas inserções curtas assim como pelas deleções curtas. A recombinação desigual homóloga entre elementos de sequência repetitiva fornece um mecanismo para a geração de inserções maiores (que podem, realmente, ser duplicações genéticas).

F. Expansão de sequências de repetição instáveis. Um pequeno subconjunto de repetições de nucleotídeos em série (*tandem*), assim como um número muito limitado de repetições mais longas, mostra comportamento anômalo que causa a expressão anormal dos genes. Repetições superiores a uma determinada extensão de limiar tornam-se extremamente instáveis e quase nunca são transmitidas, de forma inalterada, dos pais à criança. Genes contendo repetições instáveis de trinucleotídeos em expansão podem ser agrupados em duas classes principais: uma inclui os genes que mostram expansões muito grandes fora das sequências de codificação, enquanto a outra classe consiste em genes que mostram expansão modesta dentro de sequências de codificação.

G. Inversões. Alto grau de similaridade de sequência entre repetições no mesmo cromossomo pode predispor a inversões por um mecanismo que envolve a inclinação da cromátide para trás sobre si mesma em um processo que é, essencialmente, uma recombinação intracromossômica homóloga. As inversões não associadas à homologia significativa de sequência são, aparentemente, o resultado de recombinação não homóloga.

H. Recombinação ilegítima. A enzima RAG, responsável pelas quebras do DNA de filamento duplo que formam a base da recombinação V(D)J dos genes receptores de antígenos, às vezes corta o DNA em *loci* que possuem sinais de recombinação complementar, produzindo uma translocação.

I. Dano ao e mutações do DNA mitocondrial. O DNA mitocondrial (mtDNA) é suscetível ao dano pelo mesmo processo responsável pelo dano ao DNA nuclear. As ROSs são uma fonte especialmente importante de dano, dada a proximidade do mtDNA aos intermediários reativos produzidos pela fosforilação oxidativa/transporte de elétrons da cadeia respiratória. Embora os tipos de mutação do mDNA sejam similares aos do DNA nuclear, os aspectos únicos da genética mitocondrial resultam em um padrão inteiramente diferente de correlações de fenótipo-genótipo.

III. REPARO DE DNA.
O reparo do DNA apenas raramente ocorre por meio de reversão química simples do dano; usualmente impõe a excisão do DNA alterado seguida por nova síntese. Entretanto, é importante enfatizar que muitas alterações do DNA, incluindo inserções, deleções, duplicações, inversões e translocações, não são alvo das vias de reparo do DNA e são, portanto, altamente mutagênicas.

A. Reparo direto. As células humanas produzem pouquíssimas enzimas capazes de reverter diretamente um dano ao DNA. Uma dessas enzimas é a O6-alquiguanina DNA alquiltransferase produzida pelo gene O6-metilguanina metiltransferase (MGMT). Ela remove o grupo de metila não ativo mutagênico, que ocorre naturalmente, da O6-metilguanina, restaurando a base para guanina. Essa reação de desalquilação é significativa porque a base alterada forma, incorretamente, um par com a tiamina e, por isso, é altamente mutagênica. Mais recentemente foi descoberto um conjunto de enzimas que catalisam a desmetilação da 1-metiladenina e da 3-meticitosina.

B. Reparo de excisão de base. Uma das principais fontes de dano ao DNA inclui as pequenas alterações químicas. O reparo de excisão de base (BER) é responsável pelo reparo de bases oxidadas e de bases alquiladas, além de ser responsável, também, pela correção de episódios espontâneos de despurinação, de quebras de filamento único e de algumas bases mal combinadas. Embora essas lesões geralmente não impeçam a transcrição da replicação do DNA, elas estão especialmente predispostas a produzir mutações e o BER tem papel crucial na manutenção da integridade do genoma.

C. Reparo de excisão de nucleotídeo. Esta é a via de reparo de DNA mais versátil, na qual a porção danificada ou incorreta de um filamento de DNA é excisada e a lacuna resultante é preenchida por replicação de reparo usando o filamento complementar como gabarito. As lesões reparadas por reparo de excisão de nucleotídeo (NER) servem, tipicamente, como inibidores estruturais à transcrição e replicação em razão da distorção da conformação helicoidal posterior à interferência do pareamento normal de base.

D. Reparo acoplado à transcrição. NER e BER são ineficazes no reparo de dano ao filamento de DNA transcrito dos *loci* ativamente expressos após o adiamento da polimerase II do RNA no sítio do dano e, estericamente, impedindo o reparo. Uma vez que a polimerase adiada do RNA inativa, efetivamente, o gene, independente de o dano ao DNA causar ou não uma mutação que afete a função desse gene, o reparo acoplado à transcrição não só corrige o dano ao DNA como também restaura a expressão do gene.

4 | Capítulo 1

E. Reparo de má combinação. O sistema de reparo de má combinação (MMR) corrige nucleotídeos mal combinados por polimerases de DNA dentro de um filamento de DNA pareado complementar diferente. Esse mecanismo de reparo também pode excisar pequenas alças de inserção/deleção de DNA de filamento único que resultam do deslizamento da polimerase durante a replicação de sequências repetitivas ou que surgem durante a recombinação. A importância desse mecanismo de reparo em manter a estabilidade genética é ilustrada pela observação de que sua ausência resulta em taxas de mutação até 1.000 vezes mais altas que o normal, com tendência especial para erros dentro das repetições curtas seguidas ou de estiramentos homopoliméricos.

F. Síntese translesão. As polimerases primariamente responsáveis por replicação de DNA nuclear são obstruídas quando encontram uma base quimicamente alterada. A síntese translesão é um processo de tolerância do dano ao DNA que ocorre nas vizinhanças da lesão do DNA que prossegue via reposição da polimerase convencional por uma ou por várias polimerases especializadas que possuem a habilidade de replicar um DNA danificado. Esse processo funciona para replicar efetivamente gabaritos de DNA nuclear danificados apesar da quase ilimitada diversidade das lesões de DNA. Entretanto, as polimerases da síntese translesão exibem replicação de baixa fidelidade de gabaritos não danificados, falta de uma função de revisão de provas e apresentam propriedades flexíveis de pareamento de bases. Por isso, a capacidade de replicar um DNA danificado por meio desse mecanismo vem em detrimento de uma taxa elevada de erro.

G. Reparo de recombinação. As quebras não reparadas de filamentos duplos (DSBs) são episódios altamente rompedores que interferem com a segregação apropriada do cromossomo durante a divisão celular e, com frequência, induzem várias aberrações cromossômicas, incluindo aneuploidia, deleções e translocações cromossômicas. Os dois mecanismos de DSBs principais são a recombinação homóloga e a junção de terminações não homólogas. Ambos iniciam uma cascata de reações de cinase que não só recrutam fatores de reparo para o sítio da quebra, como também retardam ou terminam o ciclo celular por meio do controle do ponto de verificação do dano ao DNA. O mecanismo exato do reparo de ligação cruzada nas células humanas permanece desconhecido.

H. Reparo defeituoso do dano ao DNA. Alguns dos exemplos mais impressionantes das síndromes de câncer hereditário se devem a mutações que afetam genes envolvidos em reparo de DNA, o que enfatiza o papel fundamental das vias de reparo em oncogênese.

1. **BER defeituoso.** A evidência mais direta de ligação do papel do BER no câncer vem das mutações da linhagem germinativa no gene MYH, que produzem uma glicosilase responsável por remover adenina mal pareada com a 8-oxoguanina ou guanina. As mutações levam à herança recessiva de adenomas colorretais múltiplos.

2. **NER defeituoso.** Pelo menos quatro síndromes relacionadas com a fotossensibilidade foram atribuídas a erros inatos em NER, incluindo o xeroderma pigmentoso autossômico recessivo, a tricotiodistrofia do transtorno do cabelo quebradiço, a síndrome da sensibilidade ao UV (UVSS) e um transtorno clínico que combina aspectos tanto do xeroderma pigmentoso quanto da síndrome de Cockayne.

3. **Reparo defeituoso acoplado à transcrição.** Defeitos inatos em reparo acoplado à transcrição estão associados à síndrome de Cockayne.

4. **MMR defeituoso.** O MMR defeituoso facilita a transformação maligna por meio da produção de mutações em genes que abrigam microssatélites em suas regiões de codificação, algumas das quais têm papel crítico na regulação do crescimento e da apoptose celular (p. ex., gene TGFBR2, que codifica o receptor II do fator β de crescimento transformador e o gene BAX, que codifica uma proteína pró-apoptótica). Os defeitos nos genes MMR são responsáveis pelo carcinoma colorretal hereditário sem polipose (HNPCC), entretanto, é importante reconhecer que, embora a instabilidade dos microssatélites possa ser demonstrada em várias malignidades, na maioria dos casos o fenótipo se deve mais a mutações somáticas que a mutações da linha germinativa nos *loci* de MMR.

5. **Síntese translesão defeituosa.** A replicação defeituosa do DNA danificado causada por mutações hereditárias em uma das polimerases de translesão é responsável pela variante do xeroderma pigmentoso.

6. **Reparo defeituoso de ligação cruzada e de quebra de filamento duplo.** As doenças associadas ao reparo prejudicado da quebra de filamento duplo por recombinação homó-

Biologia do Câncer – Oncogênese Molecular Básica | 5

loga incluem: telangiectasia ataxia, transtorno semelhante à telangiectasia ataxia, síndrome de quebras de Nijmegen, anemia de Fanconi, síndrome do câncer familiar de mama-ovário, síndrome de Werner, síndrome de Bloom e síndrome de Rothmund-Thomson. Os aspectos clínicos proeminentes compartilhados por essas doenças incluem: radiossensibilidade, instabilidade genômica, susceptibilidade ao câncer e imunodeficiência.

IV. VÍRUS. Vários vírus de RNA e de DNA estão associados ao desenvolvimento de malignidades.

   A. Vírus de RNA. Os três vírus de RNA associados a malignidades incluem dois retrovírus, o vírus T linfotrópico humano (HTLV-1) e o vírus da imunodeficiência humana (HIV), e o vírus flavivírus da hepatite C (HCV).

      1. Retrovírus. Em geral, os retrovírus oncogênicos podem ser classificados em dois grupos principais com base nos mecanismos causadores de doença. Os retrovírus de transformação aguda são, geralmente, de replicação defeituosa e causam indução rápida de tumores, porque carregam oncogenes virais. Por outro lado, os retrovírus não agudos (dos quais o HTLV-1 é um exemplo) são competentes na replicação e não carregam oncogenes, mas exercem seus efeitos oncogênicos por se integrarem em ou serem adjacentes a um proto-oncogene celular. Os retrovírus que causam imunodeficiência (dos quais o HIV é um exemplo) aparentemente promovem a oncogênese apenas indiretamente, mais provavelmente como consequência da imunossupressão associada à infecção.

      2. Flavivírus. A infecção por HCV, por si só, não é suficiente para dar origem ao carcinoma hepatocelular (HCC) e acredita-se que oncogênese se desenvolva como resultado do giro celular aumentado causado pela necrose de longa data e regeneração de hepatócitos, fibrose e inflamação associadas à infecção.

   B. Vírus de DNA. Os vírus de DNA de várias famílias diferentes possuem propriedades oncogênicas.

      1. Hepadnavírus. O vírus da hepatite B (HBV) codifica um gene (conhecido como X) que está envolvido em ativação de transcrição e transdução de sinal e foi implicado como contribuinte direto à tumorigênese. Além disso, o vírus pode contribuir para a oncogênese por meio da mutagênese de inserção direta. Entretanto, o HBV promove primária e indiretamente a carcinogênese hepatocelular, ocorrendo, mais provavelmente, por meio do giro celular aumentado por necrose de longa data e regeneração de hepatócitos, fibrose e inflamação associadas à infecção.

      2. Herpes-vírus

         a. O vírus de Epstein-Barr (EBV) está associado à oncogênese de malignidades linfoides (incluindo linfoma de Burkitt e o linfoma de Hodgkin clássico), câncer gástrico e carcinoma nasofaríngeo. O genoma viral codifica mais de 100 genes (incluindo vários que desempenham papel direto na transformação celular) e numerosos micro-RNAs (miRNA).

         b. O herpes-vírus associado ao sarcoma de Kaposi (KSHV), também conhecido como vírus-8 do herpes humano (HHV-8), está associado ao desenvolvimento do sarcoma de Kaposi, ao linfoma de efusão primária e à doença multicêntrica de Castleman. O KSHV codifica muitos genes relacionados com o desenvolvimento de tumor, incluindo ciclinas, inibidores de apoptose e citocinas, todos eles candidatos a contribuírem para a oncogênese viral.

      3. Papilomavírus. O papilomavírus humano (HPV) está associado ao câncer do colo do útero, a outros cânceres anogenitais e a um subconjunto de carcinomas de células escamosas da cabeça e do pescoço, particularmente aos da orofaringe. Os sorotipos de alto risco associados ao câncer (mais frequentemente: HPV-16 e HPV-18) abrigam dois genes de transformação principais, E6 e E7. A proteína E6 inativa p53, e a proteína E7 interage com o produto do gene do retinoblastoma (RB1). Entretanto, as proteínas E6 e E7, por si só, são insuficientes para a carcinogênese. O desenvolvimento de um fenótipo celular totalmente transformado exige alterações em várias vias celulares. Ainda não está esclarecido por que somente um subconjunto de pacientes infectados por sorotipos de HPV de alto risco acaba desenvolvendo a doença maligna.

      4. Poliomavírus. A malignidade mais recentemente descrita e associada a um vírus é o carcinoma das células de Merkel, causado pelo poliomavírus das células de Merkel (MCP_yV). Esse câncer de pele neuroendócrino raro, mas altamente agressivo, surge em pacientes idosos, imunossuprimidos e imunodeficientes. O MCP_yV se integra ao genoma do hospedeiro e pode mediar a oncogênese por meio da inativação do pRB supressor do tumor.

6 | Capítulo 1

V. GENES INDIVIDUAIS QUE SÃO ALVOS DE MUTAÇÕES ONCOGÊNICAS.

De acordo com o modelo de clonagem de carcinogênese, um tumor maligno surge a partir de uma única célula. Essa célula fundadora adquire mutação inicial que fornece uma vantagem de crescimento seletivo à sua progênie e, a partir dessa sua população expandida, outra célula única adquire uma segunda mutação que fornece vantagem de crescimento adicional, e assim por diante, até a emergência de um tumor maligno totalmente transformado. Os genes supressores de tumor e os oncogenes são, com frequência, alvos de mutação nesse processo de múltiplos passos de evolução tumoral.

A. Genes supressores de tumor. As funções celulares normais dos produtos dos genes supressores de tumor são altamente diversificadas, incluindo a regulação do ciclo celular, a diferenciação celular, apoptose e manutenção da integridade genômica. Vários genes supressores de tumor já foram identificados e numerosos candidatos em potencial já foram descritos. Muitos desses genes foram identificados porque sofrem as mutações na linha germinativa das pessoas afetadas por síndromes de câncer; apesar disso, para a vasta maioria dos genes supressores de tumor, as mutações somáticas desempenham papel muito mais significativo no desenvolvimento do câncer que as mutações na linha germinativa. Os genes supressores de tumor foram amplamente separados em duas classes: sentinelas (*gatekeepers*) e zeladores (*caretakers*).

1. **Sentinelas.** Este grupo regula diretamente o crescimento celular, inibindo a proliferação das células ou promovendo apoptose; os exemplos familiares incluem os produtos dos genes RB1, TP53, APC, NF1, NF2, WT1, MEN1 e VHL. Uma vez que as funções das proteínas codificadas por genes sentinela são limitadoras das taxas para crescimento de tumor, o desenvolvimento tumoral só ocorre quando ambas as cópias do gene são inativadas. Os indivíduos com síndrome de susceptibilidade autossômica dominante ao câncer herdam apenas uma cópia danificada e, por isso, precisam somente de uma mutação somática para inativar o alelo do tipo selvagem remanescente e iniciar a formação de um tumor. Entretanto, as mutações de inativação de ambos os alelos de um gene sentinela ainda são insuficientes para a aquisição de um fenótipo maligno totalmente transformado. Os sentinelas variam com o tipo de tecido e, assim, a inativação na linha germinativa de um gene sentinela em particular leva a formas somente específicas de predisposição ao câncer.

2. **Zeladores.** Esses genes são responsáveis pelo reparo do DNA e pela manutenção do genoma; portanto, quando inativados por mutações, esses genes facilitam indiretamente a oncogênese ao promoverem aumento na taxa de mutações. Os genes que codificam proteínas envolvidas em reparo de DNA são os exemplos clássicos de zeladores incluindo os genes MSH2, MLH1, PMS1, ATM, XPA até XPG e FANCA até FNACL.

B. Oncogenes. Os contrapares celulares em funcionamento normal, chamados de proto-oncogenes, são reguladores importantes de muitos aspectos da fisiologia da célula, incluindo crescimento e diferenciação celular. Mais de 75 proto-oncogenes já foram identificados e seus produtos incluem: citocinas extracelulares e fatores de crescimento (p. ex., int-1 e int-2), receptores do fator de crescimento transmembranoso (p. ex., c-erb2/EGFR, HER2/neu, src, c-abl, c-ret, H-ras, K-ras e N-ras), cinases citoplasmáticas (p. ex., BRAF) e proteínas nucleares envolvidas no controle de replicação do DNA (p. ex., c-myc, N-myc, L-myc, c-myb).

Os oncogenes representam formas que sofreram mutações de proto-oncogenes resultando em transformação neoplástica. Apesar de sua variedade, os oncogenes podem ser separados em dois grandes grupos gerais com base no mecanismo de sua ação. Um grupo induz a proliferação celular contínua ou desregulada pela inativação de sinais de inibição de crescimento ou por ativação de genes de promoção de crescimento, fatores de crescimento, receptores, vias de sinalização intracelular ou oncoproteínas nucleares. O outro grupo imortaliza as células ao resgatá-las do envelhecimento e da apoptose. A evidência acumulada de malignidades humanas e de modelos animais transgênicos indica que a mutação de um único oncogene é insuficiente para a aquisição de um fenótipo maligno totalmente transformado.

Apenas algumas síndromes de câncer hereditário se devem a mutações na linha germinativa em oncogenes. Em vez disso, a maioria das mutações de oncogenes é somática e, por isso, associada a malignidades esporádicas. Para muitos tipos de tumor, o oncogene envolvido e o tipo de mutação são característicos.

VI. VIAS INTRACELULARES QUE SÃO ALVOS DE MUTAÇÕES ONCOGÊNICAS

A. Transdução de sinal. No contexto da oncologia, as vias importantes de transdução de sinal são aquelas que regulam a proliferação, diferenciação e morte celular, frequentemente por

Biologia do Câncer – Oncogênese Molecular Básica | 7

meio da regulação da transcrição genética. As vias de transdução de sinal evoluíram para responder à enorme variedade de estímulos e estão substancialmente interligadas para permitir a regulação dinâmica da potência, duração e ritmo das respostas celulares. Muitos dos genes envolvidos em transdução de sinal são classificados como genes e oncogenes supressores de tumor.

1. **Ligandos.** Os vários tipos de ligandos incluem: proteínas (solúveis, de ligação celular e matriz), aminoácidos individuais, lipídios, gases e nucleotídeos solúveis e polimerizados.

2. **Receptores.** Exemplos de receptores de superfície das células incluem tirosinas cinases receptoras, serinas cinases e fosfatases; membros da família Notch e receptores acoplados da proteína G. A família guanilato ciclase de receptores fornece um exemplo de receptores relacionados que podem ser ligados a ou solúveis de membrana. Os fatores de transcrição que ligam glicocorticoides, tiroxina e vitamina D são exemplos de receptores localizados no núcleo.

3. **Propagação de sinal.** Muitas interações ligando-receptor transmitem sinais através de segundos mensageiros de moléculas pequenas, que então aderem sem covalência a alvos de proteína e afetam as funções proteicas. Os exemplos desses segundos mensageiros de moléculas pequenas incluem: adenosina monofosfato cíclico (cAMP), fosfolipases (que geram inositol trifosfato e diacilglicerol), Ca^{2+} e eicosanoides.

B. **Regulação do ciclo celular.** A proliferação celular é rigorosamente regulada para preservar a função e a integridade durante todo o desenvolvimento e a vida adulta da célula. Muitas vias de transdução de sinal regulam, especificamente, proteínas pró-mitogênicas e antimitogênicas que controlam o ciclo celular, incluindo as ciclinas dos tipos A, B, D e E, cinases dependentes de ciclinas (CDKs) e o complexo SCF (contendo as proteínas skp, culina e F-box (SCF) e complexo promotor de anáfase ou as famílias de ciclossomos (APC/C) de ligases proteína-ubiquitina. Não é surpresa que muitos dos genes envolvidos na regulação do ciclo celular geralmente sofram mutações ou mostrem um padrão alterado de expressão em várias malignidades humanas.

C. **Pontos de verificação do ciclo celular.** A progressão pelo ciclo celular antes do reparo de dano ao DNA é potencialmente perigosa; portanto, vários pontos de verificação desse ciclo são empregados para permitir o reparo adequado do DNA danificado. Esses pontos de verificação de dano ao DNA ocorrem antes da entrada da fase S, durante a fase S e antes da entrada da fase M. Pontos de verificação adicionais do ciclo celular incluem um ponto de verificação de replicação (que assegura que a replicação do DNA esteja completa antes do início da fase M), um ponto de verificação da integridade fusiforme (que assegura que a divisão dos cromossomos ocorra antes do início da anáfase durante a mitose) e um ponto de verificação de restrição (que bloqueia a progressão do ciclo celular na fase G1 média na falta de fatores de crescimento essenciais ou de nutrientes). A perda de função de um ou mais desses pontos de verificação é um aspecto característico de muitas malignidades.

D. **Apoptose.** As vias de transdução de sinal controlam não só a proliferação, mas também a morte programada das células. A apoptose é uma via genética para matar com rapidez e eficiência as células desnecessárias ou danificadas, que podem ser separadas em duas vias de sinalização distintas, mas não mutuamente exclusivas, conhecidas como apoptose extrínseca e intrínseca. A apoptose extrínseca é impulsionada pela ativação induzida por ligando das proteínas da membrana do plasma da família do receptor da morte, como CD95/FAS e o fator-α 1 da necrose tumoral. A provocação dessa via leva à ativação descendente (*dowstream*) de caspases proteolíticas (efetores finais da via apoptótica). Vários inibidores celulares de proteínas da apoptose (IAPs) incluindo cIAP1, cIAP2 e XIAP, são capazes de inibir a apoptose como resultado de sua habilidade de interferir na ativação da caspase. A apoptose intrínseca (também conhecida como apoptose mitocondrial) é regulada pela integridade da estrutura e da função mitocondriais. Se os sinais pró-apoptóticos são predominantes, as membranas mitocondriais se tornam permeáveis e liberam proteínas como citocromo C, endonuclease G, Smac/DIABLO e HTRA2, que levam à ativação de caspases. Em ambas as vias, o controle da apoptose é obtido por meio da regulação das proteínas pró-apoptóticas BAX e BAK e das proteínas antiapoptóticas BCL-2, BCL-XL e MCL-1.

Não é surpresa a existência de linhas cruzadas entre as vias de proliferação celular e de apoptose, frequentemente focalizadas em vários pontos de verificação do ciclo celular.

8 | Capítulo 1

Mutações ou alterações no nível de expressão de proteínas pró- e antiapoptóticas são características de muitas malignidades humanas.

E. Metabolismo de telômeros. O telômero é o complexo de nucleoproteínas presente na extremidade final de cada cromátide e que funciona para proteger o cromossomo. A enzima telomerase cataliza a reação peculiar pela qual as séries longas de repetições em tandem TTAGGG são sintetizadas. A atividade da telomerase é rigidamente controlada, embora os detalhes dos diferentes mecanismos reguladores não estejam completamente compreendidos. Disfunções da manutenção da telomerase desempenham papel importante na tumorigênese, assim como na instabilidade genômica, já que os cromossomos sem telômero são instáveis e tendem a se fundir com outros cromossomos quebrados, sofrem recombinação e se tornam degradados.

VII. VIAS EXTRACELULARES QUE SÃO ALVOS DE MUTAÇÕES ONCOGÊNICAS

A. Angiogênese. O crescimento de um tumor exige o desenvolvimento de um suprimento sanguíneo adequado conhecido como angiogênese. Dois tipos de angiogênese já foram descritos. A angiogênese emergente ocorre pela ramificação de novos capilares a partir dos capilares preexistentes, um processo que inclui a degradação da membrana de base, a migração de células endoteliais na direção do estímulo angiogênico, proliferação de células endoteliais e formação de tubos capilares. A angiogênese não emergente endotelial ocorre pela proliferação de células endoteliais dentro dos vasos preexistentes, com dilatação, divisão ou fusão subsequente do lúmen. Já foi calculado que qualquer aumento no tamanho de um tumor além do diâmetro de 0,5 mm exige angiogênese.

A angiogênese exige indução ou expressão elevada de um ou mais fatores de crescimento pró-angiogênicos coincidindo com a regulação descendente com um ou mais inibidores endógenos dentro do ambiente do tecido local. Os fatores pró-angiogênicos e antiangiogênicos são produzidos por células tumorais, células inflamatórias e células de tecido normal adjacentes, e seus níveis são regulados por estímulos interdependentes como hipóxia de tecidos (mediada pela via do fator-1 de indução de hipóxia [HIF-1]), pH do tecido e fatores solúveis de crescimento. As moléculas pró-angiogênicas aderem a receptores específicos nas células endoteliais, nas células de músculos lisos e em pericitos e incluem membros da família do fator de crescimento endotelial vascular (VEGF), membros da família da angiopoietina (Ang), membros da família do fator de crescimento de fibroblastos (FGF), fator de crescimento epidérmico (EGF), fator de crescimento derivado de plaquetas (PDGF) e várias quimiocinas. Os inibidores endógenos da angiogênese incluem glicoproteínas da matriz extracelular (p. ex., trombospondina-1 (TSP-1), endostatina, tumestatina, canestatina), membros da família da cascata coágulo/coagulação (p. ex., angiostatina) e vasostatina (a qual é um fragmento da calreticulina). Outro regulador recentemente descrito é a via de sinalização de DLL4 do receptor Notch, um sistema que media a angiogênese embrionária, mas parece funcionar como inibidor da angiogênese de tumores em adultos.

B. Invasão e metástase. Metástase é a disseminação de um câncer do órgão de origem (sítio primário) para tecidos distantes e consiste em uma série de passos inter-relacionados conhecidos como cascata metastática. Essa cascata inclui o descolamento de uma célula do tumor (ou células) a partir das células circundantes; migração através do estroma e da membrana de base para o interior do lúmen de um vaso capilar, vênula ou linfático; sobrevivência intravascular; parada no leito capilar com aderência subsequente à parede; extravasamento para tecido adjacente e proliferação com angiogênese associada e evasão das defesas do hospedeiro. Essa cascata depende de numerosas alterações nas células do tumor, incluindo motilidade, migração celular, expressão de protease e expressão do fator de crescimento autócrino e parácrino.

1. **Motilidade celular.** Vários estímulos aumentam a motilidade celular, incluindo moléculas secretadas pelo tumor, fatores derivados do microambiente do tecido local e fatores de crescimento. As moléculas secretadas pelo tumor geralmente funcionam em alças autócrinas.

2. **Migração celular.** Um processo importante para a migração celular inclui aderência diminuída à superfície celular para produção de um padrão alterado de interação das células tumorais com a matriz intercelular e as células não neoplásticas. As moléculas de adesão importantes incluem membros da família da caderina, membros da superfamília Ig (especialmente VCAM-1 e NCAM) e integrinas.

Biologia do Câncer – Oncogênese Molecular Básica | **9**

3. **Proteases.** As células do tumor precisam produzir várias proteases exigidas para mediar as alterações celulares necessárias à migração através das barreiras da matriz extracelular e do tecido conectivo. O grupo de proteases que tem sido estudado mais extensivamente é o das metaloproteínas da matriz (MMPs), que são inibidas por inibidores de tecidos de metaloproteinases (TIMPs).

4. **Fatores de crescimento autócrinos e parácrinos.** Os fatores de crescimento produzidos por células transformadas, assim como células não neoplásticas são necessários para muitos passos na cascata metastática. O papel das células não neoplásticas no microambiente do tecido local está, cada vez mais, sendo reconhecido como fonte significativa de vários fatores de crescimento.

VIII. REGULADORES EPIGENÉTICOS. Os processos epigenéticos não só são importantes durante o desenvolvimento, mas também estão envolvidos na manutenção de padrões específicos ao tecido de expressão de genes em células diferenciadas. Quase todos os cânceres humanos contêm anormalidades epigenéticas substanciais que cooperam com as lesões genéticas para gerar um fenótipo transformado. As alterações epigenéticas tendem a surgir cedo na carcinogênese, frequentemente antes das mutações somáticas, e permitem a orquestração de vias de ativação e silenciosas.

A. **Metilação de DNA.** A adição de grupos de metila a resíduos de citosina de nucleotídeos CpG, para formar 5-metilcitosina, é catalisada por metiltransferases de DNA (DNMTs). Geralmente, a metilação ocorre dentro das regiões ricas em CpG (conhecidas como ilhas de CpG) que são, com frequência, distribuídas nos sítios de início de transcrição (TSS) de regiões reguladoras (ou seja, regiões de promotores/reforçadores) de genes. Nessas regiões a metilação aumentada, com frequência (mas nem sempre), leva ao silêncio epigenético, como ocorre, usualmente, nos genes supressores de tumor. Defeitos adicionais de expressão de genes ligados a alterações nos padrões de metilação do DNA envolvem a família das proteínas Tet de dioxigenase de metilcitosina (TET-1, TET-2 e TET-3) e os genes de desidrogenase de isocitratos (IDH1 e IDH2). Deve-se notar que a hipometilação causada por mutações em genes responsáveis pela metilação do DNA também foi sugerida como tendo papel importante em vários tipos de câncer.

B. **Modificadores de cromatina.** A remodelação ativa da cromatina é essencial ao desenvolvimento e manutenção de funções fisiológicas normais, mas torna-se patologicamente alterada no câncer, levando a aberrações mitoticamente hereditárias disseminadas na expressão genética que são características da oncogênese. Os modificadores de cromatina incluem proteínas que transferem ou removem modificações de acetila ou de metila de caudas de histonas, alteram a posição dos nucleossomos ao longo do DNA, removem nucleossomos de todo o DNA ou mudam a composição de histona dos nucleossomos em regiões específicas do genoma. Outras proteínas, conhecidas como leitoras, interpretam essas modificações e alteram ainda mais a estrutura local da cromatina para ou estimular ou reprimir a expressão genética.

C. **Interferência do RNA.** Várias classes de moléculas de RNA de filamento duplo ou simples também desempenham papel importante na regulação da expressão genética, incluindo RNA de interferência curta (siRNA), micro-RNA (miRNA), RNA modulador pequeno (smRNA) e RNA longo de não codificação (lncRNA). Conhecido também como RNA de interferência (RNAi), o controle da expressão de gene mediado pelo RNA é anormal em muitas malignidades.

IX. GENOMA DO CÂNCER E MEDICINA PERSONALIZADA. Uma vez que o câncer é, essencialmente, uma doença genética causada pelo acúmulo de alterações moleculares no genoma das células somáticas, os avanços no conhecimento dessas alterações e a tecnologia para detectá-las estão transformando o campo da oncologia. Novos paradigmas estão emergindo, incluindo um desvio na taxonomia do tumor de base histológica para a base genética, o desenvolvimento de drogas que visam alterações moleculares específicas, os tratamentos individualizados focados em pacientes compatíveis com a terapia-alvo para seus tumores e o uso de alterações genéticas específicas como os biomarcadores altamente sensíveis para o monitoramento da doença.

A. **Sequenciamento de última geração.** Na última década, várias plataformas de sequenciamento de última geração (NGS) foram desenvolvidas e permitem o sequenciamento de DNA de alto rendimento de grandes conjuntos de genes, exomes inteiros ou até mesmo exomes inteiros de amostras de tecido a um custo razoável e em curto período de resposta. Esses métodos NGS fornecem várias vantagens sobre os métodos de sequenciamento de Sanger,

10 | Capítulo 1

incluindo sensibilidade aumentada e detecção simultânea de numerosos tipos de alterações de DNA (variantes de nucleotídeos únicos, alterações do número de cópias, inserções e deleções e rearranjos estruturais). Entretanto, as abordagens NGS exigem métodos analíticos de bioinformática muito sofisticados, uma vez que montar centenas de milhões de sequências curtas e mapeá-las para um genoma de referência é um processo complicado. Com a chamada cobertura de sequência profunda, a validação cuidadosa e as linhas bioinformáticas altamente especializadas, muitos grupos demonstraram que a NGS pode ser usada para guiar o cuidado rotineiro de pacientes com câncer.

B. Mutações "Passenger"(passageiro) e "Driver" (motorista). À época do diagnóstico, o câncer é composto de bilhões de células carregando ampla sequência de alterações de DNA. Algumas dessas alterações adquiridas têm papel funcional na proliferação maligna ("drivers"), mas muitas não têm papel funcional na tumorigênese ("passengers").

Está ficando cada vez mais claro que apenas uma fração mínima de alterações genéticas são, provavelmente, responsáveis pela proliferação maligna e evolução do câncer ao fornecerem às células uma vantagem seletiva sobre suas vizinhas. Entretanto, em muitos casos, as mutações passageiro e motorista ocorrem em frequências similares e a classificação apropriada continua a ser um desafio em genética de câncer. As abordagens para distinguir motoristas de passageiros incluem a identificação de mutações recorrentes dentro de um aminoácido específico ou de aminoácidos adjacentes em uma região pequena de uma proteína, ou em resíduos conservados em estado de evolução.

C. Tratamento de otimização. Muitos estudos em larga escala, como o The Cancer Genome Project (TCGA) e o International Cancer Genome Consortium (ICGC) identificaram novos genes como alvos terapêuticos em potencial em vários tipos de câncer. Embora esses estudos tenham demonstrado que o repertório de mutações oncogênicas em vários tipos de câncer é extremamente heterogêneo, eles tornaram possível definir subtipos de tumor clinicamente relevantes que podem ser mais bem tratados com terapias ajustadas às mutações específicas subjacentes.

LEITURA SUGERIDA

Bozic I, Antal T, Ohtsuki H, *et al.* Accumulation of driver and passenger mutations during tumor progression. *Proc Natl Acad Sci USA* 2010;107:18545–18550.

Campos El, Reinberg D. Histones: annotating chromatin. *Annu Rev Genet* 2009;43:559–599.

Jinek M, Doudna JA. A three-dimensional view of the molecular machinery of RNA interference. *Nature* 2009;457:405–412.

Laird PW. Principles and challenges of genome wide DNA methylation analysis. *Nat Rev Genet* 2010;11:191–203.

López CA, Cleary JD, Pearson CE. Repeat instability and the basis for human diseases and as a potential target for therapy. *Nat Rev Mol Cell Biol* 2010;11:165–170.

Nguyen DX, Box PD, Massaqué J. Metastasis: from dissemination to organ-specific colonization. *Nat Rev Cancer* 2009;9:274–284.

Pfeifer JD. DNA damage, mutations, and repair. In: *Molecular Genetic Testing in Surgical Pathology.* Philadelphia, PA: Lippincott Williams & Wilkins, 2006:29–57.

Schultz DR, Harrington WJ Jr. Apoptosis: programmed cell death at a molecular level. *Semin Arthritis Rheum* 2003;32:345–369.

Weinberg RA. *Biology of Cancer.* 2nd ed. New York, NY: Garland Science Publishers, 2013.

2 Diagnóstico Molecular

Ian S. Hagemann • Christina M. Lockwood
Catherine E. Cottrell

I. PAPEL DO DIAGNÓSTICO MOLECULAR. A aplicação clínica de conhecimentos derivados de estudos de pesquisa genética tem se tornado cada vez mais importante nos cuidados com pacientes. A análise molecular é útil para diagnóstico, prognóstico ou para a resposta esperada de várias opções de tratamento, para monitorar a doença residual mínima (eficácia do tratamento), identificar a predisposição à doença e para a detecção de metas terapêuticas em terapia específica do gene. Os métodos clínicos de diagnóstico molecular têm sido integrados em muitas disciplinas de laboratório (Tabela 2-1) e diretrizes e recomendações publicadas tanto por sociedades profissionais quanto por agências reguladoras têm sido desenvolvidas para ajudar no desenvolvimento e desempenho da verificação clínica da patologia molecular.

A verificação molecular tem sido praticada há várias décadas na patologia cirúrgica na forma da imuno-histoquímica, em que os anticorpos são usados para detectar e quantificar a expressão de proteínas específicas de importância diagnóstica, prognóstica ou terapêutica. Entretanto, no uso comum corrente, *diagnóstico molecular* diz respeito à análise de alterações em ácidos nucleicos, seja DNA ou RNA, e implica, mais frequentemente, na verificação de mutação direta. Os protocolos de verificação genética podem ser designados para detectar variações de DNA que podem ser herdadas ou, como geralmente é o caso em doenças neoplásicas, variações de DNA somáticas ou adquiridas limitadas a células anormais.

Na interface dos transtornos genéticos e mutações adquiridas em cânceres esporádicos estão as síndromes de câncer familiar. Essas síndromes são transtornos herdados que colocam pacientes em risco aumentado para tipos especiais de tumores. Os tumores resultantes de uma síndrome de predisposição diferem de suas contrapartes esporádicas em vários aspectos: manifestação em idade precoce, tumores bilaterais ou multifocais, ocorrência em vários membros da família e ocorrência em mais de uma geração de uma família. Os portadores desse risco aumentado herdam uma predisposição genética para a formação de tumor como trato dominante autossômico; esse fator de risco é uma mutação da linhagem germinativa específica do gene que pode ser triada para um DNA isolado dos linfócitos em circulação (ou de outro tecido não de tumor) de indivíduos afetados em vez de tecido de tumor. A caracterização dos genes específicos subjacentes às síndromes de câncer familiar forneceu conhecimentos importantes sobre a natureza de muitos genes e oncogenes supressores de tumor. Muitos exemplos de genes que conferem predisposição hereditária ao câncer foram descritos e incluem: *RB1* (retinoblastoma, osteossarcoma, leucemia e linfoma); *TP53* (síndrome de Li-Fraumeni, sarcomas ósseos e de partes moles, câncer de mama, leucemia e tumores cerebrais); *BRCA1* e *BRCA2* (cânceres de mama, de ovário, de cólon e de próstata); *APC* (adenomatose polipose familial, carcinoma e osteomas do cólon); *MSH2, MLH1* e *MSH6* (câncer colorretal hereditário sem polipose/síndrome de Lynch; cânceres do cólon, do endométrio, do ovário e do estômago); *RET* (neoplasia endócrina múltipla tipo 2 e câncer de tireoide medular familiar, carcinoma medular da tireoide e feocromocitoma); *VHL* (doença de Von Hippel-Lindau; carcinoma e feocromocitoma); *NF1* (neurofibromatose, neurofibroma e gliomas ópticos) e muitos outros. Notadamente, um subconjunto de tumores esporádicos também carrega mutações nesses genes.

A. Amostras. As exigências de amostras são ditadas pelo tipo de doença e tipo de teste (analítico e metodologia). A verificação para doença constitucional pode, geralmente, ser realizada em qualquer tecido, enquanto a verificação para mutações adquiridas exige submissão do tecido afetado. Já que a maioria, mas nem todas, das técnicas diagnósticas moleculares são, atualmente, baseadas em amplificação da reação da cadeia da polimerase (PCR), a quantidade de tecido exigida é relativamente pequena, e muitas amostras de patologia de rotina podem ser analisadas efetivamente.

Independentemente do tipo de amostra, dois aspectos gerais da amostra de tecido influenciam os ensaios de patologia molecular. Primeiro, deve haver quantidade suficiente da

TABELA 2-1 — Resumo das Principais Metodologias Atuais para Diagnóstico Molecular em Uso Clínico

	Exigência da amostra	Variáveis detectadas	Tempo de execução	Custo	Usos	Exemplos comuns em verificação de oncologia
Análise de polimorfismo de extensão de fragmento de restrição (RFLP)	DNA (escala 10 ng)	SNV, indels	Horas	Baixo	Detecção de polimorfismos	Fator V de Leiden e polimorfismos de protrombina
Reação da cadeia da polimerase (PCR)	DNA (escala 10 ng)	SNV, indels	Horas	Baixo	Detectar variações curtas	Inserção de *NPM1* em leucemia mieloide aguda
					Medir tamanho dos segmentos repetidos e rearranjados	Rearranjo do gene *TCRG*
Transcriptase reversa PCR (RT-PCR)	RNA (escala 10 ng)	Indels grandes, SV, expressão de gene (quantitativa)	Horas	Moderado	Detectar e dimensionar produtos da translocação. Medir níveis expressos de transcrição	Carga de transcrição de BCR-ABL em circulação em CML
Southern blot	DNA (escala μg)	CNV	Dias	Moderado	Dimensionar indels muito grandes para PCR	Rearranjo de *FUS-CHOP* em lipossarcoma
Cariotipagem	Células em divisão	CNV, SV	Dias	Moderado	Detectar anormalidades cromossômicas em larga escala (equilibradas e desequilibradas)	Análise de cariótipos em leucemia mieloide aguda
FISH em metáfase	Células em divisão	CNV, SV	24 horas	Baixo	Detectar translocações e aneuploidia	t(15:17) em leucemia promielocítica aguda

FISH em interfase	Células ou tecido fixo viáveis (embebidas em parafina)	CNV, SV	24 horas	Baixo	Detectar translocações e aneuploidia	-5/5q-, -7/7q- em leucemia mieloide aguda
						Translocação de *ALK* em câncer de pulmão de células não pequenas
Análise de microarranjo cromossômico (SNP)	Células ou tecido fixo viáveis (embebidas em parafina)	CNV, LOH	Dias	Moderado	Detectar aneuploidia de cromossomo total, tamanho moderado CNV (kb) e LOH (sem rearranjos equilibrados)	Deleção de *IKZF1* em células B ALL LOH em glioblastoma (1p, 10p, 10q, 19q)
Sequenciamento de Sanger	DNA (escala 10 ng)	SNV, indels pequenos	Dias	Moderado	Posições de nucleotídeos específicos do genótipo Confirmar resultados da sequência a partir de outros métodos	Mutação *RET* da linhagem germinativa em neoplasia endócrina múltipla suspeita
Sequenciamento de última geração	DNA (escala 100 ng)	SNV, indels, SV, CNV	Dias	Alto	Numerosas posições do genótipo, simultaneamente	Sequenciamento de gene total de múltiplos genes em tumores sólidos (*EGFR, KIT, ERBB2, KRAS*)

CNV, variante de número de cópias; indel, inserção/deleção; LOH, perda de heterozigosidade; SNV, variante de nucleotídeo único; SV, variante estrutural.

14 | Capítulo 2

célula-alvo específica e, portanto, DNA ou RNA-alvo na amostra. Se a verificação envolver um tumor clonal misturado com células normais, ou uma amostra de tecido heterogênea com muitos padrões diferentes de expressão genética, um limiar de detecção precisará ser definido. Segundo, uma vez que o tamanho das moléculas de ácido nucleico após o isolamento do tecido pode afetar dramaticamente a sensibilidade da detecção de alterações específicas, a degradação (seja por causa de forças enzimáticas, de calor, de pH ou mecânicas) pode reduzir a adequabilidade da amostra para verificação.

1. **Tipos de tecido.** Sangue periférico, medula óssea, biópsias de tecido sólido e populações celulares enriquecidas (p. ex., de citometria de fluxo) são todos substratos adequados para análise molecular. Eles deverão ser colhidos e transportados para o laboratório de patologia molecular usando técnicas assépticas. O transporte em gelo reduz a lise celular, minimiza a atividade nuclear e reduz a degradação do ácido nucleico. As amostras são armazenadas a 4°C após o recebimento no laboratório.

2. **Qualidade do tecido.** O manuseio apropriado da amostra maximiza os limites de detecção. Amostras hematológicas (sangue periférico, medula óssea) deverão ser colhidas na presença de um anticoagulante, preferivelmente o ácido etilenodiaminotetracético (EDTA) ou ácido citrato dextrose (ACD). A anticoagulação com heparina não é recomendada, pois a transferência de heparina após o isolamento do ácido nucléico pode inibir as etapas subsequentes da PCR. O congelamento de amostras de tecidos sólidos após a excisão também resulta em boa conservação dos ácidos nucleicos. Entretanto, o sangue total ou a medula óssea apresentam obstáculos diferentes à preparação de ácido nucleico de boa qualidade e deverão ser evitados.

   O tecido fixado em formalina ou embebido em parafina é adequado para muitos testes diagnósticos moleculares. O tecido fixo tem várias vantagens, duas das quais são que a fixação inibe, substancialmente, a degradação do ácido nucleico e que as amostras fixas podem ser facilmente armazenadas e transportadas. Entretanto, uma limitação significativa do tecido fixo é o fato de que a qualidade dos ácidos nucleicos extraídos é extremamente variável porque todos os fixadores, incluindo a formalina, degradam quimicamente esses ácidos para uma extensão maior ou menor.

   As amostras enviadas para verificação citogenética exigem técnicas de manuseio especiais para preservar a viabilidade das células. As amostras deverão ser transportadas para o laboratório de citogenética o mais rápido possível e deverão ser retiradas em tubos de coleta com heparina sódica no caso de amostras hematológicas. Os tecidos sólidos podem ser transportados em meios de cultura celular. As amostras citogenéticas nunca deverão ser congeladas, mas manuseadas à temperatura ambiente durante períodos de tempo curtos ou com compressa fria.

3. **Quantidade de tecido.** As exigências mínimas para a amostra são determinadas pela metodologia do ensaio e a extensão do envolvimento da célula-alvo no tecido submetido à análise. A hibridização genômica *Southern blot* exige, aproximadamente, 5 µg de DNA (aproximadamente 10^6 células) por digestão enzimática para detecção de uma única cópia de DNA-alvos genômicos; os sinais de hibridização para detectar fragmentos de DNA de peso molecular mais baixo (menos de 1 de extensão) podem exigir mais DNA. A amplificação da PCR reduziu, significativamente, as exigências de DNA e, geralmente só 20 a 200 ng de DNA (cerca de 10^3 a 10^4 células) são necessários por reação para muitas aplicações, embora a PCR de complexidade múltipla possa exigir DNA adicional para representar, igualmente, todos os alvos. A sensibilidade da PCR para detecção de algumas moléculas-alvo em um histórico significativo de moléculas inalteradas de DNA (1 em 10^5) é um dos principais pontos positivos dessa metodologia em patologia molecular.

B. Aspectos técnicos *vs.* diagnósticos da verificação. A sensibilidade e a especificidade analíticas de um teste de genética molecular podem não estar relacionadas com suas sensibilidade e especificidade diagnósticas. Vários fatores influenciam a sensibilidade e a especificidade diagnóstica de um teste, incluindo a suposição de que só um subconjunto de casos de um tumor específico possa cultivar uma mutação característica, mais do que uma anormalidade genética possa estar associada a um tumor específico e mais do que um tumor possa compartilhar a mesma mutação. Por isso, um método genético molecular com desempenho analítico perfeito pode ter sensibilidade e especificidade menores quando usado para verificação diagnóstica ou prognóstica de amostras de pacientes. As diferenças entre os níveis analíticos e

Diagnóstico Molecular | **15**

diagnósticos da análise são sempre negligenciadas, mesmo que respondam por muitos dos resultados confusos ou aparentemente conflitantes quanto à utilidade da verificação genética molecular diagnóstica na prática clínica.

1. **Estimativas informadas de desempenho de testes.** O desenho experimental de estudos publicados sobre a utilidade do diagnóstico molecular varia consideravelmente. Muitos estudos de desempenho de testes são complicados pela presença de vieses de seleção (também chamados de viés de verificação, viés de referência pós-teste e viés de exame completo) ou de análise discrepante (também conhecida como análise discordante ou viés de revisão), que impedem a interpretação dos resultados do teste na prática clínica de rotina.

2. **Casos discordantes.** Surgem casos em que ocorre falta de concordância entre o diagnóstico sugerido pelos achados de genética molecular e o diagnóstico morfológico. O debate sobre a melhor abordagem para resolver a ambiguidade apresentada por esses casos, especialmente por aqueles presumidamente falso-positivos, reflete o impacto fundamental da genética molecular na classificação de doença, assim como o poder da morfologia como o padrão histórico de diagnose patológica pela qual novos métodos de classificação são medidos. Em vez de assumir arbitrariamente que a verificação genética ou a morfologia seja superior em todos os casos, o meio mais razoável de lidar com casos discordantes é reconhecer a presença da discrepância e reavaliar todos os dados clínicos, os achados patológicos e as implicações terapêuticas. Para aqueles casos em que os diagnósticos sugeridos pela morfologia e pela verificação genética sejam diferentes, estudos clínicos prospectivos são necessários para avaliar se estádio, prognóstico e resposta ao tratamento são prognosticados de forma mais precisa pelo teste molecular que pelos achados morfológicos em que os protocolos atuais de estadiamento e tratamento se baseiam.

C. **Verificação de gene único *vs.* multigenes.** Apesar de a análise molecular de marcadores únicos ter valor clínico para muitos neoplasmas, a verificação focalizada em *loci* individuais é o reflexo da imaturidade de diagnósticos moleculares, em vez de um paradigma de verificação otimizado. A análise simultânea de *loci* múltiplos provavelmente fornecerá informações diagnósticas, prognósticas e terapêuticas mais precisas. Consequentemente, o uso clínico de tecnologia de sequenciamento de microarranjos e de última geração que permitem a avaliação de centenas de marcadores de amostras de tumores individuais provavelmente se expandirá.

II. **CITOGENÉTICA.** Várias anormalidades citogenéticas específicas caracterizam, peculiarmente, subconjuntos morfológica e clinicamente distintos de malignidades hematopoiéticas e de tumores sólidos.

A. **Análise tradicional de cariótipos.** A análise de metáfase de cromossomos pode ser realizada em muitos tipos diferentes de células, embora amostras e procedimentos de manuseio diferentes possam ser necessários. O manuseio não apropriado, assim como a demora entre a coleta da amostra e o início da cultura podem reduzir, acentuadamente, a probabilidade de que a amostra crescerá *in vitro*. A comunicação e a coordenação com o laboratório de citogenética são essenciais.

A análise tradicional de cariótipos começa com um período de cultura celular da amostra de tecido *in vitro* e pode ser ajudada pela presença de mitógenos para estimular a divisão das células. Após um período de tempo na cultura, as células sofrem um processo complicado como colheita para produzir uma preparação adequada de células para a análise *downstream* (a jusante). Durante a colheita, as células são expostas a uma solução hipotônica que causa o inchaço das células e ajuda na disseminação apropriada de cromossomos seguida pela fixação usando uma mistura de metanol-ácido acético. Às vezes um inibidor mitótico pode ser usado durante a colheita para aprisionar as células em metáfase. As lâminas são preparadas gotejando-se a suspensão celular fixa em um *slide* de vidro para microscópio seguido pela coloração a fim de permitir a visualização.

A técnica de coloração mais amplamente usada é denominada *G-banding* (bandeamento G) e se baseia em uma ingestão enzimática (frequentemente com tripsina) seguida pelo tratamento com corante de Giemsa ou de Wright para enfaixar os cromossomos. A resolução e a qualidade dos cromossomos variam muito (dependendo do tipo de célula, assim como do modo de preparação), mas a análise de cariótipos é realizada, com mais frequência, com resolução de 400 a 600 faixas por conjunto haploide de cromossomos. A análise é realizada em

16 | Capítulo 2

um nível faixa a faixa para identificar anormalidades cromossômicas estruturais e numéricas. A análise de rotina dos cromossomos de amostras de oncologia (medula óssea, sangue periférico envolvido e tecido) exige a análise faixa a faixa de 20 células em metáfase. Durante a análise gera-se um cariograma que serve como imagem representativa do complemento cromossômico da célula exibido em formato padrão. Um relatório padrão de citogenética clínica incluirá informações sobre o estudo realizado, incluindo a técnica de bandeamento, o número de células contadas e analisadas e a resolução do bandeamento, assim como o fornecimento de uma interpretação e um cariótipo descrito de acordo com o International System for Cytogenetic Nomenclature (ISCN).

1. **Vantagens.** O poder da análise citogenética convencional se baseia em sua habilidade de fornecer análise simultânea de todo o genoma, embora em baixa resolução, sem exigir qualquer conhecimento antecipado das regiões envolvidas no processo da doença. Em muitos casos, o tipo e/ou a localização da anormalidade cromossômica identificados pode ser usado para ajudar no diagnóstico ou no prognóstico direto.

2. **Limitações.** A utilidade clínica da análise tradicional de cromossomos é restrita por dois aspectos gerais do método. Primeiro, do ponto de vista técnico, a análise pode ser realizada somente em amostras de tecido viáveis que contenham células em atividade de divisão. Segundo, do ponto de vista da sensibilidade, a análise tem resolução de apenas 3 a 4 milhões de pares base (Mb) em um nível de 850 faixas, e de apenas aproximadamente ,7 a 8 Mb no nível de 400 faixas. Consequentemente, a análise tradicional de cromossomos é adequada somente para a detecção de anormalidades numéricas e do rearranjo estrutural grosseiro; o método não tem a sensibilidade de detectar alterações pequenas no número de cópias, eventos menores de inserção e deleção ou variação de nucleotídeo único.

B. **Hibridização por fluorescência *in situ*.** O uso de sondas de ácido nucleico rotuladas com fluorocromos e visualizadas por microscópio de fluorescência revolucionou a hibridização *in situ* para a detecção de anormalidades em número e em estrutura de cromossomos. As sondas de hibridização por fluorescência *in situ* (FISH) modem ser descritas, por categoria, como sondas de sequência única, sondas de sequência repetitiva ou sondas de cromossomos totais. O tipo de sonda mais frequentemente usado é aquele que hibridiza para a sequência única no genoma. As sondas de sequência única podem ser usadas para detectar alterações no número de cópias de um *locus* específico (p. ex., *TP53*) ou para ensaio de rearranjo envolvendo um *locus* específico (como *BCR-ABL* ou *PML-RARA*). As sondas de sequência repetitiva hibridizam para sequências que estão presentes em centenas de milhares de cópias e que, por isso, produzem sinais fortes; as sondas desse tipo mais amplamente usadas aderem a sequências satélite-α de centrômeros. As sequências satélite-β, as sequências satélite do cromossomo Y e as sequências teloméricas de repetição servem, também, como alvos da sonda para FISH. As sondas de sequência repetitiva são mais úteis para a detecção de aneuploidia de cromossomos. As sondas de cromossomos totais, também conhecidas como sondas de pintura de cromossomos, consistem em sondas sobrepostas que reconhecem sequências únicas ou de repetição moderada ao longo de toda a extensão dos cromossomos individuais. As sondas desse tipo são usadas para confirmar a interpretação de aberrações identificadas por análise tradicional de cariótipos ou para estabelecer a origem cromossômica dos rearranjos estruturais difíceis de avaliar por outras abordagens.

1. **FISH em interfase.** Na verificação de oncologia clínica, a hibridização *in situ* em interfase (nuclear) é o método preferido para a avaliação rápida de aneuploidia ou rearranjo de genes. A FISH em interfase pode ser realizada como um ensaio isolado ou em combinação com (geralmente antes de) a análise de cromossomos. Não há exigência para células em proliferação ativa para a análise FISH em interfase, o que torna essa técnica vantajosa em relação à FISH em metáfase ou análise de cromossomos. A alta sensibilidade da FISH em interfase também a torna útil para revelar pequenos rearranjos não detectáveis em cariótipos padronizados, assim como para detectar alterações citogenéticas presentes em uma população muito limitada de células. Entretanto, apenas o número e a posição relativa da sonda de fluorocromo são obtidos por meio dessa metodologia.

Uma vez que a análise FISH em interfase elimina a necessidade da cultura de células *in vitro*, a técnica pode ser usada para estudar uma faixa mais ampla de tipos de célula e de tecido (e, portanto, uma faixa mais ampla de tumores) que pode ser avaliada por análise tradicional de cariótipos. Essa característica permite que material de arquivo, amostras frequen-

Diagnóstico Molecular | 17

temente fixadas em formalina e embebidas em parafina (FFPE) sejam submetidas a ensaio por FISH de interface.

    a. Vantagens. Tanto as sondas de sequência repetitiva quanto as de sequência única podem ser usadas para FISH em interfase; a hibridização concorrente com uma combinação de sondas rotuladas com fluorocromos diferentes permite a detecção simultânea de duas ou mais regiões de DNA de interesse. Os avanços metodológicos tornaram possível a detecção de sequências de gene com baixo número de cópias de até 500 pares-base de extensão, embora a eficiência da FISH em interfase com sondas pequenas seja muito baixa. Um grande número de células de interfase (200 a 500) geralmente é submetido a ensaios por conjunto de sondas, permitindo a detecção de doença em nível baixo ou populações subclonais de células.

    b. Limitações. Mesmo com sondas otimizadas, a FISH em interfase de uso rotineiro falha na resolução para detectar alterações pequenas em número de cópias de cromossomos inferiores a várias centenas de kb em tamanho. Notadamente, essa técnica não pode ser usada para avaliar algumas classes de mutações características de muitos tumores esporádicos e de síndromes de câncer familiar, como as substituições únicas de par-base ou pequenas inserções ou deleções. As sondas FISH para rearranjos estruturais como translocações e inversões são otimizadas para detectar os pontos de quebra mais comuns e podem falhar na identificação de rearranjos complexos ou naqueles com pontos de quebra atípicos.

2. **FISH em metáfase.** Como acontece com a análise de cromossomos, a FISH em metáfase exige células em divisão ativa para que sejam obtidas disseminações de metáfase para análise. Essa técnica fornece informações complementares em relação à FISH em interfase porque a estrutura subjacente dos cromossomos é revelada. A FISH em metáfase pode ser usada, particularmente, na decifração de rearranjos cromossômicos complexos, pois a sonda pode ser visualizada em relação à posição dos cromossomos.

3. **FISH em metáfase de complexidade múltipla e cariotipagem espectral (SKY).** Essas duas técnicas relacionadas tornam possível a hibridização de disseminações de cromossomos de metáfase com uma combinação de sondas. Ambas as técnicas são úteis para a detecção de aneuploidia, assim como de rearranjos de cromossomos; em muitos casos, as técnicas podem estabelecer a origem cromossômica de rearranjos que não podem ser definidos com base em análise tradicional de cariótipos.

C. Análise de microarranjo baseado no número de cópias

1. **Hibridização genômica comparativa.** Essencialmente, a modificação de uma hibridização *in situ*, hibridização genômica comparativa (CGH), torna possível pesquisar o genoma para deleções e amplificações cromossômicas. A CGH foi originalmente desenvolvida como método para determinar o *status* relativo de número de cópias em uma amostra de tumor por hibridização de DNA diferencialmente rotulado e derivado de um tumor e a amostra de referência contra as disseminações de cromossomos na metáfase. Com o tempo, essa técnica evoluiu para a CGH em série, uma abordagem que usa um microarranjo consistindo em um arranjo ordenado de moléculas de DNA ligadas a um suporte matriz sólido. Os clones genômicos no arranjo, como cromossomos bacterianos artificiais ou sondas de oligonucleotídeos sintetizados, servem como substrato para o produto da hibridização. A CGH em série se baseia na co-hibridização de DNA alvo diferencialmente rotulado (do paciente ou do tumor) com aquele do DNA de controle (referência) contra sondas na matriz sólida. O DNA ligado a cada sonda é quantificado usando-se um scanner a laser que permite ganhos ou perdas relativos no número de cópias entre amostras alvo e de controle a serem determinados. A resolução da CGH em série é, em teoria, limitada somente pelo número de aspectos no arranjo; arranjos comercialmente disponíveis fornecem, atualmente, uma resolução inferior a 10 kb.

2. **Análise de arranjo SNP.** A metodologia para a avaliação do número de cópias evoluiu mais ainda para incluir o uso de sondas para detecção de polimorfismo de nucleotídeo único (SNP) no ensaio. A inclusão de sondas para SNP é vantajosa porque a zigosidade pode ser avaliada e, portanto, regiões do genoma demonstrando perda de heterozigosidade (LOH), seja neutra para o número de cópias ou devida à alteração no número de cópias, podem ser definidas. Deve-se notar também que a análise de arranjo de SNP se baseia, tipicamente, no uso de uma referência *in silico* contra a qual uma amostra-alvo é comparada

18 | Capítulo 2

para avaliar o ganho ou perda relativos em número de cópias; uma modificação que, portanto, só exige a amostra-alvo para ser hibridizada para o suporte da matriz do arranjo. Os microarranjos cromossômicos que carregam sondas tanto para SNPs quanto sítios não polimórficos desempenham, atualmente, um papel essencial no exame minucioso de pacientes com transtornos constitucionais suspeitos, em razão das alterações no número de cópias dos cromossomos. Cada vez mais essa metodologia está sendo aplicada para estudos de oncologia para avaliar o *status* de número de cópias e da zigosidade em uma amostra de tumor.

a. Vantagens. Tanto a análise de SNP quanto aCGH permitem avaliação rápida e de amplitude de genoma de número de cópias em resolução muito alta usando DNA derivado de tecido fresco ou fixado. Os ganhos e perdas totais de cromossomos, assim como alterações menores no número de cópias na faixa de quilobase são detectáveis. A análise de rearranjos de SNP também permite a avaliação de LOH.

b. Desvantagens. Os rearranjos equilibrados não são detectáveis por qualquer tecnologia. Alterações muito pequenas de número de cópias (intragênicas) frequentemente ficam inferiores ao limite de detecção do ensaio.

III. HIBRIDIZAÇÃO DE TECIDOS *IN SITU*. A hibridização de tecidos *in situ* para mRNA é uma técnica versátil, mas tecnicamente exigente. A abordagem pode ser usada para correlacionar o nível de expressão de um gene específico com alterações de tecido características de uma doença, com um fenótipo de tumor, ou para monitorar a expressão de transgenes em regimes de terapia genética. Entretanto, mesmo quando otimizada, a sensibilidade da técnica é inferior à dos métodos baseados na PCR e o método é, portanto, não aplicado atualmente em grande escala.

IV. HIBRIDIZAÇÃO POR *SOUTHERN BLOT*. Esse método de hibridização com filtro consiste em purificação do DNA, digestão por uma endonuclease de restrição, fracionamento de tamanho por eletroforese em gel, transferência e imobilização em uma membrana sintética feita de nitrocelulose ou náilon e, então, na hibridização para uma sonda específica de ácido nucleico. A sonda é visualizada por métodos ou radioisotópicos ou não isotópicos e a localização da sonda indica não só a presença da sequência-alvo, mas também o tamanho do fragmento de DNA digerido pela enzima em que ele está contido.

A hibridização por *Southern blot* tem sido historicamente usada para detectar rearranjos genômicos característicos de tipos específicos de tumor, mas também pode ser usada para detectar alelos diferentes do mesmo gene, mutações pontuais, deleções e inserções. Uma vez que o método é quantitativo, ele pode fornecer informações sobre o número de cópias do gene.

Essa hibridização tem sido um método confiável e versátil para análise de DNA específico da sequência, mas exige pelo menos 10 mm^3 de tecido congelado ou fresco em que a degradação do DNA tenha sido limitada. Embora a técnica seja amplamente usada para análise molecular de amostras de tecidos há várias décadas, os métodos baseados na PCR substituíram o uso rotineiro da hibridização por *Southern blot* para muitos ensaios, pois possuem confiabilidade semelhante, mas sensibilidade aumentada, geralmente são mais rápidos e menos problemáticos, exigem menos tecido e podem ser aplicados em tecido FFPE.

V. REAÇÃO DA CADEIA DA POLIMERASE. A PCR faz o possível para detectar ampla faixa de anormalidades cromossômicas, desde alterações estruturais significativas, como translocações e deleções, até mutações de par-base único, em genes individuais. A PCR pode ser realizada em áreas de tumor (ou mesmo em células individuais) macro e microdissecadas do tecido preparado rotineiramente ou de lâminas de citologia, ou separadas por citologia de fluxo. Essa é uma vantagem, pois os métodos de PCR permitem a correlação entre morfologia de tecido e anormalidades genéticas de regiões específicas de tumor, populações de células específicas ou mesmo células individuais. A utilidade clínica da PCR se deve à ampla faixa de DNA de gabarito que pode ser ampliada, à sensibilidade intrínseca extrema da técnica e à ampla margem de variações do método básico que pode ser executado.

A. PCR básica. A mistura da PCR inclui a amostra de DNA a ser estudada, uma polimerase de DNA termoestável, os quatro trifosfatos de desoxinucleotídeo (dNTPs) e preparadores (*primers*) de oligonucleotídeos curtos (tipicamente cerca de 20 pares base em extensão) desenhados para serem complementares às regiões no flanco da sequência de DNA de interesse. Em cada ciclo de PCR, a região de DNA de interesse é duplicada, resultando em amplificação exponencial.

Diagnóstico Molecular | **19**

1. **Vantagens.** A PCR básica (e as variações descritas a seguir) apresenta muitas vantagens sobre as técnicas de *Southern blot* e *Northern blot* de hibridização tradicionalmente usadas para analisar regiões específicas de DNA e de mRNA. A análise baseada na PCR pode ser completada em horas, em vez de dias, pode ser aplicada a uma faixa mais ampla de tecidos (incluindo tecido fresco, congelado ou fixado), exige muito menos DNAs ou RNAs de gabarito, é capaz de detectar DNAs ou RNAs-alvo mesmo quando presente em um histórico de grande excesso de sequências não alvo e é altamente versátil.

2. **Limitações.** Quando otimizada, a PCR pode detectar uma célula anormal em um fundo de 10^5 células normais, e pode detectar genes de cópia única de células individuais. Entretanto, muitos fatores técnicos conspiram para reduzir a sensibilidade clínica da PCR. A limitação prática mais importante é a degradação do DNA ou do mRNA-alvo, especialmente quando extraídos de tecido fixado.

   A sensibilidade extrema da PCR exige atenção constante à organização e desenho do teste do laboratório a fim de evitar contaminação de amostra, a questão técnica mais problemática. A contaminação pode ser amplamente evitada pela técnica e manutenção meticulosas do laboratório, separação física e contenção dos vários estágios do procedimento da PCR, além de irradiação regular de UV nos espaços de trabalho do laboratório e instrumentos para degradar qualquer DNA temporário não contido.

   Por desenho, a PCR só analisa a região cromossômica flanqueada pelos *primers* empregados. Portanto, diferentemente da citogenética convencional, a PCR não pesquisa o genoma por inteiro. Da mesma forma, RT-PCR só analisa o mRNA-alvo e não fornece informações sobre a presença de mutações ou de nível de transcrição de outros genes relacionados. Por isso, o desenho do ensaio de PCR é um fator crítico que afeta a sensibilidade clínica.

B. **PCR por transcriptase reversa.** Na RT-PCR o mRNA é extraído de uma amostra e sofre transcrição reversa para dentro do DNA complementar (cDNA). Esse cDNA serve, então, como gabarito em uma amplificação subsequente de PCR. O uso da RT-PCR permite a amplificação direta da região de codificação de sequências de DNA unidas e com éxons múltiplos. Essa técnica também permite a detecção de translocações-alvo, incluindo BCR-ABL.

C. **PCR de complexidade múltipla.** Essa abordagem envolve a amplificação simultânea de múltiplas sequências-alvo em um único tubo de reação por meio do uso de pares múltiplos de *primers*. Ela é usada para avaliar grande número de sítios diferentes para a presença de uma mutação em uma reação única sendo, portanto, um método prático de triagem. As sequências múltiplas de interesse devem ser amplamente espaçadas no cromossomo, ou presentes em cromossomos diferentes, a fim evitar episódios de cruzamento de *primers*.

D. **PCR específica para metilação.** O pré-tratamento da amostra de DNA com bissulfeto de sódio, que reduz citosinas não metiladas para uracil, possibilita avaliar o *status* de metilação de sítios individuais de CpG (citosina e guanina conectadas por um fosfodiéster). Essa abordagem é usada em testes para caracterizar padrões de silenciamento específicos do gene que estão correlacionados com subgrupos de tumores com probabilidade de responderem a regimes quimioterapêuticos específicos.

E. **PCR quantitativa.** Também conhecido como PCR em tempo real, esse método permite quantificação mais confiável da quantidade de DNA de inserção que é possível pela medição tradicional de parâmetro do produto do DNA. Uma vez que o produto da PCR é quantificado como progressos de reação (ou seja, em tempo real) em vez de conclusão após PCR, ele evita os artefatos em potencial de eficiência de amplificação. A PCR quantitativa fornece, frequentemente, medições de DNA ou de mRNA mais precisas que podem ser obtidas por hibridização com filtro ou por métodos baseados em microarranjos.

   Quando o mRNA é o substrato, a RT-PCR quantitativa pode ser usada para correlacionar alterações na expressão do gene com os aspectos clínicos de uma doença ou de um tipo específico de tumor. Um exemplo corrente é o ensaio para câncer de mama Oncotype DX (Genomic Health, Inc: Redwood City, CA, USA), que mede a expressão de 21 genes por RT-PCR e aplica uma fórmula para calcular um escore de recorrência.

VI. ANÁLISE DA SEQUÊNCIA DE DNA

A. **Métodos diretos de análise de sequência.** Embora a maioria dos diagnósticos moleculares envolva DNA de consulta para variantes de sequência, uma minoria de ensaios envolve o sequenciamento do DNA *per se*. Os dados da sequência são relativamente problemáticos

20 | Capítulo 2

para integrarem um fluxo de trabalho de laboratório, pois a leitura consiste em sequência alfabética de DNA que exige manipulação ou inspeção visual para extrair um resultado de teste, enquanto os testes com leituras substitutas, como a presença ou ausência de uma faixa ou gel de agarose, são mais passíveis de complicações múltiplas e podem ser menos dispendiosos para serem executados. O sequenciamento, porém, é muito valioso em cenários em que numerosas variantes diferentes podem ocorrer como na verificação dos genes *BRCA1* e *BRCA2* para câncer hereditário de mama e de ovário.

Quase, toda a análise de sequência direta de DNA de rotina é automatizada e realizada em gabaritos gerados pelo método de terminação da cadeia (sequenciamento de Sanger). Mesmo que essas reações exijam uma quantidade muito baixa de DNA de gabarito, a quantidade de DNA presente em amostras de pacientes raramente é suficiente para análise sem a etapa de amplificação preliminar, usualmente a PCR. O gabarito amplificado da PCR é usado como *input* para uma reação de sequenciamento cujo produto é uma mistura de fragmentos de DNA de filamento único de várias extensões, cada um rotulado em uma extremidade com fluoróforo indicando a identidade do nucleotídeo 3'. Esses produtos são, então, resolvidos por eletroforese capilar com detecção fluorescente.

B. Análise de polimorfismo de nucleotídeo único (SNP). Os SNPs são comuns no genoma humano e uma vez que um conjunto de SNPs esteja ligado à susceptibilidade aumentada para determinada doença, ou resposta à terapia, a análise focalizada dos SNPs (também conhecida como análise de haplotipo) pode evitar a necessidade de análise de sequência de DNA mais extensa. Catálogos mais refinados de SNP com identificação de "SNPs etiquetas" ligados a traços de interesse provavelmente transformarão a análise sistemática dos SNPs em uma ferramenta clínica importante.

C. Métodos indiretos de análise de sequência. Uma vez caracterizados os alelos normais e mutantes em um *locus* específico por análise de sequência direta de DNA, métodos indiretos sempre podem fornecer informações suficientes de sequência de utilidade clínica. Essas técnicas indiretas incluem discriminação alélica por tamanho, análise de polimorfismo de fragmentos de restrição (RFLP), PCR específica para o alelo, análise de polimorfismo de conformação de filamento único (SSCP), análise heteroduplex, eletroforese em gel de gradiente desnaturante, clivagem de nucleotídeos desencontrados, reação da cadeia da ligase, teste de proteína truncada e numerosas variantes usadas isoladamente ou em combinação. Esses métodos indiretos se baseiam na PCR e podem ser aplicados à ampla faixa de amostras clínicas. Além disso, muitos dos métodos indiretos são mais rápidos e menos dispendiosos que a análise direta de sequência e idealmente adequados para triagem de grandes quantidades de amostras dos pacientes.

D. Análise de sequência por tecnologia de microarranjo. Os microarranjos de DNA de alta densidade descobriram sua maior utilidade na avaliação de expressão genética baseada na hibridização e como microarranjos cromossômicos para detecção de anomalias cariotípicas, mas a análise da hibridização baseada em microarranjos é também uma plataforma adequada para análise de sequência. Os microarranjos foram desenvolvidos para detecção simultânea de numerosas sequências virais e para a genotipagem de múltiplas posições clinicamente significativas em genes como *CFTR* e *TP53*. O sequenciamento com base em microarranjos tornou-se menos comum na prática clínica, pois a tecnologia de sequenciamento direto tornou-se mais amplamente disponível.

E. Sequenciamento clínico de última geração. Os métodos de sequenciamento "de última geração" (NGS) revolucionaram as ciências da vida ao aumentarem dramaticamente o rendimento final do sequenciamento de DNA. Muitas das técnicas NGS atualmente disponíveis foram descritas como plataformas de sequenciamento de ensaio cíclico em série, porque envolvem a dispersão de sequências-alvo pela superfície de um arranjo bidimensional, seguida pelo sequenciamento desses alvos. As leituras de sequência curta resultantes podem ser montadas *de novo* ou, o que é muito mais comum em aplicações clínicas, alinhadas para um genoma de referência. As plataformas Illumina (Illumina Inc., San Diego, CA), Ion Torrent (Thermo Fisher Scientific, Waltham, MA) e Roche 454 (Roche Diagnostics, Indianapolis, IN), nos EUA, são as mais usadas no momento.

A NGS tem vários atributos atraentes na verificação de câncer. Já que cada fragmento da biblioteca é sequenciado individualmente, os dados resultantes podem resolver a heterogeneidade de sequência intratumoral, revelando a estrutura de clonagem do tumor. A NGS tem o potencial de detectar todas as quatro das principais classes de variação genética: variantes de nucleotídeo único, inserções e deleções, variantes estruturais e variantes de número de cópias. A técnica pode ser executada mediante DNA extraído de tecido fixado em formalina e embebido em parafina, um tipo de amostra geralmente disponível. Por fim, embora esses testes hoje não sejam dispendiosos, o custo por nucleotídeo sequenciado é extremamente baixo e o custo do teste aumenta menos que linearmente com o tamanho da região analisada.

Embora a NGS tenha sido desenvolvida, inicialmente, como técnica de pesquisa, ela encontrou vários papéis proeminentes na verificação clínica. A verificação pré-natal não invasiva (NIPT) baseada na análise do DNA do feto sem células na circulação materna resultou em uma queda dramática nos procedimentos diagnósticos invasivos pré-natais e é hoje recomendada pelo American College of Obstetricians and Gynecologists para mulheres em alto risco de aneuploidia fetal. A NGS também tem sido adotada como plataforma para sequenciamento simultâneo de múltiplos genes para transtornos constitucionais, incluindo as síndromes de câncer familiar. A aplicação mais proeminente de NGS em oncologia clínica, porém, é o desenvolvimento de testes para detecção de variantes somáticas acionáveis em genes relacionados com cânceres múltiplos. Esses "painéis de câncer" alavancam o fato de que a avaliação de genes individuais não é mais suficiente para guiar a seleção de terapias-alvo. A detecção simultânea de variantes em múltiplos genes é, potencialmente, uma abordagem mais abrangente e efetiva em termos de custo que a verificação sequencial de genes individuais, resultando em grande quantidade de dados preditivos e/ou diagnósticos em um cronograma clinicamente relevante.

VII. PERFIL DE EXPRESSÃO DE GENES COM BASE EM MICROARRANJOS. Os aspectos morfológicos da doença são, essencialmente, reflexões de expressão alterada de genes dentro das células doentes. A caracterização de alterações específicas da doença é, portanto, uma área de grande interesse. Dadas as limitações da hibridização por *Northern blot*, vários novos desenvolvimentos tecnológicos surgiram para identificar os genes com expressão diferente, dos quais a tecnologia de microarranjos é a mais amplamente usada.

A tecnologia de microarranjos se baseia no princípio de hibridização de ácido nucleico. Fundamentalmente, um arranjo de DNA (ou *chip* do gene) emprega vários conjuntos de DNAs ou oligonucleotídeos complementares às centenas de genes a serem investigados, cada um anexo a um local conhecido em um substrato de membrana de vidro ou de náilon o tamanho de um *chip* de computador. Quando se usa o RNA extraído de uma amostra clínica como entrada, os microarranjos tornam possível medir rapidamente a expressão de centenas de genes em paralelo. O RNA de teste (ou alvo) da amostra rotulado com fluoróforo é hibridizado para o *chip* e a luz emitida, produzida por varredura a *laser*, permite a quantificação da expressão de genes mesmo de transcritos não abundantes.

1. Aplicações. As técnicas baseadas em microarranjos, embora ainda em fase experimental, estão sendo cada vez mais usadas em cenários clínicos para demonstrar diferenças específicas e reprodutíveis em perfis de expressão genética com utilidade diagnóstica, ou que possam ser usadas para prever prognósticos ou respostas a regimes terapêuticos específicos. Um desses ensaios incluído no cenário clínico é o MammaPrint (Agendia, Inc., Irivine, CA, EUA), um ensaio diagnóstico *in vitro* multivariado e pioneiro liberado pelo FDA. O teste mede a expressão de 70 genes em uma plataforma de microarranjos para classificar pacientes em um grupo de baixo ou de alto risco.

2. Limitações. A tecnologia de expressão genética baseada em microarranjos era, até recentemente, aplicável somente a tecido fresco ou congelado, mas agora já se demonstrou que ela pode, potencialmente, ser validada em amostras FFPE. Outro grande desafio enfrentado pelo perfil de expressão [genética] baseado em microarranjos (assim como outras técnicas por todo o genoma) é a interpretação da quantidade maciça de dados gerados em cada amostra testada.

VIII. TÉCNICAS EMERGENTES

A. Farmacogenética. Além das anormalidades genéticas específicas do tumor, a variação genética tem sido estimada como responsável por 20 a 95% da variabilidade no metabolismo, disposição e efeito das drogas usadas para tratar pacientes com câncer. A Farmacogenética oferece a oportunidade não só de otimizar a eficácia da terapia, como também minimizar a toxicidade. Hoje, muitos centros estão usando a genotipagem prospectiva de alguns genes-alvo para orientar o tratamento antineoplástico e as escolhas de dosagem. Isso inclui a tiopurina

22 | Capítulo 2

metiltransferase (TPMT), as mutações pontuais em terapia com mercaptopurina para leucemia aguda, região de reforço da sintase de timidilato (TSER), polimorfismos em terapia com 5-fluorouracil para câncer colorretal e variantes da região promotora da UDP glicuronosil transferase (UGT1A1) na terapia com irinotecano para câncer colorretal metastático. A análise de todo o genoma do papel da variação genética para prognosticar a resposta de um paciente individual ao tratamento com uma droga específica é conhecida como Farmacogenômica.

B. Análise das modificações epigenéticas. Técnicas para a detecção quantitativa do *status* de metilação de cada gene humano, individualmente, têm sido desenvolvidas. Dado o efeito das alterações epigenéticas na expressão de genes, é razoável antecipar que o padrão de metilação em conjuntos de *loci* definidos pode, futuramente, se tornar um componente da avaliação patológica de tumores individuais. No momento, nenhum teste baseado em metilação está associado a um benefício clínico transparente.

C. Proteômica. Essa técnica se concentra na análise de padrões de expressão de proteína, em vez de na análise de ácidos nucleicos. Métodos para a avaliação de alta sensibilidade e de alto rendimento de perfis de expressão proteica foram desenvolvidos – métodos que tornam possível identificar padrões que se correlacionam com malignidades específicas, mutações subjacentes, alterações epigenéticas, perfis de transcrição, resposta à terapia medicamentosa, e assim por diante.

D. Análise da interferência do RNA. Foi esclarecido, recentemente, que várias classes de moléculas de RNA curtas de filamento único ou duplo, responsáveis pela interferência de RNA (RNAi), exercem papel profundo na regulação da expressão genética. A demonstração de que o perfil de miRNAs (uma classe de RNAs pequenos que mediam RNAi) é diferente em tecido normal e neoplásico, que alterações em miRNA são oncogênicas e que as abordagens baseadas em RNAi podem ter benefício terapêutico, tudo sugere que a análise de moléculas pequenas e específicas de RNA, em bases individuais ou de todo o genoma, pode, no futuro, ter papel significativo na avaliação molecular de tumores.

AGRADECIMENTO

Os autores agradecem aos Doutores John Pfeifer e Barbara Zehnbauer, autores da edição anterior deste capítulo.

LEITURA SUGERIDA

Barik S. Silence of the transcripts: RNA interference in medicine. *J Mol Med* 2005;83:764–773.

Bossuyt PM, Reitsma JB, Bruns DE, *et al.* Towards complete and accurate reporting of studies of diagnostic accuracy: the STARD initiative. *Ann Intern Med* 2003;138:40–44.

Chen EC, Miller SA, DeRisi JL, *et al.* Using a pan-viral microarray assay (Virochip) to screen clinical samples for viral pathogens. *J Vis Exp* 2011;50:2536.

Cottrell CE, Al-Kateb H, Bredemeyer AJ, *et al.* Validation of a next-generation sequencing assay for clinical molecular oncology. *J Mol Diagn* 2014;16:89–105.

Dieffenbach CW, Dveksler GS. *PCR Primer: A Laboratory Manual.* Plainview, NY: Cold Spring Harbor Laboratory Press, 1995.

Gersen SL. *The Principles of Clinical Cytogenetics.* New York, NY: Springer, 2012.

International HapMap Consortium. A haplotype map of the human genome. *Nature* 2005;437:1299–1320.

Ladanyi M, Gerald WL. *Expression Profiling of Human Tumors: Diagnostic and Research Applications.* Totowa, NJ: Humana Press, 2003.

Lewin J, Schmitt AO, Adorjan P, *et al.* Quantitative DNA methylation analysis based on four-dye trace data from direct sequencing of PCR amplificates. *Bioinformatics* 2004;20:3005–3012.

Marsh S, McLeod HL. Pharmacogenomics: from bedside to clinical practice. *Hum Mol Genet* 2006;15(Spec No 1):R89–R93.

Misek DE, Imafuku Y, Hanash SM. Application of proteomic technologies to tumor analysis. *Pharmacogenomics* 2004;5:1129–1137.

Pfeifer JD. *Molecular Genetic Testing in Surgical Pathology.* Philadelphia, PA: Lippincott, Williams & Wilkins, 2006.

Pfeifer JD, Hill DA, O'Sullivan MJ, *et al.* Diagnostic gold standard for soft tissue tumours: morphology or molecular genetics? *Histopathology* 2000;37:485–500.

Pritchard CC, Salipante SJ, Koehler K, *et al.* Validation and implementation of targeted capture and sequencing for the detection of actionable mutation, copy number variation, and gene rearrangement in clinical cancer specimens. *J Mol Diagn* 2014;16:56–67.

Pritchard CC, Smith C, Salipante SJ, *et al.* ColoSeq provides comprehensive Lynch and polyposis syndrome mutational analysis using massively parallel sequencing. *J Mol Diagn* 2012;14:357–366.

Shaffer LG, McGowan-Jordan J, Schmid M, eds; International Standing Committee on Human Cytogenetic Nomenclature. *ISCN 2013: An International System for Human Cytogenetic Nomenclature.* Basel, Switzerland: Karger, 2013.

Spencer DH, Sehn JK, Abel HJ, *et al.* Comparison of clinical targeted next-generation sequence data from formalin-fixed and fresh-frozen tissue specimens. *J Mol Diagn* 2013;15:623–633.

Vogelstein B, Kinzler KW. *The Genetic Basis of Human Cancer,* 2nd ed. New York, NY: McGraw-Hill, 2002.

Wu L, Williams PM, Koch W. Clinical applications of microarray-based diagnostic tests. *BioTechniques* 2005;39:S577–S582.

3 Princípios e Prática Cirúrgica em Terapia de Câncer

Amber Traugott • Rebecca L. Aft

I. **O PAPEL DINÂMICO DO ONCOLOGISTA CIRÚRGICO NO SÉCULO 21.** A terapia precoce para o câncer focada na excisão cirúrgica como primeira modalidade de tratamento para tumores sólidos. Foi teorizado que a disseminação do câncer ocorria em sequência, a partir do sítio primário para os linfonodos regionais, e então para sítios distantes. Portanto, criou-se a hipótese de que a excisão de todas as células cancerosas levaria ao controle efetivo da doença. Em pacientes com câncer não tratado, a sobrevida média era, frequentemente, medida em meses. A ressecção precoce de tumores *en bloc* com o tecido normal ao redor e os linfonodos levou à melhora da sobrevida geral. Como consequência, ressecções cada vez mais agressivas e extensas de tumores malignos foram executadas. E assim que a melhora inicial na sobrevida chegou ao máximo, ficou aparente que ressecções cada vez maiores para obtenção de controle local e regional de tumores maiores não se traduzia em benefício adicional da sobrevida. Isso levou à verificação e ao desenvolvimento de estratégias de triagem e terapias adjuvantes. À medida que os cuidados clínicos e cirúrgicos do paciente com câncer foram-se tornando cada vez mais refinados, os cirurgiões também foram capazes de desenvolver abordagens cirúrgicas que reduzem a morbidade e a mortalidade perioperatória fornecendo o mesmo resultado oncológico. Protocolos neoadjuvantes estão sendo usados em muitos cânceres para reduzir a extensão da ressecção necessária para ganhar o controle local e regional de tumores, ou para identificar pacientes com biologia de tumor agressivo que, pouco provavelmente, beneficiar-se-iam da cirurgia como intenção de cura. Além disso, técnicas cirúrgicas minimamente invasivas são hoje amplamente usadas no tratamento cirúrgico de uma ampla variedade de tumores sólidos. O papel atual do cirurgião no tratamento de pacientes com câncer envolve amplo espectro de procedimentos cirúrgicos para diagnóstico, controle local, cura e tratamento paliativo.

II. **PROCEDIMENTOS DIAGNÓSTICOS: AQUISIÇÃO DE MATERIAL PARA DIAGNÓSTICO.** Uma vez identificada a lesão, uma das funções do oncologista cirúrgico é fornecer material adequado para o diagnóstico definitivo. O método de biópsia exige a consideração do diagnóstico diferencial, da quantidade de tecido necessária ao diagnóstico definitivo, a localização da lesão e as formas potenciais de tratamento. É preferível realizar biópsias de lesões na periferia onde o tumor viável está localizado, pois os núcleos de tumores sólidos podem ter sofrido necrose. Isso também permite ao patologista avaliar a invasão para tecidos normais, já que alguns tumores (tireoide) apresentam características mitóticas baixos e aspectos citológicos suaves, que são insuficientes para determinar a malignidade. Os princípios gerais para biópsia incluem: tecido representativo de amostragem, obtenção de tecido adequado para diagnóstico, busca de tecido viável, minimizar a contaminação de tecidos adjacentes não envolvidos, orientar o tecido para análise de margens e fornecer tecido ao patologista nas condições apropriadas (fresco ou fixado).

A. **Citologia de aspiração com agulha fina.** A aspiração com agulha fina (FNA) produz um esfregaço de células únicas e agregadas para análise citológica. A biópsia é realizada com agulhas de calibre 22 a 25, que podem ser orientadas, percutaneamente, para a maioria dos sítios anatômicos. A orientação por imagens (incluindo o ultrassom endoscópico ou endobrônquico [EUS/EBUS]) pode ser usada para melhorar a precisão da amostragem para lesões não palpáveis ou lesões em tecidos profundos. Embora o caminho da agulha esteja, teoricamente, contaminado com células malignas, na prática, as metástases de trato de FNA raramente representam um problema clínico. O diagnóstico se baseia nos aspectos citológicos das células incluindo coesão, morfologia nuclear e citoplásmica e número. Uma vantagem da FNA é a possibilidade de amostragem de uma área ampla do tumor. As limitações da FNA incluem: (a) amostra pequena; (b) falta de informações sobre a arquitetura histológica que

Princípios e Prática Cirúrgica em Terapia de Câncer | **25**

não pode distinguir entre tumores *in situ* e invasivos (mama, tireoide); (c) incapacidade de obtenção do grau dos tumores; e (d) interpretação de certos corantes imuno-histoquímicos. A FNA pode ser útil para diagnosticar linfoma recorrente; entretanto, pode ser necessário mais tecido para um diagnóstico primário de linfoma.

B. Biópsia com agulha grossa. As biópsias com agulha grossa produzem fragmentos de tecido que permitem a avaliação da arquitetura do tumor. A biópsia é realizada com agulhas de calibres 14 a 16 desenhadas especificamente para essa finalidade (Biópsia Tru-Cut®). Amostras maiores para biópsia que amostram áreas maiores de tecido podem ser obtidas com dispositivos a vácuo (Vicora, Mammotome®). As biópsias com agulha grossa também podem ser combinadas com investigações por imagem como: mamografia (biópsia estereotática com agulha grossa), tomografia computadorizada (CT) ou ultrassonografia. Pode ocorrer um resultado falso-negativo se a agulha perder ou enganar (ficar no mesmo nível) o tumor maligno, o que pode ocorrer com cânceres muito escleróticos como o de mama. A complicação mais comum das biópsias com agulha grossa é o sangramento e o procedimento deverá ser cuidadosamente executado em pacientes com doenças de coagulação. Além disso, massas próximas a estruturas vasculares grandes, órgãos ocos ou no sistema nervoso central (CNS) não são acessíveis para este procedimento.

C. Biópsia cutânea com *punch*. As biópsias com *punch* (saca-bocados) são usadas para obtenção de tecido de lesões cutâneas usando lâminas cirúrgicas redondas de 2 a 6 mm. Assim é obtida uma amostra de pele de espessura total incluindo a gordura subcutânea. O procedimento é simples, com poucas complicações e útil para se obter tecido para diagnóstico patológico a partir de lesões de pele sugestivas (melanoma, carcinoma de células basais ou de células escamosas) que podem, posteriormente, exigir ressecção cirúrgica definitiva.

D. Biópsia aberta

1. **Biópsia incisional.** Às vezes as neoplasias não são acessíveis à biópsia percutânea com agulha por causa da localização anatômica, das exigências de grandes quantidades de tecido para diagnóstico (sarcomas) ou de preocupações sobre erros de amostragem em lesões difusas. Uma biópsia incisional é o método mais rápido para obtenção de tecido para diagnóstico definitivo. Geralmente esses procedimentos são executados em ambiente cirúrgico ambulatorial. Uma cunha de tecido suficientemente grande para um diagnóstico preciso é removida da periferia da lesão. A hemostasia deve ser excelente para evitar a semeadura hematogênia. A incisão da biópsia deverá ser planejada de modo que possa ser incluída no tecido a ser removido por cirurgia definitiva subsequente (longitudinal para sarcomas dos membros) porque alguns tumores têm propensão de semear a incisão da biópsia. Um sítio de biópsia removido à distância da incisão operatória em potencial pode prejudicar intensamente as tentativas posteriores de controle cirúrgico do tumor ou os procedimentos com potencial de poupar os membros e pode resultar em cirurgia comprometida.

2. **Biópsia excisional.** As biópsias de excisão removem toda a lesão e são mais adequadas para lesões menores, particularmente quando a biópsia com agulha for inadequada por razões técnicas, de segurança ou diagnósticas, ou quando a arquitetura grosseira da lesão afetar o diagnóstico. Isso pode ser curativo para cânceres pequenos (melanoma, de mama, sarcoma e carcinomas de células basais). Dependendo do tamanho da lesão e do fechamento exigido, as biópsias excisionais podem ser realizadas como um procedimento de consultório ou na sala de cirurgia. Todas as amostras deverão ser orientadas para avaliação precisa das margens. Isso permitirá ao cirurgião ressecar o tecido adicional para margens inadequadas ou próximas.

III. ESTADIAMENTO: DETERMINANDO A EXTENSÃO DA DOENÇA E A POSSIBILIDADE DE RESSECAÇÃO.

Quando houver suspeita de doença distante, a maioria dos cânceres poderá ser estadiada com CT, com tomografia por emissão de pósitrons (PET), com imagens de ressonância magnética (MRI) ou com varreduras ósseas com radionuclídeos. Entretanto, os procedimentos de estadiamento cirúrgico para melanoma, câncer de mama, um conjunto de malignidades abdominais e malignidades torácicas são mais sensíveis que as modalidades radiográficas atualmente disponíveis e alteram o tratamento do paciente em grande porcentagem dos casos.

A. Mediastinoscopia. A mediastinoscopia é usada para o estadiamento pré-operatório de carcinoma broncogênico e avaliação de adenopatia mediastinal. Trata-se do método mais preciso para estadiar linfonodos mediastinais. O procedimento é realizado sob anestesia geral.

Uma incisão cirúrgica transversa é feita superior à incisura do esterno e um mediastinoscópio é inserido ao longo da traqueia. O linfonodo pode ser submetido à biópsia a partir das estações nodulares pré-traqueais, subcarinais e paratraqueais, e examinado quanto à presença de doença metastática. O procedimento é altamente sensível (100%) e específico (90%) no estadiamento de carcinoma broncogênico e tem baixo índice de morbidade e de mortalidade. O ultrassom endoscópico (EUS) e o ultrassom endobrônquico (EBUS) também podem ser usados para obter biópsias com agulha de linfonodos do mediastino. Juntas, essas técnicas (EUS, EBUS e mediastinoscopia) são ferramentas importantes para ajudar a estadiar linfonodos mediastinais.

B. Laparotomia. O estadiamento radiográfico e a laparoscopia substituíram em grande escala a laparotomia. Esse procedimento é usado seletivamente para estadiar cânceres do ovário e testicular não seminomatoso. Ele é realizado sob anestesia geral por meio de uma incisão na linha média e apresenta baixa morbidade e recuperação rápida. As complicações incluem infecção, sangramento, deiscência do ferimento e raros episódios relacionados com exploração do conteúdo intra-abdominal e anestesia geral.

C. Laparoscopia. As abordagens laparoscópicas ao estadiamento de pacientes com câncer são hoje rotineiras para várias malignidades intra-abdominais (fígado, pâncreas, estômago e carcinoma medular da tireoide). A laparoscopia demonstrou aumentar a incidência de laparotomias desnecessárias para doença não ressecável em até 70% dos pacientes com malignidades abdominais. A laparoscopia diagnóstica para estadiamento geralmente é realizada à época de uma laparotomia ou excisão laparoscópica com intenção de cura. Ao se descobrir uma doença distante ou não ressecável, evita-se, assim, a laparotomia desnecessária ou a dissecção laparoscópica extensa. O procedimento é realizado sob anestesia geral. Biópsias de órgãos sólidos, de linfonodos e de lesões sugestivas podem ser obtidas. Quando a laparoscopia é combinada com ultrassonografia intraoperatória, as lesões profundas no parênquima de um órgão podem ser identificadas, assim como a invasão do tumor para as estruturas adjacentes, como os vasos sanguíneos principais. Isso é particularmente útil na avaliação das malignidades do fígado e do pâncreas e pode ser a técnica de investigação por imagens mais sensível à detecção de metástases hepáticas. O procedimento tem poucas complicações e pode ser realizado em ambiente ambulatorial. A metástase tipo *port-site* e disseminação intra-abdominal pelo pneumoperitônio, embora teoricamente preocupante, é rara (menos de 1% dos casos).

D. Linfadenectomia. A localização, o tipo de câncer e a evidência clínica de envolvimento nodal são as principais considerações na execução da linfadenectomia. A presença e a extensão do envolvimento nodal é o indicador de risco mais preciso de desenvolvimento de doença distante para muitos cânceres. Em geral, os linfonodos regionais deverão ser removidos quando a probabilidade de metástases for elevada ou se o exame clínico revelar o envolvimento de linfonodos. Se possível, os linfonodos regionais deverão ser removidos à época da cirurgia primária. Se forem encontrados linfonodos com mais de 3 cm de tamanho, o tumor, provavelmente, terá extensão extranodal e envolverá a gordura perinodal. Esses linfonodos deverão ser ressecados com a gordura ao redor e, se de baixa morbidade, os nervos adjacentes (ou seja, nervo sensorial braquial intercostal da axila). O benefício de sobrevida da linfadenectomia varia de malignidade para malignidade; ele é altamente influenciado pela eficácia da quimioterapia adjuvante para o câncer em questão. Portanto, o objetivo da linfadenectomia para todos os cânceres é obter tecido suficiente de linfonodos para estadiar o paciente de modo adequado. Para aqueles cânceres nos quais a linfadenectomia melhora a sobrevida, a extensão ideal da ressecção fornece o melhor resultado oncológico sem sujeitar o paciente à morbidade ou mortalidade cirúrgicas desnecessárias. Em alguns casos, como no adenocarcinoma gástrico, essa extensão ideal de linfadenectomia é o assunto de estudos e controvérsias em andamento. A principal morbidade da linfadenectomia regional para esse procedimento axilar ou inguinal é o linfedema de membros e lesão dos nervos adjacentes. Linfadenectomias mais extensas no tórax ou abdome podem resultar em aumento na mortalidade cirúrgica, assim como lesão dos órgãos vizinhos ou de estruturas neurovasculares principais.

E. Biópsia de linfonodo sentinela. A biópsia de linfonodo sentinela (SLNB) se baseia em dados que demonstram a drenagem linfática hierárquica que ocorre a partir do tumor primário para o primeiro linfonodo de drenagem (linfonodo sentinela [SLN]) e depois para os demais linfonodos da cadeia linfática regional. Numerosos estudos demonstraram que as malignidades localizadas formam metástases para o SLN antes de envolverem outros linfo-

Princípios e Prática Cirúrgica em Terapia de Câncer | **27**

nodos da cadeia. Portanto, a presença ou ausência de doença metastática no SLN prognostica o *status* de toda essa cadeia. A SLNB é usada, atualmente, para estadiar a axila no câncer de mama e as cadeias linfonodais regionais no melanoma. Essa técnica está sendo investigada para várias outras malignidades (ginecológicas, de cabeça e pescoço). Duas técnicas são usadas para mapeamento linfático e podem ser usadas independentemente ou em combinação. A primeira técnica envolve a injeção de um coloide rotulado por rádio ao redor da lesão, que é acompanhado radiograficamente e/ou durante a cirurgia usando-se a sonda gama. A segunda técnica aplica corante azul (azul isossulfan, azul de linfazurina e azul de metileno), que é injetado durante a cirurgia ao redor do tumor para impregnar os linfáticos. Nas duas técnicas, é feita uma incisão na borda da cadeia linfonodal e o SLN é identificado pelo traçado azul ou por canais linfáticos radioativos para o primeiro linfonodo azul ou radioativo. Se mais de uma cadeia linfonodal estiver potencialmente envolvida, então a linfocintigrafia pré-operatória poderá ser realizada para identificar as cadeias linfonodais de drenagem. Em mãos experientes, o procedimento tem especificidade e sensitividade significativamente altas. As vantagens da SLNB são dissecções de linfonodos seletivos naqueles pacientes que mais se beneficiariam, evitando a morbidade associada à liberação de linfonodos nos pacientes com risco baixo de doença, e a habilidade de realizar corantes imuno-histoquímicos ou a reação em cadeia da polimerase (PCR) para detectar doença micrometastática. As desvantagens da SLNB estão relacionadas com a habilidade do operador, que pode resultar em um índice falso-negativo significativo.

IV. TRATAMENTO CIRÚRGICO. O planejamento cirúrgico envolve a consideração do estádio e localização do tumor, da saúde geral do paciente, da morbidade e mortalidade esperadas do procedimento, da probabilidade de tratamento bem-sucedido e da disponibilidade e eficácia de outras modalidades de tratamento. A ressecção cirúrgica de tumores sólidos fornece controle local excelente e é, atualmente, a única opção curativa para a maioria dos tumores sólidos.

A. Ressecção primária

   1. Princípios de ressecção cirúrgica. O objetivo primário da cirurgia de câncer é a extirpação completa da doença local e regional para controle local e redução do risco de recidiva local. Isso envolve a remoção da lesão primária com margens adequadas do tecido normal ao redor para minimizar o risco de recorrência local. O estádio, o mecanismo de disseminação local, a morbidade e a mortalidade do procedimento devem ser considerados antes da execução de qualquer procedimento cirúrgico. Em pacientes com doença metastática, o controle a longo prazo pode não ser tão importante como o é em pacientes com doença localizada, que pode ser curada com a cirurgia, embora, nesses casos, a cirurgia possa ser paliativa. O conhecimento das vias mais comuns de disseminação para vários tipos histológicos de câncer é essencial para o controle local bem-sucedido. Dependendo da célula de origem, os cânceres podem se espalhar via mucosa, submucosa, ao longo dos planos de fáscia ou ao longo dos nervos (Tabela 3-1). Com os avanços na anestesia, as abordagens cirúrgicas minimamente invasivas, os cuidados pós-operatórios e os procedimentos de reconstrução, grandes procedimentos cirúrgicos podem ser executados com segurança em pacientes idosos e naqueles com quadros múltiplos de comorbidade. Durante a operação, a ressecção bem-sucedida exige boa exposição, excisão de sítios de biópsia anterior, a manutenção do campo cirúrgico sem sangue para visualizar a extensão da disseminação do tumor e a ressecção *en bloc* do tumor e do tecido normal ao redor. A recorrência local ou a semeadura do ferimento podem ser, teoricamente, minimizadas pela manipulação mínima do tumor, confinando a dissecção ao tecido normal, e a ligação precoce dos vasos nutrientes principais na origem. A remoção completa dos tumores tem muitos efeitos favoráveis, incluindo a minimização da doença residual e a eliminação de células hipóxicas, mal vascularizadas e que são resistentes à droga e à radiação.

   2. Lesões pré-malignas e cirurgia profilática. A cirurgia é indicada para lesões pré-malignas e cânceres não invasivos da pele, boca, colo do útero, cólon, mama e tireoide, embora somente uma proporção dessas lesões possa progredir para a malignidade (Tabela 3-2). Vários transtornos hereditários associados ao aumento no risco de câncer já foram descritos. A cirurgia pode reduzir substancialmente a ocorrência de câncer (Tabela 3-3).

B. Princípios operatórios

   1. Anatomia. A localização anatômica dos cânceres é uma consideração importante no planejamento cirúrgico. Alguns tumores não podem ser adequadamente tratados somente

28 | Capítulo 3

TABELA 3-1	Margens de Tecido Adequadas para Malignidade Primária Tratada apenas com Cirurgia	
Tecido	**Margem**	**Base Lógica**
Melanoma *in situ*	0,5–1 cm	
< 1 mm	1 cm	Localizado
1,01–2 mm	1–2 cm	
> 2 mm	2 cm	Risco aumentado de recorrência local
Sarcoma	Excisar todo o grupo de músculo ou 1 cm	–
Mama, invasivo	1 cm	Deve ser combinado com radioterapia por causa da multifocalidade
Cólon	2–5 cm	–
Esôfago	10 cm	Potencial para disseminação submucosa extensa
Carcinoma de células escamosas de cabeça/pescoço	1 cm	Pode estar limitado por estruturas adjacentes
Pulmão	Excisar lobo ou pulmão	–
Pâncreas	1 mm–1 cm	As margens podem estar limitadas por vasos ao redor
Fígado	1 cm	–
Carcinoma de células basais	2 mm	Área maligna muito localizada
Estômago	6 cm	Disseminação intramural

TABELA 3-2	Cirurgia para Doença *in Situ* e Atipia	
Órgão	**Doença**	**Método de detecção**
Colo do útero	Atipia	Teste de Papanicolaou
Boca	Displasia	Exame oral
Trato gastroesofágico	Displasia (Barrett)/Leucoplaquia	Endoscopia
Mama	*In situ*	Mamograma/exame físico

TABELA 3-3	Cirurgia Profilática	
Transtorno	**Risco de câncer**	**Cirurgia**
Polipose familiar do cólon	100% de risco	Colectomia
Colite ulcerativa	Com displasia > 50% de risco	Colectomia
MEN II/FMTC	100% de risco para câncer medular da tireoide (triagem genética)	Tireoidectomia
BRCA 1/2	> 60% para câncer de mama	Mastectomia

FMTC, carcinoma medular da tireoide familiar; MEN, neoplasia endócrina múltipla.

Princípios e Prática Cirúrgica em Terapia de Câncer | 29

por ressecção cirúrgica, por causa de restrições anatômicas, que podem resultar em excisão incompleta (nasofaringe). A doença microscópica residual após a ressecção cirúrgica pode, às vezes, ser tratada efetivamente com radioterapia adjuvante para reduzir a recorrência local. Os pacientes cujas lesões estão intimamente envolvidas com os vasos sanguíneos principais (pulmão, aorta) ou que envolvam, bilateralmente, um órgão essencial (fígado) ou aqueles com expectativa de vida limitada em decorrência de história natural da doença podem não se beneficiar de uma ressecção cirúrgica.

   2. **Terapia neoadjuvante antes da ressecção.** Se uma lesão for ressecável e localizada à época do diagnóstico, então a cirurgia deverá ser realizada. Grandes lesões ou aquelas invadindo as estruturas ao redor e que não são, inicialmente, ressecáveis podem ser susceptíveis à redução de volume com a quimioterapia inicial (neoadjuvante) ou radioterapia. Essa estratégia permitiu ressecções bem-sucedidas, porém mais limitadas, menos mórbidas ou ressecções com preservação de funções de muitos cânceres (colorretal, de mama, de laringe e de pâncreas). Além disso, a resposta à terapia neoadjuvante é útil para monitorar a resposta a vários regimes de tratamento. Se uma resposta patológica completa for possível, o sítio cirúrgico deverá ser marcado com um clipe metálico no momento da biópsia para identificação futura na cirurgia. Uma desvantagem da terapia neoadjuvante é o possível atraso no início da terapia padrão de cura. Raramente um paciente pode ter progressão da doença sob a terapia neoadjuvante, até o ponto em que a ressecção cirúrgica curativa não seja mais possível. Entretanto, esse subgrupo de pacientes pode ter doença biologicamente agressiva que provavelmente não responderia à terapia adjuvante após a ressecção, aumentando assim o risco de recorrência após a cirurgia. Portanto, é possível que esse processo selecione pacientes que não teriam se beneficiado da ressecção cirúrgica em termos de sobrevida ou de sobrevida sem a doença.

   A radioterapia pré-operatória pode ser usada isoladamente ou em combinação com a quimioterapia a fim de reduzir o tamanho do tumor antes da ressecção. Em alguns cânceres, como no câncer retal, ela também fornece o benefício da redução de recidiva local após a ressecção, mesmo quando aplicada antes da cirurgia. As vantagens da radioterapia pré-operatória são, potencialmente, campos de tratamento menores e redução na sedimentação potencial do tumor durante a cirurgia. As desvantagens da radioterapia pré-operatória incluem a fibrose, que pode obscurecer as margens de ressecção e aumentar a dificuldade e a morbidade do procedimento. A radioterapia pré-operatória torna as bordas do ferimento funcionalmente isquêmicas, o que pode afetar o tipo de reconstrução realizada e o tecido ressecado, ou resultar em aumento das complicações do ferimento. Embora a terapia neoadjuvante possa reduzir o tamanho da lesão, geralmente o benefício é pequeno na sobrevida geral.

C. Extensão da ressecção. A extensão da ressecção depende do órgão envolvido e do método de disseminação local. As margens adequadas variam de 1 mm a 5 cm para tumores de órgãos cutâneos e ocos. As ressecções para tumores de órgãos sólidos usualmente são guiadas pelo suprimento sanguíneo e, em geral, realiza-se a ressecção de um lobo (fígado, pulmão) ou de todo o órgão (rim) ou ressecção parcial (pâncreas). O método mais eficaz para controle local e prevenção de recidiva local é a excisão ampla. Isso pode exigir envolver qualquer incisão de biópsia ou trato de agulha na excisão *en bloc*. Se a malignidade for aderente a um órgão contíguo, então será possível executar uma excisão parcial nesse órgão contíguo para obter margens negativas. A maioria dos tumores sólidos tem propensão à disseminação por meio dos linfáticos locais para os linfonodos regionais. Se um linfonodo na área de drenagem exceder 3 cm de tamanho, o tumor será, provavelmente, extranodal e envolverá a gordura perinodal. Nesse caso, a excisão local será inadequada e a ressecção *en bloc* do órgão, dos linfonodos regionais e das regiões adjacentes envolvidas deverá ser executada. Para prevenir a semeadura do tumor, pode-se usar a técnica de não tocar, que envolve a palpação mínima do tumor e a ligação precoce do suprimento sanguíneo para limitar o deslocamento das células tumorais para a circulação venosa. Embora a habilidade dessas técnicas para reduzir a recorrência local seja controversa, seu valor teórico levou à aceitação generalizada. Se uma segunda área do corpo exigir cirurgia à época da excisão do tumor, luvas, aventais, lençóis e instrumentos deverão ser trocados. Isso adia ainda mais o transplante do tumor para um sítio distante.

   Se as margens forem positivas após a ressecção, as opções incluirão: outra cirurgia, terapia adjuvante ou acompanhamento cuidadoso. Se um tumor microscópico for encontrado na

30 | Capítulo 3

margem da ressecção, poderá ser aplicada a radiação adjuvante pós-operatória. Entretanto, isso pode estar associado a risco mais alto de recorrência de tumor, resultados cosméticos piores e mais complicações da radiação por causa das doses de radiação mais altas (câncer de mama, sarcoma e de cabeça/pescoço). Esses pacientes podem-se beneficiar da reexcisão do leito do tumor para atingir margens microscopicamente transparentes, se isso for tecnicamente viável. Nesses casos, a morbidade e a mortalidade em potencial de cirurgia de repetição deverão ser avaliadas.

D. Cirurgias laparoscópica e de laparoscopia assistida. As ressecções de tumor laparoscópicas ou assistidas por laparoscopia estão sendo cada vez mais comuns em todo o mundo e são, hoje, opções padronizadas para a ressecção curativa em muitos cânceres. A cirurgia laparoscópica de câncer mais comum é a colectomia. As pancreatectomias, hepatectomias, adrenalectomias, gastrectomias, esofagectomias, nefrectomias, prostatectomias assistidas por laparoscopias e as lobectomias torácicas videoassistidas (VAT) são hoje executadas de modo rotineiro para cirurgia de câncer em pacientes apropriadamente selecionados. Em geral, os procedimentos laparoscópicos resultam em estadia hospitalar mais curta, menor perda sanguínea durante a cirurgia, exigência reduzida de analgésicos e retorno mais rápido às atividades normais. Surgiram preocupações quanto à largura das margens e da ressecção *en bloc* da drenagem das bacias nodais; entretanto, os estudos que examinaram essas questões para colectomia informaram diferenças não significativas. Na verdade, os dados sugerem que isso é verdadeiro para outras opções de ressecção laparoscópica.

V. METÁSTASES E DOENÇA RECORRENTE

A. Metástase a distância. Para muitos tipos de câncer, o óbito é, quase sempre, o resultado de doença metastática. Com frequência, assume-se que o paciente com doença disseminada não é candidato a procedimentos cirúrgicos. Entretanto, subgrupos de pacientes com metástases isoladas são susceptíveis a uma ressecção cirúrgica completa (hepática e pulmonar) com aumento na sobrevida. As excisões de metástases sintomáticas que não podem ser tratadas por outros meios são apropriadas para ressecção para melhorar a qualidade de vida (melanoma, câncer de mama, da tireoide e outros cânceres endócrinos). Isso inclui pacientes com metástases subcutâneas que apresentam problemas cosméticos e metástases intestinais que causam obstrução ou sangramento. Pacientes com metástases múltiplas do pulmão ou do fígado deverão ser considerados para ressecção se as metástases estiverem presentes em apenas um sistema orgânico, se houver parênquima normal adequado e remanescente após a ressecção e se o risco operatório for mínimo. Quanto maior o intervalo entre o diagnóstico inicial e o aparecimento da doença metastática, maior será a probabilidade de benefício da cirurgia e aumento da sobrevida geral. A ressecção de um número pequeno de metástases pulmonares de um sarcoma ou de metástases de pulmão e de fígado dos cânceres colorretais resultará em aumento da sobrevida para cerca de 25% dos pacientes. No câncer de mama há evidência emergente de que a cirurgia da mama melhora a sobrevida geral em pacientes com doença metastática.

B. Ressecção para doença local ou regional recorrente. A recidiva local do câncer pode resultar da incisão incompleta na cirurgia inicial, a presença de células cancerosas residuais distantes da lesão primária ou tumores primários secundários que se desenvolvem em tecido residual normal. O acompanhamento intensivo é realizado para detectar tumores recorrentes ou persistentes antes da ocorrência da disseminação a distância. Em alguns cânceres a presença da recorrência local pode sinalizar a presença de doença distante em uma proporção de pacientes (aproximadamente 50% câncer de mama). Princípios cirúrgicos similares se aplicam à ressecção de doença recorrente.

C. Cirurgia paliativa. Melhora significativa na qualidade de vida e alívio dos sintomas podem ser conquistados com a cirurgia paliativa, que permite aos pacientes reassumirem a maior parte possível das suas atividades diárias (Tabela 3-4). Isso inclui a ressecção para obstrução, dor, sangramento ou perfuração de um visco oco ou para efeitos hormonais de tumores endócrinos (insulinomas, gastrinomas e cânceres medulares da tireoide). À medida que as técnicas laparoscópicas se tornam mais comuns, essas abordagens minimamente invasivas podem fornecer ferramentas valiosas para permitir aos pacientes a habilidade de maximizar sua qualidade de vida sem a morbidade associada à cirurgia aberta.

VI. RECONSTRUÇÃO: FUNCIONAL E COSMÉTICA. Os avanços na compreensão do suprimento sanguíneo aos tecidos permitiram melhoras na cobertura de defeitos cirúrgicos após as ressecções de cânceres. Raramente, a única opção são os fechamentos primários desfigurantes ou os

Princípios e Prática Cirúrgica em Terapia de Câncer | 31

TABELA 3-4	Procedimentos Cirúrgicos Paliativos
Apresentação	**Procedimento Cirúrgico**
Efusão pleural maligna	Tubo de toracostomia, esclerose
Obstrução biliar	*Stent* ou coledocojejunostomia
Obstrução intestinal, grande	Ileostomia de derivação ou colostomia com fístula mucosa, colocação de *stent* por endoscopia
Obstrução intestinal, pequena	Ressecção, derivação, tubo de gastrostomia
Obstrução intestinal, duodenal	Gastrojejunostomia
Obstrução esofágica	*Stent*, tubo de gastrostomia
Câncer de mama localmente avançado	Mastectomia de salvamento

enxertos cutâneos. Dois avanços levaram a alterações principais nas reconstruções plásticas de ressecções de câncer. A primeira foi a elucidação anatômica do suprimento sanguíneo muscular, que permitiu que o tecido associado a uma rede vascular definida fosse movido para um defeito dentro do alcance de seu pedículo. O segundo avanço ocorreu no campo da microcirurgia, que permitiu que retalhos musculares ainda com gordura subcutânea e pele de cobertura fossem destacados de seu suprimento sanguíneo original e submetidos à nova anastomose aos vasos em uma área anatômica diferente. Esses avanços significaram que as reconstruções de estágios múltiplos não fossem mais necessárias para trazer tecido bem vascularizado para um defeito cirúrgico. Isso reduz o risco de complicações pós-operatórias do ferimento e evita atrasos para começar a terapia adjuvante. Atualmente, a reconstrução imediata é realizada com frequência durante a mesma cirurgia como uma ressecção oncológica. Com essas técnicas, grandes quantidades de tecido podem ser transplantadas de modo confiável para preencher espaços mortos, acolchoar e cobrir órgãos ou estruturas susceptíveis e fornecer restauração de forma, função e contorno. Transferências de tecido livre e pediculado são usadas para a reconstrução após cirurgia da mama, área mandibular e períneo. Os retalhos miocutâneos de doador comumente usados incluem os músculos: grande dorsal, reto do abdome e grácil. Se houver necessidade de ossos, os retalhos baseados na fíbula são os mais usados. O índice de sucesso dos retalhos é de 95% e estudos múltiplos demonstraram qualidade de vida melhorada com procedimentos de reconstrução e sem deterioração na habilidade de detectar a recorrência. Naqueles pacientes que exijam terapia adjuvante, a reconstrução não retarda o tempo para o início do tratamento. As desvantagens da reconstrução são problemas secundários no sítio doador e aumento no tempo de cirurgia.

VII. MODALIDADES DE ABLAÇÃO. Alguns pacientes com tumores do fígado e não candidatos à ressecção cirúrgica podem ser capazes de se submeter ao tratamento de ablação. Os pacientes podem não conseguir tolerar a ressecção cirúrgica por causa de seu estado geral de saúde, ou quando a extensão dessa ressecção exigida tiver de deixar tecido hepático funcional inadequado remanescente. Isso é especialmente uma consideração no caso de cirrose ou de lesão hepática induzida por quimioterapia. As terapias ablativas têm sido estudadas para carcinoma hepatocelular primário e para metástases de câncer colorretal para o fígado. Entretanto, os dados disponíveis são limitados à ablação de outras malignidades metastáticas para o fígado, incluindo: câncer de mama, malignidades ginecológicas e tumores neuroendócrinos. A ablação também tem sido estudada no tratamento de cânceres primários de pulmão e de rim. Geralmente, a evidência sugere que a ablação confere um benefício de sobrevida apenas sobre a doença não tratada ou quimioterapia em pacientes não elegíveis à ressecção. Em alguns estudos, o índice geral de sobrevida pode chegar perto daquele da ressecção cirúrgica. Entretanto, a recorrência local rara geralmente é inferior à da ressecção cirúrgica e vários tratamentos podem ser necessários para se obter o controle local.

A. Crioterapia. A crioablação intraoperatória é considerada como forma efetiva de terapia paliativa e pode curar alguns pacientes com tumores pequenos. A ultrassonografia intraoperatória é usada para monitorar a criocirurgia hepática para doença não ressecável. A crioterapia hepática envolve o congelamento e descongelamento de tumores hepáticos por meio de uma criossonda inserida no tumor. Durante os ciclos de congelar/descongelar o gelo se forma

32 | Capítulo 3

dentro dos espaços intra e extracelulares, levando à destruição do tumor. Os tumores são então deixados *in situ* para serem absorvidos. As complicações pós-operatórias incluem: hemorragia, fístula biliar, mioglobinúria e insuficiência renal aguda. A crioablação hepática também está associada à síndrome rara de insuficiência de múltiplos órgãos, coagulopatia e coagulação intravascular disseminada. Os índices gerais de morbidade variam de 6 a 50%, e os de mortalidade variam de 0 a 8%. A criocirurgia hepática é uma opção para pacientes com metástases de fígado isoladas de câncer colorretal que não são cirurgicamente ressecáveis, mas suficientemente limitadas para permitir a crioablação de todas as lesões. Entretanto, devido às complicações sistêmicas raras, outras técnicas de ablação são favorecidas em pacientes que não são candidatos à ressecção formal de seus tumores sólidos.

B. Ablação por radiofrequência. A técnica de ablação por radiofrequência (RFA) envolve a inserção percutânea ou intraoperatória de uma sonda de radiofrequência (RF) no centro de um tumor hepático mediante orientação por ultrassonografia ou CT. A energia da RF é, então, emitida do eletrodo e absorvida pelo tecido ao redor. Esse processo gera calor, levando à necrose por coagulação do tecido tratado. Ele se baseia na habilidade de o tecido conduzir corrente, de modo que é menos confiável para tecido dessecado ou tecido com impedância alta, como pulmão ou ossos. Além disso, os grandes vasos sanguíneos adjacentes ao tumor podem resultar em um efeito de "dissipador de calor" conduzindo, preferencialmente, a corrente para longe da lesão. A limitação inicial dessa terapia foi o diâmetro pequeno (1,5 cm) de necrose passível de ser atingido com uma única sonda de RF. As sondas mais modernas permitem o tratamento de volumes maiores. A principal vantagem da ablação por RF sobre a criocirurgia é a baixa incidência de complicações e a facilidade de desempenho mediante orientação por CT ou ultrassonografia. A ablação por RF pode ser realizada percutaneamente em muitos casos, evitando, assim, a laparotomia ou a laparoscopia. Ela foi estudada no tratamento de cânceres localizados no fígado, principalmente o câncer colorretal metastático e os carcinomas hepatocelulares primários. A ablação por radiofrequência é, atualmente, a terapia ablativa mais amplamente aplicada e tem sido estudada de maneira muito mais extensa.

C. Ablação por micro-ondas. A ablação por micro-ondas é semelhante à RFA porque gera um campo eletromagnético que resulta na produção de calor dentro do tecido-alvo. Uma sonda de antena é inserida no tumor para enviar energia, que pode aquecer o tecido até 2 cm a partir da antena. Várias antenas também podem ser usadas simultaneamente, permitindo o tratamento de lesões grandes ou multifocais. Diferentemente da RFA, a ablação por micro-ondas não sofre tanta influência pela habilidade de o tecido conduzir eletricidade, tornando-se uma escolha melhor para tecidos com impedância mais alta. Ela é, também, menos vulnerável ao efeito de "dissipador de calor" e pode tratar grandes volumes tumorais mais confiavelmente que a RFA. Uma desvantagem da ablação por micro-ondas é a tendência de superaquecimento da antena, o que pode danificar, potencialmente, outros tecidos ao longo do trato da sonda.

D. Eletroporação irreversível. A técnica da eletroporação irreversível (IRE) difere das outras porque não induz uma lesão térmica nos tecidos tratados. A IRE usa uma corrente direta pulsada que causa dano celular irreversível, levando à apoptose. Acredita-se que isso ocorra pelo rompimento da membrana celular e indução da formação de poros dentro da dupla camada de gordura. Por isso ela não é passível do efeito "dissipador de calor" e não mostra a dissipação térmica para os tecidos próximos. Teoricamente, isso torna a IRE mais segura e mais confiável para uso em lesões próximas a estruturas anatômicas críticas ou grandes vasos sanguíneos. A eletroporação irreversível é um desenvolvimento tecnológico novo e ainda está sob investigação ativa para o tratamento de múltiplos tipos de câncer.

VIII. INTERVENÇÃO CIRÚRGICA PARA EMERGÊNCIAS ONCOLÓGICAS. Embora as emergências oncológicas verdadeiras sejam raras, os cirurgiões são sempre consultados sobre o tratamento de complicações resultantes da progressão de um tumor ou da terapia citotóxica. Em casos de metástase amplamente disseminada ou de doença não ressecável, é essencial que parte da discussão sobre prognóstico inclua os desejos do paciente quanto à intervenção cirúrgica caso essa complicação ocorra. Idealmente, isso deveria acontecer quando o paciente estivesse relativamente bem de saúde e capaz de expressar seus desejos e fazer as perguntas apropriadas, mas frequentemente essas discussões só acontecem no contexto da emergência em si, quando o paciente e a família não têm condições de elaborar uma discussão bem considerada sobre metas de cuidados. A cirurgia de emergência carrega um risco mais alto de complicações que a cirurgia eletiva e geralmente retarda a quimioterapia paliativa durante a recuperação.

Princípios e Prática Cirúrgica em Terapia de Câncer | 33

A. Perfuração intestinal. A perfuração do trato gastrintestinal (GI) em pacientes com câncer carrega alto índice de morbidade e de mortalidade. Embora a maioria das perfurações seja por causas benignas (diverticulite, apendicite e doença de úlcera péptica), elas também podem ocorrer como resultado de quimioterapia ou radioterapia ou, ainda, como apresentação primária de malignidade. Os cânceres colorretais não diagnosticados podem-se apresentar com perfuração como resultado de envolvimento colônico de espessura total ou perfuração proximal de massa de obstrução distal. A resposta de algumas malignidades, como a dos linfomas GI, é tão significativa à quimioterapia que leva à necrose de espessura total da parede intestinal. Os pacientes submetidos à terapia para câncer são, com frequência, imunossuprimidos ou mal nutridos, o que mascara os sinais tradicionais de uma perfuração (peritonite, leucocitose, febre e taquicardia). A imunossupressão e a malnutrição estão associadas ao aumento na mortalidade e morbidade operatórias desses pacientes. Índices de mortalidade de até 80% foram informados em pacientes submetidos a uma laparotomia de emergência e naqueles portadores de doença metastática e recebendo tratamento quimioterápico. Os cuidados de conforto e os tratamentos não cirúrgicos deverão ser discutidos nos pacientes com prognóstico geral ruim. Em pacientes submetidos à exploração abdominal, ostomias, gastrostomia e tubos de jejunostomia para nutrição deverão ser considerados.

B. Obstrução intestinal. A obstrução intestinal é comum em pacientes com câncer apresentando-se com náusea, vômito, distensão abdominal e obstipação. Fontes benignas de obstrução como aderências de cirurgias anteriores e enterite por radiação respondem por cerca de um terço dos casos nesses pacientes. As malignidades primárias (ovarianas, colônicas e estomacais) ou a doença metastática (pulmão, mama e melanoma) são a causa de obstrução intestinal em dois terços dos casos. Em uma pequena porcentagem de pacientes com câncer, a obstrução funcional também pode ocorrer sem uma causa mecânica a partir de anormalidades em eletrólitos, radioterapia, malnutrição, analgésicos narcóticos e imobilidade prolongada. Nesses pacientes, a correção da causa subjacente e a descompressão do intestino são os esteios do tratamento.

A abordagem ao diagnóstico e tratamento de obstrução em pacientes com câncer deverá ser similar àquela para pacientes com doença benigna. O diagnóstico é feito com mais frequência por varredura de CT, embora estudos complementares usando contraste oral ou retal possam ajudar a determinar a presença de um ponto de transição, espessamento da parede intestinal ou a presença de doença recorrente.

Todos os pacientes deverão ser inicialmente reanimados com fluidos IV, ter as anormalidades de eletrólitos corrigidas e passar por descompressão por meio de tubo nasogástrico, além do débito urinário monitorado. Os pacientes com sinais de viabilidade intestinal comprometida ou perfuração (sensibilidade abdominal, leucocitose, febre, taquicardia persistente e ar livre intra-abdominal) deverão passar, imediatamente, por laparotomia exploratória. Os pacientes com obstrução intestinal completa raramente respondem ao tratamento clínico e exigem exploração cirúrgica. Entre 25 e 50% dos pacientes com obstrução parcial do intestino delgado resolverão sua obstrução com medidas conservadoras. Aqueles pacientes que não demonstrarem resolução após determinado período ou progresso para a obstrução completa deverão ser submetidos à laparotomia. Pacientes com câncer e obstruções benignas de aderências ou herniação interna se beneficiam da cirurgia. Se a obstrução maligna estiver presente, a ressecção ou derivação do segmento obstruído poderá ser executada; entretanto, somente 35% dos pacientes terão alívio durável dos sintomas após o tratamento cirúrgico. Esses pacientes deverão ser fortemente considerados para a colocação de um tubo de gastrostomia à época da cirurgia, que fornecerá tratamento paliativo substancial ao aliviar a êmese e encurtar a necessidade de sucção gástrica. A enterite induzida por radiação pode ser clinicamente indistinguível da obstrução de aderência do intestino delgado. Em casos de enterite por radiação, os segmentos curtos do intestino estreitado poderão ser ressecados; entretanto, os segmentos longos deverão ser tratados por derivação. A intervenção cirúrgica para obstrução maligna do intestino está associada à morbidade (30%) e à ortalidade significativas (10%), e os pacientes têm sobrevida média de aproximadamente 6 meses após a laparotomia para uma obstrução intestinal maligna.

C. Enterocolite neutropênica (tiflite). A enterocolite neutropênica ocorre, mais frequentemente, em pacientes que estejam recebendo quimioterapia e que se mostram neutropênicos por mais de sete dias. Os sintomas incluem: neutropenia febril, diarreia, distensão abdominal

34 | Capítulo 3

e dor no quadrante inferior direito. Inicialmente, a apresentação pode ser muito semelhante à da apendicite. Os achados radiológicos são quase sempre inespecíficos ou podem demonstrar espessamento do ceco. Exames abdominais em série são fundamentais para o diagnóstico e tratamento apropriados. A maioria dos episódios resolver-se-á com tratamento conservador e repouso do intestino, reanimação com fluidos IV, descompressão nasogástrica e antibióticos de amplo espectro. Entretanto, se os pacientes desenvolverem perfuração, hemorragia não controlada, tornarem-se sépticos ou se os sintomas continuarem a piorar apesar da terapia clínica, a laparotomia deverá ser realizada. A hemocolectomia direita com ileostomia e fístula mucosa é a cirurgia preferida e poderá ser revertida após vários meses.

D. Obstrução biliar. Além dos carcinomas pancreático e do ducto biliar, os linfomas, melanomas e cânceres de mama, cólon, pulmão e ovário podem causar obstrução biliar em decorrência de metástases para os linfonodos da porta ou do hilo do fígado. O prognóstico para pacientes com obstrução biliar resultante de doença metastática é ruim e índices de mortalidade em dois meses chegando a 70% já foram informados. O tratamento deverá ser concentrado na prevenção de colangite e icterícia paliativa. A colangiopancreatografia retrógrada endoscópica (ERCP) com colocação de *stent* ou drenagem transepática percutânea deverá ser a estratégia inicial de tratamento.

E. Hemorragia. Pacientes com malignidades que desenvolvem sangramento GI deverão ser submetidos ao mesmo exame minucioso que aqueles sem doença maligna. A reanimação, a correção de coagulopatias e um exame minucioso para definir o sangramento deverão ser iniciados imediatamente. Sangue vivo pelo reto ou hematêmese podem fornecer dicas de fonte GI inferior ou superior. Os tumores malignos raramente são fonte de hemorragia intra-abdominal significativa. Se o sangramento não apresentar índice potencialmente fatal, a varredura rotulada de eritrócitos, a angiografia, a embolização e as intervenções endoscópicas podem ser usadas para diagnosticar e tratar a hemorragia. O momento da intervenção cirúrgica se baseia no índice e no volume de perda de sangue, na patologia subjacente e no prognóstico geral do paciente.

F. Tamponamento pericárdico. A doença metastática para o pericárdio, levando à obstrução dos linfáticos pericárdicos, é a causa mais comum de tamponamento pericárdico em pacientes com câncer. Câncer de pulmão, de mama, linfoma, leucemia, melanoma e neoplasias primárias do coração são os sítios mais implicados no tamponamento. O desenvolvimento de sintomas em um paciente depende da taxa de acúmulo do volume de fluido pericárdico e da conformidade do saco. Se o acúmulo for gradual, mais de 2 L poderão ser encontrados no saco pericárdico. Com frequência, os pacientes se apresentam com sintomas vagos de dor no tórax, dispneia e ansiedade. No exame, podem ser identificados sons cardíacos reduzidos, taquicardia, pulso paradoxal e distensão venosa jugular. A ecocardiografia é o melhor teste para determinar se existe excesso de fluido pericárdico. A pericardiocentese com colocação de um cateter de drenagem pode salvar a vida de um paciente com tamponamento e choque. As opções adicionais em pacientes mais estáveis incluem esclerose com tetraciclina, radioterapia, pericardiotomia subxifoide, janela pericárdica e pericardiectomia completa. A abordagem subxifoide evita a necessidade de toracotomia.

G. Síndrome da veia cava superior. A síndrome da veia cava superior (SVCS) resulta de uma impedância para fluxo de saída da veia cava superior (SVC) em razão da compressão externa por malignidade, fibrose ou trombose. Em mais de 95% dos pacientes, a SVCS resulta de malignidade. A SVC é um vaso de paredes finas no mediastino médio e qualquer dilatação dos linfonodos peri-hilares ou paratraqueais ou quaisquer anormalidades da aorta, da artéria pulmonar ou do brônquio principal poderá levar à colisão com esse vaso. A SVC é responsável pela drenagem venosa da cabeça, pescoço, extremidades superiores e tórax superior. O câncer de pulmão de células pequenas e outras malignidades pulmonares são a etiologia mais comum da SVCS, embora os linfomas, os tumores de células germinativas e as lesões metastáticas para as bacias nodais supraclaviculares também sejam responsáveis. Na maioria dos casos, a SVCS se desenvolve gradualmente. Os sintomas mais comuns são a dispneia e a plenitude facial. Outros sintomas associados à SVCS são o ingurgitamento do pescoço e da parede torácica, cianose e edema das extremidades superiores. Os sintomas são piores quando o paciente se inclina para frente ou se reclina. A menos que a SVCS cause impedância da via aérea por causa de edema laríngeo (emergência tratada com intubação, traqueostomia ou radioterapia de emergência), um exame clínico minucioso e completo pode ser conduzido. A

Princípios e Prática Cirúrgica em Terapia de Câncer | 35

radiografia do tórax, a CT e a biópsia podem ser úteis para determinar a etiologia da obstrução da SVC. O tratamento inclui: diuréticos, elevação da cabeça e esteroides, além de quimioterapia e/ou radioterapia direcionada ao tratamento de causa subjacente. A SVCS pode ser secundária a cateteres venosos centrais de demora causando trombose. Isso pode, quase sempre, ser tratado com sucesso com agentes trombolíticos seguidos de anticoagulação sistêmica. A angioplastia com balão e a colocação de *stents* vasculares podem ser usadas em caso de falha da terapia inicial. A última opção é a derivação atrial direita da veia inominada.

H. Compressão da medula espinal. A compressão da medula espinal é uma emergência aguda e a intensidade do prejuízo neurológico na apresentação dita a reversibilidade potencial dos sintomas. O reconhecimento precoce é essencial para prevenir a deterioração neurológica progressiva ou irreversível que pode levar à paralisia e perda do controle do esfíncter. As lesões metastáticas extradurais do corpo vertebral ou do arco neural são a causa mais comum da compressão da medula espinal em pacientes com malignidades. À medida que os tumores se expandem, eles frequentemente colidem com o aspecto anterior da medula espinal. As lesões metastáticas do pulmão, mama, cânceres de próstata e mieloma múltiplo são as mais comumente responsáveis por essa compressão. Entre elas, 10% ocorrem nas vértebras cervicais, 70% nas vértebras torácicas e 20% nas vértebras lombossacras. Noventa por cento dos pacientes apresentar-se-á com dor localizada nas costas. A dor geralmente precede o início da deterioração neurológica em semanas a meses. Os pacientes desenvolverão perda motora e fraqueza seguidas de perda sensorial. Eles frequentemente descrevem uma sensação ascendente de formigamento começando nas extremidades distais. O início da retenção urinária, constipação e/ou perda de controle intestinal ou urinário é a manifestação tardia de mau agouro. Além das radiografias planas, a IRM é o estudo preferido para avaliar pacientes com suspeita de compressão da medula espinal. O contraste de gadolínio fornece imageamento ideal de lesões extra e intramedulares. Em caso de compressão rápida da medula espinal, a intervenção terapêutica deverá ser executada imediatamente para evitar déficits neurológicos irreversíveis. O paciente deverá iniciar tratamento com esteroides imediatamente e as opções incluem: radioterapia, cirurgia, quimioterapia ou uma combinação das três modalidades. A laminectomia é eficaz no tratamento de pacientes com massas epidurais e, em casos selecionados, a ressecção cirúrgica da massa pode ser possível. Como mencionado anteriormente, o *status* funcional na apresentação se correlaciona nitidamente com o resultado pós-tratamento; o diagnóstico e o reconhecimento precoces são cruciais.

IX. ACESSO VASCULAR

A. Cateterização venosa central. Muitos pacientes com câncer precisam de cateterização venosa frequente para flebotomia, quimioterapia ou infusões. Os sítios venosos periféricos para cateterização podem-se tornar rapidamente exaustos por causa dos efeitos venotóxicos dos agentes citotóxicos, trauma do uso repetitivo e o fato de não executar procedimentos de acesso em membros com linfadenectomias proximais. Os cateteres venosos centrais são projetados para acesso venoso repetido. Embora sejam, em geral, facilmente colocados, as complicações de colocação incluem: pneumotórax, hemotórax, embolia aérea, arritmia cardíaca e lesão arterial. A longo prazo esses cateteres podem causar trombose venosa central, embolia, infecção e escarificação. A infecção e a trombose sintomática associada ao cateter são indicações para a remoção do dispositivo. As contraindicações relativas à colocação incluem: trombocitopenia não corrigida ou coagulopatia e irradiação prévia para a cabeça e pescoço, o que pode resultar em escarificação. Para esses últimos pacientes ou para aqueles com história de trombose venosa central, a ultrassonografia antes do procedimento pode ser útil para estabelecer a patência de suas veias. Os pacientes com excesso de coagulação de seus cânceres podem-se beneficiar da warfarina de baixa dose (1 a 2 mg/dia) para prevenir a trombose venosa central. Os cateteres estão disponíveis em tipos externos em túnel (Hickman, Broviac), ou tipos implantáveis (Portacath, Infusaport), e podem ser colocados mediante anestesia local, com ou sem sedação ou em ambiente ambulatorial. A escolha do tipo de cateter e a localização da colocação dependerão de vários fatores, incluindo a duração esperada da terapia com o cateter, o risco antecipado de infecção ao paciente e a história de linhas centrais anteriores ou trombose da veia central e do número de lumens necessários. É importante discutir esses fatores previamente com o cirurgião ou radiologista que executarão o procedimento.

B. Cateteres arteriais: cateteres de infusão da artéria hepática. Os cateteres de infusão da artéria hepática (HAI) são uma opção para tratamento de metástases hepáticas em pacientes

36 | Capítulo 3

com doença não ressecável. A quimioterapia por HAI visa metástases do fígado, que derivam, principalmente, de seu suprimento sanguíneo proveniente da circulação arterial hepática, em contraste com o fígado normal, que derivam en sua maior parte de seu suprimento sanguíneo, da circulação da porta. Além disso, níveis mais altos de terapia local podem ser atingidos sem toxicidade sistêmica concomitante em razão da liberação de muitos agentes quimioterapêuticos de sua primeira passagem pelo fígado. A quimioterapia HAI geralmente é reservada a pacientes sem evidência de doença extra-hepática. Tradicionalmente, os cateteres têm sido colocados cirurgicamente por laparotomia, embora a colocação percutânea mediante orientação por intervencionistas esteja, atualmente, sendo investigada em estudos clínicos. Antes da colocação, os pacientes se submetem a um angiograma para definir a anatomia arterial regional por causa da anatomia arterial significativamente variável nessa área. O porto de infusão ou a bomba de infusão contínua é colocado nos tecidos subcutâneos abdominais sobre a fáscia do músculo reto, e o cateter é introduzido no abdome. A ponta do cateter é colocada na artéria gastroduodenal, na junção com a artéria hepática comum. A colecistectomia é necessária para prevenir a colecistite química induzida pela quimioterapia e a separação completa da circulação arterial hepática do suprimento sanguíneo gastroduodenal deve ser obtida para prevenir a toxicidade GI. Após a operação, injeta-se albumina microagregada e radiorrotulada na bomba de infusão e uma varredura por cintilografia é obtida para verificar a infusão hepática e a exclusão da perfusão extra-hepática. Os agentes quimioterapêuticos são injetados no reservatório da porta, que é desenhado para assegurar a infusão contínua de um volume constante do agente. Os estudos demonstraram índices mais altos de resposta com HAI que com a quimioterapia sistêmica; entretanto, nenhuma vantagem de sobrevida foi observada. As estratégias atuais combinam a ressecção do fígado, a ablação do tumor residual e a colocação de bomba com HAI.

X. TUBOS DE ALIMENTAÇÃO ENTERAL. A malnutrição é comum no paciente com câncer e pode estar relacionada com a ingestão voluntária inadequada, com o metabolismo alterado ou com os efeitos da terapia. A alimentação enteral pode ser útil antes ou após a cirurgia ou durante a terapia. As preocupações anteriores de que a superalimentação pudesse levar ao crescimento rápido do tumor não nasceram por experiência, e em pacientes substancialmente desnutridos (menos de 80% do peso padrão para a altura) existe melhora mensurável na morbidade operatória se a suplementação nutricional for fornecida de 7 a 10 dias antes da cirurgia. Após a cirurgia, a alimentação enteral ou parenteral pode dar suporte ao paciente com câncer com incapacidade de se alimentar por causa de uma anastomose em cicatrização ou um íleo pós-operatório. Durante a quimioterapia ou radioterapia, inflamação, infecção ou estreitamentos podem levar à ingestão oral inadequada, exigindo alimentação enteral. A via de administração de suporte nutricional é selecionada com base na duração da necessidade antecipada, na função do trato intestinal, no grau de malnutrição, no acesso para administração e nas complicações potenciais. Em pacientes com função GI adequada, a alimentação enteral é preferida em comparação com a via parenteral. A alimentação enteral é mais barata, leva a menos desequilíbrios metabólicos, preserva a arquitetura GI e acredita-se que previne a translocação bacteriana. As morbidades mais comuns associadas à alimentação enteral são: distensão abdominal, náusea ou diarreia, que podem ocorrer em 10 a 20% dos pacientes. Esses sintomas geralmente diminuem com a taxa reduzida da infusão ou da potência da fórmula.

A. Tubos de gastrostomia. Os tubos de gastrostomia (tubos G) podem ser colocados por via percutânea, laparoscópica ou por laparotomia e podem servir a funções duplas de condutores para alimentação ou descompressão intestinal. Outras vantagens de um tubo G são a alimentação em bolo com fórmulas de osmolaridade alta por causa da capacidade do reservatório do estômago e a habilidade para repor tubos deslocados pela fístula gastrocutânea. As desvantagens incluem o risco de aspiração em pacientes com disfunção do esfíncter esofágico inferior ou sem reflexo de ânsia. A alimentação enteral pode ser administrada por bolo (200 a 400 mL em um período de 5 a 10 minutos) e é o método preferido de alimentação em pacientes ambulatoriais, por ser menos confinada. Pílulas trituradas podem ser administradas por meio de tubos G.

B. Tubos de jejunostomia. Os tubos de jejunostomia (tubos J) são tubos de alimentação de calibre pequeno colocados distais ao ligamento do músculo suspensor do duodeno (ligamento de Treitz) por laparotomia ou laparoscopia. As vantagens dos tubos J são o risco mínimo de aspiração e a habilidade de alimentação distal à obstrução ou fístula. Por não haver capacidade de reservatório, a alimentação enteral é administrada continuamente por períodos de 12 a 24 horas, e existe tolerância limitada a cargas de osmolaridade alta. Uma vez deslocados, os tubos não são repostos facilmente. Além disso, por causa do calibre menor, esses tubos podem-se tornar entupidos com material condensado e exigem lavagem vigorosa para restabelecer a potência. Por essa razão, as pílulas trituradas não deverão ser administradas na maioria dos tubos J padronizados, embora os medicamentos em forma líquida possam ser administrados por essa via.

4 Princípios e Prática de Radioterapia Oncológica

Pawel Dyk • Clifford G. Robinson • Jeffrey D. Bradley
Joseph Roti Roti • Sasa Mutic

I. INTRODUÇÃO. O melhor cuidado possível de pacientes com tumores malignos é o esforço multidisciplinar que frequentemente combina duas ou mais disciplinas clássicas: cirurgia, radioterapia e quimioterapia. Patologistas, radiologistas, médicos de laboratórios clínicos e imunologistas são membros integrais da equipe que presta o diagnóstico correto. Muitos profissionais, incluindo médicos, cientistas de laboratório, enfermeiros(as), assistentes sociais e outros estão intimamente envolvidos nos cuidados dos pacientes com câncer.

A **radioterapia oncológica** é uma disciplina clínica e científica devotada ao tratamento de pacientes com câncer e outras doenças com o uso de radiação ionizante, isolada ou em combinação com outras modalidades, investigação da base biológica e física da radioterapia e treinamento de profissionais na área. A radioterapia tem como objetivo a oferta de uma dose precisamente medida de radiação a um volume de tumor definido, com o mínimo dano possível ao tecido sadio ao redor, resultando na erradicação do tumor, alta qualidade de vida e prolongamento da sobrevida a um custo competitivo. Além dos esforços de cura, a radioterapia desempenha um papel significativo no alívio efetivo ou na prevenção de sintomas de câncer, incluindo o alívio da dor e a restauração da patência luminal, a integridade do esqueleto e a função do órgão com a mínima morbidade possível.

O médico radioncologista, como qualquer outro médico, precisa avaliar todas as condições do paciente e do tumor considerado para tratamento, revisar sistematicamente a necessidade de procedimentos diagnósticos e de estadiamento e determinar a melhor estratégia terapêutica possível.

II. TIPOS DE RADIAÇÃO USADOS EM RADIOTERAPIA. São muitos os tipos de radiação usados para tratamento de doenças tanto benignas quanto malignas. A forma mais comum de radiação é o uso de fótons ou elétrons com feixe externo. Fótons são raios X ou raios γ e podem ser considerados como feixes de energia que depositam a dose à medida que passam pela matéria. O termo raios X é usado para descrever a radiação produzida por máquinas, enquanto raios γ definem a radiação emitida de isótopos radioativos. As unidades típicas de radioterapia usadas na terapia contemporânea com raios X são aceleradores lineares com energias abrangendo 4 a 25 milhões de volts ou MV. A fonte mais comum de raios γ para radioterapia com feixe externo tem sido ^{60}Co. A maioria das instalações de radioterapia não usa mais os raios γ por causa de seu baixo perfil de energia, da distribuição de dose desfavorável e da necessidade de substituir e recalcular para fontes decadentes. Uma exceção é a unidade Gamma Knife usada para radiocirurgia estereotáxica intracraniana, que abriga 192 ou 201 (dependendo da versão) fontes de ^{60}Co para enviar altas doses de radiação para volumes-alvo relativamente pequenos no cérebro. Uma unidade de radioterapia recentemente desenvolvida, o sistema ViewRay, usa fontes de ^{60}Co para enviar radioterapia simultaneamente ao imageamento em tempo real por ressonância magnética (MRI).

Elétrons ou partículas-β também podem ser usados no tratamento dos pacientes. Similarmente à distinção entre raios X e raios γ, o termo *elétron* é usado para descrever a radiação produzida por máquinas, enquanto partículas β descrevem os elétrons emitidos por isótopos radioativos. Os elétrons depositam sua energia máxima ligeiramente além da superfície da pele e apresentam queda acentuada além de suas faixas. Os elétrons são usados, principalmente, para tratar tumores de pele ou superficiais.

Outras fontes de radiação de feixe externo são os prótons e os nêutrons. Prótons são partículas carregadas que têm a vantagem de depositar a dose a uma taxa constante sobre a maior parte do feixe, mas depositam a maior parte da dose no final da faixa, criando assim um pique de Bragg. A vantagem dos prótons sobre os fótons é o fato de que, além do pico de Bragg, os prótons decaem rapidamente e evitam a deposição da dose para além do alvo. Isso limita, significativamente, a dose de radiação aos tecidos normais além do alvo, assim como a quantidade total de radiação (dose integral) enviada ao paciente. As características de deposição de dose por prótons são úteis em situações nas quais a limitação da dose aos órgãos vizinhos é crítica, tal como no tratamento de um campo já irradiado anteriormente, em que as estruturas ao redor do alvo já receberam a dose máxima de radiação tolerada. Os prótons também têm vantagens peculiares no tratamento de malignidades pediátricas ao evitarem a irradiação de órgãos em desenvolvimento e estruturas do esqueleto e ao reduzirem potencialmente o risco de malignidades induzidas por radiação ao diminuírem a dose integral enviada. O uso de prótons também está sendo investigado em outros sítios de câncer, como esôfago e pulmões, onde a redução aperfeiçoada da dose aos múltiplos órgãos adjacentes não envolvidos (pulmões, coração, esôfago etc.) pode ser possível em comparação com outras técnicas de tratamento à base de fótons, como a radioterapia conformal em 3D (3D-CRT) ou a radioterapia modulada por intensidade (IMRT). Por causa do custo, poucas instalações de radioterapia nos EUA possuem, atualmente, unidades de prótons disponíveis para o tratamento de pacientes. O desenvolvimento recente de sistemas de oferta de prótons mais econômicos pode aumentar substancialmente a disponibilidade de prótons no país, com o potencial de expandir sua aplicação e uso para outros sítios de tumores clínicos.

Nêutrons são partículas pesadas não carregadas e produzidas por vários mecanismos. Eles depositam grandes volumes de energia muito próximo a seus sítios de interação inicial com os núcleos de um meio tratado. A experiência com nêutrons tem sido limitada a alguns centros em razão do custo de produção e manutenção dessas unidades de radioterapia. A Figura 4-1 mostra um exemplo de características de dose-profundidade para fótons, elétrons, prótons e nêutrons.

A braquiterapia é um método alternativo de irradiação de tecidos-alvo. *Brachy* é traduzido do grego e significa distância curta. Na braquiterapia, fontes radioativas seladas e não seladas são colocadas muito próximas a ou em contato com o tecido-alvo. A dose absorvida diminui rapidamente com o aumento da distância da fonte (1/radius^2 para uma fonte de ponto e 1/radius para uma fonte de linha); por isso, doses mais altas podem ser enviadas com segurança ao tecido-alvo por um curto período de tempo. As doses prescritas de braquiterapia geralmente são enviadas em dias para a taxa de baixa dose (LDR), ou em minutos para taxa de alta dose (HDR). As fontes de braquiterapia podem ser colocadas temporariamente, como no uso de ^{192}Ir para aplicações HDR em câncer de colo de útero, ou permanentemente, como no uso de ^{125}I no tratamento de câncer de próstata. Algumas aplicações comuns de braquiterapia de fonte selada incluem o

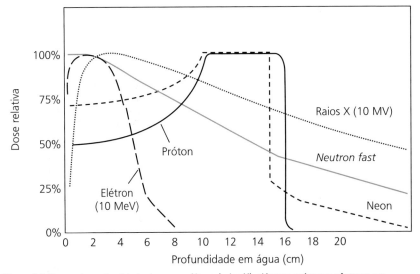

Figura 4-1. Curvas de profundidade-dose para fótons (raios X), elétrons, prótons e nêutrons em energias usadas em radioterapia.

40 | Capítulo 4

tratamento de câncer de próstata (tanto HDR quanto LDR permanente), de mama (principalmente HDR), de sarcoma de partes moles (HDR) e de colo do útero (HDR e LDR). Em casos seletivos, as fontes de braquiterapia seladas também podem ser usadas dentro do lúmen no cenário paliativo afim de aliviar a obstrução maligna em um campo anteriormente irradiado, como os tumores de obstrução esofágicos e endobrônquicos. As fontes não seladas são substâncias radioativas em forma solúvel e administradas por ingestão ou injeção. Os exemplos incluem ^{131}I, ingerido para tratar câncer de tireoide, resina embebida em ^{90}Y ou microesferas de vidro injetadas na vasculatura hepática, para tratar malignidades metastáticas ou primárias do fígado, e ^{223}Ra enviado por via intravenosa para tratar câncer de próstata metastático para os ossos.

III. OBJETIVOS DA RADIOTERAPIA. O uso clínico da radiação é um processo complexo que envolve muitos profissionais e uma variedade de funções inter-relacionadas. O objetivo da terapia deverá ser definido no início da intervenção terapêutica.

A. Curativa. O paciente tem uma probabilidade de sobrevida a longo prazo após terapia adequada. Os oncologistas podem estar dispostos a arriscar complicações tanto agudas quanto crônicas como resultado da terapia, na tentativa de erradicar a doença maligna.

B. Paliativa. Não há esperança de sobrevivência a longo prazo; os sintomas que produzem desconforto ou um quadro ameaçador que pode prejudicar o conforto ou a autossuficiência do paciente exigem tratamento.

Na terapia curativa, alguns efeitos colaterais, mesmo indesejáveis, podem ser aceitáveis. Entretanto, no tratamento paliativo não deverão ocorrer efeitos colaterais significativos. No alívio de tumores sólidos epiteliais que causem complicações em razão do efeito de massa ou dor, doses relativamente altas de radiação (às vezes 75 a 80% da dose curativa) são exigidos para controlar o tumor pelo período de sobrevida do paciente. Existem algumas exceções à radioterapia paliativa de alta dose, incluindo pacientes com linfoma ou mieloma múltiplo ou para o tratamento de sangramento, como os pacientes com malignidades cervicais ou endobrônquicas. Algumas condições doentias, como linfoma de baixo grau, são duradouras e incuráveis. Essas condições também ficam na categoria paliativa, pois alguém geralmente está disposto a sacrificar o controle de um tumor duradouro para evitar o desenvolvimento de complicações relacionadas com tratamento.

IV. BASES PARA A PRESCRIÇÃO DE RADIOTERAPIA

A. Avaliação da extensão do tumor (estadiamento) incluindo estudos radiográficos, radioscópicos e outros.

B. Conhecimento das características patológicas da doença.

C. Definição do objetivo da terapia (curativa *vs.* paliativa).

D. Seleção de modalidades apropriadas de tratamento (irradiação isolada ou combinada com cirurgia, quimioterapia ou ambas).

E. Determinação da dose ideal de irradiação e do volume a ser tratado, de acordo com a localização anatômica, tipo histológico, estádio, envolvimento potencial de nodos regionais e outras características do tumor, além das estruturas normais presentes na região.

F. Avaliação da condição geral do paciente, avaliação periódica de tolerância ao tratamento, resposta do tumor e situação dos tecidos normais tratados.

Além de coordenar os cuidados ao paciente com as equipes de oncologia cirúrgica e clínica, o médico radioncologista deve trabalhar de perto com a assessoria de física, de planejamento do tratamento e de dosimetria no centro de radioterapia para garantir a maior precisão possível, praticabilidade e relação custo-benefício no desenho dos planos de tratamento. A responsabilidade final pelas decisões de tratamento e pela execução técnica da terapia ficará sempre nas mãos do médico.

V. PRINCÍPIOS RADIOBIOLÓGICOS

A. Probabilidade de controle do tumor. Em radioterapia, é axiomático que doses mais altas de radiação produzem melhor controle do tumor. Numerosas curvas de dose-resposta para assassinato de células de vários tumores por radiação com dose única e repetição de várias doses já foram publicadas. Para cada incremento da dose de radiação, certa fração de células será destruída. Portanto, o número total de células sobreviventes será proporcional ao número inicial de células do tumor presentes e na fração destruída com cada dose. Assim, várias doses totais produzirão probabilidades diferentes de controle do tumor, dependendo da extensão da lesão (número de células clonogênicas presentes) e da sensibilidade à radiação.

Fatores adicionais que afetam a eficácia da radioterapia incluem reparo do dano da radiação (ao DNA), presença de células hipóxicas e sua reoxigenação, pontos de verificação do ciclo celular e taxas de repopulação das células do tumor.

A **doença subclínica** tem sido referida como depósito de células de tumor que são pequenas demais para serem clinicamente detectadas e até por microscópio, mas, se não tratadas, podem evoluir posteriormente para um tumor clinicamente aparente. Para a doença subclínica em carcinoma de células escamosas do trato respiratório superior ou para adenocarcinoma da mama, doses de 45 a 50 Gy levarão ao controle da doença em mais de 90% dos pacientes. O **tumor microscópico**, como na margem cirúrgica, não deverá ser considerado como doença subclínica; agregados celulares de 10^6/cc ou maiores são necessários para serem detectados pelo patologista. Portanto, esses volumes devem receber doses mais altas de radiação, na faixa de 60 a 65 Gy em 6 a 7 semanas para tumores epiteliais.

Para **tumores clinicamente palpáveis**, doses de 60 (para T1) a 75 a 80 Gy ou mais altas (para tumores T4) são necessárias (2 Gy/dia, cinco frações por semana). Essa faixa de dosagem e probabilidade de controle do tumor (TCP) tem sido documentada para carcinoma de células escamosas e adenocarcinoma (Fletcher GH. *Textbook of Radiotherapy*. Philadelphia, PA: Lea & Febiger, 1980). Idealmente, o médico radioncologista teria a habilidade de administrar doses nessa faixa. Entretanto, essas doses estão, com frequência, além da tolerância de tecidos normais. Exceder essa tolerância pode resultar em complicações debilitantes ou potencialmente fatais.

B. **Efeitos da radiação em tecidos e a equação quadrática linear.** A radiação causa a morte da célula ao induzir quebras de filamentos duplos de DNA. A presença dessas quebras nas células leva a dano letal, subletal e potencialmente letal. O dano letal é um nível de dano ao DNA exagerado para a célula reparar. *Dano subletal* é definido como dano que pode ser reparado quando uma única dose de raios X é dividida em duas ou mais frações. Dano potencialmente letal é definido como dano que pode ser reparado ou fixado ao dano letal ao modificar as condições de crescimento (ou seja, progressão do ciclo celular) durante ou após uma dose de raios X. O reparo de dano subletal (SLDR) e o reparo de dano potencialmente letal (PLDR) são conceitos importantes ao se considerar o reparo de tecido normal. Os tecidos normais possuem capacidade substancial de se recuperarem de um dano subletal ou potencialmente letal induzido por radiação (em níveis de dose toleráveis). A lesão dos tecidos normais pode ser causada pelo efeito da radiação sobre a microvasculatura ou os tecidos de suporte (células do estroma ou do parênquima).

Várias alterações nos tecidos são induzidas por radiação ionizante, dependendo da dose total, do programa de fracionamento (dose diária e tempo) e volume tratado. Para muitos tecidos, a dose necessária para produzir uma sequela especial aumenta à medida que a fração irradiada de volume do órgão também aumenta.

Cronologicamente, os efeitos da irradiação foram subdivididos em **agudo** (primeiros 6 meses), **subagudo** (segundos 6 meses) ou **tardio**, dependendo da época em que forem observados. As manifestações grosseiras dependem das propriedades cinéticas das células (renovação lenta ou rápida) e da dose de radiação administrada. Nenhuma correlação foi estabelecida entre a incidência e a intensidade de reações agudas e os mesmos parâmetros para efeitos tardios (Karcher KH, Kogelnik HD, Reinartz G, Eds. *Progress in Radio-Oncology II*. New York, NY: Raven Press, 1982:287).

Formulações baseadas em modelos de sobrevida por dose foram propostas para descrever a dependência da morte celular sobre a dose de radiação e o fracionamento. Esses modelos são muito úteis para avaliar a equivalência biológica de vários programas de dose e de fracionamento. Essas premissas se baseiam em uma curva de sobrevida quadrática linear representada pela equação

$$\text{InS} = \alpha D + \beta D^2 \text{ para dose única ou InS} = \alpha\,(nd) + \beta\,(nd)d \qquad (4.1)$$

para dose fracionada, onde n = número de frações, d = dose/fração e nd = dose total. Nessa equação, α representa o componente linear (ou seja, dependente da dose em primeira ordem) e β representa o componente quadrático (ou seja, dependente da dose em segunda ordem) da morte celular. Por isso, α representa o componente menos reparável do dano letal de radiação, ou seja, dano para o qual a letalidade não é reduzida com o fracionamento da dose de radiação. Por outro lado, β representa dano que pode ser reparado (ou seja, a letali-

42 | Capítulo 4

dade é reduzida) quando a dose de radiação é fracionada. Em doses baixas, o componente α (linear) de morte celular predomina. Com doses altas, predomina o componente β quadrático de morte celular. A dose em que os dois componentes de morte celular são iguais constitui a proporção α/β.

Em geral, os tecidos reagem imediatamente aos efeitos agudos, como a pele e mucosa, possuem elevada proporção α/β (entre 8 e 15 Gy), enquanto os tecidos envolvidos nos efeitos tardios, como cérebro e medula espinal, possuem baixa proporção α/β (1 a 5 Gy). Portanto, a intensidade dos efeitos tardios se altera mais rapidamente com a variação no tamanho da dose por fração quando a dose total for selecionada para produzir efeitos agudos equivalentes. Com a redução do tamanho da dose por fração, a dose total requerida para atingir algum isoefeito aumenta mais para tecidos de resposta tardia que para aqueles que respondem imediatamente. Portanto, em regimes com fracionamento exagerado, a dose tolerável aumentaria mais para efeitos tardios que para efeitos precoces. Por outro lado, se forem usadas grandes doses por fração, a dose total requerida para atingir isoefeitos nos tecidos de resposta tardia seria reduzida mais para efeitos tardios que para efeitos precoces. Uma dose biologicamente equivalente (BED) pode ser obtida usando-se as equações a seguir, derivadas da equação para sobrevida celular após uma dose fracionada:

$$BED = -\ln S/\alpha = nd[1 + d/(\alpha/\beta)] = D[1 + d/(\alpha/\beta)] \qquad (4.2)$$

Para comparar dois regimes de tratamento (com algumas reservas), a fórmula a seguir pode ser usada:

$$Dx = Dr[(\alpha/\beta + dx)/(\alpha/\beta + dr)] \qquad (4.3)$$

onde Dr é a dose total conhecida (dose de referência), Dx é a nova dose total (com programa diferente de fracionamento), dr é a dose conhecida por fração (referência) e dx é a nova dose por fração.

Segue-se um exemplo de uso dessa fórmula (com algumas reservas!): vamos supor que 50 Gy em 25 frações sejam enviados para produzir um efeito biológico determinado. Se assumirmos que o tecido subcutâneo é o parâmetro limitante (reação tardia), será desejável saber qual será a dose total a ser administrada, usando-se frações de 4-Gy. Vamos assumir $\alpha/\beta = 5$ Gy.

Usando-se a equação anterior:

$$Dx = 50\ Gy(5 + 2)/(5 + 4) = 38\ Gy \qquad (4.4)$$

Resposta: A dose de 50 Gy em 25 frações fornece a mesma BED que 39 Gy em frações de 4-Gy.

Como a dose total para um tumor em particular e os tecidos normais ao redor aumenta, tanto TCP quanto a probabilidade de complicação de tecidos normais (NTCP) também aumenta. Tanto TCP quanto NTCP têm formato sigmoide. Quanto maior a divergência dessas curvas, mais favorável será a **proporção terapêutica** (Fig. 4-2). Quando as curvas estão muito próximas, aumentos na dose de radiação levarão a aumentos exponenciais na NTCP. As curvas de TCP e NTCP podem ser separadas usando-se modificadores biológicos, radioprotetores, irradiação conformal em 3D, IMRT ou terapia de prótons. Quando essas curvas estão bem separadas, doses maiores de radioterapia podem ser enviadas com mais segurança. A quimioterapia também modifica as curvas de TCP e NTCP, geralmente com derivação de ambas para a esquerda. Portanto, com a mediação química, doses mais baixas de radioterapia são exigidas para produzir uma TCP/NTCP. Fatores biológicos também podem contribuir para TCP e NTCP. Defeitos no reparo do DNA reduzirão a dose para ambas as curvas, a menos que o defeito seja peculiar ao tumor. Ao contrário, vias apoptóticas defeituosas tendem a aumentar a resistência à radiação.

Um índice aceitável de complicação para lesão grave é de 5 a 10% nas situações clínicas mais curativas. Sequelas moderadas são notadas em proporções variáveis, dependendo da dose e do fracionamento da radiação administrada e do volume irradiado do órgão específico em risco. Em 2010 foi publicada uma série original de artigos que fornece aos médicos ferramentas dosimétricas baseadas em evidência para guiar o planejamento do tratamento de radiação visando minimizar as complicações para os tecidos normais. O QUANTEC

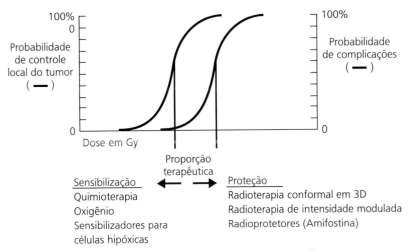

Figura 4-2. A proporção terapêutica representa a relação entre duas curvas sigmoides: as curvas de TCP e de NTCP. As duas curvas adicionais estão separadas, a maior para TCP e a menor para NTCP.

(**QU**antitative **A**nalysis of **N**ormal **T**issue **E**ffects in the **C**linic – Análise Quantitativa de Efeitos em Tecidos Normais na Clínica) é uma fonte valiosa que descreve parâmetros de dose e de volume que demonstraram, na literatura, associação com a toxicidade de radiação específica do órgão. A Tabela 4-1 é um resumo QUANTEC de dados de dose, volume e resultados para órgãos em risco tratados com fracionamento convencional (1,8 a 2 Gy por fração) (*Int J Radiat Oncol Biol Phys* 2010;76(3):S10).

A combinação de irradiação com cirurgia ou agentes citotóxicos frequentemente modifica a tolerância dos tecidos normais e/ou a resposta do tumor a uma determinada dose de radiação, que pode precisar de ajustes no planejamento do tratamento e na prescrição da dose. Por exemplo, na radioterapia curativa para câncer do esôfago, a quimioterapia concorrente com 5-fluorouracil (5-FU) e cisplatina e radioterapia para 50 Gy resulta em melhora do controle local do tumor e índices de esofagite similares, quando comparado com a irradiação isolada para doses de 64 Gy.

C. Considerações de tempo de dose. Essas considerações constituem uma função complexa que expressa a interdependência de dose total, tempo e número de frações na produção de um efeito biológico dentro de um determinado volume de tecido.

Tempos curtos de tratamento geral são exigidos para tumores de proliferação rápida e tumores de proliferação mais lenta podem ser tratados com tempos de tratamento geral mais longos. Quanto ao fracionamento, cinco frações por semana, por exemplo, são preferíveis a três frações, pois já se demonstrou que existe, aproximadamente, 10 vezes menos morte celular por semana com essa última programação (Fowler JR, Fractionation and therapeutic gain. In: Steel GG, Adams GE, Peckham MJ, Eds. *Biological Basis of Radiotherapy*. Amsterdam: Elsevier Science, 1983:181).

Em geral, o fracionamento da dose de radiação poupará as reações agudas dos tecidos, como na pele e na mucosa, por causa da proliferação acelerada compensatória no epitélio. Portanto, um curso prolongado de terapia com frações diárias pequenas reduzirá as reações agudas precoces. Entretanto, essa estratégia não reduzirá danos tardios graves aos tecidos normais, pois tais efeitos não dependem da proliferação. E o pior, o prolongamento extensivo do tempo de tratamento permitirá o crescimento de tumores de proliferação rápida. Portanto, programas de tratamento prolongado não são desejáveis.

Os tratamentos de radiação podem ser administrados por fracionamento convencional, hipofracionamento, hiperfracionamento ou programas de fracionamento acelerado. Nos EUA, **fracionamento convencional** é definido como fração diária de tamanho 1,8 a 2,0 Gy,

| TABELA 4-1 | Resumo QUANTEC para Dados de Dose, Volume e Resultado para OAR Tratados com Fracionamento Convencional (1,8–2,0 Gy por fração). Cortesia de Marks LB, et al. Uso de Modelos NTCP na Clínica |

Órgão	Volume segmentado	Tipo de irradiação (órgão parcial a menos que definido de outra maneira)[†]	Parâmetro final	Dose (Gy) ou parâmetros de dose/volume[†]	Índice (%)	Notas sobre parâmetros de dose/volume
Cérebro	Órgão inteiro	3D-CRT	Necrose sintomática	$D_{máx} < 60$	< 3	Dados com 72 e 90 Gy, extrapolado de modelos BED
	Órgão inteiro	3D-CRT	Necrose sintomática	$D_{máx} = 72$	5	
	Órgão inteiro	3D-CRT	Necrose sintomática	$D_{máx} = 90$	10	
	Órgão inteiro	SRS (fração única)	Necrose sintomática	V12 < 5–10 cc	< 20	Aumento rápido quando V12 > 5–10 cc
Tronco cerebral	Órgão inteiro	Órgão inteiro	Neuropatia craniana permanente ou necrose	$D_{máx} < 54$	< 5	
	Órgão inteiro	3D-CRT	Neuropatia craniana permanente ou necrose	D1-10 ccll ≤ 59	< 5	
	Órgão inteiro	3D-CRT	Neuropatia craniana permanente ou necrose	$D_{máx} < 64$	< 5	Dose pontual << 1 cc
	Órgão inteiro	SRS (fração única)	Neuropatia craniana permanente ou necrose	$D_{máx} < 12,5$	< 15	Para pacientes com tumores acústicos
Nervo/ quiasma óptico	Órgão inteiro	3D-CRT	Neuropatia óptica	$D_{máx} < 55$	< 3	Dado o tamanho pequeno, 3D CRT é, com frequência, de órgão inteiro[‡‡]
	Órgão inteiro	3D-CRT	Neuropatia óptica	$D_{máx}$ 55–60	3–7	
	Órgão inteiro	3D-CRT	Neuropatia óptica	$D_{máx} > 60$	> 7–20	
	Órgão inteiro	SRS (fração única)	Neuropatia óptica	$D_{máx} < 12$	< 10	
Medula espinal	Órgão parcial	3D-CRT	Mielopatia	$D_{máx} = 50$	0,2	Incluindo corte cruzado de toda a medula
	Órgão parcial	3D-CRT	Mielopatia	$D_{máx} = 60$	6	
	Órgão parcial	3D-CRT	Mielopatia	$D_{máx} = 69$	50	
	Órgão parcial	SRS (fração única)	Mielopatia	$D_{máx} = 13$	1	Corte cruzado parcial da medula 3 frações irradiadas, corte cruzado parcial da medula irradiado
	Órgão parcial	SRS (hipofracção)	Mielopatia	$D_{máx} = 20$	1	

Cóclea	Órgão inteiro	3D-CRT	Perda auditiva neural sensorial	Dose média ≤ 45	<30	Dose média para cóclea, audição a 4 kHz
Parótida	Órgão inteiro	SRS (fração única)	Perda auditiva neural sensorial	Dose prescrita ≤ 14	<25	Audição aproveitável
	Glândulas parótidas totais bilaterais	3D-CRT	Função salivar da parótida a longo prazo reduzida para <25% do nível pré-RT	Dose média < 25	<20	Para glândula parótida única[¶]
	Glândula parótida total unilateral	3D-CRT	Função salivar da parótida a longo prazo reduzida para <25% do nível pré-RT	Dose média < 20	<20	Pelo menos uma glândula parótida poupada para < 20 Gy[¶]
	Glândulas parótidas totais bilaterais	3D-CRT	Função salivar da parótida a longo prazo reduzida para <25% do nível pré-RT	Dose média < 39	<50	Para glândulas parótidas combinadas (conf. Fig. 3 no texto)[¶]
Faringe	Constritores faríngeos	Órgão inteiro	Disfagia sintomática e aspiração	Dose média < 50	<20	Baseado na Seção B4 no texto
Laringe	Órgão inteiro	3D-CRT	Disfunção vocal	Dmax < 66	<20	Com quimioterapia, baseado em estudo único (Seção A4.2 no texto)
	Órgão inteiro	3D-CRT	Aspiração	Dose média < 50	<30	Com quimioterapia, baseado em estudo único (Fig. 1 no texto)
	Órgão inteiro	3D-CRT	Edema	Dose média < 44	<20	Sem quimioterapia, baseado em estudo único em pacientes sem câncer de laringe**
	Órgão inteiro	3D-CRT	Edema	V50 < 27%	<20	
Pulmão	Órgão inteiro	3D-CRT	Pneumonite sintomática	V20 ≤ 30%	<20	Para pulmão combinado. Resposta gradual da dose
	Órgão inteiro	3D-CRT	Pneumonite sintomática	Dose média = 7	5	Exclui irradiação proposital de pulmão inteiro
	Órgão inteiro	3D-CRT	Pneumonite sintomática	Dose média = 13	10	
	Órgão inteiro	3D-CRT	Pneumonite sintomática	Dose média = 20	20	
	Órgão inteiro	3D-CRT	Pneumonite sintomática	Dose média = 24	30	
	Órgão inteiro	3D-CRT	Pneumonite sintomática	Dose média = 27	40	

(Continua)

TABELA 4-1	Resumo QUANTEC para Dados de Dose, Volume e Resultado para OAR Tratados com Fracionamento Convencional (1,8–2,0 Gy por fração). Cortesia de Marks LB, et al. Uso de Modelos NTCP na Clínica. *(Cont.)*

Órgão	Volume segmentado	Tipo de irradiação (órgão parcial a menos que definido de outra maneira)[†]	Parâmetro final	Dose (Gy) ou parâmetros de dose/volume[†]	Índice (%)	Notas sobre parâmetros de dose/volume
Esôfago	Órgão inteiro	3D-CRT	Esofagite aguda grau ≥ 3	Dose média < 34	5–20	Baseado em RTOG e vários estudos
	Órgão inteiro	3D-CRT	Esofagite aguda grau ≥ 2	V35 < 50%	< 30	Várias doses com limiar alternado foram implicadas
	Órgão inteiro	3D-CRT	Esofagite aguda grau ≥ 2	V50 < 40%	< 30	Parece ser resposta de dose/volume
	Órgão inteiro	3D-CRT	Esofagite aguda grau ≥ 2	V70 < 20%	< 30	
Coração	Pericárdio	3D-CRT	Pericardite	Dose média < 26	< 15	Baseado em estudo único
	Pericárdio	3D-CRT	Pericardite	V30 < 46%	< 15	
	Órgão inteiro	3D-CRT	Mortalidade cardíaca no longo termo	V25 < 10%	< 1	Estimativa de risco excessivamente seguro em prognósticos-modelo
Fígado	Órgão inteiro GTV	3D-CRT ou órgão inteiro	RILD[††] clássica	Dose média < 30–32	< 5	Excluindo pacientes com doença hepática preexistente ou carcinoma hepatocelular, pois as doses são menores nesses pacientes
	Órgão inteiro GTV	3D-CRT	RILD clássica	Dose média < 42	< 50	
	Órgão inteiro GTV	3D-CRT ou órgão inteiro	RILD clássica	Dose média < 28	< 5	Em pacientes com doença hepática de Child Pugh A preexistente ou carcinoma hepatocelular, excluindo reativação de hepatite B como parâmetro final
	Órgão inteiro GTV	3D-CRT	RILD clássica	Dose média < 36	< 50	
	Órgão inteiro GTV	SBRT (hipofração)	RILD clássica	Dose média < 13	< 5	3 frações, para câncer hepático primário
				< 18	< 5	6 frações, para câncer hepático primário

	Órgão inteiro GTV	SBRT (hipofração)	RILD clássica	Dose média < 15	< 5	3 frações, para metástases do fígado
				< 20	< 5	6 frações para metástases do fígado
	> 700 cc de fígado normal	SBRT (hipofração)	RILD clássica	$D_{máx} < 15$	< 5	Baseado em volume crítico, em 3–5 frações
Rim	Órgão inteiro bilateral[‡]	Órgão inteiro bilateral ou 3D-CRT	Disfunção renal clinicamente relevante	Dose média < 15–18	< 5	
	Órgão inteiro bilateral[‡]	Órgão inteiro bilateral	Disfunção renal clinicamente relevante	Dose média < 28	< 50	
	Órgão inteiro bilateral[‡]	3D-CRT	Disfunção renal clinicamente relevante	V12 < 55%	< 5	Para rim combinado
				V20 < 32%		
				V23 < 30%		
				V28 < 20%		
Estômago	Órgão inteiro	Órgão inteiro	Ulceração	$D100^{\parallel} < 45$	< 7	
Intestino delgado	Alças intestinais pequenas individuais	3D-CRT	Toxicidade aguda[§] grau ≥ 3	V15 < 120 cc	< 10	Volume baseado em segmentação das alças individuais do intestino, não em todo o espaço peritoneal potencial
	Espaço inteiro potencial na cavidade peritoneal	3D-CRT	Toxicidade aguda[§] grau ≥ 3	V45 < 195 cc	< 10	Volume baseado em todo o espaço potencial na cavidade peritoneal
Reto	Órgão inteiro	3D-CRT	Toxicidade retal tardia grau ≥ 2,	V50 < 50%	< 15	Tratamento de câncer de próstata
			Toxicidade retal tardia grau ≥ 3		< 10	
	Órgão inteiro	3D-CRT	Toxicidade retal tardia grau ≥ 2,	V60 < 35%	< 15	
			Toxicidade retal tardia grau ≥ 3		< 10	
	Órgão inteiro	3D-CRT	Toxicidade retal tardia grau ≥ 2,	V65 < 25%	< 15	
			Toxicidade retal tardia grau ≥ 3		< 10	
	Órgão inteiro	3D-CRT	Toxicidade retal tardia grau ≥ 2,	V70 < 20%	< 15	
			Toxicidade retal tardia grau ≥ 3		< 10	

(Continua)

TABELA 4-1	Resumo QUANTEC para Dados de Dose, Volume e Resultado para OAR Tratados com Fracionamento Convencional (1,8–2,0 Gy por fração). Cortesia de Marks LB, et al. Uso de Modelos NTCP na Clínica. *(Cont.)*

Órgão	Volume segmentado	Tipo de irradiação (órgão parcial a menos que definido de outra maneira)[†]	Parâmetro final	Dose (Gy) ou parâmetros de dose/volume[†]	Índice (%)	Notas sobre parâmetros de dose/volume
	Órgão inteiro	3D-CRT	Toxicidade retal tardia grau ≥ 2,	V75 < 15%	< 15	
			Toxicidade retal tardia grau ≥ 3		< 10	
Bexiga	Órgão inteiro	3D-CRT	RTOG tardio grau ≥ 3	$D_{máx} < 65$	< 6	Tratamento de câncer de bexiga. Variações em tamanho/forma/local durante RT dificultam habilidade de gerar dados precisos
	Órgão inteiro	3D-CRT	RTOG tardio grau ≥ 3	V65 ≤ 50%		Tratamento de câncer de próstata
				V70 ≤ 35%		Baseado em recomendação atual RTOG 0415
				V75 ≤ 25%		
				V80 ≤ 15%		
Bulbo do pênis	Órgão inteiro	3D-CRT	Disfunção erétil intensa	Dose média para 95% da glândula < 50	< 35	
	Órgão inteiro	3D-CRT	Disfunção erétil intensa	$D90^{||} < 50$	< 35	
	Órgão inteiro	3D-CRT	Disfunção erétil intensa	D60-70 < 70	< 55	

Cortesia de Marks LB, Yorke ED, Jackson A, et al. Use of NTCP Models in the Clinic. *Int J Radiat Oncol Biol Phys* 2010:76(3):S10.

3D-CRT, Radioterapia conformal tridimensional; SRS, radiocirurgia estereotáxica; BED, dose biologicamente efetiva; SBRT, radioterapia corporal estereotáxica; RILD, doença hepática induzida por radiação; RTOG, grupo de radioncologia.

*Todos os dados são estimados da literatura resumida nas revisões QUANTEC a menos que anotado diferentemente. Clinicamente, esses dados deverão ser aplicados com cautela. Os médicos são fortemente aconselhados a usar os artigos QUANTEC para verificar a aplicabilidade desses limites à situação clínica do momento. Eles não refletem amplamente a IMRT moderna.

[†]Todo o fracionamento padrão (ou seja, 1,8–2 Gy por fração diária) a menos que anotado diferentemente. V_x é o volume do órgão recebendo ≥ x Gy. $D_{máx}$ = dose de radiação máxima.

[‡]Não TBI.

[§]Com quimioterapia combinada.

[||]D_x, Dose mínima recebida pela x% mais quente (ou x cc) do órgão.

[¶]Xerostomia intensa relacionada com fatores adicionais incluindo as doses para as glândulas submandibulares.

[**]Estimado pelo Dr. Eisbruch.

[††]Doença hepática clássica induzida por radiação (RILD) envolve hepatomegalia anictérica e ascite, ocorrendo tipicamente entre 2 semanas e 3 meses após a terapia. A RILD clássica também envolve fosfatase alcalina elevada (mais de duas vezes o limite superior do normal ou valor da linha de base).

[‡‡]Para nervo óptico, os casos de neuropatia na faixa de 55–60 Gy receberam ≈ 59 Gy (consultar texto sobre nervo óptico para detalhes). Exclui pacientes com tumores hipofisários nos quais a tolerância pode estar reduzida.

Princípios e Prática de Radioterapia Oncológica | **49**

e no ambiente não paliativo ele é tipicamente administrado 5 dias por semana durante 5 a 8 semanas, para uma dose total de 45 a 80 Gy. Os outros programas de fracionamento são definidos pela duração total do tratamento e dose total de radiação, comparadas ao fracionamento convencional.

O **hipofracionamento** diz respeito a tamanhos de fração maiores que os da radioterapia convencionalmente fracionada, e que são administradas uma vez ao dia. Geralmente uma dose total mais baixa é enviada e desenhada para atingir a mesma probabilidade de controle do tumor (TCP) que a do fracionamento convencional. Exemplos comuns de hipofracionamento nos EUA são os regimes de terapia paliativa de 30 Gy em 10 frações durante duas semanas, ou de 8 Gy em uma fração única. A dificuldade com o hipofracionamento é o efeito da dose maior por fração sobre os tecidos normais, especificamente anulando os efeitos do fracionamento de poupar os tecidos normais. Como consequência, isso resulta em tolerâncias mais baixas de limiar de dose total para a toxicidade em tecidos normais, comparado ao fracionamento convencional e, por isso, historicamente, a relutância em aumentar a dose total administrada a um tumor que pode estar adjacente a estruturas sensíveis (p. ex., a medula espinal). Avanços tecnológicos recentes em imobilização e radioterapia guiada por imagens (IGRT) permitiram a administração segura de doses grandes acumuladas de radiação altamente hipofracionadas (p. ex., 10 a 18 Gy por fração) com precisão abaixo de centímetros e resultados clínicos excelentes. Os resultados informados de radioterapia hipofracionada estereotáxica corporal (SBRT) no tratamento de câncer de pulmão de células não pequenas em estádio precoce demonstraram índices de controle regional-local, índices de controle de doença metastática e índices de sobrevida específicos do câncer semelhantes aos do tratamento cirúrgico e toxicidade mínima dos tecidos normais (*JAMA* 2010;303(11):1070).

A base lógica para **hiperfracionamento** é a de que o uso de doses pequenas por fração de 1,1 a 1,2 Gy permite a administração de doses totais mais altas durante o mesmo período de duração do tratamento, comparado ao fracionamento convencional, mas dentro da tolerância de tecidos de resposta tardia — tecidos de resposta tardia como intestino, medula espinal, rins, pulmões e bexiga têm a mesma probabilidade de complicações com o hiperfracionamento. Entretanto, o paciente apresentará reações mais agudas como resultado da dose total maior. O período típico entre frações diárias é de 6 horas, para permitir o reparo dos tecidos tardios. Um exemplo de hiperfracionamento é o de uma dose total de 69,6 Gy administrada durante um período de 6 semanas, duas vezes ao dia, em frações de 1,2 Gy para câncer de pulmão não de células pequenas.

A base lógica para **fracionamento acelerado** é a de que a redução no tempo total de tratamento diminui a oportunidade de regeneração das células do tumor durante o tratamento e, portanto, aumenta a TCP para uma determinada dose total. Portanto, o tamanho da fração diminui e a duração do tratamento é reduzida, em comparação com o fracionamento convencional. Um exemplo de fracionamento acelerado é a administração de 45 Gy em 30 frações de 1,5 Gy duas vezes ao dia, em intervalo mínimo de 6 horas durante 3 semanas no tratamento de câncer de pulmão de células pequenas.

D. Prolongamento do tempo total do tratamento, controle do tumor e morbidade. As interrupções de tratamento resultam em TCP menor para a mesma dose total recebida. A dose total de irradiação para produzir a TCP estabelecida deve ser aumentada quando o fracionamento for prolongado para mais de 4 semanas, por causa da repopulação das células sobreviventes, o que pode resultar em melhora na nutrição dessas células após o enriquecimento precoce do tumor por causa das frações de radiação iniciais. Taylor *et al.* (*Radiother Oncol* 1990;17:95) estimaram um incremento > 1 Gy na dose de isoefeito por dia em 473 pacientes com carcinoma de células escamosas de cabeça e pescoço tratado com irradiação.

VI. PLANEJAMENTO DO TRATAMENTO DE RADIAÇÃO

A. Introdução ao planejamento do tratamento. Os relatórios da International Commission on Radiation Units and Measurements (ICRU) nº 50 e, mais recentemente, nº 62, definem os volumes de interesse no planejamento de tratamento (*ICRU 50, Prescribing, Recording, Reporting Photon Beam Therapy.* Washington, DC: International Commission on Radiation Units and Measurements, 1994; *ICRU 62, Prescribing, Recording, Reporting Photon Beam Therapy (Supplement to ICRU Report 50)*. Bethesda, MD: International Commission on Radiation Units and Measurements, 1999). O delineamento do tumor e dos volumes-alvo é um passo crucial no planejamento da radioterapia. O volume tumoral demonstrável (GTV) é defi-

50 | Capítulo 4

nido como doença bruta totalmente conhecida, incluindo os linfonodos regionais envolvidos e determinado por meio dos achados do exame físico e das ferramentas de investigação por imagens, como a tomografia computadorizada (CT), a MRI e/ou a tomografia com emissão de pósitrons (PET). O volume-alvo clínico (CTV) abrange o GTV mais as regiões consideradas como fomentadoras de doença microscópica em potencial. A margem interna (IM) é aquela responsável por variações em tamanho, forma e posição do CTV em razão de processos fisiológicos, como enchimento/esvaziamento da bexiga e movimento do tumor durante a respiração, sendo IM adicionada ao CTV para constituir o volume-alvo interno (ITV). A margem de configuração (SM) é aquela que responde pelas incertezas do dia a dia no posicionamento do paciente e no alinhamento dos feixes durante o planejamento do tratamento. O volume final, ou seja, o alvo real tratado, é chamado de volume-alvo de planejamento (PTV) e consiste na SM adicionada ao ITV. Em resumo, PTV = (CTV + IM) + SM = ITV + SM. Além disso, os órgãos e as estruturas normais ao redor do PTV são definidos como órgãos em risco (OAR) e desempenham papel fundamental na fase de planejamento e avaliação de um plano de tratamento. O volume de planejamento do órgão em risco (PRV) é análogo ao do volume PTV e definido como PRV = OAR + IM + SM.

A simulação é o processo usado para identificar precisamente o(s) volume(s) do tumor e OAR para determinar a melhor configuração possível dos portais do feixe de radiação necessários para tratar o tumor e evitar as estruturas sensíveis. Os sistemas modernos de planejamento de radioterapia usam o escaneamento por CT para simulação em que os pacientes são colocados em suas posições do tratamento planejado usando vários dispositivos de imobilização. As fatias individuais da CT podem ser investigadas por imagens várias vezes durante a simulação por CT para capturar o movimento do GTV e os OARs em decorrência da excursão respiratória e outros processos fisiológicos (também conhecidos como simulação em 4D). As imagens da varredura por CT são obtidas da(s) área(s) de interesse e os contornos são delineados (GTV, CTV, ITV, PTV, OAR e PRV) das imagens da CT em uma estação de trabalho computadorizada. O simulador convencional foi o escravo de simulação no passado e consistia em uma mesa e um portal (gantry) com 360 graus de rotação, assim como a capacidade de fluoroscopia e raios X diagnósticos, mas foi substituído pela simulação por CT na grande maioria dos centros de tratamento.

O planejamento de tratamento tem como objetivo a irradiação adequada do(s) PTV(s) enquanto tenta, ao mesmo tempo, evitar os OARs ao redor, minimizando assim a toxicidade aguda e tardia. Vários passos podem ser dados para reduzir a toxicidade em tecidos normais, incluindo técnicas precisas de planejamento de tratamento e de irradiação, reduzindo assim o recebimento de doses mais altas e manobras para excluir os órgãos sensíveis do volume irradiado. Com ênfase na preservação dos órgãos (que está sendo aplicada a pacientes com tumores na cabeça e pescoço, mama e retossigmoide e sarcomas de partes moles), o planejamento do tratamento é importante para atingir a máxima proporção terapêutica possível.

B. Planejamento de tratamento tridimensional e radioterapia de intensidade modulada. O simulador por CT permite a definição mais precisa do volume do tumor e anatomia das estruturas normais críticas, planejamento de tratamento tridimensional (3D) para otimizar a distribuição das doses e verificação radiográfica de volume tratado, como é feito com os simuladores convencionais (*Int J Radiat Oncol Biol Phys* 1994;30:887). Os avanços na tecnologia de computação aumentaram a computação precisa e oportuna, a indicação de distribuição de doses de radiação em 3D e histogramas de dose-volume (DVHs). Esses desenvolvimentos estimularam sistemas sofisticados de planejamento e tratamento em 3D, o que resultou em informações relevantes na avaliação de extensão de tumor, definição de volume-alvo, delineamento de tecidos normais, simulação virtual de terapia, geração de radiografias por reconstrução digital, desenho de portais e de ajudas de tratamento (ou seja, compensadores, bloqueios), cálculo de distribuição de doses e otimização de doses em 3D e avaliação crítica do plano de tratamento.

Além disso, os DVHs são extremamente úteis como meio de indicação de doses, particularmente na avaliação de várias distribuições de dose do plano de tratamento. Eles fornecem um resumo gráfico de toda a matriz de dose em 3D, mostrando a quantidade de volume-alvo ou de estrutura crítica recebendo mais do que um nível de dose especificado. E por não fornecerem informações sobre dose espacial, eles não podem substituir os outros métodos de indicação de dose, como os indicadores tipo RoomView, mas podem complementá-los. Por

Princípios e Prática de Radioterapia Oncológica | **51**

exemplo, o DVH pode mostrar a porcentagem de PTV recebendo a dose prescrita, mas não pode localizar a porção do PTV recebendo menos que a dose prescrita. A verificação de tratamento é outra área na qual o sistema de planejamento-tratamento em 3D desempenha papel importante. Dados de radiografias de fatias sequenciais de CT reconstruídas digitalmente são usados para gerar uma película de simulação que pode ser usada para ajudar na localização do portal e na comparação com a película do portal de tratamento para verificação da geometria desse tratamento.

A radioterapia de intensidade modulada é uma forma avançada de planejamento de tratamento em 3D e de terapia conformacional que otimiza a administração de radiação para volumes de formato irregular por meio de um processo de planejamento de tratamento inverso complexo e administração dinâmica de radiação que resulta em fluência modulada (intensidade) de feixes de fótons. Ao variar a fluência pelos múltiplos campos de tratamento, a dose de radiação pode ser modulada para se conformar com formas irregulares (p. ex., côncava) e desenhar uma distribuição heterogênea de dose. Vários pacotes de *software* e *hardware* de IMRT estão disponíveis no comércio incluindo IMRT de rotação *slice-by-slice* (tratamento às fatias), IMRT dinâmico de multifolhas, IMRT estático (tipo *step and shoot*), IMRT de compensador branqueado, tomoterapia helicoidal e sistemas de distribuição [de dose] em arco. A modulação central à intensidade é o desenvolvimento de colimadores de multifolhas (MLCs) e o conceito de planejamento de tratamento inverso. Os MLCs são um conjunto de palhetas de blindagem medindo 0,5 a 1 cm de largura e localizado na cabeça do acelerador linear e moldam o portal de radiação. Cada palheta tem controle individualizado e pode permanecer estática (MLC estático) ou se movimentar pelo campo de tratamento durante o tempo de feixe ligado (*beam on*) ou (MLC dinâmico). Para compreender o planejamento do tratamento inverso, é preciso compreender, primeiro, o planejamento tradicional de tratamento. Sob esse tipo de planejamento, o médico radioncologista traça os portais de radiação, considera a distribuição de doses gerada por esses portais e ajusta os portais de acordo com a distribuição de doses desejada. O planejamento tradicional é pouco prático. O planejamento inverso reverte essa ordem. O médico radioncologista contorna os volumes-alvo desejados e as estruturas críticas a serem evitadas e prescreve a distribuição das doses ideais. O planejamento inverso começa com a distribuição das doses ideais e encontra, por meio de algoritmos de otimização matemática, as características do feixe (perfis de fluência) que produzem a melhor aproximação da dose ideal. A IMRT está sendo amplamente usada na clínica e tem vantagens evidentes para o tratamento de muitos sítios de câncer.

C. Radioterapia orientada por imagens e radioterapia estereotáxica. O aumento na sofisticação do planejamento de tratamento e na administração de radioterapia exige precisão paralela na imobilização do paciente, assim como a verificação da posição do paciente e do tumor. Essa exigência levou ao desenvolvimento e realização da IGRT. A IGRT consiste na habilidade de investigar o paciente por imagens, ou o tumor ou substituto de tumor de maneira ideal, diariamente, antes ou mesmo durante o tratamento. As imagens diárias obtidas antes ou durante o tratamento são usadas para posicionamento do paciente e do tumor, reduzindo substancialmente os erros aleatórios e sistemáticos em localização diária entre e durante as frações de radiação administradas. Os exemplos das modalidades comuns de investigação por imagens usados antes do tratamento incluem: ultrassonografia, dispositivos ópticos (à base de luz), fluoroscopia kV a bordo, raios X e CT com feixe em cone, e imageamento por tomográfico computadorizado de megavoltagem (MVCT). Os sistemas de orientação por imagens que possuem a habilidade de captar imagens durante um tratamento radioterápico incluem: o sistema de rastreamento com raios X kV da Cyberknife, o sistema Calypso de localização de farol transponder e, mais recentemente, o sistema de administração de radiação ViewRay com MRI a bordo em tempo real.

Uma vez que a IGRT leva as melhorias na localização diária do paciente e do tumor, ela permite que o médico radioncologista reduza o tamanho da margem configurada ao criar um PTV. Como consequência, o PTV sendo irradiado para uma dose em particular pode ser significativamente reduzido sem sacrificar o controle local do tumor, e também pode minimizar a toxicidade do tecido normal ao reduzir o volume irradiado do OAR ao redor (*Int J Radiat Oncol Biol Phys* 2012;84(1):125). Além disso, existe evidência de que a combinação de IGRT e IMRT pode reduzir ainda mais as complicações, quando comparado com as técnicas de tratamento mais convencionais em 3D, não IGRT (*Radiat Oncol* 2014;9:44). A IGRT

52 | Capítulo 4

também permite a alimentação (*gating*) do tratamento, em que o feixe de radiação pode ser ligado e desligado durante o tratamento, à medida que o radioterapista e o médico radioncologista visualizam o tumor, ou um tumor substituto, em uma tela de computador à medida que ele se move para dentro e para fora do volume-alvo, por causa dos processos fisiológicos normais como o movimento respiratório ou o preenchimento e esvaziamento da bexiga e do reto. O benefício da alimentação é a possibilidade de mais reduções no tamanho das margens e no(s) volume(s) de PTV.

As melhorias continuadas na precisão geométrica de administração de radiação, assim como o desenvolvimento de técnicas avançadas de tratamento que permitem a cobertura excelente de alvos de formatos irregulares com gradientes de dose excessivos ao redor levou ao desenvolvimento de estratégias de tratamento efetivas que distribuem, com segurança, doses muito grandes de radiação para alvos muito próximos de estruturas sensíveis ou de campos previamente irradiados.

Um exemplo excelente é o uso em expansão da SBRT hipofracionada no tratamento definitivo e paliativo de muitos cânceres diferentes. A SBRT foi desenvolvida, inicialmente, para tratar lesões intracranianas com grandes doses únicas de radiação e é conhecida como radiocirurgia estereotáxica (SRS) nesse ambiente. O sistema SRS com a experiência mais longa envolve uma armação que fica rigidamente ligada à cabeça do paciente por meio de parafusos cirúrgicos e que define um sistema de coordenação tridimensional. A localização da lesão é definida dentro desse sistema de coordenação usando ferramentas diagnósticas por imagem diferentes, como CT ou MRI, com a estrutura no lugar. O paciente é alinhado na máquina de tratamento de acordo com a localização da lesão dentro do sistema de coordenação em relação à estrutura rígida, em vez de a substitutos anatômicos. Usando as técnicas de localização baseadas na MRI, a imobilização fornecida pela armação estereotáxica rígida permite que a radioterapia administrada seja precisa dentro de 1 a 2 mm (*Neurosurgery* 2001;48(5):1092). A precisão do sistema permite a administração segura de grandes doses de radioterapia próxima a estruturas críticas e sensíveis, como o quiasma óptico e os nervos ópticos. Essa técnica tem sido usada principalmente para o tratamento de metástases cerebrais, mas também para adenomas/carcinomas da hipofisária, meningiomas e doenças intracranianas benignas, como malformações arteriovenosas e neuralgia do trigêmeo. Exemplos de sistemas de administração [de radiação] SRS incluíram sistemas de colimadores multifolhas em cone ou micro baseados em acelerador linear, assim como o sistema de radiocirurgia Gamma-Knife com [60]Co. Embora muito precisa, o nível de invasão da armação estereotáxica limitou significativamente sua aplicação em outros sítios de tumor. Os dispositivos modernos de imobilização, como a máscara termoplástica com armação em S e o sistema semirrígido de fixação corporal a vácuo atingiram precisões geográficas semelhantes às armações rígidas da SRS, tanto para alvos intra como extracranianos (*Int J Radiat Oncol Biol Phys* 2012;84(2):520). A adição da orientação por imagens permite mais refinamento no posicionamento do paciente e pode, também, fornecer localização inter- e intrafração de alvos e OARs que possam se movimentar dia a dia por causa dos processos fisiológicos normais. A falha em não considerar esse movimento pode levar, potencialmente, a um erro geográfico durante a administração de radiação de dose alta e à irradiação inesperada de uma estrutura sensível adjacente a níveis de dose inaceitáveis.

A SBRT é a aplicação das técnicas SRS a tumores ou a substitutos de tumor no corpo, mas com a máquina de tratamento sendo alinhada ao tumor ou substituto do tumor em si usando a orientação por imagens. A SBRT da coluna vertebral é um exemplo excelente de uma modalidade de tratamento em evolução que usa os avanços tecnológicos já mencionados para administrar altas doses de radiação a lesões localizadas há poucos milímetros da medula espinal – uma estrutura relativamente sensível à radiação com consequências de toxicidade neurológica que pode ser devastadora. Estudos institucionais demonstraram índices excelentes de controle local e da dor chegando a 90% em 1 ou 2 anos, com incidência inferior a 5% de qualquer toxicidade intensa e sem incidência de toxicidade intensa da medula espinal (*J Neurosurg Spine* 2007;7(2):151-160; *Int J Radiat Oncol Biol Phys* 2011;81(2):S131). Além do tratamento de cânceres de pulmão em estádio precoce, lesões cerebrais e metástases espinais, a SBRT tem sido usada, também, para tratar malignidades do fígado, com resultados promissores (*J Clin Oncol* 2013;31(13):1631). Interesses recentes se concentraram no uso da SBRT e de seus índices excelentes de controle local no tratamento de pacientes com carga metastá-

Princípios e Prática de Radioterapia Oncológica | **53**

tica limitada, ou doença oligometastática, geralmente definida como a presença de 1 a 5 lesões metastáticas. Acredita-se que esses pacientes não tenham metástases subclínicas disseminadas, mas doença confinada a 1 a 5 áreas, com possibilidade de cura e, por isso, merecendo tratamento local agressivo (*J Clin Oncol* 1995;13(1):8-10). Esse é um campo ativo de pesquisa e estudos clínicos estão prestes a aparecer.

É obrigatório compreender que a SBRT é uma técnica de tratamento altamente sofisticada e complexa que exige equipamento avançado e uma assessoria dedicada de radioterapistas, dosimetristas, médicos e radioncologistas competentes e experientes para administrar o tratamento com eficiência e segurança.

VII. COMBINAÇÃO DE MODALIDADES TERAPÊUTICAS

A. Irradiação e cirurgia. A base lógica para a *radioterapia pré-operatória* diz respeito à sua habilidade potencial de erradicar doença subclínica ou microscópica além das margens da ressecção cirúrgica, diminuir a implantação do tumor ao reduzir o número de células viáveis dentro do campo operatório, esterilizar as metástases de linfonodos fora do campo operatório, reduzir o potencial para disseminação de células tumorais clonogênicas que possam produzir metástases distantes e aumentar a possibilidade de ressecção. A principal desvantagem da irradiação pré-operatória é o fato de sua possível interferência na cicatrização normal dos tecidos afetados pela radiação. Essa interferência, porém, é mínima quando as doses de radiação são inferiores a 45 a 50 Gy durante 5 semanas.

A base lógica para a *irradiação pós-operatória* se baseia no fato de que é possível eliminar qualquer tumor residual no campo operatório destruindo focos subclínicos ou microscópicos de células tumorais após o procedimento cirúrgico, erradicando-se focos de câncer subclínicos adjacentes (incluindo-se metástases para linfonodos) e administrando-se doses mais altas que possam ser atingidas com a irradiação pré-operatória, com a dose maior sendo direcionada ao volume de doença residual de alto risco ou conhecida.

As desvantagens potenciais da irradiação pós-operatória estão relacionadas com o atraso no início da radioterapia até que a cicatrização do ferimento esteja completa. A evidência teórica e experimental sugere que o efeito da radiação pode ser prejudicado por alterações vasculares produzidas no leito do tumor pela cirurgia.

B. Irradiação e quimioterapia. A quimioterapia e a radioterapia são combinadas para se obter um efeito aditivo ou supra-aditivo (Halperin EC, Perez CA, Brady LW, Eds. *Radiation Oncology: Technology and Biology*. Philadelphia, PA: WB Saunders, 1994:113). Realce é qualquer aumento no efeito superior ao observado apenas com a quimioterapia ou só com a radioterapia sobre o tumor ou sobre os tecidos normais. O cálculo da presença de adição, supra-adição ou subadição é simples quando as curvas de dose-resposta para irradiação e quimioterapia são lineares. Quando se usam agentes quimioterapêuticos, esses agentes não deverão ser resistentes ao cruzamento e cada agente deverá ser quantitativamente equivalente ao outro.

A quimioterapia isolada ou combinada com a irradiação pode ser usada em vários cenários. A **quimioterapia primária** é usada como parte do tratamento da lesão primária (mesmo se acompanhada mais tarde por outra terapia local) e quando a resposta do tumor primário ao tratamento inicial é o identificador chave de efeitos sistêmicos. A **quimioterapia adjuvante** é usada como adjunto a outras modalidades locais como parte do tratamento curativo inicial. Frei (*J Natl Cancer Inst* 1989;80:1088) propôs o termo **quimioterapia neoadjuvante** quando essa modalidade fosse usada no tratamento inicial de pacientes com tumores localizados, antes da cirurgia ou irradiação.

A administração de quimioterapia **antes** da irradiação produz morte celular e reduz o número de células a serem eliminadas pela irradiação. O uso de quimioterapia **durante** a radioterapia tem base lógica forte, pois poderá interagir com o tratamento local (ação aditiva e mesmo supra-aditiva) e poderá afetar, também, a doença subclínica logo no começo do tratamento. Apesar disso, a combinação de modalidades pode realçar a toxicidade dos tecidos normais.

C. Tratamento de câncer por multimodalidade integrada. A combinação de duas ou de todas as três modalidades clássicas é usada, frequentemente, para melhorar o controle do tumor e a sobrevida do paciente. Steel e Peckham (Steel GC, Adams GE, Peckham MJ, eds. *The Biological Basis of Radiotherapy*. Amsterdam, The Netherlands: Elsevier Science, 1983:239) postularam a base biológica da terapia para câncer como cooperação espacial, na qual um agente se mostra ativo contra células tumorais perdidas no espaço por outro agente;

54 | Capítulo 4

adição de efeitos antitumor por dois ou mais agentes, sem sobreposição de toxicidade e proteção dos tecidos normais. Tumores primários grandes ou linfonodos metastáticos devem ser removidos cirurgicamente ou tratados com radioterapia definitiva. As microextensões regionais são eliminadas efetivamente por irradiação sem o déficit anatômico e, às vezes, fisiológico produzido por cirurgia clínica equivalente. A quimioterapia é aplicada principalmente para controlar a doença subclínica disseminada, embora também tenha algum efeito em alguns tumores maiores.

A preservação de órgãos está sendo vigorosamente promovida, pois reforça a qualidade de vida e os sentimentos psicoemocionais de nossos pacientes com controle excelente do tumor e da sobrevida, como já foi demonstrado em vários tumores.

VIII. ACOMPANHAMENTO. O suporte continuado do paciente durante a terapia é obrigatório, com pelo menos uma avaliação por semana pelo radioncologista para avaliar os efeitos do tratamento sobre o tumor e os efeitos colaterais da terapia. O reforço psicológico e emocional, os medicamentos, o aconselhamento dietético, os cuidados com a cavidade oral e as instruções para cuidados da pele fazem parte integral do tratamento desses pacientes e deverão levar a resultados terapêuticos melhores.

IX. GARANTIA DE QUALIDADE. Um programa abrangente de garantia de qualidade é crítico em qualquer centro de radioncologia para assegurar o melhor tratamento possível para o paciente individual e estabelecer e documentar todas as políticas e procedimentos de operação.

Os procedimentos de garantia de qualidade em radioterapia variarão muito, dependendo da administração de um tratamento padrão ou de um estudo clínico em instituições únicas ou múltiplas. Especialmente em estudos multi-institucionais, instruções transparentes e parâmetros padronizados são necessários em procedimentos de dosimetria, técnicas de tratamento e planejamento do tratamento a serem cumpridos por todos os participantes. Muitos relatórios do chamado Patterns of Care Study (Estudo de Padrões de Cuidados) demonstram correlação definitiva entre a qualidade da radioterapia administrada em vários tipos de instituições e o resultado da terapia.

O diretor do departamento indica o **Comitê de Garantia de Qualidade**, que se reúne regularmente para rever o seguinte: resultados da revisão e do processo de auditoria, relatório do programa de garantia de qualidade física, estudos dos resultados, conferência de mortalidade e morbidade, qualquer caso de "administração errada" ou erro na administração superior a 10% da dose intencionada e qualquer quadro em que seja apresentado um relatório de incidente. Detalhes complementares podem ser obtidos do American College of Radiology, EUA.

LEITURA SUGERIDA

Halperin EC, Bardy LW, Perez CA, *et al. Perez & Brady's Principles and Practice of Radiation Oncology*, 6th ed. Philadelphia, PA: Lippincott Williams & Wilkins, 2013.

ICRU 50, Prescribing, Recording, Reporting, Photon Beam Therapy. Washington, DC: International Commission on Radiation Units and Measurements, 1994.

ICRU 62, Prescribing, Recording, Reporting, Photon Beam Therapy (Supplement to ICRU Report 50). Bethesda, MD: International Commission on Radiation Units and Measurements, 1999.

Timmerman R, Paulus R, Galvin J, *et al.* Stereotactic body radiation therapy for inoperable early stage lung cancer. *JAMA* 2010;303(11)1070–1076.

Princípios de Terapia Sistêmica de Câncer: Quimioterapia Citotóxica

Leigh M. Boehmer • Sara K. Butler • Janelle Mann

I. INTRODUÇÃO

A. Geral. Os agentes antineoplásicos apresentam índice terapêutico estreito e, como tal, pequenas alterações na dose podem resultar em toxicidade inaceitável. As características de pré-tratamento, incluindo idade, situação de desempenho, medicamentos concomitantes, função renal e hepática, variabilidade da farmacocinética e da farmacodinâmica entre pacientes, caquexia, obesidade e outras comorbidades impactam a eficácia e perfil de toxicidade de muitos agentes administrados. Além disso, muitos agentes antineoplásicos são extensivamente metabolizados por enzimas do citocromo P-450, resultando nas interações medicamentosas em potencial e em alterações subsequentes nas concentrações das drogas antineoplásticas. A sequência de administração das drogas também pode aumentar ou diminuir o efeito antitumor ou impactar a gravidade das toxicidades observadas nesses agentes. Por fim, o cálculo e a manipulação da dose real a ser administrada se baseiam em vários fatores, incluindo o tamanho corporal do paciente e o tamanho do frasco antineoplástico disponível no comércio, assim como a resposta anterior e a intenção do tratamento. Com isso em mente, muitos fatores deverão ser considerados ao se determinar a dose antineoplástica de um paciente.

II. CÁLCULO DA DOSE

A. Geral. A dose de agentes antineoplásticos pode-se basear em uma dose fixa (p. ex., imatinibe), no peso corporal (p. ex., regimes de condicionamento para transplante de células primordiais hematopoiéticas) ou, mais usualmente, em uma área padronizada do corpo de referência (BSA) para fornecer exposição coerente da droga pelos vários tipos corporais. Acredita-se que a utilização da BSA seja a ideal por causa de sua relação conhecida entre tamanho corporal e funções fisiológicas incluindo volume sanguíneo, débito cardíaco, índice de filtração glomerular (GFR) e fluxo de sangue do fígado. A motivação para calcular a dose com base na BSA é reduzir a variabilidade da exposição antineoplástica sistêmica entre pacientes e limitar a toxicidade exercida pela droga.

B. Fórmulas

1. **Dubois e Dubois.** Essa é a fórmula mais amplamente usada, criada originalmente em 1916 por meio de moldes de nove indivíduos não obesos que variavam em idade, tamanho e forma. Por tentativas e erros, essa fórmula foi criada usando-se somente a altura (H) e o peso (W) para se aproximar da BSA. Entretanto, recomenda-se cuidado ao aplicar essa fórmula para crianças e adultos jovens. Ela é considerada o padrão ouro para cálculos de BSA e serve de base para muitos outros nomogramas.

$$BSA\,(m^2) = W^{0,425} \times H^{0,725} \times 0,007184$$
$$W = peso\,(kg)\ H = altura\,(cm)$$

2. **Gehan e George.** Em 1970, a fórmula de Dubois e Dubois foi validada por Gehan e George ao medirem diretamente a área de superfície de pele de 401 indivíduos, incluindo um grande número de crianças. Entretanto, descobriu-se que a BSA foi superestimada em 15% em cerca de 15% dos casos. Em um esforço para simplificar a tarefa de calcular a área de superfície, os autores forneceram tabelas e gráficos para estimar a BSA a partir da altura e peso.

3. **Mosteller.** Ao modificar a equação proposta por Gehan e George, Mosteller *et al*. forneceram uma equação fácil de lembrar com leve perda de precisão de apenas 2%. Embora a validação inicial fosse baseada somente na avaliação de sujeitos adolescentes e adultos, um

56 | Capítulo 5

estudo subsequente usando bebês e crianças descobriu que a equação era igualmente aplicável.

$$BSA\ (m^2)\ \sqrt{\frac{Ht\ (cm)\times Wt\ (kg)}{3.600}} \qquad BSA\ (m^2)\ \sqrt{\frac{Ht\ (in)\times Wt\ (lbs)}{3.131}}$$

4. Calvert. Estudos anteriores de carboplatina notaram que a função renal pré-tratamento de um paciente impactava a gravidade da trombocitopenia observada. Cerca de 70% da droga são eliminados inalterados pela urina dentro de 24 horas e a farmacocinética sugere que a toxicidade e a eficácia da carboplatina é ditada, principalmente, pelo GFR antes do tratamento. Com base nessas observações, Calvert *et al.* validaram uma fórmula simplificada usando uma área-alvo sob a curva (AUC) para cálculo da dose de carboplatina e representando o GFR em um esforço para minimizar a toxicidade.

$$Dose\ de\ carboplatina\ (MG) = AUC\text{-alvo}\ (GFR + 25)$$

C. Manipulação de doses. A dose de um agente antineoplástico administrada a um paciente depende não só dos fatores do paciente e de cálculos matemáticos, mas também da prática do médico responsável pelo tratamento de arredondar ou exceder a dose. É comum que a dose seja arredondada se estiver dentro de 5 a 10% do tamanho do frasco mais próximo disponível no comércio. Na verdade, a prática de arredondar tem o suporte de uma base literária considerável e não confere economia potencial de custo para o sistema de cuidados de saúde. De modo geral, a modificação da dose antineoplástica precisa ser feita com cuidado para evitar uma alteração clinicamente significativa da dose intencionada.

D. Amputados. Nenhuma das equações anteriores inclui amputados na amostra de pacientes levando à sua validação. Além disso, algumas das fórmulas descobriram perda de precisão em crianças, em pacientes baixos e/ou obesos, questionando, assim, a precisão de se aplicar essas mesmas equações a amputados. Embora as fórmulas não tenham sido validadas, recomenda-se avaliar os dados fornecidos por Colangelo *et al.* propondo duas equações alternativas para essa população de pacientes.

E. Obesidade. Houve época em que se acreditava que a dosagem de pacientes obesos com base em seu peso corporal real resultaria em aumento da toxicidade após a distribuição de drogas solúveis em lipídios em tecidos adiposos. Portanto, o peso corporal ideal, o peso corporal ajustado e a BSA exagerada têm sido historicamente usados para calcular a dose a ser administrada. Vários relatórios foram publicados; entretanto, avaliando-se essa prática e seus resultados concluiu-se que não houve aumento na toxicidade observada em pacientes obesos com câncer de mama, de cólon ou de câncer de pulmão de células pequenas que receberam doses antineoplásticas com base em seu peso corporal real. Além disso, a manipulação para baixo da dose em pacientes obesos com câncer de mama tratados com ciclofosfamida, doxorrubicina e 5-fluorouracil afetou negativamente a sobrevida geral. A American Society of Clinical Oncology liberou diretrizes de prática clínica na dosagem apropriada para pacientes obesos com câncer em 2012. O painel de especialistas recomendava que doses antineoplásticas baseadas no peso total fossem usadas para tratar pacientes obesos, particularmente quando o objetivo do tratamento fosse a cura.

E. Idosos. À medida que a pessoa envelhece, muitas alterações fisiológicas podem acontecer que influenciam os efeitos de agentes antineoplásticos. Entretanto, essas alterações não acontecem no mesmo estágio da vida para cada indivíduo. Não há diretrizes estabelecidas focadas em como lidar com os cálculos de dose para os idosos, mas a hipoalbuminenia, o fluxo sanguíneo hepático e renal reduzido, a disfunção cardíaca e outras comorbidades precisam ser consideradas ao se determinar um plano de tratamento. Além disso, essa população de pacientes ingere medicamentos frequentemente, que podem interagir com a eficácia e o perfil de segurança de qualquer agente administrado.

G. Disfunção hepática. Vários agentes antineoplásticos se submetem ao metabolismo hepático e qualquer alteração na liberação ou na capacidade metabólica do fígado podem resultar em complicações em potencial. Os dados são limitados nessa situação e muitos assumem a abordagem simples de avaliar a função hepática pela avaliação da bilirrubina total. Outros valores de laboratório, como as transaminases, a fosfatase alcalina do soro e a albumina também podem afetar a exposição sistêmica e a habilidade do fígado em metabolizar esses medi-

Princípios de Terapia Sistêmica de Câncer: Quimioterapia Citotóxica | **57**

camentos. Portanto, todos os testes de função hepática podem ser necessários antes de se decidir a dosagem final de um regime antineoplástico. Embora haja poucos dados para regimes de combinação, existem alguns agentes individuais, como os taxanos, as antraciclinas e o irinotecano, que sabemos precisar de um ajuste de dose com base na função hepática. Para complicar mais ainda a situação, pode-se descobrir que a disfunção hepática é o resultado de um tumor, podendo ser necessário determinar se a alteração da dose deveria ser considerada de qualquer modo. Atualmente não há recomendações de consenso para dosagem de drogas antineoplásicas para disfunção hepática relacionada com um tumor.

H. Disfunção renal. Vários agentes antineoplásticos são eliminados pelos rins e até alterações menores na função renal podem impactar sua segurança. Além disso, a literatura é limitada a relatórios de casos e séries pequenas de casos relativos a doença renal terminal e a dosagem de antineoplásticos em pacientes com câncer. A escolha e a dose do agente precisam ser consideradas cuidadosamente, assim como o método e o melhor ritmo da diálise em pacientes com disfunção renal para assegurar a exposição máxima à droga e, ao mesmo tempo, minimizar a toxicidade.

LEITURA SUGERIDA

Arriagada R, Le Chevalier T, Pignon JP, *et al.* Initial chemotherapeutic doses and survival in patients with limited small-cell lung cancer. *N Engl J Med* 1993;329:1848–1852.

Calvert AH, Newell DR, Gumbrell LA, *et al.* Carboplatin dosage: prospective evaluation of a simple formula based on renal function. *J Clin Oncol* 1989;7:1748–1756.

Colangelo PM, Welch DW, Rich DS, *et al.* Two methods for estimating body surface area in adult amputees. *Am J Hosp Pharm* 1984;41:2650–2655.

DuBois D, DuBois EF. A formula to estimate the approximate surface area if height and weight be known. *Arch Intern Med* 1916;17:863–871.

Eklund JW, Trifilio S, Mulcahy MF. Chemotherapy dosing in the setting of liver dysfunction. *Oncology* 2005;19:1057–1063.

Eneman JD, Philips GK. Cancer management in patients with end-stage renal disease. *Oncology* 2005;19:1199–1212.

Gehan EA, George SL. Estimation of human body surface area from height and weight. *Cancer Chemother Rep* 1970;54:225–235.

Griggs JJ, Mangu PB, Anderson H, *et al.* Appropriate chemotherapy dosing for obese adult patients with cancer: American Society of Clinical Oncology Clinical Practice Guidelines. *J Clin Oncol* 2012;30:1553–1561.

Meyerhardt JA, Catalano PJ, Haller DG, *et al.* Influence of body mass index on outcomes and treatment-related toxicity in patients with colon carcinoma. *Cancer* 2003;98:484–495.

Mosteller RD. More on simplified calculation of body surface area. *N Engl J Med* 1988;318:1130.

Mosteller RD. Simplified calculation of body surface area. *N Engl J Med* 1987;317:1098.

Rosner GL, Hargis JB, Hollis DR, *et al.* Relationship between toxicity and obesity in women receiving adjuvant chemotherapy for breast cancer: results from cancer and leukemia group B study 8541. *J Clin Oncol* 1996;14:3000–3008.

Princípios de Terapia Sistêmica de Câncer: Terapia para Alvo Molecular

Leigh M. Boehmer • Sara K. Butler • Janelle Mann

I. **HISTÓRICO.** Em geral, a quimioterapia citotóxica tradicional afeta rapidamente a divisão de células normais e malignas. Entretanto, avanços recentes na biologia do câncer levaram à identificação de numerosos alvos moleculares específicos para a terapia medicamentosa. Com frequência, esses alvos moleculares desempenham papel essencial nas vias de transdução de sinal que regulam crescimento, proliferação, migração, angiogênese e apoptose das células do tumor. A *terapia para alvo molecular* é um termo amplo abrangendo várias classes de agentes incluindo inibidores da tirosina quinase e anticorpos monoclonais (MAb).

II. **INIBIDORES DA TIROSINA QUINASE**
   A. **Tirosinas quinases.** As tirosinas quinases catalisam a transferência de γ-fosfato de adenosina trifosfato (ATP) para resíduos de tirosina em alvos de proteína. Elas desempenham papel importante na transdução de sinais dentro das cascatas de sinalização celular que são, por fim, responsáveis pela regulação da transcrição de genes dentro do núcleo. As tirosinas quinases são ainda classificadas em receptoras ou não receptoras.
   1. **Tirosinas quinases receptoras.** As tirosinas quinases receptoras ajudam na transmissão de sinais de ligandos extracelulares para o núcleo das células. Elas são compostas de domínio extracelular aderente aos ligandos, um domínio lipofílico de transmembrana e um domínio intracelular contendo um sítio catalítico. As tirosinas quinases receptoras não são fosforiladas, são monoméricas e inativas sem a presença de um ligando.
   A aderência de ligandos ao domínio extracelular induz a dimerização da tirosina quinase. Isso, por sua vez, leva à autofosforilação do domínio intracelular, convertendo a tirosina quinase para um estado ativo. Mais especificamente, quando o domínio intracelular sofre a autofosforilação, formam-se sítios de aderência para proteínas sinalizantes. Essas proteínas sinalizantes são recrutadas para a membrana e, consequentemente, múltiplas cascatas de sinalização a jusante (*downstream*) são ativadas. Os sinais são transportados da membrana da célula para o núcleo, resultando em alterações da síntese de DNA e crescimento, proliferação, migração, angiogênese e apoptose da célula. Exemplos de tirosinas quinases receptoras incluem: receptores do fator de crescimento epidérmico (EGFR), membros da família (ErbB/HER), receptores do fator de crescimento endotelial vascular (VEGFR) e receptores α e β do fator de crescimento derivado de plaquetas (PDGFR α e β).
   2. **Tirosinas quinases não receptoras.** As tirosinas quinases não receptoras atuam na transferência de sinais intracelulares. Elas não possuem o domínio de transmembrana e têm localização primariamente intracelular. Mais especificamente, elas são encontradas na superfície interna da membrana do plasma, citosol e núcleo. As proteínas e os lipídios inibidores e os mecanismos autoinibidores intramoleculares mantêm as tirosinas quinases não receptoras em estado inativo. A ativação pode ocorrer por sinais intracelulares, causando uma dissociação de proteínas e lipídios inibidores, por outras quinases causando fosforilação ou pelo recrutamento da tirosina quinase para receptores de transmembrana, causando oligomerização e autofosforilação subsequentes da tirosina quinase. Da mesma forma que para tirosinas quinases receptoras, as não receptoras ativam múltiplas vias de sinalização. Os exemplos de tirosinas quinases não receptoras são: BCR-ABL, c-KIT e c-Src.
   B. **Alterações funcionais de tirosinas quinases no câncer.** Dentro das células tumorais existe perda de regulação das tirosinas quinases. Essa desregulação de tirosinas quinases nas células

Princípios de Terapia Sistêmica de Câncer: Terapia para Alvo Molecular | 59

do tumor pode ocorrer por meio de numerosos mecanismos. As proteínas podem estar fundidas com as tirosinas quinases resultando em oligomerização, autofosforilação e ativação constantes. Geralmente isso ocorre como resultado de translocações cromossômicas, com um dos exemplos mais comuns sendo a formação do oncogene BCR-ABL como resultado de t(9;22) na leucemia mieloide crônica (CML). Outros mecanismos descritos na literatura incluem as mutações que causam interrupções na autorregulação de tirosinas quinases; expressão anormal de tirosinas quinases receptoras, seus ligandos associados, ou ambos; ou redução nos processos que regulam a atividade da tirosina quinase causando aumento dessa atividade. Pela ação dos inibidores da tirosina quinase, as tirosinas quinases não reguladas e, com frequência, as múltiplas vias de sinalização ficam inativadas, levando à redução no crescimento, proliferação, migração, angiogênese e/ou apoptose das células do tumor.

III. ANTICORPOS MONOCLONAIS

A. Histórico. Os MAbs são agentes visados que reconhecem proteínas/receptores da superfície celular como antígenos, particularmente na superfície das células tumorais. Há três classes principais de MAbs: não conjugados, conjugados e radioimunoconjugados.

Os MAbs não conjugados afetam diretamente as vias de sinalização ao inibirem as interações ligando-receptor. Esses são MAbs contra ou o receptor ou seu ligando. Eles podem, também, estimular indiretamente os mecanismos de defesa do hospedeiro, tal como a citotoxicidade celular dependente de anticorpo (ADCC) ou a lise mediada pelo complemento, causando atividade antitumor. Os exemplos de MAbs não conjugados incluem: rituximabe, obinotuzumabe, trastuzumabe, cetuximabe, panitumumabe e bevacizumabe. Os MAbs conjugados são anticorpos monoclonais combinados com toxinas proteicas ou agentes citotóxicos. Eles rompem diretamente a síntese de proteínas e causam a morte das células tumorais. Os exemplos de MAbs conjugados são: brentuximabe vedotina e emtansina ado-trastuzumabe. Radioimunoconjugados são MAbs em combinação com radioisótopos que têm por objetivo enviar uma dose esterilizante de radiação ao tumor, como o tiuxetano ibritumomabe.

Os anticorpos, ou imunoglobulinas, são moléculas em forma de Y contendo quatro cadeias – duas cadeias de luz idênticas e duas cadeias pesadas idênticas. Existe uma ligação de antígeno de fragmento (Fab) e uma porção cristalina de fragmento (Fc) do anticorpo. A porção Fab contém regiões variáveis, incluindo regiões determinando complementaridade (CDR) que permitem ao anticorpo a adesão a um antígeno específico. A porção Fc contém regiões constantes que são idênticas em todas as imunoglobulinas do mesmo isótopo (ou seja, IgA, IgG e IgM) e que funcionam como sítios de adesão para leucócitos e complemento.

Os MAbs podem ser fabricados de várias fontes de linfócitos B (ou seja, murinos, humanos e primatas). Os MAbs murinos derivam totalmente dos camundongos. MAbs quiméricos são aqueles compostos de uma região variável de murino do anticorpo com uma região constante derivada de humanos, formando, aproximadamente, 65 a 90% do agente de origem humana. MAbs humanizados são aqueles que consistem em regiões variáveis e constantes derivadas de humanos com CDR derivada de camundongos, formando, aproximadamente, 95% do agente de origem humana. MAbs de primatas contêm regiões variáveis de macacos e regiões constantes de humanos. MAbs humanos derivam totalmente de humanos. Os MAbs são, com frequência, fabricados por manipulação genética para produzir um agente humanizado. A humanização do agente reduz a imunogenicidade do MAb, reduzindo assim a produção de anticorpos humanos anticamundongo (HAMAs). Os HAMAs têm o potencial de inativar e eliminar MAbs murinos puros após administração repetida, reduzindo a meia-vida do agente, mas os HAMAs também podem contribuir para reações alérgicas após a formação de complexos anticorpo-HAMA. MAbs murinos puros também estimulam, sem eficácia, os mecanismos de defesa do hospedeiro, como ADCC e lise mediada pelo complemento, por causa das diferenças entre os sistemas imunes murino e humano.

O United States Adopted Names (USAN) Council desenvolveu diretrizes para a nomenclatura de MAbs para fins de padronização e para permitir a identificação da composição do Mab para fins de segurança do paciente, por causa do potencial para o desenvolvimento de anticorpos específicos da fonte. Em geral, os identificadores da fonte do produto precedem o sufixo *mab*. Além disso, incorporado ao nome do produto está um código silábico para o estado do agente da doença-alvo. Consultar as Tabelas 6-1 e 6-2 para uma lista de identificadores de fonte de produto e do código de sílabas para os estados da doença-alvo. Existem, também, diretrizes específicas para a nomenclatura de MAbs radiorrotulados e outros conjugados.

60 | Capítulo 6

TABELA 6-1	Identificadores da Fonte do Produto
Fonte	**Identificador**
Humano	-u-
Camundongo	-o-
Rato	-a-
Humanizado	-zu-
Hamster	-e-
Primata	-i-
Quimera	-xi-

TABELA 6-2	Código de Sílabas para o Estado do Agente da Doença-Alvo		
Doença		**Tumor**	
Viral	-vir-	Cólon	-col-
Bacteriana	-bac-	Melanoma	-mel-
Imune	-lim-	Mamário	-mar-
Lesões infecciosas	-les-	Testículo	-got-
Cardiovascular	-cir-	Ovário	-gov-
		Próstata	-pr(o)-
		Diversos	-tum-

IV. ALVOS MOLECULARES EM ONCOLOGIA

    A. Inibição da tirosina quinase BCR-ABL. A tirosina quinase BCR-ABL é formada pela fusão do gene BCR no cromossomo 22 com o gene da tirosina quinase c-ABL no cromossomo 9. Essa proteína de fusão se forma como resultado do t(9;22) cromossômico, ou o cromossomo Filadélfia, que tem sido implicado em aproximadamente 95% dos pacientes adultos com CML, em 15 a 20% de pacientes adultos com leucemia linfocítica aguda (ALL) e em 5% de pacientes adultos com leucemia mieloide aguda (AML). Subsequentemente, existe ativação constitutiva da tirosina quinase levando à ativação de várias vias de transdução, resultando em proliferação celular desregulada e inibição da apoptose. O imatinibe inibe a tirosina quinase BCR-ABL, mas também exerce efeitos inibidores em outras tirosinas quinases, incluindo c-KIT e PDGFR α e β. Como resultado dessa inibição da quinase não BCR-ABL, imatinibe demonstrou eficácia no tratamento de outras malignidades, incluindo tumores do estroma gastrintestinal (GISTs), que têm mutações em c-KIT ou PDGFRα. Dasatinibe também tem efeitos inibidores sobre BCR-ABL assim como várias outras tirosinas quinases. Esse agente mostra cerca de 325 vezes mais potência que imatinibe contra ABL e tem atividade contra mutações RBC-ABL resistentes ao imatinibe.

        1. Imatinibe (Glivec®)

            a. Indicações aprovadas pelo FDA. CML positiva para cromossomo Filadélfia, ALL positiva para cromossomo Filadélfia, e GISTs malignos não ressecáveis e/ou metastáticos positivos para c-KIT (CD117).

            b. Farmacologia. Inibidor de tirosina quinase.

                i. Mecanismo. Inibe a tirosina quinase BCR-ABL, que bloqueia a proliferação e causa apoptose nas linhagens celulares positivas BCR-ABL; inibe as tirosinas quinases receptoras do fator de células primordiais (SCF;c-KIT), que inibe a proliferação e causa apoptose em células GIST que expressam mutações em c-KIT; inibe as tirosinas quinases PDGFA α e β.

                ii. Metabolismo. Metabolismo hepático por meio de CYP 3A4 para metabólito ativo (derivativo piperazina N-dimetilada). Eliminado principalmente pelas fezes (68%), com alguma excreção urinária (13%), como metabólito e fármaco original.

Princípios de Terapia Sistêmica de Câncer: Terapia para Alvo Molecular | 61

c. Toxicidade
  i. Comum. Náusea, vômito, diarreia, erupção cutânea de eritema multiforme, retenção de fluido/edema, fadiga, pirexia, cefaleia, hepatotoxicidade, hemorragia, mielossupressão, artralgia, mialgia, tosse e dispneia.
  ii. Ocasional. Alopecia, hemorragia gastrintestinal (GI), ascite, transaminases e/ou bilirrubina aumentadas, visão turva, conjuntivite, prurido, dor no tórax e infecção do trato respiratório superior.
  iii. Rara. Hemorragia do sistema nervoso central (CNS), angioedema, anemia aplástica, enxaqueca, fibrose pulmonar, síndrome de Stevens-Johnson, síncope, transtornos de eletrólitos e neuropatia periférica.
d. Administração
  i. Dose aprovada pelo FDA. CML em fase crônica: dose de 400 mg via oral diariamente, podendo ser aumentada para 600 mg por dia. Fase acelerada ou crise de blastos; dose de 600 mg uma vez ao dia, podendo ser aumentada para 800 mg ao dia (400 mg duas vezes ao dia). A dosagem para Ph + ALL é de 600 mg ao dia, via oral. A dosagem para GIST é 400 a 800 mg ao dia.
  ii. Modificação da dose. Ajuste de dose para prejuízo hepático intenso, reações adversas hematológicas e hepatológicas e resposta hematológica ou citogenética inadequada.
  iii. Fornecimento: comprimidos de 100 e de 400 mg.
2. Bosutinibe (Bosulif)
  a. Indicações aprovadas pelo FDA. CML positiva para o cromossomo Filadélfia.
  b. Farmacologia: inibidor da tirosina quinase.
    i. Mecanismo. Inibe a tirosina quinase BCR-ABL que bloqueia a proliferação e causa apoptose nas linhagens celulares positivas de BCR-ABL; inibe a família SRC (incluindo SRC, LYN e HCK); tem atividade em muitas mutações de BCR-ABL resistentes ao imatinibe (exceção T315I e V299L).
    ii. Metabolismo. Metabolismo hepático por meio de CYP 3A4 para metabólitos primariamente inativos. Eliminado principalmente nas fezes (91%) com excreção urinária mínima (3%).
  c. Toxicidade
    i. Comum. Edema, febre, fadiga, cefaleia, erupção cutânea, bicarbonato reduzido, hipermagnesemia, hipomagnesemia, diarreia, náusea, vômito, dor abdominal, apetite reduzido, trombocitopenia, anemia, neutropenia, transaminases aumentadas, artralgia, dor nas costas, fraqueza, tosse e dispneia.
    ii. Ocasional. Dor no tórax, efusão pericárdica, vertigem, dor, prurido, acne, urticária, desidratação, hipofosfatemia, elevação de ácido úrico, hipocalcemia, gastrite, hepatotoxicidade, zumbido, insuficiência renal, efusão pleural e reação de hipersensibilidade.
    iii. Rara. Choque anafilático, erupção cutânea medicamentosa permanente, hemorragia GI, pancreatite, prolongamento de QTc e hipertensão pulmonar.
  d. Administração
    i. Dose aprovada pelo FDA. CML em fase crônica: dose de 500 mg via oral uma vez ao dia. Pode ser aumentada para 600 mg uma vez ao dia se a resposta completa não for atingida.
    ii. Modificação da dose. Ajuste da dose para prejuízo hepático, reações adversas hematológicas e hepatológicas, resposta hematológica ou citogenética inadequada.
    iii. Fornecimento: comprimidos de 100 e de 500 mg.
3. Dasatinibe (Sprycel)
  a. Indicações aprovadas pelo FDA. CML em fase crônica, acelerada ou de blastos em pacientes resistentes ou intolerantes à terapia anterior incluindo imatinibe; CML em pacientes recentemente diagnosticados em fase crônica; ALL positiva para cromossomo Filadélfia com resistência ou intolerância à terapia anterior.
  b. Farmacologia. Inibidor da tirosina quinase.
    i. Mecanismo. Inibidor da tirosina quinase de múltiplos alvos afetando BCR-ABL, a família SRC, as quinases c-KIT, EPHA2 e PDGFRβ; adere a ambos os domínios da quinase ABL ativos e inativos.

62 | Capítulo 6

ii. Metabolismo. Metabolismo hepático extenso por meio de CYP 3A4. Eliminação principalmente fecal. Índices de 0,1 e 19% da dose eliminados inalterados na urina e nas fezes, respectivamente.

c. Toxicidade
  i. Comum. Mielossupressão, retenção de fluido/edema, náusea, vômito, diarreia, dor abdominal, cefaleia, hemorragia, dor no tórax, arritmia, fadiga, pirexia, erupção cutânea, prurido, mucosite, constipação, mialgia, artralgia, dispneia, tosse, infecção e neuropatia.
  ii. Ocasional. Insuficiência cardíaca congestiva, efusão pericárdica, edema pulmonar, ascite, neutropenia febril, anormalidades de eletrólitos e transaminases elevadas.
  iii. Rara. Prolongamento de QTc, bilirrubina elevada.

d. Administração
  i. Dose aprovada pelo FDA. CML em fase crônica: 100 mg via oral uma vez ao dia com escalonamento opcional da dose para 140 mg uma vez ao dia. CML em fase acelerada ou de blastos: 140 mg via oral uma vez ao dia; ALL, Ph+: 140 mg via oral uma vez ao dia.
  ii. Modificação de dose. Ajuste de dose para toxicidade hematológica ou outras reações adversas não hematológicas. Considerar quando administrada com fortes indutores ou inibidores da enzima CYP 3A4, ou se a resposta hematológica ou citogenética for inadequada.
  iii. Fornecimento: comprimidos de 20, 50, 70, 80, 100 e 140 mg.

4. Nilotinibe (Tasigna®)
a. Indicações aprovadas pelo FDA. CML em fase crônica de diagnóstico recente, CML em fase crônica ou acelerada em pacientes resistentes ou intolerantes à terapia anterior, incluindo imatinibe.
b. Farmacologia. Inibidor da tirosina quinase.
  i. Mecanismo. Inibe a tirosina quinase BCR-ABL que bloqueia a proliferação e causa apoptose em linhagens celulares positivas para BCR-ABL; inibe *c-KIT* e PDGFR.
  ii. Metabolismo. Metabolismo hepático por meio da CYP 3A4 para metabólitos inativos. Eliminado principalmente nas fezes (93%) com 69% sendo fármaco original.
c. Toxicidade
  i. Comum. Edema periférico, hipertensão, cefaleia, fadiga, febre, insônia, erupção cutânea, prurido, alopecia, hipofosfatemia, hiperglicemia, náusea, vômito, diarreia, constipação, neutropenia, trombocitopenia, anemia, hiperbilirrubinemia, transaminases elevadas, artralgia e tosse.
  ii. Ocasional. Estenose arterial, acidente vascular cerebral, arritmia, fibrilação atrial, prolongamento de QTc, vertigem, depressão, pele seca, acne, eritema, hipocalemia, hiponatremia, hipercalemia e dispepsia.
  iii. Rara. Arteriosclerose, insuficiência cardíaca, doença de artéria coronária, diplopia, disúria, úlcera gástrica e hepatite.
d. Administração
  i. Dose aprovada pelo FDA. CML em fase crônica: 300 mg via oral duas vezes ao dia. Fase crônica ou acelerada em pacientes resistentes ou intolerantes: 400 mg via oral duas vezes ao dia.
  ii. Modificação da dose. Ajuste da dose para prejuízo hepático, reações adversas hematológicas e hepatotóxicas, resposta hematológica ou citogenética inadequada.
  iii. Fornecimento: cápsulas de 150 e 200 mg.

5. Ponatinibe (Iclusig®)
a. Indicações aprovadas pelo FDA. CML ou ALL, Ph+ para as quais nenhuma outra terapia TKI é indicada ou para pacientes T315I positivos.
b. Farmacologia. Inibidor de tirosina quinase.
  i. Mecanismo. Pan-inibidor da tirosina quinase BCR-ABL incluindo T315I, que bloqueia a proliferação e causa apoptose em linhas celulares positivas BCR-ABL; inibe as quinases VEGFR, FGFR, PDGFR, EPH e SRC e KIT, RET, TIE2 e FLT3.
  ii. Metabolismo. Metabolismo hepático por meio de CYP3A4, 2C8, 2D6 e 3A5. Eliminado principalmente nas fezes (87%) com alguma excreção urinária (5%).

Princípios de Terapia Sistêmica de Câncer: Terapia para Alvo Molecular | 63

c. Toxicidade
  i. Comum. Hipertensão, edema periférico, insuficiência cardíaca, isquemia arterial, fadiga, cefaleia, febre, dor, vertigem, erupção cutânea, pele seca, hiperglicemia, hipofosfatemia, hipocalcemia, dor abdominal, constipação, náusea, diarreia, vômito, mucosite, perda de peso, neutropenia, trombocitopenia, anemia, transaminases elevadas, bilirrubina elevada, artralgia, mialgia e neuropatia periférica.
  ii. Ocasional. Infartação do miocárdio, SVT, fibrilação atrial, tromboembolismo venoso, efusão pericárdica, derrame e TIA.
  iii. Rara. Ascite, flúter atrial, edema cerebral, bloqueio cardíaco e insuficiência hepática.
d. Administração
  i. Dose aprovada pelo FDA: 45 mg via oral uma vez ao dia.
  ii. Modificação da dose. Ajuste da dose para prejuízo hepático moderado a intenso, reações adversas hematológicas e hepatotóxicas, resposta hematológica ou citogenética inadequada.
  iii. Fornecimento: comprimidos de 15 e 45 mg.
B. Direcionamento da fusão ALK. A quinase de linfoma anaplástico (ALK) é um receptor de tirosina quinase associado à membrana da superfamília de receptores de insulina. ALK foi identificada pela primeira vez como proteína de fusão em linhagens celulares de linfoma anaplástico de células grandes. Os rearranjos cromossômicos de ALK foram descobertos em linfoma anaplástico de células grandes (50 a 60%), tumores miofibroblásticos inflamatórios (27%) e em cânceres de pulmão de células não pequenas (NSCLC: 4 a 7%).

Em NSCLC, o oncogene da fusão EML4-ALK é a mutação de ALK mais informada. Essa inversão no cromossomo 2 leva à fusão do domínio de quinase da ALK e a região 4 semelhante à proteína associada a microtúbulo equinodérmico de EML-4, inv(2)(p21p23). A fusão EML4-ALK media a dimerização independente de ligando da quinase, levando à sinalização contínua a jusante (*downstream*) das vias de PI3K-AKT, STAT3 e Ras-Raf-ERK causando a sobrevida e a proliferação da célula.

Crizotinibe tem um mecanismo de ação competitivo clássico de ATP com inibição dependente da dose na fosforilação de ALK assim como o de c-MET, prevenindo a proliferação celular e induzindo a apoptose.
1. Crizotinibe (Xalcori®)
a. Indicações aprovadas pelo FDA. Terapia de linha de frente como quinase de linfoma anaplástico metastático positivo para NSCLC.
b. Farmacologia. Inibidor da tirosina quinase.
  i. Mecanismo. Adere ao domínio intracelular da ATP da ALK ativada, que inibe a fosforilação e a sinalização a jusante subsequente.
  ii. Metabolismo. Metabolismo hepático extenso principalmente por meio de CYP 3A4. Eliminado, principalmente, pelas fezes (63%) com pequeno volume na urina (22%).
c. Toxicidade
  i. Comum. Transtorno da visão (prejuízo visual, fotopsia, visão turva, flutuadores vítreos, fotofobia e diplopia), vertigem, neuropatia, fadiga, apetite reduzido, náusea, diarreia, vômito, edema e constipação.
  ii. Rara. Pneumonite, pneumonia, prolongamento de QTc, elevações nos testes de função hepática (AST/ALT, bilirrubina) e hepatotoxicidade.
d. Administração
  i. Dose aprovada pelo FDA: 250 mg via oral duas vezes ao dia.
  ii. Modificação da dose. As recomendações sobre ajuste de dose para QTc > 500 ms corrigida sem sinais ou sintomas graves de arritmia são: suspender a terapia até que QTc < 480 ms e, então, reassumir com dose de 200 mg via oral duas vezes ao dia. O ajuste de dose para elevações de AST/ALT de $\geq 5 \times$ ULN com grau ≤ 1 de bilirrubina total deve ser suspenso até a melhora da toxicidade e então deve-se retomar o tratamento com 200 mg via oral duas vezes ao dia. Avaliar a interação medicamentosa com indutores fortes ou inibidores de CYP3A e o uso concomitante de medicamentos para prolongamento de QTc.
  iii. Fornecimento: cápsulas de 200 e 250 mg.
C. Direcionamento de EGFR. O EGFR é um dos quatro receptores de tirosina quinase na família do receptor ErbB – ErbB1 (EGFR/HER1), ErbB2 (HER2/neu), ErbB3 (HER 3) e ErbB4 (HER 4). Várias malignidades têm sido associadas à expressão exagerada ou alteração

64 | Capítulo 6

de EGFR e incluem cânceres de cabeça e pescoço, esofágico, gástrico, pancreático, colorretal, de células renais, de próstata, de mama, de bexiga, ovariano e de colo de útero, assim como NSCLC e glioblastoma.

A ativação desses receptores de tirosinas quinases resulta em vias de sinalização múltiplas a jusante (*dowstream*) sendo ativadas incluindo a via da proteína quinase ativada por mitógenos (MAPK) Ras/Raf, a via de fosfatidilinositol 3'-quinase (PI3K)/Akt, a via da proteína quinase C e a via da quinase Janus (JAK)/transdutora de sinal e ativadora de transcrição (STAT). Essas vias afetam a proliferação, migração e diferenciação das células e inibem a apoptose. A ativação do EGFR também causa regulação para cima da expressão do fator de crescimento endotelial vascular (VEGF) levando ao aumento na angiogênese.

Os inibidores da tirosina quinase do EGFR não pequenas moléculas que aderem ao sítio de adesão da ATP no domínio da tirosina quinase do receptor e inibem a atividade catalítica da quinase, ou podem inibir tirosinas quinases de fusão bloqueando a dimerização. Os inibidores da tirosina quinase EGFR incluem erlotinibe e afatinibe. Os MAbs direcionados ao EGFR disponíveis, cetuximabe e pan-itumumabe, inibem a adesão de ligandos ao receptor.

1. **Erlotinibe (Tarceva®)**
   a. **Indicações aprovadas pelo FDA.** Terapia de linha de frente para NSCLC metastático expressando um éxon de EGFR deleção 19 ou éxon de substituição 21. Além disso, para NSCLC refratário, localmente avançado ou metastático, em combinação com gemcitabina para câncer pancreático localmente avançado, não ressecável ou metastático.
   b. **Farmacologia.** Inibidor da tirosina quinase.
      i. **Mecanismo.** Inibe a fosforilação intracelular da tirosina quinase EGFR.
      ii. **Metabolismo.** Metabolismo hepático extensivo, principalmente, por meio da CYP 3A4. Eliminado principalmente pelas fezes (83%) com pequeno volume na urina (8%).
   c. **Toxicidade**
      i. **Comum.** Desconforto GI (diarreia, náusea, vômito e anorexia), mucosite, toxicidade dermatológica (erupção cutânea acneiforme, erupção cutânea eritematosa, dermatite maculopapular, pele seca e prurido), fadiga, cefaleia, depressão, vertigem, insônia, dispneia, tosse, infecção, edema, irritação ocular/conjuntivite, transaminases hepáticas elevadas e/ou bilirrubina.
      ii. **Ocasional.** Trombose venosa profunda, infartação/isquemia do miocárdio, eventos cerebrovasculares, íleo e pancreatite.
      iii. **Rara.** Ulcerações da córnea, epistaxe, sangramento GI, episódios semelhantes à doença pulmonar intersticial e anemia hemolítica.
   d. **Administração**
      i. **Dose aprovada pelo FDA.** Para NSCLC a dose é de 150 mg via oral uma vez ao dia. Dose para câncer pancreático: 100 mg via oral uma vez ao dia em combinação com gemcitabina. Administrar pelo menos 1 hora antes ou 2 horas após as refeições.
      ii. **Modificação da dose.** Nenhum ajuste para prejuízo renal. Pode ser necessário ajustar a dose na presença de prejuízo hepático significativo. A modificação da dose pode ser feita por intolerância ou por inibidor de CYP 3A4 concomitante ou administração de indutor.
      iii. **Fornecimento:** comprimidos de 25, 100 e 150 mg.
2. **Afatinibe (Gilotrif®)**
   a. **Indicações aprovadas pelo FDA.** A terapia de linha de frente para NSCLC expressando a deleção do exon 19 do gene EGFR ou substituição do éxon 21.
   b. **Farmacologia.** Inibidor da tirosina quinase.
      i. **Mecanismo.** Inibe irreversivelmente a fosforilação intracelular da tirosina quinase do EGFR.
      ii. **Metabolismo.** O metabolismo é insignificante, inibidor/substrato de P-glicoproteína. Eliminado primariamente pelas fezes (85%) com um pequeno volume na urina (4%).
   c. **Toxicidade**
      i. **Comum.** Mal estar GI (diarreia, anorexia), estomatite, toxicidade dermatológica (erupção cutânea acneiforme, erupção cutânea eritematosa, dermatite maculopapular, pele seca e prurido), paroníquia, fadiga, dispneia, tosse e irritação ocular/conjuntivite.
      ii. **Ocasional.** Transaminases hepáticas elevadas, hipocalemia e cistite.

Princípios de Terapia Sistêmica de Câncer: Terapia para Alvo Molecular | 65

   iii. Rara. Episódios semelhantes à doença intersticial do pulmão, pneumonia, sepse, disfunção diastólica, erupção cutânea bolhosa e hepatotoxicidade.

d. Administração
   i. Dose aprovada pelo FDA. A dose para NSCLC é de 40 mg via oral uma vez ao dia.Administrar pelo menos 1 hora antes ou 2 horas após as refeições.
   ii. Modificação da dose. Os ajustes de dose para prejuízo renal deverão ser considerados se CrCl < 59 mL/min e o paciente estiver mostrando intolerância à terapia. Reduzir a dose diária de afatinibe em 10 mg se o paciente estiver recebendo inibidores de P-glicoproteína concomitantemente e não estiver tolerando o tratamento. Se o paciente estiver recebendo indutores de P-glicoproteína, recomenda-se aumentar a dose diária de afatinibe em 10 mg.
   iii. Fornecimento: comprimidos de 20, 30 e 40 mg.

3. Cetuximabe (Erbitux®)
   a. Indicações aprovadas pelo FDA. Câncer colorretal metastático; carcinoma de células escamosas de cabeça e pescoço.
   b. Farmacologia. MAb quimérico.
      i. Mecanismo. Adere ao domínio extracelular do EGFR inibindo a adesão do fator de crescimento epidérmico (EGF) ao receptor; inibe o crescimento celular e a metástase, induz a apoptose, inibe a produção do VEGF, causa ADCC e desregula para baixo o EGFR.
      ii. Metabolismo. Eliminação por meio da ligação/internalização do EGFR.
   c. Toxicidade
      i. Comum. As toxicidades dermatológicas (erupção cutânea acneiforme, pele seca e fissurada, reações inflamatórias/infecciosas), mal-estar, febre, hipomagnesemia, náusea, constipação, dor abdominal, diarreia, cefaleia, fraqueza, tosse, edema periférico, alopecia e anemia.
      ii. Ocasional. Sepse, embolia pulmonar, insuficiência renal, desidratação, conjuntivite, reações associadas à infusão e parada cardiopulmonar.
      iii. Rara. Doença pulmonar intersticial, leucopenia.
   d. Administração
      i. Dose aprovada pelo FDA. Dose inicial mais elevada: 400 mg/m^2 intravenosa no dia 1. Dose de manutenção: 250 mg/m^2 uma vez por semana iniciando no dia 8.
      ii. Modificação da dose. Ajuste de dose para toxicidades. Ajuste não é necessário para prejuízo renal ou hepático.
      iii. Fornecimento: em frascos de 100 mg.

4. Panitumumabe (Vectibix®)
   a. Indicações aprovadas pelo FDA. Câncer colorretal metastático (mutação *KRAS* negativa).
   b. Farmacologia. MAb humano.
      i. Mecanismo. Adere ao domínio extracelular do EGFR inibindo a adesão do EGF e de outros ligandos ao receptor; inibe o crescimento celular, a sobrevida, a proliferação e a transformação.
      ii. Metabolismo. Eliminação por meio da ligação/internalização do EGFR.
   c. Toxicidade
      i. Comum. Toxicidades dermatológicas (erupção cutânea acneiforme, pele seca e fissurada, reações inflamatórias/infecciosas), edema periférico, fadiga, hipomagnesemia, dor abdominal, náusea, diarreia, constipação, vômito, toxicidade ocular e tosse.
      ii. Ocasional. Reações relacionadas com infusão, estomatite, mucosite, conjuntivite, crescimento dos cílios e formação de anticorpos.
      iii. Rara. Sepse, fibrose pulmonar e necrose da pele.
   d. Administração
      i. Dose aprovada pelo FDA. 6 mg/kg intravenosos cada 14 dias.
      ii. Modificação da dose. Ajuste de dose para toxicidades. Nenhum ajuste é necessário para prejuízo renal ou hepático.
      iii. Fornecimento: frascos de 100 e de 400 mg.

D. Direcionamento para HER2. O receptor 2 do fator de crescimento epidérmico humano (HER2) é membro da família de receptores de Erb, que inclui ErbB1/EGFR/HER1, ErbB3/HER3 e ErbB4/HER4. HER2 é o único dos quatro receptores ErbB que não tem

66 | Capítulo 6

ligando conhecido. As interações entre os outros membros da família HER e o domínio extracelular de HER2 resultam na formação de complexos de heterodímeros após a adesão do ligando. Portanto, o papel principal de HER2 é a de um correceptor, facilitando a transdução de sinal após a adesão do ligando a outros membros da família HER. A ativação de HER2 também pode ocorrer por homodimerização. O domínio intracelular de HER2 exibe atividade da tirosina quinase mediante ativação e regula o crescimento, a diferenciação e a migração das células. A amplificação do oncogene *HER2/neu* resulta em expressão exagerada de HER2, o que ocorre em cerca de 20 a 30% dos tumores de câncer de mama. Os cânceres de mama com expressão exagerada de HER2 geralmente têm o pior prognóstico que aqueles tumores de mama sem essa superexpressão de HER2. Trastuzumabe e pertuzumabe são MAbs humanizados contra HER2, enquanto lapatinibe é um inibidor da tirosina quinase contra EGFR e HER2.

1. **Lapatinibe (Tykerb®)**
   a. **Indicações aprovadas pelo FDA.** Câncer de mama metastático cujos tumores expressem proteína HER2/*neu* em combinação com quimioterapia, terapia hormonal ou trastuzumabe.
   b. **Farmacologia.** Inibidor da tirosina quinase.
      i. **Mecanismo.** Inibidor duplo da tirosina quinase contra EGFR e HER2 bloqueando a fosforilação e a ativação *dowstream* de segundos mensageiros.
      ii. **Metabolismo.** CYP3A4/5 extensivamente por via hepática e, em menor escala, via CYP2C19 e 2C8 para metabólitos oxidados.
   c. **Toxicuidade**
      i. **Comm.** Fadiga, cefaleia, síndrome da mão-pé, erupção cutânea, pele seca, alopecia, transtorno das unhas, diarreia, náusea, vômito, dor abdominal, estomatite, dispepsia, anemia, neutropenia, trombocitopenia, transaminases aumentadas, bilirrubina aumentada, dor nas extremidades e fraqueza.
      ii. **Ocasional.** Disfunção ventricular esquerda, insônia.
      iii. **Rara.** Anafilaxia, hepatotoxicidade, doença intersticial do pulmão, pneumonite e prolongamento de QTc.
   d. **Administração**
      i. **Dose aprovada pelo FDA.** Em combinação com capecitabina: 1.250 mg via oral uma vez ao dia; em combinação com letrozol: 1.500 mg via oral uma vez ao dia; em combinação com trastuzumabe: 1.000 mg via oral uma vez ao dia.
      ii. **Modificação da dose:** Dose reduzida recomendada para prejuízo hepático intenso.
      iii. **Fornecimento:** em comprimidos de 250 mg.
2. **Trastuzumabe (Herceptin®)**
   a. **Indicações aprovadas pelo FDA.** Câncer de mama cujos tumores superexpressem a proteína HER2/*neu* no cenário adjuvante ou metastático; câncer gástrico metastático cujos tumores superexpressem a proteína HER2/*neu.*
   b. **Farmacologia.** MAb humanizado.
      i. **Mecanismo.** Adere ao domínio extracelular da proteína HER2/*neu.* Faz a mediação de vários efeitos intracelulares incluindo a internalização do receptor de HER2 e a regulação *downstream* da expressão de HER2 de superfície; altera as vias de sinalização *downstream* e leva à redução na proliferação celular e na produção de VEGF, induz a apoptose e potencializa a quimioterapia. Ele também causa vários efeitos extracelulares incluindo a interferência com a formação de homodímeros e heterodínamos entre os receptores da família de HER2 e induz a toxicidade celular dependente de anticorpos contra células que produzem HER2 em excesso.
      ii. **Metabolismo.** Eliminação por meio da internalização após aderência ao receptor.
   c. **Toxicidade**
      i. **Comum.** Reações relacionadas com infusão (febre, calafrios), erupção cutânea, cefaleia, diarreia, mielossupressão e infecções.
      ii. **Ocasional.** Disfunção ventricular esquerda, cardiomiopatia, insuficiência cardíaca congestiva e artralgia.
      iii. **Rara.** Reações intensas de hipersensibilidade (anafilaxia, urticária, broncospasmo, angioedema e/ou hipotensão), reações intensas associadas à infusão (febre, calafrios, náusea, vômito, dor no sítio do tumor, cefaleia, vertigem, dispneia, hipotensão,

Princípios de Terapia Sistêmica de Câncer: Terapia para Alvo Molecular | 67

erupção cutânea e astenia), episódios pulmonares (dispneia, infiltrados pulmonares, efusões pleurais, edema pulmonar não cardiogênico, insuficiência pulmonar e hipóxia, síndrome de angústia respiratória aguda (ARDS), pneumonite e fibrose pulmonar).

d. Administração

  i. Dose aprovada pelo FDA. Dosagem semanal: dose inicial de 4 mg/kg intravenosa no Dia 1. Dose de manutenção: 2 mg/kg intravenosa uma vez por semana começando no Dia 8. Dosagem cada 3 semanas: dose inicial de 8 mg/kg intravenosa no dia 1. Dose de manutenção: 6 mg/kg intravenosa cada 3 semanas começando no dia 22.

  ii. Modificação da dose. Recomendada para durar pelo menos 4 semanas para LVEF $\geq$ 16% de aumento a partir da linha de base ou LVEF inferior aos limites normais e $\geq$ 10% de redução a partir da linha de base.

  iii. Fornecimento: frasco de 440 mg.

3. Pertuzumabe (Perjeta®)

  a. Indicações aprovadas pelo FDA. Tratamento de câncer de mama positivo para HER2/*neu* em cenário metastático ou neoadjuvante.

  b. Farmacologia. MAb humanizado.

    i. Mecanismo. Visa o domínio de dimerização de HER2/*neu* extracelular e inibe a dimerização de HER2 bloqueando a sinalização *downstream*. Adere a um epítopo de HER2 diferente que o do trastuzumabe, resultando em inibição mais completa da sinalização de HER2 quando combinado com trastuzumabe.

    ii. Metabolismo. Eliminação por meio da internalização após aderência ao receptor.

  c. Toxicidade

    i. Comum. Fadiga, cefaleia, febre, vertigem, erupção cutânea, diarreia, inflamação da mucosa, náusea, estomatite, vômito, neutropenia, anemia e reações da infusão.

    ii. Ocasional. Paroníquia, anorexia.

    iii. Rara. Insuficiência cardíaca, insônia, fração de ejeção ventricular esquerda reduzida, edema periférico e efusão pleural.

  d. Administração

    i. Dose aprovada pelo FDA. Em combinação com docetaxel e trastuzumabe: 840 mg intravenosa no Dia 1 seguida de 420 mg intravenosos cada 3 semanas.

    ii. Modificação da dose. Não há recomendação para ajustes de dose.

    iii. Fornecimento: frascos de 420 mg.

E. Direcionamento para VEGF. O VEGF é um membro da família PDGF. Existem vários ligandos para VEGFRs incluindo VEGF-A até –E e fator de crescimento da placenta. Esses ligandos são capazes de aderir a vários VEGFRs que são expressos nas células endoteliais vasculares. A ligação ao VEGFR-1 (Flt-1; tirosina quinase-1 semelhante a Fms) induz a migração células endotelial. A ligação AP VEGFR-2 (KDR) estimula a proliferação células endotelial, efeitos antiapoptóticos e permeabilidade vascular. Esse receptor é o principal responsável pela ativação dos domínios de tirosina quinase uma vez ligados os ligandos.

A ligação ao VEGFR-3 (Flt-4) induz a linfangiogênese. O VEGF também atua na indução da angiogênese, ou no crescimento de novos vasos sanguíneos a partir da vasculatura existente, o que ajuda a sustentar o crescimento do tumor e a sobrevida ao fornecer nutrientes e oxigênio. A expressão exagerada de VEGF ocorre em vários tipos de tumor incluindo: câncer colorretal, de mama, cervical, endometrial, gástrico, renal, pancreático e hepático, além de NSCLC, melanoma, glioblastoma e AML. Vários fatores podem regular para cima (*upstream*) a expressão de VEGF incluindo: hipóxia, acidose, embriogênese, endometriose, cicatrização de ferimentos e vários fatores de crescimento (PDGF, fator de crescimento de fibroblastos [FGF], fator de crescimento epidérmico [EGF], fator de necrose tumoral [TNF], fator beta de crescimento transformador, interleucina 1 [IL-1]). Dentro das células do tumor, a hipóxia é o mediador chave da expressão exagerada do VEGF. Os agentes com efeitos sobre VEGF/VEGFRs são: axitinibe, pazopanibe, sunitinibe, bevacizumabe e ziv-aflibercept.

1. Axitinibe (Inlyta®)

  a. Indicações aprovadas pelo FDA. Câncer avançado de células renais.

  b. Farmacologia. Inibidor da tirosina quinase, segunda geração.

68 | Capítulo 6

   i. Mecanismo. Bloqueia a angiogênese e o crescimento do tumor ao inibir VEGFR 1, 2 e 3.

   ii. Metabolismo. Hepático, principalmente por meio de CYP 3A4/5 e, em menor escala, via CYP 1A2, CYP 2C19 e UGT 1A1. Excretado principalmente pelas fezes (41%) e um volume menor excretado pelos rins (23%).

c. Toxicidade

   i. Comum. Hipertensão, fadiga, disfonia, cefaleia, síndrome da mão-pé, erupção cutânea, hipocalcemia, hiperglicemia, hipernatremia, hipoalbuminemia, bicarbonato reduzido, diarreia, náusea, lípase/amilase aumentadas, perda de peso, vômito, constipação, mielossupressão, testes de função hepática aumentados (LFTs), fraqueza, artralgias, creatinina aumentada, proteinúria e tosse.

   ii. Ocasional. Eventos trombóticos venosos/arteriais, ataque isquêmico transitório, vertigem, pele seca, prurido, alopecia, eritema, hipertiroidismo, dispepsia, hemorróidas, mialgias, zumbido, hematúria e epistaxe.

   iii. Rara. Sangramento cerebral, crise cerebrovascular, síndrome da leucoencefalopatia posterior reversível e insuficiência cardíaca.

d. Administração

   i. Dose aprovada pelo FDA. 5 mg via oral duas vezes ao dia com ou sem refeições com um copo d'água. Se a dose for tolerada durante pelo menos duas semanas consecutivas, pode ser aumentada para 7 mg via oral duas vezes ao dia e, então, aumentada ainda mais (usando o mesmo critério) para 10 mg via oral duas vezes ao dia.

   ii. Modificação da dose. Para reações adversas, reduzir a dose de 5 mg via oral duas vezes ao dia para 3 mg via oral duas vezes ao dia; redução para 2 mg via oral duas vezes ao dia pode ser realizada. Evitar administração concomitante com inibidores potentes de CYP 3A4. Se esses inibidores forem usados, recomenda-se redução da dosagem em 50%. Não há necessidade de ajuste de dose para disfunção renal moderada a intensa e também para Child-Pugh classe A; 50% de redução da dose para Child-Pugh B e não foi estudada para Child-Pug classe C.

   iii. Fornecimento: comprimidos de 1 e 5 mg.

2. Pazopanibe (Votrient®)

a. Indicações aprovadas pelo FDA. Câncer avançado de células renais, sarcoma de partes moles avançado ou refratário.

b. Farmacologia. Inibidor da tirosina quinase (multiquinase).

   i. Mecanismo. Bloqueia a angiogênese e o crescimento do tumor inibindo VEGFR 1, 2 e 3, PDGFR, FGFR-1 e 3, cKIT, receptor de interleucina-2, receptor da interleucina-2 induzível por quinase de células T, proteína tirosina quinase específica de leucócitos (LcK) e c-Fms.

   ii. Metabolismo. Hepático, principalmente por meio de CYP 3A4 e, em menor escala, via CYP1A2, CYP2C8 e UGT 1A1. Excretado, principalmente, nas fezes com volume menor excretado pelos rins (< 4%).

c. Toxicidade

   i. Comum. Hipertensão, edema, fadiga, cefaleia, vertigem, descoloração dos pelos, síndrome da mão-pé, erupção cutânea, hiperglicemia, hipofosfatemia, hiponatremia, TSH aumentado, diarreia, náusea, perda de peso, vômito, constipação, mielossupressão, LFTs aumentados, fraqueza e tosse.

   ii. Ocasional. Eventos trombóticos venosos/arteriais, ataque isquêmico transitório, dor no tórax, prolongamento de QTc, insônia, calafrios, dispepsia e visão turva.

   iii. Rara. Sangramento cerebral, crise cerebrovascular, síndrome da leucoencefalopatia posterior reversível e insuficiência cardíaca.

d. Administração

   i. Dose aprovada pelo FDA. 800 mg via oral uma vez ao dia com estômago vazio.

   ii. Modificação da dose. Modificar as doses para casos de prejuízo hepático de moderado a intenso.

   iii. Fornecimento: comprimidos de 200 mg.

Princípios de Terapia Sistêmica de Câncer: Terapia para Alvo Molecular | 69

3. **Sunitinibe (Sutent®)**
   a. **Indicações aprovadas pelo FDA.** GIST após progressão da doença ou intolerância ao imatinibe; câncer avançado de células renais (RCC); tumores neuroendócrinos localmente avançados ou pancreáticos por metástase (PNET).
   b. **Farmacologia:** Inibidor da tirosina quinase.
      i. **Mecanismo.** Inibe várias tirosinas quinases incluindo VEGFR 1, 2 e 3; receptor de SCF (*c-KIT*), PDGFR α e β; e tirosina quinase-3 semelhante a FMS (Flt-3).
      ii. **Metabolismo.** Hepático por meio de CYP 3A4 para o *N*-desetil metabólito SU12662. Excretado principalmente pelas fezes (61%) com volume menor excretado pelos rins (16%).
   c. **Toxicidade**
      i. **Comum.** Hipertensão, erupção cutânea, síndrome da mão-pé, alopecia, descoloração da pele (amarelo-laranja), alterações de pigmentação pilosa, pele seca, diarreia, náusea, vômito, mucosite/estomatite, constipação, dispepsia, dispneia, tosse, edema, febre, fadiga, hiperuricemia, LFTs aumentados, amilase/lípase aumentadas, mielossupressão, artralgia, mialgia, creatinina sérica aumentada, fração de ejeção ventricular esquerda (LVEF) reduzida e hemorragia.
      ii. **Ocasional.** Transtornos de eletrólitos, hipotireoidismo, dor bucal, tromboembolia, isquemia/infartação do miocárdio, anorexia e neuropatia periférica.
      iii. **Rara.** Neutropenia febril, pancreatite, síndrome da leucoencefalopatia posterior reversível e convulsões.
   d. **Administração**
      i. **Dose aprovada pelo FDA.** 50 mg via oral uma vez ao dia com ou sem refeições durante 4 semanas em ciclo de tratamento de 6 semanas (4 semanas sim, 2 semanas não) para GIST e RCC avançado. Dosagem para PNET: 37,5 mg via oral uma vez ao dia com ou sem refeições; dose máxima diária usada em estudos clínicos: 50 mg.
      ii. **Modificação da dose.** Reduções da dose para 37,5 mg uma vez ao dia (GIST/RCC) ou para 25 mg uma vez ao dia (PNET) deverão ser consideradas com uso concomitante de inibidores potentes de CYP 3A4. Incremento da dosagem para 87,5 mg uma vez ao dia (GIST/RCC) ou 62,5 mg uma vez ao dia (PNET) deverá ser considerado com uso concomitante de indutores potentes de CYP 3A4.
      iii. **Fornecimento:** cápsulas de 12,5, 25 e 50 mg.
4. **Bevacizumabe (Avastin®)**
   a. **Indicações aprovadas pelo FDA.** Tratamento de câncer colorretal metastático (tratamento de primeira ou segunda linha após progressão no tratamento de primeira linha contendo bevacizumabe); NSCLC não escamoso metastático (tratamento de primeira linha em combinação com paclitaxel e carboplatina); carcinoma metastático de células renais (RCC).
   b. **Farmacologia.** MAb humanizado.
      i. **Mecanismo.** MAb humanizado recombinante que adere a e neutraliza VEGF.
   c. **Toxicidade**
      i. **Comum.** Hipertensão, cefaleia, dor abdominal, náusea, vômito, diarreia, anorexia, constipação, proteinúria, leucopenia, fraqueza, dermatite esfoliativa, estomatite, epistaxe, dispneia, infecção respiratória superior e cicatrização de ferimento.
      ii. **Ocasional.** Episódios tromboembólicos venosos, episódios hemorrágicos, perfuração GI, episódios tromboembólicos arteriais, disfunção ventricular esquerda e reações relacionadas com infusão.
      iii. **Rara.** Hemorragia do CNS, síndrome nefrótica, desenvolvimento de fístula, hemorragia intensa ou fatal, fascite necrosante e deiscência de ferimento.
   d. **Administração**
      i. **Dose aprovada pelo FDA.** Para câncer colorretal metastático: 5 mg/kg intravenoso cada 2 semanas (em combinação com bolo-IFL); 10 mg/kg intravenoso cada 2 semanas combinada com FOLFOX 4); 5 mg/kg intravenoso cada 2 semanas ou 7,5 mg/kg intravenoso cada 3 semanas (em combinação com regime baseado em fluoropirimidina-irinotecano ou fluoropirimidina-oxaliplatina). Para NSCLC não escamoso metastático: 15 mg/kg intravenoso, cada 3 semanas (em combinação com

70 | Capítulo 6

paclitaxel e carboplatina). Para RCC metastático: 10 mg/kg intravenoso cada 2 semanas (em combinação com interferon alfa).

  ii. **Modificação da dose.** Justifica-se a suspensão temporária da terapia em pacientes com proteinúria moderada ou intensa, ou hipertensão intensa e descontrolada. A suspensão permanente é recomendada para deiscência de ferimento exigindo intervenção, perfuração GI, crise hipertensiva, sangramento grave, episódios tromboembólicos arteriais intensos ou síndrome nefrótica.

  iii. **Fornecimento:** frascos com 100 e 400 mg.

5. **Ziv-aflibercept (Zaltrap®)**

  a. **Indicações aprovadas pelo FDA.** Tratamento de câncer colorretal metastático (em combinação com fluorouracil, leucovorina e irinotecano [FOLFIRI]) em pacientes demonstrando resistência a ou que apresentaram progresso no regime à base de oxaliplatina.

  b. **Farmacologia.** Proteína de fusão recombinante.

  i. **Mecanismo.** Proteína de fusão recombinante composta de porções de domínios de adesão para VEGFR 1 e 2 anexa à porção Fc da IgG1 humana, que atua como receptor chamariz para VEGF-A, -B e fator de crescimento placentário que evitam a adesão/ativação de VEGFR a seus receptores, levando à angiogênese e regressão do tumor.

  c. **Toxicidade** (informada em combinação com FOLFIRI).

  i. **Comum.** Hipertensão, fadiga, disfonia, síndrome da mão-pé, diarreia, estomatite, redução de apetite, perda de peso, dor abdominal, mielossupressão, aumento em AST/ALT, fraqueza, proteinúria, creatinina aumentada, epistaxe e dispneia.

  ii. **Ocasional.** Episódios tromboembólicos venosos/arteriais, síndrome da encefalopatia posterior reversível (RPLS), hiperpigmentação, desidratação, hemorroidas, febre neutropênica, dor orofaríngea, embolia pulmonar e formação de fístula.

  iii. **Rara.** Ressecções de hipersensibilidade, microangiopatia trombótica e cicatrização de ferimento prejudicada.

  d. **Administração**

  i. **Dose aprovada pelo FDA.** 4 mg/kg intravenoso cada 2 semanas (em combinação com FOLFIRI).

  ii. **Modificação da dose.** Justifica-se a suspensão temporária da terapia em pacientes com hipertensão não controlada, neutropenia ou proteinúria moderada a intensa. Recomenda-se a suspensão permanente para episódios trombóticos arteriais, formação de fístula, perfuração GI, sangramento grave, crise hipertensiva, síndrome nefrótica ou microangiopatia trombótica, RPLS ou deiscência de ferimento exigindo intervenção.

  iii. **Fornecimento:** frascos com 100 e 200 mg.

F. **Inibição da tirosina quinase Raf.** A via de transdução de sinal Raf/quinase extracelular ativada por mitógeno(MEK)/quinase extracelular relacionada com sinal (ERK) é superativada em cânceres diferentes incluindo da tireoide, hepatocelular, pancreático, colorretal, ovariano, de próstata, de mama e do rim, assim como em NSCLC, AML e melanoma. Uma vez que ligandos extracelulares como o fator alfa de crescimento transformador (TGF-α), EGF, VEGF e PDGFβ aderem a seus respectivos receptores, a via Raf/MEK/ERK é ativada. A via transmite sinais da superfície da célula através de autofosforilação para o núcleo. Essa via está envolvida na regulação da proliferação, diferenciação, sobrevida, angiogênese, metástase e adesão. Existem várias isoformas Raf e sorafenibe demonstrou efeitos inibidores sobre várias quinases Raf.

1. **Sorafenibe (Nexavar®)**

  a. **Indicações aprovadas pelo FDA.** Carcinoma avançado de células renais; câncer hepatocelular e câncer de tireoide diferenciado.

  b. **Farmacologia.** Inibidor multidirecionado de tirosina quinase.

  i. **Mecanismo.** Inibe várias quinases Raf intracelulares incluindo C-Raf, B-Raf do tipo selvagem e B-Raf mutante. Inibe também várias quinases da superfície celular incluindo VEGFR1-3, PDGFRβ, c-KIT, RET e Flt-3. Esses efeitos inibidores reduzem a proliferação das células e a angiogênese do tumor.

Princípios de Terapia Sistêmica de Câncer: Terapia para Alvo Molecular | 71

ii. Metabolismo. Metabolismo hepático principalmente por meio de CYP 3A4 e glicuronidação por UGT1A9. A eliminação ocorre, principalmente, por via fecal (77 sendo 51% como droga inalterada); 19% da dose eliminados por excreção urinária.

c. Toxicidade

   i. Comum. Erupção cutânea, síndrome da mão-pé, diarreia, hipertensão, elevações em amilase/lípase, episódios de sangramento, fadiga, lipofosfatemia, alopecia, prurido, pele seca, diarreia, náusea, vômito, constipação, dispneia, tosse, mielossupressão e neuropatia.

   ii. Ocasional. Isquemia/infartação cardíaca, mucosite/estomatite, cefaleia, hipocalemia e dispepsia.

   iii. Rara. Perfuração GI, tromboembolismo, doença intersticial do pulmão e RPLS.

2. Regorafenibe (Stivarga®)

  a. Indicações aprovadas pelo FDA. GIST, localmente avançado, não ressecável ou metastático; câncer colorretal metastático anteriormente tratado com quimioterapia à base de fluoropirimidina, oxaliplatina e irinotecano; terapia anti-VEGF e para *KRAS* do tipo selvagem; e terapia anti-EGFR.

  b. Farmacologia: inibidor de tirosina quinase multidirecionada.

   i. Mecanismo. Inibe Raf-1 intracelular, Raf-B do tipo selvagem e Raf-B mutante. Inibe também várias quinases da superfície celular incluindo VEGFR 1–3, PDGFRα, PDGFRβ, RET e Abl. Esses efeitos inibidores reduzem a proliferação das células do tumor e a angiogênese.

   ii. Metabolismo. Metabolismo hepático principalmente por CYP 3A4 e glicuronidação por UGT1A9. A eliminação ocorre, principalmente, pela via fecal (71%; 47% como droga inalterada); 19% eliminados por excreção urinária.

  c. Toxicidade

   i. Comum. Hipertensão, fadiga, disfonia, dor, cefaleia, febre, síndrome da mão-pé, erupção cutânea, alopecia, hipocalcemia, hipofosfatemia, hiponatremia, hipotireoidismo, lípase aumentada, diarreia, náusea, vômito, elevações em AST/ALT e proteinúria.

   ii. Ocasional. Perturbação do paladar, xerostomia, refluxo gastroesofágico, tremor e isquemia do miocárdio.

   iii. Rara. Fístula GI, crise hipertensiva, RPLS e câncer de pele (carcinoma de células escamosas ou ceratocantoma).

  d. Administração

   i. Dose aprovada pelo FBI. 160 mg via oral uma vez ao dia durante os primeiros 21 dias de cada ciclo de 28 dias com café da manhã com pouca gordura (< 30%).

   ii. Modificação da dose. Modificações recomendadas para toxicidade cutânea. Não é necessário ajustar para prejuízo renal leve ou moderado preexistente; não estudado em disfunção renal grave. Não é necessário ajustar para disfunção hepática de Child-Pugh classe A ou B; não estudado em Child-Pugh classe C.

   iii. Fornecimento: comprimidos de 40 mg.

3. Vemurafenibe (Zelboraf®)

  a. Indicações aprovadas pelo FDA. Melanoma não ressecável ou metastático com mutação V600E no gene BRAF.

  b. Farmacologia. Inibidor de BRAF.

   i. Mecanismo. Inibe BRAF V600E e bloqueia a fosforilação descendente (*downstream*) em células BRAF com mutação.

   ii. Metabolismo. O metabolismo hepático ocorre via CYP3A4. A eliminação ocorre, principalmente, pela via fecal (94%); 1% da dose é eliminada por excreção urinária.

  c. Toxicidade

   i. Comum. Alopecia, papiloma, fotossensibilidade, prurido, erupção cutânea, náusea, artralgia e fadiga.

   ii. Ocasional. Intervalo de QT prolongado, carcinoma de células escamosas da pele, síndrome de Stevens-Johnson, necrólise epidérmica tóxica e síndrome da mão-pé.

   iii. Rara. Reação imune de hipersensibilidade, melanoma maligno.

  d. Administração

   i. Dose aprovada pelo FDA. 960 mg via oral duas vezes ao dia.

72 | Capítulo 6

ii. Modificação da dose. Modificações recomendadas para prolongamento de QT. Sem ajustes para prejuízo renal leve ou moderado preexistente; não estudado em disfunção renal grave. Sem ajustes necessários para disfunção hepática de Child-Pugh Classes A ou B; não estudado para Child-Pugh Classe C.

iii. Fornecimento: comprimidos de 240 mg.

4. **Dabrafenibe (Tafinlar®)**

   a. **Indicações aprovadas pelo FDA.** Tratamento de melanoma não ressecável ou melanoma metastático com mutação BRAF V600E.

   b. **Farmacologia.** Inibidor de BRAF.

      i. Mecanismo. Inibe a quinase BRAF V600E, assim como BRAF V600K, BRAF V600D e as quinases BRAF tipo selvagem e CRAF, além de bloquear competitivamente a fosforilação no sítio de adesão de ATP dessas quinases.

      ii. Metabolismo. Metabolismo hepático principalmente por CY 2C8 e CYP3A4. A eliminação ocorre por via fecal (71%); 23% da dose é eliminada por excreção urinária.

   c. **Toxicidade**

      i. Comum. Edema periférico, alopecia, síndrome da mão-pé, hiperceratose, suor noturno, papiloma, erupção cutânea, hiperglicemia, hipoalbuminemia, hipocalemia, hipofosfatemia, dor abdominal, constipação, apetite reduzido, diarreia, náusea, vômito, anemia, leucopenia, neutropenia, enzimas hepáticas elevadas, linfocitopenia, artralgia, mialgias, cefaleia, tosse, fadiga, pirexia e tremor.

      ii. Ocasional. Cardiomiopatia, trombose venosa profunda, pancreatite, nefrite intersticial e insuficiência renal.

      iii. Rara. Novas malignidades cutâneas primárias, reação medicamentosa febril, anemia hemolítica em pacientes com deficiência em G6PD, uveíte e irite.

   d. **Administração**

      i. Dose aprovada pelo FDA. 150 mg via oral duas vezes ao dia 1 hora antes ou 2 horas após as refeições.

      ii. Modificação da dose. Pode ser considerada com base nos efeitos colaterais. Não há dados para orientar ajustes de dose em pacientes com insuficiência renal ou hepática; entretanto, os ajustes não são recomendados para disfunção renal leve a moderada ou para disfunção hepática leve. Recomenda-se evitar inibidores e indutores fortes de CYP3A4, CYP2C8 e p-glicoproteína.

      iii. Fornecimento: cápsulas de 50 e 75 mg.

5. **Trametinibe (Mekinist®)**

   a. **Indicações aprovadas pelo FDA.** Tratamento de melanoma não ressecável ou metastático com mutações BRAF V600E ou V600K.

   b. **Farmacologia.** Inibidor de MEK.

      i. Mecanismo. Inibidor que inibe reversivelmente a quinase 1 (MEK1) regulada extracelular ativada por mitógeno e ativação de MEK2 e a atividade de MEK1 e MEK2. Inibe também as células positivas para a mutação BRAF V600 quando usado em combinação com dabrafenibe.

      ii. Metabolismo. Metabolizado, predominantemente, via desacetilação isolada ou por monoxigenação combinada com glicuronidação. A eliminação ocorre, principalmente, por via fecal (80%): 20% da dose são excretados pela urina.

   c. **Toxicidade**

      i. Comum. Edema periférico, suor noturno, erupção cutânea, hiperglicemia, hipoalbuminemia, hipocalemia, hipofosfatemia, dor abdominal, constipação, apetite reduzido, diarreia, náusea, vômito, anemia, leucopenia, neutropenia, trombocitopenia, enzimas hepáticas elevadas, linfedema, artralgia, mialgias, tosse, fadiga, pirexia e tremor.

      ii. Ocasional. Cardiomiopatia, intervalo prolongado de QT, nefrite intersticial e insuficiência renal.

      iii. Rara. Novas malignidades cutâneas primárias, reação medicamentosa febril, descolamento epitelial de pigmento da retina, trombose da veia da retina, embolia pulmonar e doença intersticial do pulmão.

Princípios de Terapia Sistêmica de Câncer: Terapia para Alvo Molecular | **73**

d. Administração
  i. Dose aprovada pelo FDA. 2 mg via oral uma vez ao dia, 1 hora antes ou 2 horas após uma refeição.
  ii. Modificação da dose. Pode ser considerada com base nos efeitos colaterais. Reduzir, suspender ou descontinuar a dose com base em toxicidades específicas dos órgãos, especificamente as toxicidades cutâneas, oculares e pulmonares.
  iii. Fornecimento: comprimidos de 0,5 e 2 mg.
G. Direcionamento para mTOR. O alvo mamífero da rapamicina (mTOR) é uma quinase serina/treonina que integra sinais de várias vias moleculares que regulam funções celulares incluindo translação, transcrição e crescimento das células, diferenciação e sobrevida. A desregulação da via da mTOR tem sido associada a vários cânceres humanos e, por isso, os inibidores da mTOR representam uma promessa terapêutica como agentes anticâncer. Os agentes com efeito sobre a mTOR incluem everolimus e temsirolimus.
  1. Everolimus (Afinitor®)
    a. Indicações aprovadas pelo FDA. Carcinoma avançado de células renais (RCC) após falha de sorafenibe ou sunitinibe; PNET avançado, metastático ou não ressecável.
    b. Farmacologia. Inibidor de mTOR.
      i. Mecanismo. Adere à proteína-12 de ligação de FK para formar um complexo que inibe a ativação da atividade da serina-treonina quinase que leva à síntese reduzida da proteína e à proliferação celular. Inibe, também, VEGF e o fator induzível da hipóxia, reduzindo assim a angiogênese.
      ii. Metabolismo. Extensivamente metabolizado no fígado via CYP 3A4; forma metabólitos de seis semanas. A eliminação ocorre pelas fezes (80%) e pela urina (< 5%).
    c. Toxicidade
      i. Comum. Edema periférico, hipertensão, fadiga, cefaleia, febre, convulsão, mudanças de comportamento, insônia, vertigem, erupção cutânea, erupção acneiforme, prurido, xerodermia, dermatite de contato, escoriação, hipercolesterolemia, hiperglicemia, hipertrigliceridemia, hipofosfatemia, hipocalcemia, diabetes melito, hipomagnesemia, estomatite, constipação, náusea, diarreia, gastroenterite, mielossupressão, testes de função hepática anormais, fraqueza, artralgia, dor nas extremidades, otite, creatinina sérica aumentada, epistaxe, tosse, dispneia e rinite.
      ii. Ocasional. Dor no tórax, depressão, enxaqueca, parestesia, calafrios, eczema, alopecia, síndrome da mão-pé, hipermenorreia, doença menstrual, gastrite, hemorragia vaginal, bilirrubina sérica aumentada, espasmo muscular, tremor, dor na mandíbula, efusão pleural, pneumonia e rinite.
      iii. Rara. Parada cardíaca, azoospermia, retenção de fluido, colestasia intra-hepática, embolia pulmonar, microangiopatia trombótica e púrpura trombótica trombocitopênica.
    d. Administração
      i. Dose aprovada pelo FDA. 10 mg via oral uma vez ao dia com ou sem refeição com um copo d'água. Para reduzir a variabilidade, ingerir coerentemente quanto à alimentação.
      ii. Modificação da dose. Não é necessário ajuste de dosagem para disfunção renal. Para Child-Pugh classe A: reduzir a dose para 7,5 mg via oral uma vez ao dia; se não tolerada, reduzir mais ainda para 5 mg via oral uma vez ao dia. Para Child-Pugh classe B: reduzir a dose para 5 mg via oral uma vez ao dia; se não tolerada, reduzir mais ainda para 2,5 mg via oral uma vez ao dia. Para Child-Pugh classe C: se o benefício potencial superar os riscos, pode-se considerar dose máxima de 2,5 mg via oral uma vez ao dia.
      iii. Fornecimento: Comprimidos de 2,5, 5, 7,5 e 10 mg.
  2. Temsirolimus (Torisel®)
    a. Indicações aprovadas pelo FDA. RCC avançado.
    b. Farmacologia. Inibidor de mTOR.
      i. Mecanismo. Adere à proteína-12 de ligação de FK para formar um complexo que inibe a ativação da atividade da quinase serina-treonina mTOR, que leva à síntese reduzida de proteína e à proliferação celular. Inibe também VEGF e os fatores que induzem à hipóxia, reduzindo a angiogênese.

74 | Capítulo 6

    ii. Metabolismo. Principalmente hepático via CYP 3A4 para sirolimus (metabólito ativo) e quatro metabólitos menores. A excreção ocorre pelas fezes (78%) e urina (< 5%).

 c. Toxicidade

    i. Comum. Edema, dor no tórax, febre, dor, cefaleia, insônia, erupção cutânea, prurido, afinamento das unhas, pele seca, hiperglicemia, hipercolesterolemia, hipofosfatemia, hiperlipidemia, hipocalemia, mucosite, náusea, anorexia, estomatite, constipação, perda de peso, vômito, mielossupressão, testes de função hepática anormais, fraqueza, dor nas costas, artralgia, creatinina aumentada, dispneia, tosse, epistaxe e infecções.

    ii. Ocasional. Hipertensão, tromboembolismo venoso, acne, cicatrização prejudicada de ferimento, hiperbilirrubinemia, perfuração intestinal, mialgia, conjuntivite, doença intersticial do pulmão e hipotensão.

    iii. Rara. Insuficiência renal aguda, intolerância à glicose, edema angioneurótico, efusão pericárdica, efusão pleural, pneumonite e convulsão.

 d. Administração

    i. Dose aprovada pelo FDA. 25 mg via intravenosa uma vez por semana até a progressão ou toxicidade inaceitável. Evitar administração concomitante com inibidores de CYP 3A4. Se não for possível evitar um inibidor potente de CYP 3A4, considerar a redução para 12,5 via intravenosa uma vez por semana. Caso um indutor potente de CYP 3A4 estiver sendo administrado concomitantemente, considerar o ajuste da dose para até 50 mg via intravenosa uma vez por semana.

    ii. Modificação da dose. Não é necessário ajuste da dose renal; dose não estudada em diálise. Para disfunção hepática leve (bilirrubina > 1–1,5 vezes o limite superior do normal (ULN) ou AST > ULN com bilirrubina ≤ ULN), reduzir a dose para 15 mg via intravenosa uma vez por semana. O uso é contraindicado em disfunção hepática moderada a intensa.

    iii. Fornecimento: Frascos com 25 mg.

H. Inibição da tirosina quinase de Bruton. A tirosina quinase de Bruton é um componente integral do receptor de células B e das vias do receptor de citoquina. Essa tirosina quinase é importante para a sobrevida das células B malignas. Ibrutinibe foi aprovado como um inibidor irreversível da tirosina quinase de Bruton.

 1. Ibrutinibe (Imbruvica®)

    a. Indicações aprovadas pelo FDA. Leucemia linfocítica crônica (CLL), linfoma de células do manto.

    b. Farmacologia. Inibidor da tirosina quinase de Bruton.

      i. Mecanismo. Adesão potente e irreversível da tirosina quinase de Bruton, resultando em redução na proliferação maligna de células B e sobrevida.

      ii. Metabolismo. Metabolizado no fígado via CYP 3A (principal) e CYP2D6 (menor) para metabólito ativo. A eliminação ocorre via fezes (80%) e urina (< 10%).

    c. Toxicidade

      i. Comum. Edema periférico, fadiga, erupção cutânea, diarreia, náusea, constipação, trombocitopenia, neutropenia, anemia, dor musculoesquelética e dispneia.

      ii. Ocasional. Desidratação, estomatite, dispepsia, artralgias, creatinina sérica aumentada, sinusite e epistaxe.

      iii. Rara. Neoplasia maligna da pele, insuficiência renal.

    d. Administração

      i. Dose aprovada pelo FDA. CLL: 420 mg via oral uma vez ao dia; linfoma de células do manto: 560 mg via oral uma vez ao dia. Administrar com água aproximadamente no mesmo horário, diariamente.

      ii. Modificação da dose. Evitar o uso concorrente de inibidores moderados ou potentes de CYP3A. Se o uso concomitante for necessário, reduzir a dose para 140 mg via oral uma vez ao dia.

      iii. Fornecimento: cápsulas de 140 mg.

V. OUTROS ALVOS

 A. Anticorpos monoclonais não conjugados

    1. Alemtuzumabe (Campath®)

      a. Indicação aprovada pelo FDA. CLL de células B.

Princípios de Terapia Sistêmica de Câncer: Terapia para Alvo Molecular | **75**

b. Farmacologia. MAb humanizado.
  i. Mecanismo. Adere a CD52 resultando em citotoxicidade celular mediada pelo complemento e/ou dependente de anticorpos.
  ii. Metabolismo. Meia-vida inicial de 11 horas, mas aumenta para 6 dias após dosagem repetida (ocasionada pela depleção de células positivas para CD52).
c. Toxicidade
  i. Comum. Hipotensão, febre, calafrios, cefaleia, erupção cutânea, náusea, vômito, diarreia, tremores, dor no tórax, dispneia, faringite, infecção, neutropenia, trombocitopenia e anemia.
  ii. Ocasional. Pancitopenia, trombocitopenia idiopática autoimune e anemia hemolítica.
  iii. Rara. Fibrose pulmonar, fratura óssea, síndrome da lise do tumor e transtornos de eletrólitos.
d. Administração
  i. Dose aprovada pelo FDA. Dose inicial é de 3 mg intravenosa uma vez ao dia, que é, então, aumentada para 10 mg intravenosa uma vez ao dia conforme a tolerância. Uma vez tolerada a dose de 10 mg, aumentar para 30 mg intravenosa uma vez ao dia. A maioria dos pacientes pode tolerar a escalação da dose para 4 a 7 dias. A dose de manutenção é de 30 mg intravenosa uma vez ao dia, três vezes por semana, em dias alternados durante 12 semanas. Se a terapia for interrompida por mais de 7 dias, a escalação da dose deverá ser reiniciada gradualmente.
  ii. Modificação da dose. Toxicidades hematológicas.
  iii. Fornecimento: frascos de 30 mg.
2. **Obinotuzumabe (Gazyva®)**
  a. Indicações aprovadas pelo FDA. CLL.
  b. Farmacologia. MAb humanizado.
    i. Mecanismo. Adere a CD20, que regula a iniciação do ciclo celular. Obinotuzumabe induz a citotoxicidade dependente do complemento e a citotoxicidade mediada pela célula dependente do anticorpo.
    ii. Metabolismo. Metabolização não apreciável. A eliminação é incerta, mas pode sofrer fagocitose pelo sistema reticuloendotelial.
  c. Toxicidade
    i. Comum. Síndrome da liberação de citocina (febre, calafrios, dispneia, broncospasmo, hipóxia, hipotensão, urticária e angioedema), hipocalcemia, hipercalemia, hiponatremia, hipoalbuminemia, hipocalemia, leucopenia, linfocitopenia, neutropenia, trombocitopenia, transaminases aumentadas, desenvolvimento de anticorpos, infecção e creatinina sérica aumentada.
    ii. Ocasional. Síndrome da lise do tumor, tosse, febre.
    iii. Rara. Leucoencefalopatia multifocal progressiva, reativação de HBV.
  d. Administração
    i. Dose aprovada pelo FDA. Ciclo 1: 100 mg intravenosos no Dia 1, seguidos por 900 mg intravenosos no Dia 2, seguidos de 1.000 mg intravenosos semanais para 2 doses (Dias 8 e 15). Ciclos 2 a 6: 1.000 mg intravenosos no Dia 1, cada 28 dias por 5 doses.
    ii. Modificação da dose. Sem recomendações específicas.
    iii. Fornecimento: Frascos de 1.000 mg.
3. **Ofatumumabe (Arzerra)**
  a. Indicações aprovadas pelo FDA. CLL.
  b. Farmacologia. MAb humano.
    i. Mecanismo. Adere às alças extracelulares (grandes e pequenas) de CD20 que regulam a iniciação do ciclo celular. Ofatumumabe induz a citotoxicidade dependente do complemento e a citotoxicidade mediada pela célula dependente de anticorpos.
    ii. Metabolismo. Metabolização não apreciável. A eliminação é incerta, mas pode sofrer fagocitose pelo sistema reticuloendotelial.
  c. Toxicidade
    i. Comum. Síndrome da liberação de citocina (febre, calafrios, dispneia, broncospasmo, hipóxia, hipotensão, urticária e angioedema), fadiga, erupção cutânea, diarreia, náusea, neutropenia, anemia, infecção, tosse e dispneia.

76 | Capítulo 6

ii. Ocasional. Edema periférico, hipertensão, hipotensão, taquicardia, calafrios, insônia, cefaleia, dor nas costas e sinusite.

iii. Rara. Dor abdominal, anemia hemolítica, hepatite B, hipóxia, leucoencefalopatia multifocal progressiva e trombocitopenia.

d. Administração

i. Dose aprovada pelo FDA. Dose inicial: 300 mg intravenosos na Semana 1, seguidos 1 semana mais tarde por 2.000 mg intravenosos uma vez por semana para 7 doses (doses 2 a 8), seguidos 4 semanas mais tarde por 2.000 mg intravenosos uma vez cada 4 semanas para 4 doses (doses 9 a 12).

ii. Modificação da dose. Sem recomendações específicas.

iii. Fornecimento: Frascos de 100 e 1.000 mg.

4. Rituximabe (Rituxan®)

a. Indicações aprovadas pelo FDA. Linfoma não de Hodgkin de células B, positivo para CD20, de baixo grau ou folicular, recidivante ou refratário (NHL); NHL difuso e positivo para CD20, de células B grandes.

b. Farmacologia. MAb quimérico murino/humano.

i. Mecanismo. Adere a CD20, que regula a iniciação do ciclo celular. Rituximabe induz a citotoxicidade dependente do complemento e a toxicidade mediada pela célula e dependente de anticorpos.

ii. Metabolismo. Metabolização não apreciável. Eliminação incerta, mas pode sofrer fagocitose pelo sistema reticuloendotelial.

c. Toxicidade

i. Comum. Síndrome da liberação da citocina (febre, calafrios, dispneia, broncospasmo, hipóxia, hipotensão, urticária e angioedema), cefaleia, indisposição GI (náusea, vômito e diarreia), mielossupressão, fraqueza, tosse, rinite, reações relacionadas com infusão (hipotensão, angioedema, hipóxia e broncospasmo), infecções, erupção cutânea, artralgia, mialgia e reações de hipersensibilidade (hipotensão, angioedema, broncospasmo).

ii. Ocasional. Edema, hipertensão, dispneia, sinusite e síndrome da lise de tumor.

iii. Rara. Reações intensas relacionadas com infusão (infiltrados pulmonares, ARDS, infartação do miocárdio, fibrilação ventricular e choque cardiogênico), neurite óptica, doença do soro, reações mucocutâneas intensas (pênfigo paraneoplásico, síndrome de Stevens-Johnson, dermatite liquenoide, dermatite vesiculobolhosa e necrólise epidérmica tóxica) e insuficiência renal aguda.

d. Administração

i. Dose aprovada pelo FDA. Consultar os protocolos individuais. A dose usual é de 375 mg/m² intravenosa uma vez por semana para 4 a 8 doses.

ii. Modificação da dose. Recomendações não específicas.

iii. Fornecimento: frascos de 100 e 500 mg.

B. Anticorpos monoclonais conjugados

1. Trastuzumabe emtansine (Kadcyla®)

a. Indicação aprovada pelo FDA. Câncer de mama metastático, HER2-positivo.

b. Farmacologia. MAb humanizado.

i. Mecanismo. Conjugado medicamentoso MAb direcionado a HER2, que incorpora as ações visadas por HER2 de trastuzumabe com o inibidor de microtúbulo DM1 (um derivativo da maitansina) resultando em parada do ciclo celular e apoptose.

ii. Metabolismo. DM1 sofre metabolismo hepático via CYP 3A4/5.

c. Toxicidade

i. Comum. Fadiga, cefaleia, febre, insônia, erupção cutânea, náusea, constipação, diarreia, dor abdominal, vômito, xerostomia, estomatite, trombocitopenia, anemia, transaminases aumentadas, bilirrubina elevada, neuropatia periférica, artralgia, fraqueza, mialgia e tosse.

ii. Ocasional. Edema periférico, hipertensão, disfunção sistólica ventricular esquerda, vertigem, calafrios, prurido, disgeusia, neutropenia e visão turva.

iii. Rara. Anafilaxia, encefalopatia hepática, hepatotoxicidade e hipertensão da porta.

Princípios de Terapia Sistêmica de Câncer: Terapia para Alvo Molecular | 77

d. Administração
- **i. Dose aprovada pelo FDA:** 3,6 mg/kg intravenosos cada 3 semanas até a progressão da doença ou toxicidade.
- **ii. Modificação da dose.** Não há recomendação para prejuízo renal e/ou hepático.
- **iii. Fornecimento:** frascos com 100 e 160 mg.

2. Brentuximabe vedotina (Adcetris®)
- **a. Indicação aprovada pelo FDA.** Linfoma de Hodgkin (HL) após falha de pelo menos dois regimes anteriores de quimioterapia ou após falha de transplante de células primordiais; linfoma sistêmico anaplásico de células grandes (sALCL) após falha de pelo menos um regime anterior de quimioterapia.
- **b. Farmacologia.** MAb quimérico murino/humano.
  - **i. Mecanismo.** Conjugado medicamentoso de MAb direcionado para CD30, composto de três componentes: (1) um anticorpo IgG1 específico para CD30; (2) um agente de rompimento de microtúbulo, monometilauristatina E (MMAE) e (3) um ligante dipeptídeo clivável por protease. Após aderir às células que expressam CD30, o complexo é internalizado e libera MMAE, que adere aos túbulos e causa a parada do ciclo celular e a apoptose.
  - **ii. Metabolismo.** MMAE: mínima, principalmente via oxidação mediada por CYP 3A4/5.
- **c. Toxicidade**
  - **i. Comum.** Edema periférico, fadiga, dor, cefaleia, insônia, vertigem, ansiedade, erupção cutânea, prurido, alopecia, náusea, diarreia, dor abdominal, constipação, perda de peso, mielossupressão, neuropatia sensorial periférica, mialgias, artralgias, dispneia, dor orofaríngea e reações da infusão (febre, calafrios, tremores e sudorese).
  - **ii. Ocasional.** Arritmia supraventricular, pele seca, dor nas extremidades, espasmos musculares, pielonefrite, pneumonite, embolia pulmonar e choque séptico.
  - **iii. Rara.** Anafilaxia, leucoencefalopatia multifocal progressiva, taquicardia e síndrome da lise de tumor.
- **d. Administração**
  - **i. Dose aprovada pelo FDA.** 1,8 mg/kg intravenosos (dose máxima: 180 mg) cada 3 semanas para o máximo de 16 ciclos. Para pacientes com peso > 100 kg, as doses deverão ser calculadas usando um peso de 100 kg.
  - **ii. Modificação de dose.** Sem recomendação para prejuízo renal e/ou hepático.
  - **iii. Fornecimento:** frascos de 50 mg.

C. Radioimunoconjugados

1. Ibritumomabe tiuxetano (Zevalin®)
- **a. Indicações aprovadas pelo FDA.** NHL de células B de baixo grau, folicular ou transformado, recidivado ou refratário.
- **b. Farmacologia.** MAb radioimunoconjugado.
  - **i. Mecanismo.** Ibritumomabe é ligado por meio de ligações covalentes ao tiuxetano, um agente de quelação. O quelador se une fortemente aos radioisótopos índio 111 (^{111}In) ou ítrio 90 (^{90}Y). O ibritumomabe adere ao antígeno de CD20 encontrado em células B normais e malignas enquanto permite a emissão de radiação contra o alvo e as células vizinhas. O agente causa a citotoxidade dependente de anticorpos e mediada pelo complemento, além de induzir a apoptose.
  - **ii. Metabolismo.** Eliminado principalmente da circulação ao aderir ao tumor e metabolizado por meio de declínio radioativo. O produto do declínio radioativo de ^{90}Y é ^{90}Zr (não radioativo); ^{111}In declina para ^{111}Cd (não radioativo). Cerca de 7% da atividade radiorrotulada sofre excreção urinária durante 7 dias.
- **c. Toxicidade**
  - **i. Comum.** Calafrios, febre, desconforto GI (náusea, vômito, dor abdominal), mielossupressão, fraqueza, infecção, cefaleia, vertigem, dispneia e tosse.
  - **ii. Ocasional.** Hipotensão, diarreia, constipação, insônia, ansiedade, artralgia, mialgia, epistaxe, reações alérgicas, prurido, erupção cutânea, edema periférico e malignidades secundárias.
  - **iii. Rara.** Artrite, encefalopatia, edema pulmonar, derrame hemorrágico, angioedema e embolia pulmonar.

78 | Capítulo 6

d. Administração
  i. Dose aprovada pelo FDA. Etapa 1: injetar[111] In ibritumomabe tiuxetano 5 mCi (1,6 mg dose total de anticorpo) durante 10 minutos após infusão de rituximabe de 250 mg/m². A biodistribuição é então avaliada com a primeira imagem obtida 2 a 24 horas após ^{111}In ibritumomabe tiuxetano, uma segunda imagem 48 a 72 horas depois da infusão e uma terceira imagem opcional 90 a 120 horas após a infusão. Se a biodistribuição for considerada aceitável, prosseguir para a etapa 2. Etapa 2 (iniciada 7 a 9 horas após a etapa 1): infusão de rituximabe 250 mg/m² seguida de ^{90}Y ibritumomabe tiuxetano 0,4 mCI/kg durante 10 minutos (se a contagem de plaquetas > 150.000) ou 0,3 mCI/kg (se a contagem estiver entre 100.000 e 149.000). O ibritumomabe não deverá ser administrado se a contagem de plaquetas for inferior a 100.000 células/mm³, e a dose de corpo total máxima permitida não deverá ser superior a 32 mCI, seja qual for o peso do paciente.

  ii. Modificação da dose. Não há recomendação de modificações de dosagem para prejuízo renal e/ou hepático.

  iii. Fornecimento: frascos de 3,2 mg.

D. Inibição de proteassoma.
O proteassoma 26S é um complexo de proteínas que degrada proteínas ubiquitinadas. O papel da via ubiquitina-proteassoma é regular a concentração intracelular de proteínas específicas e manter a homeostasia celular em sua relação com o ciclo celular e a regulação transcricional, a sinalização celular e a apoptose. Bortezomibe inibe reversivelmente a atividade da proteassoma 26S, prevenindo a proteólise e afetando múltiplas cascatas de sinalização dentro das células, o que leva à parada do ciclo celular e à apoptose. Carfilzomibe, um inibidor novo da proteassoma epoxicetona, adere, irreversivelmente, a sítios ativos de proteassoma 20S, dentro da proteassoma 26S. Ela é mais seletiva para sítios ativos da proteassoma semelhantes à quimotripsina e tem atividade contra linhagens celulares resistentes à bortezomibe.

1. Bortezomibe (Velcade)
  a. Indicações aprovadas pelo FDA. Mieloma múltiplo refratário a outros tratamentos; linfoma de células do manto recidivado ou refratário.

  b. Farmacologia. Inibidor de proteassoma.
  i. Mecanismo. Inibidor reversível e seletivo da proteassoma 26S.
  ii. Metabolismo. Primariamente hepático por meio de CYP 1A2, 2C19 e 3A4 com metabolismo menor por meio de CYP 2D6 e 2C9 para metabólitos inativos. As vias de eliminação em humanos são desconhecidas.

  c. Toxicidade
  i. Comum. Neuropatia periférica, hipotensão, trombocitopenia, anemia, neutropenia, náusea, vômito, diarreia, constipação, pirexia, transtornos psiquiátricos, redução de apetite, astenia, parestesia, disestesia, anemia, cefaleia, tosse, dispneia, erupção cutânea, dor, insônia, infecções do trato respiratório inferior, artralgia, mialgia, vertigem, herpes-zóster, edema de extremidade inferior, visão turva e pneumonia.
  ii. Ocasional. Episódios de insuficiência cardíaca (edema pulmonar agudo, insuficiência cardíaca, insuficiência cardíaca congestiva, choque cardiogênico e edema pulmonar).
  iii. Rara. Prolongamento do intervalo QT, pneumonia, pneumonia intersticial, infiltração pulmonar, ARDS, tamponamento cardíaco, colite isquêmica, encefalopatia, coagulação intravascular disseminada, hepatite, pancreatite e necrólise epidérmica tóxica.

  d. Administração
  i. Dose aprovada pelo FDA. 1,3 mg/m² intravenosos duas vezes por semana, durante 2 semanas nos Dias 1, 4, 8 e 11 em um ciclo de 21 dias. A terapia estendendo-se além de 8 ciclos pode ser administrada pelo programa padrão ou ser administrada uma vez por semana durante 4 semanas nos Dias 1, 8, 15 e 22, seguida de um teste de 13 dias (Dias 23 a 35). As doses administradas de modo consecutivo deverão ser separadas por pelo menos 72 horas.
  ii. Modificação da dose. Não há ajuste para disfunção hepática leve; reduzir a dose inicial para 0,7 mg/m² no primeiro ciclo para disfunção hepática moderada (bilirrubina > 1,5 a 3 vezes o limite superior do normal). Não é necessário ajuste de dosagem para disfunção renal. Recomenda-se a administração após a diálise, dado que esse

Princípios de Terapia Sistêmica de Câncer: Terapia para Alvo Molecular | 79

procedimento pode reduzir as concentrações de bortezomibe. Monitorar rigorosamente a toxicidade.

iii. Fornecimento: frascos de 3,5 mg.

2. Carfilzomibe (Kyprolis®)

    a. Indicações aprovadas pelo FDA. Mieloma múltiplo refratário a outros tratamentos, incluindo bortezomibe.

    b. Farmacologia. Inibidor da proteassoma.

        i. Mecanismo. Inibidor irreversível e seletivo da proteassoma 20S.

        ii. Metabolismo. Metabolizado primariamente via atividade da peptidase e do epóxido hidrolase. As vias de eliminação em humanos são desconhecidas, mas a liberação mais provável é a extra-hepática.

    c. Toxicidade

        i. Comum. Neuropatia periférica, trombocitopenia, anemia, neutropenia, náusea, vômito, diarreia, constipação, cefaleia, dor nas costas, tosse, dispneia, erupção cutânea, dor, insônia, infecções do trato respiratório superior, creatinina sérica elevada, fadiga e pirexia.

        ii. Ocasional. Insuficiência cardíaca congestiva, insuficiência renal aguda, pneumonia, hipertensão pulmonar, complicações pulmonares e reações da infusão.

        iii. Rara. Dispneia, parada cardíaca, isquemia do miocárdio, insuficiência miocárdica, insuficiência hepática, síndrome da lise do tumor e neutropenia febril.

    d. Administração

        i. Dose aprovada pelo FDA. 20 mg/m^2/dia via intravenosa nos Dias 1, 2, 8, 9 e 16 para ser administrada cada 28 dias para o ciclo 1. Se o ciclo 1 for bem tolerado, pode aumentar a dose para 27 mg/m^2/dia no mesmo programa. Usar o peso corporal real e capa BSA em 2,2 m^2.

        ii. Modificação da dose. Recomendações para modificar ou suspender a terapia com base nas seguintes toxicidades: hematológica, cardíaca, pulmonar, hepática, renal e periférica.

        iii. Fornecimento: frascos de 3,5 mg.

E. Inibição de histona deacetilase. As histonas são uma família de proteínas que interagem com o DNA, resultando no ferimento desse DNA ao redor de um núcleo de histona dentro de um nucleossomo. As enzimas de acetilação e de deacetilação da histona desempenham papéis essenciais na modificação da estrutura da cromatina e, como tal, contribuem para a regulação da expressão do gene. A formação de complexos nucleares de histona deacetilase de é crucial para a repressão transcricional e regulação epigenética de processos celulares incluindo proliferação celular, autorrenovação e diferenciação. A alteração epigenética tem sido associada ao desenvolvimento de vários cânceres, incluindo linfomas de células T, por meio do silenciamento dos genes supressores de tumor. Os inibidores da histona deacetilase podem induzir diferenciação celular e/ou causar apoptose ao permitir a ocorrência da transcrição de vários genes-alvo. Os agentes que podem inibir as enzimas da histona deacetilase incluem romidepsina e vorinostat.

1. Romidepsina (Istodax®)

    a. Indicações aprovadas pelo FDA. Linfoma cutâneo de células T refratário (CTCL) e linfoma periférico de células T refratário (PTCL).

    b. Farmacologia. Inibidor da histona deacetilase.

        i. Mecanismo. A inibição da histona deacetilase resulta no acúmulo de grupos de acetila, levando a alterações na estrutura de cromatina e ativação do fator de transcrição, causando o término do crescimento celular e a apoptose.

        ii. Metabolismo. Primariamente hepático via CYP 3A4 e em menor escala CYP 3A5, 1A1, 2B6 e 2C19.

    c. Toxicidade

        i. Comum. Alterações na onda ST-T, hipotensão, fadiga, febre, cefaleia, calafrios, prurido, dermatite, hipocalcemia, hiperglicemia, hipoalbuminemia, hipermagnesemia, hiperuricemia, hipocalemia, hipofosfatemia, hiponatremia, náusea, diarreia, constipação, alteração do paladar, perda de peso, dor abdominal, mielossupressão, aumento em AST/ALT, tosse e dispneia.

80 | Capítulo 6

    ii. Ocasional. Edema periférico, taquicardia, desidratação, estomatite, hiperbilirrubinemia, hipóxia e embolia pulmonar.

    iii. Rara. Insuficiência renal aguda, fibrilação atrial, insuficiência cardiopulmonar, choque cardiogênico e choque séptico.

d. Administração

    i. Dose aprovada pelo FDA. 14 mg/m^2 intravenosos nos Dias 1, 8 e 15 de um ciclo de 28 dias.

    ii. Modificação da dose. Não são necessários ajustes de dosagem para prejuízo renal. Entretanto, o uso do medicamento não foi estudado em pacientes com doença renal em fase terminal. Para disfunção hepática leve, não são fornecidos ajustes de dosagem. Usar com cautela em pacientes com prejuízo hepático moderado a intenso.

    iii. Fornecimento: frascos com 10 mg.

2. Vorinostat (Zolinza®)

    a. Indicações aprovadas pelo FDA. CTCL progressivo, persistente ou recorrente em ou durante dois tratamentos sistêmicos seguidos.

    b. Farmacologia. Inibidor de histona deacetilase.

    i. Mecanismo. A inibição de histona deacetilase resulta em acúmulo de grupos de acetila, levando a alterações na estrutura da cromatina e na ativação do fator de transcrição causando o término do crescimento celular e a apoptose.

    ii. Metabolismo. Glicoronidado e hidrolizado (seguido por oxidação beta) para metabólitos inativos. A excreção ocorre pela urina (52%) tanto como metabólitos inativos (< 52%) como droga inalterada (< 1%).

c. Toxicidade

    i. Comum. Edema periférico, fadiga, calafrios, vertigem, cefaleia, febre, alopecia, prurido, hiperglicemia, diarreia, náusea, alteração do paladar, anorexia, vômito, redução do apetite, espasmo muscular, mielossupressão, proteinúria, creatinina aumentada e tosse.

    ii. Ocasional. Prolongamento de QTc, carcinoma de células escamosas e embolia pulmonar.

    iii. Rara. Edema angioneurótico, colecistite, surdez, diverticulite, dermatite esfoliativa, sangramento GI, hemoptise, MI, neutropenia, insuficiência renal, sepse e derrame isquêmico.

d. Administração

    i. Dose aprovada pelo FDA. 400 mg via oral uma vez ao dia até a progressão da doença ou toxicidade inaceitável.

    ii. Modificação da droga. A dosagem não foi estudada em disfunção renal; entretanto, com base na eliminação renal mínima, não se espera a necessidade de ajuste. Para pacientes com disfunção hepática leve a moderada, reduzir a dose para 300 mg via oral uma vez ao dia. Para pacientes com disfunção hepática intensa (bilirrubina > 3 vezes acima do limite superior do normal), doses de 100 mg a 200 mg via oral uma vez ao dia têm sido estudadas em um número limitado de casos.

    iii. Fornecimento: cápsulas de 100 mg.

F. CTLA-4 alvo. O direcionamento para a imunobiologia do tumor e a complexidade das interações entre as células T do hospedeiro e o câncer levaram para novas abordagens no tratamento do câncer. Os tumores são capazes de evitar a detecção e a destruição pelo sistema imune do hospedeiro; por isso, a ativação do sistema imune no hospedeiro pode resultar na morte das células cancerosas. Reforçar a resposta natural antitumor do paciente consiste em bloquear os mecanismos imunorreguladores que rompem as respostas do hospedeiro. O antígeno-4 citotóxico de linfócitos T (CTLA-4) é uma molécula que regula para baixo (*downstream*) a ativação das células T.

    O ipilimumabe é um anticorpo monoclonal humano de primeira linha contra CTLA-4. Essa substância inibe CD80 e CD86 nas formas celulares apresentando antígenos que aderem à CTLA-4 nas células T. O bloqueio da sinalização de CTLA-4 resulta em ativação prolongada das células T, na proliferação e amplia a imunidade.

1. Ipilimumabe (Yervoy®)

    a. Indicações aprovadas pelo FDA. Melanoma maligno não ressecável ou metastático.

    b. Farmacologia. Anticorpo monoclonal humano direcionado contra CTLA-4.

Princípios de Terapia Sistêmica de Câncer: Terapia para Alvo Molecular | 81

 i. Mecanismo. Adere à CTLA-4, que bloqueia a interação de CTLA-4 com seus ligandos. Isso leva à ativação e proliferação das células T.
 c. Toxicidade
  i. Comum. Prurido, erupção cutânea, colite, diarreia, náusea, vômito, reação no sítio da injeção, pirexia e fadiga.
  ii. Ocasional. Hipotireoidismo, enterocolite, hepatotoxicidade.
  iii. Rara. Pericardite, dermatite, insuficiência suprarrenal, transtorno do sistema endócrino, hipogonadismo, hipopituitarismo, perfuração do intestino, eosinofilia, anemia hemolítica, miosite, polimiosite, encefalite, síndrome de Guillain-Barré, meningite, neuropatia, neuropatia motora periférica, irite, miosite orbitária, uveíte, nefrite, insuficiência renal e pneumonite.
 d. Administração
  i. Dose aprovada pelo FDA. 3 mg/kg intravenosos cada 21 dias para um total de 4 doses. Descontinuar o tratamento se a terapia não puder ser concluída em 16 semanas.
  ii. Modificação da dose. As reações moderadas imunomediadas exigem suspender a terapia até a resolução e a dosagem com a terapia com prednisona. Não há necessidade de ajuste de dosagem para prejuízo renal. Os ajustes de dose não são exigidos para prejuízo hepático leve. Não há dados para prejuízo hepático moderado ou intenso.
  iii. Fornecimento: solução de 5 mg/mL.

LEITURA SUGERIDA

Arora A, Scholar EM. Role of tyrosine kinase inhibitors in cancer therapy. *J Pharmacol Exp Ther* 2005;315(3):971–979.

Balmer CM, Valley AW, Iannucci A. Cancer treatment and chemotherapy. In: DiPiro JT, Talbert RL, Yee GC *et al.*, eds. *Pharmacotherapy: A Pathophysiologic Approach*, 6th ed. New York, NY: McGraw-Hill, 2005:2279–2328.

Carmeliet P. VEGF as a key mediator of angiogenesis in cancer. *Oncology* 2005;69 (Suppl 3):4–10.

Ferrara N. VEGF as a therapeutic target in cancer. *Oncology* 2005;69(Suppl 3):11–16.

Finley RS. Overview of targeted therapies for cancer. *Am J Health Syst Pharm* 2003;60(9): S4–S10.

Gollob JA, Wilhelm S, Carter C, *et al.* Role of Raf kinase in cancer: therapeutic potential of targeting the Raf/MEK/ERK signal transduction pathway. *Semin Oncol* 2006;33:392–406.

Harari PM. Epidermal growth factor receptor inhibition strategies in oncology. *Endocr Relat Cancer* 2004;11:689–708.

Harris M. Monoclonal antibodies as therapeutic agents for cancer. *Lancet Oncol* 2004;5:292–302.

Krause DS, Van Etten RA. Tyrosine kinases as targets for cancer therapy. *N Engl J Med* 2005;353:172–187.

Mendelsohn J, Baselga J. Epidermal growth factor receptor targeting in cancer. *Semin Oncol* 2006;33(4):369–385.

O'Brien S, Albitar M, Giles FJ. Monoclonal antibodies in the treatment of leukemia. *Curr Mol Med* 2005;5:663–675.

Rotea W, Saad E. Targeted drugs in oncology: new names, new mechanisms, new paradigm. *Am J Health Syst Pharm* 2003;60:1233–1243.

Stern M, Herrmann R. Overview of monoclonal antibodies in cancer therapy: present and promise. *Crit Rev Oncol Hematol* 2005;54:11–29.

The United States Adopted Names (USAN) Council. *Monoclonal Antibodies.* http://www.ama-assn.org/ama/pub/physician-resources/medical-science. Accessed December 12, 2013.

Vlahovic G, Crawford J. Activation of tyrosine kinases in cancer. *Oncologist* 2003;8:531–538.

Imunoterapia para Câncer
Gerald P. Linette • Beatriz M. Carreno

I. DEFINIÇÃO. A imunoterapia para tratamento de câncer se baseia no princípio de que o sistema imune do próprio paciente pode ser aproveitado para rejeitar um tumor maligno. A década de 1980 foi, comprovadamente, o início da imunoterapia moderna para tratamento de câncer humano. Antes dessa década, médicos perspicazes informaram casos esporádicos de regressão do câncer em pacientes expostos a patógenos infecciosos (deliberadamente ou por infecção natural); entretanto, as ideias mecanicistas eram mínimas e o ceticismo prevalecia. As descobertas fundamentais sobre como o sistema imune reconhece e elimina os patógenos, uma compreensão mais profunda sobre como o sistema imune inato e adaptativo pode ser modulado para eliminar células neoplásicas, e o desenvolvimento de anticorpos monoclonais humanizados forneceram a base necessária para desenvolver abordagens racionais para a imunoterapia para o câncer.

Atualmente, existem múltiplas modalidades de imunoterapia para câncer na prática clínica ou em desenvolvimento, incluindo: citocinas (terapia sistêmica); à base de anticorpos (direcionamento para moléculas da superfície celular em câncer e em células imunes); terapias celulares (vacinas DC e terapias para células T/NK) e vetores virais de transferência de genes (imunidade direcionada ao tumor mediada pelo vírus). Coletivamente, essas modalidades terapêuticas representam uma mudança de paradigma no tratamento de câncer ao se concentrarem no sistema imune em vez de nas células cancerosas e se aglutinaram em uma disciplina em brotamento e digna de crédito que oferece um potencial tremendo para solidificar sua posição como a quarta principal modalidade de tratamento de câncer.

E o mais importante, a complexidade dos tumores não pode passar despercebida, desde a heterogeneidade do genoma do câncer até sua relação dinâmica com o microambiente do tumor. Sabe-se hoje que a imunoterapia para câncer exigirá a adição de outras modalidades (como agentes-alvo ou drogas citotóxicas) para promover o melhor benefício possível em pacientes com doença avançada ou metastática. Este capítulo se concentrará na imunoterapia para câncer humano, dando ênfase aos agentes e modalidades que, provavelmente, serão incorporados à prática da oncologia – algumas drogas têm a aprovação do FDA e outras são terapias em fase de investigação que mostraram atividade considerável em estudos clínicos.

II. SISTEMA IMUNE

A. Sistema inato. A imunidade inata é a primeira linha de defesa do hospedeiro, que é ativada mediante o encontro inicial com patógenos infecciosos como bactérias, fungos, parasitas e vírus. Essa imunidade é definida por receptores de reconhecimento padrão do hospedeiro (PRR) que ligam domínios conservados de padrão molecular associados ao patógeno (PAMP) codificados por patógenos infecciosos. Vários domínios PAMP já foram caracterizados incluindo: lipopolissacarídeo, ácido nucleico viral com filamento duplo/único, assim como glucan ligado a β-1,3. Várias famílias de PRR foram identificadas incluindo receptores semelhantes a um pedágio (TLRs), receptores NOD-*like* (NT. Receptores de domínio de oligomerização de ligação de nucleotídeos [NLRs]), receptores do gene-I (RIG-I) induzível por ácido retinoico e receptores de lectina tipo C. O principal atributo das várias famílias de PRR é a transdução de sinal para ativar a produção de citocinas pró-inflamatórias como IL-1β, IL-12, TNF-α e interferon tipo 1. Existem também receptores "inatos" dedicados que servem para promover o processo de fagocitose, como os receptores de manose expressos nos macrófagos. Os principais tipos de células do sistema imune inato incluem: granulócitos, mastócitos, macrófagos, células dendríticas (DC) e células assassinas naturais (NK). As células NK mediam as respostas imediatas/de curta duração (citotoxicidade ou liberação de citocina) e desempenham papel essencial na vigilância do tumor. As DCs desempenham papel crucial como células apresentadoras de antígenos profissionais (APCs) que capturam e processam antígenos para iniciar a imunidade de células T.

Imunoterapia para Câncer | 83

B. Sistema adaptativo. Três aspectos definem a imunidade adaptativa: diversidade, especificidade e memória. Os principais tipos de células do sistema imune adaptativo são: linfócitos B que conduzem a imunidade humoral e linfócitos T que conduzem a imunidade mediada pelas células. Os linfócitos B e T utilizam um processo de recombinação somática para gerar o repertório altamente diversificado de receptores de antígenos exigidos para o reconhecimento de patógenos estranhos e de células neoplásicas (ou seja, antígenos). Um dogma central da imunidade adaptativa é a teoria de seleção clonal proposta por Burnet e Talmage em 1957 que sugeria que o antígeno estimula clones de linfócitos específicos por meio de seus receptores de antígenos, imunoglobulina de superfície para linfócitos B e receptores de células T (TCR) para linfócitos T para sofrerem mitose, expansão e diferenciação em células efetoras. Após a liberação do antígeno (patógeno), os linfócitos morrem por apoptose e um *pool* de linfócitos de "memória" sobrevive para proteger o hospedeiro mediante reexposição do antígeno. Memória imunológica – tanto humoral quanto celular – pode durar décadas. A especificidade do antígeno é ditada, principalmente, por regiões definidas (alças CDR3) contidas nos anticorpos e TCRs. Duas linhagens (TCR $\alpha\beta$ e TCR $\Upsilon\delta$) de linfócitos de células T mediam a imunidade celular. Os linfócitos T $\alpha\beta$ são ainda subdivididos em dois subconjuntos principais: as células T CD4+ (auxiliares) e as células T CD8+ (citotóxicas). As células T reguladoras, frequentemente definidas pelo fenótipo CD4+CD25+FoxP3+, infiltram a maioria dos sítios do tumor e são consideradas como uma barreira significativa para a imunidade efetiva do tumor. Típos celulares recentemente caracterizados que carregam TCRs incluem: células NKT tipo 1 não variantes, células NKT tipo 2 e células T não variantes da mucosa que parecem desempenhar um papel importante no reconhecimento de patógenos infecciosos; como tal, seu papel na resposta imune do tumor é menos bem definido.

III. MODALIDADES TERAPÊUTICAS

A. Citocinas. Citocinas são pequenas proteínas (5 a 20 kDa) que desempenham papel importante na comunicação célula para célula. Elas estimulam a imunidade ao se direcionarem às células que expressam os receptores apropriados e são moduladores importantes de respostas imunes inatas e adaptativas.

1. **Interferon alfa.** A primeira terapia biológica para câncer produzida por tecnologia de DNA recombinante no início dos anos de 1980. O interferon alfa é um membro da família de proteínas relacionadas fabricado por leucócitos que regulam as respostas imunes e a inflamação; além disso, o interferon alfa também pode interferir na replicação do vírus e, por isso, é usado para tratar certas infecções virais crônicas. Existem dois tipos intimamente relacionados de interferon alfa aprovados para uso em pacientes oncológicos. O interferon alfa 2a (Roferon-A) está aprovado para CML, leucemia de células pilosas, sarcoma de Kaposi relacionado com a AIDS, assim como hepatite C crônica. O interferon alfa 2b (Intron A) é usado como tratamento adjuvante de melanoma ressecado de alto risco, assim como de condilomas acuminados, sarcoma de Kaposi relacionado com AIDS, hepatite C crônica e hepatite B crônica. As duas citocinas estão disponíveis em versões peguiladas. O interferon alfa n3 (Alferon-N, Hemispherx Biopharma) está aprovado para o tratamento de verrugas genitais e perianais causadas pelo papilomavírus humano (HPV). Outros interferons (como interferon beta e interferon gama) são usados para indicações não oncológicas.

2. **Interleucina-2.** Um fator/ativador de crescimento importante de células T e de células NK, desenvolvido nos anos de 1980, é indicado para o tratamento de carcinoma de células renais e melanoma metastático. Em razão dos efeitos colaterais e das toxicidades em potencial, doses elevadas de IL-2 (600.000 a 720.000 IU/kg/dose via intravenosa) deverão ser restritas ao uso em pacientes selecionados e administradas no ambiente hospitalar por um oncologista experiente.

3. **Citocinas de investigação.** Atualmente, IL-7, IL-12, IL-15 e IL-21 estão em desenvolvimento inicial a médio em oncologia, principalmente, como mediadoras de ativação e homeostasia de linfócitos T. Muitos estudos clínicos estão focados no uso de citocinas em conjunto com vacinas para câncer e terapias de adoção de células T e de células NK para reforçar a imunidade antitumor.

B. Terapias baseadas em anticorpos. O desenvolvimento pioneiro de anticorpos monoclonais (mAbs) por Kohler e Milstein em 1975 criou a base para o uso de anticorpos em oncologia; entretanto, o potencial terapêutico total desses agentes permaneceu não aproveitado até a descrição do processo de humanização de anticorpos, na década de 1980.

84 | Capítulo 7

1. **Bloqueio de *checkpoint* imunológico.** A ativação de células T depende de sinais enviados por meio de TCR específico do antígeno e receptores acessórios. Esses receptores acessórios não funcionam independentemente, mas servem para reforçar ou inibir os sinais mediados por TCRs. CTLA4s (antígeno 4 do linfócito T citotóxico) (programa de morte-I) são receptores expressos em células T ativadas que atual como reguladores negativos para amortecer as respostas das células T. Em geral, "Bloqueio de *Checkpoint* Imunológico" se refere à abordagem terapêutica que usa anticorpos alvo CTLA-4- ou PD-1/PD-L1 para aumentar a imunidade das células T.

   a. **Anticorpos anti-CTLA-4 (CD152)**

      i. Ipilimumabe (Yervoy®) é um mAb (IgG1) humanizado que bloqueia a interação do CTLA-4 com seus ligandos, CD80 e CD86 (expressos em células imunes, principalmente em células apresentadoras de antígenos). Esse bloqueio supera as vias de inibição de células T provocadas pela sinalização de CTLA-4, reforçando efetivamente a proliferação de células T. Ipilimumabe é indicado para o tratamento de pacientes com melanoma não ressecável ou metastático e recebeu aprovação reguladora em março de 2011. Essa droga mostrou prolongar a sobrevida geral em pacientes com melanoma metastático (*N Engl J Med* 2010;363:711).

      Uma questão importante relacionada com o uso de ipilimumabe é o risco de reações adversas associadas ao sistema imune. Os médicos do tratamento devem ter a capacidade de reconhecer, diagnosticar e tratar toxicidades relacionadas com o sistema autoimune, que são peculiares e distintas das toxicidades comuns vistas com agentes citotóxicos convencionais e inibidores de cinases alvejados. As reações adversas relacionadas com o sistema imune como: erupção cutânea, diarreia, colite, hepatite autoimune, endocrinopatia (hipofisite) e neuropatia periférica são observadas com frequência (*J Clin Oncol* 2012;30:2691). Uma Estratégia de Avaliação e Atenuação de Risco é um componente importante da educação tanto de médicos quanto de pacientes sobre as reações adversas mediadas pelo sistema imune peculiares à administração de ipilimumabe (Yervoy) aos pacientes.

      ii. Tremelimumabe (AstraZeneca) é um mAb humanizado (IgG2) direcionado contra CTLA-4 com um mecanismo de ação similar ao do ipilimumabe. Ele foi testado em um estudo clínico randomizado de fase III em melanoma metastático, mas falhou em demonstrar atividade clínica superior comparado com dacarbazina (*J Clin Oncol* 2013;31:616). O perfil de segurança de tremelimumabe parece ser similar ao do ipilimumabe. Estudos clínicos com esse agente para várias indicações oncológicas estão em andamento.

   b. **Anticorpos anti-PD-1 (CD279)/PD-L1 (CD274).** PD-1 é expresso na superfície de células T ativadas e quando aderido por seus ligandos (PD-L1 e PD-L2) atua para a transdução de um sinal negativo para modular a ativação das células T após o engajamento de TCRs. Entre os ligandos PD-1, PD-L1 desperta interesse particular uma vez que ele é expresso na superfície celular de várias neoplasias incluindo melanoma, carcinoma de pulmão não de células pequenas e carcinoma de células renais. Por isso, a interação PD-1:PD-L1 parece regular para baixo (*downstream*) a função da célula T e prejudica, efetivamente, o reconhecimento do tumor por células T ativadas dentro do microambiente do tumor. Anticorpos antagonistas direcionados tanto a PD-1 quanto à PD-L1 estão sendo testados em estudos clínicos em uma ampla variedade de malignidades e os dados de estudos clínicos de fase 1 e de fase 2 são muito encorajadores, com índices de resposta variando de 10-40% em tumores sólidos (*N Engl J Med* 2012;366:244, *N Engl J Med* 2012; 366:2455, *N Engl J Med* 2013;369:134). A aprovação do FDA para mAb anti-PD-1 (Pembrolizumabe) foi concedida em setembro de 2014 para tratamento de pacientes com melanoma avançado ou não ressecável após inibidor de BRAF e ipilimumabe. A aprovação reguladora de mAbs adicionais anti-PD-1 (Nivolumabe) e anti-PD-L1 (MPDL3280A) é antecipada para 2015 e após essa data. Embora as reações adversas relacionadas com o sistema imune sejam vistas com mAbs anti-PD-1 e anti PD-L1, o índice e a gravidade parecem ser menores quando comparados com aqueles informados para ipilimumabe. A combinação de ipilimumabe com nivolumabe está sob investigação em pacientes com melanoma metastático (*N Engl J Med* 2013;369:122).

Dado o benefício clínico demonstrado pelo direcionamento a CTLA-4 e PD-1/PD-L1, os mAbs direcionados para outras moléculas no *checkpoint* (OX-40, GITR, CD137, LAG-'3 e TIM-3) estão em desenvolvimento para o tratamento de malignidades múltiplas.

2. **Agentes de direcionamento duplo.** Esses agentes atuam, na maioria das vezes, como ponte entre tipos celulares distintos promovendo a destruição do tumor mediada por células do sistema imune.

   a. Anticorpos biespecíficos são agentes que combinam os sítios de reconhecimento de antígenos de dois anticorpos dentro de uma molécula única de anticorpo (150 kDa).

   Catumaxomabe (Removab®) é um mAb híbrido biespecífico de rato-camundongo direcionado contra CD3, o complexo de sinalização nos linfócitos T, e EpCAM, um antígeno de superfície das células epiteliais presente em várias malignidades. Catumaxomabe é indicado para tratamento de ascite maligna. Essa droga está aprovada somente para uso na União Europeia a partir de abril de 2014.

   b. *Engagers* biespecíficos de células T (BiTES) e proteínas duplas de redirecionamento de afinidade (DARTS) são entidades moleculares < 50 kDa que combinam os sítios de reconhecimento de antígeno de dois anticorpos. Mais frequentemente, um dos sítios do reconhecimento de antígeno está direcionado contra CD3, enquanto o outro visa uma molécula específica do tumor. Nos BiTES, ambos os sítios de reconhecimento estão presentes em um único polipeptídeo. Em DARTS, polipeptídeos separados ligados via pontes de dissulfato se combinam para formar dois sítios de reconhecimento de antígenos.

      i. Blinatumomabe (Amgen®) é um BiTE anti CD19 × anti CD3 em desenvolvimento para Leucemia Linfoblástica Aguda (ALL) e para Linfoma não Hodgkin (NHL).

      ii. MGD006 (MacroGenics) é um DART anti-CD123 × anti-CD3 em desenvolvimento para AML.

   c. mTCRs de mobilização imune Contra Câncer (ImmTACs) são de peso molecular similar a BiTES e DARTS, mas essas entidades combinam um sítio de reconhecimento de antígenos direcionado a CD3 e um TCR solúvel de alta afinidade específico para complexo de antígeno (peptídeo) de tumor/MHC.

      IMCgp100 (Immunocore Ltd.) é um TCR anti-CD3 × YLEPGPVTA/HLA-A* 02:01- específico no desenvolvimento de melanoma.

C. **Vacinas para câncer.** Em linhas gerais, há duas categorias de vacinas para câncer. As vacinas profiláticas visam prevenir o câncer em populações de alto risco, enquanto as vacinas terapêuticas são elaboradas para tratar as malignidades existentes.

1. **Vacinas profiláticas para câncer.** Há duas indicações para as quais as vacinas demonstraram reduzir a incidência de infecções virais associadas ao câncer: vírus da Hepatite B (HBV) e Papilomavírus Humano (HPV). Com base em um acompanhamento de 20 anos, a vacina para HPV provou reduzir a incidência de carcinoma hepatocelular em crianças e adultos jovens em Taiwan. Uma vez que a vacina do HPV foi aprovada em 2006, um acompanhamento complementar é necessário antes que uma avaliação definitiva possa ser feita sobre seu impacto na incidência de câncer cervical.

   a. **HBV.** A Hepatite B é um vírus de DNA que infecta o fígado e pode causar doença aguda e crônica. Ele pode ser transmitido pelo sangue, pelos fluidos corporais (contato íntimo) e pela via materno-fetal. A maioria dos indivíduos afetados pode eliminar o vírus em seis meses; entretanto, cerca de 3% dos adultos imunocompetentes se transformam em portadores crônicos e estão em risco substancial (15 a 25% de chance) de desenvolver cirrose e/ou carcinoma hepatocelular. Os grupos de alto risco mais propensos a desenvolver a infecção crônica por HBV incluem: recém-nascidos, crianças infectadas antes dos 6 anos de idade e indivíduos infectados por HBV. De acordo com a Organização Mundial de Saúde, há mais de 240 milhões de pessoas portadoras de infecções hepáticas crônicas no mundo. Estima-se que 600.000 pessoas vão a óbito anualmente por causa do HBV. Os índices de prevalência para a infecção por HBV são mais altos no sul do Deserto do Saara e na Ásia Oriental (5 a 10% de adultos com infecção crônica), moderados na Amazônia, Europa Oriental e Central, Oriente Médio e menores na Europa Ocidental e na América do Norte (< 1%). A transmissão de mãe para filho no parto é comum em áreas altamente endêmicas.

i. Vacina de HBV. A vacina de subunidade para HBV foi aprovada em 1981. A formulação inicial usava o antígeno de superfície do HBV (HBsAg) purificado e inativado do plasma de indivíduos infectados. Uma vacina derivada recombinante do HBsAg foi aprovada em 1986 e permanece em uso corrente como a formulação padrão. A vacinação universal em crianças começou em 1991 nos EUA, enquanto a vacinação em adolescentes começou em 1996. Tipicamente, são administradas três doses durante um período de seis meses. Na maioria dos indivíduos sadios vacinados, a imunidade é permanente e doses de reforço de vacina normalmente não são sugeridas. A vacina atual induz níveis de anticorpos protetores em mais de 95% dos bebês, crianças e adultos jovens. O índice de imunidade protetora diminui com a idade (> 40 anos), nos casos de infecção concorrente por HIV e em certas moléstias comórbidas como diabetes e insuficiência renal.

b. HPV. O papilomavírus humano é um vírus sexualmente transmitido que causa verrugas genitais. Estima-se que o HPV cause cerca de 5% de todos os cânceres nos homens e 10% nas mulheres – mais notadamente cânceres anogenitais e carcinoma orofaríngeo. Dos mais de 100 genótipos do HPV, 15 são considerados tipos mucosatrópicos de alto risco associados a câncer. Os HPV 16 e 18 são os tipos de alto risco mais prevalentes associados ao câncer, enquanto os tipos 6 e 11 são de baixo risco e, com frequência, associados a verrugas genitais. Os HPV 16 e 18 são detectados em aproximadamente 70% de todos os cânceres de colo de útero no mundo todo, com o restante associado aos genótipos de HPV de alto risco remanescentes.

i. Vacina de HPV. A primeira vacina de subunidade de HPV foi aprovada em 2006. Há duas formulações em uso nos EUA. A formulação quadrivalente Gardasil contém a principal proteína de cápside L1 derivada de levedura dos tipos 6, 11, 16 e 18 do HPV emulsificada em sulfato de alumínio hidroxifosfato como adjuvante. A formulação bivalente Cervarix contém a proteína principal de capsídeo L1 derivada de levedura dos tipos 16 e 18 do HPV emulsificada em hidróxido de alumínio e monofosforil lípido A. De acordo com as diretrizes atuais do CDC (EUA), as vacinas para HPV são recomendadas para garotas antes da puberdade e meninos com 11 a 12 anos. A vacinação para HPV é altamente eficaz na prevenção do desenvolvimento de infecções por HPV do tipo resistente às vacinas e da neoplasia intraepitelial associada tanto em mulheres quanto em homens (Nature Reviews. Clin. Oncology 2013;10:400). É interessante notar que a vacina quadrivalente de HPV protege contra o HPV não vacina tipo 31, enquanto a eficácia da proteção cruzada da vacina bivalente se estende ao HPV tipos 31, 33, 45 e 51.

2. Vacinas terapêuticas para câncer. A Sipuleucel-T (Provenge, Dendreon) é um produto celular autólogo indicado para o tratamento de câncer de próstata assintomático ou minimamente sintomático resistente à castração (refratário a hormônios) e foi aprovado pelo FDA em 2010. Os componentes ativos do Sipuleucel-T são APCs autólogas e a poliproteína PAP-GM-CSF (agente estimulador de colônias de macrófagos e granulócitos ligados à fosfatase ácida prostática). Outros tipos celulares (células T, células B, células NK) estão incluídos no produto celular, que é administrado em solução de 250 mL de lactato de Ringer. Sipuleucel T é administrada por via intravenosa em um programa de três doses com intervalos aproximados de 2 semanas. Cada dose administrada em forma de infusão de 60 minutos contém um mínimo de 50 milhões de CD54+APCs carregadas com proteína PAP-GM-CSF. Essa vacina aumenta a sobrevida geral por quatro meses em comparação com infusões de placebo (25,8 m *vs.* 21,4 m; p = 0,032, HRO.775) (*N Engl J Med* 2010;363:411).

D. Terapias com células adotivas

1. Terapias com células T. A terapia com células T é, atualmente, o foco de interesse científico intenso no desenvolvimento clínico em estágio inicial. As infusões de linfócitos de um doador (DLI) são consideradas nesta seção apesar do fato de que a maioria dos produtos DLI não ser manipulada antes da infusão. Quase todos os outros produtos de células T são manipulados por cultura *in vitro* e em muitas situações são geneticamente modificados usando vetores virais. O redirecionamento de células T com a terapia de gene receptor de antígenos via vetores virais é o foco atual de grande parte da pesquisa.

a. Infusão de linfócitos de doador (DLI). Pacientes que recidivam após um transplante de medula óssea alógeno podem receber uma infusão de linfócitos a granel ou purificados de um doador para induzir uma remissão. Na CML recidivante após transplante alógeno, a DLI induz remissões a longo prazo em > 50% dos pacientes. Os riscos potenciais incluem a doença do enxerto-*vs.*-hospedeiro e a aplasia da medula óssea.

b. Linfócitos de infiltração de tumor (TIL). Depósitos metastáticos de melanoma são infiltrados por uma variedade de células relacionadas ao sistema imune, incluindo células T que são específicas para o tumor. A ressecção cirúrgica de metástases de um tumor permite o isolamento e a propagação subsequente das células T em cultura para expansão *ex vivo* na presença de IL-2. TILs consistem em uma mistura de linfócitos T CD4+ e CD8+; entretanto, na maioria das vezes, a especificidade excelente do antígeno de TIL permanece desconhecida. Um curso de altas doses de IL-2 (720.000 IU/kg cada 8 horas) é administrado com a infusão de células. Os índices de resposta variam de 40 a 70%, e 10 a 20% das respostas podem ser duradouras (*Clin Cancer Res* 2011;17:4550).

c. Receptor de antígeno quimérico (CAR). São receptores construídos para direcionamento aos antígenos que são geneticamente inseridos nos linfócitos T efetores do paciente para transferência adotiva. A forma mais comum desses receptores são fragmentos variáveis de cadeia única (scFv) derivados de anticorpos monoclonais específicos para antígenos de tumores da superfície celular como CD19, uma molécula expressa em várias malignidades hematológicas. O scFv é fundido a um módulo de transmembrana/sinalização que codifica, geralmente, o domínio coestimulador CD28 ou CD137 para o domínio de sinalização de TCR (CD3ζ). A terapia adotiva de células T de CAR direcionada contra CD19 é especialmente promissora com os resultados da fase 1 inicial de vários centros documentando índices de resposta > 50% em casos de leucemia linfoblástica crônica (CLL)/ALL e ALL pediátrica. Remissões completas duradouras além de três anos foram informadas em pacientes adultos com CLL com apenas uma infusão de células T.

d. Terapia genética com TCR. TCRs criados são inseridos geneticamente nos linfócitos T efetores do paciente para transferência adotiva de células. Em princípio, os TCRs são modificados para criar receptores de afinidade mais alta para reconhecerem o complexo de peptídeo antigênico–MHC presente nas células do tumor. Estudos clínicos pioneiros com seres humanos com o TCR específico NY-ESO-1 mostram atividade com regressão de sarcoma sinovial e mieloma múltiplo.

e. Linhagens de células T policlonais. Clones de células T (ou CD4+ ou CD8+) específicas para antígenos ou linhagens de células policlonais expandidas *ex vivo* foram adotivamente transferidas para pacientes com câncer, geralmente melanoma. Os índices de resposta foram < 20% e a persistência das células T insatisfatórias tem sido o grande obstáculo até hoje.

Os protocolos atuais para terapias com células T, particularmente aqueles descritos nas Seções III.D.1.b a III.D.1.d envolvem um regime de condicionamento para o paciente antes da transferência das células T adotivas. Esse condicionamento consiste em quimioterapia não mieloablativa (ou seja, ciclofosfamida ± fludarabina e, em certos casos, irradiação total do corpo com suporte de células primordiais) vários dias antes da infusão de células T. O pensamento atual é o de que a ablação de linfócitos e de células mieloides resulta em maior disponibilidade de citocinas de "espaço" e homeostáticas (IL-7, IL-15) para dar suporte à expansão das células T infundidas.

2. Terapia com células NK. As células NK são linfócitos granulares grandes, fenotipicamente caracterizados como CD3 (TCR)- CD56+. As células NK exibem citotoxicidade natural aos tumores e a baixa citotoxicidade tem sido associada ao aumento no risco de contrair câncer. O reconhecimento de tumores pelas células NK é complexo e envolve receptores não variantes de ativação e inibição. Estudos clínicos usando células NK autólogas e alogênicas visaram promover a atividade NK modulando sinais de inibição e ativação. As indicações mais promissoras de doenças para a terapia com células NK são as malignidades hematológicas, especialmente na AML de alto risco/recidivante após transplante alógeno. Nessa indicação, a transferência adotiva de células NK alogênicas (receptores de inibição incompatíveis) reforça a citotoxicidade direcionada para tumores e a habilidade de controlar a recaída da AML.

88 | Capítulo 7

E. Terapias virais oncolíticas. Essas terapias se baseiam no uso de vírus que ou possuem tropismo ou podem se replicar seletivamente em tumores. Várias plataformas virais (herpes simples tipo 1, vacínia e reovírus) estão em desenvolvimento e esses vírus podem ser modificados para promover a morte das células, melhorar a susceptibilidade à radiação e quimioterapia ou gerar respostas imunes do hospedeiro contra o tumor. Nenhuma dessas terapias tem a aprovação do FDA no momento, e somente aqueles agentes com os resultados clínicos mais promissores são mencionados aqui.

1. **Pexa-Vec (JX-594)** consiste em uma base de vírus da vacínia expressando GM-CSF e foi desenhada para induzir a morte do tumor dependente da replicação do vírus, assim como promover a imunidade ao tumor. A terapia tem sido administrada por via intratumoral e intravenosa e está, agora, sendo aplicada em estudos clínicos de fase II em carcinoma hepatocelular avançado.

2. **Talimogene Iaherparepvec (T-VEC)** consiste em uma base modificada do vetor do vírus do herpes simples tipo 1 expressando GM-CSF e foi elaborado para induzir a morte do tumor dependente da replicação do vírus, assim como conferir a imunidade contra o tumor. Em um estudo clínico randomizado de fase III em melanoma, a administração intratumoral de T-VEC demonstrou índice de resposta duradoura de 16,3% *vs.* 2,1% com o GM-CSF de controle.

IV. CRITÉRIOS DE RESPOSTA RELACIONADOS COM O SISTEMA IMUNE. Até recentemente, a maioria dos protocolos de oncologia exigia a interrupção do tratamento se houvesse qualquer evidência de progressão da doença. Durante o desenvolvimento clínico do ipilimumabe, quatro padrões distintos de resposta foram observados: (a) encolhimento nas lesões da linha de base sem novas lesões; (b) doença estável duradoura seguida de declínio leve e uniforme na carga total do tumor; (c) resposta após aumento na carga total do tumor; e (d) resposta na presença de novas lesões. Cada padrão de resposta foi associado à sobrevida prolongada. Descobriu-se que 9,7% dos pacientes tratados (n = 227) com ipilimumabe tiveram progressão da doença nas avaliações após a semana 12; em períodos posteriores, esses pacientes apresentaram resposta radiográfica associada aos padrões (c) e (d). (*Clin Cancer Res* 2009;15:7412). Diante desse tipo "não convencional" de respostas observado, um novo conjunto de "Critérios de Resposta relacionados ao Sistema Imune" incorporando o aparecimento de novas lesões mensuráveis (e não mensuráveis) com carga tumoral aumentada foi proposto como critério de avaliação de respostas mais confiável para uso com programas de desenvolvimento clínico de imunoterapia. Os investigadores postulam que a carga aparente aumentada do tumor reflete uma infiltração rápida de células imunes com edema no sítio do tumor, assim como um aumento transitório no volume tumoral antes do desenvolvimento de uma resposta imune suficiente que pode se atrasar temporariamente e levar semanas a meses após a conclusão do tratamento com ipilimumabe. Para pacientes com progressão modesta da doença e desempenho estável (ECOG 0-1) após um curso de ipilimumabe, nossa prática é observar (sem terapia complementar) e repetir as investigações por imagem dentro de 6 a 8 semanas para determinar se o padrão de resposta(c) ou (d) é evidente.

LEITURA SUGERIDA

Barrett DM, Singh N, Porter DL, *et al.* Chimeric antigen receptor therapy for cancer. *Ann Rev Med* 2014;65:333–347.

Brahmer JR, Tykodi SS, Chow LQ, *et al.* Safety and activity of anti-PD-L1 antibody in patients with advanced cancer. *N Engl J Med* 2012;366:2455–2465.

Hamid O, Robert C, Daud A, *et al.* Safety and tumor responses with lambrolizumab (anti-PD-1) in melanoma. *N Engl J Med* 2013;369:134–144.

Hodi FS, O'Day SJ, McDermott DF. Improved survival with ipilimumab in patients with metastatic melanoma. *N Engl J Med* 2010;363:711–723.

Kantoff PW, Higano CS, Shore ND, *et al.* Sipuleucel-T immunotherapy for castration-resistant prostate cancer. *N Engl J Med* 2010;363:411–422.

Mellman I, Coukos G, Dranoff G. Cancer immunotherapy comes of age. *Nature* 2011;480:480–489.

Page DB, Postow MA, Callahan MK, Allison JP, Wolchok JD. Immune modulation in cancer with antibodies. *Ann Rev Med* 2014;65:185–202.

Ribas A, Kefford R, Marshall MA, *et al.* Phase III randomized clinical trial comparing tremelimumab with standard-of-care chemotherapy in patients with advanced melanoma. *J Clin Oncol* 2013;31:616–622.

Robert C, Thomas L, Bondarenko I, *et al.* Ipilimumab plus dacarbazine for previously untreated metastatic melanoma. *N Engl J Med* 2011;364:2517–2526.

Rosenberg SA, Yang JC, Sherry RM, *et al.* Durable complete responses in heavily pretreated patients with metastatic melanoma using T-cell transfer immunotherapy. *Clin Cancer Res* 2011;17:4550–4557.

Topalian SL, Hodi FS, Brahmer JR, *et al.* Safety, activity, and immune correlates of anti-PD-1 antibody in cancer. *N Engl J Med* 2012;366:2443–2454.

Weber JS, Kahler KC, Hauschild A. Management of immune-related adverse events and kinetics of response with ipilimumab. *J Clin Oncol* 2012;30:2691–2697.

Wolchok JD, Hoos A, O'Day S, *et al.* Guidelines for the evaluation of immune therapy activity in solid tumors: immune-related response criteria. *Clin Cancer Res* 2009;15:7412–7420.

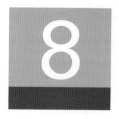

Princípios de Transplante de Células Hematopoiéticas

Jesse Keller • Rizwan Romee

I. **INTRODUÇÃO.** O transplante de células hematopoiéticas (HCT) envolve a administração de quimioterapia de dose intensa e/ou radiação seguida da infusão de células hematopoiéticas autólogas ou alogênicas (derivadas de doador). O número de transplantes de células hematopoiéticas realizado a cada ano tem aumentado de maneira uniforme para quadros hematológicos benignos e malignos. Este capítulo resume os princípios subjacentes e os aspectos clínicos do HCT tanto autólogo quando alógeno.

II. **TIPOS DE TRANSPLANTE.** Os transplantes de células hematopoiéticas são classificados pela fonte de células do doador como (a) autólogos, (b) singênicos e (c) alógenos.

  A. **Transplante autólogo.** Em um transplante autólogo, as células hematopoiéticas de um paciente são colhidas e criopreservadas. As células hematopoiéticas autólogas, incluindo as células primordiais hematopoiéticas (HSCs) são então reinfundidas após a administração de quimioterapia e ou radioterapia de alta dose. O transplante autólogo (auto-hCT) permite a administração de altas doses de drogas para maximizar a eficácia em situações nas quais a mielossupressão poderia, de outra forma, ser limitadora da dose.

  B. **Transplante singênico.** O transplante de um gêmeo idêntico é similar ao transplante autólogo com o benefício de fornecer um enxerto "limpo" de células hematopoiéticas livre de células malignas de contaminação. A vantagem do uso do transplante singênico sobre o auto-hCT, porém, nunca foi demonstrado em um estudo clínico de grande porte. O HCT singênico não está associado nem ao efeito do enxerto-*vs.*-hospedeiro nem enxerto-*vs.*-tumor (GvT) de um transplante alógeno e não exige imunossupressão pós-transplante. Mesmo quando disponível, o transplante singênico raramente é realizado por causa da falta do efeito GvT, que é um componente essencial na prevenção da recidiva da doença.

  C. **Transplante alógeno.** O transplante alógeno de células hematopoiéticas (alo-HCT) envolve a infusão de células hematopoiéticas incluindo HSCs de antígenos leucocitários humanos (HLA) de doador compatível ou não. O alo-HCT pode ser executado ou de um membro da família que seja parente ou de um doador não parente. Além de permitir a administração de doses mieloablativas de quimioterapia e/ou de radioterapia, um alo-HCT permite efeitos imunológicos potentes mediados por linfócitos de doador (predominantemente por células T e células NK). Esse efeito é conhecido como GvL ou efeito do enxerto-*vs.*-leucemia (GvL). O alo-HCT é eficaz no tratamento de transtornos malignos e não malignos, incluindo deficiências imunes congênitas, anemia de células falciformes, talassemia e alguns erros hereditários de metabolismo. As escolhas de doador possível em alo-HCT são irmãos HLA-compatíveis, doadores não parentes HLA-compatíveis ou HLA-não compatíveis, doadores parentes HLA-haploidênticos e cordão umbilical.

   1. **Doadores irmãos compatíveis.** Para aqueles exigindo alo-HCT, o uso de um irmão compatível ainda é considerado como a fonte ideal de enxerto, quando disponível. O alo-HCT de doador irmão HLA-compatível está associado aos melhores índices de sobrevida e com menos morbidade, incluindo índices mais baixos de GVHD crônica. Entretanto, a disponibilidade de um doador apropriado é uma preocupação, pois cerca de 70% dos pacientes não tem um irmão HLA-compatível adequado.

   2. **Doadores não parentes compatíveis (MUD).** A maioria dos pacientes sem acesso a um irmão compatível é elegível ao MUD. As fontes de doadores, porém, são dispendiosas e demoradas. Notadamente, a disponibilidade de doadores apropriados para as populações em minoria é limitada. Atualmente, menos de 25% dos pacientes afroamericanos é capaz de encontrar um doador apropriado e HLA-compatível.

Princípios de Transplante de Células Hematopoiéticas | 91

3. **Doadores parentes não compatíveis.** Em alguns casos, o transplante pode ser realizado com doadores parentes não compatíveis em um ou dois *loci* de HLA. As desvantagens dessa abordagem incluem aumento de riscos de GVHD e insuficiência do enxerto.

4. **Doadores parentes haploidênticos.** Os doadores parentes HLA-haploidênticos não são compatíveis em três dos seis *loci* possíveis (HLA-A, HLA-B e HLA-DR) para os quais a tipagem do HLA é executada (na verdade, eles são incompatíveis para um haplotipo inteiro de HLA derivado da mãe ou do pai, mas os doadores familiares parentes normalmente são testados somente para os *loci* de HLA mencionados acima). Essa é uma área do transplante em expansão com dados emergentes suportando que os resultados podem ser equivalentes aos dos pacientes recebendo um transplante de um doador não parente HLA-compatível e, possivelmente, até de um doador irmão HLA-compatível. A disponibilidade do doador é simplificada e acelerada, pois geralmente vários doadores elegíveis podem ser encontrados em uma família.

III. SELEÇÃO DE PACIENTES

A. **Indicações para transplante.** O HCT tem sido usado com sucesso no tratamento de vários quadros malignos e não malignos (Tabela 8-1). A escolha do transplante autólogo-*versus*-alógeno depende, em grande parte, da doença sendo tratada e da disponibilidade de um doador compatível. Atualmente, mieloma múltiplo e linfomas são as indicações mais frequentes para transplantes autólogos, enquanto a leucemia aguda e as síndromes mielodisplásicas são as indicações mais frequentes para alo-HCT. As diretrizes para encaminhamento para transplantes em pacientes adultos foram publicadas pela American Society for Blood and Marrow Transplantation (ASBMT) (Tabela 8-2).

B. **Avaliação pré-transplante de candidatos para transplante de células hematopoiéticas.** A avaliação pré-transplante de pacientes considerados para HCT é necessária para identificar os candidatos com quadros comórbidos que possam impedir a administração de terapia de alta dose e sua toxicidade associada. Embora o risco de complicações relacionado com o transplante aumente com a idade, esse fator sozinho não é mais considerado como contraindicação absoluta, mas sim como um de muitos fatores que afetam a adequação geral de um paciente ao HCT. As diretrizes para a avaliação pré-transplante são apresentadas na Tabela 8-3.

IV. SELEÇÃO DE DOADORES

A. **Tipagem de HLA.** Para alo-HCT os doadores são selecionados com base em sua histocompatibilidade com o receptor. O *locus* do complexo principal de histocompatibilidade (MHC), também chamado de *locus* MHC, no cromossomo 6 codifica antígenos de HLA de classes I e II que permitem o reconhecimento imunológico de antígenos estranhos. Em

---

TABELA 8-1	Doenças Tratáveis com HCT

Transplante autólogo
Mieloma múltiplo
Linfoma de Hodgkin e não Hodgkin
Leucemia pró-mielocítica aguda
Neuroblastoma
Tumores de células germinativas

Transplante alógeno
Leucemia mieloide aguda e crônica
Leucemia linfocítica aguda e crônica
Síndromes mielodisplásica e mieloproliferativa
Linfoma de Hodgkin e não Hodgkin
Mieloma múltiplo
Anemia aplástica e outros transtornos de insuficiência da medula óssea
Hemoglobinopatias: talassemia maior e anemia de células falciformes
Síndromes de imunodeficiência: imunodeficiência grave combinada, Wiskott-Aldrich
Erros inatos de metabolismo: síndrome de Hurler, adrenoleucodistrofia

92 | Capítulo 8

TABELA 8-2 — Momento Recomendado para Consulta sobre Transplante

AML	Fase acelerada
AML de alto risco	Intolerância e/ou resistência ao TKI atualmente
Doença hematológica anterior (p. ex., mielodisplasia)	disponível
	Crise de blastos (mieloide ou linfoide)
Leucemia relacionada com o tratamento	**Leucemia linfocítica crônica (CLL)**
Falha de indução	Citogenética ou aspectos moleculares de alto risco
Presença de doença residual mínima após terapia inicial ou subsequente	Remissão inicial curta
	Resposta inicial insatisfatória
CR1 (exceto citogenética de risco favorável)	Resistente/refratária
CR2 e além	Transformação de Richter
ALL	**Linfomas não Hodgkin**
CR1 com aspectos de alto risco	**Folicular**
Falha de indução primária ou relapso	Resposta insatisfatória ao tratamento inicial
Presença de doença residual mínima após terapia inicial ou subsequente	Duração da remissão inicial < 12 meses
	Primeira recaída
CR2 e além, se não avaliada previamente	Transformação em linfoma difuso de células B grandes
MDS	**Difuso de células B grandes**
Qualquer escore IPSS intermediário ou elevado	No primeiro relapso ou no relapso subsequente
	CR1 para pacientes com risco de IPI alto ou entre alto e
Qualquer MDS com aspectos prognósticos ruins incluindo:	intermediário
MDS relacionada com o tratamento	Sem CR no tratamento inicial
Citopenias refratárias	Segunda remissão ou remissão subsequente
Citogenética adversa	**Células do manto**
Dependência de transfusão	Após a terapia inicial
CML	**Linfoma de Hodgkin**
Resposta hematológica ou citogenética inadequada após tratamento com inibidor de tirosina quinase (TKI) incluindo TKIs de segunda geração	Sem CR inicial
	Primeiro relapso ou relapso subsequente
	Mieloma múltiplo
	Após início da terapia
Progressão da doença	Primeira progressão

AML, leucemia mielógena aguda; ALL, leucemia linfoblástica aguda; WBC, glóbulos brancos do sangue; CNS, sistema nervoso central; CR, remissão completa; MDS, síndromes mielodisplásicas; IPSS, International Prognostic Scoring System; CML, leucemia mielógena crônica; IPI, International Prognostic Index.

transplantes hematopoiéticos e de órgãos sólidos, as moléculas de HLA funcionam como aloantígenos que podem desencadear o reconhecimento imune e a rejeição do enxerto em receptores não compatíveis.

1. **Alelos de HLA.** Os antígenos do HLA são definidos sorologicamente testando-se a reatividade contra um painel de anticorpos monoclonais. A verificação baseada no DNA substituiu amplamente a verificação sorológica e usa iniciadores (*primers*) de DNA específicos da sequência e sondas para definir os alelos do HLA. A tipagem molecular de alta definição de 10 genes de HLA (HLA-A, HLA-B, HLA-C, HLA-DRB1 e HLA-DQB1) é o padrão atual. A tipagem molecular de alta resolução permite a compatibilidade precisa de HLA entre doadores e receptores de transplantes, o que resultou em resultados melhorados para o paciente. Uma vez que o complexo MHC é firmemente aglomerado no cromossomo 6, os alelos de HLA são herdados como um conjunto também conhecido como o *haplótipo* do paciente. A chance de um irmão de qualquer indivíduo ser compatível em HLA é de 25%, enquanto a probabilidade de conseguir um doador irmão totalmente compatível em HLA é de $1-(3/4)^n$, onde n é o número total de irmãos.

Princípios de Transplante de Células Hematopoiéticas | 93

TABELA 8-3	Avaliação Pré-Transplante

Teste	Comentário
História e exame físico	Avaliar situação de desempenho, infecção ativa, disfunção significativa de sistema orgânico
Revisão de amostras de tecido	Confirmação de diagnóstico
Revisão de estadiamento inicial e testes de reestadiamento	Avaliar a capacidade de resposta à terapia e *status* atual da doença
Aspiração/biópsia da medula óssea	
HLA, ABO e tipagem de sangue para Rh confirmatórios do doador e do receptor (candidatos ao HSCT alógeno)	
Painel de química sérica (eletrólitos, creatinina, bilirrubina, AST, ALT, fosfatase alcalina, LDH)	Creatinina > 2 pode resultar em metabolismo alterado de drogas geralmente usadas em HSCT (certos antibióticos, metotrexato): AST, ALT; bilirrubina > 2 vezes o normal aumenta o risco de doença veno-oclusiva
Radioventriculograma ou ecocardiograma	LVEF > 40–45% desejáveis
ECG	Avaliar para doença cardiovascular subjacente
Radiografia do tórax	Avaliar para doença pulmonar subjacente ou infecção
Testes de função pulmonar	FEV_1, FVC, DLCO > 50% prognosticado
Sorologias virais (CMV, HSV, HIV, HTLV-1, hepatite A, antígeno de núcleo e anticorpo de superfície das hepatites B e C)	A soropositividade para HSV exige profilaxia antiviral; soropositividade para hepatite sem evidência de doença ativa aumenta o risco de doença veno-oclusiva, mas não é contraindicação ao HSCT
Avaliação da oncologia de radiação	Candidatos do regime de condicionamento TBI
Avaliação de nutrição	
Teste de gravidez (mulheres pré-menopausa)	
Banco de espermatozoides/oócitos	

HLA, antígeno leucocitário humano; HSCT, transplante de células primordiais hematopoiéticas; AST, aspartato aminotransferase; ALT, alanina aminotransferase; LDH, lactato desidrogenase; LVEF, fração de ejeção ventricular esquerda; ECG, eletrocardiograma; FEV_1, volume expiratório forçado no primeiro segundo; FVC, capacidade vital forçada; DLCO, difusão de dióxido de carbono no pulmão; CMV, citomegalovírus; HSV, vírus do herpes simples; HIV, vírus da imunodeficiência humana; HTLV_I, vírus tipo 1 do linfoma de células T humanas; TBI, irradiação corporal total.

2. **Compatibilidade em HLA de transplantes com doadores não parentes.** Para os indivíduos sem um irmão idêntico em HLA, é necessária a seleção de um doador não parente. A tipagem de HLA-A,-B,-C,-DR (DRB1) e DQB1 é realizada, rotineiramente, para selecionar doadores não parentes. Além disso, outros HLA-DPB1 de *loci* de classe II e –DRB3/4/5 são testados com frequência, embora não haja associação definida com os resultados do paciente. Nos EUA, a busca por transplante com doadores não parentes é coordenada pelo National Marrow Donor Program (NMDP). A probabilidade de se encontrar um doador não parente para determinado paciente depende da frequência do haplótipo de HLA do paciente na população em geral. Para todos os pacientes, a probabilidade de se encontrar uma medula ou células primordiais de sangue periférico de [um doador] não parente (PBSC) em potencial nos registros de doadores está significativamente ligada à etnia. Nos EUA, os caucasianos têm muito mais probabilidade de encontrar um doador compatível que os afroamericanos ou americanos de origem asiática.

3. **Compatibilidade em HLA de transplantes com doador haploidêntico.** Doadores haploidênticos são aqueles compatíveis em 3 de 6 *loci* (HLA-A, HLA-B e HLA-DR). A probabilidade de se encontrar um parente haploidêntico com sucesso é significativamente mais alta

94 | Capítulo 8

que aquela de se encontrar um MUD totalmente compatível. Além disso, o tempo e o custo de uma busca de doador podem ser poupados quando se busca por um doador haploidêntico.

B. Fatores não relacionados ao HLA. Outros fatores são sempre considerados quando os doadores são selecionados, incluindo a sorologia negativa para citomegalovírus (CMV) (para pacientes com sorologia negativa para CMV), sexo masculino, jovem, compatibilidade ABO, peso corporal excessivo e mesma etnia. As doadoras multíparas estão associadas a um risco maior de doença do enxerto-*vs.*-hospedeiro crônica (cGVHD), mas sem afetar a sobrevida geral.

V. FONTES DE CÉLULAS PRIMORDIAIS HEMATOPOIÉTICAS

A. Medula óssea. Historicamente, a medula óssea foi usada como a única fonte de enxertos em transplantes. A medula óssea é colhida da crista ilíaca posterior pela execução de aspirações repetidas com o doador sob anestesia geral ou regional. O volume colhido varia, mas geralmente fica entre 10 a 15 mL/kg do peso do doador. A sobrevida melhorada tem sido associada à dose mais elevada de HSC com pega mais robusta e menos complicações infecciosas. Uma dose de células nucleadas totais (TNC) de aproximadamente 2×10^8 células/kg colhida da medula óssea é considerada adequada para HCT. Os efeitos colaterais da coleta da medula incluem fadiga e dor no sítio de coleta e efeitos relacionados à anestesia geral como náusea e vômito.

B. Sangue periférico com fonte de enxertos. As HSCs circulam em níveis baixos na circulação periférica, mas podem ser recrutadas para o sangue periférico a partir da medula em resposta a estressores como inflamação ou infecção. Além disso, a administração exógena de fatores de crescimento hematopoiéticos pode aumentar o número de células primordiais do sangue periférico em 40 a 80 vezes em um processo chamado de *mobilização de células primordiais*. Essas HSCs mobilizadas junto com outras células mononucleares podem então ser colhidas e usadas para HCT. Atualmente, a maioria dos transplantes autólogos e alógenos é realizada usando sangue periférico como fonte de enxertos.

1. Mobilização de células primordiais. Embora algumas citocinas e combinações de citocina possam mobilizar as HSCs, os medicamentos aprovados pelo FDA para mobilização de células primordiais incluem o fator de estimulação de granulócitos (G-CSF) (filgrastim, 10 a 16 µg/kg), fator estimulador de colônias de macrófagos (GM-CSF) (sargramostim) e plerixafor. Os doadores podem sentir mialgia, dor nos ossos, cefaleia, náusea e febre baixa com o G-CSF. A ruptura do baço ocasionada por hepatopoiese extramedular foi informada como complicação rara.

As HSCs também aumentam na circulação periférica durante a recuperação de neutrófilos após a administração de quimioterapia. Para a coleta de células primordiais autólogas, doses altas de ciclofosfamida ou outras formas de quimioterapia podem ser usadas para mobilizar as HSCs e isso pode ser aumentado com a administração de G-CSF ou de GM-CSF para aumentar o rendimento das células primordiais.

Plerixafor é um antagonista de CXCR4 usado para a mobilização de células primordiais. Trata-se de um receptor para a quimiocina CXCL12 (fator-1 derivado do estroma [SDF-1]) produzida pelas células do estroma da medula e que é essencial para o abrigo e a retenção de HSCs na medula. Ao romper o eixo CXCR4/CXCL12, plerixafor demonstrou ser eficaz para a mobilização de células primordiais ou isoladamente ou em combinação com G-CSF. Essa substância tem aprovação do FDA para uso em combinação com G-CSF para mobilização de HSCs para pacientes com diagnóstico de linfoma não Hodgkin (NHL) ou de mieloma múltiplo (MM) submetidos ao transplante autólogo.

2. Coleta de HSCs do sangue periférico. Após a mobilização, as HSCs são colhidas por aférese de grande volume (até 20 litros) por meio das veias antecubitais ou por um cateter venoso central. A fração mononuclear contendo as HSCs junto com outras células mononucleares com linfócitos e monócitos é retida, e o restante é administrado novamente ao paciente mediante infusão. A hipocalcemia por causa da anticoagulação com solução de ácido-citrato-dextrose usada durante a aférese pode causar entorpecimento, parestesias e espasmo carpopedal, sendo tratada com suplementação de cálcio. Um mínimo de 2×10^6 CD34$^+$/kg do peso do receptor é exigido para um transplante autólogo, enquanto a meta de 5×10^6 CD34$^+$/kg aumenta a probabilidade de recuperação precoce das plaquetas. Da mesma forma, a dose ideal de CD34$^+$ colhida para alo-HCT fica em torno de 5×10^6/kg do peso do receptor, mas doses $\geq 3 \times 10^6$/kg são consideradas suficientes, especialmente na ausência de incompatibilidade de HLA entre doador e receptor. A maioria dos doadores normais exige apenas uma sessão de aférese para colher o número adequado de células primordiais, enquanto os doadores autólogos podem precisar de sessões múltiplas (cinco ou mais), dependendo do seu grau de exposição à quimioterapia anterior. Quando comparadas com a medula, as PBSCs contêm mais células CD34$^+$ que a medula óssea e estão associadas à recuperação mais rápida de neutrófilos e de plaquetas. Além disso, enxertos de PBSCs apresentam cerca de 10 vezes mais linfócitos T, que estão associados a índices mais altos de cGVHD, mas sem efeito sobre a sobrevida geral. A anemia aplástica é uma exceção ao uso em expansão de sangue periférico como fonte de enxerto, pois para esses pacientes a medula óssea é a fonte preferida de enxerto e tem sido associada a resultados melhores.

C. Sangue do cordão umbilical. O sangue presente no cordão umbilical e na placenta após o parto é uma fonte rica em HSCs. Após a saída da placenta, o cordão umbilical é grampeado, com aproximadamente 50 a 100 mL permanecendo na placenta, drenado e criopreservado. Em geral, o sangue do cordão contém doses de 10 a 20 vezes menores de células nucleadas e CD34$^+$ que a medula óssea de um adulto. Por causa das limitações na dose de células primordiais, os transplantes de cordão umbilical eram, anteriormente, realizados em populações pediátricas com um mínimo de $2,0 \times 10^7$ células mononucleares/kg, normalmente exigido para o transplante bem-sucedido e mais de $3,0 \times 10^7$ células mononucleares/kg para resultados ótimos. Na população adulta, duas unidades de sangue do cordão umbilical (alo-HCT com cordão duplo) são normalmente agrupadas para um único receptor, o que pode resultar em recuperação hematopoiética mais rápida. Deve-se destacar que, no alo-HCT de cordão duplo, somente uma das duas unidades de sangue do cordão domina a hematopoiese a longo prazo.

Os transplantes de sangue do cordão estão associados a menos riscos de GVHD e podem ser realizados com sucesso e com um grau mais alto de incompatibilidade em HLA que os das fontes de células primordiais de adultos. Além disso, as unidades de cordão umbilical estão disponíveis mais prontamente que as células primordiais de doadores adultos e estão associadas a índices menores de transmissão viral. Os registros de cordão umbilical, diferentemente dos registros de doadores adultos, não sofrem da perda para o *pool* de doadores por causa da idade avançada ou da dificuldade em se localizar doadores em potencial. Os principais problemas com o transplante de sangue do cordão incluem: pega retardada, risco maior de infecções pós-transplante, índices moderadamente aumentados de falha do enxerto e a incapacidade de colher mais células do doador para pacientes com falha de pega e/ou recaída.

VI. REGIMES DE CONDICIONAMENTO

A. Condicionamento mieloablativo. Os regimes de condicionamento tradicionais usados em HCT aplicam doses mieloablativas de agentes alquilantes (ciclofosfamida, busulfano, melfalano) com ou sem irradiação corporal (TBI) antes do transplante para (a) eliminar a doença residual e (b) suprimir a função imune para permitir a pega das células primordiais do doador. Os regimes padronizados de condicionamento variam por doença e os regimes mais comuns estão listados na Tabela 8-4. Além da mielossupressão grave, os agentes usados em HCT geralmente estão associados a efeitos colaterais como mucosite, alopecia, náusea e podem causar dano significativo ao órgão, incluindo a disfunção hepática ou pulmonar.

B. Condicionamento de intensidade reduzida. No cenário alógeno, os regimes de condicionamento não mieloablativos ou de intensidade reduzida (RIC) foram desenhados para reduzir a toxicidade associada à terapia de alta dose. Esses regimes não tentam eliminar completamente as células malignas antes do transplante, mas em vez disso fornecem imunossupressão suficiente para permitir a pega do doador e confiam, predominantemente, em um efeito GvT mediado pelas células T derivadas do doador para atingir sua meta terapêutica. A Tabela 8-5 mostra alguns dos regimes RIC comumente usados.

Os regimes RIC permitem que idosos e pacientes com quadros comórbidos significativos sejam elegíveis ao alo-HCT. Em análises retrospectivas conduzidas em malignidades mieloides, os regimes RIC foram associados à mortalidade menor relacionada com tratamento, mas com índices mais altos de relapso e sem alteração na sobrevida geral. Os índices de cGVHD aguda após RIC são comparáveis àqueles observados em transplantes padrão de alta dose, mas o início da GVHD aguda (aGVHD) é, muitas vezes, atrasado por semanas a meses. Em vista do risco aumentado de relapso, esses regimes são mais bem adequados a pacientes que, caso contrário, estariam em remissão completa à época do transplante.

96 | Capítulo 8

TABELA 8-4 Regimes Comuns de Condicionamento Mieloablativo

Regime	Dose total	Dose diária
Regimes alógenos		
Cy/TBI		
TBI	1.225 cGy	175 cGy b.i.d. d-6/-5/-4, 175 cGy d-3
Ciclofosfamida	120 mg/kg	60 mg/kg/d i.v. × 2, d-3/-2
MESNA	120 mg/kg	60 mg/kg CIVI durante 24 h × 2, d-3/-2
Bu/Cy		
Busulfan	16 mg/kg	1 mg/kg p.o. q6h, d-7/-6/-5/-4
Ciclofosfamida	120 mg/kg	60 mg/kg/d i.v. × 2, d-3/-2
MESNA	120 mg/kg	60 mg/kg CIVI durante 24 h × 2, d-3/-2
Regimes autólogos		
Mieloma múltiplo		
Mel-200		
Melfalano	200 mg/m^2	100 mg/m^2 i.v. × 2, d-3/-2
Linfoma		
BEAM		
BCNU	450 mg/m^2	450 mg/m^2, d, d-8
Etoposida	800 mg/m^2	100 mg/m^2 i.v. b.i.d. × 4, d-7/-6/-5/-4
Ara-C	800 mg/m^2	100 mg/m^2 i.v. b.i.d. × 4, d-7/-6/-5/-4
Melfalano	140 mg/m^2	140 mg/m^2, d-3
Tumores sólidos		
MEC		
Etoposida	1.200 mg/m^2	$300 \text{ mg/m}^2 \times 4$, d-6/-5/-4/-3
Carboplatina	1.400 mg/m^2	$700 \text{ mg/m}^2 \times 2$, d-4/-3
Melfalano	140 mg/m^2	140 mg/m^2, d-2

TBI, irradiação corporal total; MESNA, [sódio-2]-sulfonato de mercaptoetano; VP, vincristina/prednisona; CIVI, infusão intravenosa contínua; BCNU, 1,3-bis-(2-cloroetil)- 1-nitrosureia; Ara-C, acitosina arabinose; b.i.d., duas vezes ao dia; i.v., intravenoso; p.o., por via oral.

TABELA 8-5 Regimes Comuns de Condicionamento Não Mieloablativo e de Intensidade Reduzida

Regime	Dose total	Dose diária
Ciclofosfamida	120 mg/kg	60 mg/kg/d × 2, d-7/-6
Fludarabina	125 mg/m^2	$25 \text{ mg/m}^2 \times 5$, d-5/-4/-3/-2/-1
MESNA	120 mg/kg	60 mg/kg CIVI durante 24 h × 2, d-4/-3
Ciclofosfamida	200 mg/kg	50 mg/kg/d × 4, d-6/-5/-4/-3
RT tímica	700 cGy	d-1
ATG	45–90 mg/kg	15-30 mg/kg × 3, d-2/-1/+ 1
MESNA	200 mg/kg	50 mg/kg CIVI durante 24 h × 4, d-6/-5/-4/-3
Flu/Bu ± ATG		
Bussulfan (oral)	8 mg/kg	4 mg/kg/d × 2, d-6/-5
Fludarabina	150 mg/m^2	$30 \text{ mg/m}^2/\text{d} \times 5$, d- 10/-9/-8/-7/-6/-5
ATG	40 mg/kg	10 mg/kg/d × 4, d-4/-3/-2/-1

RT, transcrição reversa; ATG, globulina antitimócitos.

Princípios de Transplante de Células Hematopoiéticas | 97

VII. INFUSÕES DE ENXERTO DE CÉLULAS HEMATOPOIÉTICAS. As células colhidas para transplante autólogo são criopreservadas na fase líquida ou de vapor de nitrogênio líquido com dimetil sulfóxido a 10% (DMSO) usado como crioprotetor. Antes da reinfusão das células, uma infusão de bicarbonato é usada para alcalinizar a urina para proteção contra lesão renal causada pela hemólise de hemácias contaminantes. Os produtos das células primordiais são rapidamente descongeladas em banho de água a 37 graus e, normalmente, administradas por infusão durante um período de 15 minutos, potencialmente sujeitando as HSCs à toxicidade do DMSO. Os efeitos colaterais associados ao DMSO incluem: ruborização, paladar desagradável, náusea e vômito com episódios raros de hipotensão, arritmias atriais e reações anafiláticas. Os enxertos alógenos são geralmente administrados frescos por infusão, com os pacientes monitorados quanto a quaisquer reações de hipersensibilidade. A infusão de produtos de medula óssea de grande volume deverá ser administrada durante um período de 3 a 4 horas e o paciente monitorado quando à sobrecarga de volume. Da mesma forma, os enxertos para alo-HCT sofrem, em geral, redução de RBCs em caso de incompatibilidade significativa de grupo sanguíneo ABO entre doador e receptor antes da infusão celular.

VIII. CUIDADOS E COMPLICAÇÕES PÓS-TRANSPLANTE

A. Hematopoiéticos

1. **Pega.** Após a infusão de células primordiais, as células progenitoras retornam ao microambiente da medula orientadas por interações entre as moléculas de adesão e seus receptores expressos nas células hematopoiéticas e no estroma da medula. Essas células devem, então, proliferar e se diferenciar para repovoar o sangue periférico com hemácias maduras em um processo denominado "pega". A pega de neutrófilos (ANC superior a 500/mm^3) ocorre geralmente entre 10 e 15 dias pós-transplante com transplantes de PBSCs e ligeiramente mais tarde em transplantes de medula óssea. A administração de fatores de estimulação de colônias, ou G-CSF ou GM-CSF pós-transplante demonstrou diminuir a duração da neutropenia, embora sem melhorar a sobrevida. A recuperação de plaquetas tende a ser muito mais variável após o transplante.

   O quimerismo doador/receptor é avaliado pós-HCT analisando-se ou o sangue periférico ou a medula óssea para diferenças em Repetições Curtas em Série (STRs, para *Short Tandem Repeats*) usando ensaios baseados na reação da cadeia da polimerase (PCR). No caso de transplante de incompatibilidade sexual, o quimerismo também pode ser analisado pela proporção da fluorescência específica do cromossomo sexual em sondas de hibridização *in situ* (FISH).

2. **Suporte de transfusão.** As transfusões de hemácias e de plaquetas são comuns em HCT. Embora os parâmetros de transfusão sejam um pouco arbitrários, é razoável manter-se os níveis de hemoglobina acima de 8 g/dL e as contagens de plaqueta superiores a 10.000/mm^3. Para reduzir o risco de GVHD associada à transfusão, todos os produtos do sangue deverão ser irradiados com 2.500 cGy antes da administração.

3. **Incompatibilidade de ABO.** Uma vez que os produtos das células primordiais são combinados com base na compatibilidade de HLA, os HSCTs ocorrem com frequência. A incompatibilidade das hemácias é classificada de acordo com a ocorrência ou não de compatibilidade de isoaglutininas ou de isoantígenos do doador ou de ambos ser compatível com aqueles do receptor. A incompatibilidade maior ocorre quando o receptor tem anticorpos direcionados contra os antígenos das hemácias do doador (ou seja, doador A, receptor O); a incompatibilidade menor ocorre quando o plasma do doador contém anticorpos direcionados contra as hemácias do paciente (ou seja, doador O, receptor A). A incompatibilidade mista ou bidirecional ocorre quando existe incompatibilidade ABO maior e menor (ou seja, doador A, receptor B ou vice-versa). As hemácias geralmente são reduzidas dos enxertos colhidos para alo-HCT de incompatibilidade maior, especialmente quando se usa a medula óssea como fonte de enxerto para reduzir o risco de hemólise clinicamente significativa de grandes quantidades de hemácias contidas no produto celular. A hemólise mediada pelo sistema imune é indicada por um teste positivo de antiglobulina direta (Coombs direto) no cenário de outros marcadores de hemólise como lactato desidrogenase (LDH) elevada ou bilirrubina indireta. Em caso de hemólise leve, o suporte para transfusão de RBCs é adequado. Em casos mais graves, pode-se aplicar a troca de plasma. Por outro lado, pacientes recebendo transplantes de incompatibilidade menor têm risco de hemólise imediata resultante da infusão de plasma incompatível. A hemólise imedia-

ta pode ser prevenida pela remoção do plasma dos enxertos de medula óssea por centrifugação. Em transplantes que usam células mononucleares de sangue periférico, a aférese usada para colher os produtos das células remove, efetivamente, a maior parte do plasma do doador com contaminação significativamente menor com RBCs.

4. **Falha do enxerto.** A rejeição das células hematopoiéticas do doador pelo sistema imune do receptor é denominada de *falha do enxerto* e pode ser classificada como primária (ANC < 500/mm³ após 28 dias pós-transplante, embora várias definições existam) ou secundária (hematopoiese transitória do doador). As causas da falha do enxerto incluem a disparidade de HLA em *loci* maiores e menores, condicionamento inadequado do hospedeiro, número inadequado de células primordiais do doador, depleção de células T do enxerto do doador, imunossupressão inadequada e presença de titulagens elevadas de anticorpos específicos do doador (DSAs) causados por alossensibilização aos antígenos de HLA do doador por transfusões de sangue, especialmente produtos das plaquetas e de gestações múltiplas antes do transplante. As opções terapêuticas incluem imunossupressão mais intensa, administração de fatores de crescimento hematopoiéticos, infusões de linfócitos do doador (DLIs) e até um segundo HCT.

B. **Doença aguda do enxerto *vs.* hospedeiro (aGVHD)**

1. **Patogênese.** A aGVHD é causada por células T alorreativas do doador que reconhecem antígenos do receptor como corpos estranhos, resultando em doença inflamatória que afeta vários órgãos. Acredita-se que a tempestade de citocinas no período inicial pós-transplante, causada ou pelo regime de condicionamento e/ou por infecção, ative ainda mais os linfócitos derivados do doador, exacerbando a inflamação associada à aGVHD. Além disso, as células que apresentam antígenos do receptor (APCs), especialmente as células dendríticas, são consideradas com papel importante na iniciação da cascata inflamatória aguda associada à aGVHD. Essa doença pode ser particularmente grave no caso de incompatibilidade de classe maior de MHC, mas também ocorre por causa de disparidades em antígenos de histocompatibilidade menor.

2. **Manifestações clínicas.** Em geral, a aGVHD se manifesta por si só no 25° ao 28° dia após o transplante e envolve, mais comumente, a pele, o fígado e o tubo digestivo, os três maiores órgãos do nosso corpo. A manifestação da doença na pele varia de uma erupção cutânea maculopapular leve ao esfacelamento evidente. O envolvimento do fígado é visto, geralmente, com um quadro de hiperbilirrubinemia conjugada e elevação da fosfatase alcalina, pois os ductos biliares são os primeiros componentes visados no fígado. O envolvimento gastrintestinal (GI) inferior se manifesta geralmente com diarreia e cãibras abdominais, enquanto o envolvimento GI superior se apresenta, geralmente, como náusea e vômito.

Embora vários sistemas de classificação sejam usados para a GVHD, a maioria deles se baseia nos critérios originais de Glucksberg e os pacientes com a doença em estádio III e IV apresentando um resultado significativamente pior (Tabela 8-6). Os índices de aGVHD em estádios III-IV variam por estudo e fonte de doador. Os estudos de maior porte demonstraram índices cumulativos de aGVHD durante 40 meses de 39 e 49%, respectivamente, para transplante alógeno de irmão e para transplante de doador não parente. Para transplante haploidêntico usando ciclofosfamida após o procedimento, índices de aGVHD em estádios III-IV variaram de 5 a 11%.

3. **Profilaxia para GVHD**

a. **Profilaxia farmacológica.** Por causa da elevada morbidade e mortalidade associadas ao desenvolvimento da aGVHD, a profilaxia de rotina contra essa doença é exigida para todos os pacientes que se submetem ao alo-HCT. Embora vários agentes farmacológicos diferentes possam ser usados, um regime típico usa um agente antimetabólito, como metotrexato (em doses de 10 mg/m² nos dias 1, 3, 6 e ± 9) ou micofenolato de mofetila (MMF) continuado até o dia 30 após o alo-HCT, combinado com um inibidor da calcineurina, ou ciclosporina ou tacrolimus. A imunossupressão com um inibidor de calcineurina geralmente é mantida até o dia 100 após o transplante e reduzida gradualmente na ausência da GVHD ou relapso da doença. Recentemente, outros regimes mais novos incluíram sirolimus e tacrolimus, assim como regimes à base de verinostat e bortezomibe. A profilaxia mais completa para GVHD com dose alta de ciclofosfamida (50 mg/kg nos dias 3 e 4 após o alo-HCT) revolucionou o transplante haploidêntico, pois seu uso reduziu bastante tanto a aGVHD quanto os índices dessa doença após o transplante

Princípios de Transplante de Células Hematopoiéticas | 99

TABELA 8-6	Classificação de Glucksberg para aGVHD		
	Classificação clínica de aGVHD		
Estádio	Pele	Fígado	Tubo digestivo	Prejuízo funcional
0	0	0	0	0
I	1+ –2+	0	0	0
II	1+ –3+	1+	1+	1+
III	2+ –3+	2+ –3+	2+	2+
IV	2+ –4+	2+ –4+	3+	3+
	Estadiamento Clínico de aGVHD		
Estádio	Pele	Fígado	Tubo digestivo
1+	Erupção cutânea maculopapular < 25% da superfície corporal	Bilirrubina 2–3 mg/dL	Diarreia 500–1.000 mL/d; náusea persistente
2+	Erupção cutânea maculopapular 25 – 50% da superfície corporal	Bilirrubina 3–6 mg/dL	Diarreia 1.000–1.500 mL/d
3+	Eritrodermia generalizada	Bilirrubina 3–6 mg/dL	Diarreia > 1.500 mL/d
4+	Descamação e bolhas	Bilirrubina > 15 mg/dL	Dor ± íleo

haploidêntico. Isso também foi usado com sucesso em transplantes com irmãos HLA-compatíveis e com doadores não parentes, com índices muito favoráveis de GVHD.

b. **Depleção de células T.** A depleção das células T pode ser usada como profilaxia farmacológica alternativa ou adjuvante para GVHD. Como as células T derivadas do doador são essenciais na patogênese da aGVHD, essa depleção de células T do enxerto do doador pode, efetivamente, reduzir a incidência de GVHD. Vários métodos para a depleção de células T têm sido usados, incluindo adsorção física de células T em proteínas como lectinas, elutriação ou depleção com anticorpos específicos para células T ou linfócitos. A perda de células T do doador está associada, "porém, a índices mais altos de rejeição do enxerto mediada por células T residuais do hospedeiro e ao relapso da doença por causa da perda parcial do efeito GvT." Além disso, a depleção de células T resulta em reconstituição imune retardada nos receptores, levando a índices mais altos de infecções virais e, em especial, de citomegalovírus (CMV) e vírus de Epstein-Barr (EBV).

4. **Tratamento.** Os corticosteroides são o tratamento primário para aGVHD. Para casos de doença na pele considerados leves, os esteroides tópicos podem ser suficientes. Para a doença em grau II ou mais, o tratamento é iniciado com prednisona ou metilprednisolona 1 a 2 mg/kg/dia. As doses dos esteroides são então afuniladas gradativamente após a melhora clínica. Para pacientes com doença refratária aos esteroides, vários agentes têm sido usados com sucesso modesto. Esses agentes incluem: micofenolato de mofetila, ciclosporina, tacrolimus, sirolimus, pentostatina, talidomida e os anticorpos monoclonais como daclizumabe e infliximabe. Recentemente, o uso de fotoforese extracorpórea (ECP) tem sido testado para o tratamento da aGVHD com resultados variáveis.

C. **Infecções**

1. **Ritmo das complicações infecciosas.** Os receptores de HCT estão em risco aumentado para infecções oportunistas. O risco de desenvolvimento de tipos específicos de infecções observados em receptores de transplante de células primordiais varia pelo tipo de transplante (autólogo ou alógeno) e do tempo passado desde a cirurgia. Antes da pega dos neutrófilos, os pacientes estão em maior risco de infecção em decorrência das neutropenia causada pelo regime de condicionamento e de quebras nas barreiras mucosas por causa da quimioterapia ou dos dispositivos de acesso vascular de demora. Durante esse período, a neutropenia febril causada por organismos Gram-positivos e negativos é comum. Além disso, as infecções por *Candida* e a reativação do vírus do herpes simples (HSV) podem

100 | Capítulo 8

ocorrer. O período pós-pega (dias 30 a 100) se caracteriza por prejuízo da imunidade mediada pela célula. Após a pega, os vírus do herpes, especialmente o CMV, são os patógenos principais. Outros patógenos dominantes durante essa fase incluem as espécies *Pneumocystis carinii* e *Aspergillus*.

2. Profilaxia e tratamento de infecções específicas

    a. CMV. As infecções por CMV em receptores de HSCT se apresentam, na maioria das vezes, como febre ou pneumonite intersticial. Outras manifestações clínicas incluem: supressão da medula óssea, retinite ou diarreia. Os pacientes em risco de desenvolver infecções por CMV são aqueles submetidos a HSCT alógeno onde ou o doador ou o receptor é positivo para o vírus. A prevenção da doença por CMV em transplantes alógenos pode ser obtida usando-se uma estratégia profilática ou antecipada. A estratégia profilática com ganciclovir até além do dia 100 pós-transplante é efetiva na prevenção da doença por CMV, mas pode resultar em supressão da medula induzida pela droga e prevenir a reconstituição da imunidade das células T específicas para CMV, resultando em ocorrências tardias de doença por CMV. Uma estratégia antecipada usa técnicas sensitivas de PCR para detectar viremia e inicia a terapia com gangiclovir antes do desenvolvimento da doença evidente. Para pacientes com doença resistente, podem ser usados foscarnet ou cidofovir.

    Para reduzir o risco de infecção por CMV adquirida na transfusão, todos os doadores e receptores passam por triagem quanto ao *status* sorológico para CMV. Os produtos do sangue negativos para anticorpos de CMV deverão ser doados a receptores também negativos para o vírus. Como alternativa, pode-se usar a leucofiltração para reduzir a fração de leucócitos no produto administrado por transfusão como opção caso não haja produtos negativos para CVM disponíveis.

    b. HSV e VZV. A profilaxia rotineira com ou aciclovir 400 mg três vezes ao dia ou valaciclovir 500 mg diariamente para evitar a reativação do HSV e do vírus da varicela-zóster (VZV) é administrada aos pacientes até que a pega de neutrófilos em pacientes de transplante autólogo e a imunossupressão sejam descontinuadas em pacientes de transplante alógeno.

    c. Profilaxia PCP. Profilaxia com TMP-SMX um comprimido de dupla ação (DS) 2 vezes ao dia, 2 vezes por semana, dapsona 100 mg diariamente ou pentamidina aerolizada deverá ser administrada a todos os pacientes submetidos ao transplante alógeno e a pacientes selecionados submetidos a transplante autólogo. A profilaxia PCP é mantida enquanto os pacientes permanecerem com medicamentos imunossupressores.

D. Doença veno-oclusiva do fígado. A doença oclusiva (VOD) do fígado é um diagnóstico clínico baseado na presença de hiperbilirrubinemia associada à retenção de fluido e hepatomegalia dolorosa. Histologicamente, a VOD está associada à oclusão venosa central, necrose centrilobular de hepatócitos e fibrose sinusoidal. A ultrassonografia pode revelar reversão de fluxo nas veias porta e hepática. Acredita-se que a etiologia da VOD venha do dano ao endotélio hepático secundário à quimioterapia e/ou radiação de alta dose.

    Os fatores de risco para VOD incluem doença hepática pré-existente (p. ex., hepatite viral, cirrose), radiação de alta dose como parte do condicionamento, do HSCT com doador incompatível ou não parente e uso de ciclosporina e metotrexato para profilaxia de GVHD. A resolução espontânea da VOD é observada em cerca de 70% dos casos, mas pode, com frequência, evoluir para insuficiência orgânica fatal de multissistemas. A heparina de baixa dose ou ácido ursodesoxicólico podem fornecer alguma proteção quando usados de maneira profilática. As medidas de cuidados de suporte são o esteio do tratamento para VOD com atenção ao monitoramento de fluidos e de eletrólitos. Outros agentes usados para tratamento da VOD incluem: defibrotida, alteplase e metilprednisolona em dosagem elevada, embora a evidência de suporte do uso desses agentes seja confusa.

E. Tratamento da doença recidivante. Para a doença recidivante após transplante alógeno, as manobras que tentam maximizar o efeito GvL do aloenxerto podem ser úteis. Em geral, o primeiro passo é a retirada da imunossupressão. Se não surtir efeito, uma infusão de DLI pode aumentar o efeito imunológico do aloenxerto. Entretanto, os DLIs podem resultar em toxicidade significativa incluindo GVHD aguda e crônica e pancitopenia intensa. As respostas são vistas com mais frequência em doenças consideradas mais sensíveis a um efeito da doença do enxerto-*vs.*-hospedeiro, como a leucemia mieloide crônica (CML) e naqueles pacientes que

Princípios de Transplante de Células Hematopoiéticas | **101**

desenvolvem GVHD. Atualmente, os resultados dos pacientes com recidiva após um alo-HCT e incapazes de atingir a remissão com terapias de salvamento permanecem extremamente limitados.

IX. COMPLICAÇÕES TARDIAS DE TRANSPLANTE ALÓGENO

A. cGVHD

1. **Manifestações clínicas.** As manifestações clínicas da cGVHD são heterogêneas quanto aos sistemas orgânicos envolvidos, à intensidade da doença e ao curso clínico. Historicamente, a GVHD foi classificada como crônica quando ocorria depois do dia 100 do HSCT. Atualmente, entretanto, se os pacientes apresentam aspectos de um quadro de aGVHD mesmo após o dia 100 e na ausência de aspectos diagnósticos de cGVHD, a doença ainda é classificada como persistente, recorrente ou como aGVHD de início tardio. Com base nas diretrizes de consenso do NIH (*National Institutes of Health*, EUA), a cGVHD inclui a doença clássica quando os pacientes apresentam manifestações que só estão presentes na cGVHD e na síndrome envolvida, que possui aspectos diagnósticos ou inconfundíveis dessa doença junto com aspectos típicos da aGVHD (pele, trato GI, fígado).

   Com base no sistema de classificação do NIH, a cGVHD é classificada em doença leve, moderada ou intensa, dependendo do número de órgãos afetados e da intensidade orgânica específica (classificada de 0 a 3). A cGVHD leve envolve dois ou menos órgãos/sítios sem prejuízo orgânico clinicamente importante. A cGVHD moderada envolve três ou mais órgãos/sítios sem prejuízo clinicamente significativo, ou pelo menos um órgão/sítio com prejuízo funcional clinicamente significativo, mas sem qualquer incapacidade maior. A cGVHD intensa envolve incapacidade de maior porte causada pela doença.

   Os órgãos mais afetados na cGVHD incluem a pele, o fígado, o trato GI (predominantemente o esôfago) e os pulmões. O envolvimento epidérmico se caracteriza por uma erupção cutânea eritematosa que pode parecer papular, semelhante à do líquen plano, papuloescamosa ou pecilodermia. O envolvimento dérmico e subcutâneo se caracteriza por esclerose, fascite e ulcerações. As manifestações orais da cGVHD incluem eritema, hiperceratose liquenoide, ulcerações ou mucoceles. A disfunção das glândulas lacrimais resulta, com frequência, em ceratoconjuntivite viral, também conhecida como síndrome do olho seco, e pode se manifestar como irritação ardente, dor, visão turva e fotofobia. Os sintomas GI incluem náusea, vômito, anorexia e perda de peso inexplicada. O envolvimento do fígado é caracterizado por aumento na bilirrubina e nas transaminases. A cGVHD pulmonar pode resultar na síndrome da bronquiolite degenerativa debilitante, com a função pulmonar demonstrando, com frequência, redução no volume expiratório forçado no primeiro segundo (FEV_1) e a capacidade de difusão do pulmão para monóxido de carbono (DLCO).

2. **Diagnóstico e tratamento.** O diagnóstico de cGVHD pode sempre ser feito com base nos aspectos clássicos de envolvimento da pele, manifestações de envolvimento gastrintestinal e elevação na concentração de bilirrubina no soro. Muitas vezes o diagnóstico não é tão claro, quando, então, a confirmação histológica pode ser necessária.

   A imunossupressão sistêmica com corticosteroides e outros agentes é sempre necessária para tratar a cGVHD. Além disso, medidas de cuidados auxiliares e de suporte adequadas ao sistema orgânico envolvido são essenciais ao tratamento da doença e, em muitas circunstâncias, reduzem ou eliminam a necessidade dessa imunossupressão.

B. Infecções tardias. Os pacientes de HCTs autólogos apresentam recuperação mais rápida da função imune e risco menor de infecções oportunistas que os pacientes de HSCTs alógenos. Por causa dos defeitos de imunidade humoral e mediados pelas células e do funcionamento prejudicado do sistema reticuloendotelial, pacientes de HSCTs alógenos com cGVHD estão em risco para várias infecções durante essa fase. As infecções tardias incluem a doença linfoproliferativa pós-transplante associada ao EBV, a infecção por vírus respiratório adquirido na comunidade e as infecções com bactérias encapsuladas. Além disso, as infecções fúngicas com a espécie *Aspergillus* e a zigomicose podem ser observadas no período tardio, especialmente em portadores de cGVHD.

C. Malignidades secundárias. Os pacientes submetidos a transplantes tanto autólogos quanto alógenos estão em risco de desenvolverem ou síndromes mielodisplásicas relacionadas com tratamento (MDS) ou leucemia mielógena aguda (AML) por causa dos alquiladores e da

102 | Capítulo 8

radiação de alta dose geralmente usados como parte dos regimes de condicionamento. A exposição à radiação e aos efeitos fotossensibilizantes de muitos medicamentos de uso comum relacionados com o transplante aumenta o risco de câncer de pele entre os receptores. Transtornos linfoproliferativos pós-transplante e devidos ao EBV podem ser observados especialmente em pacientes receptores de enxertos livres de células T.

D. Outras complicações. Embora o transplante de células primordiais possa resultar em sobrevida duradoura com qualidade de vida excelente, as sequelas tardias do transplante podem resultar em morbidade significativa. Por exemplo, a TBI [N. do T.: Irradiação corporal total] está associada ao hipotireoidismo e ao desenvolvimento de cataratas. Os pacientes em tratamento prolongado com corticosteroides podem desenvolver fraqueza muscular e perda óssea. Foram publicadas recomendações para triagem e práticas preventivas para sobreviventes de HSCT a longo prazo.

LEITURA SUGERIDA

Bray RA, Hurley CK, Kamani CK, *et al.* National marrow donor program HLA matching guidelines for unrelated adult donor hematopoietic cell transplants. *Biol Blood Marrow Transplant* 2008;14:45–53.

Bashey A, Solomon SR. T-cell replete haploidentical donor transplantation using post-transplant CY: an emerging standard-of-care option for patients who lack and HLA-identical sibling donor. *Blood and Marrow Transplant* 2014;49(8):999–1008.

Bashey A, Zhang X, Sizemore CA, *et al.* T-cell replete HLA-haploidentical hematopoietic transplantation for hematologic malignancies using post-transplantation cyclophosphamide results in outcomes equivalent to those of contemporaneous HLA-matched related and unrelated donor transplantation. *J Clin Oncol* 2013;31:1310–1316.

Gragert L, Eapen M, Williams E, *et al.* HLA match likelihoods for hematopoietic stem-cell grafts in the U.S. registry. *New Engl J Med* 2014;371:339–348.

Jagasia M, Arora M, Flowers ME, *et al.* Risk factors for acute GVHD and survival after hematopoietic cell transplantation. *Blood* 2012;119:296–307.

Copelan E. Hematopoietic stem-cell transplantation. *New Engl J Med* 2006;354:1813–1826.

Holtan SG, Pasquini M, Weisdorf DJ. Acute graft-versus-host disease: a bench-to-bedside update. *Blood* 2014;124:363–373.

Gerard S, Jerome R. Current issues in chronic graft-versus host disease. *Blood* 2014;124:374–384.

Dignan FL, Amrolia P, Clark A, *et al.* Diagnosis and management of chronic graft-versus-host disease. *Br J Haematol* 2012;158:46–61.

Majhail NS, Rizzo JD, Lee SJ, *et al.* Recommended screening and preventive practices for long-term survivors after hematopoietic cell transplantation. *Bone Marrow Transplant* 2012;47:337–341.

Filipovich AH, Weisdorf D, Pavletic S, *et al.* National Institutes of Health consensus development project on criteria for clinical trials in chronic graft-versus-host-disease: I Diagnosis and staging working group report. *Biol Blood Marrow Transplant* 2005;11:945–956.

Bioestatística Aplicada à Oncologia
Kathryn M. Trinkaus • Feng Gao • J. Philip Miller

I. **INTRODUÇÃO.** A Estatística é a ciência matemática de estimativa na presença de uma incerteza. Seus pontos fortes são: identificar padrões e testar relações em dados complexos, comparando as informações a partir de fontes múltiplas, quantificar as semelhanças ou diferenças e estimar o grau de incerteza ou nível de confiança com o qual considerar os resultados. As estatísticas incluem uma caixa de ferramentas extensa de soluções para problemas práticos, com base matemática muito bem estabelecida. Estatística, porém, é mais que apenas truques, testes e teoremas. Em sentido muito mais amplo, é um meio eficiente, sistemático e reprodutível de investigar padrões e relações em dados complexos. Trata-se de uma estrutura para raciocínio organizado sobre as questões que geram esses dados.

A. **Algumas palavras sobre dados.** As **hipóteses** de um estudo declaram as ideias científicas sendo testadas; os **objetivos** declaram as tarefas necessárias para testar essas hipóteses e os **parâmetros finais** serão as quantidades que serão medidas durante a condução desses testes. Um bom parâmetro final está claramente associado ao processo biológico ou comportamental que ele mede, passível de apuração com erro mínimo e prontamente reprodutível.

Se um parâmetro final não puder ser observado diretamente, uma quantidade relacionada poderá ser usada como **substituto**. Os substitutos são eticamente preferíveis caso o parâmetro final verdadeiro exija procedimentos invasivos ou, caso contrário, aumentem o risco para o paciente. Eles podem ser mais eficientes se o parâmetro final verdadeiro levar mais tempo para se observar ou se for mais dispendioso para se obter. Para ser válido, um substituto precisa fornecer a mesma conclusão como um teste do parâmetro final verdadeiro, de modo que ele precisa, obrigatoriamente, responder à doença e ao tratamento da mesma maneira que o parâmetro final verdadeiro. Só a associação não é suficiente, nem a disponibilidade de uma medição mais precisa. Um parâmetro final substituto produzirá resultados inúteis ou enganosos se for preciso à custa da captura da quantidade de interesse.

Um parâmetro final útil é coerentemente observável e fácil de registrar precisamente à medida que **dados faltantes** coloquem um estudo em risco de falha. **Parâmetros finais primários** são usados para se atingir os objetivos primários, de modo que cada valor faltante de um parâmetro final primário é a perda de um participante. **Perda de dados sistemáticos** é a ausência da maioria dos parâmetros finais dos indivíduos ou da maioria dos indivíduos para um único parâmetro final. Assim, quedas variáveis ou indivíduos com dados faltantes podem exercer influência significativa ou **predispor (viés)** os resultados (de modo desfavorável) estreitando a tendência do estudo ou reduzindo o poder do estudo para identificar padrões e diferenças com precisão. Há vários métodos de substituição de valores para aqueles que estão faltando e o mais eficaz é a **imputação** múltipla, que usa um modelo de probabilidade para inserir valores com base nas características conhecidas do sujeito. Os valores são inseridos várias vezes e os resultados são combinados para fornecer estimativas do valor faltante e da precisão da imputação. Dados faltantes podem ser indicadores importantes de que o estudo está encontrando dificuldades logísticas, administrativas ou de procedimento. A melhor solução é monitorar a perda de dados e tratar dos problemas subjacentes o mais rápido possível. Um estudo só é bem-sucedido se os dados forem exatos, definidos e registrados com coerência. Boas estratégias de desenho experimental e de análise de dados podem ajudar nas realidades complexas da pesquisa biomédica e clínica, mas elas não substituem dados de qualidade.

II. **BREVE INTRODUÇÃO À PROBABILIDADE.** As probabilidades são usadas para descrever eventos discretos, como "resposta à terapia", assim como a probabilidade de que uma medição contínua, como creatinina séria ou pressão arterial, assumirá um valor específico. Em resumo, ambas as situações serão conhecidas como eventos. Os indivíduos para os quais os resultados de um estudo clínico serão generalizados constituem a **população-alvo**. A probabilidade de que um evento vai ocorrer pode ser definida como a frequência com a qual o evento ou valor ocorre na

104 | Capítulo 9

população-alvo: essa definição é conhecida como "**teoria frequentista**". Normalmente, um estudo clínico estima frequências em uma **amostra** da população-alvo. O **tamanho da amostra** deverá ser suficientemente amplo para incluir todos os aspectos relevantes da população alvo. O processo de seleção é desenhado de modo que todos os membros da população alvo tenham a mesma (ou predefinida) probabilidade de serem escolhidos para a amostra, ou seja: a amostra é **escolhida aleatoriamente**. A randomização ajuda a assegurar que nenhuma característica da população alvo esteja super- ou sub-representada para evitar que o processo de seleção influencie negativamente as conclusões do estudo.

A frequência de todos os estados possíveis de um evento (p. ex., todos os níveis possíveis de resposta) na população-alvo é a **distribuição de probabilidade** do evento. Hipóteses são testadas, inferências atingidas e conclusões atingidas comparando as frequências observadas na amostra com aquelas esperadas da distribuição de probabilidade na população-alvo. Definir claramente a população-alvo pode ser difícil, mas necessário à análise estatística frequentista sólida.

A alternativa é usar o conhecimento, as crenças ou as premissas existentes para definir uma distribuição **anterior (probabilidade)** e a **plausibilidade** de cada resultado possível. A distribuição anterior, ou **função de probabilidade**, e os dados observados são combinados para gerar uma **distribuição de probabilidade posterior** revisada para a medida de interesse. A base lógica se baseia em um teorema sobre as probabilidades condicionais declaradas primeiramente por Thomas Bayes; daí o termo **estatísticas "Baiesianas"**. As abordagens baiesianas são bem adequadas para prognosticar a modelagem prognóstica e a tomada interativa de decisão, como nos estudos de descoberta da dose ou de monitoramento sequencial de toxicidade, porque a distribuição posterior fornece um novo antecedente para o estágio seguinte de coleta de dados. Mesmo os antecedentes chamados "vagos" ou "não informativos" podem exercer efeito substancial nas conclusões e devem ser escolhidos com cuidado. Definir uma função de probabilidade também é um desafio. As abordagens frequentista e baiesiana possuem uma base matemática comum e a maioria das análises padronizadas pode ser conduzida de um modo ou de outro.

Em geral, dois eventos são **independentes** se a ocorrência de um não fornece informações sobre a probabilidade de ocorrência do outro. Na maioria dos casos, as observações obtidas em organismos biológicos separados e não relacionados são consideradas independentes, enquanto as observações repetidas obtidas do mesmo organismo biológico são dependentes. As fontes comuns de dependência são associação no espaço (p. ex., níveis de expressão de duas proteínas de um só indivíduo), tempo (p. ex., medições à época do tratamento e a intervalos semanais subsequentes), função (p. ex., pressão arterial e frequência cardíaca do mesmo indivíduo) ou hereditariedade (p. ex., estudos genéticos de membros da família). A dependência é uma questão de classificação e pode ser modelada.

As observações repetidas podem ser incorporadas em desenhos experimentais e métodos de análise. A **replicação** de uma medida em um indivíduo ajuda a mais bem estimar diferenças em sujeitos, enquanto a obtenção de medições em indivíduos adicionais ajuda a melhor estimar diferenças entre sujeitos. A repetição de uma experiência com as mesmas amostras já analisadas (**replicação técnica**) é, principalmente, útil para controle de qualidade e acrescenta muito pouco a qualquer conclusão obtida sobre a amostra do estudo ou a população-alvo.

Em geral, o **tamanho efetivo da amostra** é o número de observações independentes, não o número de eventos ou medições. Quanto mais complexa ou variável for a quantidade, maior será o número de medições independentes necessárias para descrever adequadamente essa quantidade.

III. MEDIÇÃO COM ERRO.

O **erro aleatório** ocorre só por acaso e faz parte da maioria das medições em um estudo clínico. Em uma grande série de medições, o erro aleatório tem zero como valor médio, de modo que ele pode ser reduzido por replicação. O erro sistemático é um problema mais grave, pois se deve a algum aspecto do fenômeno biológico de interesse: a amostra sendo estudada ou o processo de medição. O **erro sistemático** tem valor médio maior ou menor que zero a longo prazo, de modo que ele desvia (influencia de modo desfavorável) as estimativas para longe do valor verdadeiro das quantidades sendo observadas. Ele pode ser ampliado por replicação em vez de reduzido. Um estudo pode ser desenhado para minimizar fontes identificadas de erro para melhorar suas estimativas das quantidades de interesse. A **variabilidade biológica** também contribui para a variabilidade geral das observações. A variabilidade em quantidades de interesse para o estudo são consideradas como "sinal"; aquelas não de interesse ao

Bioestatística Aplicada à Oncologia | 105

estudo são chamadas de "ruído". Um bom desenho de estudo experimental ou clínico maximiza a captura de sinal e minimiza a captura de ruído.

A maioria das medições clínicas são **variáveis aleatórias (RV)**, medições que assumem um valor diferente para cada sujeito experimental, com cada valor tendo uma distribuição de probabilidade específica. **RVs discretas** caem em categorias desordenadas (nominais) ou ordenadas (ordinais). As distribuições de probabilidade de RVs discretas são sempre conhecidas, como as probabilidades binomiais ou multinomiais de caírem em duas ou mais categorias, respectivamente. As contagens, especialmente de eventos por unidade de tempo ou de espaço, podem se aproximar da distribuição de Poisson. As **RVs contínuas** são medidas em uma escala numérica real ou complexa com ou sem limites superiores ou inferiores. Os valores que descrevem completamente uma distribuição contínua são seus **parâmetros**. Os parâmetros de uma distribuição estão, em geral, relacionados com sua mediana (localização do centro) ou variância (a disseminação). Distribuições **paramétricas** comuns são generalizações de observação de processos naturais, não abstrações meramente matemáticas, e muitas estão relacionadas entre si. Para um grande número de observações de um evento relativamente raro, a binomial é uma boa aproximação de Poisson. Para um grande número de observações, tanto a binomial quanto a de Poisson abordam a distribuição normal/de Gauss.

Se os parâmetros de uma distribuição puderem ser estimados, então também a probabilidade de que a variável aleatória assumirá qualquer valor dado. Se for muito improvável que dois conjuntos de observações poderiam ser extraídos de uma distribuição com um único conjunto de parâmetros, então há evidência de que os grupos diferem nesse respeito. Essa base lógica é o fundamento da maioria dos **testes de hipótese** frequentista. Ela também explica o importante papel de estimar medianas e variâncias em análise estatística.

Se a observação não parece se adequar a nenhuma distribuição conhecida, algumas excentricidades de forma podem ser ajustadas analisando-se os dados em uma escala alternativa, transformando os dados para um formato com propriedades conhecidas. A **transformação** altera os intervalos entre as observações, não a sua ordem, de modo que ela não altera conclusões extraídas de testes hipotéticos. Uma transformação logarítmica, por exemplo, torna aditiva uma relação multiplicativa, um aspecto útil se modelos aditivos como a regressão forem usados. Assumir **proporções (*ratios*)** é um meio de ajustar cada medição em relação a uma linha de base ou denominador. A excentricidade leve, como a assimetria com um grande número de medições em duplicata, também pode ser analisada com métodos **robustos, não paramétricos** ou **semi-paramétricos**. Esses métodos são menos intensamente influenciados por alguns valores incomuns (**externos[outliers]**) e possuem poucas e mais fracas suposições sobre a distribuição de qual os valores observados são retirados.

As observações com picos múltiplos, declínios abruptos e novas ascensões ("singularidades"), grandes números de valores únicos (ou seja, um "chão" a zero e um "teto" no limite de detecção do instrumento de medição), ou uma combinação de elementos discretos e contínuos não são adequadamente caracterizadas por poucos parâmetros. Alguma perda de informações, os valores podem ser **categorizados** e métodos discretos usados. A alternativa é a **reamostragem**, uma forma de simulação usando métodos de probabilidade ("**Monte Carlo**") para extrair amostras repetidas dos dados observados. As amostras repetidas definem uma distribuição empírica de probabilidades para uma quantidade de interesse, como uma mediana, e podem ser usadas para encontrar intervalos de confiança ou tendência de estimativa, usando figurativamente os dados para subir por meio de suas **inicializações (*bootstraps*)**. A mesma estratégia pode ser usada para testar hipóteses por meio de permuta aleatória de rótulos de subgrupos de amostras, verificando a hipótese de interesse em muitos desses subgrupos com rótulos permutados. O **teste de permutação** *p-value* (valor de p) é a proporção de *p-values* de amostra permutada menores que o *p-value* do mesmo teste de hipótese nos subgrupos corretamente rotulados.

Se os dados são demasiadamente complexos para serem considerados como um todo, métodos por partes, como **regressão localmente ponderada** e *splines*, incluindo *splines* **de regressão adaptativa multivariáveis (MARS)** podem ser preferíveis. Esses métodos analisam os dados em segmentos, estimando a curva de regressão sobre uma região pequena, em vez de tentar forçar uma curva apropriada para as observações como um todo.

IV. EXAMINAR OS DADOS.
Dada a complexidade dos fenômenos biológicos, uma revisão geral é essencial antes de se mergulhar em uma análise. Gráficos, listas e tabelas de frequência fornecem uma representação visual e abrangente de padrão, distribuição e diferença. Esses recursos desta-

106 | Capítulo 9

cam pontos incomuns dos dados, ajudam na verificação de erros, resumem a forma das variáveis individuais e ilustram relações entre conjuntos de variáveis. Os resumos visuais são tão importantes para a compreensão dos dados que é fundamental termos um programa de *software* com boa capacidade para gráficos.

Para variáveis contínuas, de intervalo ou ordinais, **gráficos de pontos** (*dot plot*) e **gráficos tronco e folha** (*stem-and-leaf plot*) contêm um símbolo para cada ponto de dados empilhando as ocorrências de cada valor. A localização da maioria dos valores comuns, simetria ou assimetria e a presença de valores incomuns (**externos**) são visualizados prontamente. Os **histogramas** resumem contagens ou proporções em uma coluna sólida, em vez de representar o valor de cada dado separadamente. Números ou proporções relativos em categorias nominais ou ordinais são facilmente identificados. Os histogramas são mais informativos quando a altura da coluna representa a quantidade sendo exibida. A magnitude de um valor único, como a mediana, pode não ser bem representada por sua altura acima de zero e, como tal, ela é mais bem ilustrada por um ponto com barras de erro. **Gráficos de dispersão bivariada** são úteis no exame de relações entre duas ou mais variáveis contínuas, assim como para localizar o(s) centro(s) da distribuição e a localização e distância para os valores externos. **Gráficos de caixa** representam a distribuição de uma variável contínua em cada uma ou mais categorias. A "caixa" representa o meio da distribuição, geralmente o 25° ao 75° percentis. As linhas que se estendem para fora a partir dos símbolos da caixa e do gráfico representam a dispersão dos dados. Um **gráfico de grade** é a matriz de gráficos de dispersão, um para cada par de um conjunto de variáveis. Esses gráficos facilitam a avaliação de várias variáveis de relance; por exemplo, para um primeiro olhar das variáveis a serem usadas em uma análise multivariada. **Métodos robustos de suavização** desenham uma curva pelo volume de pontos de dados, dando mais peso às observações mais próximas que às mais distantes.

Um gráfico útil destaca padrões suprimindo detalhes, de modo que é sempre mais útil comparar vários tipos de gráficos que adicionar informações a um só gráfico. O olho humano é extraordinariamente bom para encontrar padrões em dispersões aleatórias, especialmente quando são poucos os pontos de dados disponíveis. Os gráficos são um ponto de partida, mas não substituem um exame estatístico mais rigoroso.

V. CRIAR INFERÊNCIAS SOBRE OS DADOS.

O objetivo da maioria dos estudos clínicos é melhorar a tomada de decisão clínica e as consequências para o paciente, de modo que os dados reunidos serão usados para criar inferências e testar hipóteses. A verificação de hipóteses, sejam frequentistas ou baiesianas, é uma metodologia bem definida, passível de repetição para responder perguntas sobre dados observados usando modelos de probabilidade. Os testes para hipóteses frequentistas exigem uma **hipótese nula**, que descreve o histórico contra o qual os resultados da pesquisa serão interpretados, e uma **hipótese alternativa** que declara o resultado ou a diferença esperados. As probabilidades de todos os resultados possíveis são calculadas assumindo-se que a hipótese nula seja verdadeira. Os resultados compatíveis com a hipótese nula, a **região crítica**, são identificados, assim como aqueles demasiadamente extremos para serem prováveis quando a hipótese nula é verdadeira.

As amostras são obtidas de uma população alvo bem definida, com randomização para reduzir o viés de seleção, e a medida de interesse é observada. Se a medida estiver dentro da região crítica, não haverá evidência de que a hipótese nula seja falsa. Se a medida ficar fora da área crítica, o resultado não será compatível com a hipótese nula e, então, a alternativa será escolhida. Não há duas decisões corretas: aceitar a alternativa quando a hipótese nula for falsa e falhar em rejeitar uma hipótese nula verdadeira. Os erros correspondentes são: rejeitar a hipótese nula quando ela for verdadeira (um **erro falso-positivo** ou **erro tipo I**) ou falhar em rejeitas a hipótese nula quando ela for falsa (um **erro falso-negativo** ou **erro tipo II**).

Na prática, um **valor de p** (*p-value*) geralmente é calculado expressando a probabilidade dos resultados que são tão extremos quanto ou mais extremos que os resultados observados, assumindo-se que as observações são retiradas da distribuição de probabilidades especificada pela hipótese nula. "Mais extremos que" se refere aos valores distantes do centro da distribuição, ou nas "caudas" da distribuição. Se a hipótese alternativa se referir a qualquer diferença extraída da hipótese nula, então o *p-value* medirá a probabilidade de ficar em qualquer cauda da distribuição, um **teste de duas caudas**. Se a alternativa estiver relacionada somente com valores superiores a, ou somente valores inferiores ao valor nulo, então o *p-value* medirá a probabilidade de ficar em uma só cauda, um **teste de uma cauda**. Os testes de duas caudas são mais exigentes, pois a área em cada cauda é menor, e geralmente são os preferidos a menos da presença de uma forte razão para o uso do teste de uma cauda.

Os estudos são desenhados para minimizar a probabilidade de um falso-positivo (o **nível de significância** ou α), enquanto maximizam a probabilidade de um correto positivo (o **poder do estudo**). Os níveis convencionais de significância são 0,01 e 0,05, enquanto o poder fica, em geral, em não menos de 0,8. O cálculo do poder do estudo é uma parte rotineira da elaboração de qualquer estudo clínico usando procedimentos de inferência. Calcular esse poder exige informações sobre valores de parâmetros finais em condições padrão (a hipótese nula) e o tratamento do estudo (a hipótese alternativa), assim como a variabilidade esperada e a precisão da medição. Se algumas informações não estiverem disponíveis, a diferença máxima detectável poderá ser calculada para uma hipótese nula dada e um poder de estudo especificado. Na ausência de qualquer evidência preliminar, não será possível planejar procedimentos de inferência e somente um estudo clínico de observação será viável. Caso as informações preliminares sejam fracas ou de relevância incerta, o poder do estudo poderá ser revisto em uma ou mais **análises interinas** para assegurar que o estudo inteiro não se baseia em uma base pouco firme. Não há informações úteis a serem obtidas de um **cálculo de poder** *post-hoc* conduzido após a reunião dos dados.

Geralmente, as estimativas de poder do estudo se referem a testes isolados. Se muitos testes devem ser conduzidos, então alguns resultados positivos poderão ser observados puramente por acaso. Um nível de significância de 0,05 implica que qualquer resultado que se espera que ocorra com menos frequência que 5 em 100 vezes, ou 1 em 20 vezes, é considerado como "improvável". Se um grande número de testes for conduzido, a probabilidade de ocorrência de pelo menos um resultado falso-positivo pode ser significativa, tornando necessário um ajuste para o efeito da **verificação múltipla**. A maioria desses ajustes foi desenvolvida para números moderados de testes em uma única análise ou modelo. Sua utilidade para combinar resultados de vários tipos de análises sobre dados relacionados ou a partir de estudos múltiplos (**metanálises**) é ainda obscura. Estudos genômicos e proteômicos, que podem envolver dezenas de centenas de testes, também não são bem servidos por métodos tradicionais de correção de verificação múltipla. Essas correções são mais úteis nos estudos de confirmação, nos quais o objetivo é evitar um resultado falso-positivo, que em estudos de descoberta, nos quais a correção exagerada pode impedir o reconhecimento de resultados de interesse. Os resultados dos estudos de descoberta normalmente exigem validação em estudos totalmente independentes.

Se for muito difícil cumprir com as condições de um teste de hipótese, ou se um resultado mais rico em informações for necessário, então pode ser preferível um procedimento baiesiano. Isso tornará mais eficiente e abrangente o uso de informações anteriores. O *alerta* é o fato de que dados anteriores devem ser substancialmente precisos, caso o objetivo seja descobrir uma distribuição anterior e uma função de verossimilhança confiáveis.

VI. MODELAR AS RELAÇÕES.
A modelagem fornece uma abordagem mais rica e com muitas nuances à análise de dados que a simples verificação de hipótese. Os modelos lineares tradicionais, únicos ou múltiplos, descrevem a relação entre variáveis independentes e variáveis dependentes de distribuição gaussiana. O efeito de cada variável independente é ajustado para o efeito das outras, de modo que o modelo descreve o efeito conjunto de várias covariáveis sobre o resultado. Os modelos podem ser estratificados, permitindo que curvas diferentes sejam ajustadas a subconjuntos dos dados e o teste de suas distinções. Modelos **lineares generalizados, não lineares** e **de sobrevivência** (*time-to-event*) permitem que as mesmas estratégias sejam aplicadas a variáveis dependentes não gaussianas ou não lineares, assim como a eventos para os quais os tempos de alguns pacientes são desconhecidos (censurados). Os **modelos mistos** estenderam a estrutura linear para efeito aleatório, variáveis independentes que representam uma amostra dos valores para quais as conclusões serão generalizadas. Os **modelos hierárquicos** permitem a inclusão de níveis múltiplos de dependência, como observações múltiplas obtidas de cada indivíduo e em vários pontos no tempo ou no espaço. Os **métodos robustos** podem acomodar algumas formas de dados distribuídos excentricamente modelando-se uma curva ou superfície em segmentos, estimando-se o valor da variável dependente baseada em observações próximas. Os *splines* assumem uma abordagem similar por peças de maneira mais formal, adequando um modelo a cada segmento.

A complexidade das relações sendo modeladas é tanto um ponto forte quanto um ponto fraco. A **confusão** ocorre quando duas ou mais variáveis independentes são relacionadas uma à

108 | Capítulo 9

outra, assim como ao resultado. A confusão pode exagerar ou mascarar o efeito de uma ou mais covariáveis sobre o resultado e é mais bem abordada no desenho do estudo. Um problema relacionado é a **colinearidade**, que duas ou mais covariáveis fornecem informações redundantes sobre o resultado. Uma ou mais aparecerão menos fortemente relacionadas com o resultado do que acontece na verdade. Se é importante estimar o efeito de cada covariável, vários modelos podem ser criados.

O efeito conjunto de várias covariáveis pode ser bem diferente de seus efeitos individuais, ou efeitos principais. Quando o efeito de uma covariável é diferente, dependendo da presença ou do nível de outra covariável, a **interação** está presente. Neste caso, não há meios de se interpretar o efeito de uma covariável única; somente seus efeitos em conjunto poderão ser interpretados.

Se houver poucas observações para serem trabalhadas, os únicos efeitos substanciais serão, provavelmente, identificados mesmo se a amostra for uma boa representação da população-alvo. Alguns efeitos reais podem não ser mensuráveis com uma determinada amostra e, em geral, é necessária uma **escolha de covariáveis**. Os *p-values* indicam se uma covariável contribui para um modelo, mas esses valores não são medidas sensíveis do quanto de informações é fornecido. **Medidas de informação** ou testes, como os **testes de razão de verossimilhança**, são indicadores melhores do quanto de informação é ganho ou perdido com cada variável independente. Se um modelo se baseia na maior parte da variação nos dados de entrada, com poucas anomalias e pequenas informações ignoradas, então dizemos que o ajuste é bom. Qualquer mudança no modelo pode alterar esse ajuste, de modo que ele deve ser reexaminado após cada mudança. Ferramentas diagnósticas, como **residuais**, medem variabilidade não explicada, enquanto testes para a **excelência do ajuste** estimam até onde o modelo se ajusta aos dados de entrada. Os **externos** ocorrem onde a estimativa do valor do resultado do modelo difere do valor observado para um conjunto específico de covariáveis. Os **pontos de influência** são intimamente aproximados pelo modelo, embora à custa de um número substancial de observações remanescentes. Qualquer uma delas pode distorcer o modelo e tornar suas conclusões imprecisas ou enganosas. Para ajustar um modelo sólido e interpretá-lo corretamente o analista deve conhecer bem os dados de entrada, compreender o modelo sendo usado, testar o ajuste com cuidado e examinar os resultados de saída em detalhes.

VII. PREDIÇÃO. Modelos descritivos de ajuste satisfatório quase sempre falham em produzir predições precisas quando recebem novos dados. Um modelo pode estar **superajustado** a um conjunto específico de dados, de modo a não acomodar diferenças sistemáticas entre os dados sobre os quais ele foi edificado e novos dados sobre quais as predições são feitas. A modelagem prognóstica pode ser melhorada separando-se os dados em partes, um **subconjunto de dados de treinamento** em que o modelo é edificado e um **subconjunto de dados de validação** independente em que seu desempenho é avaliado. A **validação cruzada K-fold** divide os dados em partes K de igual tamanho e cria modelos K-1, cada um deixando uma parte para ser usada como um conjunto de validação. Os conjuntos de treinamento também podem ser **amostrados aleatoriamente**, deixando o restante das informações como conjunto de validação e repetindo o processo muitas vezes. O desempenho do modelo é sumarizado sobre os resultados de cada conjunto de validação. Os critérios de desempenho incluem desvio geral dos valores prognosticados, como **raiz do erro quadrático médio (RMSE)** e a visualização de dados, como os **gráficos residuais**, que mostram onde os desvios do prognóstico são maiores ou mais comuns. Em cada etapa do treinamento e do teste é essencial que os dados usados para avaliar o desempenho venham somente do conjunto de validação e não sejam usados no treinamento do modelo.

VIII. APRENDIZAGEM ESTATÍSTICA. Aprendizagem estatística é um conjunto, em rápida expansão, de métodos para analisar e interpretar conjuntos de dados complexos ou muito grandes. Os métodos de **classificação** são usados para predizer um resultado ou resposta qualitativa; os métodos de **regressão** servem para predizer uma consequência ou resposta quantitativa. Se a consequência ou a resposta de interesse é conhecida no início a análise será um processo de **aprendizagem supervisionada**. Em alguns casos, o objetivo é esclarecer a estrutura nos dados, tratando todas as entradas da mesma maneira, em um processo conhecido como **aprendizagem não supervisionada**. **Inicializações (*bootstraps*)** e **validação cruzada** são usadas para estimar a precisão e a exatidão preditiva, selecionar o melhor entre os métodos alternativos e evitar o ajuste exagerado de um modelo específico ou de um conjunto de classes. A classificação analisa a separação das observações em subconjuntos, agrupamentos ou nodos, visando maximizar a homogeneidade dentro dos e a heterogeneidade entre os nodos. Alguns procedimentos

Bioestatística Aplicada à Oncologia | **109**

comuns de classificação incluem: **análise dos k-vizinhos mais próximos, regressão logística, análise discriminante** e muitas formas de **análise de agrupamentos.** Uma estrutura subjacente mais complexa pode ser identificada usando a **análise de classe latente.** Os métodos de classificação baseados em árvore separam, repetidamente, um conjunto de dados, como na **divisão recursiva,** ou criam uma floresta de muitas árvores baseadas na inicialização, como na **floresta aleatória.** A exatidão da classificação pode ser aumentada pela agregação de inicializações ("**ensacamento**") dos resultados das classificações repetidas. Na análise supervisionada, a exatidão da classificação pode ser avaliada desenvolvendo-se classificadores com uma proporção de observações e avaliando-se sua exatidão usando as observações fora do saco remanescentes. O **índice de Gini** é uma medida de homogeneidade dentro das classes e de heterogeneidade entre as classes. Os métodos baseados em árvore, como a **floresta aleatória,** também encontram distâncias ("proximidades") entre as observações que podem ser usadas para visualizar sua estrutura usando **escalonamento multidimensional.** As análises de regressão tentam predizer o valor de uma quantidade contínua por métodos como: **regressão linear, quadrados parciais, componentes principais** e **análise de fator.** Estruturas mais complexas e parcialmente pré-especificadas podem ser representadas com **modelagem em equações estruturais** e **análise de perfil latente.** A **floresta aleatória** também pode ser usada para edificar árvores de regressão.

IX. CONCLUSÃO. O conhecimento básico de estatísticas permite a investigação de dados em primeira mão de maneira sistemática e organizada, assim como a colaboração mais efetiva com um especialista em Estatística quando houver necessidade de análises mais extensas.

A. Como aprender mais. JMP (www.jmp.com), SPSS (www.spss.com) e Stata (www.stata.com) fornecem acesso imediato com bons gráficos e uso amigável, com interfaces orientadas por menus. A JPM inclui extensos métodos de análise de dados genômicos, e todos os quatro possuem calculadores de poder e de tamanho de amostras. Para análises mais complexas ou customizadas, a SAS (www.sas.com), R (www.mathworks.com) e Python (www.python.org/pdf, www.learnpython.org) são linguagens poderosas de programação e roteiro que exigem algum estudo para serem usadas efetivamente. R e Python são fontes abertas e podem ser usadas sem custo. SAS e MATLAB exigem uma licença.

LEITURA SUGERIDA

Interesse geral
Hacking I. *The Taming of Chance.* Cambridge, England: Cambridge University Press, 1990.
Huff D, Geis I. *How to Lie with Statistics.* New York, NY: W.W. Norton & Co, 1993.
McGrayne SB. *The Theory That Would Not Die: How Bayes' Rule Cracked the Enigma Code, Hunted Down Russian Submarines, and Emerged Triumphant from Two Centuries of Controversy.* Yale University Press, 2012.
Salsburg D. *The Lady Tasting Tea: How Statistics Revolutionized Science in the Twentieth Century.* New York, NY: Henry Holt, 2002.
Silver N. *The Signal and the Noise: Why So Many Predictions Fail – But Some Don't.* Penguin Press HC, 2012.
Stigler S. *Statistics on the Table: A History of Statistical Concepts and Methods.* Cambridge, England: Harvard University Press, 2002.

Fundamentos
James G, Witten D, Hastie T, *et al. An Introduction to Statistical Learning.* Springer, 2013.
Klein G, Dabney A. *The Cartoon Introduction to Statistics.* New York, NY: Hill and Wang, 2013.
Kuhn M. *Applied Predictive Modeling.* New York, NY: Springer, 2013.
Motulsky H. *Intuitive Biostatistics: A Nonmathematical Guide to Statistical Thinking,* 3rd ed. London, England: Oxford University Press, 2013.
Rosner B. *Fundamentals of Biostatistics,* 7th ed. Boston, USA: Cengage Learning, 2010.
Salkind N. *Statistics for People Who (Think They) Hate Statistics,* 5th ed. Thousand Oaks, CA: Sage Publications, 2013.

Aprendizagem orientada por software
Cody R. *SAS Statistics by Example.* Cary, NC: SAS Institute, 2011.
Delwiche L, Slaughter S. *The Little SAS Book: A Primer,* 5th ed. Cary, NC: SAS Institute, 2012.
Field A. *Discovering Statistics Using IBM SPSS Statistics.* Thousand Oaks, CA: Sage Publications, 2013.
Hahn B, Valentine D. *Essential MATLAB for Engineers and Scientists,* 5th ed. New York, NY: Academic Press, 2013.

110 | Capítulo 9

Kohler U, Kreuter F. *Data Analysis Using Stata*, 3rd ed. College Station: Stata Press, 2012.

Kruschke JK. *Doing Bayesian Data Analysis: A Tutorial with R and BUGS*, 1st ed. New York, NY: Academic Press, 2010.

Lutz M. *Learning Python*, 5th ed. O'Reilly Media, 2013.

Maindonald J, Braun J. *Data Analysis and Graphics Using R: An Example-Based Approach*, 3rd ed. Cambridge, England: Cambridge University Press, 2010.

Sall J, Lehman A, Stephens M, *et al. JMP Start Statistics: A Guide to Statistics and Data Analysis Using JMP*, 5th ed. Cary, NC: SAS Institute, 2012.

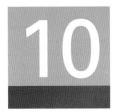
Neuro-Oncologia
Andrew Lin • Jian Campian • Michael R. Chicoine
Jiayi Huang • David D. Tran

I. ABORDAGEM GERAL PARA AVALIAÇÃO DE LESÃO DE MASSA INTRACRANIANA
A. Apresentação. As lesões de massa intracranianas podem ser encontradas durante uma avaliação para cefaleia, convulsão ou déficit neurológico focalizado; às vezes, elas também são encontradas por acaso. Os tumores cerebrais podem causar hidrocefalia obstrutiva ou aumento da pressão intracraniana em razão do efeito de massa, resultando em cefaleia, náusea e vômito. Se causarem hidrocefalia, dependendo da gravidade, esses tumores podem levar à disfunção neurológica global. Mais tipicamente, os tumores cerebrais podem causar déficits focalizados ou mudanças no comportamento que vão evoluindo lentamente ou a manifestação súbita, especialmente nos casos de convulsão.

B. Avaliação. As lesões de massa intracranianas apresentam um amplo espectro de diagnósticos diferenciais e pode ser difícil distinguir entre as possíveis etiologias por meio das características da investigação por imagens. Pode ser difícil diferenciar as lesões devidas a um tumor cerebral primário ou secundário de outras etiologias como infecção (p. ex., um abscesso), áreas de desmielinização e até mesmo derrame subagudo. Portanto, o tratamento definitivo de uma lesão de massa intracraniana exige, geralmente, um diagnóstico de tecido.

Os tumores cerebrais primários comuns e sua relativa frequência podem ser encontrados na Tabela 10-1.

C. Tratamento. Antes do diagnóstico de tecido, duas considerações de tratamento importantes são: o tratamento das convulsões e da pressão intracraniana aumentada.

1. **Convulsões.** Convulsões são uma complicação comum de tumores supratentoriais e o tratamento deverá ser iniciado após o primeiro episódio. Em pacientes com tumor que nunca tiveram convulsão, existem dados que apoiam o uso de profilaxia perioperatória curta para convulsão, mas não há dados definitivos dando suporte ao uso de profilaxia de longo prazo para esse episódio. Levetiracetam e lacosamida são as drogas antiepilépticas preferidas, pois não causam interações medicamentosas significativas e não têm probabilidade de interferir com a quimioterapia, como acontece com outras drogas antiepilépticas.

2. **Pressão intracraniana aumentada.** Outra complicação neurológica comum dos tumores cerebrais é o efeito de massa e o edema vasogênico. O edema induzido pelo tumor geralmente é tratado com corticosteroides como dexametasona. Entretanto, se houver suspeita clínica ou radiológica de linfoma do sistema nervoso central (CNS), o tratamento com corticosteroides deverá ser suspenso, se possível até a realização da biópsia tecidual, pois os corticosteroides podem dificultar seriamente o resultado diagnóstico. Uma vez melhorados os sintomas, deve-se tentar o desmame dos pacientes ou a redução da dose de dexametasona assim que for clinicamente seguro para evitar os efeitos duradouros e potencialmente debilitantes do tratamento crônico com corticosteroides. Recentemente, o bevacizumabe, um anticorpo monoclonal anti-VEGFA, tem sido cada vez mais usado para reduzir os sintomas do efeito de massa, ou seja, como um agente poupador de esteroides.

II. GLIOMAS
A. Introdução. Os gliomas são responsáveis por 30% de todos os tumores primários do CNS, mas causam uma quantidade desproporcional de morbidade e de mortalidade, pois abrangem 80% de todos os tumores cerebrais primários malignos.

A Organização Mundial de Saúde (WHO) classifica os gliomas em uma escala de I a IV e depois subclassifica esses tumores conforme a histologia (Tabela 10-1). Nesse esquema de classificação, os gliomas são classificados pelo(s) tipo(s) de célula que lembra a população de células predominantes no tumor. Historicamente, acreditava-se que os gliomas surgissem após a transformação de glias totalmente diferenciadas; ou seja, os astrocitomas surgem dos astrócitos e os oligodendrogliomas surgem dos oligodendrócitos. Hoje existe a hipótese de

TABELA 10-1	Tumores Cerebrais Primários e sua Frequência

Tumores cerebrais primários	% de tumores cerebrais primários	Tipo de tumor		% de gliomas	OMS grau
Gliomas	28%	Tumores astrocíticos	Astrocitoma pilocítico	2–5,1%	I
			Astrocitoma difuso	9,1%	II
			Astrocitoma anaplástico	6–13%	III
			Glioblastoma multiforme	54,4–57%	IV
		Oligoastrocitoma	Oligoastrocítoma de baixo grau	3,3–5%	II
			Oligoastrocítoma anaplástico		III
			GBM com componente oligodendroglial		IV
		Oligodendroglioma	Oligodendroglioma de baixo grau	6,1–10%	II
			Oligodendroglioma anaplástico		III
			GBM com componente oligodendroglial		IV
		Tumores ependimários	Subependimoma	1–6,8%	I
			Ependimoma mixopapilar		I
			Ependimoma		II
			Ependimoma anaplástico		III
Tumores embrionários	1,2%		Meduloblastoma		IV
			PNET supratentorial		IV
			Tumor atípico teratoide/rabdoide		IV
Meningioma	35,8%				I
			Atípico		II
			Anaplástico		III
Tumores de células germinais	0,4%				
Tumores hipofisários	14,7%				
Craniofaringioma	0,8%				
Schwannomas e neurofibromas	8,1%				
Linfoma PCNS	2,1%				

Tipos raros de tumor: tumores do plexo coroide, tumores neuronais, tumores parenquimatosos pineais. *Neuro Oncol* 2013;15:ii1–ii56; *Neuro Oncol* 2006;8(1):12-26.

que esses tumores resultem da transformação de células primordiais neurais (*N Engl J Med* 2005;353:811) e que o fenótipo resulta de sua constituição molecular. A mutação precoce que origina gliomas indolentes e de crescimento lento é a mutação *IDH1*. Mais de 90% das mutações *IDH1* ocorrem em R132H; essa mutação pode ser identificada por imuno-histoquímica e representa um achado patológico importante, pois tem significância prognóstica e, provavelmente, preditiva.

B. Classificação IV da WHO (glioblastoma multiforme)

1. **Epidemiologia.** O glioblastoma multiforme (GBM) é o subtipo mais comum de gliomas, respondendo por cerca de 50% e com incidência de 2 a 3 por 100.000 pessoas. Esses tumores podem surgir *de novo* como astrocitomas grau IV (GBM primários) ou, com menos frequência, após a transformação de gliomas de baixo grau (GBM secundários). Os GMBs primários ocorrem mais em pacientes mais idosos, com idade média de 55 anos, enquanto os GMBs secundários ocorrem, geralmente, em pacientes mais jovens, com idade média de 39 anos. Apesar do tratamento clínico máximo e da compreensão mais aperfeiçoada de suas composições genéticas, o prognóstico continua ruim.

2. **Investigação por imagens.** Nas imagens por ressonância magnética (MRI), os GMBs demonstram, normalmente, um padrão de realce proeminente que pode ser periférico ou sólido. O tumor é hipertenso em T2 com edema vasogênico ao redor, hipotenso em T1 e cruza, muitas vezes, para o hemisfério contralateral. Uma vez que esses tumores são altamente celulares, eles apresentam difusão fraca, em comparação com os abscessos cerebrais bacterianos, os quais apresentam, tipicamente, uma área proeminente de difusão restrita.

3. **Patologia.** Quando os GMBs surgem *de novo*, eles são quase exclusivamente negativos para a mutação *IDH1*. Nesses tumores, o *status* de metilação do promotor *MGMT* é o marcador de significância prognóstica e preditiva. O gene *MGMT* codifica uma enzima de reparo de DNA. Quando a expressão desse gene é silenciada via metilação das ilhas de CpG no promotor, os GMBs são menos agressivos e mais sensíveis aos agentes alquilantes como a temozolomida (*N Engl J Med* 352:997). A sobrevida média de pacientes portadores de GBM com um promotor *MGMT* metilado e tratados, também, com radioterapia e quimioterapia é de 21,7 meses – em comparação com a sobrevida média de 12,7 meses em tumores semelhantes tratados com um promotor não metilado.

4. **Tratamento.** Quando uma lesão suspeita de ser um GBM está em um sítio expressivo no cérebro e não pode ser ressecado, recomenda-se a biópsia. Quando a lesão for passível de cirurgia, prefere-se realizar a ressecção total bruta ou um desbridamento máximo. De fato, existe evidência limitada de classe I que demonstra uma vantagem de sobrevida quando o tecido cerebral grosseiramente anormal é completamente ressecado. Infelizmente, os GMBs são difusamente infiltrativos e, portanto, a cirurgia não cura. Para reduzir mais ainda a carga do tumor, independente da extensão da ressecção, o padrão de cuidados no tratamento de GBM recentemente diagnosticado inclui a radiação fracionada conformal concomitante e a quimioterapia com temozolomida, conforme protocolo pelo EORTC 22981 (*N Engl J Med* 2005;352:987). Nesse estudo clínico, pacientes entre 18 e 70 anos de idade com GBM recentemente diagnosticado e ressecado foram randomizados para o grupo só de radioterapia ou para o grupo de radioterapia concorrente e quimioterapia com temozolomida. A sobrevida média foi prolongada em 2,5 meses com a adição da temozolomida à radiação – 12,1 a 14,6 meses e o índice de sobrevida de 2 anos aumentou de 10,4% para 26,5% no braço com a modalidade combinada. Deve-se notar que a sobrevida no GBM favorece as pessoas jovens com *status* melhor de desempenho.

A radioterapia conformal em 3D para o volume do tumor e margem ao redor é administrada em frações diárias de 2 Gy, 5 dias por semana durante 6 semanas para uma dose total de 60 Gy. A temozolomida é administrada simultaneamente com a radiação a 75 mg/m^2 por via oral, diariamente, durante todo o período de 6 semanas de radiação. Após intervalo de 4 a 6 semanas, a temozolomida de manutenção é administrada a 150 a 200 mg/m^2 via oral, diariamente, durante 5 dias consecutivos a cada 28 dias por no mínimo seis ciclos. Durante todo o curso do tratamento, recomenda-se a verificação laboratorial frequente, em particular os hemogramas completos e o painel metabólico completo. Trombocitopenia, neutropenia e linfopenia intensa são motivos comuns para a interrupção e/ou as modificações da temozolomida. Em pacientes com imunossupressão intensa, com

114 | Capítulo 10

contagens de CD4 inferiores a 200 células/mm³, a profilaxia contra a pneumonia por *Pneumocystis jirovecii* (PCP) é administrada com trimetoprim-sulfametoxazol.

Em 2009, bevacizumabe, um anticorpo monoclonal humano que visa VEGF, recebeu aprovação acelerada pelo Food and Drug Administration (FDA) nos EUA como um agente único em GBM recorrente. A aprovação se baseou na demonstração de índices de resposta objetiva durável observados em dois estudos prospectivos de fase II e de braço único (*J Clin Oncol* 2009;27:4733; *J Clin Oncol* 2009;27:740). Entretanto, dois estudos clínicos recentes, randomizados, de Fase III, controlados por placebo e duplo-cegos usando bevacizumabe em combinação com radiação conformal padrão e temozolomida concomitante em casos de GBM recentemente diagnosticados mostraram aumento na sobrevida de 3 a 4 meses sem progressão da doença, mas falharam em mostrar melhora na sobrevida geral. O estudo clínico AVAglio conduzido na Europa informou melhora na qualidade de vida com a adição de bevacizumabe. Por outro lado, o estudo RTOG 0825 conduzido na América do Norte registrou impacto negativo na função neurocognitiva no braço com bevacizumabe. Como resultado, a utilidade final da terapia antiangiogênica no tratamento de GBM recentemente diagnosticada permanece obscura.

5. **Monitoramento.** A vigilância radiológica por MRI é a prática de rotina. Durante os primeiros 3 meses após a quimio- e radioterapia, os pacientes podem desenvolver piora do realce por contraste que é indistinguível da progressão real do tumor. Isso se deve à fragmentação da barreira hematoencefálica por causa da inflamação peritumoral significativa induzida pela terapia. Esse fenômeno é conhecido como *pseudoprogressão*. A pseudoprogressão tardia, geralmente conhecida como necrose de radiação, também pode ocorrer meses e, raramente, anos após a conclusão da radioterapia e acredita-se que está relacionada com mudanças isquêmicas tardias causadas pelos danos da radiação. Pseudoprogressão e necrose de radiação não são apenas um fenômeno radiológico, mas também podem precipitar complicações neurológicas significativas quando associadas a edema vasogênico expressivo e efeito de massa. É difícil distinguir entre pseudoprogressão/necrose de radiação e progressão real do tumor. As técnicas radiológicas como a tomografia de emissão de pósitrons 18-fluorodesoxiglicose (FDG-PET) e a perfusão por MRI podem ser úteis na distinção entre esses dois processos, mas seu uso não foi validado prospectivamente. O único meio definitivo de diferenciar os dois processos é a obtenção de tecido adicional ou por imageamento seriado da lesão em questão e monitoramento quanto à progressão ou estabilidade — que é evidência de pseudoprogressão — ou ampliação do realce por contraste, o que é evidência de progressão.

C. **WHO – grau III**

1. **Epidemiologia.** Cerca de 10% dos gliomas diagnosticados a cada ano são astrocitomas anaplásticos (grau III da WHO) e outros 5 a 10% são oligodendrogliomas anaplásicos e oligoastrocitomas mistos.

2. **Investigação por imagens.** Os astrocitomas anaplásicos apresentam bordas mal definidas com intensidade de sinal heterogêneas em T1 e T2, e esses tumores sempre realçam com contraste, embora não tão intensamente quanto um GBM. Os oligodendrogliomas anaplásticos são, com frequência, hipertensivos T2 e hipointensivos T1 e geralmente calcificados, o que pode ser observado em imageamento baseado na susceptibilidade. O realce por contraste ocorre com menos frequência em oligodendrogliomas e quando isso acontece, o realce é tipicamente fraco.

3. **Patologia.** Os gliomas de grau III da WHO podem ser histologicamente classificados como astrocitomas, oligodendrogliomas ou oligoastrocitomas mistos. Esses tumores são, com frequência, devidos a mutações *IDH1* e prognosticados para seguir um padrão de crescimento mais lento. No caso dos oligodendrogliomas e raramente dos oligoastrocitomas mistos, uma anormalidade citogenética recorrente de importância prognóstica e preditiva é a perda da heterozigosidade nos cromossomos 1p e 19q. Em um estudo de grande porte, 89% dos oligodendrogliomas, 19% dos oligoastrocitomas mistos e 0% dos astrocitomas puros abrigam as codeleções 1p e 19q (*J Clin Oncol* 2006;24:5419). Portanto, os oligodendrogliomas carregam, geralmente, o melhor prognóstico, seguidos dos oligoastrocitomas mistos e então os astrocitomas.

4. **Tratamento.** Como acontece com os GBMs, os gliomas no grau III da WHO são considerados gliomas malignos de alto grau e frequentemente tratados da mesma forma que os

Neuro-Oncologia | 115

GBMs, com ressecção máxima seguida de radioterapia e temozolomida. A exceção são os oligodendrogliomas anaplásicos e os oligoastrocitomas mistos com codeleções 1p e 19q, nos quais a atividade de um regime mais antigo de quimioterapia, PVC (procarbazina, CCNU e vincristina) e sem temozolomida foi claramente demonstrada no estudo clínico randomizado RTOG 9402. A sobrevida geral foi estendida com a adição de PCV à radiação em pacientes com codeleções 1p e 19q, de uma média de 7,3 anos para a média de 14,7 anos. Os pacientes sem as codeleções 1p e 19q não mostraram benefício apreciável de sobrevida com a adição de PCV. Estudos randomizados estão, atualmente, em andamento para examinar prospectivamente o benefício da temozolomida para gliomas no grau III e compará-la com a quimioterapia com PVC.

    5. Monitoramento. A história natural desses tumores é a de que eles tendem a progredir para o grau IV. Portanto, a vigilância de rotina com MRI é necessária. Da mesma forma que o GBM, a pseudorregressão e a necrose da radiação são imitadores frequentes da progressão verdadeira após a quimio- e a radioterapia.

D. WHO grau II

    1. Epidemiologia. Os gliomas de baixo grau (WHO grau II) também são astrocitomas, oligodendrogliomas ou oligoastrocitomas mistos e respondem por cerca de 20% de todos os gliomas.

    2. Investigação por imagens. Tipicamente esses tumores não realçam por contraste e são mais homogeneamente hipointensos em T1 e hipertensos em T2.

    3. Patologia. Novamente, esses tumores resultam, com frequência, de mutações *IDH1*. Nos gliomas de baixo grau com componente oligodendroglial, a presença ou ausência das codeleções 1p e 19q é, de novo, de significância prognóstica e talvez preditiva.

    4. Tratamento. Os pacientes com gliomas de baixo grau também sofrem ressecção se o tumor for passível de cirurgia. Uma vez feito o diagnóstico, eles são cuidadosamente supervisionados, a menos que o paciente e o tumor apresentem marcadores de prognóstico ruim (tais como idade superior a 40 anos, índice alto de proliferação, quantidade substancial de doença residual e sintomas neurológicos significativos), pois a radioterapia antecipada mostrou melhorar a sobrevida sem progressão, mas falhou em reforçar a sobrevida geral com pacientes com acompanhamento de expectativa e tratados, à época da recorrência de progressão da doença (*Lancet* 2005;366(9490):985). A base lógica por trás do adiamento da radioterapia é atrasar os efeitos colaterais neurocognitivos do tratamento, especialmente em pacientes mais jovens.

    5. Monitoramento. Novamente, a vigilância de rotina com MRI é exigida, pois a história natural desses tumores de baixo grau é sua tendência em se transformarem em tumores de grau mais alto. Quando o tratamento é adiado, é importante que o paciente seja monitorado de perto quanto à evidência radiográfica dessa transformação.

E. Astrocitomas pilocíticos (WHO grau I)

    1. Epidemiologia. Os astrocitomas pilocíticos são os gliomas mais comuns no grau I da WHO. Esses tumores são lesões geralmente císticas, de crescimento lento, circunscritos e que ocorrem com mais frequência em crianças e adultos jovens.

    2. Apresentação. Eles ocorrem geralmente no cerebelo, nas vias ópticas anteriores e no tronco cerebral, apresentando-se com sinais crônicos de disfunção neurológica relacionada ao sítio, como obstrução das vias do líquido cefalorraquidiano (CSF, em Inglês) causando hidrocefalia, déficits neurológicos focalizados e, raramente, convulsões.

    3. Investigação por imagens. Esses tumores são circunscritos e, geralmente, têm um componente cístico e um nódulo que realça intensamente por contraste.

    4. Patologia. Uma proporção significativa de astrocitomas pilocíticos ocorre no cenário da síndrome de predisposição ao tumor da neurofibromatose do tipo 1(NF1), causada por uma mutação da linha de germinação no supressor do tumor, *NF1*. Devido ao fenótipo menos agressivo, os astrocitomas pilocíticos associados ao NF1 são tratados de modo mais conservador que a variedade esporádica. Os astrocitomas pilocíticos esporádicos não abrigam mutações em *NF1*, mas estão, geralmente, associados a alterações moleculares no gene *BRAF* serina/treonina cinase (em 50 a 65% dos tumores de todos os locais e 80% dos tumores cerebelares) e também a um fenótipo clínico menos agressivo.

    5. Tratamento. Em astrocitomas pilocíticos esporádicos (não associados a NF1), a excisão cirúrgica completa é o tratamento preferido quando o tumor é passível de cirurgia, pois

116 | Capítulo 10

essa abordagem tem potencial de cura (índice de sobrevida de 10 anos superior a 80%). Para tumores não ressecáveis, a radiação foi, por muitos anos, a modalidade primária de tratamento. Entretanto, mais recentemente, a quimioterapia e as cirurgias de citorredução têm sido usadas como o tratamento primário para retardar a radiação e os efeitos colaterais cognitivos causados por ela.

6. **Monitoramento.** O acompanhamento em longo prazo com investigação por imagens em série é justificado mesmo quando a ressecção total foi realizada, pois esses tumores podem recorrer após esse procedimento.

F. **Ependimoma (WHO graus II e III)**

1. **Epidemiologia.** Esse subconjunto de tumores compreende 5 a 8% dos gliomas e ocorre em todas as idades, embora seja mais comum em crianças.

2. **Apresentação.** Em geral, esses tumores ocorrem ao longo do sistema ventricular no quarto ventrículo, nos ventrículos laterais, no aqueduto cerebral ou no interior da medula espinal. Os sintomas de apresentação variam e dependem da localização do tumor.

3. **Verificação diagnóstica/por imagens.** Na MRI, esses tumores são hiperintensos em T2, hipo- a isointensos em T1 e a maioria dos tumores realça mediante contraste.

   Nas crianças, os ependimomas se desenvolvem, tipicamente, na fossa posterior. Nos adultos e nos pacientes com NF2, a maioria dos ependimomas ocorre ao longo da medula espinal. Raramente, os ependimomas se desenvolvem na região supratentorial – e quando isso acontece eles podem ser intraparenquimatosos ou intraventriculares.

   Com frequência, os ependimomas geralmente acompanham as vias do CSF para as cisternas; por isso, à época do diagnóstico, 10 a 30% dos pacientes apresentam a doença disseminada e já sedimentaram a medula espinal com "metástases em gotas". Por causa da alta incidência de disseminação do CSF, todos os pacientes com ependimomas têm todo o eixo neural investigado por imagens. Destaca-se que o papel da citologia do CSF não está completamente definido, pois ainda não está esclarecido se essa citologia pode detectar disseminação microscópica que não pode ser observada nas imagens.

4. **Tratamento.** Em todos os pacientes com ependimoma, a extensão da ressecção cirúrgica é um fator prognóstico importante, pois a remoção cirúrgica completa representa a cura em uma pequena porcentagem de casos. Uma vez que esses tumores recorrem com frequência, mesmo nos pacientes com ressecção completa, recomenda-se a radiação focalizada ao leito do tumor, que já demonstrou resultar em uma vantagem de sobrevida. No caso da disseminação para o CSF, a radiação a todo o eixo neural pode fornecer algum benefício.

   De modo geral, as crianças têm prognóstico pior que os adultos, possivelmente por causa da predominância infratentorial. A ressecção incompleta, idade abaixo de 3 anos e aspectos anaplásticos estão todos associados a um prognóstico pior.

   A recorrência do tumor ocorre, em geral, no sítio do tumor original e o tumor recorrente quase sempre permanece em grau similar, embora a progressão possa ocorrer. De modo geral, as faixas de sobrevida de 5 anos são de 30 a 40% em crianças e de 40 a 50% em adultos.

III. METÁSTASES PARA O CNS

A. **Metástases cerebrais**

1. **Epidemiologia.** Os tumores cerebrais secundários que surgem de um tumor primário fora do CNS são, predominantemente, as massas intracranianas malignas mais comuns encontradas em adultos. Estudos por autópsia revelaram a presença de metástase intracraniana em mais de 25% de pacientes com câncer. A maioria das metástases cerebrais em adultos resulta de malignidades primárias surgindo dos pulmões, mamas e melanoma.

2. **Apresentação.** Os sinais e sintomas de apresentação de metástases intracranianas são similares àqueles da maioria dos neoplasmas cerebrais primários (ou seja, déficit neurológico focalizado, cefaleia e convulsões). Perto de 10% das metástases cerebrais se apresentam como focos de hemorragia intraparenquimatosa. Essa hemorragia pode dissimular o tumor à época da apresentação inicial, resultando em atraso no diagnóstico. Em particular, melanoma, coriocarcinoma, carcinoma da tireoide e carcinoma de células renais são geralmente associados à hemorragia sintomática. Outros cânceres, como o de pulmão, causam hemorragia com menos frequência, mas por causa dos números absolutos de casos de metástase, respondem por uma proporção significativa de hemorragias associadas a metástases cerebrais.

Neuro-Oncologia | 117

3. **Investigação por imagens.** As metástases cerebrais podem ser simples ou múltiplas e tendem a se localizar na junção das substâncias cinza e branca. Em geral, elas são bem circunscritas, demonstram realce periférico na tomografia computadorizada (CT) ou na IRM, e causam, com frequência, edema vasogênico significativo. O achado de lesões síncronas múltiplas em um indivíduo imunocompetente apoia, significativamente, o diagnóstico de metástase cerebral e é útil na diferenciação dessas lesões dos tumores cerebrais primários ou de outras lesões de massa. Em um paciente diagnosticado com massa cerebral que parece ser metástase, mas no qual não há sinal de tumor primário, a avaliação deverá focar nos pulmões, pois 66% desses pacientes mostrarão uma lesão na radiografia do tórax que representa câncer pulmonar primário ou metástase pulmonar de outros sítios.

4. **Tratamento.** Os principais esteios de tratamento para doença metastática são os corticosteroides e, quando apropriado, a cirurgia e/ou a radioterapia. O prognóstico com o tratamento está relacionado com a idade, com o escore de desempenho de Karnofsky (KPS), com o número de metástases, com a resposta à terapia e com o *status* de doença sistêmica.

   Após o diagnóstico de metástase cerebral, dá-se início à terapia típica com corticosteroides, que é então afunilada ou reduzida para a menor dose possível tolerada após a citorredução do tumor. Drogas antiepilépticas são indicadas para pacientes que apresentaram convulsão e podem ser usadas como profilaxia em pacientes após a cirurgia, mas, novamente, não há dados que suportam o uso de profilaxia prolongada contra convulsões em pacientes que não apresentaram esse sinal.

   a. **Radiação total do cérebro.** Sem tratamento, os pacientes com metástases cerebrais têm expectativa de vida de aproximadamente 1 mês, embora a variabilidade seja grande. Com a adição dos corticosteroides, a sobrevida média aumenta para cerca de 2 meses. O primeiro grande avanço no tratamento de metástases cerebrais foi a radiação total do cérebro, que fornece melhora sintomática na maioria dos pacientes e estende a sobrevida para cerca de 4 meses. Ela ainda é amplamente aplicada em pacientes com metástases cerebrais muito numerosas para serem tratadas com cirurgia ou radiocirurgia estereotáxica. A radiação é usada também para pacientes nos quais o objetivo primário é a terapia paliativa para seu prognóstico ruim.

   Em pacientes submetidos à cirurgia ou radiocirurgia estereotáxica, a radiação total do cérebro não mostrou melhorar a sobrevida geral, embora possa melhorar o controle da carga intracraniana do tumor durante alguns meses. Uma vez que essa radioterapia total tem efeitos neurocognitivos significativos, pode ser razoável retirá-la desse cenário até o momento da recorrência do tumor. Um estudo randomizado recente mostrou que a memantina (um antagonista do receptor de NMDA), quando administrado concomitantemente com (e durante pelo menos 6 meses depois) a radioterapia total do cérebro parece reduzir o declínio na evocação tardia e na função cognitiva (*Neuro-oncology* 2013;15:1429).

   b. **Cirurgia *versus* radiocirurgia estereotáxica.** A cirurgia é o tratamento atual preferido para metástases cerebrais solitárias em pacientes com controle justo de doença sistêmica e nos quais a lesão está em um sítio passível de cirurgia. A excisão cirúrgica não só parece melhorar a sobrevida, como fornece um diagnóstico tecidual e resulta em descompressão rápida em pacientes com tumor grande e efeito de massa e edema vasogênico significativos, além de fornecer alívio em pacientes com hidrocefalia de um tumor da fossa posterior.

   Como alternativa, os pacientes podem ser tratados com radiocirurgia estereotáxica se as lesões tiverem 3 a 4 cm ou menos. Vários estudos retrospectivos de radiocirurgia demonstraram benefício de sobrevida comparável ao da cirurgia. A desvantagem da radiocirurgia é o fato de não fornecer um diagnóstico tecidual. Apesar disso, é uma opção de tratamento viável, especialmente para metástases cirurgicamente inacessíveis e que ocorram no cenário de doença sistêmica mal controlada. A técnica é usada com frequência nos casos de lesões múltiplas, porém limitadas, como menos de 4 ou 5.

   Em pacientes submetidos à cirurgia e nos quais a radiação total do cérebro foi suspensa, a radiocirurgia adjuvante para o sítio de ressecção é uma alternativa para reduzir o risco de recorrência local.

   A *quimioterapia* tem papel cada vez maior, embora ainda emergente, no tratamento de metástases cerebrais. A barreira hematoencefálica é um fator limitante no uso da quimioterapia para metástases cerebrais, pois impede a passagem eficiente de muitos agen-

118 | Capítulo 10

tes terapêuticos. Para a grande maioria das metástases cerebrais, a quimioterapia tem papel auxiliar. Dito isso, sucessos precoces têm sido informados com terapias baseadas em anticorpos e terapias focadas em pequenas moléculas que podem ter melhor penetração na barreira hematoencefálica, como sorfenibe em carcinoma de células renais e que forma metástases no cérebro ou os inibidores de BRAF em metástases cerebrais de melanomas. Os únicos tumores nos quais a quimioterapia é usada como tratamento de primeira linha são os tumores requintadamente quimiossensíveis como os tumores de células germinais metastáticos, o coriocarcinoma e o linfoma.

B. Metástases leptomeníngeas

1. **Resumo.** A metástase leptomeníngea é conhecida também como meningite carcinomatosa ou carcinomatose leptomeníngea e representa a disseminação metastática de uma malignidade para as leptomeninges (pia-máter e aracnoide, que formam o espaço subaracnoide).

2. **Epidemiologia.** Estudos por autópsia mostraram que a metástase leptomeníngea está presente em 1 a 8% dos pacientes com câncer. Os mesmos tumores sólidos que formam metástases com frequência para o parênquima cerebral, como câncer de pulmão e de mama e o melanoma, também formam metástases para as leptomeninges. Além disso, na carcinomatose leptomeníngea, a leucemia e o linfoma sistêmico também representam executores frequentes.

3. **Apresentação.** Os sinais e sintomas de apresentação de metástase leptomeníngea variam significativamente e incluem a disfunção neurológica difusa. Esses pacientes podem ter sinais de hidrocefalia e pressão intracraniana aumentada, cefaleia, náusea e vômito, déficits neurológicos focalizados, convulsões, neuropatias cranianas, meningismo, sintomas cerebelares ou mielopatia.

4. **Imageamento/Testes diagnósticos.** Os pacientes com metástase leptomeníngea suspeita deverão se submeter a uma MRI do cérebro e de toda a medula espinal. Essa investigação é muito sensível na avaliação do envolvimento leptomeníngeo de tumores sólidos, mas é significativamente menos sensível em detectar a disseminação para as leptomeninges em malignidades hematopoiéticas.

   A citologia do CSF pode fornecer o diagnóstico definitivo. A sensibilidade desse teste aumenta com a amostragem repetitiva de 71% após a primeira punção lombar para 86% após duas e para 90% após três punções lombares. O resultado diagnóstico da amostragem do CSF também pode ser aumentado realizando-se a citometria de fluxo para malignidades hematopoiéticas e testando-se para marcadores tumorais para tumores sólidos.

5. **Tratamento.** As opções de tratamento incluem radiação e quimioterapia sistêmica ou intratecal. O principal papel da cirurgia é o alívio da hidrocefalia via derivação.

   a. **Terapia sintomática.** Em pacientes com cefaleia, a pressão intracraniana deverá ser avaliada por punção lombar. No caso de pressão intracraniana aumentada, os corticosteroides podem ser usados para tratar o edema, e mesmo na ausência de hidrocefalia, a derivação deverá ser considerada.

   b. **Radiação.** Com exceção das malignidades hematológicas, em que a radiação ao cérebro e à medula espinal total é relativamente comum, a radiação é usada, principalmente, para alívio direcionado de sintomas e doença volumosa observada na investigação por imagens, pois a radiação de todo o eixo neural geralmente é mal tolerada. Com a radiação, a hidrocefalia não comunicante da carcinomatose leptomeníngea pode ser, com frequência, tratada sem derivação.

   c. **Quimioterapia.** Para a carcinomatose leptomeníngea, a quimioterapia pode ser administrada por via intratecal ou sistêmica. O procedimento intratecal é a administração da quimioterapia através de um reservatório Ommaya ou cateter de punção lombar. Os agentes típicos usados para o tratamento intratecal são: metotrexato, tiotepa e citarabina. Essa administração se desvia da barreira hematoencefálica – a principal barreira em pacientes em tratamento com quimioterapia sistêmica. Por causa dessa barreira, apenas certas drogas podem atingir níveis terapêuticos no CNS quando administradas sistemicamente. O benefício da quimioterapia sistêmica é o fato de ela tratar a doença tanto do CNS quanto não CNS.

Neuro-Oncologia | **119**

6. **Prognóstico.** O prognóstico para metástase leptomeníngea é ruim, com sobrevida média entre 2 e 3 meses para tumores sólidos e perto de 5 meses para malignidades hematológicas.

IV. MENINGIOMAS

A. **Epidemiologia.** Meningiomas são tumores benignos, extra-axiais e de crescimento lento anexos à dura-máter e surgindo de células de revestimento da aracnoide. Eles representam 30% dos tumores primários intracranianos e são um achado incidental comum na autópsia. Os avanços na investigação craniana por imagens aumentou o número de lesões assintomáticas descobertas por acaso.

A idade de pico para meningiomas é de 45 anos, com predominância feminina de quase 3:1, com aumentos até quase 10:1 para meningiomas espinhais. Esses tumores são raros em crianças, exceto quando associados à neurofibromatose tipo 2, nos quais múltiplos meningiomas podem-se desenvolver em pessoas mais jovens.

B. **Apresentação.** A maioria dos meningiomas está presente por muitos anos antes do diagnóstico, mas eles são assintomáticos até que atinjam, lentamente, um tamanho em que começam a comprimir as estruturas adjacentes. Os déficits neurológicos que podem ocorrer incluem: perda de visão, paralisias do nervo craniano, perda auditiva, alterações do estado mental, fraqueza muscular e déficits que surgem da hidrocefalia obstrutiva. Esses tumores também podem aparecer durante a avaliação de convulsões ou cefaleias.

C. **Investigação por imagens.** Esses tumores podem ocorrer em qualquer sítio, mas preferem a foice cerebral, a convexidade cerebral, a base do crânio (no osso esfenoide, sulco olfativo, região parasselar, fossa posterior), tentório do cerebelo e canal espinhal.

Com frequência, os meningiomas demonstram calcificações e possuem, tipicamente, localização extra-axial. Na MRI, esses tumores são sempre isointensos em sequências de T1 sem contraste, e realçam homogeneamente em sequências de T1 com administração de gadolínio intravenoso. Um anexo à dura-mater adjacente pode ser visualizado na MRI (uma "cauda dural") e um edema significativo pode ser observado no parênquima cerebral ao redor.

O imageamento é problemático na diferenciação entre meningiomas atípicos (grau II) e malignos (grau III) de meningiomas benignos (grau I). Apesar disso, edema vasogênico peritumoral, mudança cística intratumoral, destruição óssea, invólucro arterial, hiperostose de osso adjacente e extensão pela base do crânio podem sugerir um grau mais alto, mas não confiavelmente.

D. **Patologia.** Muitas variantes histológicas têm sido descritas e não são úteis para prognosticar o comportamento clínico, exceto na determinação do grau. A maioria dos meningiomas tem WHO grau I, embora até 35% dos meningiomas sejam grau II. Apenas uma pequena minoria de tumores é maligna: tumores WHO grau III.

O grau do meningioma tem significância prognóstica. Os tumores grau I quase sempre permanecem estáveis em tamanho ou crescem muito lentamente e são observados com frequência. Por outro lado, os tumores grau II recorrem no local após tratamento em 30 a 40% dos casos e a sobrevida média em uma série informada ficou por volta de 12 anos. Os tumores malignos grau III apresentam índice de recorrência mais alto, superior a 80% e sobrevida média reduzida de aproximadamente 3 anos.

Os meningiomas ocorrem em 45 a 60% das pessoas com neurofibromatose tipo 2, que é causada por uma mutação da linha de germinação no supressor do tumor *NF2*. Como se constata, 50% dos meningiomas esporádicos também abrigam mutações *NF2*; nesses meningiomas específicos, as mutações em oncogenes como Smoothened (*SMO*) e P13K/AKT e em supressores de tumor, diferentes de *NF2*, também foram identificadas.

E. **Tratamento.** A decisão sobre tratar um meningioma assintomático é, em geral, difícil e exige a consideração de fatores múltiplos incluindo: idade do paciente, situação clínica geral e morbidade operatória, além de tamanho, grau e localização do tumor.

A chamada espera vigilante (*expectant management*) com imageamento em série é sempre razoável para lesões assintomáticas descobertas por acaso que não parecem se expandir, infiltrar ou causar edema significativo. A remoção cirúrgica oferece a maior chance de cura e é, em geral, viável, dependendo da localização.

Avanços recentes em técnicas de radioterapia, incluindo a radiocirurgia estereotáxica tornam essa técnica uma opção para tratamento incluindo o uso de modalidades radiocirúrgicas fracionadas e estereotáxicas. A radioterapia é usada em casos não operatórios, pois pode

120 | Capítulo 10

resultar em regressão do tumor após 2 ou 3 anos; ela é usada, também, como terapia adjuvante, quando um meningioma não é ressecado completamente e nos tumores graus II e III – mesmo quando o tumor é completamente ressecado – já que esses meningiomas possuem alto índice de recorrência sem terapia adicional. Estudos clínicos prospectivos estão em andamento e espera-se que esclareçam as indicações para radioterapia em meningiomas graus II e III.

V. LINFOMA PRIMÁRIO DO SISTEMA NERVOSO CENTRAL

A. Resumo. O linfoma primário do sistema nervoso central (PCNSL) é uma forma tipicamente agressiva e incomum de linfoma não de Hodgkin que não representa disseminação de doença sistêmica. O PCNSL pode ocorrer em indivíduos imunocompetentes, mas é mais comum em pessoas imunossuprimidas por causa de infecção por HIV, medicamentos imunossupressores ou com imunodeficiência herdada.

B. Epidemiologia. A idade média no diagnóstico é de 52 anos em um indivíduo imunocompetente e de 34 anos em uma pessoa com imunossupressão, e o tumor responde por 4% dos tumores primários do CNS.

C. Apresentação. Os pacientes com PCNSL buscam atenção médica por causa de um déficit neurológico focalizado, mudança de personalidade ou por sintomas associados a aumento da pressão craniana, como cefaleia, náusea e vômito. Convulsões e alteração de visão são apresentações menos comuns.

D. Investigação por imagens/Testes diagnósticos. O PCNSL causa, tipicamente, lesões parenquimatosas que podem ser encontradas em qualquer lugar, embora os sítios mais comuns sejam as regiões periventricular e superficial do cérebro adjacentes ao ventrículo ou às meninges. Na IRM, imagens ponderadas em T1 sem contraste são, em geral, hipo/isointensas, enquanto as imagens ponderadas em T2 são, em geral, iso/hiperintensas. Lesões devidas ao PCNSL apresentam realce por contraste moderado a acentuado e tendem a mostrar difusão restrita, por causa de sua alta celularidade, mais ainda que os gliomas e metástases de alto grau.

Para a maior parte, o PCNSL começa dentro do parênquima e as leptomeninges são envolvidas posteriormente (em cerca de 10% a 25% dos pacientes). Por outro lado, o linfoma sistêmico que envolve o CNS favorece as leptomeninges e uma lesão parenquimatosa é encontrada em apenas um terço desses pacientes.

A CT do tórax/abdome/pelve, a punção lombar se segura, biópsia da medula óssea e, às vezes, ultrassom testicular (especialmente para homens com mais de 60 anos) são indicados para avaliar a doença sistêmica. Muitos tumores apresentam resposta lítica rápida ao tratamento com corticosteroides, de modo que essas drogas deverão ser suspensas até que a biópsia diagnóstica tenha sido executada, a menos que o efeito de massa seja intenso. No caso de a biópsia não ser diagnóstica no cenário da administração de corticosteroides, o exame deverá ser repetido após a suspensão do corticosteroide durante 10 a 14 dias. Se a citologia do CSF for positiva, a MRI da coluna vertebral também deverá ser obtida.

Os pacientes com suspeita de PCNSL deverão ser examinados para infecção por HIV e submetidos à avaliação oftalmológica detalhada para envolvimento intraocular, pois esse envolvimento está presente em até 20% de todos os casos e é o sítio mais acessível para a biópsia. O diagnóstico pode ser feito por meio minimamente invasivo por punção lombar, embora a sensibilidade da citologia e da citometria de fluxo seja baixa. Em geral, a biópsia do cérebro é necessária para a elaboração do diagnóstico.

E. Tratamento. Noventa por cento dos indivíduos imunocompetentes com PCNSL apresentam um linfoma difuso e agressivo de células B grandes. Não há benefício para a ressecção cirúrgica, de modo que a única indicação cirúrgica é a biópsia estereotáxica para diagnóstico.

Embora o PCNSL seja suficientemente sensível à radiação, a radiação total do cérebro para essa indicação está deixando de ser favorita. A radioterapia pode causar perda de memória progressiva e ataxia, especialmente em pacientes idosos quando administrada concomitantemente com a quimioterapia com dose alta de metotrexato. Portanto, a maioria dos especialistas não recomenda seu uso como tratamento inicial, a menos que exista contraindicação à quimioterapia. A radiação pode ser aplicada como terapia de consolidação após a quimioterapia de indução, ou (mais usualmente) ela é reservada para PCNSL progressivo que se mostra refratário ao tratamento quimioterápico.

Neuro-Oncologia | **121**

No PCNSL, o metotrexato em dose alta é considerado o mais ativo agente isolado e é usado geralmente em combinação com outras drogas quimioterapêuticas. Além dos agentes citotóxicos tradicionais, rituximabe é usado por alguns especialistas em linfomas não Hodgkin CD20-positivos, embora seu uso não tenha sido validado por um estudo clínico randomizado.

F. PCNSL associado à AIDS
1. **Epidemiologia.** O PCNSL que ocorre no ambiente da AIDS tem prognóstico particularmente ruim. O PCNSL ocorre em pacientes HIV-positivos com contagem de CD4 inferior a 50 células/microL e é uma moléstia que define a AIDS.
2. **Investigação por imagens/Testes diagnósticos.** Em pacientes com AIDS, as duas causas mais comuns de lesões cerebrais são a toxoplasmose e o PCNSL. As técnicas SPECT e PET podem ser úteis na diferenciação dessas duas entidades.

   A patogênese do PCNSL em uma pessoa com imunossupressão está fortemente ligada à infecção por EBV, pois o vírus imortaliza as células B e guia sua proliferação. No PCNSL associado à AIDS, o índice de infecção por EBV é de 80 a 100%, em contraste com as populações de pacientes imunocompetentes, em que o vírus EBV é detectado em apenas 0 a 20% dos indivíduos.

   CSF, EBV, PCR são, por isso, altamente sensíveis e específicos para PCNSL associado ao HIV em um paciente com AIDS e massa intracraniana. Como acontece com um PCNSL em indivíduos imunocompetentes, a citologia do CSF é minimamente invasiva e pode efetuar um diagnóstico definitivo, mas tem baixa sensibilidade, de aproximadamente 25%. Novamente, a sensibilidade da análise do CSF pode ser aumentada com a realização concomitante da citometria de fluxo.
3. **Tratamento.** Muitos dos mesmos princípios de tratamento descritos anteriormente se aplicam ao PCNSL em pacientes imunocomprometidos. A única diferença é que no PCNSL associado à AIDS, o início de terapia antirretroviral altamente ativa (HAART) é um marco de tratamento, pois a remissão espontânea tem sido observada com o início da HAART.

VI. TUMORES EMBRIONÁRIOS (WHO Grau IV)
A. Resumo. Os tumores embrionários abrangem uma ampla variedade de tumores clinicamente importantes, principalmente pediátricos, que não possuem um esquema de classificação aceito universalmente, com base em critérios histopatológicos. Eles podem demonstrar muitos padrões diferentes de diferenciação histológica. Alguns tumores incluídos nessa classe são: meduloblastoma, ependimoblastoma, meduloepitelioma, tumores teratoides/rabdoides atípicos e todos os demais tumores conhecidos como *tumores neuroectodérmicos primitivos supratentoriais* (PNETs). Como um grupo, eles representam tumores malignos agressivos que são todos muito raros, com exceção do meduloblastoma. Todos eles são WHO grau IV. O meduloblastoma, em particular, responde por quase um quarto de todos os tumores cerebrais pediátricos e é o tumor cerebral maligno mais comum da infância e dos adultos jovens e, como resultado, será revisado aqui em detalhes. Deve-se notar que os PNETs supratentoriais ocorrem, com mais frequência, em adultos jovens em suas segunda e terceira décadas de vida e as opções de tratamento seguem a abordagem similar à do meduloblastoma.

B. Meduloblastoma
1. **Epidemiologia.** O meduloblastoma ocorre principalmente em crianças; 70% desses tumores são encontrados em crianças com menos de 16 anos, com incidência de pico entre 5 e 7 anos. Com menos frequência, esses tumores se desenvolvem em adultos e ocorrem, principalmente, na terceira ou quarta décadas de vida.
2. **Apresentação.** Esses tumores são encontrados tipicamente no cerebelo e sempre comprimem o quarto ventrículo. Por isso a maioria dos pacientes se apresenta com sinais e sintomas de hidrocefalia como papiledema, letargia, cefaleia, náusea/vômito e diplopia; ou sinais e sintomas cerebelares como nistagmo, lentidão e falta de coordenação.
3. **Investigação por imagens/Testes diagnósticos.** Os aspectos radiográficos são os de massa cerebelar de realce denso, bem demarcada e na linha média, quase sempre hiperdensa à varredura por CT sem contraste. A hidrocefalia obstrutiva é um aspecto comum. Na MRI, os meduloblastomas são iso/hipointensos em T1 e heterogêneos em T2 com realce heterogêneo por contraste.

   Em um terço dos pacientes existe disseminação por meio das vias de CSF e raramente o tumor se dissemina sistemicamente, em geral para os ossos ou pulmões. Por isso, a investi-

122 | Capítulo 10

gação por imagens de todo o eixo neural e a citologia do CSF (antes da cirurgia, se puder ser executada com segurança ou entre 10 e 14 dias após a descompressão cirúrgica, se o paciente estiver em risco de herniação) são os esteios principais da avaliação inicial.

4. **Patologia.** Os meduloblastomas foram classificados pelo perfil de expressão genética. Foi descoberto que os tumores com ativação de *WNT* têm o melhor prognóstico, e os tumores com amplificação de *MYC* têm o pior prognóstico.

5. **Tratamento.** A abordagem de modalidade combinada é necessária para o tratamento ideal desses tumores. Neles, a meta da cirurgia é sempre a ressecção total bruta, pois isso melhora a sobrevida; infelizmente, a invasão do tronco cerebral limita, quase sempre, a habilidade do cirurgião de ressecar o tumor completamente. Além disso, o desvio do CSF (drenagem ventricular temporária, derivação ventricular ou terceira ventriculostomia) é sempre um passo necessário no tratamento cirúrgico desses pacientes.

Uma vez que os meduloblastomas são muito radiossensíveis, a radiação cranioespinhal é necessária, com frequência, para se atingir o melhor resultado possível. Como a disseminação do CSF é comum, os pacientes com meduloblastoma tipicamente são tratados com radiação para o eixo neural inteiro, com uma dose de reforço para o sítio primário. Uma exceção notável é a que se observa em crianças menores de 3 anos, em que a radiação é, geralmente, retirada ou minimizada já que a toxicidade é significativamente maior nessa população. Nesses pacientes, a quimioterapia é usada para atrasar, evitar ou reduzir a necessidade de radioterapia e é amplamente aplicada. A radiação é também usada, com frequência, como terapia adjuvante para reduzir o risco de recidiva. A sensibilidade à quimioterapia varia e vários protocolos são usados. À época da recorrência ou da progressão da doença, ou em pacientes com aspectos genéticos de alto risco e carga elevada da doença, a quimioterapia de alta dose com resgate de células primordiais hematopoiéticas tem demonstrado evidência de benefício de sobrevida, especialmente em pacientes pediátricos e adultos jovens.

Os fatores prognósticos desfavoráveis para esses tumores incluem: idade de apresentação inferior a 3 anos, ressecção incompleta, disseminação à época do diagnóstico, amplificação de MYC e variação das células grandes. Nos últimos 30 anos, os resultados melhoraram com a sobrevida atual de 5 anos variando de 50 a 70%.

VII. TUMORES NEURONAIS (WHO Graus I e II)

A. **Resumo.** Esses tumores variam em localização e histologia, mas compartilham certo grau de diferenciação em tipos de células neuronais. Todos eles são incomuns e relativamente benignos. Todos são classificados nos graus I ou II da WHO e quase sempre controlados com excisão cirúrgica.

B. **Gangliogliomas e gangliocitomas** são tumores benignos de células ou gangliônicas e gliais ou só de células gangliônicas. Os gangliogliomas podem ocorrer em qualquer sítio do CNS, mas tendem a aparecer no lobo temporal, onde são causa frequente de epilepsia clinicamente intratável. Raramente, o componente glial pode demonstrar aspectos anaplásticos ou malignos e designar o tumor como de alto grau. Em geral, a cirurgia é curativa.

C. **Astrocitomas/gangliogliomas infantis disembrioplásticos** são tumores císticos grandes do córtex cerebral envolvendo, quase sempre, as leptomeninges, que são compostos de células mal diferenciadas misturadas ou com astrocitos neoplásticos ou com um componente neuronal. Em geral, eles são grandes e causam, tipicamente, microcefalia no bebê afetado.

D. **Tumores neuroepiteliais disembrioplásticos** são lesões semelhantes a hamartomas que têm sido descritas em crianças e adultos jovens, e são encontradas, predominantemente, no sexo masculino. Esses tumores são, quase sempre, encontrados durante a ressecção de lesões para tratamento de epilepsia refratária. Em geral, eles são supratentoriais, retêm topografia cortical e podem deformar o crânio de proteção. Eles também podem estar associados a áreas de displasia cortical.

E. **Neurocitoma central** é um tumor de adultos jovens que ocorre, caracteristicamente, nos ventrículos lateral e terceiro, na região do forame de Monro. Histologicamente, eles se parecem com ependimomas ou oligodendrogliomas e são classificados como WHO grau II. Muitas vezes, eles causam hidrocefalia obstrutiva e resultam em cefaleia, alterações visuais ou letargia. Nos casos em que a ressecção total não pode ser feita, a radioterapia pós-operatória pode ser considerada, embora a experiência seja limitada.

Neuro-Oncologia | 123

VIII. TUMORES DE LOCALIZAÇÃO ESPECIAL

A. Schwannomas vestibulares (também conhecidos pelo termo antigo: neuroma acústico)

1. **Epidemiologia.** Esses tumores representam 5 a 7% dos tumores intracranianos, mas 80% dos tumores no ângulo cerebelopontino (CPA). São levemente mais comuns nas mulheres e representam outro tipo importante de tumor na neurofibromatose tipo 2 (NF2). Na NF2, eles estão presentes em 95% dos pacientes; quando os schwannomas vestibulares ocorrem bilateralmente, isso é patognomônico para a síndrome de predisposição desse tumor, já que o desenvolvimento de schwannomas vestibulares esporádicos bilaterais é muito pouco provável.

2. **Apresentação.** Os sintomas iniciais incluem perda de audição, zumbido e desequilíbrio, que podem progredir para déficits neurológicos adicionais por causa da compressão do tronco cerebral, se não tratados.

3. **Investigação por imagens/Testes diagnósticos.** A avaliação por MRI demonstra massa redonda em realce estendendo-se até o interior do canal auditivo interno. A investigação por imagens de CT do osso temporal mostra, muitas vezes, expansão do meato auditivo interno. A avaliação de indivíduos também deve incluir a verificação audiométrica para avaliação quantitativa da audição.

4. **Patologia.** Em schwannoma vestibular esporádico, como os casos associados a NF2, esses tumores abrigam mutações *NF2*. Embora sejam histologicamente benignos, eles podem causar morbidade significativa por causa de sua proximidade ao tronco cerebral e aderência aos nervos cranianos.

5. **Tratamento.** A decisão sobre continuar ou não o tratamento usando ou cirurgia e/ou radiocirurgia considera a idade e o quadro clínico geral do paciente, *status* da audição, sintomas do paciente e o tamanho do tumor. Muitos schwannomas vestibulares podem ser monitorados com segurança com estudos seriados de imagem e avaliações de audição e de outras funções neurológicas. Existem várias técnicas cirúrgicas incluindo as abordagens via fossa média, as abordagens através do labirinto e as suboccipitais retrossigmoides, cada uma com vantagens e desvantagens inerentes. O objetivo da cirurgia é a ressecção completa quando possível em termos de segurança, mas pode ser limitado por causa da proximidade íntima a outros nervos cranianos e, ocasionalmente, ao tronco cerebral. Alguns pacientes, particularmente com schwannomas vestibulares maiores, desenvolvem hidrocefalia, que pode exigir uma derivação de CSF de diversão. A radiocirurgia é, geralmente, uma opção excelente e bem tolerada, particularmente para pacientes com tumores menores, mas pode carregar algum risco de perda auditiva retardada e disfunção de nervo craniano. A ressecção subtotal seguida de radiação estereotáxica é uma opção de tratamento razoável, assim como em algumas situações, principalmente para tumores maiores em um esforço para melhorar a preservação da função do nervo facial e de outras estruturas.

As decisões de tratamento são, provavelmente, mais bem tomadas por uma equipe incluindo: neurocirurgiões, oncologistas de radiação, neuro-oncologistas, neuro-otologistas e neurorradiologistas.

Até recentemente, não havia terapias clínicas promissoras para schwannomas vestibulares e, portanto, o tratamento desses tumores exigia equilibrar os riscos de cirurgia ou radiocirurgia com a história natural da observação continuada. Recentemente descobriu-se que bevacizumabe (que carrega seus próprios riscos) é ativo no controle desse tumor e na preservação da audição. Atualmente, um estudo clínico de fase II (NCT01767792) está em andamento para avaliar ainda mais a eficácia e a segurança de bevacizumabe no tratamento do schwannoma vestibular, embora ele esteja sendo usado sem indicação na bula com base em dados retrospectivos.

O processo de tomada de decisão é ainda mais difícil no paciente com NF2 e schwannomas vestibulares bilaterais, já que esses pacientes tendem a ser examinados inicialmente quando mais jovens, apresentam morbidade mais alta associada à ressecção e a audição está sempre comprometida nas duas orelhas – aumentando o risco de qualquer perda auditiva adicional.

B. Tumores da região pineal

1. **Resumo.** Vários tipos de tumor ocorrem na região pineal e eles são, portanto, considerados como um grupo sob esse título, mas de modo geral são tumores relativamente incomuns.

124 | Capítulo 10

2. Tumores de células germinais

a. Epidemiologia. Os tumores intracranianos de células germinais ocorrem, geralmente, na linha média, mais frequentemente na região pineal nos homens ou na região suprasselar nas mulheres. Mais da metade dos tumores que ocorrem na região pineal são tumores de células germinais e a maioria desses são germinomas. Esses tumores são, predominantemente, pediátricos, incomuns após a fase de adulto jovem e encontrados principalmente em meninos. Sua maior incidência está entre indivíduos com a síndrome de Klinefelter (XXY) e são mais comuns na Ásia, onde representam mais de 10% dos tumores pediátricos do CNS em séries de casos do Japão.

b. Apresentação. Quando se apresentam como um tumor da região pineal, esses tumores causam, usualmente, hidrocefalia obstrutiva por causa de sua localização e podem levar à síndrome de Parinaud, incluindo paresia do olhar para cima e nistagmo de convergência-retração.

c. Investigação por imagens/Testes diagnósticos. A aparência radiológica é relativamente não específica, mas, em geral, esses tumores são iso ou hipointensos em T1, hiperintensos em T2 e realçam com contraste.

A avaliação de uma pessoa com suspeita de tumor de células germinais inclui marcadores sérico e do CSF, como a gonadotropina coriônica humana (hCG), altafetoproteína (AFP) e fosfatase alcalina da placenta (PLAP). Esses marcadores são sugestivos de certas etiologias e são úteis para determinar o prognóstico e a resposta ao tratamento. Até 35% dos tumores de células germinais podem mostrar metástase por todo o CNS à época da descoberta; portanto, é imperativo que a MRI seja obtida da medula espinal por inteiro.

d. Patologia. Os germinomas são o tipo mais comum de tumor de células germinais e 30% deles consistirá em uma mistura de tipos de células. Os germinomas constituem em até 60 e 70% dos tumores de células germinais. Geralmente demonstram positividade para PLAP, embora a hCG também possa estar presente, pois eles são conhecidos por conterem elementos de células sinciciotrofoblásticas. Esses tumores são distintos dos coriocarcinomas que são positivos para hCG e, histologicamente, têm evidência de elementos tanto citotrofoblásticos quanto sinciciotrofoblásticos.

Os tumores restantes de células germinais consistem em teratomas (maduros e imaturos), carcinomas embrionários e tumores do saco vitelino. A positividade para AFP ajuda a distinguir os tumores do saco vitelino. O carcinoma embrionário pode expressar hCG, AFP ou PLAP, embora isso seja incoerente. Com exceção dos teratomas maduros, a maioria dos tumores de células germinais é considerada como neoplasmas malignos.

e. Tratamento. Com frequência, os pacientes se apresentam com hidrocefalia que precisa ser tratada com um procedimento que desvie o CSF. Posteriormente, a confirmação tecidual é, muitas vezes, necessária, especialmente no caso de germinomas puros ou teratomas maduros, nos quais os marcadores de tumor (hCG e AFP) não ajudam, para distingui-los de outros tipos de tumores da região pineal. O tecido de diagnóstico pode ser obtido por biópsia estereotáxica com agulha, uma técnica endoscópica transventricular, ou por abordagem transcraniana aberta, dependendo das circunstâncias.

Os germinomas são excepcionalmente radiossensíveis e a radioterapia resulta em altos índices de sobrevida em longo prazo. Com frequência, a quimioterapia é usada para reduzir a dose de radiação necessária para tratar pacientes com germinomas, e também em tumores de células germinais não germinomatosos, que são relativamente insensíveis à radiação, para melhorar a sobrevida a longo prazo.

C. Tumores parenquimatosos pineais. As células que constituem a glândula pineal desempenham uma série diversificada de funções neuroendócrinas e quando a neoplasia ocorre, surge também um espectro de diferenciação de pineócitos de primitivos para relativamente terminais. Os tumores são classificados como pineocitomas, pineoblastomas ou algumas formas intermediárias, e constituem 15% dos tumores na região da glândula pineal. Eles parecem similares a outros tipos de tumor nessa área e não há marcadores séricos disponíveis.

Os pineocitomas tendem a ocorrer em adultos, têm crescimento lento e podem mostrar uma variedade de fenótipos como as lesões neuronais ou gliais. Os pineoblastomas são tu-

Neuro-Oncologia | 125

mores mais agressivos que sempre se disseminam pelo CNS e lembram PNETs histologicamente.

D. Outros. Os tumores remanescentes da região pineal consistem em pequenos números de tipos diversos de tumor como: meningiomas, craniofaringiomas e hemangiomas.

E. Tratamento. O tratamento dessas lesões é multidisciplinar e razoavelmente controverso. A região pineal continua sendo uma região difícil para acesso cirúrgico, embora uma abordagem agressiva tenha sido defendida por centros com mais experiência em lesões dessa região. Alguns tumores benignos podem ser passíveis da ressecção cirúrgica agressiva, como o meningioma, o epidermoide e o teratoma maduro. A biópsia estereotáxica é, em geral, segura, embora também carregue o risco de morbidade e a chance de erro de amostragem por causa da natureza mista de muitas lesões. Várias séries demonstraram a utilidade e a segurança da biópsia estereotáxica em tratamento inicial de tumores e cistos pineal. O papel da radioterapia, incluindo a radiocirurgia estereotáxica e a quimioterapia nesses tumores é significativo.

LEITURA SUGERIDA

Batchelor T, Loeffler JS. Primary CNS lymphoma. *J Clin Oncol* 2006;24(8):1281–1288.

Brastianos PK, Horowitz PM, Santagata S, *et al.* Genomic sequencing of meningiomas identifies oncogenic SMO and AKT1 mutations. *Nat Genet* 2013;45(3):285–289.

Caincross G, Wang M, Shaw E, *et al.* Phase III trial of chemoradiotherapy for anaplastic oligodendroglioma: long-term results of RTOG 9402. *J Clin Oncol* 2013;31(3):337–343.

Friedman HS, Prados MD, Wen PY. Bevacizumab alone and in combination with irinotecan in recurrent glioblastoma. *J Clin Oncol* 2009;27:4733–4740.

Hegi ME, Diserens AC, Gorlia T, *et al.* MGMT gene silencing and benefit from temozolomide in glioblastoma. *N Engl J Med* 2005;352(10):997–1003.

Kreisl TN, Kim L, Moore K, *et al.* Phase II trial of single-agent bevacizumab followed by bevacizumab plus irinotecan at tumor progression in recurrent glioblastoma. *J Clin Oncol.* 2009;27:740–745.

Lin AL, Gutmann DH. Advances in the treatment of neurofibromatosis-associated tumours. *Nat Rev Clin Oncol* 2013;10:616–624.

Lu-Emerson C, Eichler AF. Brain Metastases. *Continuum* 2012;18(2):295–311.

Stupp R, Mason WP, van den Bent MJ, *et al.* Radiotherapy plus concomitant and adjuvant temozolomide for glioblastoma. *N Engl J Med* 2005;352(10):987–996.

van den Bent MJ, Afra D, de Witte O, *et al.* EORTC radiotherapy and brain tumor groups and the UK Medical Research Council. Long-term efficacy of early versus delayed radiotherapy for low-grade astrocytoma and oligodendroglioma in adults: the EORTC 22845 randomized trial. *Lancet* 2005;366(9490):985–990.

Weller M, Pfister SM, Wick W, *et al.* Molecular neuro-oncology in clinical practice: a new horizon. *Lancet Oncology* 14(9):e370–e379.

11 Câncer de Cabeça e Pescoço

Douglas Adkins • Loren Michel • Tanya Wildes
Jessica Ley • Wade Thorstad • Brian Nussenbaum

I. **ABORDAGEM AO PACIENTE COM CÂNCER DE CABEÇA E PESCOÇO.** Embora sejam muitas as similaridades entre cânceres de cabeça e pescoço surgindo de sítios diferentes, existem diferenças importantes e específicas do sítio em termos de anatomia, etiologia, biologia molecular e história natural. Coletivamente, essas diferenças produzem consequências funcionais que devem ser consideradas quando se decide a melhor abordagem de tratamento. Além disso, pacientes com câncer de cabeça e pescoço geralmente apresentam comorbidades relacionadas com os efeitos do tabagismo e do uso de álcool que podem complicar ainda mais a terapia.

II. **HISTÓRICO**

A. **O câncer de células escamosas** de cabeça e pescoço (SCCHN) é um exemplo do processo de múltiplas etapas de carcinogênese consistindo em mutações genéticas acumuladas que resultam em alterações histológicas e que variam da hiperplasia à displasia para o carcinoma *in situ* e para o câncer invasivo. Várias aberrações genéticas já foram identificadas. A perda de função do gene supressor do tumor, incluindo *p16*, *p53* e *RB*, é frequente e a amplificação do proto-oncogene ciclina D1, a superexpressão do receptor do fator de crescimento epidérmico (EGFR) e as mutações em NOTCH1, FBXW7 e FAT1 também ocorrem.

B. **Fatores de risco.** Para a maioria dos pacientes, o tabaco, geralmente agravado pelo álcool, é a fonte de carcinógenos que resulta nessas aberrações genéticas. A incidência de novos cânceres de cabeça e pescoço é estimada em 45.000 casos por ano nos EUA, e a maioria deles está relacionada com o tabagismo. Esses dados destacam a importância de se educar os pacientes sobre parar de fumar. A proporção homem:mulher é de aproximadamente 3:1. Entre os não fumantes (estimados em 15% dos pacientes com SCCHN) os vírus, incluindo o papilomavírus humano (HPV) e o vírus de Epstein-Barr (EBV) são fatores causais. Embora o tabagismo possa induzir o câncer de células escamosas (SCC) por todos os sítios da mucosa oral, HPV e EBV estão mais implicados no desenvolvimento de SCC da orofaringe e da nasofaringe, respectivamente.

III. **RESUMO DA TERAPIA PARA CÂNCERES DE CABEÇA E PESCOÇO**

A. **Considerações gerais.** Os cuidados de pacientes com cânceres de cabeça e pescoço exigem uma equipe multidisciplinar que inclua especialistas em cirurgia, oncologia de radiação, oncologia clínica, enfermagem, patologia da fala, dentista e cuidados de suporte. O suporte nutricional geralmente desempenha papel essencial no cuidado desses pacientes, pois a deglutição pode estar prejudicada pela doença ou como consequência da terapia. A colocação de um tubo de gastrostomia geralmente é necessária para fornecer uma via de administração de nutrição, fluidos e medicamentos. Os analgésicos (transdérmicos e orais) são necessários para controlar a dor devido ao tumor ou aos efeitos relacionados ao tratamento. O *status* funcional do paciente e a localização do tumor têm papel fundamental na determinação do tratamento do paciente. O resumo a seguir trata da abordagem ao paciente com SCCHN. A terapia varia, dependendo do sítio, e essas variações serão discutidas em suas seções apropriadas.

O sistema de estadiamento para todos os sítios de câncer de cabeça e pescoço, exceto para o câncer nasofaríngeo, segue os mesmos princípios. O estádio T é subdividido em T0 (sem evidência de tumor primário), T1 (≤ 2 cm), T2 (> 2 cm, mas ≤ 4 cm), T3 (> 4 cm), T4a (moderadamente avançado) e T4b (muito avançado). O estádio N é subdividido em N0 (sem envolvimento de linfonodo regional), N1 (linfonodo ipsilateral único ≤ 3 cm), N2a (linfonodo ipsilateral único > 3 cm, mas ≤ 6 cm), N2b (linfonodos múltiplos ipsolaterais, nenhum > 6 cm), N2c (linfonodos bilaterais ou contralaterais, nenhum > 6 cm), e N3 (linfonodo > 6 cm). O estádio M é dividido em M0 (sem metástases distantes) e M1 (metástas-

Câncer de Cabeça e Pescoço | 127

distantes presentes). Os estádios I e II são definidos pela presença de T1N0M0 e T2N0M0, respectivamente. O estádio III é definido por T3N0M0 ou T1-3N1. O estádio IV pode ser subdividido em IVA (T4aN0-1M0 ou T1-3N2), IVB (T4bN0-3M0 ou T0-4N3) e IVC (qualquer T e N mais M1).

B. Tratamento de cânceres de estádio inicial (estádios I a II). O SCCHN de estádio inicial é tratado ou com cirurgia ou com radioterapia definitiva. Ambas as abordagens apresentam índices similares de cura. As vantagens da cirurgia incluem tratamento e tempo de recuperação mais curtos, além de evitar a toxicidade da radiação incluindo mucosite, xerostomia e cáries dentárias. Entretanto, a cirurgia pode resultar em disfunção orgânica incluindo problemas na fala e/ou na deglutição, especialmente com as técnicas abertas, e tem aplicabilidade limitada com procedimento insatisfatório e comorbidades. A radioterapia é a alternativa ao procedimento cirúrgico que resultaria em cosmese e/ou função orgânica inaceitáveis. Entretanto, a radioterapia é administrada com intervalos estendidos e a resolução de toxicidades agudas geralmente exige vários meses. Além disso, a toxicidade crônica da radiação (especialmente xerostomia) é comum, mas pode ser relativamente reduzida com as técnicas avançadas. As diferenças regionais na abordagem geral aos cânceres de estádio inicial existem dependendo, quase sempre, de *expertise* cirúrgica avançada ou em radiação entre os membros da equipe de tratamento. O objetivo final é um índice de cura elevado com morbidade mínima.

C. Tratamento de doença localmente avançada, não metastática (III a IVB)

1. Cirurgia primária. A cirurgia para remover todos os tumores visíveis pode ser usada como terapia inicial para cânceres localmente avançados de cabeça e pescoço. As abordagens atuais à cirurgia envolvem, cada vez mais, procedimentos como *laser* de CO_2 endoscópico transoral ou ressecção robótica e dissecções seletivas do pescoço. Em contraste com os procedimentos abertos e as dissecções radicais do pescoço, essas abordagens mais recentes à cirurgia reduzem a morbidade do procedimento e melhoram a probabilidade de função pós-operatória aceitável. Após a ressecção completa, a terapia adjuvante baseada em radiação é, em geral, recomendada para a maioria dos pacientes com doença localmente avançada. Em alguns pacientes, a biópsia do tumor primário pelo cirurgião e a aspiração com agulha fina de nodos regionais suspeitos é realizada para diagnóstico, depois do que o paciente é encaminhado à terapia definitiva à base de radiação. As informações críticas sobre o delineamento do tumor podem ser obtidas com a endoscopia baseada na operação e, às vezes, de consultório antes de prosseguir com as terapias definitivas não cirúrgicas.

2. Terapia adjuvante. Após ressecção completa do tumor, a terapia adjuvante com radiação pós-operatória (POART) ou radiação e quimioterapia concomitante (POACRT) é, muitas vezes, administrada aos pacientes com doença localmente avançada. A terapia adjuvante é recomendada quando há envolvimento de um ou mais linfonodos cervicais, envolvimento perineural, invasão linfovascular e/ou margem cirúrgica positiva no sítio de ressecção do tumor primário. A dose total de radiação no ambiente adjuvante é de 60 a 66 Gy administrados aos linfonodos primários e envolvidos e de 50 Gy para reduzir as estações nodais de risco no pescoço. A duração da radioterapia é de 6 a 7 semanas, com o melhor tratamento possível iniciando-se de 4 a 6 semanas após a operação. O esquema exato de fracionamento, portais e o uso de radiação com dose de reforço são determinados pelo sítio. POACRT é a terapia recomendada para tumores com aspectos patológicos de alto risco: linfonodos cervicais envolvidos com extensão extranodal e/ou margens cirúrgicas positivas (*N Engl J Med* 2004;350:1937; *N Engl J Med* 2004;350:1945). Alguns aspectos também incluem os aspectos a seguir como sendo de alto risco: tumores com invasão perineural e linfovascular, múltiplos nodos cervicais positivos e/ou tumores primários de grande porte (T3 ou T4).

3. Radiação química definitiva. A quimioterapia e radiação concomitantes (CRT) é o padrão de cuidados para o tratamento não cirúrgico de cânceres localmente avançados da cabeça e pescoço em pacientes capazes de tolerar essa terapia (aqueles com bom desempenho e poucas, ou nenhuma, comorbidades). A metanálise MACH-NC de 93 estudos clínicos randomizados de 17.346 pacientes demonstrou benefício de sobrevida geral (OS) significativo com CRT comparada só à radioterapia (*Radioth Oncol* 2009;92:4). O benefício de OS é de 6,5% aos 5 anos com CRT. Entretanto, a toxicidade aguda (particularmente mucosite e disfunção renal) é maior que aquela apenas da radiação, o que pode explicar

128 | Capítulo 11

parcialmente por que o benefício de OS da CRT é maior para pacientes com idade inferior a 60 anos e que apresentem bom desempenho e poucas comorbidades.

Vários agentes quimioterápicos têm sido concomitantemente combinados com radioterapia; entretanto, o agente usado com mais frequência é a cisplatina. Recentemente, cetuximabe, o inibidor do EGFR, também demonstrou melhorar a OS quando administrado concomitantemente com a radioterapia definitiva. Outros agentes quimioterápicos que podem ser administrados com radioterapia incluem carboplatina ou taxanos (paclitaxel ou docetaxel).

A cisplatina é amplamente reconhecida como o padrão de ouro com o qual outros agentes são comparados quando administrada em conjunto com a radioterapia em SCCNH. Dois regimes comuns incluem: cisplatina, $100\ mg/m^2$ administrados nos dias 1, 22 e 43 da radiação ou cisplatina, 30 a $40\ mg/m^2$ administrados semanalmente durante a radiação.

Um estudo clínico randomizado de cetuximabe e radioterapia *versus* só radiação para tratamento definitivo de carcinoma de células escamosas localmente avançado da orofaringe, laringe e hipofaringe demonstrou um benefício de OS com esse medicamento. No braço do estudo recebendo cetuximabe ($400\ mg/m^2$) o medicamento foi administrado uma semana antes do início da radiação, seguido de $250\ mg/m^2$ semanalmente durante todo o período de radiação (total de 8 doses). A OS média aumentou de 29,3 meses no braço que só recebeu radiação para 49 meses no braço com cetuximabe e radiação ($p = 0,006$). A sobrevida aos três anos favoreceu o braço com cetuximabe e radiação sobre o braço só com radiação (55% *vs.* 45%, $p = 0,05$, respectivamente). As toxicidades foram semelhantes entre os dois braços, com exceção de um risco maior de toxicidades cutâneas (erupção acneiforme e dermatite de radiação) e reações de infusão no braço com cetuximabe. Com surpresa, o risco de mucosite com cetuximabe e radiação foi semelhante àquele do braço que recebeu só radiação. A atualização desse estudo clínico confirmou que o benefício de OS de cetuximabe adicionado à radiação persistiu durante 5 anos de acompanhamento (*Lancet Oncol* 2010;11:21). Além disso, uma análise retrospectiva desse estudo descobriu associação de grau 2 ou erupção acneiforme maior com OS melhor e controle da doença no braço com cetuximabe e radiação. E o mais interessante, os pacientes que se beneficiaram mais da adição do cetuximabe à radiação apresentaram aspectos fenotípicos de SCCHN relacionado com o HPV: sítio orofaríngeo, faixa etária mais jovem, história limitada de tabagismo, classificação T pequeno e melhor desempenho.

Por isso, a evidência de nível 1 suporta o uso de cisplatina ou cetuximabe como agente único em combinação com radioterapia. Entretanto, um estudo clínico randomizado recente (RTOG 0522) demonstrou que a adição de cetuximabe à cisplatina e radiação resultou em mais toxicidade e nenhum benefício. A análise retrospectiva dos estudos RTOG descobriu índices menos satisfatórios de controle da doença e da OS quando as doses de cisplatina administradas eram inferiores às doses alvo, apoiando assim a importância da intensidade da droga. O benefício de adicionar 5-FU ou taxanos à cisplatina com radiação é incerto.

4. **Cirurgia de salvamento após radiação química definitiva.** Se a resposta completa do tumor não for obtida após a CRT definitiva ou se o câncer recorrer local ou regionalmente após a CRT, a ressecção cirúrgica de salvamento do sítio do tumor primário e/ou dos nodos do pescoço pode resultar em sobrevida a longo prazo em uma fração de pacientes. Entretanto, essa cirurgia pode ser tecnicamente desafiadora após uma CRT e a morbidade do procedimento pode ser significativa.

5. **Quimioterapia de indução antes da radiação química definitiva.** Estudos clínicos randomizados de quimioterapia de indução mostraram resultados mistos. A metanálise MACH-NC desses estudos descobriu que um benefício de sobrevida não foi coerentemente observado com a quimioterapia de indução, exceto no subconjunto de pacientes que recebeu cisplatina e 5-FU (5-fluorouracil) (PF). O estudo clínico TAX 324 comparou dois regimes de indução diferentes consistindo em PF ou PF mais docetaxel (TPF) administrados antes da CRT definitiva com carboplatina semanalmente (*N Engl J Med* 2007;357:1705). O regime TPF (docetaxel $75\ mg/m^2$ no dia 1, cisplatina $100\ mg/m^2$ no dia 1, e 5-FU $1.000\ mg/m^2$ CIVI diariamente nos dias 1 a 4 cada 3 semanas) foi comparado com o regime PF (cisplatina $100\ mg/m^2$ no dia 1 e 5-FU $1.000\ mg/m^2$ diariamente nos

Câncer de Cabeça e Pescoço | 129

dias 1 a 5 cada 3 semanas) administrados por três ciclos antes da CRT definitiva. A OS média ficou significativamente mais longa no braço de TPF, em comparação com aquela do braço com PF (70,6 meses *vs.* 30,1 meses, *p = 0,0058*). O benefício da TPF sobre PF para OS persistiu aos 6 anos em uma análise atualizada (*Lancet Oncol* 2011;12:153). O estudo clínico 323 foi um estudo randomizado de desenho similar que comparou os regimes TPF *vs.* PF exceto que todos os pacientes eram portadores de doença não ressecável e todos tinham sido tratados apenas com radioterapia definitiva (*N Engl J Med* 2077;357:1695). Esse estudo também mostrou um benefício de OS no braço com TPF, em comparação com o braço PF.

O estudo PARADIGM comparou a quimioterapia de indução seguida de CRT definitiva *vs.* só CRT usando TPF como a quimioterapia de indução (*Lancet Oncol* 2013;14:257). Não houve melhora na OS para a quimioterapia de indução, possivelmente por falha na obtenção do número de pacientes e OS inesperadamente elevada em ambos os braços e, talvez, em parte por causa da incidência crescente de carcinoma de células escamosas da orofaringe relacionado com HPV (OPSCC), que carrega melhor prognóstico. Em um estudo clínico randomizado recentemente informado pelo Spanish Head and Neck Cancer Cooperative Group (TTCC) a terapia de indução falhou em melhorar PFS ou OS (*Ann Oncol* 2014;25:216). Entretanto, a maioria dos pacientes em braços com quimioterapia de indução não recebeu a dose total de radioterapia por causa da toxicidade excessiva, que pode ter sido discutivelmente mitigada por cuidados de suporte mais agressivos. Os resultados de outro estudo clínico randomizado (GCTCC Itália) de quimioterapia de indução seguida de CRT comparado com CRT isolada ainda estão pendentes.

A quimioterapia de indução também pode ser usada como método para prognosticar a resposta do tumor à CRT. Estudos iniciais mostraram que uma resposta favorável (parcial ou completa) no sítio primário do tumor à quimioterapia de indução, conforme avaliada por exame clínico, prognosticou melhor controle da doença em longo prazo após CRT definitiva, enquanto se a resposta no sítio primário do tumor à quimioterapia de indução fosse desfavorável seria menos provável que o câncer pudesse ser curado só com CRT. Em geral, esses pacientes são tratados por cirurgia seguida de terapia pós-operatória adjuvante.

Estudos em andamento estão investigando o uso da quimioterapia de indução como método para selecionar pacientes com prognóstico favorável para serem candidatos à CRT de desintensificação. ECOG 1308 é um estudo clínico de fase II de pacientes portadores de OPSCC associado ao HPV que usa a resposta do tumor à quimioterapia de indução para orientar pacientes para a dose padrão (69,3 Gy) RT (se a resposta for inferior à completa [CR]) ou para a dose mais baixa (54 Gy) RT (se CR). Todos os pacientes recebem cetuximabe com RT. No acompanhamento inicial, a sobrevida de 1 ano sem progressão da doença foi semelhante nos dois braços do estudo.

D. Tratamento de doença recorrente local e/ou regional. Pacientes com recorrência local ou regional só deverão ser avaliados quanto à cirurgia de salvamento potencial ou radioterapia. Se essa cirurgia não for possível, e a radioterapia já tiver sido administrada previamente, a quimioterapia concomitante com repetição da radiação poderá ser eficaz em alguns pacientes. Entretanto, a tolerância dos tecidos, a extensão da radiação inicial e a toxicidade significativa limitam a recomendação de rotina para essa abordagem. Pacientes que não sejam candidatos às terapias locais podem ser tratados com quimioterapia paliativa.

E. Tratamento de doença metastática. A OS média de pacientes com SCCHN metastático é de 6 a 8 meses. Pulmões, ossos e fígado são os sítios mais comuns de doença distante. O OPSCC associado ao HPV pode exibir padrões incomuns de metástases retardadas e recorrências em múltiplos órgãos. Vários agentes quimioterápicos padronizados atuam contra o SCCHN e podem proporcionar alívio dos sintomas, a saber: cisplatina, carboplatina, 5-FU, paclitaxel, docetaxel, metotrexato, permetrexede, ifosfamida e gemcitabina. A terapia de primeira linha mais comum é a platina combinada com um segundo agente, geralmente um taxano ou 5-FU. A quimioterapia de combinação resulta em índice maior de resposta do tumor que a terapia de agente único, mas a OS média é semelhante às duas opções de tratamento (*J Clin Oncol* 1992;10.2:257). A quimioterapia de primeira linha tem índice de resposta do tumor entre 20% e 40%. O estudo clínico ECOG 1395 mostrou índices de resposta, OS e toxicidade similares para as combinações de cisplatina e 5-FU ou paclitaxel. (*J Clin Oncol* 2005;23:3562) (E1395). Além disso, o ECOG 1393 não mostrou diferenças entre paclitaxel em dose alta (175 mg/m^2)

130 | Capítulo 11

e dose baixa (135 mg/m²) quando combinado com cisplatina (*J Clin Oncol* 2001;19:1088). Em pacientes com SCCHN refratário à platina, o índice de resposta do tumor à quimioterapia padrão alternativa é baixo.

Cetuximabe atua como terapia de primeira linha e no SCCHN refratário à platina. Um estudo clínico randomizado mostrou que a adição de cetuximabe à platina e 5-FU melhorou significativamente a OS média (10,1 *vs.* 7,4 meses, respectivamente) e a PFS (5,6 *vs.* 3,3 meses) (*N Engl J Med* 2008;359:1116). Esse estudo foi o primeiro a demonstrar um benefício de OS com um agente alvo em SCCHN incurável. No SCCHN refratário à platina, o agente único cetuximabe resultou em índice de resposta do tumor de 13% e em índice de controle da doença de 46% (*J Clin Oncol* 2007;25:2171). Entretanto, o tempo médio de progressão (TTP) e a OS foram de somente 70 e 178 dias, respectivamente. Erlotinibe e gefitinibe são inibidores da tirosina quinase do EGFR que também foram usados para tratamento do SCCHN. Em um estudo clínico de fase II, o erlotinibe resultou em índice de resposta do tumor de 4%, índice de controle da doença de 38% e em OS média de 6 meses (*J Clin Oncol* 2004;22:77). Dados de resultado semelhante foram observados com gefitinibe. Essas duas drogas são, em geral, bem toleradas e as reações adversas mais comuns são: fadiga, erupção cutânea e diarreia. A adição de gefitinibe ao docetaxel não melhorou os resultados em pacientes com SCCHN de prognóstico ruim (*J Clin Oncol* 2013;31:1405).

F. Complicações da doença

1. A **aspiração** com risco de pneumonia deverá ser considerada no paciente com febre ou tosse. Perda de peso ou risco de aspiração podem exigir a colocação de tubos de gastrostomia para alimentação. Alguns pacientes minimizarão a aspiração com manobras posturais específicas (manobra de dobrar o queixo [*chin tuck*]) ou modificação dietética e a consulta a um fonoaudiólogo geralmente é valiosa na reabilitação. A falta de ar deverá levar à avaliação imediata das vias aéreas e à necessidade potencial de traqueotomia.

2. Os **tumores ulcerativos** podem formar úlceras, sangrar e causar obstrução das vias aéreas. A invasão da artéria carótida por um tumor pode ser um episódio terminal e anunciado por um evento de sangramento sentinela.

3. **Controle da dor.** A incapacidade de deglutir pode limitar as escolhas de analgésicos narcóticos. Compressas de fentanil transdérmico permitem alívio mais prolongado da dor, com elixires de opiáceos concentrados para dor incidental (*breakthrough pain*). As doses de opiáceos deverão ser tituladas para atingir o controle da dor. Tumores que invadem os nervos na base do crânio podem produzir síndromes neuropáticas auxiliados por coanalgésicos como amitriptilina ou gabapentina.

4. As **síndromes paraneoplásticas** podem incluir hipercalcemia em decorrência de secreção de PTHrP (proteína relacionada com hormônio da paratireoide) do tumor e síndrome de secreção não apropriada de hormônio antidiurético (SIADH).

G. Complicações do tratamento

1. As **complicações de cirurgia** podem afetar a cosmese, a fala, a patência das vias aéreas e a habilidade de deglutir. Técnicas de reconstrução com retalhos e próteses podem minimizar esses problemas. A dissecção do pescoço pode resultar em fraqueza do ombro se ocorrer ressecção ou lesão do 11° nervo craniano. Após uma laringectomia total, uma punção traqueoesofágica (TEP) pode permitir a fala desviando o ar expirado para o esôfago para vibrar o tecido ou retalho faríngeo remanescente. A eletrolaringe, um dispositivo portátil que serve como fonte vibratória para a fonação, também pode ser usada para permitir a comunicação após o procedimento de laringectomia.

2. A **toxicidade da radiação aguda** pode incluir mucosite intensamente dolorosa, perda da sensação do paladar e incapacidade de deglutir. A candidíase oral complicando a mucosite pode ser tratada com agentes tópicos (nistatina ou clotrimazol) ou agentes sistêmicos (fluconazol). Um coquetel de volumes iguais de suspensão de difenidramina, nistatina, lidocaína viscosa e suspensão de hidróxido de alumínio/hidróxido de magnésio pode ser usado como solução oral tópica para mucosite. Alguns pacientes podem preferir uma solução de uma colher de chá de bicarbonato de sódio e ½ colher de chá de sal em um quarto de água para mucosite mais leve. Os opiáceos são indicados para casos de dor mais intensa. A toxicidade cutânea no porto da radiação deverá ser tratada com emolientes como Aquaphor ou Biafine e curativos para ferimentos, conforme apropriado.

Câncer de Cabeça e Pescoço | 131

3. Os **efeitos tardios da radiação incluem xerostomia**, que pode ser tratada por hidratação oral frequente ou com pilocarpina. A pilocarpina pode causar suores desconfortáveis, especialmente nas doses mais altas. Existe saliva artificial disponível, embora mal aceita pela maioria dos pacientes. As cáries dentárias representam toxicidade crônica que pode levar à perda dos dentes. A boa higiene bucal e o uso de flúor podem minimizar essa complicação. A osteorradionecrose pode ser tratada de maneira conservadora com antibióticos, desbridamento cirúrgico ou terapia hiperbárica com oxigênio. A fibrose dos tecidos do pescoço pode resultar em trismo, linfedema e perda da amplitude de movimento. Exercícios podem ajudar a prevenir o trismo. Podem ocorrer episódios de deglutição prejudicada por causa da fraqueza dos músculos constritores da faringe e de aspiração. O edema laríngeo pode exigir traqueostomia para tratamento e deverá levar à consideração imediata de possível recorrência da doença.

4. As **toxicidades da quimioterapia** variam conforme os agentes usados. A quimioterapia administrada com radiação pode aumentar a intensidade da mucosite. A cisplatina pode causar náusea/vômito, nefrotoxicidade, neuropatia periférica, ototoxicidade e mielossupressão. O 5-FU pode causar mielossupressão e mucosite. Os taxanos podem resultar em alopecia, mielossupressão, mialgias e reações alérgicas. Cetuximabe está associado a erupções acneiformes, pele seca ou fissurada, inflamação paroniquial e reações de hipersensibilidade das infusões. Minociclina pode ser útil no tratamento das erupções.

IV. LÁBIOS E CAVIDADE ORAL

A. Anatomia. Câncer do lábio e da cavidade oral é o sítio mais comum de malignidade na cabeça e no pescoço, representando 30% do total de cânceres. Os sítios contidos nesse grupo são os cânceres que se originam nos lábios, assoalho da boca, dois terços anteriores da língua, mucosa bucal, gengiva, palato duro e trígono retromolar.

B. Apresentação. Embora essa região seja facilmente acessível, os pacientes se apresentam, quase sempre, após um intervalo prolongado de sintomas e com a doença já avançada. Eles podem se apresentar com sintomas como lesões orais que não cicatrizam, dor na boca ou na orelha, trismo e perda de peso. Uma história pertinente deverá incluir avaliação de tabagismo incluindo mascar tabaco e consumo de álcool. Problemas dentários e história de irritação crônica da mucosa também deverão ser observados. A determinação do estado funcional da boca (morder, mastigar, deglutir e falar) é essencial.

No exame físico, a avaliação completa das narinas, cavidade oral, orofaringe, hipofaringe e laringe deverá ser realizada por exame clínico e endoscopia de fibra ótica ou exame do espelho. A avaliação do trismo e do movimento da língua também é importante. Fixação da língua (anciloglossia) e trismo sugerem lesão avançada. A palpação com o dedo enluvado deverá ser feita para inspecionar lábios, mucosa bucal, língua oral, trígono retromolar e assoalho da boca. O estado da dentição do paciente também deverá ser observado, assim como a avaliação dos nervos cranianos. O pescoço deverá ser avaliado quanto à presença de linfadenopatia. Nodos de nível 1 do pescoço estão localizados na região submandibular-submentual, nodos de nível 2 ao longo do terço proximal do músculo esternocleidomastoide no ângulo da mandíbula, nodos de nível 3 ao longo do terço médio desse músculo, nodos de nível 4 ao longo do terço distal desse músculo e nodos de nível 5 no triângulo posterior. Os cânceres do lábio e da cavidade oral tendem a formar metástases primeiro para os nodos de nível 1 e de nível 2.

C. Estadiamento. Além da história e do exame físico, a avaliação do estadiamento deverá incluir um exame sob anestesia (EUA) e investigação por imagens radiográficas. A tomografia computadorizada (CT) ou a ressonância magnética (IRM) da cabeça e do pescoço é necessária para se obter melhor compreensão anatômica da extensão do câncer. A varredura por CT mostra detalhes do envolvimento ósseo, enquanto a MRI fornece melhor visão do envolvimento das partes moles. Com frequência, essas técnicas são complementares. A radiografia panorâmica também é útil no exame do envolvimento dos ossos mandibulares. A varredura por CT do tórax deverá ser executada para descartar metástase pulmonar. A Tomografia com Emissão de Pósitrons (PET) com Fluorodesoxiglicose (FDG)/CT é amplamente usada no estadiamento de pacientes com doença avançada e pode ajudar no desenvolvimento de portas para radiação.

D. Patologia. O carcinoma de células escamosas é a histologia líder dos cânceres orais e dos lábios. Os aspectos patológicos diversos incluem profundidade da invasão, bordas infiltrativas,

132 | Capítulo 11

tumores mal diferenciados e invasão perineural e linfovascular. Aspectos sarcomatoides, de células fusiformes e basaloides também podem pressagiar um diagnóstico ruim. As histologias menos comuns incluem carcinoma cístico adenoide e câncer mucoepidermoide das glândulas salivares menores, os quais serão discutidos com mais detalhes mais tarde, neste capítulo.

E. História natural da doença. O câncer de células escamosas dos lábios e da cavidade oral se apresenta mais usualmente como doença local ou locorregional com disseminação relativamente tardia para sítios distantes.

1. A **cancerização do campo** é um conceito importante na história natural do câncer de cabeça e pescoço, especialmente os tumores da cavidade oral. Uma vez que a exposição da mucosa aos carcinógenos do tabaco é difusa pelo trato aerodigestivo, o câncer invasivo pode estar cercado por áreas de displasia ou carcinoma *in situ*. Pacientes com câncer de cabeça e pescoço estão em risco aumentado de desenvolvimento de novos cânceres primários na cabeça, pescoço, pulmão e esôfago. O risco é de aproximadamente 3 a 4% por ano e geralmente se afunila para um risco vitalício de 20 a 25% em sobreviventes do primeiro carcinoma de células escamosas de cabeça e pescoço devidamente tratado.

2. **Leucoplaquia e eritroleucoplaquia** são lesões pré-malignas da mucosa oral relacionadas à lesão epitelial devida ao tabaco e ao etanol. A leucoplaquia é uma placa branca de mucosa que não pode ser esfregada. A eritroleucoplaquia pode aparecer vermelha e aveludada e demonstra, muitas vezes, displasia ou carcinoma *in situ* na biópsia. O risco de transformação maligna aumenta com a duração dessas lesões e é mais alto com a eritroleucoplaquia se comparado ao da leucoplaquia.

   O tratamento pode incluir a observação próxima ou a ressecção cirúrgica, particularmente se houver displasia de alto grau. Estudos iniciais de retinoides como isotretinoína (13 *cis*-ácido retinoico) mostraram resultados promissores no tratamento de leucoplaquia. A isotretinoína (1,5 mg/kg/dia via oral durante 3 meses seguida de 0,5 mg/kg/dia) produziu índice de resposta de 55%, com a maioria dos pacientes mantendo suas respostas durante 1 ano. Entretanto, um estudo clínico randomizado de grande porte falhou em demonstrar redução no risco de cânceres secundários ou recorrência do câncer primário com isotretinoína em pacientes que foram tratados com radioterapia definitiva para SCCHN em estádios I e II (*J Natl Cancer Inst* 2006;98:441). Esse estudo mostrou que parar de fumar após tratamento de radiação para SCCHN foi associado a risco significativamente mais baixo de cânceres secundários e OS melhorada, em comparação com os casos de manutenção do tabagismo.

F. Tratamento de SCC dos lábios e da cavidade oral

1. **Estádios I e II.** A maioria dos pacientes é tratada só com cirurgia. As dissecções do pescoço são realizadas em pacientes com tumores espessos (> 3 a 5 mm) ou maiores. A radiação é uma alternativa à cirurgia em pacientes que não querem a cirurgia ou que não são candidatos cirúrgicos.

2. **Estádios III e IV.** A maioria dos pacientes é tratada por cirurgia seguida de terapia adjuvante baseada em aspectos patológicos. A CRT é uma alternativa à cirurgia em pacientes que não querem a cirurgia ou que não são candidatos cirúrgicos.

V. OROFARINGE

A. Anatomia. O câncer da orofaringe inclui sítios no palato mole, nas tonsilas palatinas, nas paredes orofaríngeas posterior e lateral e na base da língua. Suas bordas incluem a junção dos palatos duro e mole, o arco tonsilar e as papilas circunvaladas na língua.

B. Apresentação. Muitos aspectos descritos anteriormente para cânceres da cavidade oral também se aplicam a cânceres da orofaringe.

1. A **história pertinente** deverá incluir avaliação do uso de tabaco e de álcool e de doenças comórbidas. Odinofagia, disfagia, massa no pescoço, otalgia, trismo e perda de peso também deverão ser avaliados.

2. O **exame físico** inclui avaliação de status de desempenho, avaliação completa das narinas, cavidade oral, orofaringe, hipofaringe e laringe e pescoço, além dos nervos cranianos. A avaliação de trismo, *status* da dentição e movimento e atrofia da língua deverá ser realizada junto com a palpação da língua, tonsilas e palato mole. Os linfonodos no pescoço deverão ser examinados com medições de nodos palpáveis anotando-se tamanho, nível e se estão fixos a tecidos subjacentes. Os tumores primários da orofaringe tendem a formar metástases primeiro para nodos de níveis 2 e 3.

Câncer de Cabeça e Pescoço | 133

C. Estadiamento. Junto com a história e o exame físico, a avaliação do estadiamento de pacientes com cânceres da orofaringe inclui investigações diagnósticas por imagens, EUA com biópsia da lesão primária e avaliação para metástases distantes e sincrônicas primárias. CT ou MRI do sítio primário e do pescoço e TC do tórax deverão ser realizadas. A FDG-PET/CT também é realizada. O estadiamento de câncer da orofaringe é definido pelo tamanho e extensão do tumor primário, extensão da doença nodal e presença ou ausência de metástase distante.

D. Patologia. O carcinoma de células escamosas é a histologia encontrada em mais de 90% dos cânceres da orofaringe. Doenças menos comuns incluem linfomas envolvendo o anel de Waldeyer (amídalas palatinas e linguais e adenoides), melanomas da mucosa e tumores surgindo nas glândulas salivares menores que ficam na mucosa incluindo: adenocarcinomas, carcinomas císticos adenoides e carcinomas mucoepidermoides. Deve-se fazer a distinção entre carcinomas de células escamosas bem e mal diferenciados. Aspectos patológicos adversos incluem aumento da profundidade da invasão, bordas infiltrativas, tumores mal diferenciados e invasão perineural e linfovascular. A diferenciação sarcomatoide ou aspectos basaloides também podem pressagiar um prognóstico pior.

Um número cada vez maior de cânceres da orofaringe é encontrado em pacientes mais jovens com pouca ou nenhuma exposição anterior ao tabagismo (*J Clin Oncol* 2013;31:4550). A maioria desses pacientes é de homens caucasianos em seus 40 ou 50 anos de idade que se apresentam com massa de níveis 2 ou 3 no pescoço. Esses cânceres são, tipicamente, SCCs não ceratinizantes e fortemente positivos para expressão de p16 (por corante imuno-histoquímico), um marcador substituto para HPV. O OPSCC associado ao HPV se apresenta, quase sempre, com tumores primários pequenos, grandes nodos necróticos no pescoço e possuem prognóstico excelente com a terapia atual de multimodalidades. Entretanto, a história de tabagismo como variável contínua aumenta o risco de recorrência do câncer (*J Clin Oncol* 2012;30:2102).

E. História natural da doença. O câncer de células escamosas da orofaringe geralmente se apresenta como doença localmente avançada/estadiada. Uma proporção significativamente alta de pacientes que se apresentam com massas de níveis 2 ou 3 no pescoço e SCC primário desconhecido é diagnosticada no exame sob anestesia (EUA) com microscópio de sala de cirurgia e com biópsias diretas para confirmar o OPSCC associado ao HPV. No OPSCC associado ao tabagismo, os efeitos do tabaco e do álcool sobre a mucosa aumentam risco de novos cânceres primários (secundários) em razão da cancerização do campo.

F. Tratamento de OPSCC

   1. Estádios I e II. Os pacientes podem ser tratados com cirurgia que inclui ressecção do tumor primário e, possivelmente, nodos em risco no pescoço. A radiação fornece equilíbrio clínico com cirurgia e é uma alternativa em pacientes que não querem a cirurgia ou não sejam candidatos cirúrgicos.

   2. Estádios III e IV. Os pacientes podem ser tratados com cirurgia que inclui ressecção do tumor primário e muito envolvido e nodos em risco no pescoço, seguida de terapia adjuvante baseada nos aspectos patológicos, CRT, ou quimioterapia de indução seguida de CRT (*Cancer* 2013;119:766). Ainda não está esclarecido que haja diferenças nos índices gerais de controle da doença entre essas abordagens de tratamento.

VI. LARINGE E HIPOFARINGE

A. Anatomia. Os cânceres da laringe e da hipofaringe representam desafios no tratamento por causa de seu envolvimento essencial com a fala e a deglutição. Por isso, esses sítios foram associados à maior parte das pesquisas sobre preservação de órgãos, tentativas de evitar a laringectomia total enquanto mantendo a melhor chance de cura. As fronteiras da hipofaringe estão ao nível do osso hioide superiormente e a borda inferior do cricoide inferiormente. Nessa área, os tumores podem ser divididos naqueles surgindo dos seios piriformes, da parede posterior da hipofaringe e da área pós-cricoide. Os tumores da laringe podem ser divididos naqueles localizados predominantemente acima das pregas vocais verdadeiras (supraglóticos), naqueles surgindo dessas cordas (glóticos) ou naqueles por baixo dessas cordas (subglóticos). Os cânceres da laringe são, de longe, mais comuns que os da hipofaringe.

B. Apresentação. A apresentação dos cânceres da laringe e da hipofaringe varia significativamente conforme seu sítio primário. Tumores da laringe supragótica ou do seio piriforme são, muitas vezes, diagnosticados somente após o aparecimento de metástase cervical, por causa de seu maior acesso aos linfáticos e dos sintomas vagos de disfagia ou odinofagia. Por outro

134 | Capítulo 11

lado, os cânceres glóticos se apresentam com rouquidão, mesmo apesar de tumores pequenos, e as lesões podem permanecer localizadas no sítio primário até que ocorra a invasão da cartilagem da tireoide. Os cânceres da laringe e da hipofaringe podem causar obstrução das vias aéreas resultando em estridor e exigência de traqueostomia imediata. A perda de peso também é frequente na apresentação.

1. A **história pertinente** deverá incluir o uso de tabaco e álcool, a existência de comorbidades e sintomas de disfagia, odinofagia, perda de peso, dispneia e rouquidão. A paralisia unilateral de uma prega vocal pode resultar em fala que deteriora com o uso prolongado da voz e melhora com o descanso. Os pacientes também podem apresentar dispneia com a fala. Sintomas de aspiração deverão ser procurados. A história de refluxo gastroesofágico deverá ser observada.

2. O **exame físico** inclui avaliação de desempenho, avaliação completa da cavidade oral, orofaringe, hipofaringe e laringe com exame indireto ou laringoscopia de fibra ótica, verificação dos nervos cranianos e palpação do pescoço. A palpação e a visualização da base da língua deverão ser feitas para verificar se existe extensão superior do tumor para esse sítio. Acúmulo de saliva na hipofaringe pode interferir no exame de consultório e exige melhor visualização no momento do EUA e da biópsia. A fixação das pregas vocais verdadeiras deverá ser observada, pois isso afeta o estadiamento. Diagramas da extensão da lesão também são úteis.

C. Estadiamento. O estadiamento de cânceres da laringe e da hipofaringe exige EUA com biópsia para determinar a extensão da lesão e buscar cânceres primários síncronos. A investigação por imagens de CT ou de MRI é realizada para definir a extensão da doença primária e dos nodos do pescoço envolvidos. A CT do tórax e/ou FDG-PET/CT são usadas para avaliar metástases distantes e novos cânceres primários (secundários). A tendência da cartilagem da tireoide de exibir calcificação irregular deverá ser notada, pois poderá resultar em estimação exagerada da invasão da cartilagem no estadiamento. Além do tamanho do tumor primário, os critérios de estadiamento para o primário (estádio T) incluem saber se os subsítios adjacentes da hipofaringe (seio piriforme, parede faríngea e região pós-cricoide) ou a laringe supragótica (epiglote supra-hioide, epiglote infra-hioide, pregas ariepiglóticas e pregas vocais falsas) estão envolvidos.

D. Patologia. O carcinoma de células escamosas, ou uma de suas variantes, é a descrição histológica de mais de 95% dos tumores que surgem na laringe e na hipofaringe. Tumores com histologia de glândulas salivares menores (adenoide cístico, adenocarcinoma e carcinoma mucoepidermoide) são raros. A laringe supragótica pode ser o sítio para carcinomas neuroendócrinos de células pequenas e deverá ser reconhecido, por causa de sua tendência para disseminação distante e sensibilidade à quimioterapia e à radiação.

E. Abordagem à terapia orientada pelo estadiamento

1. **Estádios I e II.** A doença em estádio inicial tem mais probabilidade de ser encontrada em carcinomas glóticos, devido aos sintomas de rouquidão. A abordagem inicial pode consistir em ressecção cirúrgica ou radioterapia com índices de cura semelhantes. Na maioria dos casos, a abordagem cirúrgica de conservação da laringe é viável, incluindo a ressecção transoral endoscópica a laser, supraglótica aberta ou hemilaringectomia vertical aberta. Essas técnicas permitem a preservação da fala, mas podem ser limitadas (especialmente com as abordagens abertas) por problemas de aspiração, que podem ser problemáticos em pacientes com doença pulmonar crônica. A qualidade da voz após o tratamento é, em geral, excelente com cirurgia transoral e radioterapia, mas pode ser menos satisfatória com as abordagens abertas.

2. **Estádios III e IV.** A abordagem tradicional aos tumores localmente avançados da laringe e da hipofaringe tem sido a ressecção cirúrgica com laringectomia ou laringofaringectomia total e radioterapia adjuvante. Entretanto, a CRT também é efetiva e permite a preservação da fala e da deglutição na maioria dos pacientes.

O interesse na preservação da laringe levou a estudos clínicos de quimioterapia e radiação na tentativa de evitar laringectomia total e preservar a anatomia e a função. O Veterans Administration (VA) Larynx Trial comparou laringectomia e radiação adjuvante pós-operatória com quimioterapia de indução seguida de radioterapia definitiva para aqueles pacientes cujos tumores responderam favoravelmente à quimioterapia de indução e laringectomia total e radiação adjuvante para aqueles pacientes cujos tumores não res-

Câncer de Cabeça e Pescoço | 135

ponderam favoravelmente à quimioterapia de indução (*N Engl J Med* 1991;324:1685). Cisplatina e 5-FU foram administrados cada 3 semanas com avaliação da resposta do tumor primário após o segundo ciclo. Pacientes com tumores que responderam favoravelmente receberam ciclo adicional de quimioterapia seguido por radiação definitiva, enquanto os pacientes cujos tumores não responderam favoravelmente foram submetidos à laringectomia total seguida de radioterapia adjuvante. A laringectomia total de salvamento foi realizada em pacientes com doença persistente ou localmente recorrente após a radioterapia. Essa abordagem de tratamento resultou em OS equivalente com quimioterapia de indução e radioterapia, quando comparada à da laringectomia total e radioterapia adjuvante e permitiu que 64% dos pacientes sobreviventes no braço de tratamento não cirúrgico retivessem suas laringes.

Um estudo clínico da European Organization for the Research and Treatment of Cancer (EORTC) em cânceres do seio piriforme comparou os resultados da ressecção cirúrgica e radioterapia adjuvante com uma estratégia similar de quimioterapia de indução e radioterapia (*N Engl J Med* 2003;349:2091). Os pacientes foram randomizados para a cirurgia e radioterapia adjuvante ou para a quimioterapia de indução com cisplatina e 5-FU seguida de radioterapia definitiva. Pacientes com tumores sensíveis à quimioterapia, conforme avaliados após o ciclo 1, receberam um total de três ciclos de quimioterapia seguida de radioterapia definitiva com cirurgia de salvamento para os não respondedores à quimioterapia ou nos pacientes com doença persistente ou recorrente após radioterapia definitiva. Como no estudo clínico de laringe da VA, a OS foi equivalente entre essas duas abordagens de tratamento e a preservação da laringe funcional aos 3 anos foi atingida em 42% (IC de 95%, 31% a 53%) dos pacientes no braço que recebeu quimioterapia de indução.

O RTOG 91-11 foi um estudo clínico intergrupos randomizado de três braços que comparou a quimioterapia de indução seguida de radioterapia definitiva (como administrada no estudo VA) com CRT ou só radioterapia. O braço de CRT recebeu três ciclos de cisplatina em bolo de alta dose (100 mg/m^2) administrado cada 21 dias concomitantemente com radioterapia. Foram elegíveis os pacientes com câncer de laringe em estádio III a IV que exigiriam laringectomia total como tratamento cirúrgico. Pacientes com tumores primários T4 foram excluídos se apresentassem invasão mais do que mínima da cartilagem da tireoide ou extensão tumoral de mais de 1 cm na base da língua. O índice de preservação da laringe foi significativamente mais alto com a CRT quando comparado com o da quimioterapia de indução seguida de terapia de radiação e o da radioterapia isolada (83,6% *vs.* 70,5% *vs.* 65,7%, respectivamente). A sobrevida geral (OS) de 5 anos foi semelhante nos três braços (55%). O acompanhamento a longo prazo (10 anos) do estudo RTOG 91-11 mostrou que os braços de quimioterapia de indução seguida de radioterapia e de CRT apresentaram sobrevida sem progressão da doença semelhante, enquanto os óbitos não ocasionados pelo câncer da laringe ou ao tratamento foram mais altos com CRT (30,8% *vs.* 20,8% com quimioterapia de indução *vs.* 16,9% com radioterapia isolada (*J Clin Oncol* 2013;31:845). Juntos, esses estudos clínicos demonstram a viabilidade da preservação do órgão na maioria dos casos de cânceres de laringe e de hipofaringe localmente avançados sem afetar negativamente a sobrevida.

TREMPLIN foi um estudo clínico randomizado de fase III que comparou a quimioterapia de indução com TPF seguida de CRT com cisplatina ou com cetuximabe em respondedores favoráveis (*J Clin Oncol* 2013;31:853). Os respondedores não favoráveis foram submetidos à cirurgia de salvamento. Não ocorreram diferenças significativas na preservação laríngea nem nas OS iniciais nos dois braços. O acompanhamento a longo prazo desse estudo é necessário para se determinar se esses resultados serão mantidos.

F. **História natural da doença.** O controle local-regional é o maior desafio no tratamento de pacientes com câncer da laringe e da hipofaringe. A falta de sintomas em cânceres iniciais no seio piriforme pode ser contrastada com o desenvolvimento frequente de sintomas (rouquidão) com o câncer glótico primário. O efeito da anatomia com confinamento de muitos cânceres laríngeos para o sítio primário devido à cartilagem da tireoide ao redor contrasta com a doença avançada tipicamente observada em cânceres da hipofaringe, os quais apresentam, caracteristicamente, disseminação submucosal e linfovascular local. Embora mais recorrências de cânceres laríngeos e hipofaríngeos ocorram nos 3 primeiros anos após o tratamento, a

136 | Capítulo 11

vigilância contínua se justifica para o desenvolvimento de cânceres primários metácronos de cabeça e pescoço. Todos os pacientes deverão ser repetidamente aconselhados sobre os benefícios de parar de fumar. Além disso, os pacientes com cânceres da laringe e da hipofaringe estão em risco significativo de desenvolvimento subsequente de câncer de pulmão.

VII. CÂNCER DE NASOFARINGE

A. Anatomia. As bordas da nasofaringe incluem as coanas (anterior), o palato mole (inferior) e as paredes laterais, além dos recessos faríngeos (fossas de Rosenmüller) e os orifícios da tuba auditiva (trompa de Eustásquio). O teto em declínio junto à base do crânio (superior e posterior) fica muito próximo ao *forame lacerum* e a artéria carótida quando penetra no seio cavernoso. Os tumores podem-se estender pelo forame oval para acessar a fossa craniana média e o seio cavernoso com acesso aos nervos oculomotor (CN III), troclear (CN IV), trigêmeo (CN V) e abducente (CN VI). O nervo óptico (CN II) e a invasão orbitária são possíveis em casos avançados. Existe um suprimento linfático rico com nodos retrofaríngeos incluindo os nodos retrofaríngeos laterais (de Rouvière) que representa uma rota importante de disseminação.

B. Apresentação. A manifestação do câncer nasofaríngeo tem muitas apresentações peculiares. No diagnóstico, os sintomas podem estar relacionados com o sítio primário, doença no pescoço ou metástases distantes. A epidemiologia desse câncer é diferente daquela de outros sítios da cabeça e pescoço. As causas do câncer nasofaríngeo incluem: infecção por EBV, infecção por HPV e tabagismo.

1. A **história pertinente** pode incluir fatores geográficos, genéticos e ambientais. A maior incidência de cânceres nasofaríngeos é encontrada no sul da China e sudeste da Ásia. Fatores genéticos relacionados com a resposta do hospedeiro à infecção por EBV podem explicar o risco aumentado entre populações da Ásia antiga. Outros fatores de risco foram implicados incluindo dieta (consumo de peixe de água salgada e baixo consumo de frutas frescas e vegetais) e tabagismo. Os sintomas podem incluir massa dolorida no pescoço, obstrução nasal, epistaxe, cefaleia, sintomas persistentes de sinusite, disfagia, odinofagia, disfunção da tuba auditiva com efusão estéril da orelha média ou neuropatias cranianas (particularmente dos nervos abducente e trigêmeo). A presença de trismo pode indicar invasão da região pterigoide.

2. O **exame físico** inclui avaliação do desempenho e avaliação completa das narinas, da cavidade oral e dos nervos cranianos. Proptose pode indicar invasão orbitária. A avaliação da nasofaringe com endoscopia de fibra ótica ou exame sob anestesia com biópsia é apropriada. O *status* da dentição deverá ser observado, assim como quaisquer restaurações ou extrações que deverão ser executadas antes do início da radioterapia. Os linfonodos no pescoço deverão ser apalpados medindo-se aqueles palpáveis.

C. Estadiamento. Junto com a história e o exame físico, a avaliação por estadiamento de pacientes com cânceres da nasofaringe inclui a investigação diagnóstica por imagens com MRI e CT desde a base do crânio até as clavículas, EUA e CT ou FDG-PET/CT do tórax em busca de metástases distantes. MRI e CT são complementares e valiosas no delineamento da extensão da doença devido ao envolvimento precoce da base do crânio. O sistema de estadiamento nodal do pescoço é diferente para carcinoma nasofaríngeo, quando comparado com outros sítios mucosos dos cânceres de cabeça e pescoço. O estadiamento para câncer nasofaríngeo é diferente daqueles outros sítios de cabeça e pescoço. O estádio T é subdividido em T0 (sem evidência de tumor primário), T1 (sem extensão parafaríngea), T2 (extensão parafaríngea), T3 (envolvimento da base do crânio dos seios paranasais) e T4 (envolvimento de nervos cranianos, hipofaringe, órbita, fossa infratemporal ou extensão intracraniana). O estadiamento de linfonodos inclui N0 (sem metástase regional de linfonodos), N1 (metástase unilateral em linfonodos cervicais ≤ 6 cm superior à fossa clavicular e/ou linfonodos retrofaríngeos ≤ 6 cm unilaterais ou bilaterais), N2 (linfonodos cervicais bilaterais ≤ 6 cm) e N3 (linfonodos > 6 cm ou extensão para a fossa supraclavicular). O Estádio I é definido como T1N0M0, o estádio II como T1N1M0 ou T2N0-1M0 e o estádio III como T1-2N2M0 ou T3N0-2M0. O estádio IV é subdividido em IVA (T4N0-2M0), IVB (T0-4, N3M0) e IVC (qualquer T e N mais M1).

D. Patologia. Os carcinomas representam 85% dos tumores da nasofaringe (os menos comuns sendo: linfoma, adenocarcinoma, melanoma, plasmacitoma, rabdomiossarcoma e outros). O carcinoma nasofaríngeo é classificado de acordo com um esquema da Organização Mun-

Câncer de Cabeça e Pescoço | 137

dial de Saúde (WHO). O carcinoma de células escamosas ceratinizante é um tumor WHO-Tipo 1. WHO-Tipo 2 é o carcinoma de células escamosas não ceratinizante e WHO-Tipo 3 é o carcinoma indiferenciado (linfoepitelioma). Os tumores por EBV estão mais intimamente associados às histologias dos tumores WHO Tipos 3 e 2. Recentemente, o carcinoma nasofaríngeo demonstrou estar mais raramente associado à infecção por HPV.

E. **Abordagem à terapia direcionada ao estádio [do tumor]**

1. A **doença em estádio inicial** raramente é diagnosticada no mundo ocidental por causa da falta de sintomas e de programas de triagem, por causa da raridade da doença. A radioterapia isolada é o tratamento comum para doença em estádio inicial. A ressecção cirúrgica ou radioterapia de repetição pode ser considerada para a recorrência local rara.

2. A **doença em estádio adiantado** é tratada com CRT. O estudo clínico Intergroup 0099 demonstrou melhor OS com CRT, quando comparada com radioterapia isolada (*J Clin Oncol* 1998;16:1310). Esse estudo clínico randomizado comparado com radioterapia isolada (70 Gy) com CRT (com cisplatina 100 mg/m^2 administrados cada 21 dias, total de três doses) e três ciclos de cisplatina adjuvante e 5-FU administrados cada 4 semanas após término da CRT. A sobrevida de 3 anos sem progressão da doença foi de 24% *vs,* 69% (*p* = < 0,001) e OS de 3 anos foi de 47% *vs.* 78% (*p* = 0,005) para radioterapia isolada *vs.* CRT, respectivamente. Esse estudo incluiu os três tipos de tumor da WHO. Outros estudos randomizados confirmaram o benefício da CRT sobre a radioterapia isolada em populações portadoras de tumores causados por EBV e na doença em estádio II. Estudos randomizados também estabeleceram que a quimioterapia adjuvante não melhora os resultados após a CRT (*Lancet Oncol* 2012;13:163) e que a carboplatina não foi inferior à cisplatina quando administrada concomitantemente com radioterapia (*Euro J Cancer* 2007;43:1399).

F. **História natural da doença.** O carcinoma nasofaríngeo é uma doença com aspectos únicos. Observamos faixa etária mais jovem na apresentação, comparada àquela de outros sítios de cânceres de cabeça e pescoço e incidência maior de áreas geográficas endêmicas. A maioria dos pacientes se apresenta com doença localmente avançada e, por muitas décadas, o padrão mais comum de recorrência era a insuficiência local-regional. Entretanto, com o advento da CRT combinada e das técnicas de radiação avançadas, a falha distante agora é mais comum e o risco de metástase distante é mais alto que aquele dos outros sítios. O papel dos fatores genéticos e do EBV é bem reconhecido, embora mal compreendido. Títulos virais avaliados pela reação da cadeia da polimerase (PCR) que permaneçam elevados ou aumentam após a terapia podem identificar um grupo em risco para a recorrência da doença.

VIII. **TUMORES MENOS COMUNS DE CABEÇA E PESCOÇO**

A. Os **cânceres das glândulas salivares** surgem, com mais frequência, na glândula parótida, mas podem aparecer também nas glândulas salivares submandibulares, sublinguais ou menores que revestem a mucosa do trato aerodigestório superior.

1. **Patologia.** A história do carcinoma de glândulas salivares varia. Invasão perineural, tumores de alto grau e metástases nodais são aspectos prognósticos adversos.

a. **Carcinomas mucoepidermoides** são o tipo mais comum nas glândulas parótidas e classificados como: grau baixo, intermediário ou alto. Os tumores de baixo grau respondem satisfatoriamente à ressecção cirúrgica, enquanto os de alto grau estão associados à invasão local mais agressiva, com metástases nodais e distantes.

b. O **carcinoma cístico adenomatoide** é a histologia observada com mais frequência nas glândulas salivares submandibulares e menores. A invasão perineural pode levar à paralisia do nervo facial (CN VII) e envolvimento da base do crânio. O tumor também é classificado pelo grau e tem incidência significativa de doença metastática distante. Pacientes com metástases distantes no pulmão apresentam sobrevida mais longa, quando comparados com os pacientes mais raros que desenvolvem metástases para o fígado ou para os ossos.

c. Os **tumores mistos malignos** (carcinoma ex-adenoma pleomórfico) surgem de um tumor misto benigno preexistente (adenoma pleomórfico).

d. Os **adenocarcinomas** surgem, geralmente, das glândulas salivares menores, mas também podem aparecer nas glândulas salivares maiores. Eles têm comportamento agressivo e risco significativo de metástases distantes. Os adenocarcinomas polimorfos de bai-

138 | Capítulo 11

xo grau surgem na cavidade oral e apresentam prognóstico excelente com ressecção completa.

e. Os **carcinomas de células acínicas** surgem, usualmente, nas glândulas parótidas. Eles têm características típicas como baixo grau e crescimento lento, mas podem invadir estruturas adjacentes. Imprevisivelmente, alguns deles apresentarão comportamento muito agressivo. Esses tumores podem ser bilaterais. Podem ocorrer também recorrências tardias e metástases distantes.

f. Os **carcinomas de células escamosas** surgem do ducto excretor das glândulas salivares e apresentam curso agressivo com prognóstico ruim, apesar da terapia agressiva.

g. A **doença regional metastática** para os nodos intraparotídeos pode ocorrer a partir de cânceres cutâneos que surgem da face, do escalpo ou das orelhas. Essas entidades são, primariamente, oriundas de carcinoma de células escamosas, de melanoma e do carcinoma de células de Merkel.

2. Tratamento. O tratamento de cânceres das glândulas salivares é a ressecção cirúrgica. Na glândula parótida, isso pode consistir em parotidectomia total ou superficial, dependendo da localização do tumor e do tipo de histologia. Quando possível, o nervo facial pode ser preservado. Tumores de alto grau e de baixo grau com margem de ressecção positiva se beneficiam da radioterapia adjuvante. Tumores recorrentes ou metastáticos podem ser tratados com quimioterapia incluindo combinações de cisplatina, doxorrubicina, 5-FU e ciclosfosfamida. Relatórios recentes documentaram a expressão de receptores de c-kit, her-2-neu, EGFR e/ou de androgênio em cânceres de glândulas salivares e relatórios de caso de resposta tumoral direcionada à terapia visada (*J Clin Oncol* 2006;24:2673).

B. Os **tumores da cavidade nasal e dos seios paranasais** são entidades raras que incluem várias histologias. Os fatores de risco podem incluir exposição ocupacional à poeira de madeira, fabricação de calçados, refinamento de níquel e meios de contraste Thorotrast.

1. O **carcinoma de células escamosas** é o tipo mais comum na cavidade nasal e seios paranasais, e o seio maxilar é o sítio primário mais usual. Tumores de glândulas salivares menores também podem ocorrer. A ressecção cirúrgica e radioterapia pós-operatória são as abordagens de tratamento preferidas.

2. O **estesioneuroblastoma** (neuroblastoma olfatório) surge do neuroepitélio olfatório. Ressecção cirúrgica com radioterapia adjuvante é a abordagem de tratamento preferida. O benefício da adição da quimioterapia à radioterapia ainda é obscuro.

3. Os **carcinomas indiferenciados sinonasais (SNUCs)** são malignidades epiteliais de alto grau que ocorrem com ou sem diferenciação neuroendócrina. O tratamento ideal é controverso e pode incluir cirurgia e radioterapia adjuvante, ou CRT.

IX. PRIMÁRIO DESCONHECIDO

A. O **paciente com massa no pescoço** pode não ter um sítio primário identificado na inspeção inicial da cavidade oral e da faringe. O local (nível) da massa no pescoço deverá levar à avaliação íntima dos sítios mucosos da cabeça e pescoço que são drenados por aquele grupo nodal.

1. A **aspiração com agulha fina para citologia** da massa no pescoço deverá ser realizada como procedimento diagnóstico inicial. A biópsia aberta deverá ser realizada se houver sugestão de linfoma, assim como a avaliação da tireoide, parótidas e de quaisquer lesões cutâneas sugestivas. Massa na fossa supraclavicular deverá levar à avaliação de possíveis sítios primários por baixo das clavículas.

2. Caso o **carcinoma de células escamosas seja sugerido pela citologia**, deve-se aplicar EUA com endoscopia operatória para tentar identificar o sítio do tumor primário. O uso de um microscópio ou robô cirúrgicos durante a endoscopia poderá ajudar na identificação do tumor inicial, particularmente quando pequeno. Se um primário não for encontrado, então a tonsilectomia palatina bilateral ou ipsolateral e a tonsilectomia lingual ipsolateral deverão ser realizadas, pois esses serão os sítios mais comuns para um primário oculto e o patologista deverá executar seccionamento seriado em etapas nas amostras. Os primários ocultos verdadeiros sem sítio mucoso facilmente identificável geralmente são cânceres orofaríngeos p16-positivos.

3. Se um **sítio primário não for encontrado**, várias abordagens serão consideradas. Se a massa no pescoço não for ressecável, então poderá ser aplicada a radioterapia ou CRT com um porto nasofaríngeo, que incluirá os prováveis sítios primários em potencial. Caso um primário nasofaríngeo seja sugerido pela citologia, pode-se considerar a CRT. Se a massa

Câncer de Cabeça e Pescoço | 139

no pescoço for ressecável, a dissecção do pescoço poderá ser realizada como terapia inicial. Caso a patologia mostre extensão extracapsular ou se houver envolvimento de vários nodos, pode-se administrar a CRT pós-operatória, com alguma controvérsia quanto a se um porto nasofaríngeo ou um porto só envolvido com o pescoço seja o mais apropriado. Se a massa no pescoço for solitária, pequena (N1) e sem extensão extracapsular, a radioterapia adjuvante poderá ser suspensa e o paciente observado cautelosamente.

X. TRATAMENTO DO PESCOÇO

A. **Pacientes com nodos no pescoço clinicamente negativos** e que estejam em risco significativo ($\geq$ 20%) de doença oculta podem ser tratados, efetivamente, com dissecção seletiva do pescoço ou com radioterapia. Os nodos clinicamente envolvidos podem exigir as duas modalidades, especialmente se forem nodos múltiplos envolvidos ou extensão extracapsular.

B. **A dissecção radical do pescoço** consiste na remoção de todos os cinco grupos de linfonodos de um lado do pescoço, assim como do músculo esternocleidomastoide, veia jugular interna e nervo acessório espinal (CN XI). As dissecções radicais modificadas do pescoço removem todos os cinco grupos de linfonodos, mas podem poupar uma ou mais dessas últimas estruturas. Em uma dissecção seletiva do pescoço, somente os grupos de linfonodos em risco mais alto são excisados e o músculo esternoclidomastóideo, a veia jugular e o CN XI são preservados.

LEITURA SUGERIDA

Adkins D, Ley J, Trinkaus K, *et al*. A phase 2 trial of induction *nab*-paclitaxel and cetuximab give with cisplatin and 5-fluorouracil followed by concurrent cisplatin and radiation for locally advanced squamous cell carcinoma of the head and neck. *Cancer* 2013;119:766–773.

Al-Sarraf M, LeBlanc M, Shanker Giri PG, *et al*. Chemoradiotherapy versus radiotherapy in patient with advanced nasopharyngeal cancer: phase III randomized intergroup study 0099. *J Clin Onol* 1998;16:1310–1317.

Argiris A, Ghebremichael M, Gilbert J, *et al*. Phase III randomized, placebo-controlled trial of docetaxel with or without gefitinib in recurrent or metastatic head and neck cancer: an eastern cooperative oncology group trial. *J Clin Oncol* 2013;31:1405–1414.

Chaturvedi AK, Anderson WF, Lortet-Tieulent J, *et al*. Worldwide trends in incidence rates for oral cavity and oropharyngeal cancers. *J Clin Oncol* 2013;31:4550–4559.

Gillison ML, Zhang Q, Jordan R, *et al*. Tobacco smoking and increased risk of death and progression for patients with p16-positive and p16-negative oropharyngeal cancer. *J Clin Oncol* 2012;30: 2102–2111.

Haddad R, O'Neill A, Rabinowits G, *et al*. Induction chemotherapy followed by concurrent chemoradiotherapy (sequential chemoradiotherpy) versus concurrent chemoradiotherapy alone in locally advanced head and neck cancer (PARADIGM): a randomized phase 3 trial. *Lancet Oncol* 2013;14:257–264.

Hitt R, Grau JJ, Lopez-Pousa A, *et al*. A randomized phase III trial comparing induction chemotherapy followed by chemoradiotherapy versus chemoradiotherapy alone as treatment of unresectable head and neck cancer. *Ann Oncol* 2014;25:216–225.

Laura SA, Licitra L. Systemic therapy in the palliative management of advanced salivary gland cancers. *J Clin Oncol* 2006;24:2673–2678.

Vermorken JB, Remenar E, van Herpen C, *et al*. Cisplatin, fluorouracil, and docetaxel in unresectable head and neck cancer. *N Engl J Med* 2007;357:1695–1704.

Vermorken JB, Mesia R, Rivera F, *et al*. Platinum-based chemotherapy plus cetuximab in head and neck cancer. *N Engl J Med* 2008;359:1116–1127.

Posner MR, Hershock DM, Blajman CR, *et al*. Cisplatin and fluorouracil alone or with docetaxel in head and neck cancer. *N Engl J Med* 2007;357:1705–1715.

Câncer de Pulmão
Ali Mohamed • Saiama N. Waqar

I. CÂNCER DE PULMÃO DE CÉLULAS NÃO PEQUENAS
A. Apresentação
1. **Subjetiva.** Embora os pacientes com câncer de pulmão de células não pequenas (NSCLC) possam ser assintomáticos na apresentação e detectados somente por meio de exame radiográfico de "rotina" ou rastreio, a maioria dos pacientes apresenta sintomas relacionados com doença local ou metástase distante. Estes sintomas podem ser secundários a um tumor no pulmão, como tosse nova ou agravada, dispneia nova ou agravada e febre secundária a pneumonia pós-obstrutiva. Hemoptise, especialmente em fumantes de meia-idade ou idosos, deve sempre levantar a suspeita de câncer de pulmão. Dor torácica pode significar envolvimento da parede torácica; dispneia e rouquidão podem indicar envolvimento do nervo laríngeo recorrente. Em razão de seu longo curso intratorácico, o nervo laríngeo recorrente esquerdo é mais comumente afetado do que o direito. Tumores no sulco superior podem causar síndrome de Pancoast; uma tríade de dor no ombro, paralisia do plexo braquial inferior e síndrome de Horner. Inchaço e ingurgitamento da face, tronco superior e braços sinalizam síndrome da veia cava superior (SVC), que está mais associada a tumores do lado direito. Pacientes com efusões pleurais podem ter dispneia e tosse. Ocasionalmente, disfagia pode ser um dos sintomas dominantes apresentados secundários ao envolvimento dos linfonodos mediastinais. Os sintomas que sugerem metástase distante não são específicos e incluem perda de peso, caquexia e sintomas relacionados a sítios distantes envolvidos (p. ex., dor óssea ou fraturas por envolvimento ósseo, dor abdominal no quadrante superior direito com metástases no fígado e sintomas neurológicos associados a envolvimento do sistema nervoso central [CNS]). As síndromes paraneoplásicas associadas ao NSCLC incluem hipercalcemia (que pode causar constipação, dor abdominal e confusão) e osteoartropatia pulmonar hipertrófica com acentuado baqueteamento digital, dores articulares e inchaço.
2. **Objetiva.** A avaliação da situação de desempenho (PS) e os sinais de perda de peso substancial recente têm uma importância prognóstica significativa. Os linfonodos superficiais, particularmente os nodos supraclaviculares, devem ser examinados cuidadosamente, pois a expansão destes nodos representa uma alta probabilidade de envolvimento metastático. Sinais ao exame do tórax podem detectar não somente aqueles sinais relacionados à efusão pleural, atelectase e pneumonia pós-obstrutiva, como também podem ajudar a avaliar a gravidade de alguma doença pulmonar subjacente (p. ex., doença pulmonar obstrutiva crônica [COPD]) que pode influenciar as opções de manejo posteriores. O exame abdominal cuidadoso pode detectar hepatomegalia, sugerindo doença metastática. Novos sinais neurológicos focais podem significar envolvimento cerebral ou da medula espinal.

B. Exames e estadiamento
1. **Dados laboratoriais**
    Os pacientes podem apresentar anormalidades laboratoriais como anemia decorrente de doença crônica, hipercalcemia como parte de uma síndrome paraneoplásica, hiponatremia em decorrência da síndrome inadequada do hormônio antidiurético e transaminases elevadas ou hiperbilirrubinemia devido a metátese hepática. Não existem marcadores séricos confiáveis ou clinicamente úteis do tumor para o diagnóstico ou acompanhamento de câncer de pulmão, embora o antígeno carcinoembriogênico (CEA) possa estar elevado em alguns pacientes.
2. **Imagem**
    a. **Radiografia de tórax (CXR).** Uma CXR perfeitamente normal não exclui, necessariamente, câncer de pulmão, uma vez que a CXR convencional nem sempre identifica lesões hilares ou mediastinais. O câncer de pulmão pode se apresentar como uma massa, um nódulo periférico, alterações hilares ou mediatinais sugestivas de linfadenopatia ou efu-

Câncer de Pulmão | 141

sões pleurais. CXR pode revelar áreas de atelectase sugestivas de lesão endobrônquica, e infiltrados pneumônicos podem ser vistos em associação a lesões obstrutivas.

b. **Tomografia computadorizada (CT)** do tórax é o estudo não invasivo mais eficiente para avaliar suspeita de câncer de pulmão. Embora a sua sensibilidade para detectar metástases no mediastino seja variável, ela possui um alto valor preditivo negativo. Também pode ajudar a identificar invasão local (p. ex., parede torácica, ossos e pleura). O abdome superior geralmente está incluído neste estudo e o fígado e as glândulas suprarrenais devem ser cuidadosamente inspecionados na busca de evidências de metástases.

c. **Imagem por ressonância magnética (MRI)** do tórax não é usada rotineiramente no trabalho de estadiamento de pacientes com câncer de pulmão. Este é um exame particularmente útil no contexto de suspeita de envolvimento da medula espinhal, vascular, do plexo braquial ou parede torácica. MRI cerebral realizado na apresentação do paciente pode ajudar a detectar metástases cerebrais.

d. **Tomografia por emissão de pósitrons (PET) com fluorodesoxiglicose (FDG)** é uma ferramenta adjunta útil para concluir o trabalho de estadiamento em pacientes com NSCLC recentemente diagnosticado. A varredura com FDG PET se revelou superior aos rastreios com CT na identificação do envolvimento do linfonodo mediastinal e metástase distante. FDG PET ajuda a identificar sítios adicionais da doença em aproximadamente 10 a 30% dos pacientes que não foram identificados pelos exames convencionais.

3. **Diagnóstico patológico.** Broncoscopia flexível de fibra ótica pode ajudar a determinar a extensão das lesões endobrônquicas e a obter tecido para diagnóstico (lavagens, escovações, lavagem broncoalveolar, biópsia transbrônquica). O exame citológico do escarro é, por vezes, útil no diagnóstico de câncer de células escamosas centralmente localizado em pacientes que não são candidatos à biópsia com agulha ou broncoscopia guiada por CT.

Mediastinoscopia é muito útil na determinação do estado dos linfonodos mediastinais em pacientes que são considerados candidatos para ressecção cirúrgica. A avaliação dos linfonodos mediastinais por meio de mediastinoscopia é essencial antes da ressecção cirúrgica. Linfonodos de aparência normal podem conter doença metastática e por vezes linfonodos aumentados no mediastino podem representar apenas linfonodos hiperplásicos decorrentes de pneumonia obstrutiva ou podem apresentar infecção granulomatosa antiga. Mediastinoscopia cervical é mais precisa para estadiamento de linfonodos mediastinais superiores, enquanto que a abordagem estendida ou anterior (Chamberlain) é melhor para linfonodos mediastinais anteriores. Ultrassonografia endoscópica ou endobrônquica estão sendo cada vez mais utilizadas para biópsia das glândulas linfáticas mediastinais. Muitos cirurgiões torácicos não realizam mediastinoscopia pré-operatória se a CT de tórax e FDG PET não revelarem anormalidades no mediastino.

Cirurgia toracoscópica videoassistida (VATS) pode ser usada para avaliar nódulos periféricos, suspeita de doença e efusões pleurais.

4. **Patologia.** O diagnóstico histopatológico específico é essencial para o tratamento adequado de cada paciente. A grande maioria dos pacientes enquadra-se em dois grandes subtipos: câncer de pulmão de células não pequenas (NSCLC) e câncer de pulmão de células pequenas (SCLC). NSCLC é responsável por 85% dos canceres de pulmão, com as histologias mais comuns sendo adenocarcinoma, carcinoma de célula escamosa e carcinoma de célula grande. O subtipo de histológico e o subtipo molecular influenciam as decisões de tratamento. SCLC é responsável por 13% dos canceres primários de pulmão e a incidência tem diminuído.

5. **Estadiamento.** O Sistema Internacional de Estadiamento (ISS) usa o sistema descritivo TNM (tumor, nodo, metástase). O estágio T é dividido em T1 (≤ 3 cm), T2a (> 3 a ≤ 5 cm), T2b (> 5 a ≤ 7 cm), T3 (tumor > 7 cm, nódulos separados no mesmo lóbulo, atelectase ou pneumonite obstrutiva de todo o pulmão ou o envolvimento direto de órgãos adjacentes) e T4 (invasão do mediastino, vasos grandes, traqueia, nervo laríngeo recorrente, esôfago, corpo vertebral, carina ou nódulos separados em um lóbulo diferente ipsolateral). O estágio N é subdividido em N1 (linfonodo peribrônquico ipsolateral ou hilar), N2 (linfonodo mediastinal ipsolateral) e N3 (linfonodo mediastinal contralateral, hilar contralateral ou com envolvimento de nodo supraclavicular). O estágio M é dividido em M1a

142 | Capítulo 12

(nódulos contralaterais, nódulos pleurais efusão pleural ou pericárdica maligna) e M1b (metástases distantes). O estadiamento é subdividido em IA (T1N0M0), IB (T2aN0M0), IIA (T1a-2aN1M0 ou T2bN0M0), IIB (T2bN1M0 ou T3N0M0), IIIA (T1a-2bN2M0, T3N1-2M0 ou T4N0-1M0), IIIB (TanyN3M0) e IV (M1).

C. Terapia e prognóstico

1. Estágios I e II. T1 ou T2 sem doença nodular extrapulmonar (isto é, N2 ou N3) é tratado cirurgicamente sempre que a ressecção completa for possível. A avaliação pré-operatória deve determinar o estágio (para ressecção potencial), reserva cardiopulmonar e risco perioperatório do procedimento pretendido. Os candidatos cirúrgicos adequados são aqueles com volume expiratório forçado estimado em 1 segundo (FEV_1) ou capacidade de difusão pulmonar para monóxido de carbono (DLCO) após pneumonectomia de mais de 40% e consumo máximo de O_2 acima de 20 mL/kg/minuto. O estágio da doença, idade, do paciente e extensão da ressecção afetam, significativamente, a mortalidade, com uma média de aproximadamente 3 a 7%. Lobectomia é o procedimento mais comumente usado e é preferido à pneumonectomia, quando é feita ressecção completa. Segmentectomia e ressecção em cunha estão associadas a um risco 2 ou 3 vezes maior de recorrência local (e devem ser reservadas para situações em que o tumor é < 3 cm e não pode ser feita lobectomia). Se a parede torácica estiver envolvida, então é recomendada ressecção em bloco do tumor com a massa torácica envolvida e um mínimo de 2 cm da parede torácica normal em todas as direções além do tumor. A amostragem do linfonodo mediastinal sistêmico durante a ressecção deve ser realizada primeiro. Se os nodos não estavam envolvidos, a dissecção completa do linfonodo não é indicada. VATS é menos invasiva do que toracotomia aberta e está associada a um período mais curto de recuperação, além de menos complicações cirúrgicas.

Radioterapia (RT) definitiva é uma alternativa para pacientes que não são candidatos a cirurgia. A seleção dos pacientes para RT está baseada, em grande parte, na extensão do tumor primário e nos fatores prognósticos. Com base em dados retrospectivos, os padrões de fracasso após a cirurgia (lobectomia/pneumonectomia) ou radioterapia estereotática corporal (SBRT) são comparáveis (*J Thorac Oncol* 2013;2:192). A sobrevida após a RT depende do estado de saúde geral do paciente, a dose de radiação, o tamanho do tumor e a resposta completa em 6 meses após a conclusão da RT.

RT pré-operatória não é considerada apropriada em câncer de pulmão em estágio inicial. O papel da radioterapia pós-operatória (PORT) foi avaliado na metanálise da PORT, que foi uma análise conjunta de 2.128 pacientes com câncer de pulmão tratados em nove ensaios randomizados entre 1966 e 1994, e demonstrou uma redução absoluta de 7% na sobrevida global em 2 anos, com o maior efeito nocivo em pacientes com doença em estágio I. Em pacientes com doença N1 ou N2, dois estudos feitos pelo Grupo de Estudos de Câncer de Pulmão (LCSG) e o Conselho Britânico de Pesquisas Médicas (BMRC) concluíram que PORT poderia melhorar o controle local, mas não afetava a sobrevivência global, possivelmente em razão da falta de efeito na doença sistêmica. PORT não é recomendada para pacientes com doença N0 ou N1, mas pode ter algum benefício em pacientes com doença N2 que são medicamente adequados e para pacientes com margens cirúrgicas positivas.

A quimioterapia adjuvante só passou a ser um padrão de cuidados na última década, uma vez que os regimes mais antigos de quimioterapia adjuvante não apresentavam um benefício na sobrevivência. De 1996 a 2005, foi realizada uma série de estudos randomizados da quimioterapia adjuvante em NSCLC, usando dupletos e tripletos de platina. Foi encontrado um benefício absoluto de 5,4% em 5 anos de sobrevivência com quimioterapia adjuvante em uma análise combinada feita pelo grupo colaborativo LACE. Esta análise incluiu os cinco maiores ensaios clínicos que usaram quimioterapia adjuvante à base de cisplatina após ressecção cirúrgica [Ensaio Internacional de Adjuvantes em Câncer de Pulmão (IALT), ensaio do intergrupo JBR.10, Associação Nacional de Investigadores do Adjuvante Navelbina (ANITA), ensaio European Big Lung e ensaio do Projeto Italiano de Adjuvantes em Pulmão (ALPI)]. O benefício da sobrevivência com quimioterapia adjuvante foi maior com o regime de cisplatina e vinorelbina, com o efeito mais significativo visto em pacientes com NSCLC em estágio II e III. Deve ser considerada quimioterapia adjuvante para pacientes com doença em estágio II e III. O papel da quimioterapia adjuvante em

Câncer de Pulmão | 143

doença no estágio IB é discutível. A Sociedade Americana de Oncologia Clínica (ASCO) e a Rede Nacional Abrangente de Câncer (NCCN) recomendaram especial atenção à quimioterapia adjuvante no estágio IB em vez do uso de rotina. Até o momento, estudos prospectivos não demonstraram melhora global na sobrevivência com terapias-alvo molecular em pacientes com NSCLC completamente ressecado. O estudo ALCHEMIST em andamento, um estudo patrocinado pelo NCI, avaliará o benefício de acrescentar terapias-alvo molecular neste contexto em subgrupos molecularmente definidos.

2. **Estágio III.** O estágio IIIA inclui doença nodal T3 N1 ou N2. Pacientes com síndrome de sulco superior sem envolvimento da glândula linfática mediastinal ou doença envolvendo a espinha são candidatos à cirurgia depois de indução de quimiorradiação.

Entre os pacientes com estágio IIIA, cirurgia é a terapia padrão para aqueles com T3N1, seguida por quimioterapia adjuvante, enquanto que o papel da cirurgia é controverso para pacientes em estágio IIIAN2, sem melhora na sobrevivência com cirurgia após quimiorradioterapia em dois estudos grandes, o Intergroup 0139 e a Organização Europeia para a Investigação e Tratamento do Câncer (EORTC) 08941. No momento, a quimiorradiação definitiva é considerada o padrão de cuidados para pacientes com envolvimento de T4, N2 ou N3. Quando é detectado envolvimento mediastinal somente no momento da ressecção, a cirurgia deve ser seguida de quimioterapia adjuvante com ou sem RT sequencial. Pacientes com síndrome de sulco superior sem envolvimento da glândula linfática mediastinal ou doença envolvendo a espinha são candidatos à cirurgia após quimiorradiação de indução.

RT isoladamente não é uma terapia ideal em pacientes com NSCLC estágio III irressecável e boa PS, já que as taxas de sobrevivência aos 5 anos são de apenas 5%.

Foi demonstrado que a adição de quimioterapia à RT melhora a sobrevivência em pacientes com NSCLC estágio III ou RT unicamente. Quimioterapia administrada concomitantemente com radiação é superior à quimiorradiação de indução seguida por radiação torácica sequencial em decorrência da sobrevivência aumentada, embora à custa de aumento na toxicidade com o aumento na incidência de esofagite aguda e pneumonite. Os regimes comuns em uso incluem cisplatina e etoposídeo concomitante com radiação e carboplatina e paclitaxel concomitante com radiação torácica. O papel da terapia de consolidação com docetaxel foi avaliado pelo ensaio HOG-LUN 01-24, quando três ciclos de docetaxel *versus* observação foram dados após quimioterapia concomitante usando cisplatina e etoposídeo com radiação torácica de 59,4 Gy (1,8 Gy/fração). Os resultados atualizados não mostraram diferença significativa na sobrevivência entre os dois grupos, mas apresentaram mais toxicidades no braço com decetaxel (*Ann Oncol* 2012;23:1730-1738). Atualmente, quimiorradiação concomitante com dupleto à base de cisplatina é recomendada em pacientes com boa PS e doença em estágio III irressecável. Embora quimioterapia de consolidação (quimioterapia depois da quimiorradioterapia) seja comumente usada, não foi comprovado que melhore os resultados em ensaios clínicos randomizados. Para pacientes com PS pobre, radiação torácica isoladamente ou quimioterapia sequencial seguida por radiação são administradas para paliação dos sintomas e prolongamento da sobrevivência. Dada a alta incidência de eventual metástase cerebral em pacientes com doença em estágio III, o papel da irradiação craniana profilática (PCI) foi examinado nesta população de pacientes. Embora a PCI resultasse em redução na incidência de metástase cerebral, não houve benefício na sobrevivência devido à PCI nestes pacientes. O estudo RTOG 1306 está examinando o papel da terapia de indução seguida por quimioterapia em pacientes com NSCLC localmente avançado.

3. **Estágio IV**
   a. **Terapia inicial.** Quimioterapia sistêmica melhora a sobrevivência em pacientes com NSCLC previamente não tratado em comparação com os melhores cuidados de suporte (BSC). É importante que paciente e médico estejam conscientes de que a terapia sistêmica não visa curar a doença, mas obter a paliação dos sintomas e o prolongamento da sobrevivência sem toxicidade inaceitável. Pacientes com NSCLC de células escamosas devem ser considerados para terapia pareada à base de platina. As opções de quimioterapia incluem um agente de platina em combinação com um taxano (paclitaxel, docetaxel), vinorelbina ou gencitabina e produzem melhora idêntica na sobrevivência com pequenas diferenças no perfil de toxicidade (*N Engl J Med*

144 | Capítulo 12

2002;346:92). Carboplatina é comumente usada nos Estados Unidos em vista do seu perfil de toxicidade favorável. Um ensaio recente de fase II mostrou taxas mais elevadas de resposta e menos toxicidades com paclitaxel ligado à albumina (nab-paclitaxel) mais carboplatina quando comparado com paclitaxel à base de solvente (sb-paclitaxel) mais carboplatina (*J Clin Oncol* 2012;30:2055). A combinação de pemetrexed e um dupleto de platina (cisplatina ou carboplatia) é uma escolha adequada para pacientes com NSCLC de células escamosas metastático. A adição de bevacizumab ao regime de carboplatina-paclitaxel foi associada à melhora na sobrevivência global em pacientes com NSCLC avançado de células não escamosas e sem metástases no cérebro (*N Engl J Med* 2006;355:2542). A adição de cetuximab à quimioterapia com dupleto de platina está associada a um benefício modesto na sobrevivência que pode estar relacionado à expressão do receptor do fator de crescimento epidérmico (EGFR; *Lancet Oncol* 2012;13:33). Se tolerada, a terapia sistêmica deve ser dada por quatro a seis ciclos na ausência de doença progressiva. Não existem evidências que indiquem que cursos prolongados de quimioterapia com dupleto resulte em melhora na sobrevivência. Em idosos e pacientes com PS fraca (PS2), quimioterapia com agente único (gencitabina, vinorelbina ou um taxano) é inadequada.

b. Terapia molecular direcionada. Pacientes com mutação(ões) motorista devem ser tratados com terapia direcionada com agente único.

i. EGFR. Estudos iniciais com inibidores da tirosina quinase do EGFR de primeira geração reversíveis (gefitinib e erlotinib) foram realizados em pacientes molecularmente não selecionados com NSCLC previamente tratados. As taxas de resposta para gefitinib foram 11 e 18%, respectivamente, nos dois ensaios de Avaliação da Dose de Iressa em Câncer de Pulmão Avançado (IDEAL). Entretanto, gefitinib não apresentou melhora na sobrevivência comparado com placebo no estudo de Avaliação da Sobrevivência com Iressa em Câncer de Pulmão (ISEL). Erlotinib, outro EGFR TKI, demonstrou melhorar PFS e OS na comparação com placebo no estudo BR.21 e foi aprovado pela administração de Alimentos e Drogas (FDA) em pacientes não selecionados previamente tratados molecularmente, com base nos resultados deste estudo. Os preditores clínicos para a resposta a EGFR TKI incluem histologia de adenocarcinoma, gênero feminino, etnia do leste asiático e nunca ter sido fumante ou fumante leve prévio. A presença de mutações ativadoras de tirosina quinase do EGFR no tumor, incluindo deleção no éxon 19 e mutação em L858R envolvendo o éxon 21, torna o receptor constitutivamente ativo e prediz a resposta à terapia com EGFR TKI.

Gefitinib foi o primeiro EGFR TKI a ser comparado com quimioterapia de primeira linha em fumantes leves ou não fumantes no Estudo Pan-Asiático com Iressa (IPASS). A análise do subgrupo confirmou melhores taxas de resposta (71,2 *vs.* 47,3%) e vantagem significativa na sobrevivência livre de progressão em pacientes com mutações em EGFR (principalmente deleção do éxon 19 ou mutação do éxon 21 L858R) que foram tratados com gefitinib comparado com quimioterapia (*J Clin Oncol* 2011;29:2866). Os ensaios OPTIMAL e EURTAC confirmaram vantagens na sobrevivência livre de progressão e resposta objetiva de erlotinib (EGFR TKI) em pacientes com EGFR mutante. Afatinib é um inibidor irreversível de EGFR de segunda geração que também é direcionado para HER2 e HER4 e, recentemente, foi aprovado pelo FDA para o tratamento de pacientes com mutações ativadoras em EGFR de tirosina quinase, com base nos resultados da fase III do ensaio Lux-Lung 3. Neste estudo, afatinib foi comprado com cisplatina e pemetrexed de primeira linha e foi associado à melhora significativa na PFS (11,1 *vs.* 6,9 meses; HR 0,58, p = 0,001) (*J Clin Oncol* 2013;31:3317). Mais recentemente, foi demonstrado que este efeito era especificamente mais pronunciado no subgrupo de pacientes com deleções no éxon 19.

Entretanto, apesar da resposta inicial, quase todos os pacientes com NSCLC com mutação em EGFR desenvolvem progressão da doença com terapia de EGFR TKI. Os mecanismos de resistência secundária incluem mutação em EGFR T790M (50% dos pacientes), mutações em PIK3CA e amplificações dos genes MET e HER2. Estudos de EGFR TKIs (AZD 9291 e CO 1686) de terceira geração desig-

Câncer de Pulmão | 145

nados para se direcionar para a mutação T790M demonstraram resultados muito promissores até o momento.

ii. Rearranjos do gene da quinase do linfoma anaplásico (ALK). EML4-ALK é um novo gene de fusão que está presente em 3% dos pacientes com NSCLC avançado. Outros parceiros de fusão de ALK que foram descritos incluem TGF, KIF5B e KLC1. As fusões do gene ALK são mais comumente vistas em pacientes mais jovens com histologia de adenocarcinoma que não relatam história de tabagismo e têm EGFR do tipo selvagem. Crizotinib produz uma taxa de resposta expressiva de 57% em pacientes com tumores ALK FISH positivo. Em um ensaio clínico randomizado de segunda linha comparando crizotinib com docetaxel ou pemetrexed em pacientes ALK positivo, crizotinib foi associado a uma melhora significativa na PFS média (7,7 *vs*. 3 meses; HR 0,49, p < 0,001). Entre os pacientes randomizados para quimioterapia neste ensaio, pemetrexed foi associado à melhor PFS comparada com docetaxel (4,2 *vs*. 2,6 meses) (*N Engl J Med* 2013;368:2385). Crizotinib está, atualmente, sendo comparado à quimioterapia com platina mais pemetrexed em pacientes com tumores ALK positivo, no contexto de primeira linha.

Os mecanismos de resistência aos inibidores de ALK podem ser classificados como ALK dominante em razão de uma mutação resistente a ALK ou ganho no número de cópias de ALK, ou ALK não dominante devido a um segundo oncogene. Ceritinib é um inibidor seletivo oral da tirosina quinase de ALK, que é 20 vezes mais potente que crizotinib na inibição de ALK. Ceritinib tem atividade em pacientes que são inibidores de ALK naive (Taxa de Resposta Global, ORR 70%) e em pacientes que receberam tratamento anterior inibidor de ALK (ORR 55%). Ceritinib atravessa a barreira sangue-cérebro e pode ser uma boa opção para pacientes com metástase no cérebro, com ORR de 54% em lesões-alvo no cérebro. Em vista da ORR expressiva, ceritinib recebeu aprovação acelerada pelo FDA. Vários novos inibidores de ALK estão em desenvolvimento.

iii. Outras alterações moleculares direcionadas em NSCLC. Rearranjos do gene ROS1 são vistos em 2% dos pacientes com adenocarcinoma de pulmão e também são observados mais comumente em indivíduos que nunca fumaram. Crizotinib é um inibidor de ROS1, além de MET e ALK. A taxa de resposta a crizotinib em pacientes cujos tumores carregam genes de fusão ROS1 é de 57%. A fusão dos genes KIF5B-RET ocorre em 1% dos adenocarcinomas de pulmão e representa novos alvos em adenocarcinoma de pulmão. Pacientes cujos tumores carregam genes de fusão RET tendem a nunca ter sido fumantes e a ser mais jovens, com tumores primários pequenos pouco diferenciados com envolvimento nodal N2. Está em andamento um estudo de fase II de cabozantinib, um inibidor da atividade tirosina quinase de RET. No relato preliminar dos três primeiros pacientes inscritos, dois pacientes tiveram resposta parcial (PR) e o terceiro teve doença estável.

Mutações em BRAF também são vistas em 2% dos adenocarcinomas de pulmão, com metade deles compostos de mutações em BRAF V600E, enquanto o restante é caracterizado como mutações não V600E. A resposta do drafenib inibidor de BRAF em pacientes com mutações em BRAF V600E é 40% baseada em dados preliminares do estudo BRF113928.

Mutações em HER2 envolvendo o éxon 20 ocorrem em 1 a 2% dos pacientes com NSCLC. Estas mutações tendem a ocorrer em indivíduos que nunca foram fumantes e, sobretudo, em mulheres. Afatinib, um inibidor de HER1, HER2 e HER4 está associado a uma taxa de 100% de controle da doença em uma série de casos envolvendo quatro pacientes com HER2 adenocarcinoma de pulmão positivo para mutação, enquanto que terapias à base de trastuzumab resultaram numa taxa de 96% de controle de doença em 15 pacientes. O maior estudo de pacientes com pacientes positivos para mutação em HER2 com câncer de pulmão está em andamento, em que os pacientes estão sendo tratados com neratinib, um inibidor de HER2, em combinação com tensirolimo, um inibidor de mTOR.

Mutações em KRAS são as alterações moleculares somáticas mais frequentemente observadas em adenocarcinoma de pulmão (30%), ocorrendo, principal-

146 | Capítulo 12

mente, nos códons 12 e 13. As mutações em KRAS se revelaram um alvo difícil. O ensaio de Abordagens de Terapia Visada para Eliminação do Câncer de Pulmão (BATTLE) integrada ao Biomarcador incluiu 14 pacientes com mutações em BRAF ou KRAS tratados com sorafenib, com uma taxa de 79% de controle da doença. Um estudo de fase II randomizou pacientes com NSCLC com KRAS mutante para receber docetaxel de segunda linha isoladamente *versus* docetaxel em combinação com selumetinib, um inibidor de MEK. Selumetinib teve uma taxa de resposta melhorada (16%) comparado com o braço com docetaxel (0%), mas o estudo não conseguiu atingir seu objetivo primário de melhora na OS com a adição de selumetinib ao docetaxel.

c. **Terapia de manutenção.** A terapia pareada à base de platina de primeira linha é, geralmente administrada por quatro a seis ciclos, após os quais pacientes com efeitos colaterais significativos, fadiga e declínio na PS podem ser observados com estudos de imagem seriados, com a instituição de terapia de segunda linha no momento da progressão da doença. Por outro lado, pacientes com boa situação de desempenho sem progressão da doença após terapias com dupleto de platina de primeira linha que desejam tratamento adicional podem ser considerados para terapia de manutenção. Quando o agente de manutenção usado é o mesmo usado em conjunção com platina no contexto de primeira linha, ele é denominado "manutenção de continuidade", ao passo que se o agente usado para manutenção não foi incluído na terapia de primeira linha, é denominada terapia de manutenção. Pemetrexed é um agente bem tolerado que foi estudado como manutenção de troca depois de terapia pareada com platina (*Lancet* 2009;374:1432) e manutenção de continuidade no ensaio PARAMOUNT depois de quatro ciclos de cisplatina e pemetrexed (*J Clin Oncol* 2013;23:2895), com melhora tanto na PFS quanto na OS.

d. **Terapia de segunda linha.** Tratamento prévio, presença de mutações motorista e a saúde global do paciente são fatores importantes que impactam as terapias subsequentes para pacientes que desenvolvem doença progressiva depois de quimioterapia de primeira linha. Docetaxel melhora a sobrevivência comparado com BSC e quimioterapia com vinorelbina ou ifosfamida, e pemetrexed demonstrou ser equivalente a docetaxel no contexto de segunda linha (*J Clin Oncol* 2004;22:1589). Erlotinib melhorou a sobrevivência comparado com BSC em pacientes não selecionados previamente tratados (*N Engl Med* 2005;353:123). No entanto, quimioterapia com agente único é preferível a EGFR TKI em pacientes sem mutação em EGFR. O futuro para a terapia de NSCLC dependerá do nosso maior conhecimento dos caminhos sinalizadores do tumor e da inibição destes caminhos com novos agentes de imunoterapia.

e. **Papel da cirurgia ou RT em NSCLC estágio IV.** Uma lesão metastática isolada (p. ex., no cérebro) pode ser ressecada, cirurgicamente, antes da terapia sistemática. Intervenção cirúrgica também é indicada em certas situações (p. ex., lesão metastática em ossos que sustentam o peso, estabilização da coluna vertebral). RT é indicada para paliação dos seguintes:

i. Lobo atelectático, especialmente em pacientes com COPD. Espera-se reexpansão em 60 a 70% dos pacientes se atelectase esteve presente por menos de 2 semanas.

ii. Hemoptise, tosse intratável e dor.

iii. **Doença metastática.** Ossos: RT é usada para aliviar a dor e prevenir fratura iminente ou síndrome de compressão. No caso de fratura patológica, RT é usada juntamente com fixação ortopédica para manter a função e atividade. Cérebro: para metástase cerebral solitaria, é vista melhor sobrevivência e função quando a lesão é ressecada antes da RT.

D. **Acompanhamento.** As recomendações relativas à vigilância por imagem de pacientes que foram tratados para NSCLC sem evidência de doença clínica ou radiográfica são um tanto arbitrárias. As diretrizes da NCCN recomendam história, exame físico e CT de tórax (com ou sem contraste) a cada 6 a 12 meses por 2 anos, e depois disso história, exame físico e CT de tórax sem contraste anualmente. PET CT de rotina ou MRI cerebral não é recomendado.

E. **Histórico.** Câncer de pulmão é o segundo câncer mais comum e a causa principal de morte em razão da malignidade tanto em homens quanto em mulheres nos Estados Unidos. Estima-se que 228.000 novos casos serão diagnosticados em 2013, com 160.000 mortes.

Câncer de Pulmão | 147

1. **Fatores de risco**
   a. **Uso de tabaco.** O tabagismo é responsável por 90% dos casos de câncer de pulmão, e 1 em cada 10 indivíduos que fumam desenvolverá câncer de pulmão. O risco de desenvolvimento de câncer de pulmão está diretamente relacionado com a duração do tabagismo, que persiste por um longo tempo, mesmo depois que o indivíduo para de fumar.
   b. **RT.** Pacientes tratados com RT torácica para câncer de mama ou linfoma demonstraram ter maior incidência de câncer de pulmão.
   c. **Doenças pulmonares coexistentes.** Estas incluem COPD, infecções crônicas (p. ex., tuberculose) e outras (p. ex., deficiência de alfa-1 antitripsina, fibrose pulmonar difusa).
   d. **Fatores genéticos.** Câncer de pulmão pode ser familiar e pessoas com parentes de primeiro grau diagnosticados com câncer de pulmão estão em maior risco de desenvolvê-lo. No entanto, as anormalidades genéticas subjacentes são definidas pela doença.
   e. **Exposição ambiental** a asbestos, arsênico, cromo, hidrocarbonetos, rádon e urânio em mineradores e, menos claramente, silicose em fumantes.
   f. **Idade.** A incidência de câncer de pulmão aumenta com a idade.
2. **Rastreio.** O Ensaio Nacional de Rastreio para Câncer de Pulmão (NLST) demonstrou uma redução relativa de 20% na mortalidade específica por câncer de pulmão numa população de alto risco (adulto idoso com história de tabagismo de 30 pacotes por ano) com o uso de rastreio com CT de baixa dose, comparado com radiografia de tórax (*N Engl J Med* 2011;365:395). Atualmente, a maioria das sociedades médicas recomenda o rastreio anual para câncer de pulmão com varredura com CT de baixa dose em grupos de alto risco depois de uma discussão informada dos riscos-benefícios.
   F. **Iniciativas de pesquisa.** Existe um esforço contínuo para identificar mutações motorista em NSCLC e para desenvolver terapias moleculares direcionadas (veja a seção sobre Terapia Molecular Direcionada). O grupo do Atlas do Genoma do Câncer (TCGA) publicou recentemente resultados de análises genômicas abrangentes de NSCLC de células escamosas e histologia de adenocarcinoma. Além disso, existe grande interesse na aplicação de imunoterapia ao tratamento de câncer de pulmão, incluindo o uso da droga ipilimumab abti-CTLA4, bloqueadores de PD1 e PDL1 e vacinas contra câncer de pulmão. Os resultados iniciais dos estudos que envolvem inibidores de PD-1/PDL1 mostram uma taxa de resposta de 20% com, relativamente, poucas toxicidades. Algumas das respostas parecem ser muito duráveis.

II. SCLC
A. **Apresentação**
   1. **Subjetiva.** Câncer de pulmão de células grandes é, sobretudo, uma doença de fumantes e é caracterizado pelo rápido tempo de duplicação e propensão precoce a metastizar nos linfonodos e sítios distantes. Os sintomas apresentados frequentemente incluem dificuldade respiratória, chiado, tosse, hemoptise, dor torácica e pneumonia obstrutiva. Como os linfonodos mediastinais estão envolvidos muito frequentemente, os pacientes podem apresentar síndrome da SVC (10% dos pacientes no momento do diagnóstico), rouquidão causada pela compressão ou invasão recorrente do nervo laríngeo e disfagia. Trinta por cento dos pacientes em algum ponto do curso da sua doença terão metástases cerebrais; 90% de tais pacientes serão sintomáticos para as metástases cerebrais. Os pacientes podem apresentar dor óssea decorrente de metástases ósseas dolorosas
   2. **Objetiva.** A importância de um bom exame físico nestes pacientes não pode ser suficientemente enfatizada porque mais de dois terços dos pacientes têm metástases distantes óbvias, algumas das quais podem ser reconhecidas no exame físico. Isto pode incluir hepatomegalia, nódulos subcutâneos, sinais neurológicos focais, adenopatia palpável, depósitos metastáticos palpáveis subcutâneos ou nas mamas e sensibilidade óssea. Os sítios mais comuns de doença extratorácica incluem os ossos (19 a 38% de todos os pacientes apresentados), fígado (17 a 34%), medula óssea (17 a 23%) e CNS (0 a 14%). Pacientes com metástases hepáticas podem ter anormalidades no perfil da função hepática. Pode estar presente envolvimento da medula óssea e, quando severo, pode resultar em citopenias. As síndromes paraneoplásicas também são muito mais comuns em SCLC do que em NCLC.
B. **Exames e estadiamento**
   1. **Exames.** O médico deve se voltar para exames custo-efetivos que estadiem adequadamente o tumor para as decisões terapêuticas necessárias. A questão-chave é se o paciente tem doença em estágio limitado ou em expansão, com a primeira sendo tratada com radiação

148 | Capítulo 12

torácica além da quimioterapia e a última tratada, inicialmente, apenas com quimioterapia. Assim sendo, depois que a metástase foi documentada com doença em estágio extenso, não há necessidade de documentar alguma outra localização metastática, a não ser que seja sintomática, requerendo terapia paliativa.

A aparência radiográfica típica de SCLC é de tumores primários pequenos com envolvimento de linfonodos hilares e mediastinais de grandes dimensões. Ocorrem efusões pleurais menos frequentemente, mas se presentes, promover o estágio do paciente para a categoria "estágio extenso".

O estadiamento para SCLC inclui uma varredura com CT do tórax e abdome com contraste para avaliar para tumor primário, metástase nodal e metástase no fígado e glândulas suprarrenais. Dada a alta propensão à metástase cerebral nestes pacientes, devem ser realizadas imagens do cérebro (CT com contraste ou MRI cerebral) para todos os pacientes na apresentação. Quando metástase distante não é aparente nestes estudos por imagem, um exame de PET deve ser realizado. Os exames de PET demonstraram promover o estágio do SCLC de estágio limitado para SCLC em estágio extenso em até 19% dos pacientes (*Cancer Imaging* 2012;11:253).

2. **Estadiamento.** O sistema de estadiamento do Veterans Administrarion Lung Group atualmente em uso na América do Norte classifica os pacientes em doença em estágio limitado e estágio extenso. Estágio limitado é definido como tumor confinado a um hemitórax e lifonodos regionais e é frequentemente definido subjetivamente pelo que pode se enquadrar em um portal de radioterapia. Estágio extenso é definido como uma doença fora do estágio limitado. De um modo geral, 30 a 40% dos pacientes terão estágio limitado e 60 a 70%, doença em estágio extenso. O mesmo sistema de estadiamento TNM para NSCLC pode ser usado em SCLC.

C. **Terapia e prognóstico**
  1. **Estágio limitado**
     a. **Terapia.** O padrão de cuidados atual é a terapia de modalidade combinada com quimioterapia e RT.
        i. **Quimioterapia.** Embora pacientes com SCLC respondam à quimioterapia inicialmente, quase todos irão recair e morrer em razão da doença. Quimioterapia em combinação resulta em taxas de resposta mais elevadas e sobrevivência mais longa do que quimioterapia com agente único. A taxa de resposta global ao tratamento para SCLC em estágio limitado é estimada em 80 a 90%. Foi demonstrado repetidamente que a combinação de cisplatina e etoposído (PE) produz resultados similares ou melhorados quando comparada com qualquer outra combinação estudada, e é facilmente um dos regimes quimioterápicos mais comumente usados para pacientes com SCLC. Além disso, esta combinação é bem tolerada quando administrada juntamente com radiação torácica. Nós tipicamente administramos PE por quatro a seis ciclos para aqueles pacientes que não têm evidência de doença progressiva. Uma metanálise indicou que carboplatina pode substituir cisplatina sem diferença no resultado (*J Clin Oncol* 2012;30:1692).
        ii. **RT.** A administração de RT torácica juntamente com quimioterapia sistêmica demonstrou melhorar a sobrevivência. Uma metanálise de 13 ensaios incluindo 2.140 pacientes com doença limitada demonstrou uma taxa mais alta de sobrevivência para abordagem de modalidades combinadas com a combinação de quimioterapia e RT torácica quando comparada com quimioterapia de combinação apenas, com a sobrevivência em 3 anos aumentando de 8,9% para 14,3% (*N Engl J Med* 1992;327:1618). O estudo intergrupos 0096 demonstrou melhora na sobrevivência com radiação torácica de 1,5 Gy duas vezes ao dia até uma dose de 45 Gy em 3 semanas, comparada com radiação de 1,8 Gy uma vez ao dia até uma dose total de 45 Gy em 5 semanas (26 *vs.* 16%) (*N Engl J Med* 1999;340:265). O programa de RT e a coordenação temporal com quimioterapia podem ser de alguma importância, com RT precoce estando associada à melhora na sobrevivência comparada com o tratamento iniciando no terceiro ou quarto ciclo da quimioterapia (*J Clin Oncol* 2004;22:4785).
        iii. **PCI.** Para os pacientes em estágio limitado que demonstram uma resposta completa à quimioterapia de indução, deve ser considerada PCI para reduzir a incidência de metástase cerebral e melhorar a sobrevivência. Uma metanálise de 987 pacientes

Câncer de Pulmão | **149**

demonstrou um aumento de 16% na mortalidade, 5,4% de aumento na sobrevivência em 3 anos, incidência reduzida de metástase cerebral e sobrevivência livre de doença prolongada em pacientes em estágio limitado que receberam PCI depois da resposta completa à quimioterapia de indução (*N Engl J Med* 1999;341:476). O EORTC 08993 randomizou 286 pacientes com alguma resposta à quimioterapia de indução para PCI ou observação. PCI foi associada à melhora na sobrevivência global em 1 ano de 13,3% para 27,1% (*N Engl J Med* 2007;357:664). Pode se desenvolver disfunção neurocognitiva tardia, e a avaliação criteriosa é imperativa quando o tratamento é oferecido a idosos e pacientes com PS fraca. A administração de PCI após quimiorradiação e em baixas doses por frações pode reduzir ainda mais o risco de sequelas neurológicas.

    iv. Cirurgia. Cirurgia seguida de quimioterapia adjuvante é uma opção para pacientes com doença muito limitada, definida como T1-2N0M0.

2. Estágio extenso

    a. Terapia. O padrão de cuidados atual é o dupleto de quimioterapia à base de platina, que tem uma taxa de resposta de 60 a 80%. A combinação PE é um regime comumente usado em pacientes com SCLC em estágio extenso. A meta-análise COCIS não apresentou diferenças significativas nos resultados para pacientes tratados com etopósido e cisplatina ou carboplatina (*J Clin Oncol* 2012;30:1692). Quimioterapia de manutenção não demonstrou melhorar a sobrevivência global.

    Embora o estudo JCOG 9511 tenha mostrado melhora na sobrevivência pela combinação de cisplatina e irinotecan comparado com PE, estudos confirmatórios nos Estados Unidos não mostraram diferença nos resultados dos dois regimes (*Cancer* 2010;116:5710).

    i. Reincidência de SCLC. Apesar de uma alta taxa de resposta, a maioria dos pacientes com SCLC acaba tendo recidiva da doença e morrem em decorrência da progressão da doença. Existem duas categorias de reincidência de SCLC: reincidência sensível, ou seja, aqueles que recaem 3 meses depois da conclusão da terapia, e reincidência resistente, ou seja, aqueles que têm doença progressiva durante a quimioterapia inicial ou aqueles que têm reincidência dentro de 3 meses após a conclusão da terapia. Embora as taxas de resposta para o subgrupo de pacientes com recidiva sensível sejam de aproximadamente 25%, menos de 10% dos pacientes com recidiva resistente respondem à terapia de salvamento. Inúmeros agentes únicos foram reportados como ativos neste contexto, incluindo irinotecan (16 a 47%, paclitaxel (29%), docetaxel (25%), etopósido oral (23%), gemcitabina (6 a 16%), vinorelbina (15%) e temozolomida (16%). Topotecan é o único regime aprovado para quimioterapia de salvação em pacientes com recidiva sensível. Um ensaio de fase III comparando topotecan com ciclofosfamida, adriamicina e vincristina (CAV) reportou sobrevivência e taxas de resposta similares, porém menos toxicidade com topotecan (*J Clin Oncol* 1999;17:658). Um estudo randomizado comparando topotecan oral e intravenoso mostrou resultados similares, com sobrevivência global média de 33 e 35 semanas, respectivamente (*J Clin Oncol* 2006;25:2086).

D. Prognóstico. Os fatores prognósticos desfavoráveis incluem estágio extenso, PS fraca, idade avançada, hiponatremia, gênero masculino e nível sérico elevado de lactato desidrogenase (LDH) e fosfatase alcalina. Destes, o estágio e PS estão mais associados ao prognóstico. O fator de risco mais importante para mortalidade relacionada com o tratamento, que pode se aproximar de 5% na terapia agressiva em estágio limitado, é PS. Além disso, a amplificação do oncogene *c-myc* está associada à sobrevivência mais curta.

    A história natural da progressão desta doença é de crescimento rápido e disseminação precoce. A sobrevivência média de pacientes com SCLC em estágio limitado é de 15 a 20 meses. A sobrevivência reportada em 5 anos varia de 10 a 13%. A sobrevivência média em estágio extenso é de 8 a 13 meses, mas apenas 2 a 4 meses se não tratado. Entre 50 e 80% dos pacientes que sobrevivem por mais de 2 anos terão metástase cerebral.

E. Histórico

1. Epidemiologia. A incidência de SCLC vem declinando nas duas últimas décadas, representando apenas 13% de todos os casos de câncer de pulmão recentemente diagnosticados (*J Clin Oncol* 2006;24:4539). Esta é uma doença de idosos, com o pico de idade entre

150 | Capítulo 12

70 e 74 anos em homens e 60 a 69 anos em mulheres. Além disso, houve um aumento dramático na incidência de mulheres jovens, com uma concomitante taxa de incidência de 1:1 entre homens e mulheres.

2. Fatores de risco. Quase todos os pacientes com este câncer têm uma história de abuso de tabaco: apenas 2% dos 500 pacientes tratados no Instituto Nacional do Câncer em uma série negaram terem sido fumantes. A exposição a radônio radiativo em minas também pode ser um fator de risco.

F. Acompanhamento

1. **Malignidades secundárias.** Estes pacientes estão em alto risco de desenvolvimento de outras malignidades relacionadas ao tabagismo. O risco cumulativo de uma segunda malignidade 15 anos após o diagnóstico de SCLC é de 70%. De um modo geral, em 20% dos sobreviventes a longo prazo em uma grande análise, desenvolveram-se malignidades secundárias. O risco de ter um segundo câncer de pulmão primário aumenta com o tempo (14,4% depois de 10 anos). Caso se desenvolva uma nova massa pulmonar em um sobrevivente de longo prazo, o médico deve obter uma biópsia para descartar uma nova malignidade primária que pode não ser SCLC. Além disso, estes pacientes estão em maior risco para outras malignidades relacionadas com o tabaco, como câncer do trato aerodigestivo superior (12,6% depois de 10 anos).

2. **Tabagismo.** Estes pacientes devem ser fortemente encorajados a parar de fumar. Depois que um fumante deixa de fumar, o risco de qualquer tipo de câncer de pulmão começa a declinar, mas leva pelo menos uma década para que estes pacientes se aproximem de um risco equivalente ao de um não fumante.

LEITURA SUGERIDA

Gerber D, Schiller J. Maintenance chemotherapy for advanced non-small-cell lung cancer: new life for an old idea. *J Clin Oncol* 2013;31:1009–1020.

Govindan R, Ding L, Griffith M, *et al.* Genomic landscape of non-small cell lung cancer in smokers and never-smokers. *Cell* 2012;150:1121–1134.

Kris MG, Johnson BE, Berry LD, *et al.* Using multiplexed assays of oncogenic drivers in lung cancer to select targeted drugs. *JAMA* 2014;311:1998–2006.

Mok TS, Wu L-Y, Thongprasert S, *et al.* Gefitinib or carboplatin-paclitaxel in pulmonary adenocarcinoma. *N Engl J Med* 2009;361:947–957.

National Lung Screening Trial Research T; Aberle DR, Adams AM, *et al.* Reduced lung-cancer mortality with low-dose computed tomographic screening. *N Engl J Med* 2011;365:395–409.

Sequist LV, Yang JC-H, Yamamoto N, *et al.* Phase III study of afatinib or cisplatin plus pemetrexed in patients with metastatic lung adenocarcinoma with *EGFR* mutations. *J Clin Oncol* 2013;3327–3334.

Shaw AT, Kim D-W, Nakagawa K, *et al.* Crizotinib versus chemotherapy in advanced *ALK*-positive lung cancer. *N Engl J Med* 2013;368:2385–2394.

Turrisi AT 3rd, Kim K, Blum R, *et al.* Twice-daily compared with once-daily thoracic radiotherapy in limited small-cell lung cancer treated concurrently with cisplatin and etoposide. *N Engl J Med* 1999;340:265–271.

13 Câncer de Mama

Foluso Ademuyiwa • Rama Suresh
Mathew J. Ellis • Cynthia X. Ma

I. HISTÓRICO

A. Epidemiologia. Em países desenvolvidos, câncer de mama é a malignidade mais comumente diagnosticada em mulheres e é a segunda causa principal de morte por câncer. Em 2013, o número de cânceres de mama nos Estados Unidos foi estimado em 232.340 e o número de mortes em 39.620. Os dados da Análise da Vigilância, Epidemiologia e Resultados Finais (SEER) mostraram que as taxas de incidência de câncer de mama eram estáveis entre 1973 e 1980. No início da década de 1980, as taxas de incidência aumentaram acentuadamente devido ao aumento na detecção por mamografia de rastreio. Mais recentemente, entre 2006 e 2010, a incidência total de câncer de mama declinou em 2,3%. A mortalidade global por câncer de mama vem caindo numa média de 1,9% ao ano durante os últimos 10 anos em razão de melhor rastreamento e tratamento adjuvante.

B. Fatores de risco identificáveis. Muitas mulheres com câncer de mama não têm nenhum dos fatores de risco conhecidos, e os riscos relativos associados a cada fator conhecido frequentemente são bastante modestos. No entanto, estes fatores foram formulados em vários modelos para predizer risco global pequeno, dos quais o modelo Gail é um dos mais frequentemente usados nos Estados Unidos (http://www.cancer.gov/bcrisktool/).

1. Fatores demográficos. As mulheres têm 100 vezes mais probabilidade de ter câncer de mama quando comparadas com os homens. A análise dos dados SEER indica que a incidência de câncer de mama aumenta acentuadamente entre 35 e 75 anos, começa a atingir um platô entre 75 e 80 anos e depois decresce. Nos Estados Unidos, a incidência de câncer de mama é mais alta na população branca.

2. Fatores hereditários. Somente cerca de 10% das pacientes com câncer de mama têm parentes de primeiro grau com a doença. O risco de uma verdadeira síndrome de câncer de mama hereditário, em que o padrão de herança sugere a presença de um gene dominante para câncer, é determinado pelo número de parentes maternos ou paternos de primeiro ou segundo grau com câncer de mama ou ovariano e a sua idade no diagnóstico. Quando uma anomalia genética pode ser detectada, ela está, geralmente, no gene *BRCA1* ou *BRCA2*. Mulheres com uma mutação com perda da função em um alelo de *BRCA1* e *BRCA2* têm um risco cumulativo de 65 e 45% respectivamente de desenvolver câncer de mama (*Am J Hum Genet* 2003;72:1117). Mutações em *BRCA1* e *BRCA2* são mais comuns em judeus ashkenazi, entre os quais 2% da população é portadora. É importante observar que o câncer ovariano também tem sido fortemente associado a mutações em *BRCA1* (44% aos 70 anos) e em menor medida a mutações em *BRCA2* (11% aos 70 anos) e todas as pacientes com mutações em *BRCA1* ou *BRCA2* devem considerar uma ooforectomia bilateral profilática depois que passam da idade fértil. Embora ocasionalmente seja descrito um caso de adenocarcinoma peritoneal primário apesar da ooforectomia bilateral, a incidência é baixa, particularmente se o cirurgião foi cuidadoso em remover todo o tecido ovariano e das trompas de falópio. Não é medicamente necessário uma histerectomia, já que não existe um risco aumentado de câncer endometrial. *BRCA1* e *BRCA2* também são genes de predisposição geral para câncer com um aumento nos portadores de câncer de mama, próstata, estômago e pancreático. Outras síndromes familiares menos comuns associadas ao risco de câncer de mama herdado incluem síndrome de Li-Fraumeni e semelhante a Li-Fraumeni (TP53 e CHK2), síndrome de Cowden (PTEN), síndrome de Peutz-Jaegers (LKB1) e homozigotos com ataxia telangiectasia (ATM).

3. História de câncer de mama. Mulheres com um câncer de mama invasivo prévio estão em risco de desenvolvimento de um segundo câncer de mama com uma taxa anual de 0,5 a 0,7%. Mulheres com uma história de carcinoma ductal *in situ* (DCIS) estão em maior risco

152 | Capítulo 13

de desenvolvimento de câncer de mama ispilateral e contralateral, com uma incidência cumulativa de 4,1% depois de 5 anos.

4. **Doença de mama benigna.** Lesões mamárias não proliferativas como cistos e ectasia ductal não aumentam o risco de câncer. Lesões mamárias proliferativas com atipia como hiperplasia ductal atípica têm um risco 4 a 6 vezes maior de desenvolver câncer. Lesões proliferativas sem atipia, como fibroadenoma, papiloma intraductal, adenose esclerosante e cicatriz radial têm um risco 1,5 a 2 vezes maior de desenvolver câncer. LCIS está associado a 1% de risco anual de desenvolver câncer em ambas as mamas.

5. **Fatores endócrinos.** Níveis mais elevados de estrogênio endógeno estão associados a um risco aumentado de câncer de mama (ensaio de Avaliação dos Múltiplos Desfechos de Raloxifeno (MORE) e o Estudo da Saúde dos Enfermeiros). Menarca precoce, menarca tardia, nuliparidade e idade avançada na primeira gravidez a termo aumentam o risco de câncer de mama possivelmente pela elevação dos níveis de estrogênio endógeno. Inicialmente acreditava-se que os contraceptivos orais (OCP) aumentavam levemente o risco de câncer de mama, mas estudos posteriores não confirmaram esta associação (*N Engl Med* 2002;346:2025). Estudos randomizados da terapia de reposição hormonal (HRT) em mulheres na pós-menopausa mostram que a HRT aumenta a incidência de câncer de mama, particularmente quando é usada uma formulação combinada de estrogênio-progestina. No ensaio Iniciativa de Saúde da Mulher, houve um risco aumentado em 1,24 vezes com estrogênio e progesterona combinados, mas sem risco aumentado com preparações somente com estrogênio (*JAMA* 2003;289:3243; *JAMA* 2006;295:1647). O Estudo Um Milhão de Mulheres, no entanto, mostrou que preparações de estrogênio unicamente e estrogênio e progesterona combinados aumentam o risco. O risco é mais alto com uma combinação de estrogênio e progesterona (razão de risco de 2) quando comparada com estrogênio isoladamente (razão de risco de 1,3) (*Lancet* 2003;362:419).

6. **Fatores dietéticos.** A obesidade pós-menopausa está associada a um amento na incidência e mortalidade por câncer de mama, talvez através dos níveis aumentados de estrogênio circulante em consequência da aromatização dos androgênios suprarrenais no tecido adiposo. O consumo de álcool, até 3 drinques por semana, demonstrou aumentar o risco de câncer de mama. Foram encontrados resultados diversos referentes às associações com a ingestão de dieta com gordura, vitaminas E, C e A, selênio, álcool e cafeína.

7. **Fatores ambientais.** Mulheres expostas a radiação na parede torácica, especialmente quando crianças, adolescentes e jovens adultos, demonstraram estar em risco substancialmente aumentado para o desenvolvimento de câncer de mama durante a vida. Este é um problema particularmente grave em mulheres jovens que receberam radiação no manto para doença de Hodgkin, em que o risco de câncer de mama durante a vida é de pelo menos 19% aos 50 anos (o risco médio na população nesta idade é de aproximadamente 4%) e existe suspeita de que a incidência ao longo da vida seja ainda maior.

8. **Fatores protetivos.** A atividade física parece reduzir o risco de câncer de mama na pós-menopausa. Além disso, a amamentação demonstrou ter um efeito protetivo. A redução estimada no risco é de 4,3% a cada 12 meses de amamentação.

C. **Histopatologia do câncer de mama.** Os carcinomas mamários *in situ* são classificados como ductais (DCIS), lobulares (LCIS) ou doença de Paget do mamilo, que podem ter um componente associado de DCIS ou carcinoma invasivo. A maioria dos cânceres de mama invasivos são adenocarcinomas, com o carcinoma ductal invasivo sendo o carcinoma mais comum (80%) e o carcinoma lobular ocorrendo em aproximadamente 10% das vezes. Os tipos histopatológicos menos comuns representam os 10% restantes e incluem os tipos medular, tubular, mucinoso, papilar, de células escamosas, cístico adenoide, metaplásico, secretório, cribriforme, misto e indiferenciado. A doença de Paget do mamilo é uma forma especializada de carcinoma ductal que se origina nos principais ductos excretórios mamários e se estende para envolver a pele do mamilo e a auréola. A principal característica patológica é a presença de células do carcinoma intraepitelial maligno (células de Paget) ocorrendo individualmente ou em pequenos grupos dentro da epiderme do mamilo. Ela pode envolver apenas o complexo mamilo/aureolar ou pode estar associada a DCIS ou a carcinoma invasivo. Os carcinomas inflamatórios se infiltram amplamente por todo o tecido da mama e envolvem as estruturas linfáticas na derme, produzindo inchaço, eritema e sensibilidade na mama envolvida. O diagnóstico é clínico e requer que esteja presente vermelhidão ou eritema. Cas-

Câncer de Mama | 153

ca de laranja pode estar presente sem eritema e não deve ser considerado câncer de mama inflamatório (IBC). Tradicionalmente, o prognóstico para IBC tem sido considerado reservado. Entretanto, a amplificação do gene HER2 está presente em aproximadamente 50% dos casos e, com o uso de um anticorpo monoclonal específico como trastuzumab, o prognóstico melhorou.

D. Rastreio. A Sociedade Americana de Câncer tem as seguintes recomendações para rastreio do câncer de mama:

1. Começando aos 40 anos, devem ser feitas mamografias anuais e continuadas enquanto a mulher estiver com boa saúde.

2. Exame clínico da mama por um profissional da saúde a cada 3 anos, aproximadamente, para mulheres na década dos 20 e 30 anos e anualmente para mulheres acima de 40 anos.

3. As mulheres devem praticar o autoconhecimento das mamas e relatar qualquer alteração ao seu médico. O autoexame da mama é uma opção para mulheres na década dos 20 anos.

4. Mulheres com risco aumentado de câncer de mama com base em certos fatores como mutação genética devem fazer uma mamografia e exame de imagem por ressonância magnética (MRI) todos os anos.

Mamografia digital de campo completo é uma técnica semelhante à mamografia com filme, mas as imagens são capturadas eletronicamente e armazenadas em um computador. A mamografia digital é mais cara, porém tem a vantagem do fácil armazenamento e a capacidade de manipulação da imagem para definição mais clara. Estudos mostraram que a precisão diagnóstica é superior à da mamografia com filme em mulheres com mamas densas, mulheres com menos de 50 anos e mulheres na pós-menopausa ou perimenopausa (*N Engl J Med* 2005;353:1773). US da mama pode ajudar em mulheres com mamas densas como um adjunto para a mamografia de rastreio (*Ann Oncol* 2004;15(Suppl 1):15). MRI da mama como uma técnica de rastreio é recomendada somente para mulheres que estão em risco aumentado (mais de 20% de risco durante a vida) de câncer de mama com ou sem mutação em *BRCA1* ou *BRCA2*. Nessas pacientes, recomenda-se MRI somado à mamografia anual. Em outras pacientes, não é recomentado MRI da mama para rastreio de rotina (*N Engl Med* 2004;351-427; *J Clin Oncol* 2005;23:8469). A lavagem ductal é considerada investigativa e, até o momento, não se mostrou útil para rastreio ou diagnóstico.

II. APRESENTAÇÃO

A. História. O sintoma mais comum é uma massa indolor na mama. Algumas pacientes podem ter dor associada à massa, secreção mamilar unilateral, alterações cutâneas sobre a massa mamária e retração do mamilo. As pacientes que têm a massa mamária há mais tempo podem apresentar uma massa ulcerada e as pacientes com doença inflamatória queixar-se-ão de uma mama "morna ou quente" e têm eritema óbvio.

B. Exame físico. Deve ser realizado um exame minucioso da área depois que a paciente se despiu até a cintura. A inspeção da área deve incluir o mamilo e o complexo aureolar investigando ulceração, espessamento e secreção mamilar não leitosa; a mama, quanto ao tamanho, simetria e massas visíveis; a pele, quanto à cor e espessamento denominado aparência de *casca de laranja* ou *pele em casca de laranja*; e a axila e área supraclavicular, para identificar linfonodos aumentados visíveis. A inspeção deve ser feita com a paciente sentada em quatro posições: com o braço para o lado, o braço acima da cabeça, o braço posicionado no quadril e inclinada para frente. Para a palpação da mama da paciente, ela deve estar na posição supina, com os braços elevados acima da cabeça. Toda a mama, incluindo a cauda da mama, deve ser palpada usando o aspecto palmar dos dedos em círculos concêntricos. Caso seja sentida uma massa, deve ser observado o seu tamanho, forma, localização, sensibilidade, consistência e mobilidade. Se for identificada secreção mamilar ao ser pressionada a área aureolar, deve ser registrada a cor, consistência e quantidade da secreção. As áreas axilar, infraclavicular e supraclavicular devem ser palpadas para linfonodos na posição sentada com os músculos do braço relaxados.

III. EXAMES E ESTADIAMENTO DO CÂNCER DE MAMA

A. Avaliação de uma massa mamária. Embora as características físicas ao exame possam fazer o médico suspeitar de câncer de mama, uma biópsia possibilita o diagnóstico patológico definitivo. A mamografia ajuda a avaliar a massa e também o resto da mama ipsolateral e a mama contralateral. DCIS é geralmente um achado incidental na mamografia como um agrupamen-

154 | Capítulo 13

to de microcalcificações. Lesões suspeitas na mamografia devem ser biopsiadas por meio de uma técnica *core biopsy* com agulha. Massas palpáveis podem ser biopsiadas por meio de agulha e, embora também possa ser usada aspiração por agulha fina, as core biópsias possuem a vantagem de distinguirem entre doença invasiva, que requer a avaliação dos linfonodos, e DCIS, onde a exploração nodal pode, frequentemente, ser evitada. Raramente é necessária biópsia incisional ou excisional para o diagnóstico e deve ser desencorajada, pois depois que o diagnóstico foi estabelecido por core biópsia, muitas pacientes podem realizar a sua cirurgia mamária definitiva em um único procedimento. Se a massa não for palpável, a biópsia poderá ser conduzida com o uso da técnica de localização da agulha guiada por mamografia, core biopsy com agulha guiada por US ou uma biópsia central estereotáxica usando um mamógrafo dedicado para localizar a lesão. Quando a lesão for visível somente por meio de MRI, ela pode ser usada para guiar a biópsia em alguns centros. Se o resultado da biópsia for benigno e a lesão for radiologicamente considerada de risco relativamente baixo de câncer, será recomendado um acompanhamento frequente (6 meses). Se o resultado da biópsia for benigno e a lesão for sugestiva de câncer, isto é considerado não concordante, e deve ser considerada uma biópsia cirúrgica localizada com fio metálico. Se houver alterações epiteliais atípicas na biópsia, frequentemente será realizada uma biópsia cirúrgica porque uma lesão mais avançada estará presente em um número significativo dos casos. Ultrassonografia (US) pode ajudar a diferenciar lesões sólidas de císticas. Um cisto simples deve se resolver com aspiração e o aspirado não deve ser hemorrágico. Uma lesão cística deve ser biopsiada se o aspirado produzir líquido hemorrágico, se a lesão não se resolver ou se recorrer depois da aspiração. Se houver uma massa palpável, esta precisará ser biopsiada para descartar malignidade, independente dos estudos radiológicos. MRI tem 88% de sensibilidade, 67% de especificidade e um valor preditivo positivo de 72% (superior à mamografia) na detecção de câncer de mama. Ela não evita a necessidade de uma biópsia posterior de uma massa, pois não é suficientemente específica para excluir uma malignidade (*JAMA* 2004;292:2735). MRI é particularmente útil na detecção da extensão dos tumores que são mamograficamente sutis ou ocultos (p. ex., carcinomas lobulares). É útil no contexto de adenocarcinoma de sítio primário desconhecido envolvendo o linfonodo axilar, quando a detecção de câncer de mama por MRI pode ajudar a direcionar melhor o tratamento. Também é útil para avaliar câncer ipsolateral multifocal em pacientes que estão considerando terapia conservadora da mama e câncer de mama contralateral quando do houver suspeita clínica. MRI da mama também pode diferenciar entre tecido cicatricial e câncer e pode ser usado para detectar recorrência local e câncer residual em pacientes com margem positiva. MRI também pode ajudar a avaliar a resposta à quimioterapia neoadjuvante.

A avaliação patológica deve incluir o estadiamento padrão do tumor, nódulo e metástase (TNM) de acordo com os critérios mais recentes do Comitê Conjunto Americano sobre o Câncer (AJCC), receptor de estrogênio (ER), receptor de progesterona (PgR) e medidas de HER2, grau do tumor através do escore de Scarff-Bloom-Richardson (SBR) ou Nottingham e o status das margens. ER é expresso em aproximadamente 75% de todos os cânceres de mama e é um preditor de resposta às terapias endócrinas. Cerca de 20 a 25% de todos os cânceres de mama têm superexpressão de HER2 (um receptor da tirosina quinase transmembrana), um fator prognóstico pobre que está associado à doença em alto grau e a uma resposta a trastuzumab e outros agentes direcionados para HER2. O status de HER2 pode ser medido por imuno-histoquímica (IHC) ou hibridização in situ (ISH). A forma mais comum de teste de ISH é usando hibridização fluorescente in situ (FISH).

B. Estadiamento do câncer de mama. O sistema de estadiamento do AJCC usa a classificação TNM. O estágio do tumor tem uma forte influência no prognóstico e tratamento. O estadiamento do câncer de mama pode ser assim resumido: T1 ($\leq$ 2 cm), T2 (> 2 a 5 cm), T3 (> 5 cm), T4 (extensão direta até a parede torácica, ulceração da pele ou nódulos cutâneos), N1 microscópico (N1 mic – > 0,2 mm ou mais do que 200 células), N1 (1 a 3 linfonodos axilares envolvidos), N2 (4 a 9 linfonodos axilares envolvidos), N3 (10 ou mais linfonodos axilares envolvidos ou linfa infraclavicular ou envolvimento de linfonodo supraclavicular), M1 (metástases distantes). Os grupos de estadiamento incluem IA (T1N0M0), IB (TaN1 micMO ou T1N1 micMO), IIA (T0-1N1M0 ou T2N0M0), IIB (T2N1M0 ou T3N0M0), IIIA (T0-3N2M0 ou T3N1M0), IIIB (T4N0-2M0), IIIC (TanyN3M0), IV (M1). As taxas de sobrevivência em 5 anos para os estágios I, IIA, IIB, IIIA, IIIB e IV são 95%, 85%, 70%, 52%, 48% e 18% respectivamente (*Semin Radiat Oncol* 2009;19:195).

Câncer de Mama | 155

C. Exames para estadiamento do câncer de mama

1. **Exame clínico.** É necessário um bom exame clínico com inspeção cuidadosa e palpação dos linfonodos locais, incluindo nódulos supraclaviculares e cervicais, pele, ambas as mamas, abdome e coluna vertebral.

2. **Testes laboratoriais.** Os testes laboratoriais ajudam os médicos a focar os exames nas metástases. Um hemograma completo (CBC) anormal deve motivar a avaliação da medula óssea para doença metastática. Níveis elevados das enzimas hepáticas sugerem metástase hepática, e um nível elevado de cálcio/fosfatase alcalina sugere metástase óssea. Os níveis dos marcadores tumorais CA 15-3, CA 27-29 e antígeno carcinoembriogênico (CEA) podem ser elevados no câncer de mama. CA 15-3 e CA 27-29 foram avaliados quanto à sua capacidade de ajudar no diagnóstico, determinar o prognóstico, predizer a recorrência de câncer de mama depois da terapia curativa e monitorar a resposta ao tratamento. A Sociedade Americana de Oncologia Clínica (ASCO) recomendou em 2007 que não existem evidências suficientes para o uso rotineiro de marcadores tumorais para monitorar recorrência depois de terapia para câncer de mama primário. Algumas evidências sugerem o seu uso no contexto metastático para monitorar a resposta do tumor em pacientes selecionadas (*J Clin Oncol* 2001;19:1865).

3. **Testes radiológicos.** Estudos radiológicos completam o estadiamento clínico para câncer de mama através da detecção de doença metastática. Uma radiografia do tórax é, praticamente, uma rotina para quase todas as pacientes com câncer de mama invasivo, e uma tomografia computadorizada (CT) é recomendada em pacientes que têm doença em estágio III, sintomas localizados ou valores laboratoriais anormais que sugerem doença hepática. No câncer de mama em estágio II o uso de CT é mais controvertido, mas é frequentemente solicitado quando os linfonodos são positivos. Uma cintilografia óssea deve ser obtida em pacientes com doença em estágio III, sintomas localizados ou fosfatase alcalina anormal. O papel da tomografia por emissão de pósitrons com fluorodesoxiglicose (FDG-PET) no estadiamento do câncer de mama está evoluindo. Poderá ser útil detectar metástase sistêmica oculta, mas deve ser tomado cuidado para nunca considerar que um paciente tem doença avançada com base na PET isoladamente sem outra corroboração, preferencialmente por biópsia, pois é alta a taxa de falso-positivo associada a condições inflamatórias. A função sistólica cardíaca deve ser avaliada com varredura com aquisição por múltiplos canais (MUGA) ou ecocardiograma antes e durante o tratamento com trastuzumabe.

IV. TERAPIA E PROGNÓSTICO

A. Carcinoma ductal *in situ*. DCIS é um precursor direto do câncer mamário invasivo. A incidência de DCIS aumentou com a mamografia de rastreio, situação em que ele é frequentemente diagnosticado através da presença de um agrupamento de microcalcificações em mais de 90% dos casos. Incomumente, as pacientes podem ter uma massa, nódulo ou outras alterações no tecido mole. Embora MRI possa detectar alguns focos que não são visíveis por meio da mamografia, também pode não detectar alguns focos mamograficamente visíveis. Os subtipos patológicos de DCIS são o subtipo comedo, cribriforme, micropapilar, papilar e sólido. Segundo o prognóstico, eles podem ser divididos em subtipos comedo e não comedo, o primeiro deles estando mais frequentemente associado à recorrência subsequente. O sistema do índice prognóstico modificado de Van Nuys (VNPI, Tabela 13-1), que leva em conta

TABELA 13-1	Índice Prognóstico Modificado de Van Nuys		
Escore	1	2	3
Tamanho (mm)	≤ 15	16–40	> 41
Margens (mm)	≥ 10	1–9	< 1
Patologia	Grau não alto sem necrose	Grau não alto com necrose	Alto grau com ou sem necrose
Idade (anos)	≤ 61	40–60	≤ 39

Sobrevivência livre de doença em 5 anos para VNPI 4 a 6 = 100%, VNPI 7 a 9 = 100%; VNPI 10 a 12 = 97,6%.
Sobrevivência livre de doença em 10 anos para VNPI 4 a 6 = 100%, VNPI 7 a 9 = 100%; VNPI 7 a 9 = 97,7%; VNPI 10 a 12 = 97,6.
Adaptada com permissão de Silverstein MJ. Carcinoma ductal in situ: USC/Van Nuys prognostic index and the impact of margin status. *Breast* 2003;12:457-471.

156 | Capítulo 13

vários fatores para predizer a probabilidade de recorrência após excisão local, pode ser útil na tomada de decisão clínica.

1. **Tratamento local**
   a. **Cirurgia.** As opções incluem excisão local e mastectomia. Embora a mastectomia produza uma alta taxa de cura em 98% dos casos, ela pode ser considerada uma cirurgia desnecessariamente agressiva para uma condição pré-invasiva quando a quantidade de envolvimento do tecido mamário é baixa. Como alternativa, as pacientes podem se submeter à terapia conservadora da mama (BCT). Aquelas que se submetem a BCT devem considerar radioterapia adjuvante. Embora um estudo prévio tenha sugerido que é necessário uma margem ampla (> 10 mm) para atingir a menor chance de recorrência local (*J Clin Oncol* 2001;19:2263), isto pode ser exagerado, particularmente porque existe controvérsia relativa ao que constitui uma margem negativa. O envolvimento de linfonodo axilar é raro (apenas 3,6%) e, portanto, não é rotineiramente biopsiado.
   b. **Radioterapia.** O NSABP (Projeto Nacional Cirúrgico Adjuvante de Mama) B17, EORTC (Organização Europeia para a Investigação e Tratamento do Câncer) 10853 e os ensaios do Reino Unido/Austrália/Nova Zelândia (UK/A/NZ) mostraram que radioterapia adjuvante após BTC para DCIS reduz o risco relativo de recorrência local em 50% sem melhorar a sobrevivência global (OS) e é, usualmente, recomendada. Em pacientes com VNPI pequeno e baixo para DCIS, a omissão da radioterapia adjuvante é controverso, mas pode ser considerada em pacientes motivados, particularmente no contexto de pacientes idosos com lesões ER+ de pequeno de baixo grau.
   c. **Terapia sistêmica.** Em pacientes que se submetem a BCT e radioterapia, o estudo NSABP B24 mostrou que o tamoxifeno reduz o risco relativo de câncer de mama invasivo ipsolateral em 44% e câncer não invasivo em 18%, mas o benefício estava limitado a ER + em DCIS. O risco de recorrência ipsolateral invasiva em 15 anos foi de 8,5% com tamoxifeno comparado com os 10% com placebo além de BCT e radiação, sem um efeito significativo na OS. O ensaio NSABP B35 está comparando o tamoxifeno com anastrozol em mulheres pós-menopausa com DCIS que se submetem a BCT e radioterapia adjuvante. Não há um papel para a quimioterapia nesta doença.

B. **Carcinoma lobular *in situ*.** LCIS é um marcador histológico que identifica mulheres com risco aumentado para o desenvolvimento subsequente de um câncer invasivo em uma das mamas (aproximadamente 1% por ano até um risco máximo de aproximadamente 17,6% após 25 anos). Ele, usualmente, não é detectado clinicamente e é um achado incidental em pacientes que se submeteram a biópsia mamária. Como o risco aumentado de câncer de mama persiste além de 20 anos, é sugerido acompanhamento por toda a vida. A maioria dos cânceres subsequentes são carcinomas ductais (em vez de lobulares) infiltrantes.

1. **Tratamento local.** LCIS pode ser manejado por meio de um acompanhamento rigoroso com exame clínico da mama a cada 6 a 12 meses e mamografia anual. Ele geralmente é multicêntrico e bilateral, e não há evidências de que a re-excisão para obter margens cirúrgicas histologicamente negativas seja benéfica. Pode ser considerada mastectomia bilateral profilática em pacientes selecionadas que não estão dispostas a aceitar o risco de câncer de mama bilateral, que não podem fazer o acompanhamento rigoroso ou se submeter à terapia endócrina profilática. Não há um papel para radioterapia.
2. **Terapia sistêmica.** O ensaio preventivo do NSABP com tamoxifeno (NSABP P1) mostrou que o uso de tamoxifeno 20 mg diariamente por 5 anos está associado a um decréscimo de 56% no risco de desenvolvimento de câncer de mama em mulheres com LCIS (*J Natl Cancer Inst* 1998;90:1371). O ensaio NSABP P2 mostrou benefício equivalente com raloxifeno 60 mg diariamente por 5 anos quando comparado com tamoxifeno. Houve redução no risco de eventos trombóticos e câncer uterino com raloxifeno. Não há um papel para quimioterapia.

C. **Tratamento de câncer de mama invasivo em estágio inicial (estágios I a III).** Uma abordagem multidisciplinar que inclui cirurgia, radioterapia, quimioterapia, terapia hormonal e agentes anti-HER2, como trastuzumabe e pertuzumabe, é usada para tratar estas pacientes.

1. **Tratamento local**
   a. **Cirurgia**
      i. **Abordagens cirúrgicas de tumor primário.** Lumpectomia/BCT com radioterapia adjuvante e mastectomia radical modificada (com ou sem cirurgia reconstruti-

Câncer de Mama | 157

va) mostram sobrevivência e controle local similar (*N Engl J Med* 1995;332:907). Mastectomia radical já não é mais realizada depois que o ensaio NSABP B04 mostrou que o procedimento não é superior e tem mais morbidade do que mastectomia total sem ressecção muscular. A seleção de uma abordagem cirúrgica depende do tamanho do tumor em relação ao tamanho da mama, preferência da paciente e a presença ou ausência de contraindicação para BCT. As contraindicações absolutas são doença multicêntrica (dois ou mais tumores primários em quadrantes separados), microcalcificações extensas de aparência maligna, margens positivas persistentes apesar da repetição da cirurgia de re-excisão depois de BCT e irradiação prévia da mama ou manto. As contraindicações relativas incluem gravidez, história de doença vascular do colágeno e mamas grandes em pêndulo devido ao risco de fibrose marcante e osteonecrose depois de radiação adjuvante nestas pacientes. Tumores com mais de 5 cm e margens focalmente positivas também são contraindicações relativas para BCT, embora para massas mamárias unifocais grandes T2 e T3 a terapia sistêmica neoadjuvante possa ser considerada a fim de melhorar a chance de cirurgia conservadora da mama (BCS). A idade da paciente não é um critério para seleção do tipo de cirurgia local. História familiar de câncer de mama não é uma contraindicação para BCT. Em pacientes que são positivas para mutação em *BRCA1* ou *BRCA2*, mastectomia bilateral é frequentemente recomendada devido ao risco muito alto de um segundo câncer de mama. Se a paciente ainda optar por se submeter à BCT, é recomendado acompanhamento muito de perto com MRI e mamografia.

ii. **Abordagens cirúrgicas de linfonodos axilares.** O status dos linfonodos axilares é um dos fatores prognósticos mais significativos em câncer de mama e por isso a dissecção de linfonodos axilares (ALND) é importante para o diagnóstico e terapia. O linfonodo sentinela (SLN) é o primeiro linfonodo que drena o tumor. Em um esforço para reduzir as chances de linfedema no braço com ALND, foi avaliada a biópsia do SLN em pacientes com uma axila clinicamente negativa. A ASCO endossou a biópsia do SLN como uma alternativa para ALND total neste contexto (*J Clin Oncol* 2005;23:7703). A biópsia do SLN foi avaliada em mulheres com doença T1 e T2 sem envolvimento multifocal e sem linfonodos axilares clinicamente positivos (*N Engl J Med* 1998;337:941). Coloração vital azul e/ou sulfúrico marcado com tecnécio é injetada no tumor e em torno dele ou no local da biópsia. A axila ipsolateral é explorada e o primeiro linfonodo que absorve a coloração ou material radiativo é excindida e examinada patologicamente. O valor preditivo negativo deste procedimento em mãos experientes é de 93 a 97%. Se o SLN for negativo, não será necessária maior exploração da axila. O manejo de uma biópsia do SLN positivo é controverso. Com base em dados Z0011, quando menos de três SLNs são positivos no contexto de lumpectomia por tumor T1 ou T2 sem linfonodos palpáveis antes da cirurgia e radioterapia adjuvante prevista, ALND pode não ser necessária. ALND permanece sendo um padrão na maioria das pacientes com linfonodos clinicamente positivos, nas pacientes com doença mais avançada e naquelas que se submeteram a mastectomia.

iii. **Técnicas de reconstrução mamária.** Se uma paciente se submete à mastectomia, suas opções para reconstrução da mama são uma prótese, como um implante com solução salina ou silicone por baixo do músculo peitoral e reconstrução com tecido autógeno coem o uso d retalhos miocutâneos, como um retalho miocutâneo transverso do reto abdominal (TRAM) ou um retalho do latíssimo do dorso. Para melhorar a estética, a paciente pode escolher passar por outra cirurgia para reconstruir o mamilo/complexo aureolar. A única contraindicação para cirurgia reconstrutiva são comorbidades que dificultariam fazer uma cirurgia mais demorada ou reduziriam a viabilidade vascular de um retalho de tecido (doença dos pequenos vasos). Poderá ser necessária cirurgia na mama contralateral para a obtenção de uma aparência simétrica. A vigilância pós-mastectomia para mamas reconstruídas geralmente tem sido realizada por meio do exame físico.

iv. **Papel da terapia sistêmica neoadjuvante.** A terapia sistêmica neoadjuvante é considerada em pacientes com câncer de mama localmente avançado. A regressão do tumor aumenta as oportunidades para BCT. Não existe diferença na sobrevivência se a quimioterapia for feita antes ou depois da cirurgia. Além disso, resposta patoló-

158 | Capítulo 13

gica à terapia neoadjuvante fornece a predição do prognóstico. Pacientes com uma resposta patológica completa (pCR) experimentam excelentes resultados a longo prazo.

b. Radioterapia adjuvante. A radiação adjuvante é indicada para mulheres tratadas com BCT, mas também para algumas pacientes após mastectomia se o tumor era T3 ou T4, com margem positiva ou com mais de 3 linfonodos positivos ou nódulo negativo, mas patologia negativa tripla. Pacientes que fizeram mastectomia com linfonodos positivos T1-2 e 1-3 ou doença T3N0 devem ser encaminhadas para rádio-oncologistas para discutir os riscos e benefícios potenciais da radiação. Radiação adjuvante reduz pela metade a taxa de recorrência da doença e reduz as mortes por câncer de mama em aproximadamente um sexto (*Lancet* 2011;378:1707). O benefício é visto em pacientes com nódulo positivo e nódulo negativo. A radiação tradicional de toda a mama transmite uma dose de 4.500 a 5.000 Gy para a mama por 5 a 6 semanas. Frequentemente é administrada uma radiação de reforço de 1.000 a 1.500 cGy no leito do tumor. Para pacientes com nódulos axilares negativos pela biópsia do linfonodo sentinela (SLNB) ou ALND, a irradiação nodal regional não é recomendada. Pacientes com nódulos axilares positivos podem-se beneficiar com irradiação nodal regional além da irradiação da mama intacta. Em pacientes com quatro ou mais nódulos axilares positivos, o campo de radiação deve incluir os nódulos supraclaviculares, e os nódulos mamários internos superiores também devem ser considerados. Em pacientes com 1 a 3 nódulos positivos, a radiação da área supraclavicular e mamária interna é opcional, mas é frequentemente realizada porque análises do subgrupo de radiação na parede torácica sugeriram que pode haver um benefício na sobrevivência com radiação nodal neste subgrupo. Nódulos mamários internos devem ser irradiados se forem clínica ou patologicamente positivos. A radiação parcial da mama com implantes intersticiais foi estudada em pacientes com câncer de mama em estágio inicial depois de BCT como uma alterativa para a irradiação da mama total. Embora os estudos iniciais sejam promissores, ainda são aguardados os resultados de longo prazo.

O risco de recorrência local em pacientes pós-mastectomia é alto quando o tumor tiver mais de 5 cm, existirem margens positivas, mais de quatro nódulos positivos, invasão linfovascular e a paciente for jovem, e pré-menopausa com ER no tumor. Nestas pacientes, deve ser administrada radiação na parede torácica, axilar e supraclavicular para reduzir recorrência locorregional. Em pacientes com menos nódulos positivos, a área da axila e supraclavicular deve ser avaliada. Os nódulos mamários internos devem ser avaliados em todas as pacientes que recebem radioterapia pós-mastectomia e devem ser tratadas se os nódulos forem clínica ou patologicamente positivos. É administrada radioterapia após a conclusão da quimioterapia adjuvante quando a terapia concomitante aumenta os efeitos colaterais da radioterapia.

2. Terapia sistêmica

a. Terapia sistêmica adjuvante. A terapia sistêmica adjuvante se volta para a possibilidade de micrometástases ocultas que podem se desenvolver com o tempo, transformando-se em doença metastática. Durante as últimas três a quatro décadas, melhorias graduais nos regimes de terapia sistêmica adjuvante melhoraram a OS em câncer de mama em estágio inicial. A decisão quanto ao regime da terapia sistêmica está baseada em parâmetros clínicos (como idade, status menopáusico, comorbidade) e patológicos, incluindo o estágio do tumor, grau e *status* de ER e HER2. Adjuvantonline.com é um *website* que possibilita que o oncologista responsável pelo tratamento faça uma estimativa média aproximada do benefício da quimioterapia adjuvante (de vários tipos) e terapia endócrina. Mais recentemente, vários ensaios multigenes para avaliação do prognóstico, incluindo Oncotype DX (Genomic Health), Mammaprint (Agendia) e Prosigna (Nanostring), estão disponíveis para uso clínico. Estes testes oferecem o potencial de evitar quimioterapia na população de pacientes de baixo risco.

i. Terapia endócrina adjuvante. O *status* do ER e PgR do tumor é rotineiramente identificado por meio de coloração imuno-histoquímica do tecido mamário com câncer. O estrogênio se liga ao receptor e estimula a proliferação celular, a sobrevivência e a angiogênese. O objetivo da terapia endócrina adjuvante é suprimir estes efeitos promotores do tumor. ER e PgR são fatores prognósticos, pois a positividade

Câncer de Mama | 159

indica melhor prognóstico. Entretanto, estes biomarcadores são fatores preditivos muito mais fortes, já que o resultado da terapia endócrina depende do nível de expressão de ER. O valor da expressão de PgR continua a ser debatido e não fornece informações clínicas úteis independentes do status do ER. Cânceres de mama ER-, PgR+ devem ser tratados com se fossem ER+.

Em mulheres na pré-menopausa, os ovários são a principal fonte de produção de estrogênio. Antes da menopausa, o estrogênio pode ser direcionado pelo tamoxifeno ou pela supressão dos níveis de estrogênio, ou com o uso das duas abordagens em combinação. A supressão do estrogênio pode ser obtida com agonistas (goserelina e leuprolida) do hormônio liberador de hormônio luteinizante (LHRH) ou ooforectomia. Em mulheres na pós-menopausa, a fonte predominante de estrogênio é a conversão periférica dos androgênios suprarrenais em estrogênio pela enzima aromatase. A ação do estrogênio pode, portanto, ser bloqueada pelo tamoxifeno, ou a síntese do estrogênio pode ser inibida com um inibidor da aromatase de terceira geração (letrozol, anastrozol e exemestane).

A metanálise do Grupo Colaborativo de **Trialistas** em Câncer de Mama Precoce (EBCTCG) de ensaios em mulheres com câncer de mama em estágio inicial mostrou que depois de uma média de 15 anos de acompanhamento, o tamoxifeno reduziu a mortalidade por câncer de mama em mulheres com câncer de mama ER+ em 31%, e a taxa anual de recorrência de câncer de mama em 41%. Este efeito independia da idade, uso de quimioterapia, *status* da menopausa, status do PgR, envolvimento de linfonodos axilares, tamanho do tumor ou outras características do tumor (*Lancet* 2005;365:1687). Também mostrou que tamoxifeno dado por 5 anos é melhor do que tamoxifeno dado por 1 a 2 anos. Os benefícios do tamoxifeno persistiram por muito tempo depois de terminado o curso da terapia. De fato, a taxa de benefício aos 15 anos é a mesma que aos 5 anos. O Tamoxifeno Adjuvante: Ensaio Mais Longa Contra Mais Curta Duração (ATLAS) recentemente mostrou que a continuação do tamoxifeno por 10 anos em vez da interrupção após 5 anos estava associada à maior redução no risco de mortalidade e recorrência (*Lancet* 2013;381:805).

O ensaio NSABP B-14 que avaliou somente pacientes com câncer de mama ER+ com nódulo negativo no acompanhamento de 15 anos mostrou que o tamoxifeno reduzia a recorrência de câncer de mama na mama ipsolateral, mama contralateral e em sítios distantes em 42%, também reduzindo a mortalidade em 20% (*Lancet* 2004;364:858).

Em pacientes que recebem quimioterapia adjuvante, o ensaio Intergroup 0100/SWOG-8814 mostrou que o tamoxifeno deveria ser administrado após o encerramento da quimioterapia (*Lancet* 2009;374:2055). A metanálise mostra que quimioterapia e terapia endócrina são tratamentos adjuvantes complementares em pacientes com ER+ com benefícios independentes e aditivos, mas a questão de quais pacientes com doença ER+ requerem quimioterapia permanece controversa, particularmente no contexto de doença ER+ HER2- de baixo risco em pacientes idosas.

Para pacientes na pré-menopausa com ER+, a metanálise do EBCTCG também mostrou que a ablação/supressão ovariana reduzia a mortalidade por câncer de mama, mas parece fazer isso somente na ausência de outros tratamentos sistêmicos (*Lancet* 2005;365:1687). Pode ser considerada ooforectomia em mulheres com síndromes de câncer de mama hereditário que estão em risco aumentado de desenvolvimento de malignidades ovarianas e desejam ooforectomia. O papel aditivo potencial da ablação ovariana à quimioterapia e/ou terapia endócrina foi explorado nos ensaios TEXT e SOFT e apresenta benefício clínico com a adição da supressão ovariana à terapia endócrina.

O uso de inibidores da aromatase (AIs) como terapia hormonal adjuvante em vez de tamoxifeno ou em sequência ao tamoxifeno foi recomendado em mulheres na pós-menopausa com base nos ensaios ATAC, MA17, IES e BIG 1-98. A ASCO recomendou em 2004 que AI seja considerado como parte integrante da terapia hormonal adjuvante para todas as mulheres na pós-menopausa com câncer de mama ER+. Os ensaios ATAC (5 anos de anastrozol *vs.* 5 anos de tamoxifeno) e BIG 1-98 (5 anos de letrozol *vs.* 5 anos de tamoxifeno) mostraram que AI melhorava a sobrevivência livre de doença (DFS) em comparação com tamoxifeno. O ensaio

160 | Capítulo 13

MA17 (5 anos de letrozol após 5 anos de tamoxifeno *vs.* 5 anos de tamoxifeno somente) mostrou melhora na DFS e melhora na OS no subgrupo nódulo-positivo com o acréscimo de letrozol a 5 anos de tamoxifeno. O ensaio IES (2 a 3 anos de exemestano após 2 a 3 anos de tamoxifeno para um total de 5 anos de terapia hormonal *vs.* 5 anos de tamoxifeno) demonstrou melhora tanto na DFS quanto OS com exemestano. O momento ou duração ideal de AI ainda não foi estabelecido. Em geral, para todas as mulheres na pós-menopausa com receptor hormonal positivo, é recomendado 5 anos de AI ou terapia sequencial de 2, 3 ou 5 anos de tamoxifeno seguido de 2, 3 ou 5 anos de AI, até um período total de 10 anos. No ensaio BIG 1-98, uma terapia sequencial com 2 a 3 anos de letrozol seguido de tamoxifeno para completar um total de 5 anos de terapia foi tão eficaz quanto 5 anos de letrozol ou a terapia sequencial de tamoxifeno seguida de letrozol, os quais eram todos superiores a 5 anos de tamoxifeno. AIs como agentes únicos são contraindicados em mulheres na pré-menopausa pois a inibição da enzima aromatase pode levar, por um mecanismo de feedback, à estimulação dos ovários para produzir mais estrogênio (*J Clin Oncol* 2005;23:619). Estes agentes só devem ser combinados com agonistas de LHRH no contexto adjuvante em estudos clínicos. Os principais efeitos colaterais de AI incluem ondas de calor, mialgias, artralgias e osteoporose, enquanto que os principais efeitos colaterais do tamoxifeno incluem eventos tromboembólicos, câncer uterino, ganho de peso, ondas de calor e, raramente, alterações na visão.

ii. **Quimioterapia adjuvante.** A metanálise do EBCTCG publicou as seguintes conclusões sobre quimioterapia adjuvante (*Lancet* 2012;379:432). A quimioterapia adjuvante beneficia pacientes com câncer de mama em estágio inicial independente da idade (até pelo menos 70 anos), *status* do nódulo, diâmetro ou diferenciação do tumor (moderado ou fraco; poucos eram bem diferenciados), status do receptor de estrogênio ou uso de tamoxifeno. Na metanálise que comparou diferentes regimes adjuvantes, CMF (ciclofosfamida, metotrexato, fluoracil) padrão foi equivalente a 4 ciclos padrão de AC (Adriamicina e ciclofosfamida), mas inferior a regimes à base de antraciclina com doses cumulativas substancialmente mais elevadas do que 4 AC (como CAF ou CEF por 6 ciclos). A adição de 4 ciclos de taxano a um regime fixo à base de antraciclina, estendendo a duração do tratamento, reduziu a mortalidade por câncer de mama. A mortalidade por câncer de mama foi reduzida em média em cerca de um terço com regimes à base de taxano mais antraciclina ou baseados em antraciclina com dosagem cumulativa mais alta (não requerendo células estaminais).

Uma questão essencial é compreender que embora a redução nas chances de recorrência anual possam ser expressivas, em grupos de baixo risco o benefício absoluto pode ser muito pequeno e não valer o custo da intervenção para a paciente. Por exemplo, uma paciente com 90% de chance de estar livre de doença em 10 anos sem tratamento sistêmico pode esperar somente um benefício absoluto muito pequeno, mesmo de um agente que reduz o risco de recorrência em 50%.

A decisão de realizar quimioterapia em pacientes com câncer de mama **ER+ HER2-** é desafiadora, uma vez que um subgrupo destas pacientes pode não se beneficiar com quimioterapia. Em geral, a quimioterapia é oferecida se houver características nódulo-positivas ou nódulo-negativas, mas com "características de alto riso", por exemplo, alto grau, tamanho maior que 2 cm ou idade jovem (que é um forte fator de risco adverso para doença ER+). Ensaios multigenes podem auxiliar no processo de tomada de decisão. O teste Oncotype DX é um ensaio de reação em cadeia da polimerase via transcriptase reversa (RT-PCR) de 21 genes selecionados (16 genes de "câncer" e 5 genes de referência) usando tecido tumoral em bloco de parafina que dá origem a um índice de recorrência (RS) que separa os tumores entre as categorias de risco baixo, intermediário e alto em pacientes com câncer de mama nódulo negativo e ER+. Para pacientes cujos tumores têm alto risco de recorrência pelo Oncotype DX, deve ser oferecida quimioterapia. Pacientes cujos tumores têm um índice de recorrência baixo podem ser potencialmente tratadas com terapia hormonal adjuvante unicamente. Em pacientes cujos tumores estão em risco intermediário, o oncologista responsável pelo tratamento deve discutir minuciosamente com a paciente sobre os riscos e benefícios da quimioterapia adjuvante (*N Engl J*

Câncer de Mama | 161

Med 2004;351:2817). No ensaio TAILORx, é oferecido às pacientes em risco intermediário um tratamento randomizado de terapia endócrina *versus* terapia endócrina mais quimioterapia. Para aquelas com doença ER+ e 1 a 3 linfonodos envolvidos, o ensaio em andamento, RxPONDER, está avaliando os benefícios adicionais da quimioterapia naquelas pacientes com um índice baixo a intermediário no Oncotype DX. O ensaio Oncotype DX não tem valor em pacientes com doença ER-, já que todos os tumores são tipificados como de alto risco (*N Engl J Med* 2006;355:560). Outros ensaios multigenes disponíveis incluem Mammaprint e Prosigna. Mammaprint é um ensaio *microarray* de **70-gene** que classifica os tumores em grupos com prognóstico bom e mau. O teste é aprovado pela Administração de Alimentos e Drogas (FDA) e pode ser realizado independente do status do ER para pacientes com câncer de mama em estágio inicial. Prossigna também é aprovado pelo FDA e fornece um índice do risco de recorrência (ROR) baseado nos resultados da expressão de PAM50 usando o Sistema nCounter e classifica os tumores em grupos de risco baixo, intermediário e alto em pacientes com câncer de mama em estágio I a III independente do status do ER e HER2. PAM50 se refere aos 50 genes e 5 genes de controle que predizem os subtipos moleculares intrínsecos do câncer de mama, incluindo o subtipo luminal A, luminal B, enriquecido com HER2 e basal. Estes testes oferecem o potencial de evitar quimioterapia na população de pacientes de baixo risco e são usados por médicos oncologistas na prática clínica. O valor destes testes na tomada de decisão sobre a quimioterapia está sendo validado em ensaios clínicos prospectivos.

Para câncer de mama **ER-HER2**, deve ser considerada quimioterapia mesmo quando o tumor tiver mais de 0,5 cm, uma vez que estes tumores tendem a ser agressivos e a quimioterapia é a única terapia sistêmica disponível.

Os regimes comuns usados em câncer de mama nódulo-negativo de alto risco são apresentados na Tabela 13-2, com 4 ciclos com CT sendo um dos regimes mais comumente usados porque demonstrou ser superior a 4 ciclos com AC sem nenhuma toxicidade cardíaca ou leucemia associada a Adriamicina. Para câncer de mama com nódulo positivo, a recomendação é frequentemente um regime que contenha uma antraciclina e um taxano. No entanto, o melhor regime ainda está indefinido, mas escolhas adequadas incluem 4 ciclos de AC em dose densa seguidos por 4 ciclos de paclitaxel, 4 ciclos de AC em dose densa seguidos por paclitaxel semanalmente por 12 semanas, 3 ciclos de FEC seguidos de 3 ciclos de docetaxel 100 mg/m^2 ou 6 ciclos de TAC.

iii. Terapia direcionada adjuvante para HER2. Em pacientes cujos tumores HER2 superexpressos conforme avaliado por FISH ou são designados 3+ por IHC, trastuzumabe, um anticorpo monoclonal humanizado para HER2, melhora a DFS em

TABELA 13-2	Regimes Quimioterápicos Neo/Adjuvantes Comuns
Regime	**Dosagem**
CMF a cada 28 d × 6 ciclos (regime de Bonadonna)	Ciclofosfamida 100 mg/m² PO dias 1-14; metotrexato 40 mg/m² i.v. nos dias 1 e 8
	5FU 600 mg/m² i.v. nos dias 1 e 8
CMF a cada 21 d × 6 ciclos (regime i.v.)	Ciclofosfamida 600 mg/m² i.v. no dia 1
	Metotrexato 40 mg/m² i.v. no dia 1; 5FU 600 mg/m² i.v. no dia 1
FAC a cada 28 d × 6 ciclos	5 FU 400 mg/m² i.v. nos dias 1 e 8
	Doxorrubicina 40 mg/m² i.v. no dia 1
	Ciclofosfamida 400 mg/m² i.v. no dia 1
CAF a cada 21 d × 6 ciclos	Ciclofosfamida 500 mg/m² i.v. no dia 1
	Doxorrubicina 50 mg/m² i.v. no dia 1
	5FU 500 mg/m² i.v. no dia 1

(Continua)

162 | Capítulo 13

TABELA 13-2 — Regimes Quimioterápicos Neo/Adjuvantes Comuns *(Cont.)*

Regime	Dosagem
FEC 100 a cada 21 d × 6 ciclos	5FU 500 mg/m² i.v. no dia 1 Epirrubicina 100 mg/m² no dia 1 Ciclofosfamida 500 mg/m² no dia 1
AC a cada 21 d × 4 ciclos	Doxorrubicina 60 mg/m² no dia 1 Ciclofosfamida 600 mg/m² no dia 1
TAC a cada 21 dias × 6 ciclos	Docetaxel 75 mg/m² i.v. no dia 1 Doxorrubicina 50 mg/m² i.v. no dia 1 Ciclofosfamida 500 mg/m² i.v. no dia 1
FEC 100 a cada 21 d × 3 ciclos e depois Docetaxel 100 a cada 21 d x 3 ciclos	5FU 500 mg/m² i.v. no dia 1 Epirrubicina 100 mg/m² i.v. no dia 1 Ciclofosfamida 500 mg/m² i.v. no dia 1 Docetaxel 100 mg/m² i.v. no dia 1
CT a cada 21 d × 4 ciclos	Docetaxel 75 mg/m² i.v. no dia 1 Ciclofosfamida 600 mg/m² i.v. no dia 1
AC a cada 2 sem × 4 ciclos seguidos por paclitaxel como agente único a cada 2 sem × 4 ciclos (AC em dose densa + T)	Doxorrubicina 60 mg/m i.v. no dia 1 Ciclofosfamida 600 mg/m² i.v. no dia 1 Paclitaxel 175 mg/m² i.v. no dia 1
AC a cada 3 sem × 4 ciclos e depois semanalmente Paclitaxel + trastuzumab × 12 ciclos	Doxorrubicina 60 mg/m² i.v. no dia 1 Ciclofosfamida 600 mg/m² i.v. no dia 1 Paclitaxel 80 mg/m² i.v. a cada semana Trastuzumab 4 mg/kg i.v. dose de carga e depois 2 mg/kg i.v. semanalmente
AC a cada 3 sem × 4 ciclos seguidos de docetaxel a cada 3 sem × 4 ciclos com trastuzumab dada por 1 ano	Doxorrubicina 60 mg/m² i.v. no dia 1 Ciclofosfamida 600 mg/m² i.v. no dia 1 Docetaxel 100 mg/m² i.v. no dia 1 Trastuzumab 4 mg/kg i.v. dose de carga e depois 2 mg/kg i.v. semanalmente
TCH a cada 3 sem × 6 ciclos, depois trastuzumab dado por 1 ano	Docetaxel 75 mg/m² i.v. no dia 1 Carboplatina AUC 6 i.v. no dia 1 Trastuzumab 8 mg/kg i.v. dose de carga e depois 6 mg/kg i.v. no dia 1 a cada 3 sem.
TCHP (pertuzumab) a cada 3 sem × 6 ciclos, cirurgia, depois término de trastuzumab por um total de 1 ano	Docetaxel 75 mg/m² i.v. no dia 1 Carboplatina AUC 6 i.v. no dia 1 Pertuzumab 840 mg i.v. dose de carga e depois 420 mg no dia 1 a cada 3 sem. Trastuzumab 8 mg/kg i.v. dose de carga e depois 6 mg/kg i.v. no dia 1 a cada 3 sem.
FEC a cada 3 sem × 3 ciclos, depois docetaxel + trastuzumab e pertuzumab a cada 3 sem por 3 ciclos seguidos de cirurgia, depois término de trastuzumab por um total de 1 ano	5FU 500 mg/m² i.v. no dia 1 (ciclos 1-3) Epirrubicina 100 mg/m² i.v. no dia 1 (ciclos 1-3) Ciclofosfamida 600 mg/m² i.v. no dia 1 (ciclos 1-3) Docetaxel 75-100 mg/m² i.v. no dia 1 (ciclos 4-6) Pertuzumab 840 mg i.v. dose de carga e depois 420 mg no dia 1 a cada 3 sem. (ciclos 4-6) Trastuzumab 8 mg/kg i.v. dose de carga e depois 6 mg/kg i.v. no dia 1 a cada 3 sem. (ciclos 4 até o fim de 1 ano)

i.v., intravenoso; PO, por via oral.
Esta é uma lista de alguns dos regimes comuns usados. Existem outros regimes relatados que não foram incluídos nesta lista.

Câncer de Mama | 163

aproximadamente 50%. Isto foi demonstrado pela análise combinada dos ensaios N 9831 e NSABP B31 (AC × 4 ciclos, plaxitel semanalmanete × 12 ciclos e trastuzumabe por 1 ano concomitante a Taxol ou sequencialmente após paclitaxel) do Grupo de Tratamento do Câncer North Central (NCCTG), ensaio HERA (quimioterapia de escolha seguida por trastuzumab por 1 ou 2 anos) e o ensaio BCIRG 006 (AC × 4 ciclos seguido de docetaxel × 4 ciclos e trastuzumab por 1 ano iniciando semanalmente durante docetaxel e depois a cada 3 semanas), além de docetaxel, carboplatina e trastuzumab [THC] × 6 ciclos seguidos de trastuzumab por 1 ano. O ensaio NCCTG 9831/NSABP B31 também mostrou uma melhora de 33% na OS (*N Engl J Med* 2005;353:1673).

No estudo NCCTG 9831/NSABP B31, o tratamento concomitante com paclitaxel mais trastuzumab teve uma melhor DFS, mas uma incidência maior de insuficiência cardíaca congestiva (4,1%) quando comparada com terapia sequencial com Taxol seguida de trastuzumab (1,2%). Recomenda-se o acompanhamento atento da função cardíaca (ecocardiograma ou varredura com MUGA) enquanto a paciente está recebendo trastuzumab adjuvante. No estudo, todos os pacientes com disfunção cardíaca recuperaram sua função cardíaca após a descontinuação de trastuzumab.

Os resultados do ensaio HERA mostram que 2 anos de trastuzumab adjuvante não é superior a 1 ano de tratamento. Outros ensaios também explorando durações mais curtas de trastuzumab adjuvante demonstraram que 1 ano é a duração ideal.

iv. Sequência de quimioterapia e radioterapia adjuvante. A administração de radioterapia concomitantemente com quimioterapia aumenta os efeitos colaterais da radioterapia e não é recomendada. Em termos de sequência ideal, um ensaio clínico randomizado voltado para esta questão mostrou que administrar quimioterapia primeiramente seguida por radioterapia reduziu a taxa de recorrência em todos os sítios de 38% para 31% e melhorou a OS de 73% para 81%. Houve um leve aumento na taxa de recorrência local no braço com quimioterapia inicial, mas não foi estatisticamente significativo (*N Engl J Med* 1996;334:1356). A radioterapia pode ser adiada em até 6 meses pós-cirurgia para possibilitar a conclusão da quimioterapia adjuvante. Após a conclusão da quimioterapia, pode ser ministrada radioterapia concomitantemente com trastuzumab adjuvante sem aumento nos efeitos colaterais, incluindo toxicidade cardíaca, embora pneumonite seja uma preocupação com pacientes que recebem radiação na parede torácica.

b. Terapia sistêmica neoadjuvante. Terapia sistêmica neoadjuvante é, rotineiramente, recomendada no tratamento de câncer de mama localmente avançado e câncer de mama inflamatório (um subgrupo de estágio II (T3N0), estágio IIIA, estágio IIB, estágio IIIC) para reduzir o tamanho do tumor e facilitar a excisão cirúrgica. Entretanto, ela é algumas vezes recomendada para pacientes com câncer em estágio mais precoce para avaliar a responsividade do tumor à terapia sistêmica e o prognóstico. Além disso, o contexto neoadjuvante oferece uma oportunidade única para o desenvolvimento de novas terapias.

i. Quimioterapia neoadjuvante. Quimioterapia neoadjuvante facilitará a regressão do tumor para permitir a ressecção cirúrgica com margens claras e é um teste *in vivo* da sensibilidade da célula cancerígena ao regime usado. Vários estudos mostraram que pacientes com resposta patológica completa (pCR) na mama e axila (mais pCR axilar) estão associadas à melhor DFS e OS naquelas com câncer de mama (triplo negativo) HER2+ e ER/PrR/HER2. Atualmente está sendo investigado se o aumento na taxa de pCR irá aumentar a taxa de DFS e OS. Além disso, a carga residual de câncer (RCB: 0,1, 2 e3) após a quimioterapia neoadjuvante correlaciona-se com os resultados a longo prazo. Menos de 5% dos cânceres de mama progridem enquanto recebem quimioterapia neoadjuvante.

Os mesmos regimes quimioterápicos usados no contexto neoadjuvante são recomendados no contexto adjuvante. Regimes contendo trastuzumab são usados em pacientes com câncer de mama HER2+. Além disso, pertuzumab, um anticorpo monoclonal humanizado que se direciona para um epítopo diferente de HR2 do que o trastuzumab para inibir a formação da dimerização de HER2:HER3, recebeu apro-

164 | Capítulo 13

vação da FDA para se combinar com quimioterapia contendo trastuzumab como tratamento neoadjuvante para câncer de mama HER2+ baseada na taxa melhorada de pCR observada em dois ensaios neoadjuvantes (*Lancet Oncol* 2012;13:25). A taxa de pCR difere de acordo com os subtipos de câncer de mama. Câncer de mama HER2+ atinge uma taxa de pCR acima de 50% com regimes contendo trastuzumab. O câncer de mama triplo negativo tem uma taxa de pCR em torno de 20 a 40% com um regime contendo antraciclina e taxano. Câncer de mama ER+ HER2-tem uma taxa de pCR mais baixa (menos de 10%), especialmente para aquelas pacientes com tumores de baixo grau em ricos em ER.

ii. Terapia endócrina neoadjuvante. Terapia endócrina neoadjuvante com um inibidor da aromatase é uma alternativa para mulheres na pós-menopausa com doença ER+ HER2- e oferece benefícios similares à quimioterapia com uma melhora nas taxas de conservação da mama. O AI geralmente é oferecido por 4 a 6 meses pré-operatoriamente. Em pacientes cuidadosamente selecionadas (tumores ricos em ER), pode ser esperada uma taxa de resposta de 60% e uma taxa de 50% de conversão para conservação da mama (*J Clin Oncol* 2001;19:3808). Estão em andamento estudos para avaliar se o estágio patológico do tumor e Ki67, um marcador de proliferação, após a terapia endócrina neoadjuvante podem identificar um subgrupo de pacientes para quem a quimioterapia não é necessária.

V. ACOMPANHAMENTO. Existem dados que recomendam o autoexame mensal das mamas, mamografia anual da mama preservada e contralateral; e história detalhada e exame físico a cada 3 a 6 meses por 3 anos, depois a cada 6 a 12 meses aos 4 e 5 anos e depois anualmente. Os dados não são suficientes para recomendar rastreios ósseos de rotina, radiografias torácicas, contagem sanguínea, marcadores tumorais, US do fígado ou rastreios com CT. CT e rastreio ósseo devem ser realizados somente para sintomas sugestivos (*J Clin Oncol* 1999;17:1080).

Em pacientes que estão tomando tamoxifeno, é recomendado exame pélvico anual. Não existem evidências para rastreio de câncer endometrial regularmente. Em mulheres com sangramento irregular ou pélvico, deve ser realizado um exame pélvico criterioso, US e biópsia endometrial. Durante o uso de tamoxifeno, é recomendada avaliação oftalmológica anual para identificar alternações na córnea, mácula e retina.

Em pacientes tomando AI, é recomendada uma densitometria óssea inicial. Pacientes com densidade mineral óssea normal (BMD) podem ser acompanhadas clinicamente com uso moderado de rastreios repetidos. Pacientes osteopênicas devem receber suplementos de cálcio e vitamina D e anualmente aconselhamento sobre BMD e estilo de vida, incluindo exercícios. Pacientes com osteoporose devem receber bifosfonato, além do acompanhamento de perto. Os níveis lipídicos em jejum também devem ser acompanhados porque AIs não protegem de doença cardíaca e, em pacientes com câncer de mama de baixo risco, doença cardiovascular é a causa de morte mais comum.

Os médicos também devem monitorar suas pacientes quanto aos efeitos colaterais a longo prazo decorrentes do tratamento, incluindo disfunção sexual, insuficiência ovariana prematura, infertilidade em pacientes mais jovens, disfunção cognitiva, linfedema, diminuição na mobilidade dos braços, síndrome dolorosa pós-mastectomia, disfunção cardíaca, estresse psicológico e segundo câncer (sarcoma de tecidos moles por RT, leucemia/mielodisplasia aguda (MDS) por quimioterapia).

VI. CÂNCER DE MAMA LOCORREGIONAL RECORRENTE. A recorrência locorregional pode se apresentar como um nódulo na mama ou secreção do mamilo após BCT, erupção na parede torácica ou nódulos após mastectomia ou aumento dos linfonodos axilares, supraclaviculares ou mamários internos.

O câncer pode recorrer localmente depois de BCT e mastectomia. Em pacientes que se submetem a mastectomia, a recorrência usualmente ocorre dentro dos primeiros 3 anos da cirurgia, mas em pacientes que se submetem a BCT, o tumor pode recorrer até 20 anos depois da cirurgia (*Cancer* 1989;63:1912). Em pacientes que se submetem a BCT, a taxa de recorrência locorregional é mais elevada em mulheres que não recebem RT adjuvante e têm margens positivas, tumor de alto grau e invasão linfovascular.

Quando uma paciente tem câncer na mama ipsilateral depois de BCT, poderá haver um tumor localmente recorrente ou um segundo tumor primário. Recomenda-se mastectomia para estas pacientes. A radioterapia é limitada pela radioterapia total da mama feita anteriormente e

Câncer de Mama | 165

outras contraindicações para RT. A terapia sistêmica está baseada no tamanho, status do nódulo e status do receptor hormonal, status de HER2/neu e outras características tumorais, e segue os princípios do tratamento similares a um primeiro diagnóstico de câncer de mama em estágio inicial. Um pequeno estudo (IBCSG 27-02, BIG 1-02, NSABP B-37) mostrou que a quimioterapia melhorava os resultados clínicos para pacientes com recorrências locais e regionais isoladas. Quando o câncer recorre na parede torácica após mastectomia, 20 a 30% das pacientes têm doença metastática naquele momento. Em pacientes com recorrência isolada na parede torácica, a ressecção da parede torácica em toda a sua espessura pode paliar os sintomas, melhorar a sobrevivência e até mesmo resultar em cura (*Am Surg* 2005;71:711). Pacientes com nódulo negativo na primeira apresentação e aquelas com uma DFS de mais de 24 meses antes da recorrência na parede torácica tinham um melhor prognóstico com melhores resultados com radioterapia na parede torácica e quimioterapia sistêmica (*Ann Surg Oncol* 2003;10:628). Terapia endócrina ou uma mudança na terapia endócrina também deve ser considerada para recorrências ER+ na parede torácica.

VII. CÂNCER DE MAMA METASTÁTICO. Os sítios mais comuns para o câncer de mama metastizar são o pulmão, fígado e ossos. O câncer de mama metastático (MBC) é incurável, exceto talvez numa porcentagem muito pequena de pacientes que nunca receberam quimioterapia, recebem quimioterapia com multiagentes e permanecem em remissão durável por períodos de tempo inesperadamente longos, com a OS média para MBC sendo de 2 a 3 anos, embora com o advento de novas terapias, a sobrevivência tenha sido prolongada, particularmente em câncer de mama ER+. Pacientes com metástases ósseas ou nos linfonodos usualmente têm sobrevivência mais longa do que pacientes com metástases viscerais. O tratamento visa controlar o câncer, paliar os sintomas, melhorar a qualidade de vida e prolongar a sobrevivência. A escolha do tratamento nestas pacientes depende do *status* do receptor hormonal, *status* de HER2, sítio e extensão da doença, terapia anterior, além da situação de desempenho e comorbidades da paciente.

A. Tratamento local

1. Cirurgia. Em pacientes com metástase solitária/limitada do pulmão, fígado, cérebro e esterno, relatos de casos e estudos retrospectivos sugeriram uma melhora na sobrevivência com ressecção cirúrgica; no entanto, estas são séries de pacientes não controladas e não existem dados definitivos a respeito. As pacientes devem ser criteriosamente escolhidas com base na morbidade operatória, intervalo livre de doença desde seu tumor primário, a possibilidade de atingir margens negativas, extensão da metástase, situação de desempenho e comorbidades.

Em pacientes que apresentam doença metastática no momento do diagnóstico, a maioria dos oncologistas não recomenda rotineiramente cirurgia de tumor de mama primário. A cirurgia é feita para paliar os sintomas relacionados ao tumor primário. Estudos retrospectivos sugeriram melhora na sobrevivência com a remoção do tumor primário em pacientes com doença metastática, mas a controvérsia permanece. ECOG 2108 é um ensaio prospectivo em andamento que avalia o papel da terapia local precoce para o tumor intacto em pacientes com MBC.

A compressão da medula espinhal pela metástase é uma emergência médica e melhorou os resultados com a descompressão neurocirúrgica da medula espinal seguida por radioterapia quando comparada com radioterapia e esteroides unicamente (*Lancet* 2005;366:643).

É feita imobilização profilática e a colocação de hastes nos ossos longos com mais de 50% de destruição do osso cortical para prevenir fraturas, o que pode levar a uma baixa qualidade de vida e redução na sobrevivência.

2. Radioterapia. A radioterapia é usada para paliar os sintomas e pode ajudar na dor em pacientes com metástase óssea e na parede torácica. Algumas pacientes podem ter adenopatia mediastinal e hilar significativa ou metástase pulmonar causando obstrução dos brônquios e levando ao colapso de um lobo pulmonar ou pneumonia pós-obstrutiva, e podem-se beneficiar com radioterapia paliativa. Nestes casos, em pacientes com compressão da medula espinal, que não são candidatas a neurocirurgia, é usada radioterapia para aliviar a compressão da medula.

Em pacientes com metástase cerebral irressecável, radioterapia de cérebro total (WBRT) demonstrou melhorar os sintomas e a sobrevivência média de 4 para 6 meses. Radiocirurgia estereotáxica é usada em pacientes com metástase cerebral limitada que está

166 | Capítulo 13

em lugar inacessível, como um reforço para WBRT, e em pacientes com recorrências após WBRT. Em pacientes com metástase cerebral HER2+, lapatinib, um inibidor da quinase HER2, em combinação com capecitabina demonstrou eficácia.

Isótopos radiativos como rastreio de [89]Sr e [153]Sm podem ser usados para paliar dor óssea por metástase óssea osteoblástica multifocal.

B. Terapia sistêmica. A terapia endócrina é recomendada como terapia de primeira linha em pacientes com tumor com receptores hormonais positivos, se elas tiverem metástase óssea, nos linfonodos, tecido mole ou visceral assintomática. Quimioterapia é recomendada em pacientes com tumor com receptores hormonais negativos. Trastuzumab, pertuzumabe, lapatinibe ou TDM-1 são as opções tradicionais se o tumor superexpressar HER2.

1. Terapia hormonal. Em pacientes na pré-menopausa, as opções incluem tamoxifeno (agonistas de ±LHRH) e ooforectomia (±AIs). Um AI não esteroidal (anastrozol ou letrozol) é frequentemente usado como terapia hormonal de primeira linha para pacientes na pós-menopausa. Opções subsequentes incluem AI esteroidal (exemestano), tamoxifeno, fulvestrant e acetato de megestrol. Exemestano em combinação com everolimus (Afinitor), um inibidor contra mTOR, demonstrou melhorar a PFS (10,6 meses com terapia de combinação *vs.* 4,1 meses com exemestano unicamente) em mulheres na pós-menopausa resistentes a AI com câncer de mama ER+ HER2- avançado refratário a AIs não esteroidais (*N Engl J Med* 2012;366:520), levando à aprovação da FDA para sua aplicação na população resistente a AI. Estradiol 2 mg TID é uma opção em pacientes com doença resistente a AI adquirida, embora o mecanismo de ação do estrogênio não seja claro.

Quando o tumor progride através de um agente endócrino, é recomendada terapia endócrina adicional enquanto a paciente não tiver doença visceral sintomática ou doença com progressão rápida. Os agentes para terapia endócrina de segunda e terceira linha são escolhidos a partir de uma classe diferente de droga. A cada terapia endócrina subsequente, a taxa de resposta e o tempo para progressão (TTP) diminuem. Deve ser iniciada quimioterapia quando a doença eventualmente se tornar resistente à terapia hormonal, ao mesmo tempo levando em consideração a condição de desempenho e as comorbidades da paciente.

2. Quimioterapia. Embora a quimioterapia de combinação esteja associada a melhor taxa de resposta e melhor TTP, ela não demonstrou melhorar a OS e está associada a mais efeitos colaterais se comparada com a terapia sequencial com agente único. Assim sendo, terapia sequencial com agente único é frequentemente preferida, exceto no contexto de metástase visceral com progressão rápida.

Antraciclinas (doxorrubicina, doxorrubicina lipossomal, epirrubicina, mitoxantrona) e taxanos (paclitaxel, docetaxel, nab-paclitaxel) são as duas classes de droga mais ativas contra câncer de mama. Embora estas drogas sejam frequentemente usadas no contexto adjuvante, elas podem ser reutilizadas na reincidência, particularmente se tiver havido um intervalo de mais de um ano desde o encerramento da terapia adjuvante. Quando são usadas antraciclinas, a doxorrubicina lipossomal é preferida, pois possui menor toxicidade cardíaca e tem atividade antitumoral no contexto metastático. Capecitabina, como um agente oral, é frequentemente usada quando a doença recorreu ou progrediu depois das antraciclinas e taxanos. As outras drogas ativas incluem citoxano, metotrexato, vinorelbina, eribulina, gemcitabina e etoposídeo oral e platina (carboplatina e cisplatina). A lista de regimes quimioterápicos é apresentada na Tabela 13-3.

Aproximadamente 25% dos MBC superexpressam HER2. A combinação de quimioterapia com trastuzumab foi associada a taxas de resposta mais elevadas, TTP mais longo e uma melhora estatisticamente significativa na OS. Pertuzumab (Perjeta) em combinação com trastuzumab e um taxano demonstrou melhorar a PFS (18,5 *vs.* 12,4 meses) e OS do que tastuzumab em combinação com um taxano (*N Engl J Med* 2012;366:109) e, portanto, foi aprovado pela FDA como terapia de primeira linha para HER2+ MBC. Lapatinib (Tykerb) é um inibidor dual da tirosina quinase que bloqueia HER1 e HER2. É aprovado pela FDA em combinação com capecitabina para o tratamento do câncer de mama metastático HER2+ com terapia anterior incluindo uma antraciclina, um taxano e trastuzumab. Em pacientes com metástase cerebral HER2+, esta combinação também apresentou eficácia. Dados do ensaio EMILIA mostraram que T-DM1(Kadcla), trastuzumab ligado ao agente citotóxico mertansina (DM1), melhorava a sobrevivência em 5,8

Câncer de Mama | 167

| **TABELA 13-3** | **Regimes Quimioterápicos para Câncer de Mama Metastático** |

Regime	Dosagem
Doxorrubicina a cada 3 sem.	40–75 mg/m² i.v. no dia 1
Doxorrubicina lipossomal pegilada a cada 3–4 sem.	45–60 mg/m² i.v. no dia 1
Epirrubicina a cada 3 sem.	60–90 mg/m² i.v. no dia 1
Paclitaxel a cada semana	80–100 mg/m² i.v. no dia 1
Docetaxel a cada 3 sem.	80–100 mg/m² i.v. no dia 1
Abraxane a cada 3 sem.	260 mg/m² i.v. no dia 1
Abraxane semanalmente em 3 sem. livre 1 sem. q 28 d	125 mg/m² i.v. nos dias 1, 8 e 15 i.v.
Capecitabina em 2 sem. livre 1 sem. a cada 3 sem.	850–1.250 mg/m² PO b.i.d nos dias 1–14
Gencitabina semanalmente em 3 sem. livre 1 sem. a cada 28 d	725 mg/m² i.v. nos dias 1, 8 e 15
Eribulina semanalmente em 2 sem. livre 1 sem. a cada 3 sem.	1,4 mg/m² i.v. nos dias 1 e 8
Venorelbina semanalmente	30 mg/m² i.v. no dia 1
Ixabepilone e capecitabina a cada 3 sem.	Ixabepilone 40 mg/m² i.v. no dia 1
	Capecitabina 1.250 mg/m² PO b.i.d. nos dias 1–14
Etopisídeo em 2 sem. off 1 sem, a cada 3 sem.	50 mg PO todos os dias
Gemcitabina e paclitaxel a cada 21 d	Gencitabina 1.250 mg/m² i.v. dias 1 e 8
	Paclitaxel 175 mg/m² i.v. dia 1
Capecitabina e docetaxel a cada 21 d	Capecitabina 1.250 mg/m² PO b.i.d. nos dias 1–14
	Docetaxel 75 mg/m² i.v. no dia 1
Capecitabina e paclitaxel a cada 21 d	Capecitabina 850 mg/m² PO b.i.d. nos dias 1–14
	Paclitaxel 175 mg/m² i.v. no dia 1
Capecitabina e Navelbine a cada 21 d	Capecitabina 1.000 mg/m² PO b.i.d. nos dias 1–14
	Navelbine 25 mg/m² i.v. nos dias 1 e 8
CMF a cada 28 d (regime PO)	Ciclofosfamida 100 mg/m² PO dias 1–14
	Metotrexato 40 mg/m² i.v. nos dias 1 e 8
	5FU 600 mg/m² i.v. nos dias 1 e 8
CMF a cada 21 d (regime i.v.)	Ciclofosfamida 600 mg/m² i.v. no dia 1
	Metotrexato 40 mg/m² i.v. no dia 1
	5FU 600 mg/m² i.v. no dia 1
FAC a cada 28 d	5FU 400 mg/m² i.v. no dia 1 e 8
	Doxorrubicina 40 mg/m² i.v. no dia 1
	Ciclofosfamida 400 mg/m² i.v. no dia 1
CAF a cada 21 d	Ciclofosfamida 500 mg/m² i.v. no dia 1
	Doxorrubicina 50 mg/m² i.v. no dia 1
	5FU 500 mg/m² i.v. no dia 1
FEC 100 a cada 21 d	5FU 500 mg/m² i.v. no dia 1
	Epirrubicina 100 mg/m² no dia 1
	Ciclofosfamida 500 mg/m² no dia 1
AT a cada 21 d	Doxorrubicina 60 mg/m² i.v. no dia 1
	Paclitaxel 200 mg/m² i.v. no dia 1
Docetaxel e doxorrubicina a cada 21 d	Docetaxel 75 mg/m² i.v. no dia 1
	Doxorrubicina 50 mg/m² i.v. no dia 1

i.v. intravenoso; PO, por via oral; b.i.d, duas vezes ao dia.
Esta é uma lista de alguns dos regimes comuns usados. Existem outros regimes relatados que não foram incluídos nesta lista.

168 | Capítulo 13

meses com melhora na tolerabilidade comparado à combinação de lapatinib e capecitabina (*N Engl J Med* 2012;367:1783), o que levou a FDA à aprovação de T-DM1 em pacientes com câncer de mama metastático HER2+ que haviam usado anteriormente tratuzumab e um taxano. As terapias subsequentes para o câncer de mama HER2+ incluem uma troca para quimioterapia alternada, e trastuzumab deve ser continuado com a progressão do tumor. O uso de trastuzumab em combinação com antraciclinas foi associado a toxicidade cardíaca severa em até 27% das pacientes e, portanto, não deve ser combinado com antraciclinas (*N Engl J Med* 2001;349:783). Outras opções incluem a combinação de lapatinib e trastuzumab (*J Clin Oncol* 2010;28:1124). Os regimes comumente usados para HER2+ MBC estão listados na Tabela 13-4. No subgrupo de câncer de mama HER2+, com baixo volume de doença, a combinação de terapia hormonal com ou sem trastuzumab também é aceitável. A combinação de letrozol e lapatinib (*Oncologist* 2010;15:122) também foi aprovada como terapia de primeira linha para câncer de mama ER+ HER2+ metastático.

C. Acompanhamento durante o tratamento. O monitoramento do tratamento pode ser feito através do exame físico se houver adenopatia palpável ou nódulos na parede torácica ou tecido mole. Sintomas significativos relacionados com câncer, como dor, também podem ser monitorados. O monitoramento dos marcadores tumorais também será útil se for elevado (*J*

TABELA 13-4	**Superexpressão de HER2 em Câncer de Mama Metastático**
Regime	**Dosagem**
Pertuzumab + trastuzumab + docetaxel (ou paclitaxel) a cada 21 d	Pertuzumab 840 mg i.v. dia 1 seguido de 420 mg i.v.
	Trastuzumab 8 mg/kg i.v. dia 1 seguido de 6 mg/kg i.v.
	Docetaxel 75–100 mg/m² i.v. dia 1 ou
	Paclitaxel 80 mg/m² dia 1 semanalmente
T-DM1 (Ado-trastuzumab emtansina) a cada 21 d	T-DM1 3,6 mg/kg i.v. dia 1
Lapatinib + capecitabina a cada 21 d	Lapatinib 1.250 mg PO diariamente dias 1–21
	Capecitabina 1.000 mg/m² PO duas vezes por dia dias 1–4
Trastuzumab + lapatinib	Lapatinib 1.000 mg PO diariamente
	Trastuzumab
Outros regimes contendo trastuzumab	
Paclitaxel + trastuzumab	
Docetaxel + trastuzumab	
Vinorelbina + trastuzumab	
Gencitabina + trastuzumab	
Capecitabina + trastuzumab	
Doxorrubicina lipossomal + trastuzumab	
Cisplatina + trastuzumab	
Cisplatina + docetaxel + trastuzumab	
Carboplatina + docetaxel + trastuzumab	
Carboplatina + paclitaxel + trastuzumab	
Cisplatina + gencitabina + trastuzumab	
Paclitaxel + gencitabina + trastuzumab	
Epirrubicina + ciclofosfamida + trastuzumab	

Esta é uma lista de alguns dos regimes comuns usados. Existem outros regimes relatados que não foram incluídos nesta lista.

Clin Oncol 1999;17:1080). Os níveis do marcador tumoral podem não se correlacionar à carga tumoral (exame por imagem). O marcador tumoral pode ser falsamente elevado em decorrência de citólise. O nível do marcador tumoral pode ser mais baixo com doença claramente progressiva porque o tumor se modificou e está secretando níveis mais baixos do marcador. O exame físico e os achados radiológicos devem então determinar as decisões de tratamento. Exames de imagem (CT, MRI e cintilografia óssea) devem ser feitos periodicamente para avaliar a resposta ao tratamento. Poucos dados estão disponíveis referentes ao uso de PET scans para monitorar o tratamento. Recentemente foram publicados estudos que examinam os níveis de células tumorais circulantes (CTC). Níveis altos de CTC antes do início do tratamento foram associados a DFS e OS piores (*N Engl J Med* 2004;351:781). Quando o nível de CTC não declinou depois de 3 a 6 semanas do início de um novo regime, é improvável que essas pacientes se beneficiem com quimioterapia

D. Duração do tratamento quimioterápico. Estudos randomizados mostraram que a OS não será significativamente diferente se a quimioterapia for continuada até a progressão da doença ou interrompida depois de um número ideal de ciclos (aproximadamente 6 ciclos). As pacientes que toleram bem a quimioterapia podem aceitar a continuidade do tratamento, e ensaios randomizados sugerem que esta pode ser a melhor opção em termos de sobrevivência livre de progressão e de qualidade de vida (*N Engl J Med* 1987;317:1490). Entretanto, quando a toxicidade é um problema, "férias" da quimioterapia podem melhorar a qualidade de vida, após o quê o tratamento poderá ser retomado mesmo que a progressão da doença ainda não tenha ocorrido.

E. Metástase óssea. Pamidronato (90 mg, i.v. q 3 a 4 semanas), ácido zoledrônico (4 mg, i.v. q 3 a 4 semanas) e denosumab (120 mg, s.q. q 4 semanas) são drogas aprovadas pela FDA para uso em pacientes com metástase óssea para paliar a dor e prevenir complicações esqueléticas, embora não tenham demonstrado uma melhora na OS. Enquanto estas drogas são administradas, os níveis séricos de creatinina, eletrólitos, cálcio e magnésio devem ser monitorados. As drogas devem ser continuadas enquanto a paciente receber tratamento para MBC. Estas drogas estão sendo estudadas em ensaios clínicos para verificar se elas previnem metástase óssea.

VIII. DIREÇÕES FUTURAS.
Têm sido feitos avanços importantes no diagnóstico e tratamento do câncer de mama, resultando em um decréscimo na mortalidade por câncer de mama nas últimas quatro décadas. No entanto, um número significativo de pacientes com câncer de mama tem reincidência da doença, levando à morte. São necessários tratamentos mais efetivos. Terapias direcionadas a alterações específicas do câncer prometem um tratamento personalizado do câncer com melhor tolerabilidade do que com quimioterapia. É necessário que sejam empenhados esforços para incluir pacientes em ensaios clínicos.

As pacientes diferem em sua capacidade de tolerar o tratamento, e os tumores diferem em relação a como eles proliferam, metastizam e respondem ao tratamento. Novas tecnologias como o perfil da expressão genética, sequenciamento genômico, estudos do polimorfismo genético e a proteômica estão sendo usadas para nos ajudar a compreender estas diferenças importantes em nível molecular.

Ao mesmo tempo em que estamos empreendendo esforços para melhor compreender e tratar o câncer de mama, esforços também estão sendo feitos para melhorar a qualidade de vida das pacientes que se submetem ao tratamento para câncer de mama. Encontram-se em andamento pesquisas no campo dos antieméticos, perda da memória, fadiga, sintomas na pós-menopausa e outros sintomas relacionados com o tratamento desta doença.

LEITURA SUGERIDA

Baselga J, Cortés J, Kim SB, *et al.* Pertuzumab plus trastuzumab plus docetaxel for metastatic breast cancer. *N Engl J Med* 2012;366:109–119.

Davies C, Pan H, Godwin J. Long-term effects of continuing adjuvant tamoxifen to 10 years versus stopping at 5 years after diagnosis of oestrogen receptor-positive breast cancer: ATLAS, a randomised trial. *Lancet* 2013;381:805–816.

Early Breast Cancer Trialists' Collaborative Group (EBCTCG). Comparisons between different polychemotherapy regimens for early breast cancer: meta-analyses of long-term outcome among 100,000 women in 123 randomised trials. *Lancet* 2012;379:432–444.

170 | Capítulo 13

Early Breast Cancer Trialists' Collaborative Group (EBCTCG). Effects of chemotherapy and hormonal therapy for early breast cancer on recurrence and 15-year survival: an overview of the randomised trials. *Lancet* 2005;365:1687–1717.

Fan C, Oh DS, Wessels L, *et al.* Concordance among gene-expression-based predictors for breast cancer. *N Engl J Med* 2006;355:560–569.

Verma S, Miles D, Gianni L, *et al.* Trastuzumab emtansine for HER2-positive advanced breast cancer. *N Engl J Med* 2012;367:1783–1791.

14 Timoma e Mesotelioma

Eric Knoche • Siddastha Devarakonda
Daniel Morgensztern

I. TIMOMA

A. Queixas subjetivas. A apresentação clínica de pacientes com neoplasias tímicas pode variar desde um achado radiográfico incidental até um sintoma relacionado com extensão local ou com uma complicação severa relacionada com uma variedade de síndromes paraneoplásicas. Até 50% dos pacientes apresentam massa mediastinal anterior assintomática na radiografia torácica. Os sintomas mais comuns incluem tosse, dor torácica e dispneia. Outros sintomas incluem hemoptise, rouquidão e disfagia. Queixas sistêmicas como perda de peso, fadiga, febre e sudorese noturna são menos comuns e são mais típicos de linfoma. A síndrome paraneoplásica mais comum é a miastenia grave (MG), que ocorre em aproximadamente um terço dos pacientes. Entre pacientes com MG, 10 a 15% são descobertos com timoma numa investigação mais profunda. Ocorre aplasia pura dos glóbulos vermelhos (PRCA) em aproximadamente 5 a 10% dos pacientes com timoma; porém, metade dos pacientes com PRCA têm timoma. Ocorre suspeita desta síndrome em pacientes com anemia isolada e baixa contagem de reticulócitos. Hipogamaglobulinemia está presente em até 10% dos pacientes. A associação de timoma com imunodeficiência combinada de células B e T é denominada síndrome de Good. Esta condição é caracterizada por aumento na suscetibilidade a infecções por bactérias encapsuladas e infecções oportunistas (*J Clin Pathol* 2003;56:12). Várias outras síndromes paraneoplásicas foram descritas em associação ao timoma (Tabela 14-1).

B. Achados objetivos. No estágio inicial, os pacientes frequentemente têm exame físico completamente normal. A expansão torácica do tumor com invasão ou compressão da veia cava superior pode causar os achados característicos de inchaço facial e das extremidades superiores, enquanto a invasão da veia inominada causará edema no braço esquerdo. Também é possível a invasão do nervo frênico e pode resultar na redução dos sons respiratórios no lado afetado. Alguns pacientes desenvolvem achados oculares como ptose e diplopia.

II. EXAMES E ESTADIAMENTO

A. Estudos de imagem. A maioria dos casos de timoma é detectada por radiografias torácicas tradicionais. Na imagem posteroanterior (PA), geralmente existe uma lesão redonda ou oval, como uma borda mal definida ou lobulada, próxima à junção do coração e grandes vasos. Embora o tumor possa estar principalmente localizado na linha mediana, ele frequentemente também se estende até um dos hemitórces. A traqueia raramente é deslocada e a presença de um hemidiafragma elevado sugere a invasão de um nervo frênico. Uma pequena porcentagem dos tumores tem calcificação na periferia ou dentro do tumor. Na imagem lateral, a massa causa opacificação da janela cárdica anterior. Uma avaliação mais detalhada é obtida com uma tomografia computadorizada (CT) do tórax, que irá visualizar melhor e avaliar a extensão da massa. Embora CT não seja confiável para a detecção de invasão mediastinal, achados altamente sugestivos de invasão incluem a obliteração completa dos planos gordurosos, encapsulamento dos vasos mediastinais e espessamento pericárdico ou pleural. A tendência

TABELA 14-1	Síndromes Paraneoplásicas Associadas a Timoma
Endócrina	Doença de Addison, síndrome de Cushing, pan-hipopituitarismo e tireoidite
Cardiovascular	Miocardite, pericardite
Hematológica	Agranulocitose, hipogamaglobulina, anemia perniciosa e aplasia dos glóbulos vermelhos
Neuromuscular	Miastenia grave, encefalopatia límbica, polimiosite e radiculopatia
Reumatológica	Artrite reumatoide, escleroderma, lúpus sistêmico eritematoso e síndrome de Sjögren
Diversas	*Alopecia areata*, sarcoidose e colite ulcerativa

172 | Capítulo 14

do espaço pleural basilar posterior a metastizar é peculiar dos timomas. O exame de imagem por ressonância magnética (MRI) é útil à investigação de invasão vascular. Os tumores tímicos frequentemente expressam receptores da somatostatina e podem ser detectados por um rastreio com octreotide marcado com índio.

B. Biópsia. O diagnóstico de timoma em geral é feito clinicamente, em particular nos pacientes com síndrome paraneoplásica. Quando o tumor é pequeno e está confinado ao timo, a excisão cirúrgica pode facilitar o diagnóstico, o tratamento e o estadiamento. A biópsia possui um papel importante em pacientes com tumores grandes e invasivos que podem requerer uma abordagem não cirúrgica ou tratamento neoadjuvante, como também em casos onde o linfoma continua a ser uma forte possibilidade porque esta malignidade não é primariamente tratada com cirurgia. O diagnóstico histopatológico pode ser obtido por meio de uma aspiração por agulha fina (FNA) ou biópsia cirúrgica com taxas de sucesso de aproximadamente 60 e 90%, respectivamente. A sensibilidade e a especificidade de FNA são limitadas em razão da aparência benigna de muitos timomas quando avaliados no nível de uma única célula. Dados limitados apoiam a preocupação em relação à semeadura de tumores tímicos no espaço pleural durante o procedimento da biópsia. Não existem relatos de semeadura de tumores via trato da agulha ou sítio da biópsia, e o padrão de propagação para o espaço pleural parece ser inerente a esta malignidade, independente de biópsia prévia.

C. Patologia. O termo timoma deve-se restringir a neoplasias das células epiteliais tímicas. Assim sendo, outros tumores que também podem envolver o timo, como seminomas e linfomas, não devem ser considerados variantes do timoma. A maioria dos timomas se origina na porção superior do mediastino anterior, correspondendo à localização da glândula timo normal. Localizações raras incluem o mediastino posterior, base do pescoço, tecidos peri-hilares, parênquima pulmonar e pleura (possivelmente se originando do tecido tímico ectópico, que pode ser distribuído por todo o mediastino). Grosseiramente, os timomas são, em grande parte ou inteiramente sólidos, separados em lóbulos pelos septos de tecido conectivo e, usualmente, são bem encapsulados. Microscopicamente, os timomas são compostos de uma mistura de células epiteliais neoplásicas e um infiltrado linfocítico. Depois de muitos anos de debate e vários esquemas propostos, a Organização Mundial da Saúde (WHO) desenvolveu uma classificação padronizada e unificada para neoplasias epiteliais tímicas em 1999 (Tabela 14-2). Neste documento, dois tipos principais de timoma foram identificados com base nas características das células epiteliais malignas, que podem ser fusiformes ou ovais (semelhantes às células medulares) no tipo A, ou de aparência epitelioide (semelhantes às células corticais) no tipo B. Os tumores com ambas as características foram designados como AB. Os tumores do tipo B foram subdivididos em três grupos, B1 a B3, dependendo do aumento progressivo da relação entre epitélio e linfócitos e o grau de atipia. Uma categoria adicional, o tipo C, foi reservada para pacientes com carcinoma tímico, em que existem características claras de malignidade. Existe uma correlação significativa entre o subtipo da WHO e as síndromes paraneoplásicas, com MG ocorrendo mais comumente no subtipo B e PRCA no subtipo A.

D. Estadiamento. O sistema de estadiamento mais comumente usado é o proposto por Masaoka *et al.*, em 1981 (Tabela 14-3). Neste sistema, quatro estágios clínicos são criados com base no grau de invasão através da cápsula e nas estruturas circundantes.

TABELA 14-2	Classificação da WHO dos Timomas
Esquema da WHO	**Outras classificações histológicas**
Tipo A	Medular, células fusiformes
Tipo AB	Mistos
Tipo B1	Rico em linfócitos, predominantemente cortical, organoide
Tipo B2	Cortical
Tipo B3	Epitelial, atípico, escamoide, carcinoma tímico bem diferenciado
Tipo C	Carcinoma tímico

WHO, Organização Mundial da Saúde.

Timoma e Mesotelioma | **173**

TABELA 14-3	Sistema de Estadiamento de Masaoka para Timoma
Estágio	**Descrição**
I	Tumor completamente encapsulado
IIa	Invasão transcapsular microscópica
IIb	Invasão macroscópica do tecido gorduroso ou grosseiramente aderente, mas não através da pleura mediastinal ou pericárdio
III	Invasão macroscópica dos órgãos vizinhos (pericárdio, grandes vasos, pulmões)
IVa	Metástases pleurais ou pericárdicas
IVb	Metástases linfáticas ou hematogênicas

III. TERAPIA E PROGNÓSTICO
A. Doença ressecável
1. Cirurgia. Cirurgia é o tratamento de escolha para timoma e deve ser oferecido a todos os pacientes, exceto aqueles com doença clinicamente irressecável ou quando está espalhado além do tórax. Como a cirurgia pode precipitar insuficiência respiratória em um paciente com MG, todo paciente diagnosticado ou com suspeita de timoma deve ser testado quanto aos níveis do antirreceptor de acetilcolina antes da cirurgia para descartar MG. Se presente, MG deve ser tratada antes da cirurgia. Em pacientes com lesões muito encapsuladas, o procedimento de escolha é uma excisão completa com timectomia total. Pacientes com grande fixação do tumor a estruturas adjacentes não vitais como pulmão, pleura ou pericárdio devem se submeter à ressecção dos tecidos adjacentes envolvidos. A presença de metástases intrapulmonares não constitui uma contraindicação para a cirurgia se for realizada por lobectomia. O papel da pneumonectomia neste contexto é questionável. Pacientes com envolvimento do nervo frênico unilateral devem-se submeter à cirurgia com intenção curativa, desde que possam tolerar a perda da função nesse hemidiafragma, o que pode ser particularmente problemático em pacientes com MG. A mortalidade operatória é de aproximadamente 2,5%, e a sobrevivência global para pacientes com timoma ressecado é geralmente, muito boa (Tabela 14-4). Pacientes com estágio III ou IV são considerados irressecáveis quando existe extenso envolvimento da traqueia, grandes artérias ou coração, metástases pleurais bilaterais extensas ou metástases distantes. O papel do *debulking* ou ressecção subtotal em estágios avançados permanece controverso. Pacientes com reincidência da doença após ressecção completa devem ser considerados para uma segunda operação.
2. Terapia adjuvante. Radioterapia adjuvante não é indicada para ressecções R0 em doença no estágio I. Deve ser considerada para ressecções R0 nos estágios II a IV e é indicada em casos de ressecção R1. No caso de ressecções R2, deve ser considerada a adição de quimioterapia à radioterapia adjuvante.
B. Doença localmente avançada
1. Terapia neoadjuvante. Embora o uso de radioterapia pré-operatória como modalidade única não tenha sido associado a benefício na sobrevivência, vários estudos sugerem melhora na ressecabilidade e sobrevivência com o uso de tratamento multimodal em pacientes com Masaoka em estágio III e IV. A National Comprehensive Cancer Network, atualmente, recomenda quimioterapia como o tratamento inicial para pacientes com timomas localmente avançados, seguida de avaliação cirúrgica. No caso de doença ressecável, o

TABELA 14-4	Sobrevivência Global para Timomas Ressecados	
Estágio de Masaoka	**Sobrevivência em 5 anos (%)**	**Sobrevivência em 10 anos (%)**
I	92	88
II	82	70
III	68	57
IV	60	38

174 | Capítulo 14

tratamento de escolha é cirurgia seguida de radioterapia adjuvante. Tumores irressecáveis devem ser tratados com quimiorradioterapia (*J Natl Compr Cancer Netw* 2013;11:562).

C. Doença avançada. Os timomas são sensíveis à quimioterapia, e várias drogas quimioterápicas, sejam regimes com uma droga única ou em combinação, demonstraram ser ativas. O ensaio intergrupal de fase II avaliou o regime PAC (cisplatina 50 mg/m², doxorrubicina 50 mg/m² e ciclofosfamida 500 mg/m² a cada 3 semanas) em 30 pacientes com timoma metastático ou recorrente e carcinoma tímico (*J Clin Oncol* 1994;12:1164). A taxa de resposta global foi de 50%, com sobrevivência média de 38 meses, e uma sobrevivência em 5 anos estimada em 32%. PAC é, atualmente, o tratamento tradicional para timoma. A combinação de cisplatina (60 mg/m² no dia 1) e etopósido (120 mg/m² nos dias 1 a 3) resultou numa taxa de resposta de 56% e sobrevivência média de 4,3 anos (*J Clin Oncol* 1996;14:814). Para pacientes com timoma e varredura positiva de octreotide marcado com índio, octreotide 0,5 mg subcutâneo 3 vezes ao dia por até 1 ano resultou numa taxa de resposta de 12,5%. Quando combinado com predisona (0,6 mg/kg/dia), octreotide apresentou uma taxa de resposta de 31%, com sobrevivência média de 15 meses (*Cancer* 2001;94:1414).

D. Prognóstico. O prognóstico geralmente está relacionado com estágio na apresentação, presença ou ausência de ressecção completa e o subtipo histológico. A maioria dos timomas é de tumores encapsulados de crescimento lento que podem ser curados por ressecção cirúrgica. O estadiamento, independente do sistema usado, continua sendo o determinante prognóstico mais importante e os resultados são significativamente melhores em pacientes que se submetem à ressecção completa. Ocorre uma progressão linear da malignidade entre os subtipos histológicos da WHO, com timomas A e AB se comportando como tumores benignos, B1 e B2 como tumores de baixo grau, e B3 como um tumor agressivo semelhante a carcinoma tímico. Esta correlação se reflete na probabilidade de invasão e na sobrevivência global.

IV. CARCINOMA TÍMICO. Os carcinomas tímicos são tumores caracterizados por características histológicas e citológicas claras de malignidade, como atipia nuclear, aumento na atividade mitótica e necrose. Os tumores geralmente estão localizados no mediastino anteroposterior e os pacientes, em geral apresentam sintomas de invasão local, como dispneia, tosse e dor torácica. A maioria dos pacientes apresenta doença avançada com invasão das estruturas mediastinais contíguas e linfadenopatia vista em aproximadamente 80 e 40% dos pacientes, respectivamente. Síndromes paraneoplásicas raramente são vistas. Devido à escassez de casos, o tratamento ideal permanece indefinido. Ressecção cirúrgica é a base do tratamento, mas a ressecção completa somente é possível em poucos pacientes em vista do estágio avançado. Deve ser considerada radioterapia adjuvante em pacientes com estágio II a IV que se submeteram à ressecção R0. No caso de ressecção R1 ou R2, os pacientes devem receber quimiorradioterapia adjuvante. Em pacientes com doença avançada, um pequeno estudo incluindo 23 pacientes com carcinoma tímico apresentou uma taxa de resposta de 22%, 5 meses de sobrevivência livre de doença (PFS) e 20 meses de sobrevivência média com a combinação de carboplatina e paclitaxel (AUC 6 e 225 mg/m² no dia 1) (*J Clin Oncol* 2011;29:2060), que se tornou o regime de escolha para carcinoma tímico.

V. TERAPIA DIRECIONADA. As alterações mais frequentes em timomas ocorrem no lócus do complexo principal de histocompatibilidade (cromossomo 6p). Foram identificadas anormalidades que afetam a amplificação e superexpressão do gene *EGFR*, superexpressão de *HER2*, superexpressão de *c-KIT*, superexpressão de *BCL2*, superexpressão de *TP53* e perda da expressão de *PI16INK4A*. Aproximadamente 12% dos pacientes com carcinoma tímico possuem mutações em c-KIT e vários estudos apresentaram resposta aos inibidores da tirosina quinase, incluindo imatinib, sorafenib e sunitinib, ocasionalmente durando mais de 12 meses (*Ann Oncol* 2012;23:2409).

VI. CONTEXTO. Os timomas são os tumores primários mais comuns do mediastino anterior em adultos. A maioria dos pacientes tem entre 40 e 60 anos na época do diagnóstico, e não existe predileção por sexo. A incidência global é de 0,15 casos por 100.000 pessoas-ano.

VII. MESOTELIOMA

    A. Apresentação

        1. Subjetiva. Os sintomas de mesotelioma geralmente são insidiosos e inespecíficos. Portanto, é típico que o diagnóstico seja demorado. O tempo médio entre o início dos sintomas e o diagnóstico é de 2 a 3 meses. As queixas mais comuns apresentadas são dispneia e dor

Timoma e Mesotelioma | 175

não pleurítica na parede torácica. Sintomas constitucionais como perda de peso e fadiga são mais frequentes nos últimos estágios da doença, mas podem ocorrer em aproximadamente um terço dos pacientes na apresentação. Alguns pacientes podem ser assintomáticos e a sua doença é identificada, incidentalmente, em radiografia torácica rotineira.

2. Objetivo. Os achados comuns no exame físico incluem sinais de efusão pleural unilateral incluindo macicez à percussão e redução na entrada de ar na base pulmonar envolvida. Hemotórax fixo, caracterizado pela falta de expansão do tórax, está presente em grandes tumores e geralmente representa um achado tardio. Ocasionalmente, pacientes com doença avançada podem ter linfonodos supraclaviculares palpáveis ou massa palpável na parede torácica. Baqueteamento digital é raro. Alguns pacientes podem não ter sinais físicos em razão da presença de massa pleural localizada sem efusão.

B. Exames e estadiamento

1. Estudos de imagem. A avaliação radiográfica inicia com uma radiografia torácica PA e lateral que, em geral, demonstra uma efusão pleural unilateral e, ocasionalmente, uma massa baseada na pleura. Aproximadamente 20% dos pacientes têm evidência radiológica de exposição ao amianto na radiografia do tórax, como placas pleurais. O rastreio com CT frequentemente mostra uma efusão com ou sem massa pleural e permite a avaliação da extensão do tumor. Em alguns pacientes o mesotelioma produz um espessamento lobular localizado, enquanto em outros causa uma crosta de tumor que encapsula o pulmão. MRI também pode ajudar a definir melhor a extensão local do mesotelioma pleural na parede torácica e diafragma. O rastreio com tomografia por emissão de pósitrons (PET) pode ser usado para diferenciar entre massas pleurais benignas e malignas. Esta modalidade de imagem funcional também permite a detecção do envolvimento de linfonodos ou extratorácico.

2. Diagnóstico. Apesar da presença de achados típicos, clínicos ou radiográficos, o diagnóstico definitivo de mesotelioma deve ser feito pela avaliação patológica. O procedimento diagnóstico inicial é, usualmente, uma toracentese. A citologia do líquido pleural nem sempre fornece um diagnóstico definitivo porque o teor pode ser baixo. Além do mais, quando células anormais estão presentes, frequentemente é difícil diferenciar células de mesotelioma de células mesoteliais reativas e outras malignidades como adenocarcinoma. O valor diagnóstico da citologia pode melhorar com o uso de coloração imuno-histoquímica (IHC). Quando a citologia é inconclusiva, os pacientes devem se submeter a uma biópsia pleural. As amostras para histologia podem ser obtidas por meio de uma biópsia guiada por CT ou por toracoscopia direta.

3. Patologia. Mesotelioma é classificado em três subtipos histológicos: epitelial, sarcomatoide e misto. O tipo epitelial é o mais comum, representando 50 a 60% de todos os casos. O tipo sarcomatoide está presente em aproximadamente 15% dos casos e é caracterizado por células fusiformes que são similares a fibrossarcomas. O subtipo misto ou bifásico contém características dos dois elementos, epitelioide e sarcomatoide. Como o diagnóstico de mesotelioma pode não ser obtido com facilidade a partir de uma amostra patológica, estudos de IHC comumente são usados para diferenciar entre mesotelioma e adenocarcinomas pulmonares metastáticos ou primários. As colorações que geralmente são positivas no mesotelioma incluem antígeno de membrana epitelial (EMA), antígeno 1 do tumor de Wilms (WT1), citoqueratina 5/6, calretinina e mesotelina. As colorações negativas incluem o antígeno carcinoembriogênico (CEA), fator de transcrição da tireoide-1 (TTF-1), B72,3, CD15, MOC-31, Ber-P4 e Bg8. Microscopia eletrônica deve ser reservada para casos difíceis com resultados IHC ambíguos. A forma epitelial é composta de células poligonais com microvilos longos, desmossomos proeminentes e tonofilamentos abundantes. A microscopia eletrônica na variante sarcomatoide revela núcleos alongados e retículo endoplasmático rugoso abundante.

4. Marcadores séricos. A proteína solúvel relacionada com mesotelina (SMRP) é uma forma solúvel de mesotelina, que é elevada na maioria dos pacientes com mesotelina. Os níveis de SMRP estão correlacionados à progressão da doença ou resposta à terapia e podem ser úteis na detecção precoce para pacientes em risco.

5. Estadiamento. Embora vários sistemas de estadiamento tenham sido propostos para mesotelioma, nenhum deles obteve uma aceitação universal. O Grupo Internacional de Interesse Público sobre Mesotelioma (IMIG) propôs um novo sistema de estadiamento

176 | Capítulo 14

TABELA 14-5 — Estadiamento do IMIG para Mesotelioma

T: Tumor

T1	Tumor limitado à pleura parietal ipsolateral, incluindo a pleura mediastinal e diafragmática T1a – Sem envolvimento da pleura visceral T1b – Tumor envolvendo a pleura visceral
T2	Tumor envolvendo cada uma das superfícies pleurais ipsolaterais (pleura parietal, mediastinal, diafragmática e visceral) com pelo menos uma das seguintes características: • Envolvimento do músculo diafragmático • Extensão do tumor desde a pleura visceral até o parênquima pulmonar subjacente
T3	Tumor localmente avançado, mas potencialmente ressecável Tumor envolvendo todas as superfícies pleurais ipsolaterais (pleura parietal, diafragmática e visceral) com pelo menos um dos seguintes: • Envolvimento da fáscia endotorácica • Extensão até a gordura mediastinal • Foco do tumor solitário, completamente ressecável, se estendendo até os tecidos moles da parede torácica • Envolvimento não transmural do pericárdio
T4	Tumor localmente avançado tecnicamente não ressecável • Tumor envolvendo todas as superfícies pleurais ipsolaterais (parietal, mediastinal, diafragmática e visceral) com pelo menos uma das seguintes características: • Extensão difusa ou massas multifocais de tumor na parede torácica, com ou sem destruição associada da costela • Extensão transdiafragmática direta do tumor até o peritônio • Extensão direta do tumor até a pleura contralateral • Extensão direta do tumor até um ou mais órgãos mediastinais • Extensão direta do tumor até a espinha • Tumor estendendo-se pela superfície interna do pericárdio, com ou sem efusão pericárdica, ou tumor envolvendo o miocárdio

N: Linfonodos

NX	Os linfonodos regionais não podem ser avaliados
N0	Sem metástases do linfonodo regional
N1	Metástases nos linfonodos broncopulmonares ou hilares ipsolaterais
N2	Metástases nos linfonodos subcranianos ou mediastinais ipsolaterais, incluindo os nódulos
N3	mamários internos ipsolaterais Metástases nos linfonodos mediastinais contralaterais, mamários internos contralaterais, supraclaviculares ipsolaterais ou contralaterais

M: Metástases

MX	A presença de metástases distantes não pode ser avaliada
M0	Sem metástases distantes
M1	Metástases distantes presentes

Agrupamentos em estágios

Estágio	Ia	T1a	N0	M0
	Ib	T1b	N0	M0
Estágio	II	T2	N0	M0
Estágio	III	T3	N0-2	M0
		T1-2	N1-2	M0
	IV	T4	Qualquer N	M0
		Qualquer T	N3	M0
		Qualquer T	Qualquer N	M1

Timoma e Mesotelioma | 177

para mesotelioma (Tabela 14-5). Este sistema de estadiamento do tumor (T), linfonodo (N) e metástases (M) inclui descritores de T que são muito mais detalhados do que aqueles usados no estadiamento do câncer pulmonar de células não pequenas. Este novo sistema permitiu um estadiamento mais preciso de pacientes com mesotelioma de acordo com o prognóstico. A sobrevivência média por estágio foi de 35 meses, 16 meses, 11,5 meses e 5,9 meses para estágios I até IV, respectivamente.

C. Tratamento. Mesotelioma é uma doença essencialmente incurável e o objetivo primário da terapia é melhorar a qualidade de vida e prolongar a sobrevivência. Na maioria dos casos, o tumor se espalha ao longo da superfície serosa e se infiltra nos órgãos torácicos vitais subjacentes, impedindo uma ressecção cirúrgica completa. Além disso, o mesotelioma frequentemente se origina em múltiplos sítios na pleura parietal. Os pacientes são, comumente, idosos com comorbidades significativas e os sintomas insidiosos frequentemente retardam o diagnóstico. A escolha do tratamento é determinada pelo estágio da doença e as comorbidades dos pacientes.

1. **Cirurgia.** Existem três procedimentos principais usados no manejo de pacientes com mesotelioma: pleurodese, pleurectomia com decorticação (PD) e pneumonectomia persistente (EPP). Pleurodese comumente é usada no tratamento de dispneia persistente causada por grandes efusões pleurais. Este procedimento é eficaz na prevenção do acúmulo de líquidos e deve ser realizado cedo, no começo do manejo. À medida que a doença evolui, o tumor se desenvolve ao longo da pleura visceral e encapsula o pulmão, impedindo a reexpansão. O pulmão capturado resultante é geralmente, refratário à pleurodese. PD se refere à remoção cirúrgica da pleura visceral, parietal e pericárdica do pulmão, ápice do diafragma, sem a remoção do pulmão. Uma ressecção completa só é possível em estágios muito iniciais da doença, e a maioria dos pacientes desenvolve uma recorrência da doença. EPP é o procedimento mais agressivo e envolve a ressecção em bloco da pleura visceral e parietal, pulmão, pericárdio e diafragma ipsolateral. EPP atinge o maior grau de citorredução e, como o pulmão foi removido, doses mais elevadas de radiação adjuvante devem ser ministradas no hemitórax ipsolateral. Um estudo retrospectivo comparou as duas modalidades cirúrgicas em 663 pacientes consecutivos operados entre 1990 e 2006. EPP foi associada a um aumento na mortalidade operatória (7 vs. 4%) e redução na sobrevivência em uma análise multivariada ajustando para idade, gênero, histologia, estágio e adição de quimioterapia e/ou radioterapia (HR 1,4; intervalo de confiança de 95% 1,18 a 1,69; p < 0,001) (*J Thorac Cardiovasc Surg* 2008;135:620). Embora PD e EPP sejam realizadas com intenção curativa, nenhuma das duas parece propiciar uma melhora significativa na sobrevivência quando usada como terapia de modalidade única.

2. **Radioterapia.** As células do mesotelioma são relativamente sensíveis à radioterapia. Entretanto, em razão da natureza difusa do câncer, a dose de radiação para mesotelioma é limitada pela necessidade de irradiar o hemitórax inteiro, o que inclui órgãos vitais como o pulmão, coração, esôfago e medula espinal. A radioterapia tem efeitos mínimos no aumento da sobrevivência. Existem três indicações principais para o uso de radioterapia: paliação da dor, profilaxia contra metástases pelo trato da agulha e terapia adjuvante. A maioria dos pacientes tratados com radioterapia paliativa obtém controle da dor por pouco tempo apenas. Como o mesotelioma é caracterizado por invasão local direta, ele frequentemente invade tratos após procedimentos locais. Nestes casos, a radiação pode ser usada como uma medida profilática. Em razão das altas taxas de recorrência local após a cirurgia, a radioterapia tem sido usada no contexto adjuvante numa tentativa de erradicar tumor residual. Estudos em pacientes submetidos à EPP apresentaram redução na reincidência local com paliação da doença, mas sem melhora decisiva na sobrevivência.

3. **Quimioterapia.** A quimioterapia tem sido usada no contexto neoadjuvante ou adjuvante em pacientes tratados com tratamento multimodal ou como modalidade única em casos avançados em que o papel da quimioterapia permanece paliativo, porque mesmo terapia trimodal não parece atingir a cura ou prolongar, significativamente, a sobrevivência. Entre os vários regimes, a combinação de pemetrexed e cisplatina surgiu como o padrão de cuidados depois de um estudo de fase III mostrou melhora na sobrevivência comparada com cisplatina como agente único (*J Clin Oncol* 2003;21:2636). Neste estudo, 456 pacientes foram designados para cisplatina, unicamente (75 mg/m^2 no dia 1 a cada 3 semanas) ou em combinação com pemetrexed (500 mg/m^2 no dia 1 a cada 3 semanas). O bra-

178 | Capítulo 14

ço com a combinação resultou em benefício significativo, incluindo melhora na taxa de resposta (41% vs. 16%, $p < 0,0001$), tempo médio para progressão (5,7 meses vs. 3,9 meses, $p = 0,001$) e sobrevivência média (12,1 meses vs. 9,3 meses, $p = 0,02$). Carboplatina combinada com pemetrexed é uma alternativa aceitável para pacientes que não toleraram cisplatina. Esta combinação resultou numa sobrevivência média de 12,7 meses no estudo de fase II de primeira linha (*Clin Lung Cancer* 2010;11:30) e não apresentou diferença na resposta quando comparado com cisplatina com pemetrexed. Os pacientes que não toleram pemetrexed podem ser candidatos à combinação de gemcitabina e cisplatina com dados de sobrevivência comparáveis (*Br J Cancer* 2002;86:342). As opções com agente único incluem pemetrexed ou vinorelbina em contextos de primeira ou segunda linha.

4. **Terapia direcionada.** Várias abordagens novas para o tratamento sistêmico de mesotelioma foram recentemente investigadas. Um ensaio de fase II de cisplatina, pemetrexed e bevacizumab não atingiu 33% de melhora na PFS em 6 meses comparado com o controle histórico de 48%. (*Lung Cancer* 2012;77:567). A adição de bevacizumab à carboplatina e pemetrexed levou a uma PFS média de 6,9 meses, que também não atingiu a meta primária de históricos 6 meses para significativos 9 meses (*Br J Cancer* 2013;109:552). O Câncer e Leucemia Grupo B conduziu um estudo de fase II avaliando o papel de gefitinib, um receptor do fator de crescimento epidérmico (EGFR) tirosina quinase em pacientes com mesotelioma não tratados previamente (*Clin Cancer Res* 2005;11:2300). Entre os 43 pacientes incluídos no estudo, a taxa de resposta foi de 4% e a sobrevivência média de 6,8 meses. A expressão de EGFR não estava correlacionada à resposta ou sobrevivência. Sunitinib, um inibidor da tirosina quinase, se direciona para os receptores do fator de crescimento do endotélio vascular VEGF e o fator de crescimento derivado das plaquetas PDGF. Um estudo de fase II investigou sunitinib em pacientes progressivos após quimioterapia sistêmica. O tempo médio para progressão foi de 3,7 meses e a média a sobrevivência global foi de 8,2 meses (*J Thorac Oncol* 2012;9:1449). Outras estratégias terapêuticas experimentais incluem inibidores da proteassoma, inibidores de mTOR, inibidores de HDAC e imunomoduladores como a talidomida (*J Natl Compr Cancer Netw* 2012;10:42).

D. **Prognóstico.** O prognóstico para pacientes com mesotelioma é reservado, com sobrevivência média de aproximadamente 12 meses a partir do diagnóstico. Os fatores associados a mau prognóstico incluem estágio avançado, fraca situação de desempenho, sexo masculino, dor torácica, perda de peso, trombocitose, leucocitose, anemia, idade avançada e histologia sarcomatoide. Dois sistemas de prognóstico foram desenvolvidos com base na coleta de dados de pacientes incluídos em grandes ensaios grupais cooperativos. No estudo da Organização Europeia para Pesquisa e Tratamento do Câncer (EORTC), os fatores de risco identificados foram situação de desempenho 1 e 2 segundo o Grupo Oriental Cooperativo em Oncologia (ECOG), glóbulos brancos acima de $8.300/\mu L$, decréscimo de hemoglobina igual ou maior que 1 g/dL, diagnóstico provável ou possível e histologia sarcomatoide (*J Clin Oncol* 1998;16:145). Os pacientes foram subdivididos em dois grupos prognósticos: bom prognóstico, com até dois fatores de risco, e mau prognóstico, com três ou mais fatores de risco. Os resultados foram significativamente melhores para pacientes na categoria de bom prognóstico, com melhora na sobrevivência média (10,8 meses vs. 5,5 meses), sobrevivência global em 1 ano (40% vs. 12%) e sobrevivência em 2 anos (14 vs. 0%). No estudo do Câncer e Leucemia Grupo B (CALGB), os fatores de risco significativos incluíam fraca condição de desempenho, dor torácica, dispneia, contagem plaquetária acima de $400.000/\mu L$, perda de peso, lactato desidrogenase sérico (LDH) superior a 500 IU/L, comprometimento pleural, anemia, leucocitose e idade acima de 75 anos (*Chest* 1998;113:723).

Foram identificados subgrupos prognósticos com períodos de sobrevivência medianos, variando de 1,4 a 13,9 meses.

E. **Contexto.** Mesotelioma maligno é um tumor agressivo das superfícies serosas. A incidência está aumentando em todo o mundo em consequência da exposição disseminada ao amianto. Ocorrem aproximadamente 2.500 novos casos por ano nos Estados Unidos. O risco principal para o desenvolvimento de mesotelioma é a exposição ao amianto. Embora aproximadamente 80% dos pacientes com mesotelioma tenham uma história de exposição ao amianto, somente aproximadamente 10% daqueles expostos desenvolverão mesotelioma.

LEITURA SUGERIDA

Timoma

Detterbeck FC, Parsons AM. Thymic tumors. *Ann Thorac Surg* 2004;77:1860–1869.

Duwe BV, Sterman DH, Musani AI. Tumors of the mediastinum. *Chest* 2005;128:2893–2909.

Ettinger D, Riely GJ, Akerley W, *et al.* Thymomas and thymic carcinomas. *J Natl Compr Cancer Netw* 2013;11:562–576.

Eng TY, Fuller CD, Jagirdar J, *et al.* Thymic carcinoma: state of the art and review. *Int J Radiat Oncol Biol Phys* 2004;59:654–664.

Giaccone G. Treatment of malignant thymoma. *Curr Opin Oncol* 2005;17:140–146.

Giaccone G, Wilmink H, Paul MA, *et al.* Systemic treatment of malignant thymoma: a decade of experience at a single institution. *Am J Clin Oncol* 2006;29:336–344.

Johnson SB, Eng TY, Giaccone G. Thymoma: update for the new millennium. *Oncologist* 2001;6:239–246.

Kelly RJ, Petrini I, Rajan A, *et al.* Thymic malignancies: from clinical management to targeted therapies. *J Clin Oncol* 2011;29:4820–4827.

Suster S, Moran CA. Thymoma classification: current status and future trends. *Am J Clin Pathol* 2006;125:542–554.

Thomas CR, Wright CD, Loehrer PJ. Thymoma: state of the art. *J Clin Oncol* 1999;17:2280–2289.

Mesotelioma

Ceresoli GL, Zucali PA, Menconboni M, *et al.* Phase II study of pemetrexed and carboplatin plus bevacizumab as first line therapy in malignant pleural mesothelioma. *Br J Cancer* 2013;109:552–558.

Curran D, Sahmoud T, Therasse P, *et al.* Prognostic factors in patients with pleural mesothelioma: the European Organization for Research and Treatment of Cancer experience. *J Clin Oncol* 1998;16:145–152.

Dowell JE, Dunphy FR, Taub RN, *et al.* A multicenter phase II study of cisplatin, pemetrexed, and bevacizumab in patients with advanced malignant mesothelioma. *Lung Cancer* 2012;77:567–571.

Flores RM, Pass HI, Seshan VE, *et al.* Extrapleural pneumonectomy versus pleurectomy/decortication in the surgical management of malignant pleural mesothelioma: results in 663 patients. *J Thorac Cardiovasc Surg* 2008;135:620–626.

Herndon JE, Green MR, Chahinian AP, *et al.* Factors predictive of survival among 337 patients with mesothelioma treated between 1984 and 1994 by the cancer and leukemia group B. *Chest* 1998;113:723–731.

Krug LM. An overview of chemotherapy for mesothelioma. *Hematol Oncol Clin North Am* 2005;19:1117–1136.

Masaoka A, Monden Y, Nakahara K, *et al.* Follow-up study of thymomas with special reference to their clinical stages. *Cancer* 1981;48:2485–2492.

Pistolesi M, Rusthoven J. Malignant pleural mesothelioma: update, current management, and newer therapeutic strategies. *Chest* 2004;126:1318–1329.

Robinson BWS, Lake RA. Advances in malignant mesothelioma. *N Engl J Med* 2005;353:1591–1603.

Schirosi L, Nannini N, Nicoli D, *et al.* Activating c-KIT mutations in a subset of thymic carcinomas and response to different c-KIT inhibitors. *Ann Onc* 2012;23:2409–2414.

Volgelzang NJ, Rusthoven JJ, Symanowsky J, *et al.* Phase III study of pemetrexed in combination with cisplatin versus cisplatin alone in patients with malignant pleural mesothelioma. *J Clin Oncol* 2003;21:2636–2644.

Zauderer MG, Krug LM. Novel therapies in phase II and III trials for malignant pleural mesothelioma. *J Natl Compr Canc Netw* 2012;10:42–47.

Câncer Esofágico e Gástrico

Maria Baggstrom • A. Craig Lockhart

I. CÂNCER ESOFÁGICO

A. Apresentação subjetiva. Pacientes com câncer esofágico frequentemente não têm sintomas até que o lúmen esofágico esteja muito diminuído. O sintoma mais comum de pacientes com câncer esofágico é disfagia. Noventa e cinco por cento dos pacientes sintomáticos reportarão disfagia. A disfagia geralmente inicia apenas com alimentos sólidos, mas frequentemente progride para a ocorrência com líquidos quando o lúmen esofágico fica bloqueado pelo câncer. Outros sintomas comuns incluem perda de peso (50%), regurgitação (40%), dor ao deglutir (20%) e tosse (20%).

B. Apresentação objetiva. Os achados ao exame físico são variados. Este pode ser normal, apresentar apenas caquexia ou pode haver evidências de metástases, como linfadenopatia supraclavicular, rouquidão pelo envolvimento recorrente do nervo laríngeo, efusão pleural, hepatomegalia ou sensibilidade óssea.

C. Exames. Os sintomas e sinais sugestivos de câncer esofágico devem ser avaliados em maior profundidade. O teste mais importante é uma esofagogastroduodenoscopia (EGD). Este teste permite a visualização, localização e biópsia da lesão esofágica. Caso seja encontrado um câncer esofágico, são indicados hemograma completo (CBC), painel metabólico abrangente (CMP) e tomografia computadorizada (CT) do tórax e abdome.

CT é uma excelente ferramenta para estadiamento inicial, mas dependendo dos resultados da CT e da localização do tumor, poderão ser necessários testes adicionais especializados. Se o paciente não tiver evidências de metástase na CT, deve ser feita uma consulta com um cirurgião torácico e um radio-oncologista.

Na ausência de doença metastática e se o paciente for considerado candidato à cirurgia curativa, deverá ser realizada uma ultrassonografia endoscópica. Este procedimento, envolvendo a inserção de uma sonda de ultrassom no esôfago e estômago, permite a avaliação mais precisa da profundidade do envolvimento do tumor, comprimento do esôfago afetado e magnitude das metástases nos linfonodos, particularmente nódulos paraesofágicos e celíacos. Durante o estudo deve ser feita uma biópsia dos linfonodos suspeitos.

Rastreios com tomografia por emissão de pósitrons (PET) são parte importante da avaliação do estadiamento de pacientes sem evidência clara de metástases na CT. Linfonodos ávidos por FDG (2-fluoro-2-desoxi-D-glicose) localizados em regiões onde a terapia seria alterada devem ser biopsiados para confirmar metástase.

Um tumor primário localizado acima da carina aumenta o risco de fístula traqueoesofágica, indicando a necessidade de broncoscopia. Pacientes com fístulas traqueoesofágicas frequentemente apresentam tosse pós-prandial e podem, às vezes, ter pneumonia por aspiração.

D. Estadiamento. O estadiamento do câncer esofágico depende do sistema tumor-nódulo-metástases (TNM) estabelecido pela Comissão Conjunta Americana sobre o Câncer (AJCC) e a União Internacional contra o Câncer (UICC). A edição mais recente da AJCC para o estadiamento de cânceres esofágicos inclui tumores na junção gastroesofágica e tumores que se estendem até os 5 cm proximais do estômago.

E. Terapia
  1. **Terapia para câncer esofágico localizado**
     a. **Considerações gerais.** O tratamento do câncer esofágico requer uma abordagem multidisciplinar. Frequentemente envolve uma combinação de cirurgia, radiação, quimioterapia e tratamentos de apoio. O *status* funcional do paciente e a localização do tumor desempenham um papel-chave na determinação do manejo do paciente. As comorbidades do paciente podem impedir o uso de terapias potencialmente curativas.
     b. **Cirurgia.** Cirurgia é considerada a terapia padrão para cânceres esofágicos no estágio I, II e III localizados fora do esôfago cervical. No entanto, se um câncer em estágio inicial

Câncer Esofágico e Gástrico | 181

estiver localizado no esôfago cervical, o tratamento preferido será uma combinação de quimioterapia e radiação.

A melhor chance de cura cirúrgica envolve a remoção completa do tumor e a drenagem dos linfonodos com margens proximais e distais adequadas. As três abordagens mais frequentemente usadas para ressecção são: (a) a abordagem de Ivor Lewis, em que é realizada uma laparotomia e toracotomia direita para ressecção esofágica e a mobilização gástrica com uma anastomose na região superior do tórax; (b) esofagectomia transiatal, por meio de uma abordagem cervical e abdominal com anastomose cervical; e (c) abordagem toracoabdominal, com uma anastomose abaixo do arco aórtico. Depois de uma esofagectomia, a maioria dos pacientes é reconstruída com anastomose esofagogástrica primária no pescoço ou tórax.

A ressecção cirúrgica é uma intervenção importante com uma taxa de mortalidade de aproximadamente 4% em mãos experientes. Outras complicações da cirurgia podem incluir vazamento anastômico, quilotórax, lesão do nervo laríngeo recorrente esquerdo, hemorragia severa e embolia pulmonar.

As taxas de cura com cirurgia dependem do estágio do câncer. Cerca de 30 a 50% dos pacientes com câncer esofágico em estágio I serão curados com apenas cirurgia. Para pacientes com doença em estágio IIA e IIB, a taxa de sobrevivência em 5 anos após a cirurgia é de 15 a 30% e 5 a 15%, respectivamente. A reincidência locorregional após ressecção cirúrgica varia de 15 a 25%.

c. Terapia neoadjuvante e adjuvante. Em pacientes com câncer localmente avançado, o tratamento neoadjuvante e adjuvante com quimiorradioterapia demonstrou melhorar os resultados em ensaios randomizados de fase III.

O estudo mais proeminente que avaliou a quimiorradioterapia neoadjuvante é o ensaio CROSS (*N Engl J Med* 2012;366:2074). No estudo CROSS, 368 pacientes com câncer esofágico ressecável de ambos os subtipos histológicos (escamoso e adenocarcinoma) foram designados aleatoriamente para cirurgia imediata ou para administração semanal de carboplatina neoadjuvante (doses tituladas para uma área abaixo da curva de 2 mg/mL/min) e paclitaxel (50 mg/m^2) por 5 semanas e radioterapia concomitante (41,4 Gy em 23 frações, 5 dias/semana), seguida de cirurgia. A sobrevivência global média foi de 49,4 meses no grupo de quimiorradioterapia-cirurgia *versus* 24 meses no grupo de cirurgia (razão de risco [HR], 0,657; intervalo de confiança de 95% [CI], 0,495 a 0,871; P = 0,003). Para pacientes com câncer esofágico localmente avançado, mas cirurgicamente ressecável, a Rede Nacional Abrangente de Câncer (NCCN) recomenda quimiorradioterapia neoadjuvante.

A quimiorradioterapia pós-operatória desempenha um papel no tratamento de pacientes selecionados com câncer esofágico (*New Engl J Med* 2001;345:725). O SWOG 9008/INT 0116 randomizou 556 pacientes com adenocarcinoma ressecado do estômago ou da junção gastroesofágica, estágio IB até IVM0, para cirurgia mais quimiorradioterapia ou somente cirurgia. O tratamento adjuvante consistiu de 425 mg de fluorouracil/m^2/dia, mais 20 mg de leucovirina/m^2/dia por 5 dias, seguido de 4.500 cGy de radiação a 180 cGy por dia, ministrado 5 dias por semana por 5 semanas, com doses modificadas de fluorouracil e leucovirina nos primeiros 4 e últimos 3 dias de radioterapia. A sobrevivência global média no grupo somente com cirurgia foi de 27 meses, comparada com 36 meses no grupo com quimiorradioterapia; a HR para morte foi de 1,35 (intervalo de confiança de 95%, 1,09 a 1,66; P = 0,005). A HR para recidiva foi de 1,52 (95% CI, 1,23 a 1,86; P < 0,001). Uma vez que aproximadamente 20% dos pacientes neste estudo tiveram lesões na junção gastroesofágica, esta abordagem é comumente aplicada a pacientes com adenocarcinomas no esôfago distal que não receberam terapia pré-operatória. Acredita-se que pacientes com doença residual macroscópica ou microscópica depois da cirurgia se beneficiam com a modalidade combinada com quimiorradioterapia. A quimiorradioterapia adjuvante em pacientes com câncer de células escamosas sem doença residual após ressecção é menos definida. As atuais Diretrizes da NCCN, recomenda-se observação para aqueles pacientes com carcinoma de células escamosas.

d. Terapia para câncer esofágico avançado localmente irressecável. O padrão de cuidados para câncer esofágico localmente avançado irressecável é a quimiorradioterapia concomitante. Hersovic *et al.* randomizaram 120 pacientes para radiação apenas (64

182 | Capítulo 15

Gy) ou cisplatina 75 mg/m² no dia 1 e infusão intravenosa contínua de 5-FU 1.000 mg/m²/dia nos dias 1 a 4 a ser repetida nas semanas 1, 5, 8 e 11 juntamente com 50 Gy de radiação por 5 semanas. A sobrevivência média no braço de quimiorradioterapia foi de 14,1 meses *versus* 9,3 meses no braço somente com radiação. A sobrevivência em 5 anos com quimiorradioterapia foi de 27% quando comparada com 0% no grupo que recebeu apenas radiação (*N Engl J Med* 1992;326:1593). Oitenta e cinco por cento dos pacientes tinham câncer esofágico de células escamosas; portanto, há mais dados clínicos para aplicar esta abordagem a pacientes com tumores que têm histologia de células escamosas. No entanto, esta abordagem também é, frequentemente, usada em pacientes com adenocarcinomas que não são candidatos à cirurgia curativa.

e. Tratamento endoscópico de cânceres esofágicos superficiais. Pacientes que se submetem a avaliações endoscópicas frequentes em razão de uma história de esôfago de Barrett, displasia de alto grau ou refluxo ácido de longa duração são por vezes identificados com câncer esofágico superficial. Esofagectomia tem sido o tratamento padrão para estas condições com altas taxas de cura, mas também impactam, significativamente, a qualidade de vida. Mais recentemente, abordagens endoscópicas (p. ex., ressecção endoscópica da mucosa [EMR], terapia fotodinâmica [PDT] e terapia a *laser*) têm sido mais usadas para pacientes selecionados com resultados animadores. Estas abordagens devem ser consideradas somente em pacientes que têm risco muito baixo de metástases nos linfonodos (estágio T menos do que T1b) ou são fracos candidatos à cirurgia esofágica.

2. Terapia para câncer esofágico metastático

a. Considerações gerais. O câncer esofágico metastático é incurável, e a toxicidade da terapia deve ser analisada em comparação com o seu benefício potencial. Terapias paliativas para apoio à deglutição e apoio nutricional são especialmente importantes. Existem inúmeras opções para paliação da deglutição. Estas incluem dilatação esofágica, colocação de *stent*, braquiterapia, feixe de radiação externa e terapia a *laser*. Em relação ao apoio nutricional, os pacientes com câncer esofágico metastático frequentemente requerem uma sonda de gastrostomia.

b. Quimioterapia. Vários agentes quimioterápicos têm atividade no câncer esofágico. Infelizmente, nenhum ensaio grande de fase III comparando regimes quimioterápicos foi realizado nos últimos anos. Os agentes que têm maior atividade no câncer esofágico são a cisplatina, carboplatina, 5-FU, paclitaxel, vinorelbina, oxaliplatina e irinotecan. Em geral, dupletos à base de platina têm uma taxa de resposta mais elevada e geramente são usados como terapia de primeira linha. É uma prática comum, e listada na NCCN, que pacientes com câncer metastático do esôfago, independente da histologia, podem ser tratados de forma semelhante aos pacientes com adenocarcinomas gástricos. Para pacientes com adenocarcinoma metastático do esôfago, recomenda-se que o tumor seja testado para *status* HER2-neu para determinar se deve ser adicionado trastuzumab à quimioterapia (*Lancet* 2010;376:687). A NCCN atualmente lista regimes quimioterápicos à base de platina e de 5-FU como recomendações de categoria 1 (a mais forte recomendação). Existem três regimes de categoria 1, epirrubicina cisplatina, 5-FU (ECF), docetaxel, cisplatina, 5-FU (DCF), e fluorouracil com cisplatina. Os regimes compostos por três drogas devem ser reservados para pacientes com excelente situação de desempenho, boa função do órgão e fácil acesso a cuidados médicos.

F. Curso da doença. O câncer esofágico metastático tem mau prognóstico, com uma sobrevivência média de aproximadamente 10 meses apesar da quimioterapia sistêmica. Três quartos dos pacientes têm envolvimento do nódulo mediastinal ou propagação distante na época do diagnóstico. Ocorre morte, frequentemente, em decorrência da progressão da doença metastática ou em razão de pneumonia por aspiração causada por doença local.

G. Complicações. As complicações do câncer esofágico incluem hemorragia, obstrução, fístula traqueoesofágica e pneumonia por aspiração.

H. Epidemiologia. O câncer esofágico é uma neoplasia comumente encontrada e é a sétima causa mais comum de morte por câncer no mundo. Existe ampla variação geográfica na incidência deste câncer. A incidência nos Estados Unidos é de aproximadamente 5 por 100.000, embora em homens afro-americanos possa ser de até 18 por 100.000, enquanto que China e Irã têm uma incidência de 20 por 100.000. Em partes da África, América Central e Ásia Ocidental, a incidência é de apenas 1,5 por 100.000.

Câncer Esofágico e Gástrico | **183**

Os dois subtipos mais comuns de câncer esofágico são carcinoma e adenocarcinoma de células escamosas. Outros tipos histológicos como sarcomas, carcinomas de pequenas células e linfomas são extremamente raros. Das duas histologias mais comuns, os tumores de células escamosas compõem 98% das malignidades no terço superior e médio do esôfago, enquanto o adenocarcinoma é encontrado, predominantemente, no terço inferior. Anteriormente, o carcinoma de células escamosas era o subtipo mais frequente, mas nos últimos 30 anos, a incidência de adenocarcinoma vem aumentando rapidamente no mundo ocidental. A razão para esta mudança é desconhecida. Em países não ocidentais, os cânceres de células escamosas representam a maioria dos cânceres esofágicos, com os adenocarcinomas permanecendo relativamente incomuns.

A incidência de câncer esofágico aumenta com a idade e raramente é encontrado entre pacientes com menos de 40 anos. O carcinoma de células escamosas afeta homens afro-americanos seis vezes mais do que afeta homens brancos, enquanto o adenocarcinoma afeta brancos quatro vezes mais. Todos os subtipos de cânceres esofágicos afetam os homens três vezes mais do que as mulheres.

Diversos fatores podem aumentar o risco de desenvolvimento de câncer esofágico. O uso prolongado de tabaco e álcool é um fator predisponente para o desenvolvimento de carcinoma de células escamosas do esôfago. Fatores alimentares como a ingestão inadequada de vegetais e frutas também podem aumentar o risco de desenvolvimento deste câncer. As nisotraminas e seus precursores (encontradas em vegetais em picles, alimentos mofados ou fermentados), sabidamente, promovem alterações cancerosas no esôfago. Tilose, uma síndrome genética rara, tem o risco mais elevado de desenvolvimento de carcinoma de células escamosas devido à inflamação crônica e estase (1.000 vezes mais). Este é um traço autossômico dominante caracterizado por hiperceratose das palmas das mãos e solas dos pés que pode produzir metabolismo defeituoso da vitamina A. Outras condições associadas ao câncer esofágico são malignidades da cabeça e pescoço, doença celíaca e refluxo gastrintestinal.

Esôfago de Barrett aumenta o risco de adenocarcinoma em 30 a 125 vezes o da população de pacientes sadios. Neste transtorno, o epitélio escamoso normal do esôfago é destruído pelo refluxo gastroesofágico crônico do ácido, pepsina e bile, e é, por fim, substituído por um epitélio colunar intestinal especializado.

I. INICIATIVAS DE PESQUISA. O papel de muitas terapias direcionadas está sendo estudado atualmente. A otimização da quimiorradiação neoadjuvante também é uma área de pesquisa importante.

II. CÂNCER GÁSTRICO

A. Queixas subjetivas. O câncer gástrico geralmente apresenta sintomas constitucionais inespecíficos. O mais comum é a perda de peso que ocorre em aproximadamente 80% dos pacientes. Outros sintomas comuns incluem anorexia, saciedade precoce, fadiga, dor estomacal vaga, disfagia (em decorrência de tumores da junção gastroesofágica [GE]), hemorragia GI e vômitos (devido à obstrução gástrica).

B. Queixas objetivas. Os achados físicos em câncer gástrico são, geralmente, manifestações de doença metastática. Vários termos eponímicos foram criados para descrever sítios específicos de câncer gástrico metastático. Nódulo de Virchow descreve metástase do nódulo supraclavicular esquerdo. Nódulo da Irmã Maria José é uma metástase do linfonodo periumbilical. Um tumor de Krukenberg é um câncer gástrico metastático dos ovários. Prateleira de Blumer descreve uma "metástase em gotas" no saco perirretal. Outros achados físicos comuns em pacientes com câncer gástrico metastático incluem caquexia, massas abdominais palpáveis, hepatomegalia causada pelo envolvimento metastático e ascite maligna.

C. Exames. EGD é útil para a avaliação de uma suspeita de câncer gástrico. Esta técnica permite a visualização de lesões e uma biópsia fácil. EGD é usada no programa de rastreamento japonês para câncer gástrico, que é creditado ao aumento na proporção de cânceres gástricos precoces diagnosticados naquele país.

Depois de feito o diagnóstico de carcinoma gástrico, é necessário um estadiamento adicional. Como no câncer esofágico, rastreamentos com CT e PET/CT são usados para avaliar a doença metastática. Nos casos em que está sendo considerada ressecção cirúrgica para cura, pode ser usada ultrassonografia endoscópica para avaliar a profundidade do tumor e o envolvimento dos linfonodos locais. Infelizmente, depósitos peritoneais metastáticos podem

184 | Capítulo 15

não ser vistos no exame de imagem de rotina, e uma laparotomia diagnóstica é necessária para descartar isto antes de dar início à terapia definitiva.

O câncer gástrico é estadiado de acordo com os critérios do AJCC TNM.

D. Terapia

1. **Adenocarcinoma gástrico localizado**
   a. **Cirurgia.** Cirurgia é a terapia curativa mais efetiva para câncer gástrico. Nos Estados Unidos, pacientes com câncer em estágio I ressecado têm uma sobrevivência em 5 anos de 58 a 78%. Para o estágio II, a sobrevivência varia de 20 a 34%, e para o estágio III, de 8 a 20%.

   Pacientes com câncer localizado no estômago distal podem ser curados com gastrectomia subtotal. Outros sítios são, usualmente, tratados com gastrectomia total.

   Com ressecção cirúrgica, o padrão de cuidados deve incluir uma dissecção D2 do linfonodo que remova os nódulos perigástricos ao longo da curvatura maior e menor (o grupo N1 de nódulos) e os nódulos ao longo da artéria gástrica esquerda, a artéria hepática comum e a artéria celíaca e a artéria esplênica (o grupo N2 de nódulos). A cauda do pâncreas e o baço às vezes também são removidos em uma dissecção D2, embora tenha sido observado que este procedimento aumenta a morbidade e a mortalidade (*Lancet Oncol* 2010;11:439).

   As Diretrizes da NCCN recomendam uma ressecção D2 juntamente com um exame de pelo menos 15 linfonodos. Nos países asiáticos, as dissecções D2 são realizadas rotineiramente. Nos Estados Unidos, as ressecções D2 são menos comumente obtidas em razão das preocupações em relação à maior morbidade. Os pacientes devem, portanto, ser encaminhados para cirurgia em centros com experiência nestes procedimentos.

   b. **Terapia neoadjuvante e adjuvante.** Foram testadas terapias adjuvantes numa tentativa de melhorar a sobrevivência depois da ressecção. A radioterapia adjuvante isoladamente não demonstrou benefício. Quimiorradioterapia, no entanto, claramente beneficiou alguns pacientes. Isto está baseado no estudo Intergroup 116 (INT-116). Neste estudo, 556 pacientes com carcinoma gástrico pelo menos em estágio IB, que haviam se submetido à ressecção definitiva de margens negativas, foram randomizados para observação ou 5 meses de terapia. A terapia adjuvante consistiu em um ciclo composto de 5-FU (425 mg/m^2) mais leucovirina (20 mg/m^2) diariamente por 5 dias. Um mês de descanso se seguiu a este ciclo de quimioterapia. A quimiorradioterapia em combinação foi então iniciada. A dose da radiação de 4.500 cGy foi dada por 5 semanas com 5-FU (400 mg/m^2) e leucovorina (20 mg/m^2) nos dias 1 a 4 e nos últimos 3 dias de radiação. Seguiu-se, então, um descanso de 1 mês. Depois 5-FU (425 mg/m^2) mais leucovorina (20 mg/m^2) nos dias 1 a 5 foi repetido mensalmente por dois ciclos. A terapia adjuvante aumentou a sobrevivência global de 27 meses para 36 meses ($p < 0,005$) (*N Engl J Med* 2001;345:725). No estudo INT-116, foi recomendada uma ressecção D2 para os participantes do estudo; no entanto, somente 10% dos pacientes receberam este tipo de cirurgia.

   Estudos de quimioterapia adjuvante não mostraram, claramente, um benefício até que o estudo recente CLASSIC fosse reportado (*Lancet* 2012;379:315). Neste estudo, 1.035 pacientes com câncer gástrico em estágio II-IIIB que se submeteram à gastrectomia D2 com intenção curativa foram randomizados para quimioterapia adjuvante com ciclos de 3 semanas de capecitabina (1.000 mg/m^2 duas vezes ao dia (nos dias 1 a 14 de cada ciclo) mais oxaliplatina intravenosa (130 mg/m^2) (no dia 1 de cada ciclo) por 6 meses *versus* cirurgia unicamente. A sobrevivência livre de doença em três anos foi de 74% (CI 95%, 69 a 79) no grupo adjuvante e 59% (53 a 64) no grupo somente com cirurgia (HR 0,56, CI de 95% 0,44 a 0,72; $p < 0,0001$). Assim sendo, a quimiorradioterapia é considerada padrão de cuidados para pacientes que tiveram adenocarcinoma gástrico em estágio IB ou mais avançado completamente ressecado onde a quimioterapia adjuvante sem radiação pode ser considerada para pacientes que tiveram uma ressecção D2. Para pacientes que tiveram margens positivas na ressecção, quimiorradiação em combinação também é considerada o padrão de cuidados.

   Quimioterapia neoadjuvante/pré-operatória foi testada para tornar ressecáveis cânceres irressecáveis e melhorar a sobrevivência global. O ensaio mais proeminente é o ensaio MAGIC, em que 503 pacientes com adenocarcinoma pelo menos em estágio II do estômago, junção gastroesofágica e esôfago distal foram randomizados para cirurgia

Câncer Esofágico e Gástrico | 185

somente ou quimioterapia, além de cirurgia (*N Engl J Med* 2006;355:11). O regime quimioterápico foi ECF (epirrubicina 50 mg/m^2 no dia 1, cisplatina 60 mg/m^2 no dia 1 e 5-FU 200 mg/m^2 por c.i.v.i. nos dias 1 a 21) a cada 3 semanas por três ciclos antes da cirurgia e depois três ciclos após a cirurgia. O braço com quimioterapia apresentou uma redução do tumor estatisticamente significativa, além de melhora significativa na sobrevivência. A sobrevivência em 5 anos foi de 36% no braço com quimioterapia *versus* 23% no braço somente com cirurgia. É interessante observar que apenas 42% dos pacientes randomizados para quimioterapia conseguiram concluir os três ciclos pós-operatórios. Com base nos resultados do Intergroup 116, os ensaios CLASSIC e MAGIC, fica claro que cirurgia isoladamente não é terapia suficiente para câncer gástrico. O que permanece incerto é o papel da terapia adjuvante ou neoadjuvante *versus* terapia perioperatória e o papel da radioterapia RT. Atualmente, a NCCN recomenda (com classificações iguais de categoria 1) quimioterapia perioperatória em pacientes que não se submeteram à cirurgia, ou quimiorradioterapia adjuvante em pacientes que se submeteram à cirurgia. Quimioterapia adjuvante como única modalidade pode ser considerada em pacientes que se submeteram a uma ressecção D2.

c. Terapia para pacientes medicamente irressecáveis. Quimiorradiação em combinação é considerada um padrão de cuidados para adenoma gástrico localizado medicamente irressecável. Ela geralmente, combina 5-FU com 4.500 a 5.000 cGy de radiação, mas também pode ser considerado um regime à base de taxano. Terapia em combinação como modalidade única também é uma consideração. Particularmente, somente uma pequena porcentagem de pacientes pode ser curada apenas com quimiorradioterapia.

2. **Adenocarcionma gástrico metastático**

a. Quimioterapia. Quimioterapia demonstrou melhorar a sobrevivência e qualidade de vida em pacientes com carcinoma gástrico metastático. Diversos agentes quimioterápicos têm atividade no câncer gástrico, incluindo 5-FU, cisplatina, oxaliplatina, irinotecano, capacitabina, antraciclinas e taxanos. Em uma metanálise Cochrane recente, quimioterapia em combinação parece oferecer uma pequena vantagem de sobrevivência em relação à quimioterapia com agente único. Os regimes quimioterápicos em combinação comumente usados incluem CF (cisplatina 100 mg/m^2 no dia 1 a cada 4 semanas e 5-FU infusional 1.000 mg/m^2/dia nos dias 1 a 5 a cada 4 semanas), DCF (Docetaxel 75 mg/m^2 no dia 1 a cada 3 semanas, cisplatina 75 mg/m^2 no dia 1 a cada 3 semanas e 5-FU infusional 750 mg/m^2/dia nos dias 1 a 5 a cada 3 semanas), ECF (epirrubicina 50 mg/m^2 no dia 1 a cada 3 semanas, cisplatina 60 mg/m^2 no dia 1 a cada 3 semanas e 5-FU infusional 200 mg/m^2/dia continuamente), EOF (epirrubicina 50 mg/m^2 no dia 1 a cada 3 semanas, oxaliplatina 130 mg/m^2 no dia 1 a cada 3 semanas e 5-FU infusional 200 mg/m^2/dia continuamente), EOX (epirrubicina 50 mg/m^2 no dia 1 a cada 3 semanas, oxaliplatina 130 mg/m^2 no dia 1 a cada 3 semanas e capecitabina 625 mg/m^2 p.o. b.i.d. continuamente), FOLFOX (oxaplatina 85 mg/m^2 nos dias 1 e 15 a cada 4 semanas, leucovorina 400 mg/m^2 nos dias 1 e 15 a cada 4 semanas, bolo de 5-FU 400 mg/m^2 nos dias 1 e 15, infusão de 5-FU 800 mg/m^2 nos dias 1, 2, 15 e 16 a cada 4 semanas) e FOLFIRI (irinotecan 180 mg/m^2 nos dias 1 e 15 a cada 4 semanas, leucovorin 400 mg/m^2 nos dias 1 e 15 a cada 4 semanas, 5-FU 1.200 mg/m^2/dia nos dias 1, 2, 15 e 16 a cada 4 semanas). Apesar de ensaios interessantes de fase III comparando quimioterapias em combinação como TAX 325, que apresentou um tempo aumentado até a progressão do tumor para DCF comparado com CF (*J Clin Oncol* 2007;25:3205) e o ensaio REAL-2, com menos equivalência de EOX, ECF, EOF e ECX (*N Engl J Med* 2008;358:36), não existe quimioterapia em combinação de primeira linha como um padrão de cuidados claro. Também não existe um padrão de cuidados claro para regimes quimioterápicos de segunda linha. Ensaios randomizados apresentaram um benefício de sobrevivência para terapia de segunda linha em pacientes selecionados *versus* os melhores cuidados de apoio. Os regimes comuns neste contexto incluem irinotecano e docetaxel.

b. Terapias direcionadas. HER2-neu, também conhecido como ERBB2, um membro da família ERBb de receptores associados à proliferação das células tumorais, apoptose, adesão, migração e diferenciação, é superexpressado em aproximadamente 20% dos cânceres gástricos e é um alvo para terapia clinicamente validado. Trastuzumab, um anticorpo monoclonal contra HER2, foi investigado em combinação com quimiotera-

186 | Capítulo 15

pia para tratamento de primeira linha de câncer gástrico ou da junção gastroesofágica avançado HER2-positivo, no estudo ToGA (*Lancet* 2010;28:376:687). Pacientes com HER2 superexpressando em cânceres gástricos ou da junção gastroesofágica foram aleatoriamente designados para estudo do tratamento com capecitabina mais cisplatina ou fluorouracil mais cisplatina fornecidos a cada 3 semanas por seis ciclos ou quimioterapia em combinação com trastuzumab intravenoso. A sobrevivência global média foi de 13,8 meses (CI 95% 12 a 16) naqueles designados para trastuzumab mais quimioterapia comparados com 11,1 meses (10 a 13) naqueles designados apenas para quimioterapia (HR 0,74; CI 95% 0,60 a 0,91; p = 0,0046). Portanto, a testagem de HER2 é recomendada para todos os pacientes com câncer gastroesofágico metastático.

As terapias antiangiogênicas têm um papel comprovado numa variedade de malignidades e ensaios clínicos recentes em pacientes com adenocarcinomas gástricos e na junção gastroesofágica validaram o uso desta estratégia de tratamento nestes cânceres. Ramucirumab é um anticorpo monoclonal antagonista de VEGFR-2 que é aprovado pela FDA para o tratamento de pacientes com adenocarcinoma gástrico ou da junção gastroesofágica. O estudo RAINBOW (*Lancet Oncology* 2014;15(11):1224-35) foi um ensaio randomizado de fase 3 comparando ramucirumab mais paclitaxel *versus* placebo mais paclitaxel em pacientes com adenocarcinoma gástrico ou gastroesofágico avançados previamente tratados. Os pacientes que receberam o regime em combinação melhoraram a sobrevivência global (média de 9,6 meses *versus* 7,4 meses; razão de risco 0,807 [CI 95% 0,678-0,962]; p = 0,017). No estudo REGARD (Lancet 2014; 383(9911):31-9), pacientes com adenocarcinoma gástrico ou da junção gastroesofágica previamente tratados foram randomizados para receber terapia com ramucirumab ou placebo. Os pacientes que receberam ramucirumab tiveram melhora na sobrevivência global média (5,2 meses *versus* 3,8 meses; razão de risco 0,776, [CI de 95% 0,603-0,998]; p = 0,047). Portanto, ramucirumab em combinação com paclitaxel ou como monoterapia é considerado uma opção padrão de tratamento de segunda linha para pacientes com câncer gástrico avançado.

c. Outros procedimentos paliativos. *Debulking*/cirurgia de desvio podem melhorar a qualidade de vida em pacientes selecionados com tumores com obstrução discreta. A radioterapia pode paliar hemorragia ou metástases dolorosas. Outros procedimentos são semelhantes aos discutidos anteriormente para câncer esofágico.

E. Curso da doença. A sobrevivência média de pacientes com câncer gástrico metastático é de aproximadamente 10 meses. Os sítios comuns de metástases incluem o fígado, peritônio e linfonodos.

F. Complicações. Câncer gástrico pode originar hemorragia, obstrução gástrica e ascite maligna. Vazamentos anastomóticos são a complicação mais comum de gastrectomia. O desenvolvimento de deficiência de vitamina B12 depois da cirurgia gástrica também é motivo de preocupação.

G. Patologia. Noventa por cento dos carcinomas gástricos são adenocarcinomas. O restante são linfomas não Hodgkin (NHLs) e leiomiossarcomas (tumores estromais gastrintestinais [GIST]).

São usados dois sistemas de classificação para adenocarcinoma gástrico. A classificação de Lauren divide os adenocarcinomas gástricos em tipo intestinal e difuso. O tipo intestinal se origina de uma metaplasia intestinal e apresenta diferenciação semelhante à de um adenocarcinoma colônico. O tipo intestinal é predominante em áreas endêmicas, afeta pacientes idosos e, frequentemente, metastatiza primeiro no fígado. O tipo difuso é pouco diferenciado, afeta pacientes mais jovens e tem uma tendência a metastizar no peritônio, resultando em implantes e ascite maligna. Pacientes com o tipo intestinal parecem ter melhores resultados globais.

A classificação de Borrman divide os adenocarcinomas pelo seu padrão de crescimento. Os tipos I e II são polipoides e úlceras amontoadas, respectivamente, e estão associados ao tipo intestinal. O tipo III é um tumor infiltrante ulcerado e o tipo IV, difusamente infiltrante. Este último tipo também é referido como *linite plástica* ou estômago com aspecto de garrafa de couro e está associado ao tipo difuso de adenocarcinoma. Os tumores da junção GE são, geralmente, do tipo difuso. As fronteiras entre estes grupos não são nítidas, e alguns tumores não são facilmente classificados.

Câncer Esofágico e Gástrico | **187**

H. Epidemiologia. O câncer gástrico foi, anteriormente, a malignidade mais comum nos Estados Unidos, mas a sua incidência vem diminuindo desde a década de 1930. Em todo o mundo, o câncer gástrico só é ultrapassado pelo câncer de pulmão em frequência. Ele é o câncer visceral mais frequente no Japão, onde a incidência atinge 93,3 por 100.000. A alta incidência no Japão resultou na criação de um programa de rastreamento endoscópico, que tem o crédito pela alta frequência de cânceres em estágio inicial (50%) em pacientes japoneses. Por outro lado, mais de 80% dos pacientes ocidentais têm cânceres avançados quando é feito o diagnóstico.

Os tipos intestinal e difuso de câncer gástrico diferem no que diz respeito à epidemiologia e fatores de risco. O tipo intestinal está associado ao consumo de grandes quantidades de sal e alimentos em conservas e, possivelmente, à infecção por *Helicobacter pylori*. Estes irritantes provocam metaplasia intestinal do estômago, que pode, então, se transformar em franca malignidade. Outros fatores predisponentes incluem acloridria associada à anemia perniciosa e gastrectomia parcial prévia para úlcera péptica. Acredita-se que a falta de acidez estomacal nestas condições predispõe à metaplasia intestinal. Apesar disso, o uso prolongado de bloqueadores H_2 não parece ser um fator de risco.

O tipo intestinal de câncer gástrico é mais prevalente no Japão, onde são amplamente consumidos alimentos em conserva e salgados. O decréscimo na incidência de câncer gástrico nos Estados Unidos pode estar relacionado com disponibilidade de refrigeração e a uma mudança alimentar voltada para alimentos frescos. Os pacientes asiáticos podem ter predisposições genéticas que também aumentam o risco de câncer, já que a taxa decresce em imigrantes japoneses nos Estados Unidos que adotam dietas locais, mas permanece elevada quando comparada com a população americana como um todo. O tipo difuso é mais esporádico e não está associado à dieta. Ele é a forma mais comum encontrada nos Estados Unidos.

I. Áreas de investigação. O papel de muitas terapias direcionadas está sendo estudado atualmente. O uso da genômica molecular para melhorar a classificação dos diferentes tumores, além de guiar a terapia, é uma área de investigação ativa.

LEITURA SUGERIDA

Bang YJ, Van Cutsem E, Feyereislova A, *et al.* Trastuzumab in combination with chemotherapy versus chemotherapy alone for treatment of HER2-positive advanced gastric or gastro-oesophageal junction cancer (ToGA): a phase 3, open-label, randomised controlled trial. *Lancet* 2010;376(9742):687–697.

Bang YJ, Kim YW, Yang HK, *et al.* Adjuvant capecitabine and oxaliplatin for gastric cancer after D2 gastrectomy (CLASSIC): a phase 3 open-label, randomised controlled trial. *Lancet* 2012;379(9813):315–321.

Cunningham D, Allum WH, Stenning SP, *et al.* Perioperative chemotherapy versus surgery alone for gastric cancer. *N Engl J Med* 2006;355:11.

Herskovic A, Martz K, al-Sarraf M, *et al.* Combined chemotherapy and radiotherapy compared with radiotherapy alone in patients with cancer of the esophagus. *N Engl J Med* 1992;326:1593.

Macdonald J, Smalley SR, Benedetti J, *et al.* Chemoradiotherapy after surgery compared with surgery alone for adenocarcinoma of the stomach or gastroesophageal junction. *N Engl J Med* 2001;345:725.

Songun I, Putter H, Kranenbarg EM, *et al.* Surgical treatment of gastric cancer: 15-year follow-up results of the randomised nationwide Dutch D1D2 trial. *Lancet Oncol* 2010;11(5):439–449.

van Hagen P, Hulshof MC, van Lanschot JJ, *et al.* Preoperative chemoradiotherapy for esophageal or junctional cancer. *N Engl J Med* 2012;366(22):2074–2084.

16 Câncer Colorretal
Ashley Morton • Benjamin Tan

I. APRESENTAÇÃO
A. Subjetiva. O câncer colorretal (CRC) é diagnosticado como consequência de um rastreamento positivo ou exames de um paciente sintomático. Os sintomas associados ao CRC incluem sangramento retal, dor abdominal, mudanças nos hábitos intestinais, perda de peso, fadiga, anorexia e distensão abdominal. Os pacientes também podem apresentar obstrução intestinal, perfuração, peritonite ou febre. Deve ser coletada história familiar minuciosa e história médica/oncológica passada para excluir alguma síndrome familiar de câncer colorretal.

B. Objetiva. O exame físico sempre deve incluir um exame abdominal e retal minucioso e pode revelar sensibilidade abdominal, hepatomegalia, ascite, uma massa palpável, adenopatia palpável e sangue vermelho nas fezes ou exame retal heme positivo. Manifestações extracolônicas em pacientes com síndromes de câncer colorretal hereditário também devem ser notadas.

II. EXAMES E ESTADIAMENTO
A. Avaliação inicial. Pacientes identificados com um pólipo pedunculado ou séssil ou massa no cólon ou reto requerem revisão patológica da amostra da excisão e a marcação precisa do sítio do pólipo. Caso seja detectado câncer invasivo, os exames adicionais devem incluir um hemograma completo, painel químico com testes da função hepática, antígeno carcinoembriogênico (CEA) e tomografia computadorizada (CT) do tórax, abdome e pelve. Embora o rastreamento rotineiro com tomografia por emissão de pósitrons (PET) não seja padrão, ele poderá ser valioso na avaliação da extensão da doença metastática em um paciente considerado para ressecção potencialmente curativa. Para câncer retal, fatores clínicos importantes como a distância do tumor da borda anal, a presença de tumores circunferenciais, obstrutivos e amarrados devem ser registrados.

B. Princípios cirúrgicos. Cirurgia continua a ser a modalidade principal para cura em pacientes com câncer colorretal. Pacientes selecionados com doença metastática hepática e pulmonar sincrônica ou metacrônica solitária ou limitada ainda devem ser considerados para ressecção potencialmente curativa dos sítios primários e metastáticos. A extensão, o tipo e o momento da ressecção dependem da localização do tumor e da presença de sangramento, obstrução e perfuração e a presença de polipose. O número de linfonodos coletados e examinados (recomendado ≥ 12) impacta a precisão do estadiamento e o diagnóstico.

Colectomia laparoscópica tem sido associada à maior sobrevivência relacionada com câncer, taxas reduzidas de recaída, redução da morbidade, da perda de sangue e do tempo de permanência no hospital comparada com colectomia aberta (*Lancet* 2002;359:2224).

C. Patologia
1. **A análise patológica** da amostra cirúrgica ou da biópsia deve incluir o tipo histológico, tamanho e diferenciação do tumor, profundidade da invasão, número e localização dos linfonodos envolvidos e examinados, presença de depósitos extranodais, linfonodos não regionais e metástases distantes, invasão perineural e linfovascular e margens (proximal, distal e radial).
2. **Dados adicionais.** A determinação da proficiência ou deficiência no reparo de pareamentos errados (MMR) do DNA e a presença de KRAS, NRAS, BRAF ou outras mutações somáticas seria necessária para as opções de tratamento.

D. Estadiamento. As taxas de sobrevivência em 5 anos para 109.953 pacientes com câncer colorretal usando a 7ª edição do Novo Comitê Conjunto Americano sobre Câncer (AJCC) baseadas nos dados do Programa de Vigilância, Epidemiologia e Resultados finais (SEER) de 1992 a 2004 (*J Clin Oncol* 2010;28:265) são apresentadas na Tabela 16-1.

E. Fatores prognósticos
1. **Grau do tumor.** Tumores de baixo grau estão significativamente associados à melhor sobrevivência nos estágios II, III e IV, mas não no estágio I, câncer de cólon.

Câncer Colorretal | 189

TABELA 16-1	Taxas de Sobrevivência em 5 Anos para Câncer Colorretal			
TN	**M**	**AJCC 7ª**	**OS cólon em 5 anos (%)**	**OS retal em 5 anos (%)**
T1-2 N0	M0	I	76,3	77,6%
T3 N0	M0	IIA	66,7	64
T4a N0	M0	IIB	60,6	55,7
T4b N0	M0	IIC	45,7	44,7
T1-2 N1	M0	IIIA	71,1	72,1
T1-2 N2	M0	IIIA/IIIB	61,5	56,1
T3 N1	M0	IIIB	54,9	52,4
T3 N2a	M0	IIIB	42,8	42,5
T3 N2b	M0	IIIC	30,4	32
T4a N1	M0	IIIB	47	48,2
T4b N1	M0	IIIC	27,9	24,3
T4a N2	M0	IIIC	26,6	34,3
T4b N2	M0	IIIC	15,8	15,6
Qualquer T	Qualquer N	IV	8	

T1, o tumor invade a submucosa; T2, o tumor invade a muscular própria; T3, o tumor invade através da muscular própria até o tecido subseroso ou pericólico não peritonealizado; T4a, o tumor perfura o peritônio visceral; T4b, tumores invadindo órgãos adjacentes; N0, sem metástases nos linfonodos (LN) regionais; N1, 1-3 + LN; N2a, 4-6 + LN; N2b ≥ 7 + LN; M0 sem metástases distantes; M1, metástases distantes.

2. **Subtipo histológico.** Adenocarcinoma abrange mais de 85% dos CRCs, enquanto os tipos mucinoso e anel de sinete ocorrem em 12 e 1%, respectivamente. Pacientes com carcinomas de células em anel de sinete tiveram o pior prognóstico comparados com adenocarcinomas e tipo mucinosos (sobrevivência global em 5 anos (OS) 36, 66 e 62%, respectivamente).
3. **Localização do tumor.** Cânceres do cólon sigmoide conferem a melhor sobrevivência em 5 anos (70%) comparados com tumores no cólon direito (64%), cólon transverso (65%) e cólon esquerdo (65%).
4. **Número de linfonodos positivos.** São encontradas piores taxas de sobrevivência em pacientes com mais linfonodos envolvidos com câncer. A subcategorização do envolvimento dos linfonodos em N2 (4-5 LN+), N3 (6-8 LN+) e N4 (≥ 9 LN+) pode fornecer um prognóstico mais preciso entre pacientes com CRC em estágio III com OS em 5 anos de 52, 43 e 27%, respectivamente.
5. **O envolvimento linfovascular** está associado a pior prognóstico.
6. **Marcadores moleculares,** incluindo instabilidade de microssatélites, KRAS, NRAS, BRAF e PIK3CA também fornecem informações preditivas e prognósticas. A maioria das mutações em KRAS ocorre nos códons 12 e 13 do éxon 2 e estão presentes em aproximadamente 40% dos cânceres colorretais. KRAS é o melhor preditor de resistência para agentes direcionados para EGFR. Um adicional de 15 a 18% dos CRCs terá outras mutações em KRAS e NRAS (a maior parte das mutações em NRAS ocorre no códon 61 do éxon 2), 5 a 8% dos CRCs terão mutações em BRAF V600E e 9 a 15% dos CRCs terão uma mutação em PIK3CA (68,5% localizadas no éxon 9 e 20,4% no éxon 20). (*PLoS One* 2013;8:e81628; *Lancet Oncol* 2010;11:753). KRAS e BRAF são mutuamente excludentes e devem ser testados independentemente. As mutações em KRAS estão fortemente associadas a mutações em PIK3A. Terapia adjuvante com aspirina pode melhorar a sobrevivência global em tumores com mutação em PIK3CA (*New Engl J Med* 2012;367:1596). Mutações em NRAS e PIK3CA podem inibir a resposta à terapia anti-EGFR, apesar do tipo selvagem de KRAS. Tumores com mutação em BRAF estão associados a pior prognóstico.

III. TRATAMENTO DE ACORDO COM O ESTÁGIO
    A. Câncer de cólon em estágio I (T1-T2, N0 M0). Já que a ressecção cirúrgica confere alta taxa de cura para pacientes com câncer em estágio I, não é recomendada terapia adjuvante.

190 | Capítulo 16

B. Câncer de cólon em estágio II (T3-T4, N0 M0). Embora a Sociedade Americana de Oncologia Clínica não recomende o uso rotineiro de terapia adjuvante para pacientes com CRC em estágio II, pacientes de "alto risco" que incluem aqueles com nódulos amostrados inadequadamente, lesões T4, perfuração, obstrução ou histologia mal diferenciada devem ser considerados para quimioterapia (*J Clin Oncol* 2004;22:3408).

1. O **estudo IMPACT B2** reportou uma diferença absoluta de 2 a 3% na sobrevivência livre de doença (DFS) em 5 anos (76% *vs.* 73%) e OS (82% *vs.* 80%) em pacientes tratados com quimioterapia adjuvante com 5-fluorouracil (5-FU)-leucovorina *versus* observação (*J Clin Oncol* 1999;17:1356).

2. O **estudo QUASAR** mostrou melhora significativa nas taxas de recorrência (22,2 *vs.* 26,2%) e sobrevivência em 5 anos (80,3 *vs.* 77,4%, HR 0,83) com 5-FU *versus* observação.

3. Uma revisão sistemática da literatura publicada incluiu 37 estudos randomizados, e 11 metanálises com 20.317 pacientes demonstraram melhora absoluta de 5 a 10% na DFS associada à terapia adjuvante, embora esta não tenha alcançado significância estatística (*Cancer Prev Control* 1997;1:379).

4. Com quimioterapia adjuvante mais agressiva à base de oxaliplatina, pacientes com câncer de cólon em estágio II tratados no **estudo MOSAIC** tiveram um benefício absoluto de DFS em 4 anos de 3,8% (85,1 *vs.* 81,3%) comparados com aqueles tratados apenas com 5-FU/leucovirina (*N Engl J Med* 2004;350:2343). Em pacientes com alto risco em estágio II, o benefício é maior em 5,4%. No entanto, não foi observada vantagem de sobrevivência global com a adição de oxaliplatina.

5. MMR defeituoso é preditivo de falta de eficácia da terapia adjuvante 5-FU em câncer de cólon (*J Clin Oncol* 2010;28:3219). Um escore de recorrência de 12 genes pode predizer o risco de recorrência em câncer de cólon em estágio II e III e o benefício potencial da terapia adjuvante à base de oxaliplatina (*J Clin Oncol* 2013;31:4512). Uma avaliação criteriosa do risco de recorrência baseada nas características do tumor e do paciente e uma discussão aprofundada com o paciente referente aos benefícios absolutos e relativos e às toxicidades são necessárias durante a consideração da terapia adjuvante em pacientes com CRC em estágio II.

C. Câncer de cólon em estágio III (qualquer T, N1-N2, M0). Quimioterapia adjuvante à base de oxaliplatina é o padrão para pacientes com CRC em estágio III.

1. Pacientes com CRC em estágio III tratados com FOLFOX4 no estudo **MOSAIC** tiveram benefício absoluto de 8,7% na DFS em 3 anos (77,9 *vs.* 72,8%) e DFS em 4 anos (69,7 *vs.* 61%) comparados com 5-FU/leucovorina. Para pacientes com doença N2, o benefício absoluto é de 12%.

2. O **NSABP C-07** confirmou a eficácia de oxaliplatina, como bolo 5-FU mostrando melhora significativa na DFS em 3 anos (76,5 *vs.* 71,5%) comparada com bolo 5-FU/LV.

3. **Capecitabina mais oxaliplatina** também é outra opção recomendada para tratamento adjuvante. Um grande ensaio multicentro randomizado comparou XELOX *versus* 5-FU/LV. A taxa de DFS em 3 anos foi de 70,9% com XELOX e 66,5% com 5-FU/LV; em 5 anos na OS para XELOX e 5-FU/LF foram 77,6% e 74,2%, respectivamente (*J Clin Oncol* 2011;29:146).

4. A **idade avançada** também deve ser levada em consideração quando é escolhido o tratamento adjuvante. No **ensaio NSABP-07**, pacientes com menos de 70 anos de idade tiveram melhora na OS com FLOX comparado com FU/LV (HR 0,80), com OS aos 5 anos de 81,8% para FLOX e 78,8% com FU/LV. Em pacientes com mais de 70 anos, a OS não variou significativamente com o tipo de tratamento; porém, a OS nominal aos 5 anos foi 4,7% pior com FLOX (71,6%) *versus* FULV (76,3%). Adicionalmente, a toxicidade e intensidade da dose variaram de acordo com a idade. Além disso, **MOSAIC** incluiu pacientes com menos de 75 anos.

5. Para pacientes que não são adequados para terapia à base de oxaliplatina, capecitabina ou 5-FU com leucovirina são terapias alternativas. No estudo **X-ACT**, capecitabina adjuvante resultou numa tendência de melhora na DFS em 3 anos (64,2 *vs.* 60,6%) e OS (77,6 *vs.* 81,3%) comparada com o programa da Clínica Mayo de 5-FU/LV (*N Engl J Med* 2005;353:2696).

6. Terapias à base de irinotecan não podem ser consideradas para tratamento adjuvante de CRC em estágio III com base em três ensaios randomizados (ACCORD, PETACC-3 e CALGB 89803), não apresentando qualquer benefício em relação a 5-FU isoladamente.

Câncer Colorretal | 191

7. **Agentes direcionados no contexto adjuvante.** Bevacizumab ou cetuximabadjuvantes demonstraram trazer benefícios em câncer colorretal em estágio III. **NSABP-08** é um ensaio de fase III que não apresentou benefícios com a adição de bevacizumab a FOLFOX no contexto adjuvante (*J Clin Oncol* 2010;29:11), enquanto que N0147 não demonstrou benefício com a adição de cetuximab à quimioterapia adjuvante (*JAMA* 2012;307:1383).

D. **Câncer colorretal metastático – terapia de primeira linha.** O objetivo da terapia, potencialmente curativa ou paliativa, pode ajudar a determinar a escolha do regime a ser usado como terapia inicial para pacientes com CRC metastático. Regimes mais agressivos associados às melhores taxas de resposta (RR) podem ser favorecidos para pacientes com sítios metastáticos limitados potencialmente passíveis de ressecção ou para pacientes com metástases viscerais sintomáticas de crescimento rápido, enquanto que os perfis de toxicidade de regimes igualmente eficazes podem determinar a escolha da terapia paliativa para pacientes com CRC com amplas metástases. O status de KRAS e BRAF também será importante na seleção da terapia apropriada.

1. **Fundamentos da quimioterapia**
   a. Regimes 5-FU à base de oxaliplatina (FOLFOX) ou irinotecan (FOLFIRI) são tratamentos de primeira linha apropriados para CRC metastático. O **estudo N9741** demonstrou a superioridade de FOLFOX em comparação com irinotecan com bolo 5-FU (IFL) em termos de RR (45 *vs.* 31%) e OS (19,5 meses *vs.* 14,8 meses) (*J Clin Oncol* 2004;22:23). Dois estudos demonstraram igual eficácia entre os regimes FOLFOX e FOLFIRI (*J Clin Oncol* 2004;22:229; *J Clin Oncol* 2005;22:4866). Terapias com capecitabina em combinação também foram estudadas nos estudos CAIRO2 e TREE-2.
   b. Em um ensaio de fase III, a terapia em tripletos de FOLFOXIRI mostrou melhora na RR (60 *vs.* 34%), na PFS média (9,8 meses *vs.* 6,9 meses; HR 0,63) e na OS média (22,6 meses *vs.* 16,7 meses) comparada com FOLFIRI em pacientes colorretais metastáticos não ressecáveis (*J Clin Oncol* 2007;25:1670).
   c. Capecitabina ou 5-FU como agente único pode ser a terapia inicial apropriada para aqueles com comorbidades significativas que impedem tratamento mais agressivo.

2. **Quimioterapia com agentes direcionados**
   a. **Bevacizumab** é a primeira droga antiangiogênica aprovada para tratamento de câncer. Quando adicionado à quimioterapia, este anticorpo antifator de crescimento vascular endotelial (anti-VEGF) melhorou, significativamente, os resultados. Hurwitz demonstrou uma vantagem de sobrevivência de 4,7 meses com bevacizumab + IFL comparado com IFL unicamente (20,3 meses *vs.* 15,6 meses). Além disso, a RR (45 *vs.* 35%) e a duração da resposta (10,4 meses *vs.* 7,1 meses). São superiores no braço com bevacizumab. Além do mais, quando bevacizumab é combinado com 5-FU/LV unicamente, foi alcançada uma sobrevivência média de 18,3 meses com RR de 40% (*J Clin Oncol* 2005;23:3502). Bevacizumab com FOLFOX ou FOLFIRI também resultaram em alta RR e sobrevivência relativamente longa (ensaios TREE-2 e BICC-C).
   b. A comparação entre XELOX e FOLFOX com bevacizumb *versus* placebo foi avaliada em um ensaio de fase III. A PFS média melhorou para 9,4 meses com bevacizumab *versus* 8 meses no grupo com placebo (HR 0,83 para 0,72) e OS média 21,3 meses *versus* 19,9 meses (*J Clin Oncol* 2008;26:2013).
   c. Em tumores KRAS do tipo selvagem, **cetuximab e pan-itumumab**, antirreceptores de fator de crescimento epidérmico, também foram combinados com quimioterapia à base de oxaliplatina e irinotecan no contexto de primeira linha para CRC.
   d. **CRYSTAL** comparou **FOLFIRI + cetuximab** *versus* FOLFIRI, unicamente. Numa população de pacientes randomizados, RR melhorou de 38,7% para 46,9%; PFS média 8,9 meses *versus* 8,1 meses; e OS média 19,6 meses *versus* 18,5 meses. Com uma revisão mais aprofundada, uma análise *post hoc* observou que a subpopulação com KRAS do tipo selvagem melhorou a OS para 23,5 meses *versus* 19,5 com RR 57% *versus* 39% (*J Clin Oncol* 2011;29:2011). **OPUS** avaliou a RR global com FOLFOX4 + Cetuximab *versus* FOLFOX4 sozinho e observou melhora (46 *vs.* 36%). Em tumores KRAS do tipo selvagem, foi observada significância clínica com a adição de cetuximab de 61 *versus* 37% (*J Clin Oncol* 2009;27:663).
   e. **PRIME** avaliou **pan-itumumab** com FOLFOX4 e observou melhora na PFS quando comparado com FOLFOX4 sozinho (10,1 meses *vs.* 7,9 meses). A OS foi de 26 meses

192 | Capítulo 16

no braço com pan-itumumab e 20,2 meses com FOLFOX somente. Porém, tumores com mutação em KRAS tiveram uma redução significativa da PFS com a terapia de combinação. É interessante observar que 17% dos pacientes neste ensaio tinham tumores KRAS do tipo selvagem (WT) no éxon 2, mas observou-se que tiveram outras mutações em RAS e foram associados a PFS ou OS inferior com pan-itumumab + FOLFOX (*N Engl J Med* 2013;369:1023).

E. Terapia de manutenção
1. Depois que foi atingida resposta máxima à terapia de primeira linha, deve ser considerada terapia de manutenção. Optimox1 e Optimox2 avaliaram uma abordagem *stop-and-go* para administração de quimioterapia. A duração do controle da doença, resultado em Optimox2, foi mais longa no braço de manutenção de 5FU/LV aos 13,1 meses, enquanto que no braço com intervalo livre de quimioterapia foi de 9,2 meses. OS melhorou em 4,3 meses com 5FU de manutenção (JCO 1° de dezembro de 2009, vol. 27 n° 34 5727-5733).
2. CAIRO3 apoia terapia de manutenção com cabecitabina + bevacizumab após XELOX *versus* observação com PFS de 7,4 meses *versus* 4,1 (Koopman, M. JCO 31, 2013(suppl; abstr 3502).

F. Câncer colorretal metastático – terapia de segunda linha e subsequentes
1. Para pacientes que receberam terapia à base de oxaliplatina, pode ser considerada terapia à base de irinotecan após a progressão, e vice-versa, com uma OS média de 21 meses (*J Clin Oncol* 2004;22:229). Bevacizumab está aprovado para terapia de segunda linha quando combinado com FOLFOX. Este regime melhorou a OS (12,5 meses *vs.* 10,7 meses) comparado com FOLFOX isoladamente em pacientes que progrediram após terapia de primeira linha com irinotecan (*J Clin Oncol* 2007;25:1539).
2. **Bevacizumab além da primeira progressão (ML18147)** está associado a PFS e OS significativamente prolongadas (5,9 meses e 11,9 meses), quando comparado com pacientes que se submeteram somente à quimioterapia (4,3 meses e 10,6 meses) (*Ann Oncol* 2013;24:2342).
3. **Ziv-Aflibercept**, um VEGF Trap, impede a ativação dos receptores de VEGF, inibindo, assim, a angiogênese. VELOUR testou aflibercept de segunda linha com FOLFIRI em pacientes que fracassaram com regimes à base de oxaliplatina (pacientes naive com irinotecan). FOLFIRI + ziv-aflibercept teve OS de 13,5 meses *versus* 12,1 meses em FOLFIRI + placebo; RR 19,8 e 11,1% (*Eur J Cancer* 2014;50:320).
4. **Cetuximab ou pan-itumumab como agente único** foram comparados com os melhores cuidados de apoio e são terapias apropriadas de terceira linha ou posterior para aqueles com tumores mutados por KRAS do tipo selvagem. Regorafenib, um inibidor oral múltiplo da quinase, pode ser considerado se todas as outras terapias tradicionais falharem. Em câncer de cólon refratário, o ensaio CORRECT de fase III comparou regorafenib *versus* placebo e constatou que a OS era levemente melhorada em 1,4 meses (6,4 meses *vs.* 5,0 meses). A PFS também foi modesta com 1,9 meses *versus* 1,7 meses (*Lancet* 2013;381:303).

G. Doença metastática fígado-dominante ou somente no fígado pode ser receptiva a terapias regionais
1. **Princípios.** Podem ser encontradas metástases hepáticas em aproximadamente 80% dos pacientes com CRC; aproximadamente 25 a 50% são encontradas na apresentação inicial. Devem ser considerados regimes de tratamento alternativo para prolongar as taxas de sobrevivência.
   a. Lesões hepáticas isoladas podem ser receptivas à ressecção cirúrgica (geralmente até cinco, em um lobo do fígado) e é o tratamento curativo padrão.
   b. Quimioterapia sistêmica e/ou administração transarterial de quimioterapia (com agentes vasculares oclusivos ou quimioperfusão hepática) pode produzir maior resposta ao tumor e melhora na sobrevivência.

H. Câncer retal. Uma abordagem multimodal, incluindo cirurgia colorretal, oncologia por radiação e oncologia médica, é necessária ao tratamento ideal de pacientes com câncer retal. Os exames iniciais devem incluir ultrassonografia transretal para avaliar a profundidade da invasão e o envolvimento de linfonodos, CT ou MRI para avaliar metástases distantes e biópsia para descartar outros tumores retais como carcinoma de células escamosas, melanoma, sarcoma ou linfoma. Ressecção anterior baixa (LAR) é adequada para tumores localizados no terço médio e superior do reto, enquanto que uma ressecção abdominoperineal (APR)

Câncer Colorretal | 193

poderá ser necessária para câncer retal em camada basal. O estágio e grau do tumor, o envolvimento linfovascular, metástases nos linfonodos e o atingimento de uma margem radial negativa são fatores prognósticos e preditivos importantes de recorrências locais e distantes. A excisão mesorretal total (TME) em conjunto com LAR ou APR tem sido defendida como o procedimento cirúrgico ideal para câncer retal. Uma dissecção aguda (em vez de romba ou avulsiva) é realizada para remover o reto completamente. Esta técnica demonstrou atingir uma taxa de margem radial negativa mais elevada do que a dissecção romba (93 *vs.* 80%). Procedimentos laparoscópicos são seguros nas mãos de cirurgiões experientes.

1. **Câncer retal T1-T2 N0.** Lesões retais estadiadas por ultrassonografia transretal confinadas à submucosa podem ser tratadas com ressecção local em toda a espessura. Ocorre envolvimento do linfonodo regional em 10 a 15% destes pacientes. Tumores T1 que invadem a parte mais profunda da submucosa (SM3) possuem um risco mais elevado de envolvimento de linfonodos do que lesões mais superficiais (SM1 ou SM2). Lesões que invadem a muscularprópria (T2) têm maior incidência de envolvimento de linfonodos (12 a 22%). Se confirmado patologicamente, os pacientes requerem quimiorradioterapia. Poderá ser indicada radiação pré-operatória para lesões retais em camada basal numa tentativa de converter uma APR em LAR com preservação potencial do esfíncter.

2. **Câncer retal T3-T4 ou N1 localmente avançado.** Quimiorradiação neoadjuvante é um tratamento padrão para câncer retal localmente avançado. A quimiorradiação infusional à base de 5-FU está associada a uma taxa mais baixa de recorrência local (6 *vs.* 13%), toxicidades agudas e de longa duração reduzidas, melhor adesão e promove maior preservação esfincteriana, mas atingiu OS semelhante em 5 anos comparada com terapia pós-operatória (*N Engl J Med* 2004;351:1731). O grau de redução do tumor obtido com terapia neoadjuvante também fornece informações prognósticas. A ressecção geralmente é feita 6 a 10 semanas depois da quimiorradiação e a decisão de administrar quimioterapia adjuvante está baseada no estadiamento clínico inicial.

IV. COMPLICAÇÕES

A. **Relacionadas com câncer.** Obstrução intestinal, hemorragia, dor abdominal, perfuração, formação de fístulas, peritonite, anemia e desnutrição. Metástases hepáticas extensas, hepatomegalia, insuficiência hepática ou icterícia.

B. **Relacionadas com tratamento**

1. **Complicações cirúrgicas e da radiação.** A disfunção intestinal comum após a cirurgia inclui frequência das fezes, frequência episódica, sensação de pressão, urgência, movimentos noturnos e sujar a roupa. Pode ocorrer estenose anastomótica, vazamento, ulceração, obstrução por sangramento, infecção, disfunção da bexiga e sexual.

2. **Quimioterapia e terapia direcionada**

   a. Fluoropirimidinas -5-FU ou capecitabina podem causar mielossupressão, mucosite, diarreia, lacrimação excessiva, descoloração da pele, desidratação, eritrodiestesia palmoplantar (PPE) e cardiotoxicidade rara. Pacientes com deficiência de di-hidropirimidina desidrogenase (DPD) podem ter mielossupressão severa, ataxia e diarreia.

   b. Oxaliplatina pode causar neuropatia periférica induzida por frio, laringodisestesias, mielossupressão, náusea e fadiga.

   c. Irinotecan causa diarreia aguda e tardia, náusea, vômitos, mielossupressão e alopecia. Pacientes com polimorfismo em UGT1A1 7/7 podem precisar de reduções na dose de irinotecan em decorrência de risco aumentado de neutropeniaem grau 4 a 5.

   d. Bevacizumab pode causar efeitos colaterais comuns como epistaxe, hipertensão e proteinúria. Efeitos colaterais mais raros incluem eventos trombóticos arteriais (ATEs) como infarto do miocárdio ou acidente vascular encefálico, perfuração, deiscência da ferida e leucoencefalopatia reversível, entre outras.

      i. Caso algum destes problemas ocorra durante a terapia com bevacizumab, a interrupçãoou suspensão da dose pode ser justificada. Metástases cerebrais devem ser tratadas antes de ser considerado bevacizumab. Eventos tromboembólicos venosos de grau 3 podem ser retomados COM CAUTELA (após um período de espera de 2 semanas) depois que tiver sido dada uma dose terapêutica de terapia anticoagulação e o paciente não tiver complicações hemorrágicas. Em pacientes com trombo hemorrágico (TIA, MI, CVA), não deve ser administrado bevacizumab por, no mínimo, 6 meses e depois disso devem ser reavaliados. Razões para a descontinua-

194 | Capítulo 16

ção permanente incluem: perfuração gastrintestinal, cirurgia (no mínimo 28 dias antes e depois de cirurgia eletiva) e complicações na cicatrização da ferida, hemorragia, crise hipertensiva, síndrome nefrótica, formação de fístulas não GI, síndrome de leucoencefalopatia posterior reversível (RPLS), trombose severa/com risco de vida. Suspender quando proteína urinária de 24 horas ≥ 2 gramas.

e. Cetuximab/Pan-itumumab podem causar erupção acneiforme/foliculite, tricomegalia, inflamação paroniquial, xerose, diarreia, fadiga, hipomagnesemia e toxicidades pulmonares raras.

i. O manejo das erupções cutâneas variará para cada paciente. Hidratantes e protetor solar podem reduzir a gravidade. Foliculite geralmente ocorre dentro de 1 a 3 semanas. Se estiver restrita somente à área facial ou se houver reação leve a severa poderão ser usados antibióticos tópicos, como clindamicina 2%. Esteroides tópicos como hidrocortisona 1% também podem melhorar os sintomas. Terapia oral com minociclina pode ser acrescentada ao regime tópico. Poderá ser necessário encaminhamento a um dermatologista caso os sintomas piorem ou se forem graves na linha básica.

V. ACOMPANHAMENTO. Após a ressecção curativa e a conclusão da terapia, é recomendada uma história, exame físico e determinação do CEA a cada 3 meses durante os 2 primeiros anos e depois a cada 4 a 6 meses até o 5° ano. Recomenda-se colonoscopia 1 ano após o diagnóstico ou 1 ano após a ressecção cirúrgica, devendo ser repetida em 1 ano se anormal; caso contrário, deve ser repetida em 2 a 3 anos. Para pacientes sem colonoscopia total anterior (ou seja, em razão da lesão obstrutiva ou a cirurgia de emergência), recomenda-se colonoscopia em 6 meses.

VI. EPIDEMIOLOGIA E RASTREIO

A. CRC ocupa o quarto lugar em frequência entre homens e mulheres, com aproximadamente 140.000 novos casos por ano. Esta é a segunda causa principal de mortes por câncer nos Estados Unidos. Em relação às taxas de mortalidade, CRC ocupa o segundo lugar entre homens e mulheres. A idade média do diagnóstico é 69 anos e a idade média na época da morte é 74 anos. Pacientes com risco médio (idade ≥ 50 anos, sem história anterior ou adenoma, sem Doença Inflamatória Intestinal (IBD)) devem-se submeter a uma colonoscopia aos 50 anos (90% dos casos ocorrem depois dos 50 anos). Se não forem encontrados pólipos, a colonoscopia deve ser repetida em 10 anos. Caso sejam encontrados pólipos, deve ser realizada polipectomia. Como alternativa, pode ser realizado anualmente teste de sangue oculto nas fezes (FOBT) com sigmoidoscopia flexível a cada 5 anos ou enema de bário com duplo contraste a cada 5 anos.

B. Se houver história familiar de câncer de cólon em um parente de primeiro grau (genitor, irmão, filho), o risco praticamente duplica. Se for diagnosticado um adenoma antes dos 60 anos, o rastreio deve iniciar aos 40 anos, ou 10 anos antes do câncer mais precoce na família. De acordo com a Sociedade Americana de Câncer e o Colégio Americano de Gastroenterologia, o rastreio para afro-americanos deve iniciar aos 45 anos.

VII. FATORES DE RISCO. Os riscos ao longo da vida para o desenvolvimento de CRC são os seguintes:

A. População geral 5%.

B. História pessoal 15 a 20%.

C. Doença intestinal inflamatória 15 a 40%.

D. Câncer colorretal hereditário não polipose (HNPCC) 70 a 80% ou síndrome de Lynch. HNPCC é caracterizado pelo início precoce de câncer de cólon e adenomas, mas não poliposose. HNPCC é dominante autossômico com 80% de penetrância e é ocasionado por mutação nos genes MMR MLH1, MSH2, MSH6, PMS1, PMS2 e MSH3. As manifestações extracolônicas incluem câncer endometrial, ovariano, gástrico, urogenital, do ducto biliar e glândulas sebáceas (Muir-Torre).

E. Polipose adenomatosa familiar (FAP) > 95%. FAP é caracterizada pela presença de milhares de pólipos com uma herança dominante autossômica com alta penetrância e uma prevalência de 1 em 8.000. O gene supressor APC está localizado no cromossomo 5q21, que é importante na adesão celular, transdução de sinal e ativação trascricional em sua interação com beta-catenina e o caminho Wnt. Ciclina D1 e c-myc são alvos derivados. O câncer ocorre em uma idade média de 39 anos e mais de 90% desenvolverão adenomas até os 30 anos. As

Câncer Colorretal | 195

manifestações extracolônicas incluem colangiocarcinomas, carcinoma duodenal, câncer gástrico, tumores desmoides, osteomas, câncer de tireoide e tumores cerebrais.

F. Outros fatores de risco incluem idade > 50 anos, dieta com alta ingestão de carne vermelha e pobre em fibras, síndrome de Peutz-Jeghers, polipose juvenil, imunossupressão, tabagismo, álcool e outros.

VIII. PATOGÊNESE. Existem três caminhos importantes para CRC: caminho de instabilidade cromossômica (CIN), caminho mutador-fenótipo/DNA MMR e caminho de hipermetilação do fenótipo hiperplásico/pólipo serrado.

A. Instabilidade cromossômica ou caminho supressor representa 85% do CRC esporádico, com um adenoma como lesão precursora. FAP coli é o protótipo para este modelo caracterizado pela perda do gene APC. Um subtipo potencial deste modelo é caracterizado pelo silenciamento da metilação da enzima de reparo de DNA metilguanina-DNA metiltransferase com pólipos serrados como lesões precursoras.

B. Instabilidade de microssatélites ou caminho mutador corresponde a 15% do CRC esporádico. HNPCC é o protótipo para este modelo caracterizado por uma perda de genes MMR (MLH1, MSH2, MSH6 etc.)

C. Hipermetilação do fenótipo (CIMP+). Hiper ou hipometilação pode silenciar a expressão de certos genes, incluindo enzimas MMR. Um defeito nas ilhas de CpG causa, particularmente, metilação de alta frequência, promovendo assim o silenciamento de enzimas como MLH1.

IX. CÂNCER ANAL

A. Apresentação. Sangramento, dor, constipação, tenesmo, diarreia, secreção e prurido. Frequentemente os sintomas são atribuídos a outras condições benignas como hemorroidas, fístula anal ou condilomata anal. Uma história detalhada sobre os fatores de risco também precisa ser obtida.

Os achados no exame físico incluem massa anal firme, endurecida ou exofítica ou linfadenopatia inguinal. É necessário um exame digital cuidadoso e anoscopia para avaliar a extensão do tumor. Mulheres com câncer anal também devem submeter-se a um exame ginecológico minucioso. O diagnóstico é feito com biópsia incisional da massa e de alguma linfadenopatia inguinal.

A patologia geralmente revela casos de carcinoma de células escamosas ou carcinoma cloacogênico. Adenocarcinomas que envolvem o útero devem ser tratados da mesma forma que o câncer retal. Podem ocorrer casos raros de melanomas ou cânceres neuroendócrinos. Os exames também incluir radiografia do tórax e CT ou MRI do abdome e pelve. O teste de HIV deve ser considerado em indivíduos de alto risco, além dos testes laboratoriais básicos.

B. Estadiamento. O estadiamento é baseado no sistema TNM.

T_{is}, carcinoma *in situ*

T1, o tumor tem 2 cm ou menos

T2, o tumor tem entre 2 e 5 cm

T3, o tumor tem mais de 5 cm

T4, tumor de qualquer tamanho que invade órgãos adjacentes como a vagina, uretra ou bexiga

N0, sem linfonodos regionais envolvidos

N1, metástases no linfonodo ilíaco interno ou inguinal unilateral

N3, metástases no linfonodo perineal e um inguinal e/ou linfonodos ilíacos internos ou inguinais bilaterais

M0/1, sem ou (+) metástases distantes presentes

Estágio I, T1, N0, M0

Estágio II, T2, 3, N0, M0

Estágio IIIA, T1-T3, N1, M0 ou T4, N0, M0

Estágio IIIB, T4, N1, M0 ou qualquer T, N2-N3, M0

Estágio IV, qualquer T, qualquer N, M1

C. Prognóstico. O prognóstico é baseado no estadiamento. Tumores T1 e T2 têm uma taxa de sobrevivência em 5 anos de mais de 80%, enquanto os tumores T3 e T4 têm sobrevivência em 5 anos de menos de 50%. Linfadenopatia inguinal e sexo masculino também estão relacionados com pior prognóstico. Tumores na margem anal têm um prognóstico mais favorável do que aqueles no canal.

196 | Capítulo 16

D. Tratamento. A terapia padrão inclui quimiorradiação pelo protocolo Nigro com mitomicina C e 5-FU. As taxas mais altas de DFS (73 *vs.* 51%) e mais baixas de colostomia (9 *vs.* 22%) estão associadas à quimiorradiação comparadas com o uso apenas de radiação. A sobrevivência em 5 anos variou entre 64 e 83% com terapia de modalidades combinadas. Pacientes com HIV/AIDS e câncer anal podem ser tratados com o mesmo protocolo Nigro, mas deve ser tomado cuidado, uma vez que eles podem não tolerar doses completas de quimioterapia. Pacientes com lesões T1 podem ser considerados para excisão local isolada ou com quimiorradiação.

E. Epidemiologia e fatores de risco
   1. **Epidemiologia.** O câncer anal representa aproximadamente 1,6% de todos os cânceres do sistema digestório nos Estados Unidos, sendo mais comum em homens do que em mulheres. Sua incidência geralmente aumenta com a idade, com o pico de incidência na 6ª e 7ª décadas de vida. A incidência está aumentando em homens com menos de 40 anos.
   2. **Fatores de risco.** Infecção pelo papilomavírus humano (HPV) – HPV 16 e 18, mulheres com câncer de colo do útero relacionado com HPV, tabagismo, infecção por HIV e sexo anal receptivo.

LEITURA SUGERIDA

Andre T, Boni C, Mounedji-Boudiaf L, *et al.*; Multicenter International Study of Oxaliplatin/5-Fluorouracil/Leucovorin in the Adjuvant Treatment of Colon Cancer (MOSAIC) Investigators. Oxaliplatin, fluorouracil, and leucovorin as adjuvant therapy for colon cancer. *N Engl J Med* 2004;350:2343–2351.

Benson AB, Schrag D, Somerfield MR, *et al.* American Society of Clinical Oncology recommendations on adjuvant chemothaerapy for Stage II colon cancer. *J Clin Oncol* 2004;22:3408–3419.

Nishihara R. Long-term colorectal cancer incidence and mortality after lower endoscopy. *N Engl J Medicine* 2013;369:1095–1105.

Ryan DP, Compton CC, Mayer RJ. Medical progress: carcinoma of the anal canal. *N Engl J Med* 2000;342:792–800.

Sauer R, Becker H, Hohenberger W, *et al.*; German Rectal Cancer Study Group. Preoperative versus postoperative chemoradiation for rectal cancer. *N Engl J Med* 2004;351:1731–1740.

Cânceres Hepatobiliares
Steven Sorscher

CARCINOMA HEPATOCELULAR
I. APRESENTAÇÃO
A. Subjetiva. Os sintomas comuns de carcinoma hepatocelular (HCC) incluem anorexia, perda de peso, aumento na circunferência abdominal e icterícia. Até 25% dos pacientes podem ser assintomáticos na apresentação. Os pacientes podem apresentar síndromes paraneoplásicas, incluindo hipoglicemia, eritrocitose, hipercalcemia e disfibrinogenemia ou sinais progressivos de insuficiência hepática.
B. Objetiva. Hepatomegalia, ascite, hemorragia e esplenomegalia podem ser encontrados.

II. EXAMES E ESTADIAMENTO. Pacientes de alto risco (incluindo aqueles com cirrose – como a viral induzida ou não induzida – e portadores de hepatite B sem cirrose) devem-se submeter ao rastreio periódico com ultrassonografia (USN) do fígado, níveis de alfa-fetoproteínina (AFP) e albumina e fosfatase alcalina (*Cancer* 1996;78:977). Existem algumas evidências a partir de um estudo de rastreamento de pacientes chineses com infecção pelo vírus da hepatite B ou uma história de hepatite crônica de que o rastreamento resulta em menos mortes de pacientes por HCC (*J Cancer Res Clin Oncol* 2004;130:417). Um nível crescente de AFP com imagem do fígado negativa deve resultar em acompanhamento radiográfico mais frequente.

O diagnóstico do tecido pode ser obtido por meio de aspiração por agulha fina (FNA), biópsia por agulha grossa (*core biopsy*) ou biópsia laparoscópica. O potencial para "extravasamento" do tumor parece ser muito pequeno. Embora os pacientes ocasionalmente sejam tratados para HCC com base nas características clínicas, radiológicas e bioquímicas, em geral deve ser feita uma tentativa para obter um diagnóstico do tecido. Por exemplo, embora um AFP sérico > 400 ng/mL por vezes seja considerado diagnóstico de HCC, estes valores altos são encontrados somente em um pequeno número de pacientes com HCC. A Associação Americana para o Estudo de Doenças Hepáticas (AASLD) não mais inclui os testes de AFP como parte da avaliação diagnóstica. O exame de imagem por ressonância magnética (MRI) ou tomografia computadorizada (CT) com quatro fases deve ser usado para melhor definir a extensão do tumor. MRI com realce na fase arterial também pode ser usado para a avaliação da extensão do tumor (*Surg Oncol Clin N Am* 2007;16:343). O estadiamento também deve incluir exame de imagem do tórax e hemograma completo CBC e testes da função hepática.

A histologia fibrolamelar é digna de nota em razão de sua alta probabilidade de ressecabilidade e à ausência de associação com cirrose. O estadiamento atual do Comitê Conjunto Americano sobre o Câncer/União Internacional contra o Câncer (AICC/UICC) inclui a presença ou a ausência de cirrose/fibrose, que são características histológicas que predizem o prognóstico após a cirurgia.

III. MANEJO. Ressecção cirúrgica representa a única terapia curativa conhecida. A classificação de Child-Pugh e outros sistemas de classificação, que ajudam a predizer a função hepática e as reservas com a cirurgia, têm sido usados para identificar pacientes elegíveis para ressecção (*J Hepatibiliary Pancreat Surg* 2002;9:469).
A. De acordo com a Rede Unida para o Compartilhamento de Órgãos (UNOS), deve ser considerado transplante naqueles que não são elegíveis para ressecção e que preenchem os três critérios de Milan: (1) tumor único ≤ 5 cm ou até três tumores < 3 cm; (2) ausência de invasão macrovascular; (3) sem propagação extra-hepática. O modelo para doença hepática em estágio terminal (MELD) pode ser útil para avaliar a inclusão na lista de espera para transplante de fígado. Foi observada sobrevivência livre de recaída em 4 anos de até 80% com pacientes cuidadosamente selecionados. Após o transplante, a sobrevivência pode ser de 92% em pacientes selecionados que satisfazem os critérios de Milan, com invasão vascular predizendo menor sobrevivência (*Ann Surg Oncol* 2008;15:1001). Pacientes com tumores pequenos, porém irressecáveis, podem ser considerados para ablação do tumor seguida de transplante de fígado.

198 | Capítulo 17

Outras terapias "locais" como ablação por radiofrequência (RFA), injeção de etanol, crioterapia e quimioembolização podem melhorar os sintomas e controlar a doença local em pacientes selecionados. RFA parece ser superior à injeção percutânea de etanol (PEI) (*Hepatology* 2009;49:453; *Am J Gastroenterol* 2009;104:514; *J Hepatol* 2010;52:380), com taxas de sobrevivência em 5 anos de 70% em pacientes selecionados. A probabilidade de sucesso com estas abordagens pode envolver a experiência do médico, o número, o tamanho e a localização dos tumores e, ainda, se existe comprometimento vascular pelos tumores. Várias terapias direcionadas para as artérias estão, atualmente disponíveis amplamente. Todas as terapias direcionadas para as artérias são consideradas relativamente contraindicadas em pacientes que têm níveis de bilirrubina acima de 3 mg/dL, a não ser que seja usada terapia segmental.

Radioterapia estereotáxica corporal (SBRT) resultou em sobrevivência livre de progressão (PFS) em 2 anos de 33% em pacientes selecionados (*Cancer* 2012;118:5424). SBRT também tem sido usada como terapia transitória para aqueles pacientes com HCC e cirrose que estão à espera de transplante (*J Surg Oncol* 2012;105:692; *Int J Radiat Oncol Biol Phys* 2012;83:895; *Liver Transpl* 2012;18:949).

B. A quimioterapia citotóxica tem sido tradicionalmente associada a baixas taxas de resposta e ao controle questionável da doença. Um ensaio internacional controlado com placebo de Fase III no qual 602 pacientes com carcinoma hepatocelular foram designados aleatoriamente para receber sorafenib 400 mg duas vezes ao dia ou placebo demonstrou um benefício na sobrevivência global (OS) para aqueles que receberam sorafenib (10,7 *vs.* 7,9 meses) (*N Engl J Med* 2008;359:378). Aproximadamente 97% dos pacientes neste estudo tiveram função hepática classe A na classificação de Child-Pugh. Portanto, sorafenib deve ser usado com cautela com função hepática classe B na classificação de Child-Pugh. Deve ser considerada a participação em ensaios clínicos que utilizam novos agentes e abordagens.

IV. EPIDEMIOLOGIA. HCC está entre as causas mais frequentes de morte por câncer em todo o mundo, afetando, mais comumente, mulheres do que homens. Nos Estados Unidos, HCC é relativamente menos comum, mas sua frequência está aumentando, em parte devido à infecção pelo vírus da hepatite C (*Am Intern Med* 2003;139:817). Entre os pacientes com cirrose induzida por hepatite C, 1 a 2% deles desenvolvem HCC por ano. Embora HCC em pacientes com hepatite C ocorra quase que exclusivamente em pacientes com fibrose ou cirrose avançada, pode ocorrer HCC induzido por hepatite C sem cirrose numa minoria dos pacientes. Outros fatores de risco para HCC incluem cirrose em razão de outras causas (álcool, aflatoxina B), cirrose biliar primária, hemocromatose hereditária e esteato-hepatite não alcoólica (NASH) em pacientes com diabetes (*Hepatolgy* 2003;37:917).

CÂNCER DE VESÍCULA BILIAR

I. APRESENTAÇÃO

A. Subjetiva. Os pacientes tipicamente apresentam sintomas atribuíveis ao trato biliar e frequentemente existe a suspeita de colecistite ou cólica biliar. A suspeita de malignidade deve ser particularmente levantada em pacientes idosos com perda de peso e dor mais contínua. Em um estudo retrospectivo de 6.135 pacientes numa única instituição e tratados com ressecção curativa, 47% dos carcinomas de vesícula biliar foram diagnosticados incidentalmente durante colecistectomia laparoscópica (*J Surg Oncol* 2008;98:485).

B. Objetiva. O exame físico pode revelar icterícia, marcas de arranhões causadas por prurido e hepatomegalia.

II. EXAMES E ESTADIAMENTO.
Um antígeno carboidrato 19-9 (CA 19-9) acima de 20 μ/mL reportou 79% de sensibilidade e 79% de especificidade. Aproximadamente 93% dos pacientes com câncer de vesícula biliar em quem é planejada cirurgia para doença benigna terão antígeno carcinoembriogênico (CEA) acima de 4 ng/mL (*Int J Câncer* 1990;45:821).

Uma anormalidade na USG pode implicar a necessidade de CT, MRI ou colangiopancreatografia por ressonância magnética (MRCP) para melhor caracterização da extensão da doença. PET-*scan* pode ajudar a identificar linfonodos regionais e metástases distantes (*J Am Coll Surg* 2008;206:57; *J Gastroenterol* 2010;45:560). Colangiopancreatografia retrógrada endoscópica (ERCP) com USN endoscópica pode identificar pacientes com doença irressecável ou possibilitar um diagnóstico do tecido. Não existe um risco claro de disseminação com a obtenção de citologia com o uso de ECRP e USN endoscópica.

Cânceres Hepatobiliares | **199**

O diagnóstico frequentemente é feito no momento da cirurgia e deve ser planejada a ressecção definitiva em vez de colecistectomia em casos suspeitos, apesar de ressecáveis. Além das amostras para análise citológica obtidas com ERCP, é usada biópsia percutânea por agulha ou biópsia por agulha grossa (*core biopsy*), embora a biópsia por agulha grossa, em particular, tenha um risco significativo de monitoramento e deve ser reservada para casos irressecáveis (*Acta Cytol* 1995;39:494). O câncer de vesícula biliar geralmente é o adenocarcinoma, embora outros subtipos histológicos ocorram com menos frequência. Tumores de mais alto grau estão associados a um pior prognóstico, enquanto que tumores papilares raros estão associados a melhor prognóstico (*Cancer* 1992;70:1493). Caso, radiograficamente, não sejam identificadas metástases distantes, deve ser considerada laparoscopia para concluir o estadiamento pré-operatório.

III. MANEJO. Pacientes com tumores de vesícula biliar encontrados incidentalmente que são identificados com doença ressecável devem ser considerados para colecistectomia, ressecção hepática em bloco, linfadenectomia e possível ressecção do ducto biliar. Uma abordagem semelhante é justificada para pacientes com estadiamento radiográfico pré-operatório que revela a possibilidade de ressecção de todos os tumores radiograficamente evidentes. Se estiver presente icterícia, a avaliação poderá incluir ERCP/colangiografia transepática percutânea/colangiografia MR. Se, na colecistectomia, a vesícula biliar for removida intacta e for identificado um tumor T1a com margens negativas, não será recomendável cirurgia adicional. O envolvimento de linfonodos é muito raro para T1. Para doença T1b ou acima disto, tem sido recomendada cirurgia mais extensa, embora as evidências que apoiam a ressecção radical para tumores T1b não sejam definitivas (*Arch Surg* 2011;146:734; *World J Gastroenterol* 2012;18:4736).

Em revisões retrospectivas combinadas, a taxa de sobrevivência em 5 anos para pacientes com tumores T1 geralmente se aproxima de 100%; enquanto que para T2, pode ser esperada uma taxa de sobrevivência de 70 a 90% (*Ann Surg* 1992;215:326; *Eur J Surg* 1997;163:419; *Surgery* 1994;115:751). Cirurgia continua sendo a única terapia curativa com sobrevivência em 5 anos de 45 a 63% para pacientes com doença N1.

Em um ensaio pequeno, 5-fluorouracil (FU) adjuvante e radiação demonstraram uma melhora na sobrevivência em 5 anos na comparação com cirurgia unicamente (64% *vs.* 33%) (*Int J radiat Oncol Biol Phys* 2002;52:167) e, em consequência, tem sido recomendado para aqueles com doença acima de T1. Entretanto, estudos de terapia adjuvante para câncer biliar frequentemente envolveram cânceres do ducto biliar e vesícula biliar. Em uma metanálise de 6.712 pacientes, houve uma tendência de melhora na OS com terapia adjuvante que foi maior para aqueles com câncer de vesícula biliar comparados com outros cânceres biliares (*J Clin Oncol* 2012;30:1934).

Pacientes com doença irressecável, mas não metastática podem-se beneficiar com quimioterapia e radioterapia (RT) combinadas, embora esta abordagem não tenha sido amplamente estudada. Gemcitabina ou capecitabina unicamente ou em combinação foram usadas em pacientes com doença metastática. O prognóstico global para câncer de vesícula biliar metastático permanece sendo um mau prognóstico, com sobrevivência média de aproximadamente 6 meses para pacientes não tratados e apenas cerca de 5% dos pacientes sobrevivendo por 5 anos. A descompressão biliar poderá ser necessária antes do início da quimioterapia, podendo, também, aliviar os sintomas obstrutivos. ABC-02 foi um ensaio controlado de Fase III no qual 410 pacientes com colangiocarcinoma localmente avançado ou metastático, câncer de vesícula biliar ou ampular receberam gemcitabina unicamente ou em combinação com cisplatina. A sobrevida global foi de 11,7 meses para terapia combinada *versus* 8 meses para uso gemcitabina isolada (*N Engl J Med* 2010;362:1273).

IV. EPIDEMIOLOGIA. São encontradas acentuadas diferenças regionais e étnicas na incidência de câncer de vesícula biliar. Por exemplo, o câncer de vesícula biliar foi reportado como a causa principal de morte por câncer nas mulheres chilenas. São encontradas altas taxas em países sul-americanos, além da Europa Central, Israel e em nativos americanos, homens japoneses e outros. Nos Estados Unidos, o câncer de vesícula biliar é o câncer mais comum do trato biliar e é mais comum em mulheres do que em homens. Ocorrem, aproximadamente, 2.800 mortes por ano em decorrência de câncer de vesícula biliar.

Inflamação crônica, frequentemente causada por cálculos biliares, está associada a câncer de vesícula biliar. Na verdade, 75 a 98% dos pacientes com câncer de vesícula biliar terão cálculos biliares (*Cancer Treat Res* 1994;69:97). A assim chamada "vesícula biliar de porcelana" estará associada a câncer em até 25% dos pacientes. Pólipos na vesícula biliar, particularmente aqueles com mais de 1 cm e aqueles em pacientes idosos, requerem atenção especial (*Br J Surg*

200 | Capítulo 17

1992;79:227). Existem associações entre cânceres de vesícula biliar e malformações ductais biliares anômalas, como também com tifoide.

COLANGIOCARCINOMA

I. APRESENTAÇÃO

A. Subjetiva. Os pacientes geralmente apresentam perda de peso ou sintomas relacionados com obstrução biliar como icterícia, prurido ou febre causada por infecção.

B. Objetiva. O exame físico pode revelar uma vesícula biliar palpável com icterícia (sinal de Courvoisier) e fígado aumentado.

II. EXAMES E ESTADIAMENTO.
Os colangiocarcinomas se originam na árvore biliar e são classificados como tumores intra e extra-hepáticos. Os colangiocarcinomas extra-hepáticos representam 90% de todos os colangiocarcinomas e incluem os colangiocarcinomas hilares, que são comumente denominados tumores de Klatskin (*Ann Surg* 1996;224:463). Achados laboratoriais frequentemente revelam testes elevados da função hepática, CEA e CA 19-9. Uma variedade de estudos radiográficos, como USN e rastreio com CT com contraste retardado ou MRI, são usados para definir a extensão da doença, além da imagem do tórax. Colangiopancreatografia retrógrada com ERCP é usada para colocação de *stent* e para obter citologia para diagnóstico. A amostragem da citologia demonstrou 62% de sensibilidade. Para tumores hilares, colangiografia transepática percutânea pode ser usada para definir o envolvimento do ducto biliar proximal. Colangiografia por MRI, angiografia e USN endoscópica (que também define uma massa para biópsia) têm papéis potenciais na definição da extensão da doença e do envolvimento vascular. O teste molecular demonstrou aumentar a sensibilidade para o diagnóstico (*Gastroenterologia* 2006;131(4):1064).

Adenocarcinoma é a histologia mais comum. Os subtipos incluem as variantes esclerosante, nodular e papilar. Os sistemas de estadiamento revisados para colangiocarcinomas intra e extra-hepáticos incorporam características preditivas de prognóstico.

III. MANEJO.
A cirurgia oferece as melhores chances de cura para aqueles com doença confinada a uma porção localizada do fígado. O envolvimento de ambos os lobos hepáticos indica, em geral, doença irressecável. Envolvimento nodal ou metástases mais distantes são, usualmente, considerados contraindicações para cirurgia curativa. Resumindo as múltiplas séries, as taxas médias e de sobrevivência em 5 anos pós-cirurgia variaram de 15 a 29 meses e de 13 a 42% respectivamente. *Stents* ou cirurgia podem ser usados para melhorar a drenagem biliar e reduzir os sintomas e potencialmente retardar a deterioração da função hepática. Os *stents* silásticos são trocados regularmente, já que os *stents* metálicos não requerem troca, mas não podem ser removidos depois de obstruídos.

Para colangiocarcinoma intra-hepático potencialmente ressecável, uma laparoscopia parece melhorar a detecção de metástases no fígado e peritoneais e deve ser considerada antes da ressecção. Para colangiocarcinomas intra-hepáticos, a ressecção com margens negativas foi associada a uma melhora na sobrevivência em 5 anos (39,8% *vs.* 4,7% para aqueles com uma margem positiva) e taxas de recorrência mais baixas (53,9% *vs.* 73,6%) (*Arch Surg* 2012;147:1107).

A terapia pós-operatória ideal ainda não foi determinada, mas para colangiocarcinoma intra-hepático (particularmente com tumor com margens positivas [R1] ou doença local residual [R2] após a ressecção), as opções aceitáveis incluem quimiorradiação à base de fluoropirimidina ou quimioterapia com combinações à base de fluoropirimidina ou gemcitabina.

As terapias regionais locais para colangiocarcinomas intra-hepáticos incluem RFA, quimioembolização transepática (TACE), esferas eluídas de droga com TACE (DEB-TACE) e embolização transarterial radioativa com microesferas de ítrio (TACE). Cada uma destas abordagens demonstrou ser potencialmente efetiva em séries pequenas. Por exemplo, em uma série pequena de pacientes com colangiocarcinomas intra-hepáticos irressecáveis, a OS foi de 38,5 meses com RFA (*AJR Am J Roentgeno* 2011;196:W205).

Para colangiocarcinomas extra-hepáticos, a cirurgia radical parece resultar em taxas de sobrevivência em 5 anos de 20 a 42% para tumores hilares ressecados e 16 a 52% para colangiocarcinoma distal ressecado (*World J Clin Oncol* 2011;2:94).

Séries retrospectivas em conjunto parecem apoiar a quimioterapia adjuvante ou quimiorradioterapia, particularmente para cânceres biliares de mais alto risco após a ressecção.

Transplante de fígado é uma consideração para colangiocarcinomas sem propagação distante. As taxas de OS em cinco anos variam de 25 a 42%. Quimiorradiação neoadjuvante ou qui-

Câncaeres Hepatobiliares | **201**

miorradiação adjuvante parecem estar associadas à melhora na sobrevivência livre de recaída comparada com ressecção curativa em pacientes selecionados (*Ann Surg* 2005;242:451; *Arch Surg* 2011;146:683).

IV. EPIDEMIOLOGIA. Os colangiocarcinomas estão associados a condições que causam inflamação crônica, como colangite esclerosante primária, cálculos crônicos no ducto biliar, cistos de colédoco e fasciolose hepática. Hepatite viral também parece ser um fator de risco para colangiocarcinomas intra-hepáticos.

Os colangiocarcinomas são mais comuns no sudeste da Ásia e China, e a incidência e mortalidade por colangiocarcinomas estão aumentando (*J Gastroenterol Hepatol* 2002;17:1049).

LEITURA SUGERIDA

Carcinoma hepatocellular

Goudolesi GE, Roayaie S, Munoz L, *et al.* Adult living donor transplantation for patients with hepatocellular carcinoma: extending UNOS priority criteria. *Ann Surg* 2004;239:142–149.

Greten TF, Papendorf F, Bleck JS, *et al.* Survival rate in patients with hepatocellular carcinoma: a retrospective analysis of 389 patients. *Br J Cancer* 2005;92:1862–1868.

Groupe d'Etude et de Traitement du Carcinome Hepatocellulaire. A comparison of lipidol chemoembolization and conservative treatment for unresectable hepatocellular carcinoma. *N Engl J Med* 1995;332:1256–1261.

Llovet JM, Real MI, Montana X, *et al.* Arterial embolization or chemoembolization versus symptomatic treatment in patients with unresectable hepatocellular carcinoma: a randomized controlled trial. *Lancet* 2002;359:1734–1939.

Llovet JM, Ricci S, Mazzaferro V, *et al.* Sorafenib in advanced hepatocellular carcinoma. *N Engl J Med* 2008;359:378–390.

Mazzaferro V, Ragalia E, Doci R, *et al.* Liver transplantation for the treatment of small hepatocellular carcinoma in patients with cirrhosis. *N Eng J Med* 1996;334:693–699.

Câncer de vesícula biliar

de Aretexaba XA, Roa IS, Burgos LA, *et al.* Curative resection in potentially resectable tumors of the gallbladder. *Eur J Surg* 1997;163:419.

Daines WP, Rajagopalan V, Groosbard ML, *et al.* Gallbladder and biliary tract carcinoma: a comprehensive update, part 2. *Oncology (Huntington)* 2004;18:1049.

Lazcano-Ponce EC, Miquel JF, Munoz N, *et al.* Epidemiology and molecular pathology of gallbladder cancer. *CA Cancer J Clin* 2001;51:349.

Matsumoto Y, Fugii H, Aoyama H, *et al.* Surgical treatment of primary carcinoma of the gallbladder based on histologic analysis of 48 surgical specimens. *Am J Surg* 1992;162:239.

Shirai Y, Yoshida K, Tsukaka K, *et al.* Inapparent carcinoma of the gallbladder: an appraisal of a radical second operation after simple cholecystectomy. *Ann Surg* 1992;215:326.

Tsukaka K, Kurosaki I, Uchida K, *et al.* Lymph node spread from carcinoma of the gallbladder. *Cancer* 1997;80:661.

Valle J, Wasan H, Palmer DH, *et al.* Cisplatin plus gemcitabine versus gemcitabine for biliary tract cancer. *N Engl J Med* 2010;362:1273–1281.

Colangiocarcinoma

Heimbach JK, Haddock MG, Alberts SR, *et al.* Transplantation for hilar cholangiocarcinoma: 5-year follow-up of a prospective phase II study. *Gastrointest Endosc* 2004;60:68–75.

Jarnagin WR, Fong Y, DeMatteo RP, *et al.* Staging resectability and outcome in 255 patients with hilar cholangiocarcinoma. *Ann Surg* 2001;234:507–517; discussion 517–519.

Klatskin G, Adenocarcinoma of the hepatic duct at its bifurcation within the porta hepatic: an unusual tumor with distinctive clinical and pathologic features. *Am J Med* 1965;38:241.

Lee CC, Wy CY, Chen JT, *et al.* Comparing combined hepatocellular-cholangiocarcinoma and cholangiocarcinoma: a clinicopatholigic study. *Hepatogastroenterology* 2002;49:1487.

Rajagopalan V, Daines WP, Grossbard ML, *et al.* Gallbladder and biliary tract carcinoma: a comprehensive update, part 1. *Oncology* 2004;18:889–896.

Sudan D, DeRoober A, Chinnakotla S, *et al.* Radiochemotherapy and transplantation allow long-term survival for nonresectable hilar cholangiocarcinoma. *Am J Transplant* 2002;2:774–779.

18 Câncer Pancreático
Andrea Wang-Gillam

CÂNCER DO PÂNCREAS

I. APRESENTAÇÃO

A. Subjetiva. Os sintomas típicos apresentados incluem icterícia indolor, perda de peso, dor abdominal, dor nas costas, náusea, vômitos e prurido. Infrequentemente, diabetes com novo início se desenvolve antes do diagnóstico de câncer pancreático.

B. Objetiva. Os achados no exame físico podem incluir icterícia escleral, icterícia, ascite, adenopatia supraclavicular esquerda (nódulo de Virchow), adenopatia periumbilical (nódulo da irmã Maria José) ou metástases em gota perirretal (prateleira de Blumer).

II. EXAMES E ESTADIAMENTO.

Adenocarcinoma ductal pancreático é a histologia mais comum de câncer pancreático. Tumores neuroendócrinos no pâncreas são incomuns (menos de 5%) e têm um prognóstico muito melhor do que adenocarcinoma ductal. O tratamento para tumores neuroendócrinos pancreáticos é completamente diferente do que para adenocarcinoma; portanto, é essencial distinguir entre as duas histologias no momento do diagnóstico. Doença metastática do pâncreas é rara.

O padrão ouro do procedimento diagnóstico para câncer pancreático é realizar uma aspiração por agulha fina guiada por ultrassom endoscópico (EUS-FNA) do câncer pancreático primário, especialmente em pacientes sem metástase franca. Embora comumente seja coletada escovação em pacientes que se submetem à colangiopancreatografia endoscópica retrógrada para icterícia obstrutiva, existem variações na amostra produzida para uma citologia positiva. Em pacientes com doença metastática, é sensato obter uma biópsia de sítios metastáticos facilmente acessíveis. O marcador tumoral CA 19-9 não é usado para diagnóstico porque pode estar positivamente elevado em pacientes com condições benignas como obstrução biliar. Além disso, cerca de 10% dos pacientes com câncer pancreático têm CA 19-9 normal por serem fenótipos Lewis-negativo.

Considerando-se os sintomas vagos e a falta de um método de rastreamento eficaz, somente 10 a 20% dos pacientes com câncer pancreático têm doença ressecável no momento do diagnóstico; portanto, o estadiamento patológico clássico do sistema tumor, nódulo, metástase (TNM) não é prático para a maioria dos pacientes com câncer pancreático. Estadiamento clínico baseado do em achados radiográficos é o método de estadiamento preferido e classifica os pacientes em quatro categorias: doença ressecável, ressecável fronteiriça, localmente avançada e metastática. Para, idealmente, delinear o envolvimento da vasculatura do tumor, que é a determinante principal para a ressecção cirúrgica em câncer localizado, o exame de imagem preferido é um rastreio com tomografia computadorizada (CT) (um rastreamento helical em alta velocidade de fase tripla) com realce com contraste, que é comumente referido como CT de "protocolo pancreático". O estadiamento com laparoscopia poderá ser necessário para avaliar metástase peritoneal. De fato, até 37% dos casos com doença aparente localmente avançada têm metástases peritoneais vistas na laparoscopia (*Gastrointest Surg* 2004;8:1068).

III. MANEJO

A. Doença ressecável. Cirurgia continua a ser a única modalidade claramente estabelecida para curar câncer pancreático. Infelizmente, somente 10 a 20% dos pacientes apresentam doença aparentemente ressecável. O procedimento de Whipple é indicado para tumores na cabeça do pâncreas, enquanto a pancreatectomia distal é reservada para tumores no corpo e cauda do pâncreas. O resultado clínico será superior se a cirurgia for realizada em um centro cirúrgico de alto volume. Entre as características patológicas do tumor ressecado, o linfonodo positivo maligno parece ser o mais forte preditor do resultado.

À luz de uma taxa de recorrência distal de 70% recomenda-se terapia adjuvante para pacientes com recuperação adequada de ressecção curativa. As terapias adjuvantes têm evoluído ao

Câncer Pancreático | 203

TABELA 18-1 Principais Ensaios Adjuvantes em Câncer Pancreático

	CONKO-001		RTOG-9704 Cabeça do pâncreas		ESPAC-3		JSPAC-01	
	Cirurgia	Gen	5FU	Gem	5FU	Gem	S1	Gem
OS média (m)	20,2	22,8	17,1	20,5	23,0	23,6	NR	25,9
Sobrevivência em 2 anos (%)	42	47,5	N/A	N/A	48,1	49,1	70	53
Sobrevivência em 5 anos (%)	10,4	20,7	18	22	N/A	N/A	N/A	N/A
Sobrevivência em 10 anos (%)	7,7	12,2	N/A	N/A	N/A	N/A	N/A	N/A

OS, sobrevivência global; m, meses; Gen, gencitabina; 5FU, 5-fluorouracil; NR, não atingido; N/A, não disponível.

longo dos anos; entretanto, permanece uma controvérsia relativa à radioterapia (RT), e RT não faz parte dos cuidados adjuvantes para estes pacientes na Europa. No momento, quatro grandes ensaios adjuvantes de fase III randomizados em câncer pancreático demonstraram o benefício da terapia adjuvante (Tabela 18-1). O estudo CONKO-001 foi o primeiro ensaio randomizado de fase III para demonstrar o benefício de sobrevivência com um curso de 6 meses de gemcitabina como terapia adjuvante (*JAMA* 2013;310:1473). As taxas de sobrevivência global em 5 e 10 anos foram superiores no braço com gemcitabina comparadas com cirurgia unicamente (20,7% *vs.* 10,4% e 12,2% *vs.* 7,7%, respectivamente). A sobrevivência livre de doença também foi favorável no braço com gemcitabina (13,4 meses *vs.* 6,7 meses; razão de risco, 0,55; P < 0,001). O ensaio ESPAC-3 foi inicialmente concebido para designar randomicamente pacientes com câncer pancreático pós-ressecção cirúrgica para receber 5-FU mais ácido folínico ou gemcitabina, ou apenas cirurgia. O braço com cirurgia foi descontinuado em razão do benefício da terapia adjuvante com gemcitabina reportada no estudo CONKO-001. No estudo ESPAC-3, a sobrevivência média foi de 23 meses para pacientes que receberam 5-FU mais ácido folínico comparado com 23,6 meses para aqueles que receberam gemcitabina (*JAMA* 2010;304:1073). Os estudos CONKO-001 e ESPAC-3 foram conduzidos na Europa, onde RT não fazia parte do regime adjuvante.

Na América do Norte, o Grupo de Radioterapia e Oncologia (RTOG) conduziu um estudo (RTOG-9704) de pacientes com câncer pancreático pós-ressecção que foram randomicamente distribuídos para receber gemcitabina seguida de 5-FU e radiação seguida de gemcitabina ou 5-FU seguida de 5-FU e radiação seguida de 5-FU. Os dois braços de tratamento diferiram quanto aos componentes da terapia sistêmica. O estudo reportou sobrevivência superior em pacientes com tumores na cabeça do pâncreas tratados com o regime à base de gemcitabina (20,5 meses *vs.* 16,9 meses, razão de risco, 0,82; P = 0,09) (*JAMA* 2008;299:1019). Mais recentemente, pesquisadores japoneses relataram os resultados preliminares do seu ensaio usando S1 ou gemcitabina como terapia adjuvante em câncer pancreático na reunião da Sociedade Americana de Oncologia Clínica (ASCO) em 2013 e, até o momento, o benefício da sobrevivência neste ensaio ultrapassou todos os estudos adjuvantes prévios com uma taxa de sobrevivência aos 2 anos de 70% com S1 e 53% no braço com gemcitabina. Atualmente, S1 está disponível somente na Ásia.

B. **Câncer pancreático fronteiriço ressecável e localmente avançado.** Doença limítrofe ressecável é uma entidade emergente. Ela se distingue da doença localmente avançada por ter menor envolvimento da vasculatura do tumor. Por exemplo, se o tumor faz limite com a artéria mesentérica superior (SMA), ele é considerado limítrofe ressecável porque ainda existe uma chance para ressecção, apesar de o risco para uma margem positiva ser alto. Se o tumor envolver a SMA, então é considerado localmente avançado porque a chance de ressecção com uma margem livre é zero; portanto, por definição, pacientes com doença localmente avançada não são candidatos à ressecção curativa. As diferenças radiográficas detalhadas do envolvimento vascular entre câncer pancreático limítrofe ressecável e localmente avançado podem ser encontradas na Rede Nacional Abrangente de Câncer (www.nccn.org).

Devido à taxa de recorrência distante de 70% em pacientes que se submetem à ressecção curativa, é ilógico considerar o uso de terapia sistêmica antes da cirurgia. As justificativas para

204 | Capítulo 18

a exploração desta abordagem incluem a identificação de pacientes com doença rapidamente progressiva de modo que possam evitar uma operação desnecessária, eliminando micrometástases, melhorando a eficácia da RT (porque a cirurgia pode interferir na eficácia da RT pós-operatória em consequência do dano vascular pela cirurgia) e reduzindo o estágio dos tumores para diminuir o risco de margens cirúrgicas positivas. Esta abordagem terapêutica sistêmica antecipada para o manejo de câncer pancreático limítrofe ressecável está ganhando aceitação na comunidade oncológica. Embora a terapia antecipada ideal ainda não esteja definida, regimes agressivos de quimioterapia com benefícios de sobrevivência comprovados no contexto metastático, como 5FU, oxaliplatina, irinotecano (FOLFIRINOX) ou gemcitabina e nab-plaxitel, foram extrapolados para este contexto. Quimioterapia e RT concomitantes também foram usadas neste contexto.

O tratamento padrão para pacientes com câncer pancreático localmente avançado é a quimioterapia sistêmica. O benefício de quimioterapia e RT concomitantes neste contexto foi reportado no estudo do Grupo Cooperativo Multidisciplinar em Oncologia (GERCOR) (*J Clin Oncol* 2007;25:326). O estudo revisou os resultados de pacientes com câncer pancreático localmente avançado que foram inscritos em estudos do GERCOR de fase II ou III e que haviam atingido doença estável depois de 2 a 3 meses de terapia sistêmica. Este estudo comparou a sobrevivência daqueles que receberam quimioterapia com os que receberam quimioterapia e RT depois de serem tratados com terapia sistêmica por um período de 3 meses. A adição de RT ao regime de quimioterapia aumentou a sobrevivência em mais de 3 meses (15,0 meses *vs.* 11,7 meses; P = 0,0009); entretanto, este estudo foi criticado em razão de sua natureza retrospectiva. Mais recentemente, foi concluído um grande estudo randomizado prospectivo de fase III para pacientes com câncer pancreático localmente avançado. O estudo tem um *design* fatorial 2 × 2 para o qual os pacientes foram inicialmente randomizados para receberem gemcitabina ou gemcitabina mais erlotinib por 4 meses; a seguir foram randomizados novamente para continuarem em quimioterapia unicamente ou para receberem quimioterapia e RT. Os resultados preliminares deste estudo foram apresentados na Reunião Anual da ASCO, em 2013, e não foi observada diferença na sobrevivência entre os braços com quimioterapia unicamente e quimioterapia e RT. Além disso, pacientes que receberam gemcitabina mais erlotinib não tiveram benefício adicional na sobrevivência, mas experimentaram um pouco mais de toxicidade. Este grande estudo prospectivo oferece evidências de nível I de que quimioterapia concomitante com RT não proporciona benefício adicional em doença localmente avançada.

C. Câncer pancreático metastático. Pacientes com câncer pancreático metastático têm mau prognóstico, com sobrevivência de menos de 1 ano. Gemcitabina tem sido o pilar da terapia da linha de frente durante a última década. Ela foi comparada a 5-FU em pacientes com câncer pancreático avançado, e a sobrevivência média favoreceu a gemcitabina (5,65 meses *vs.* 4,41 meses, P = 0,0022). O benefício clínico foi definido como uma melhora na dor por ≥ 4 semanas, no uso de analgésicos, perda de peso ou situação de desempenho sem piora de algum outro destes sintomas. A probabilidade de benefício clínico favoreceu a gemcitabina (24 *vs.* 5%). Em consequência deste estudo, gemcitabina foi logo estabelecida como terapia padrão (*J Clin Oncol* 1997;21:3402).

Embora agentes direcionados tenham prosperado em múltiplos tipos de câncer, o sucesso desta abordagem no câncer pancreático tem sido mais indefinido. Erlotinib (um inibidor do receptor do fator de crescimento epidérmico) combinado com gemcitabina foi testado em pacientes com câncer pancreático avançado. Foi observado um benefício de sobrevivência pequeno, mas estatisticamente significativo em pacientes que receberam gemcitabina mais erlotinib comparados com aqueles que receberam gemcitabina unicamente (6,24 meses *vs.* 5,91 meses, razão de risco, 0,82; P = 0,038). É interessante observar que o desenvolvimento de uma erupção cutânea pareceu ser um fator prognóstico positivo para pacientes que receberam erlotinib; pacientes que desenvolveram erupção cutânea grau 0, 1 e 2+ tiveram sobrevivência média de 5,3, 5,8 e 10,5 meses, respectivamente (*J Clin Oncol* 2007;25:1960).

Mais recentemente, dois regimes passaram a ser o padrão de cuidados no contexto da linha de frente para câncer pancreático metastático (Tabela 18-2). Um estudo de fase III de FOLFIRINIOX ou gemcitabina em pacientes com câncer pancreático metastático com boa situação de desempenho demonstrou benefício de sobrevivência de FOLFIRINOX (11,1 meses *vs.* 6,8 meses; P < 0,001). A sobrevivência média livre de doença também foi favorável

Câncer Pancreático | 205

TABELA 18-2	Dois Ensaios Principais na Linha de Frente em Câncer Pancreático Avançado			
	ACCORD		**MPACT**	
Resposta objetiva	FOLFIRINOX (n = 171)	Gen (n = 171)	Nab-paclitaxel/ gen (n = 431)	Gen (n = 430)
Resposta completa	0,6%	0%	< 1%	0%
Resposta parcial	31% (25–39)	9,4% (6–15)	23%	7%
Doença estável	38,6%	41,5%	27%	28%
Controle da doença	70,2%	50,9%	48%	33%
Sobrevivência livre de doença (m)	6,4	3,3	5,5	3,7
Sobrevivência global (m)	11,1	6,8	8,5	6,7

em pacientes que receberam FOLFIRINOX (6,4 meses vs. 3,3 meses; P < 0,001). A taxa de resposta também foi significativamente mais alta no braço com FOLFIRINOX (31,6% vs. 9,4%; P < 0,001; entretanto, o regime agressivo de FOLFIRINOX resulta em toxicidades moderadas, incluindo neutropenia, fadiga e diarreia (N Engl J Med 2011;364:1817).

A combinação de nab-paclitaxel mais gemcitabina como terapia de linha de frente vem ganhando popularidade depois que nab-paclitaxel foi aprovado para câncer pancreático pela Administração de Alimentos e Drogas. Um estudo randomizado de fase III (MPAC) de nab-paclitaxel mais gemcitabina versus gemcitabina como terapia de linha de frente em pacientes com câncer pancreático metastático apresentou sobrevivência global média de 8,5 meses no braço com combinação comparado com 6,7 meses no braço somente com gemcitabina. A taxa de sobrevivência em 1 ano foi mais alta naqueles que receberam terapiacombinada comparados com aqueles que receberam somente gemcitabina (35% vs. 22%; P < 0,001). Os efeitos colaterais severos do regime combinado incluem neutropenia e neuropatia (N Engl J Med 2013;369:1691). No momento, múltiplos agentes novos estão sendo combinados com nab-paclitaxel mais gemcitabina em ensaios clínicos.

Apesar do mau prognóstico associado ao câncer pancreático, cerca de 40% dos pacientes que progridem com a terapia de linha de frente conseguem receber terapia de segunda linha. Até o momento, pacientes que progrediram com terapia à base de gemcitabina, 5-FU e oxaliplatina (regime OFF) demonstraram um benefício de sobrevivência comparados com aqueles que receberam os melhores cuidados de apoio (4,82 meses vs. 2,30 meses; P = 0,008) (Eur J Cancer 2011;47:1678). O regime OFF foi mais testado contra FF (5-FU ácido folínico) em um ensaio randomizado de fase III em pacientes com doença metastática e a sobrevivência foi superior em pacientes que receberam OFF (5,89 meses vs. 3,09 meses; P = 0,01). O estudo foi reportado na forma abstrata. Para pacientes que progrediram com FOLFIRINOX na linha de frente ou um regime semelhante a FOLFIRINOX, um regime à base de gemcitabina tem sido a opção natural para terapia de segunda linha, mas ainda não existem estudos que apoiem esta abordagem considerando-se a adoção relativamente recente de FOLFIRINOX. Além das duas linhas de terapia, não existe um padrão de cuidados disponível. Estes pacientes, em geral, devem ser encaminhados para estudos clínicos.

IV. EPIDEMIOLOGIA. Câncer pancreático é a quarta causa mais comum de morte por câncer nos Estados Unidos. É projetado como a segunda morte mais comum relacionada com câncer até 2030. Aproximadamente 46.000 pacientes foram diagnosticados com câncer pancreático em 2013 e aproximadamente 40.000 morreram no mesmo ano, destacando-se o prognóstico extremamente ruim associado a esta doença. Embora a maioria dos cânceres pancreáticos seja esporádica, 10% dos casos são hereditários. É encontrado um risco aumentado de câncer pancreático em populações que têm pancreatite hereditária, câncer de mama hereditário (mutações em BRCA e PALB2), síndrome de Peutz-Jeghers, síndrome de melanoma familiar atípico com moles múltiplos (FAMMM) e síndrome de Lynch.

V. DIREÇÕES FUTURAS. Novas abordagens estratégicas no direcionamento do câncer pancreático estão em investigação. Estratégias que afetam o estroma denso são um centro do foco atual.

206 | Capítulo 18

Além disso, ensaios clínicos que usam imunoterapia ganharam impulso recentemente. Como mais de 90% dos tumores pancreáticos têm mutação em KRAS e o direcionamento de KRAS não teve sucesso, agentes direcionadores que inibem mediadores derivados de KRAS estão, atualmente, sendo avaliados em estudos clínicos.

LEITURA SUGERIDA

Callery MP, Chang KJ, Fishman EK, *et al*. Pretreatment assessment of resectable and borderline resectable pancreatic cancer: expert consensus statement. *Ann Surg Oncol* 2009;250(1):96–102.

Lim KH, Chung E, Khan A, *et al*. Neoadjuvant therapy of pancreatic cancer: the emerging paradigm? *Oncologist* 2012;17(2):192–200.

Oettle H, Neuhaus P, Hochhaus A, *et al*. Adjuvant chemotherapy with gemcitabine and long-term outcomes among patients with resected pancreatic cancer: the CONKO-001 randomized trial. *JAMA* 2013;310(14):1473–1481.

Neoptolemos JP, Stocken DD, Bassi C, *et al*. European Study Group for Pancreatic Cancer. Adjvuant chemotherapy with fluorouracil plus folinic acid vs gemcitabine following pancreatic cancer resection: a randomized controlled trial. *JAMA* 2010;304(10):1073–1081.

Regine WF, Winter KA, Abrams RA, *et al*. Fluorouracil vs gemcitabine chemotherapy before and after fluorouracil-based chemoradiation following resection of pancreatic adenocarcinoma: a randomized trial. *JAMA* 2008;299(9):1019–1026.

Conroy T, Desseigne F, Ychou M, *et al*. Groupe Tumeurs Digestives of Unicancer; PRODIGE Intergroup. FOLFIRINOX versus gemcitabine for metastatic pancreatic cancer. *N Engl J Med* 2011;364(19):1817–1825.

Von Hoff DD, Ervin T, Arena FP, *et al*. Increased survival in pancreatic cancer with nab-paclitaxel plus gemcitabine. *N Engl J Med* 2013;369(18):1691–1703.

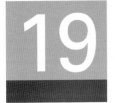

Câncer Renal

Daniel Morgensztern • Bruce Roth

I. APRESENTAÇÃO

A. Subjetiva. Os sintomas do carcinoma das células renais (RCC) podem ser causados por crescimento de tumor local, síndromes paraneoplásicas ou metástases distantes. A clássica tríade de dor no flanco, hematúria e massa abdominal palpável está presente em menos de 10% dos pacientes e indica doença localmente avançada. As síndromes paraneoplásicas podem ocorrer em aproximadamente 20% dos pacientes na apresentação e até 40% durante o curso da sua doença. Hipercalcemia, a manifestação paraneoplásica mais comum de RCC, ocorre em aproximadamente 15% dos pacientes e pode ser causada por metástases ósseas ou à produção de proteína relacionada com hormônio da paratireoide (PTHrP). A disfunção hepática não mestastática, também conhecida como síndrome de Stauffer, é caracterizada por fosfatase alcalina elevada, tempo de protrombina elevado e hipoalbuminemia, com alguns pacientes também tendo bilirrubina e transaminases hepáticas elevadas. A maioria dos pacientes tem febre, perda de peso, neutropenia e trombocitopenia associadas. Os sintomas melhoram ou se resolvem na maioria dos pacientes que se submetem à nefrectomia. Embora ocorra eritrocitose em até 5% dos pacientes em decorrência da produção aumentada de eritropoietina, anemia é uma manifestação muito mais comum, geralmente com parâmetros de anemia de doença crônica. Pode ocorrer hipertensão em até 40% dos pacientes com RCC e é, com frequência causada por secreção de renina pelo tumor ou secundária à compressão da artéria e parênquima renal. Os sintomas, incluindo febre, perda de peso e fadiga, ocorrem em aproximadamente um terço dos pacientes na apresentação. Os sítios mais comuns de metástases são os pulmões, ossos e fígado. Séries de pacientes mais recentes apresentaram uma porcentagem aumentada de pacientes assintomáticos com diagnóstico incidental durante investigação radiológica de problemas não relacionados.

B. Objetiva. Hematúria e massa no flanco são os achados objetivos mais comuns em RCC. Varicoceles escrotais se encontram do lado esquerdo ou são bilaterais em decorrência da pressão mais elevada na veia renal esquerda e se descomprimem na posição supina. A presença de varicoceles unilaterais do lado direito ou a falta de redução na posição supina levanta a suspeita de trombose da veia cava inferior (IVC), que pode ser causada por RCC.

II. AVALIAÇÃO DE UMA MASSA RENAL.

Pacientes com hematúria inexplicável, dor no flanco ou massa sugerindo RCC devem ser avaliados com um estudo radiográfico, preferencialmente tomografia computadorizara (CT). Exame de imagem por ressonância magnética (MRI) ou angiografia por ressonância magnética (MRA) pode ser usada para avaliação mais detalhada do sistema de coleta ou envolvimento do IVC. Em razão do aumento na atividade de fundo do tecido renal sadio e à excreção de fluorodesoxiglucose (FDG) na urina, a varredura com tomografia por emissão de pósitrons (PET) tem valor limitado no diagnóstico de RCC. Com o diagnóstico presuntivo de RCC pela aparência radiográfica característica, a maioria dos pacientes sem metástases se submete à ressecção, o que possibilita o diagnóstico e tratamento. Em pacientes que não são adequados para cirurgia, pode ser realizada biópsia renal de pequenas massas com risco mínimo de propagação do tumor e tais pacientes podem receber crioablação.

III. PATOLOGIA.

RCC não é uma única doença, mas um grupo heterogêneo de cânceres que se originam no epitélio tubular renal, com distinta morfologia, biologia e resposta à terapia. O carcinoma de células claras é o subtipo mais comum, representando, aproximadamente, 75% dos casos. Estes tumores se originam no túbulo proximal e frequentemente têm perda de 3p25, que é o *locus* do gene von Hippel-Lindau (VHL). Estes tumores possuem um estroma vascular com o desenvolvimento frequente de áreas hemorrágicas. Os carcinomas papilares representam, aproximadamente, 15% dos RCCs, também se originam no túbulo proximal, são mais comumente bilaterais e multifocais comparados com outros subtipos e podem ser subdivididos em tipo 1 e tipo 2, que podem estar associados a mutações em c-met ou fumarato hidratase, respec-

208 | Capítulo 19

tivamente. Os tumores cromófobos representam aproximadamente 5% dos casos de RCC, se originam no néfron distal, podem estar associados a uma incidência mais alta de metástases hepáticas comparados com outras histologias e têm melhor prognóstico global comparados com carcinomas de células claras. Os carcinomas do ducto coletor representam, aproximadamente, 1% dos casos e, usualmente, se comportam de modo agressivo, com metástases na apresentação. Carcinomas medulares renais são tumores agressivos associados quase que exclusivamente ao trato das células falciformes. Oncocitomas renais são tumores benignos (*Semin Cancer Biol* 2013;3:3).

IV. EXAMES E ESTADIAMENTO. A avaliação inicial de pacientes com uma suspeita de massa renal inclui história e exame físico, hemograma completo, painel metabólico, urinálise e imagem do tórax. Pode ser realizada MRI do abdome para descartar envolvimento da IVC. Se estiver presente uma massa central sugerindo carcinoma urotelial, os pacientes devem fazer exame da citologia urinária. Uma vez que a maioria das metástases dos ossos ou cérebro é sintomática na apresentação, somente é realizada varredura óssea e MRI quando clinicamente indicado.

O estadiamento atual para RCC divide o estágio T em T1 (tumor $\leq$ 7 cm limitado ao rim; T1a $\leq$ 4 cm, T1b > 4 a 7 cm), T2 (tumor > 7 cm limitado ao rim), T3 (tumor se estendendo para as veias maiores e tecidos periféricos) e T4 (o tumor invade além da fáscia de Gerota, incluindo a glândula suprarrenal ispolateral). O estágio N é dividido em N0 (sem metástases nos linfonodos regionais) e N1 (metástase nos linfonodos regionais), enquanto o estágio M é dividido em M0 ou M1 com base na ausência ou presença de metástases distantes. Os estágios I e II são definidos pela presença de T1 e T2, respectivamente, sem metástases nos linfonodos ou metástases distantes. A presença de T3 ou N1 define o estágio III, enquanto que o estágio IV é definido por T4 ou M1.

V. TRATAMENTO

A. Doença localizada (estágio I). A terapia padrão para doença localizada é a ressecção cirúrgica, com uma nefrectomia radical ou cirurgia conservadora de néfrons. Nefrectomia radical envolve a remoção completa da fáscia de Gerota e seus conteúdos, incluindo a gordura perineal dos rins, linfonodos regionais e glândula suprarrenal ipsolateral. Mais recentemente, tem sido indicada cada adrenalectomia, predominantemente, para pacientes com grandes lesões no polo superior ou glândula anormal identificada na imagem por CT, numa tentativa de evitar as complicações ocasionadas pela insuficiência suprarrenal (*J Urol* 2009;181:2009). A linfadenectomia regional fornece informações diagnósticas, mas não tem um papel terapêutico estabelecido. A principal complicação da nefrectomia radical é o desenvolvimento de doença renal crônica, o que aumenta o risco de eventos cardiovasculares e a mortalidade global. Com o uso de técnicas modernas por imagem, tem ocorrido uma migração de estágio, com a maioria dos pacientes sendo atualmente diagnosticada com estágio T1a. A cirurgia conservadora de néfrons, ou nefrectomia parcial, é indicada para pacientes com uma doença T1a e em casos selecionados de T1b. Esta abordagem, no entanto, não é indicada para pacientes com doença em estágio II ou III. Ambas as nefrectomias, radical ou conservadora de néfrons, podem ser realizadas por meio de uma abordagem laparoscópica, dependendo do tamanho do tumor primário. Pacientes com doença em estágio T1a que não são candidatos à cirurgia conservadora de néfrons podem ser tratados com terapia ablativa, incluindo crioablação ou ablação por radiofrequência (RFA), que devem ser precedidas por uma biópsia para estabelecer o diagnóstico histológico para terapias futuras, se necessário. Pacientes com doenças T1a e reduzida expectativa de vida ou alto risco cirúrgico devem receber vigilância com base no fato de que para tumores pequenos como este, a probabilidade de tumor benigno é de 20%, somente 20 a 30% dos tumores deste tamanho são variantes potencialmente agressivas e o risco de desenvolvimento de metástase é, de um modo, geral baixo (*J Urol* 2009;182:1271).

B. Doença localmente avançada (estágios II, III e T4). Pacientes com RCC em estágios II e III devem ser tratados com nefrectomia radical. Após ressecção cirúrgica completa, para pacientes com RCC localmente avançado, o risco estimado de recaída aos 5 anos varia de 11% em T2N0 a 66% em T4N1. Ensaios clínicos randomizados comparando imunoterapia, usando interferon alfa (IFN-α) ou interleucina-2 (IL-2), não conseguiram melhorar a sobrevivência livre de doença (DFS) ou sobrevivência global (OS) comparada com observação. Uma nova geração de ensaios adjuvantes usando inibidores do fator de crescimento endotelial vascular (VEGF) ou alvo da rapamicina em mamíferos (mTOR) está, atualmente, recrutando pacientes, com DFS como objetivo primário (*Oncologist* 2014;19:1). Neste momento,

Câncer Renal | 209

entretanto, não existe um papel estabelecido para terapia adjuvante em pacientes com RCC ressecado. A vigilância nestes pacientes deve incluir história, exame físico, painel metabólico e exames de imagem a cada 6 meses durante os 2 primeiros anos e, anualmente, a partir do terceiro ano.

C. Doença metastática. A abordagem padrão para pacientes com doença metastática é a terapia sistêmica, embora cirurgia possa desempenhar um papel em casos selecionados.

1. Ressecção de metástases solitárias. Pacientes com doença oligometastática ainda podem ser curados com cirurgia, particularmente aqueles com sítio único e apresentação metacrônica. Em uma série retrospectiva de 278 pacientes com RCC recorrente entre 1980 e 1993, a OS em 5 anos para os 141 pacientes que se submeteram à ressecção curativa da sua primeira metástase foi de 44%. Além disso, ressecções de segunda e terceira metástase subsequentes após a ressecção inicial com intenção curativa tiveram OS de 45%, que era similar à daqueles que fizeram ressecção inicial (*J Clin Oncol* 1998;16:2261).

2. Nefrectomia citorredutora. A remoção do câncer primário seguida de INF-α estava associada à melhora significativa na OS média comparada a INF-α isoladamente em dois grandes ensaios randomizados idênticos incluindo um total de 331 pacientes (13,6 *vs.* 7,8 meses, $p = 0,002$) (*J Urol* 2004;171:1071). Pacientes considerados para nefrectomi acitorredutora devem ter tumor primário ressecável, boa situação de desempenho e função dos órgãos adequada. Embora o papel da nefrectomia citorredutora esteja estabelecido para pacientes tratados com imunoterapia subsequente, seu uso em pacientes tratados com terapia direcionada para VEGF ainda não foi prospectivamente estabelecido. Os candidatos ideais para esta abordagem incluiriam pacientes com doença metastática de pequeno volume, um tumor primário facilmente ressecável, sem comorbidades significativas que os colocariam em maior risco de cirurgia/anestesia geral ou cujos sintomas dominantes provêm da lesão primária, seja hemorragia ou dor.

3. Terapia sistêmica. A principais opções para terapia sistêmica em pacientes com RCC metastático são imunoterapia e terapia direcionada com inibidores de VEGF e mTOR.

Imunoterapia com citocinas tem sido usada há vários anos com IL-2 e IFH-α como drogas principais. IL-2 em alta dose é, usualmente, administrada como 600.000 a 720.000 IU/kg por via intravenosa por 15 minutos de 8 em 8 horas por até 14 doses durante 5 dias, quando tolerado, com um segundo ciclo iniciando após 5 a 9 dias de descanso, com os pacientes que apresentam resposta reiniciando a terapia em 6 a 12 semanas. Numa avaliação retrospectiva de 255 pacientes tratados em 7 ensaios de fase II, a taxa de resposta (RR) global foi de 14%, com 12 (5%) pacientes atingindo resposta completa (CR). As toxicidades estavam principalmente relacionadas com síndrome de vazamento capilar, incluindo hipotensão em 96% dos pacientes e arritmias (*J Clin Oncol* 1995;13:688). Em uma análise atualizada de 259 pacientes tratados com IL-2 em alta dose no Instituto Nacional do Câncer entre 1986 e 2006, 23 pacientes (9%) atingiram CR e 30 pacientes (12%) atingiram resposta parcial (PR). Embora todos os pacientes com PR eventualmente tenham desenvolvido recorrência da doença com uma média de 15 meses, somente 4 dos 23 pacientes com CR haviam desenvolvido recorrência na época do último acompanhamento, com a OS média não sendo atingida (*Cancer* 2008;113:293). A administração de IL-2 em alta dose deve ser restringida a um pequeno subgrupo de pacientes metastáticos, incluindo aqueles com doença metastática não visceral, boa situação de desempenho, função ideal do órgão final e aqueles com histologia dominante de células claras. Deve ser administrada por oncologistas e por uma equipe com ampla experiência no manejo dos efeitos colaterais desta terapia em centros de alto volume. O tratamento com IFN-α está associado a taxas mais baixas de resposta e a raros benefícios duradouros. Assim sendo, IFN-α não é, atualmente, indicado como terapia de agente único para pacientes com RCC metastático. Em uma avaliação retrospectiva de 463 pacientes de seis ensaios clínicos tratados com IFN-α de primeira linha, cinco fatores foram usados para criar um modelo de risco conhecido como modelo do Memorial Sloan Kettering Cancer Center (MSKCC): índice de desempenho de Karnofsky (KPS) < 80%, lactato desidrogenase (LDH) > 1,5 vezes o limite superior do normal (ULN), hemoglobina sérica mais baixa do que o limite inferior do normal (LLN), cálcio sérico > 10 mg/dL e tempo entre o diagnóstico e o tratamento de menos de 1 ano. A OS média e em 3 anos para pacientes com bom risco (0 fatores), risco intermediário (1-2 fatores) e alto risco (3-5 fatores) foram 30 meses e 45%, 14 meses e 17% e 5 meses

210 | Capítulo 19

e 2%, respectivamente. A PFS média para grupos de risco baixo, intermediário e alto foi de 8,3, 5,1 e 2,5 meses, respectivamente (*J Clin Oncol* 2001;20:289).

Estudos mais recentes mostraram atividade promissora por visar a morte celular programada I (PD1) e seu ligando (PDL1) em pacientes com RCC. Em um estudo de fase I, 9 de 33 pacientes (27%) responderam ao tratamento com anticorpo monoclonal anti-PD1 nivolumab (BMS936558). Entre os 8 pacientes que responderam com pelo menos 1 ano de acompanhamento, 5 tiveram resposta continuada durando mais de 1 ano. Além do mais, 9 pacientes (27%) tiveram doença estável (SD) durando 24 semanas ou mais (*N Engl J Med* 2012;366:2443).

4. **Terapia direcionada.** Várias drogas foram aprovadas para o tratamento de RCC metastático incluindo o anticorpo monoclonal de VEGF bevacizumab, inibidores multialvo da tirosina quinase e inibidores de mTOR.

Bevacizumab é um anticorpo monoclonal que se liga ao VEGF circulante, impedindo a sua interação com o receptor do VEGF. Dois grandes ensaios clínicos randomizados mostraram, inicialmente, um benefício significativo com a combinação de bevacizumab e IFN-α comparada com IFN-α isoladamente. No entanto, os resultados atualizados do ensaio CALGB 90206 não demonstrou benefício significativo no braço com combinação (18,3 meses *vs.* 17,4 meses) (*J Clin Oncol* 2010;28:2137). Os inibidores de VEGF tirosina quinase incluem sunitinib, sorafenib, pazopanib e axitinib. Os dois inibidores de mTOR aprovados para o tratamento de RCC metastático são o tensirôlimo intravenoso e o everôlimo oral.

Em uma análise retrospectiva de 645 pacientes com RCC metastático tratados com sunitinib, sorafenib ou a combinação de bevacizumab mais IFN-α entre 2004 e 2008, seis fatores prognósticos foram usados para agrupar os pacientes em três categorias de risco. Os fatores prognósticos foram hemoglobina abaixo do LLN, cálcio sérico corrigido acima do ULN, KPS < 80%, tempo entre o diagnóstico e o início da terapia menor do que 1 ano, contagem absoluta de neutrófilos acima do ULN e plaquetas mais altas do que o ULN. A OS média e em 2 anos para pacientes dentro da categoria favorável (0 fatores), intermediária (1–2 fatores) ou fraca (3–6 fatores) não foram alcançadas e foram 75%, 27 meses e 53% e 8,8 meses e 7%, respectivamente (*J Clin Oncol* 2009;27:5794). Outra marcação prognóstica foi usada no ensaio ARCC, que randomizou pacientes para tensirôlimo, IFN α ou ambos. Os critérios de inclusão especificavam que os pacientes não tivessem sido tratados previamente e tivessem três ou mais fatores de risco desfavoráveis (KPS 60-70, hemoglobina < LLN, cálcio corrigido > 10 mg/dL, LDD > 1,5 vezes ULN, menos de 1 ano do diagnóstico e metástases em mais de um sítio no órgão). O estudo apresentou melhor OS média para tensirôlimo isolado comparado com IFN-α e toxicidade reduzida sem benefício na sobrevivência com a combinação (*N Engl J Med* 2007;356:2271).

5. **Tratamento de RCC não claro.** Tanto imunoterapia quanto terapias direcionadas para VEGF podem ser menos eficazes em pacientes com RCC não claro e naqueles com histologia associada à variante sarcomatoide, com esta última sendo uma forma agressiva com mau prognóstico. Existem muito menos dados sobre o uso destes agentes com histologia celular não clara, já que tais pacientes foram, de modo geral, excluídos dos ensaios randomizados citados acima que resultaram na aprovação destes agentes. Embora a quimioterapia tenha um papel limitado em pacientes com RCC metastático, gemcitabina, doxorrubicina e capecitabina podem ter um papel limitado naqueles com a variante sarcomatoide. Uma metanálise de 7.771 pacientes com RCC participantes em 49 estudos incluiu 1.244 pacientes (16%) com histologia não clara, tendo uma RR, PFS média e OS mais baixas comparadas com a histologia das células claras (*Eur Urol* 2014, no prelo).

A terapia inicial para pacientes com RCC metastático depende da histologia e da categoria do risco. Tensirôlimo é indicado, principalmente, para pacientes com mau prognóstico de acordo com o ensaio ARCC, e IL-2 em alta dose pode ser usada em pacientes selecionados. A terapia subsequente depois da terapia de primeira linha inclui everôlimo e axitinib. Depois da terapia com citocina, as principais opções para RCC de células claras incluem sunitinib, sorafenib, axitinib e pazopanib. Para pacientes com RCC não claro, não existem recomendações claras, com, essencialmente, todas as drogas aprovadas sendo aceitáveis.

VI. PANO DE FUNDO

A. **Epidemiologia.** Aproximadamente 65.000 casos de RCC ocorrem nos Estados Unidos a cada ano, resultando em 14.000 mortes (*Ca Cancer J Clin* 2014;64:9). A idade média no diag-

Câncer Renal | **211**

nóstico é de 64 anos, e a relação homem-mulher é de aproximadamente 1,5 para 1. A incidência de RCC é maior na Europa e América do Norte em comparação com a Ásia e América do Sul.

B. Fatores de risco. Existem vários fatores de risco suspeitos e já estabelecidos para o desenvolvimento de RCC (*Hematol Oncol Clin North Am* 2011;25:651). Fumar cigarros é um fator de risco estabelecido para o desenvolvimento de RCC, com uma forte dependência da droga e redução do risco após a cessação do tabagismo. Obesidade aumenta o risco de RCC em homens e mulheres, com o aumento nas taxas de obesidade fornecendo uma possível explicação para o aumento constante na incidência de RCC. Hipertensão é outro fator de risco estabelecido para RCC, independente de obesidade. Existem várias síndromes familiares associadas ao risco aumentado para o desenvolvimento de RCC, incluindo VHL (associado a carcinoma de células claras), carcinoma hereditário de células papilares (associado a RCC papilar tipo I), leiomiomatose hereditária e RCC (causada por anormalidades na fumarato hidratase e associada a RCC papilar tipo II, leiomiomas cutâneos e uterinos), síndrome de Birt-Hoggs-Dubé (associada mais comumente a tumores cromófobos ou oncocitomas, fibrofoliculomas e cistos pulmonares) e complexo esclerose tuberosa (associado a angiomiolipomas renais bilaterais e, menos frequentemente, carcinomas de células claras).

LEITURA SUGERIDA

Cho E, Adami H-O, Lindblad P. Epidemiology of renal cell carcinoma. *Hematol Oncol Clin North Am* 2011;25:651–665.

Flanigan RC, Mickisch G, Sylvester R, *et al.* Cytoreductive nephrectomy in patients with metastatic renal cancer: a combined analysis. *J Urol* 2004;171:1071–1076.

Heng DY, Xie W, Regan NM, *et al.* Prognostic factors for overall survival in patients with metastatic renal cell carcinoma treated with vascular endothelial growth factor targeted agents: results from a large multicenter study. *J Clin Oncol* 2009;27:5794–5799.

Moch H. An overview of renal cell cancer: pathology and genetics. *Semin Cancer Biol* 2013;23:3–9.

Topalian SL, Hodi FS, Brahmer JR. Safety, activity and immune correlates of anti-PD-1 antibody in cancer. *N Engl J Med* 2012;366:2443–2454.

Vera-Badillo FE, Templeton AJ, Duran I, *et al.* Systemic therapy for non-clear cell carcinomas: a systematic review and meta-analysis. *Eur Urol* 2014 (in press).

Câncer de Bexiga

Daniel Morgensztern • Bruce Roth

I. APRESENTAÇÃO

A. Subjetiva. O sintoma mais comum de câncer de bexiga é hematúria, que, usualmente, é aparente, intermitente e total (presente durante todo o jato urinário). Quase todos os pacientes com câncer de bexiga têm pelo menos hematúria microscópica. Como a hematúria geralmente é intermitente, deve ser feita uma avaliação mais aprofundada depois do primeiro episódio, mesmo que as repetições posteriores de urinálises sejam negativas. Em um estudo prospectivo avaliando 1.930 pacientes com hematúria microscópica ou aparente, 230 pacientes (11,9%) tinham câncer de bexiga, incluindo 47 (4,8%) com hematúria microscópica e 183 (19,3%) com hematúria aparente (*J Urol* 2000;163:524). Sintomas irritativos do trato urinário inferior, incluindo frequência, urgência e disúria podem indicar a presença de hematúria microscópica e devem motivar exames adicionais. Sintomas obstrutivos do trato urinário inferior, como esvaziamento incompleto e redução da força do jato urinário, podem ocorrer em pacientes com tumor localizado no colo vesical ou uretra prostática. Sintomas relacionados com metástases distantes são incomuns na apresentação.

B. Objetiva. A maioria dos pacientes não tem achados específicos da doença no exame físico. Com doença mais avançada, uma massa pélvica pode-se tornar palpável.

II. EXAMES E ESTADIAMENTO

A. Exames. A avaliação de pacientes com hematúria inclui urinálise, cistoscopia e exame de imagem do trato urinário superior. Hematúria é considerada clinicamente significativa quando existem mais de três glóbulos vermelhos (RBCs) por campo de grande aumento (HPF). O padrão ouro para o diagnóstico do câncer de bexiga é cistoscopia com ressecção transuretral do tumor de bexiga (TURBT). Citologia urinária, que tem baixa sensibilidade, mas especificidade muito alta, também deve ser realizada para aumentar a detecção de malignidades no trato urinário superior. Estudos de imagem ajudam a definir a extensão do tumor e a presença de lesões sincrônicas adicionais. O teste por imagem mais comumente usado é a urografia por CT, embora pielografia intravenosa (IVP) também possa ser usada em casos selecionados.

B. Patologia e estadiamento

1. **Patologia.** Carcinomas das células uroteliais ou transicionais são os subtipos histológicos mais comuns de câncer de bexiga, representando mais de 90% dos casos nos pacientes ocidentais. As malignidades não uroteliais mais comuns são carcinomas das células escamosas, adenocarcinoma e carcinomas de pequenas células. Características patológicas como a identificação da variante "em ninhos" do carcinoma urotelial, além da presença de elementos sarcomatoides ou plasmacitoides predizem um curso clínico mais agressivo.

2. **Estadiamento.** O câncer de bexiga pode ser amplamente dividido em três categorias que incluem tumores não músculo-invasivos, músculo-invasivos e metastáticos. Os tumores não invasivos pertencem aos estágios 0 a 1 e estão divididos em Ta (carcinoma papilar não invasivo), T1 (invasão do tecido conectivo subepitelial) e Tis (carcinoma *in situ*). O estágio II é definido como invasão da muscular própria e o estágio III indica a invasão de tecido perivesical, microscópica ou macroscopicamente como uma massa vesical ou invasão de órgãos adjacentes. A invasão da parede pélvica ou abdominal indica T4b, que é classificado como estágio IV. O envolvimento dos linfonodos regionais ou ilíacos e a presença de metástases distantes também indica estágio IV. O prognóstico e os objetivos da terapia são distintos para cada categoria, variando desde a prevenção de recaída em tumores não músculo-invasivos até a paliação naqueles com doença metastática.

III. CÂNCER DE BEXIGA NÃO MÚSCULO-INVASIVO.

Aproximadamente 75% dos tumores de bexiga são não músculo-invasivos. O tratamento de escolha para estes tumores é TURBT com exame bimanual com anestesia. A ressecção deve retirar uma amostra do músculo para avaliar se existe invasão. Sem terapia adicional após uma TURBT completa, mais da metade dos pacientes terão

Câncer de Bexiga | 213

recorrência, com 10% das recorrências progredindo para doença músculo-invasiva. O fator mais importante para progressão até a invasão muscular é o grau do tumor. Outros fatores de risco para recorrência e progressão incluem tumores com mais de 3 cm, tumores multifocais, estágio T1 e lesões sésseis. A maioria dos pacientes com metástases tem diagnóstico concomitante ou prévio de tumor músculo-invasivo, com o desenvolvimento de metástases em pacientes sem história de invasão muscular prévia sendo raro. O uso de quimioterapia intravesical imediata usando mitomicina, tiotepa ou epirrubicina diminui o risco de recorrência (*J Urol* 2004;171:2186). O Grupo Internacional de Estudo do Câncer de Bexiga recomenda quimioterapia intravesical imediata para pacientes com doença de baixo risco (tumor solitário ou primário, Ta de baixo grau). A droga mais comumente usada neste contexto é a mitomicina. Pacientes com risco intermediário (tumores de baixo grau múltiplos ou recorrentes) ou alto risco (T1, Tis ou grau 3) devem ser tratados com Bacilo Calmette-Guerin (BCG) com instilações seis vezes por semana iniciando depois da cicatrização da bexiga pela cirurgia (*J Urol* 2011;186:2158). BGC de manutenção é oferecido aos pacientes depois da indução por 6 semanas. BCG foi associado à redução no risco de recorrência e progressão. Um grande ensaio randomizado conduzido pela Organização Europeia para Pesquisa e Tratamento do Câncer (EORTC) mostrou que não havia benefício com a manutenção de BCG por 3 anos comparado com 1 ano em pacientes com risco intermediário. Para pacientes com alto risco, 3 anos de BCG reduziram o risco de recorrência, mas não de progressões ou mortes (*Eur Urol* 2013;63:462). BCG é contraindicado em pacientes com hemorragia, estenose uretral, tuberculose ativa, infecção do trato urinário, imunossupressão e a 14 dias de TURBT (*Semin Oncol* 2012;39:559). Para pacientes que estão em alto risco de progressão, incluindo aqueles com recorrências múltiplas e T1 de alto grau, deve ser considerada cistectomia imediata.

IV. DOENÇA MÚSCULO-INVASIVA. A terapia padrão para pacientes com câncer de bexiga músculo-invasivo é cistectomia radical com a remoção da bexiga, órgãos adjacentes e a dissecção de linfonodos pélvicos seguida de desvio urinário através de um conduto íleo ou um reservatório urinário interno. A sobrevivência após cistectomia radical depende da extensão do tumor e *status* dos linfonodos. Para pacientes que recusam cistectomia ou que têm comorbidades que proíbem uma intervenção cirúrgica maior, abordagens de "preservação da bexiga" utilizando uma combinação de radioterapia e quimioterapia têm sido estudadas e se mostram efetivas (*J Clin Oncol* 1998;16:3576).

A. Quimioterapia neoadjuvante, teoricamente, traz benefícios através do tratamento de doença metastática oculta e tem sido testada em ensaios múltiplos. O Grupo de Oncologia do Sudoeste (SWOG) 8710 randomizou 317 pacientes para câncer de bexiga músculo-invasivo nos estágios T2-T4a para cistectomia radical unicamente ou precedida por três ciclos de metotrexato 30 mg/m^2 nos dias 1, 15 e 22, vimblastina 3 mg/m^2 nos dias 2, 15 e 22 e doxorrubicina 30 mg/m^2 mais cisplatina 70 mg/m^2 no dia 2 (M-VAC) (*N Engl J Med* 2003;349:859). A sobrevivência global média pela análise da intenção de tratar foi aumentada no braço neoadjuvante com M-VAC (77 vs. 46 meses, p = 0,06). O ensaio BA06 30894 randomizou 900 pacientes com câncer de bexiga músculo-invasivo em estágios T2-T4a para três ciclos de cisplatina neoadjuvante 100 mg/m^2 no dia 2 e metotrexato 30 mg/m^2 mais vimblastina 3 mg/m^2 nos dias 1 e 8 (CMV) seguido pelo manejo padrão definitivo de acordo com o sítio envolvido (cistectomia radical ou radioterapia) ou somente terapia local (*Lancet* 1999;354:533). A sobrevivência global em 10 anos aumentou de 30% no grupo-controle para 36% com CMV neoadjuvante (razão de risco [HR] 0,84, p = 0,037). Em uma metanálise incluindo 3.005 pacientes participantes de 11 ensaios randomizados comparando quimioterapia neoadjuvante com terapia local apenas, a primeira foi associada a aumento na sobrevivência global em 5 anos de 45 para 50% (HR 0,86, p = 0,02) (*Lancet* 2003;361:1927). Como a combinação de cisplatina e gemcitabina (GC) foi associada a resultados similares comparada com M-VAC em pacientes com doença avançada, ela também é comumente usada no contexto neoadjuvante apesar da falta de dados prospectivos, particularmente porque análises retrospectivas apresentaram taxas similares de resposta patológica completa e sobrevivência entre os dois regimes (*Cancer* 2008;113:2471; *Urology* 2012;79:384).

B. Quimioterapia adjuvante. Em razão da falta de estudos randomizados concluídos com tamanhos de amostra adequados, não existem evidências de nível I dos benefícios com esta abordagem, com resultados conflitantes entre os estudos relatados (*Eur Urol* 2012;62:523). A metanálise ABC avaliou dados de 491 pacientes em seis ensaios, mostrando uma redução em 25% no risco de morte com quimioterapia adjuvante, com a maior parte do benefício observada em

214 | Capítulo 20

pacientes com doença T3-T4 patológica ou envolvimento dos linfonodos (*Eur Urol* 2005;48:189). Mais recentemente, dados atualizados do ensaio intergrupos randomizado em fase III da EORTC demonstraram que a quimioterapia pós-operatória imediata em indivíduos com alto risco resultou numa redução em 22% no risco de morte, embora isto não fosse estatisticamente significativo dado o tamanho do ensaio (660 pacientes). Portanto, os pacientes que não se submeteram à quimioterapia neoadjuvante deveriam, pelo menos, ter uma discussão referente ao uso de quimioterapia adjuvante, particularmente em pacientes com características de alto risco, como envolvimento extravesical ou linfonodos positivos.

C. Radioterapia. Em muitos países, a radiação emitida por feixes externos é considerada a terapia padrão para câncer de bexiga músculo-invasivo. No ensaio BA06 30894, a terapia local consistiu em radiação, cirurgia ou ambas a critério dos médicos assistentes. A radiação foi usada em 50% dos pacientes, incluindo 42% como a única modalidade de terapia local. Embora as terapias locais não tenham sido comparadas, não houve evidência de um benefício preferencial com quimioterapia neoadjuvante em nenhum dos grupos. Em razão do alto risco de reincidência local em pacientes com doença patológica T3 e T4, estes pacientes podem ser considerados para radioterapia adjuvante. Como radioterapia neoadjuvante não melhora a sobrevivência comparada com cirurgia apenas, ela não é indicada neste contexto.

D. As opções de **preservação da bexiga** são alternativas para cistectomia radical em pacientes selecionados com estágio T2 ou T3a que não são adequados para cirurgia ou que não estão interessados numa abordagem agressiva como esta, que está associada a uma morbidade significativa. Esses pacientes podem ser tratados somente com ressecção transuretral (TUR), TUR seguida de quimioterapia adjuvante, radioterapia ou quimioterapia. Outra opção é a cistectomia parcial, que permite a ressecção completa do tumor de bexiga com amplas margens cirúrgicas. Em pacientes medicamente operáveis, a terapia trimodal com TUR máxima seguida de quimioterapia parece estar associada aos melhores resultados. A presença de câncer de bexiga músculo-invasivo persistente ou recorrente depois de qualquer forma de preservação da bexiga representa uma indicação formal para cistectomia radical (*BJU Int* 2012;112:13).

V. DOENÇA METASTÁTICA. Inúmeros agentes únicos demonstraram produzir um número significativo de remissões parciais. Infelizmente, estas remissões tendem a ser breves, aproximadamente poucos meses. Estes achados motivaram os pesquisadores a buscarem combinações de agentes únicos ativos e estes esforços conduziram a inúmeras combinações ativas no tratamento do câncer de bexiga. As classes mais ativas de drogas para câncer de bexiga são cisplatina, taxanos e gencitabina, que formam a espinha dorsal para a maioria dos regimes quimioterápicos.

Os regimes recomendados atualmente para pacientes com câncer de bexiga avançado e elegíveis para terapia com cisplatina incluem GC e M-VAC de dose densa (DD-MVAC). Um grande ensaio clínico randomizou 405 pacientes para GC (gemcitabina 1.000 mg/m^2 nos dias 1, 8 e 15 mais cisplatina 70 mg/m^2 no dia 2) e para M-VAC em dose padrão por um máximo de seis ciclos (*J Clin Oncol* 2000;18:3068). O estudo não mostrou diferenças significativas na taxa de resposta (55% em ambos os braços), tempo para progressão (7,4 meses em ambos os braços) e sobrevivência global média (13,8 meses com GC e 14,8 meses em M-VAC). Como GC estava associado à taxa mais baixa de toxicidades, tornou-se um regime mais comumente usado do que M-VAC. O EORTC 30924 randomizou 263 pacientes com câncer de bexiga irressecável ou metastático não tratado para M-VAC padrão ou DD-MVAC (metrotexato 30 mg/m^2 no dia 1, vinblastina 3 mg/m^2 no dia 2, doxorrubicina 30 mg/m^2 no dia 2 e cisplatina 70 mg/m^2 no dia 2, com fatoreestimulador de colônias de granulócitos nos dias 3 a 7, repetindo a cada 15 dias) (*Eur J cancer* 2006;42:50). DD-MVAC foi associado a maiores taxas de resposta (64 *vs.* 50%, $p = 0,009$), sobrevivência média livre de progressão (9,5 *vs.* 8,1 meses, HR 0,73, $p = 0,017$) e sobrevivência global em 5 anos (21,8 *vs.* 13,5%, $p = 0,042$). Várias drogas têm atividade em pacientes com câncer de bexiga e podem ser usadas no contexto de segunda linha, incluindo taxanos, ifosfamida, pemetrexed e gemcitabina, caso não tenham sido previamente usadas.

Pacientes que não são candidatos à cisplatina podem ser tratados com combinações de gemcitabina, mais comumente carboplatina ou taxanos (*Int J Urol* 2014;21:630).

Agentes biológicos direcionados ao receptor do fator de crescimento epidérmico (EGFR), HER-2, e angiogênese, seja isoladamente ou em combinação com quimioterapia, mostraram resultados preliminares promissores, mas até que os dados dos ensaios clínicos randomizados estejam disponíveis para demonstrar seu benefício, o padrão de cuidados para câncer de bexiga continua sendo apenas quimioterapia. Dados recentes também sugeriram atividade significativa

Câncer de Bexiga | 215

de agentes que inibem o caminho da morte programada das células (PD-1) (*J Clin Oncol* 2014;32:325s) e um grande número de ensaios clínicos confirmando os resultados preliminares estão, atualmente, em andamento.

VI. ACOMPANHAMENTO. As recomendações específicas para o acompanhamento dependem da apresentação clínica da doença. Pacientes com câncer de bexiga não invasivo devem-se submeter à repetição da cistoscopia e citologia urinária aos 3 meses durante o primeiro ano de acompanhamento. Depois disso, aqueles com cTa de baixo grau podem ter intervalos crescentes entre as cistoscopias, enquanto pacientes com T1, Tis ou tumores de alto grau devem se submeter à cistoscopia e citologia urinária a cada 3 a 6 meses durante os 2 primeiros anos. Pacientes com tumores de alto grau devem ser considerados para exame de imagem do trato urinário superior com IVP, urografia por CT ou urograma por MRI a cada 1 a 2 anos. Pacientes com câncer de mama músculo-invasivo tratados com cistectomia radical ou preservação da bexiga devem fazer citologia urinária, química e exame de imagem do tórax, abdome e pelve a cada 3 a 6 meses por 2 anos, com avaliações adicionais quando indicado. Pacientes com Tis associado na bexiga ou uretra prostática devem-se submeter à citologia uretral de lavagem a cada 6 a 12 meses (*J Natl Compr Cancer Netw* 2013;11:446).

VIII. PANO DE FUNDO
  A. Epidemiologia. O câncer de bexiga é relativamente comum, com aproximadamente 75.000 casos diagnosticados nos Estados Unidos em 2014. A idade média no momento do diagnóstico é 65 anos, e esta doença é incomum em pacientes com menos de 40 anos. É mais comum em homens do que em mulheres (3:1) e em caucasianos. Tumores superficiais representam 75% da doença ao diagnóstico, enquanto a doença músculo-invasiva representa 20 a 25%.
  B. Fatores de risco. O fator de risco mais bem definido para câncer de bexiga nos Estados Unidos é o tabagismo, responsável por cerca de 50% dos casos. Outros fatores de risco incluem a exposição a carcinógenos ocupacionais, como hidrocarbonos aromáticos policíclicos (PAHs) e benzeno, e a exposição ocupacional representa outros 25% dos casos nos Estados Unidos. Cistite crônica em razão do uso prolongado de sondas vesicais ou cateteres na medula espinal do paciente está associada a um risco aumentado de câncer de bexiga, com uma porcentagem mais elevada de histologia escamosa. Infecção com *Schistosoma haematobium*, um parasita encontrado, principalmente, na África, Oriente Médio e Índia, aumenta o risco de câncer de bexiga, primariamente associado à histologia escamosa. Pode ocorrer câncer de bexiga iatrogênico provocado por radioterapia pélvica ou exposição prolongada à ciclofosfamida.

LEITURA SUGERIDA

Brausi M, Witjes JA, Lamm D, et al. A review of current guidelines and best practice recommendations for the management of nonmuscle invasive bladder cancer by the International Bladder Cancer Group. *J Urol* 2011;86:2158–2167.

Clark PE, Agarwal N, Biagioli MC, et al. Bladder cancer. *J Natl Compr Canc Netw* 2013;11:446–475.

Smith ZL, Christodouleas JP, Keefe SM, et al. Bladder preservation in the treatment of muscle-invasive bladder cancer (MIBC): a review of the literature and practical approach to therapy. *BJU Int* 2013;112:13–25.

Khadra MH, Pickard RS, Charlton M, et al. A prospective analysis of 1,930 patients with hematuria to evaluate current diagnostic practice. *J Urol* 2000;163:524–527.

Grossman H, Natale R, Tangen C, et al. Neoadjuvant chemotherapy plus cystectomy compared with cystectomy alone for locally advanced bladder cancer. *N Engl J Med* 2003;349:859–866.

Meeks JJ, Bellmunt J, Bochner BJH, et al. A systematic review of neoadjuvant and adjuvant chemotherapy for muscle-invasive bladder cancer. *Eur Urol* 2012;62:523–533.

Powles T. Inhibition of PD-L1 by MPDL3280A and clinical activity with metastatic urothelial bladder cancer. *J Clin Oncol* 2014;32:325s.

Shipley WU, Winter KA, Kaufman DS, et al. Phase III trial of neoadjuvant chemotherapy in patients with invasive bladder cancer treated with selective bladder preservation by combined radiation therapy and chemotherapy: initial results of Radiation Therapy Oncology Group 98-03. *J Clin Oncol* 1998;16:3576–3583.

Sio TT, Ko J, Gudena VK, et al. Chemotherapeutic and targeted biological agents for metastatic bladder cancer: a comprehensive review. *Int J Urol* 2014;21:630–637.

Von der Maase H, Hansen SW, Roberts JT, et al. Gemcitabine and cisplatin versus methotrexate, vinblastine, doxorubicin, and cisplatin in advanced or metastatic bladder cancer: results of a large, randomized, multinational, multicenter, phase III study. *J Clin Oncol* 2000;17:3068–3077.

Câncer de Próstata

Ramakrishna Venkatesh • Seth Strope • Bruce Roth

I. APRESENTAÇÃO

A. Subjetiva. O câncer de próstata raramente causa sintomas no início do curso da doença, já que a maioria dos adenocarcinomas se origina na periferia da glândula distante da uretra. Na era do antígeno prostático específico (PSA), o achado mais comum é a **ausência** de sintomas. A presença de sintomas em decorrência de câncer de próstata frequentemente sugere doença localmente avançada ou metastática. O crescimento do câncer de próstata em torno ou na uretra, ou o envolvimento do colo vesical pode resultar em decréscimo na força do jato urinário, frequência, urgência, noctúria ou hematúria. No entanto, muitos destes sintomas não são específicos e podem ocorrer com hiperplasia prostática benigna e com o envelhecimento. O envolvimento dos ductos ejaculatórios pode causar hemospermia, e doença extraprostática envolvendo os ramos do plexo pélvico pode causar disfunção erétil (ED).

Doença metastática pode causar ampla variedade de sintomas relacionados com os sítios das metástases. Os ossos são o sítio favorito das metástases, com a dor sendo um sintoma comum e, às vezes, debilitante. Homens com metástases espinhais podem viver por anos; portanto, histórias seriais e exames minuciosos e cuidadosos são obrigatórios. As consequências mais devastadoras do envolvimento ósseo são a dor, fraturas e compressão da medula ou do nervo espinal. A compressão da medula espinal é geralmente, acompanhada de dor lombar que, frequentemente, piora com tosse, espirro ou esforço (e outras atividades que aumentam a pressão intradural). Ao contrário das causas não malignas de dor lombar, a dor lombar causada por câncer de próstata metastático geralmente piora à noite. Se um nervo periférico for apertado pelo tumor, a dor lombar poderá se irradiar para a parte da frente no tórax e abdome ou descer para as pernas. Pacientes com compressão precoce da medula espinal terão fraqueza, com progressão para paralisia ocorrendo, por um lado, por um período de semanas até meses. Por outro lado, o comprometimento tardio da medula espinal leva a uma perda da sensação distal ao nível de metástase, retenção urinária e incontinência numa questão de minutos a horas. Os sintomas clássicos da síndrome da cauda equina são dor lombar, ciática bilateral, déficits sensoriais e motores, incluindo anestesia sacral e perianal, e perda do controle esfincteriano da bexiga e do ânus. A demora no manejo resulta em perda permanente das sensações, da função motora e da continência.

Fadiga é uma queixa proeminente dos pacientes, mas pode ocorrer por razões muito diferentes dependendo do estado do tumor e do paciente. Se for causada por doença avançada ou metastática, poderá ser um indicador de infiltração do tumor na medula óssea com anemia associada. Ocorre envolvimento hepático em apenas 15% dos pacientes, geralmente no fim da vida. As metástases hepáticas em geral são ocasionadas por adenocarcinomas pouco diferenciados ou por tumores com diferenciação de pequenas células (neuroendócrinos).

A terapia de privação androgênica (ADT) e/ou quimioterapia pode causar anemia, mas a primeira normalmente é leve, enquanto que esta última pode ser moderada ou severa. Pode resultar em edema nos membros inferiores em razão do comprometimento dos linfonodos pélvicos, compressão das veias ilíacas e/ou trombose venosa profunda (DVT).

A dificuldade em respirar pode-se dever ao tratamento quimioterápico, anemia, embolia pulmonar e/ou metástase pulmonar; porém, esta última ocorre mais tarde em apenas 15% dos pacientes. Posteriormente, no curso da doença, os homens idosos se queixam de fadiga e, gradualmente, começam a regredir em casa, com dor óssea debilitante, fraqueza nas pernas, redução na atividade, pouco apetite, perda de peso e outros sintomas de doença metastática avançada.

B. Objetiva. Com o uso difundido do rastreamento através do PSA e com os programas de detecção precoce, o achado mais comum no exame de próstata é a **ausência** de achados. Apesar do viés no tempo de espera que o rastreio com PSA introduz, os médicos devem ter a

Câncer de Próstata | **217**

habilidade de realizar um excelente exame de toque retal (DRE) para diagnosticar e estadiar clinicamente um câncer de próstata localizado. A atenção deve ser direcionada para a definição da presença ou ausência de um nódulo e a sua localização em relação ao lobo direito ou esquerdo e a rafe mediana. Obviamente, a ausência de um nódulo não impede o diagnóstico de câncer de próstata, e simplesmente a rigidez da próstata pode indicar a presença de tumor. À medida que os pacientes engordam, o DRE se torna mais difícil de realizar, mas deve-se tentar definir a extensão extracapsular e/ou o envolvimento das vesículas seminais. A sensibilidade e a especificidade do DRE varia de modesta a fraca, dependendo do examinador, o que pode levar a super ou subdiagnóstico.

Como é feito com todos os pacientes com câncer, o oncologista deve realizar um exame físico abrangente, com especial atenção aos sinais de anemia, linfadenopatia, sensibilidade óssea, neuropatia e edema nas extremidades inferiores. Para os homens tratados com ADT, o exame dos testículos deve apresentar atrofia, enquanto sua ausência deve alertar o médico de que o paciente não tem níveis castrados de testosterona. Em razão do potencial para períodos estendidos de boa qualidade de vida (QOL) e sobrevivência, mesmo com doença metastática, o câncer de próstata continua sendo uma das várias neoplasias que os médicos devem descartar na avaliação de carcinoma de tumor primário desconhecido.

II. EXAMES E ESTADIAMENTO. Estudos de autópsias mostraram câncer de próstata localizado em aproximadamente 30% dos homens com mais de 50 anos, e 70% dos homens com mais de 80 anos. Entretanto, com a disponibilidade do PSA sérico e da biópsia transretal com agulha guiada por ultrassonografia da próstata, o câncer de próstata clinicamente confinado ao órgão está cada vez mais sendo diagnosticado, permanecendo a incerteza referente à significância clínica de alguns tumores. A definição do grau e estágio anatômico do tumor é essencial para o conhecimento do prognóstico e para a formulação de um plano de tratamento. Vários modelos preditivos (p. ex., tabela de Partin, nomogramas de Kattan) foram desenvolvidos e estão disponíveis para utilização na prática clínica para aconselhamento dos pacientes e para a confecção de um plano de manejo racional. A maioria destes modelos validados inclui variáveis prognósticas como PSA, grau de Gleason e estágio clínico do câncer.

A. Testes laboratoriais

1. PSA. PSA é um marcador sérico essencial ao diagnóstico e manejo do câncer de próstata. O uso do teste do PSA tem ajudado a identificar casos de câncer de próstata que são ou tornar-se-ão clinicamente significativos, em vez de simplesmente identificar casos de câncer que, provavelmente, só serão detectados na autópsia. O PSA está diretamente associado ao volume e ao estágio clínico do tumor. As variações normais do PSA dependem de fatores como idade e raça, e o nível do PSA é afetado pela biópsia prostática, mas não significativamente pelos DREs.

Os níveis absolutos do PSA e a taxa de alteração desses níveis no que diz respeito ao tempo podem predizer a probabilidade de doença confinada ao órgão e influenciam as opiniões sobre a probabilidade de cura. Níveis de PSA acima de 10 µg/L estão associados a risco aumentado de extensão extracapsular. O valor preditivo positivo para um PSA entre 4 e 10 ng/mL em pacientes com DRE normal é de apenas 30%, aproximadamente. Para melhorar o desempenho do teste do PSA, têm sido usadas modificações como a velocidade do PSA, densidade do PSA e relação livre-para-total. Alguns médicos defendem o uso do PSA livre *versus* PSA ligado para quantificar melhor o risco de câncer e a necessidade de biópsia; níveis mais elevados da porcentagem de PSA livre estão associados a características histopatológicas favoráveis em tumores de próstata. Um corte de 25% do PSA livre detecta 95% de câncer, ao mesmo tempo evitando 20% das biópsias desnecessárias.

A cinética do PSA tem sido explorada para melhorar o teste do PSA. Um estudo mostrou que homens cujo nível do PSA aumentou mais de 2 ng/mL durante o ano anterior ao diagnóstico de câncer de próstata tinham risco mais elevado de morte específica por câncer mesmo que tivessem parâmetros clínicos "favoráveis" (como nível do PSA < 10 ng/mL e escore de Gleason < 6 no diagnóstico) e que eles deveriam se submeter à prostatectomia radical (RP). Para estes homens, a vigilância ativa pode não ser uma opção apropriada. Seu risco aumentado também os torna candidatos à inclusão em ensaios clínicos que examinem várias estratégias de tratamento combinado. Os médicos devem ter cautela ao usar tais medidas porque homens com tumores com escores de Gleason de 8, 9, e 10 podem ser tão pouco diferenciados que não sintetizam nem secretam grandes quantidades de PSA.

218 | Capítulo 21

2. Hemograma completo e composição química. Os exames laboratoriais devem incluir um hemograma completo e painel metabólico abrangente. Doença amplamente metastática pode causar anemia ou trombocitopenia devido à infiltração na medula óssea; porém, a maioria dos pacientes terá contagens periféricas normais e composição química normal no momento do diagnóstico. Testes anormais devem levar à pronta investigação, especialmente em pacientes que, supostamente, têm somente doença localizada. Por exemplo, uma fosfatase alcalina elevada pode-se dever a metástases ósseas e, portanto, deve ser realizada uma cintilografia óssea para descartar esta possibilidade.

B. Imagem. Tomografia computadorizada (CT), imagem por ressonância magnética (MRI) e cintilografia óssea são importantes na avaliação de doença avançada, mas não são indicadas nos exames tradicionais para câncer de próstata de baixo risco devido à sua baixa sensibilidade e ao alto custo. Os médicos devem adotar uma abordagem direcionada ao sintoma para a utilização de exames de imagem em doença com baixo risco. Pacientes com doença com alto risco provavelmente se beneficiarão mais com exames de imagem de rotina, e muitos médicos usam CT do abdome e cintilografia como adjuntos para o estadiamento clínico neste grupo. O exame de imagem nestes pacientes pode ajudar a identificar aqueles com envolvimento de linfonodos; porém, a sensibilidade é pouca mesmo neste grupo. Já foi sugerido que pode ser usada MRI da próstata para classificar melhor o risco em tumores com risco intermediário através da identificação do envolvimento da vesícula seminal e da extensão extraprostática antes da cirurgia. Além disso, MRI é um possível adjunto para pacientes em que é considerada vigilância ativa para ajudar a excluir tumores maiores que podem não ter sido detectados na biópsia inicial da próstata. Estudos de imagem atuais (CT, MRI ou tomografia por emissão de pósitrons [PET]) não conseguem mostrar com precisão doença metastática na maioria dos pacientes com câncer de próstata recentemente diagnosticado.

C. Linfadenectomia pélvica. Linfadenectomia pélvica raramente é realizada de modo isolado na prática atual. Ela pode ser omitida com segurança no momento da terapia cirúrgica em pacientes com baixo risco de expansão dos linfonodos (PSA < 10, Gleason 6 e câncer T1c). Em um paciente ocasional com doença de baixo risco, deve ser considerada linfadenectomia pélvica laparoscópica para descartar doença metastática antes da terapia definitiva. No entanto, a maioria destes pacientes de alto risco receberá ressecção cirúrgica ou terapia multimodalidade com radiação e privação de androgênio.

D. Estadiamento. O primeiro objetivo de um sistema de estadiamento é fornecer uma classificação reconhecida pela qual os profissionais da saúde de todo o mundo possam interpretar a extensão da doença do paciente. No entanto, além disso, o estágio clínico e/ou patológico do paciente com câncer de próstata pode guiar as discussões referentes à modalidade ideal para tratamento. O estágio clínico ou patológico do paciente é o estágio que é definido no momento do diagnóstico inicial.

Para responder aos questionamentos dos pacientes quanto ao prognóstico e as opções de tratamento, deve-se levar em conta o estadiamento clínico e/ou patológico do tumor, nodo, metástase (TNM), grau de Gleason e nível sérico do PSA no contexto da saúde geral do paciente. O oncologista deve apresentar estimativas da sobrevivência específica para o câncer de próstata e sobrevivência geral. A idade média do diagnóstico para homens nos Estados Unidos está declinando, mas ainda é de aproximadamente 68 anos, e o homem médio vive até 75 anos atualmente. No futuro, os homens serão diagnosticados mais precocemente e viverão por mais tempo, ocasionando mais tratamentos, mais "curas", mais recaídas do PSA e tempos mais longos com efeitos colaterais decorrentes das terapias para doença recorrente.

1. O câncer de próstata é estadiado de acordo com o Manual de Estadiamento de Câncer do AJCC, 7ª edição. O estágio T é dividido em T1 (tumor clinicamente indetectável por meio de palpação ou exame de imagem), T2 (tumor confinado à próstata; T2a – metade ou menos de um lobo, T2b – mais de metade do lobo, T2c – envolvimento bilateral do lobo), T3 (extensão através da cápsula da próstata; T3a – extensão extracapsular; T3b – invasão da vesícula seminal) e T4 (invasão de estruturas adjacentes como reto, músculos elevadores e parede pélvica). N1 é definido como o envolvimento de linfonodos regionais e M1 como metástases não regionais, ossos e outros sítios. Além do *status* TNM, tanto o PSA (< 10, ≥ 10 a < 20, ≥ 20) quanto o escore de Gleason (G1 ≤ 6, G2 7, G3 > 7) são usados no estadiamento final. O estágio 1 é definido pela presença de T1-T2a mais G1, o estágio IIA é definido por T1-T2b mais PSA < 20 e Gleason ≤ 7 e o estágio IIB é definido

Câncer de Próstata | 219

como T2c ou T1-T2 com PSA > 20 ou escore de Gleason > 7. O estágio III é definido pela presença de T3 e o estágio IV pela presença de T3 e T4, N1 ou M1.

2. **O grau histológico** é mais bem determinado com o sistema de classificação de Gleason. O grau de Gleason é uma classificação da formação da glândula segundo uma visão de energia relativamente baixa. Esta não é uma classificação histológica no sentido básico, como um comentário sobre nucléolos, relação nuclear-citoplásmica etc. O padrão do tumor é graduado de 1 para um padrão bem diferenciado, até 5 para um padrão mal diferenciado. O escore de Gleason é a soma dos escores para os padrões de Gleason primário e secundário vistos na amostra da biópsia ou prostatectomia. Se houver um padrão terciário 5 em uma biópsia, esse escore é reportado como o padrão secundário para melhor descrever o risco da doença. Como o prognóstico varia de acordo com os graus de Gleason primário e secundário, cada um deles deve ser avaliado juntamente com a soma dos escores. A maioria dos homens tem escores de Gleason na variação intermediária (Gleason 6 ou 7) e é importante reconhecer que os escores de Gleason a partir das biópsias transretais guiadas por ultrassonografia podem subavaliar um tumor. A revisão patológica de prostatectomia subsequente pode aumentar os escores de Gleason; por exemplo, um "Gleason 3 + 3 = 6" pode ser aumentado para um "Gleason 3 + 4 = 7."

3. **A combinação do estágio clínico, escore de Gleason e nível do PSA** permite que os médicos façam o prognóstico com maior precisão. Os pacientes podem ser classificados como de baixo risco (PSA ≤ 10, escores de Gleason < 7 e estágio até T2a), de risco intermediário (PSA 10-20, escores de Gleason 7, estágio T2b) ou de alto risco (PSA > 20, escore de Gleason > 7, estágio T2c). O grau histológico é um bom preditor dos resultados, mas não é tão bom quanto o escore total de Gleason. Pacientes com tumores bem diferenciados, moderadamente diferenciados e pouco diferenciados tiveram taxas de morte em 15 anos para doença não tratada de 9, 28 e 51%, respectivamente.

III. TRATAMENTO

A. Doença localizada (T1 a T2 N0 M0). A discussão das opções de tratamento para doença localizada deve incluir os riscos e benefícios da cirurgia, radiação (feixe externo ou braquiterapia) ou vigilância ativa. A sobrevivência livre de doença em 5 anos para RP e radioterapia (XRT) é de, aproximadamente, 60 a 70%. Recentemente, o estudo PIVOT não apresentou benefício para intervenção cirúrgica comparada com observação para doença de baixo risco. Estes resultados contrastam com o ensaio SPOG-4, onde foi visto benefício de sobrevivência para prostatectomia *versus* observação.

1. **RP.** O resultado ideal pós-RP para o pacientes é estar livre de câncer (com PSA sérico indetectável) e recuperar a função urinária e erétil pré-operatória. RP anatômica, também conhecida como prostatectomia retropública radical, é a técnica mais comum em ressecção, atualmente, e permite a possibilidade de técnicas que preservam o nervo que aumentam a probabilidade de preservação da potência, além da continência total. O procedimento é realizado através de uma incisão abdominal inferior na linha média e pode envolver a dissecção de linfonodos pélvicos (hipogástrico ou obturador). Os nódulos ilíacos externos não são, em geral, removidos para reduzir o risco de edema futuro nas extremidades inferiores. As técnicas que preservam o nervo permitem a preservação de feixes neurovasculares se não estiverem envolvidos pelo tumor. RP provavelmente é curativa para câncer de próstata confinado ao órgão e raramente curativa em doença nodo-positivo/metastática.

   a. **Prostatectomia laparoscópica radical (LRP) com ou sem assistência robótica.** Cirurgiões demonstraram que LRP com ou sem assistência robótica pode ser realizada com excelentes resultados. LRP é tecnicamente complexa, requerendo uma curva de aprendizagem complexa. A perda média de sangue intraoperatória é menor com abordagem robótica ou laparoscópica. As vantagens imaginadas de que prostatectomia laparoscópica ou robótica com uma imagem cirúrgica ampliada melhoraria, acentuadamente, os resultados do paciente não foram concretizadas. No entanto, os resultados a curto prazo da RP robótica não são piores do que a prostatectomia aberta. A prostatectomia robótica é mais dispendiosa do que RP. Até o momento, não existem ensaios randomizados prospectivos comparando as duas abordagens. Como com os procedimentos cirúrgicos, os resultados laparoscópicos, incluindo o *status* da margem cirúrgica, continência e potência, refletem a técnica mais do que a abordagem.

Capítulo 21

2. **Linfadenectomia pélvica** não proporciona benefício curativo adicional, mas pode fornecer informações diagnósticas. Entretanto, mais recentemente alguns autores recomendaram dissecção estendida dos linfonodos pélvicos para pacientes com doença de alto risco para estadiar, adequadamente, a doença com benefício terapêutico potencial. Linfadenectomia pélvica pode ser especialmente útil em pacientes com doença de alto risco ou localmente avançada em que a terapia hormonal futura será uma consideração importante.

3. **Radioterapia.** Radioterapia para a próstata é um campo em contínuo desenvolvimento, à medida que novas e melhores tecnologias possibilitam a aplicação de doses mais elevadas de radiação local direcionada, preservando os tecidos normais e com menos toxicidade local.

   a. **Radiação com feixes externos.** Pelo menos dois estudos prospectivos demonstraram que uma dose de 78 a 79 Gy é melhor do que 70 Gy. Modelos de computador avanados levaram ao desenvolvimento da radioterapia de intensidade modulada (IMRT). Esta técnica utiliza ferramentas menos complicadas que controlam com precisão a dose da radiação e o tecido visado. Os resultados para doença T1/T2 são semelhantes aos obtidos com cirurgia, com 87% dos pacientes livres de recorrência local aos 10 anos.

   b. **Braquiterapia.** Uma alternativa para a terapia com feixes externos é XRT intersticial com implantes de sementes (braquiterapia). Braquiterapia com alta taxa de dose (HDR) foi associada à menor incidência de disúria, frequência e dor retal comparada com braquiterapia de baixa taxa de dose.

4. **Vigilância ativa (AS).** Vigilância ativa pode ser uma alternativa segura para o tratamento imediato em homens com baixo risco de progressão do câncer. O objetivo da AS é evitar o tratamento excessivo para a maioria dos pacientes enquanto é administrada terapia curativa para aqueles com necessidade de tratamento mais agressivo. A reavaliação adicional da linha básica, incluindo estudo de imagem da próstata (MRI com espectroscopia) e biópsia sistemática com agulha guiada por ultrassonografia pode ser considerada antes de ser iniciada a AS. Caso estes estudos confirmem um câncer de baixo risco e o paciente escolha AS, são recomendados *checkups* com DRE e PSA a cada 3 a 6 meses indefinidamente, com repetição do exame de imagem e biópsia 12 a 18 meses depois da avaliação da linha básica e depois a cada 2 a 3 anos.

5. **Crioterapia.** Com melhor imagem ultrassonográfica juntamente com o monitoramento do congelamento em tempo real e as melhorias na tecnologia da crioterapia com criossondas menores, o interesse na crioterapia foi reativado. Com a tecnologia da crioterapia de "terceira geração", a morbidade reportada é significativamente menor quando comparada com a criotecnologia de geração mais antiga. A crioterapia atualmente está limitada a pacientes que são maus candidatos para RP ou XRT e que têm função sexual deficiente. Também pode ser usada como terapia de salvamento para câncer de próstata localmente recorrente depois de RP ou com fracasso da braquiterapia ou XRT com feixes externos. No entanto, atualmente, o papel da crioterapia como tratamento primário de câncer de próstata continua a ser controverso.

B. **Doença localmente avançada (T3 N0).** Para pacientes de alto risco com doença localmente avançada, cirurgia e radioterapia podem ser usadas como terapia padrão.

   1. **Cirurgia.** A prostatectomia radical pode ser empregada com sucesso em pacientes com doença clínica em estágio T3. Os pacientes devem ser alertados quanto à possibilidade de achados adversos na patologia final, incluindo margens positivas, doença extracapsular e invasão da vesícula seminal. Caso existam estes achados patológicos, os pacientes são candidatos à XRT adjuvante. As diretrizes atuais do ASTRO/AUA recomendam que seja ministrada XRT adjuvante àqueles pacientes baseados na melhora da sobrevivência livre de recorrência bioquímica em três ensaios clínicos randomizados. O papel da XRT adjuvante *versus* selvagem é maior quando XRT é dada com um nível de PSA abaixo de 0,5.

   2. **Radiação.** A combinação de terapia hormonal com radiação em doença localmente avançada (doença de risco intermediário e de alto risco) também foi avaliada. A combinação de XRT e terapia hormonal em doença de alto risco demonstrou resultar em sobrevivência superior quando comparada com XRT isoladamente, e parece haver um benefício para ADT também em doença com risco intermediário. A duração da ADT (4 meses vs. 36 meses) e o papel da ADT com doses mais elevadas de XRT (mais de 72 Gy) ainda precisa ser determinada. Uma pergunta adicional ainda não respondida é quanto ao papel da XRT

Câncer de Próstata | 221

total pélvica *versus* da próstata. A combinação de terapia hormonal com braquiterapia em doença localmente avançada ainda não apresentou evidências convincentes do benefício de sobrevivência.

3. Aumento do PSA após prostatectomia ou radiação. O aumento progressivo assintomático no PSA é um problema comum em pacientes com câncer de próstata após XRT ou cirurgia. Os fatores prognósticos a serem considerados neste contexto são o tempo de duplicação do PSA, o tempo desde a terapia definitiva até o aumento no PSA, a idade do paciente e as comorbidades. Muitos métodos foram utilizados para predizer insucesso e a maioria dos médicos considera que os pacientes em maior risco são aqueles com envolvimento da vesícula seminal, histologia agressiva (escore de Gleason maior do que 6) e PSA acima de 10. D'Amico *et al.* relataram que o tempo de duplicação do PSA de menos de 6 meses é altamente preditivo de progressão da doença comparado com o tempo de duplicação de mais de 10 meses.

Pode ser tentado controle local após o insucesso. XRT pode proporcionar controle local adicional após RP; porém, não demonstrou benefício de sobrevivência e pode estar associada a taxas mais elevadas de complicações relacionadas com radiação. Prostatectomia de salvamento após XRT é uma opção, mas está associada a taxas mais elevadas de complicação cirúrgica. Outras opções cirúrgicas neste contexto incluem crioterapia e braquiterapia, mas não estão disponíveis ensaios clínicos conclusivos que apoiem o uso destas modalidades.

A maioria dos homens que possuem níveis aumentados de PSA depois do manejo inicial recebe terapia médica (Seção III.C). Ensaios que se encontram em andamento procuram determinar se a combinação de terapia hormonal e XRT é benéfica em pacientes com PSA aumentado após cirurgia definitiva.

C. Doença metastática (N+ ou M+)

1. Terapia inicial (doença hormônio-sensível). Castração médica ou cirúrgica permanece sendo a terapia de primeira linha para doença metastática, pois está associada a uma taxa de resposta acima de 80% e com frequência consegue reduzir os níveis de PSA até níveis indetectáveis. No passado recente, os cânceres de próstata metastáticos permaneciam sensíveis aos efeitos do bloqueio hormonal por uma média de 12 a 18 meses. Atualmente, com o viés de tempo do diagnóstico, o uso mais disseminado do PSA como marcador sérico, a evolução dos exames por imagem e a intervenção hormonal precoce, os homens podem responder à privação de androgênio por 2 ou mais anos, com alguns deles vivendo por até uma década.

Em razão do impacto psicológico da castração cirúrgica, a maioria dos homens nos Estados Unidos prefere o bloqueio médico do andrógeno à orquiectomia bilateral. No entanto, cirurgia é, certamente, o tratamento mais custo-efetivo. Os agonistas do hormônio liberador de gonadotropina (GnRH) são os agentes de primeira linha mais comumente empregados. Como estes agentes são agonistas, eles, inicialmente, irão aumentar os níveis séricos de testosterona e podem resultar na progressão da dor, da doença e até mesmo na compressão da medula espinal. Portanto, antes da injeção de GnRH, justifica-se o tratamento com agonista do receptor androgênico (bicalutamida 50 mg diariamente; nilutamida 150 mg diariamente ou flutamida 250 mg três vezes ao dia). Rotineiramente, estas drogas são iniciadas 2 semanas antes das injeções e são prescritas por 1 mês. A seguir, pode ser dado acetato de leuprolida (Lupron) como injeções intramusculares aos 4 meses (30 mg), 3 meses (22,5 mg) ou 1 mês (7,5 mg). Outro agonista de GnRh, a goserelina (Zoladex), é introduzida como injeção *depot* na parede abdominal anterior, subcutaneamente, a cada 3 meses (10,6 mg) ou uma vez por mês (3,6 mg). Os efeitos colaterais mais comuns são ondas de calor e ED. No entanto, durante o primeiro ano de ADT, muitos homens ficarão anêmicos e com fadiga, terão perda de massa muscular e ganho de tecido gorduroso e perderão densidade óssea. Bloqueio androgênico combinado (CAB), com um agonista de GnRH e um bloqueio do receptor androgênico (ARB), não é substancialmente melhor do que agonista de GnRH isoladamente.

O insucesso da ADT de primeira linha é, frequentemente, marcado por uma elevação sintomática no PSA, embora também possam ser observados sintomas de obstrução da saída das vias urinárias, dor óssea etc. Esta transição pode ser denominada como doença **independente de castração**, mas o receptor androgênico ainda está presente e ainda pode responder aos androgênios. Assim sendo, é importante manter os pacientes em ADT com agonistas de GnRH. Se o paciente foi tratado com um agonista de GnRH, isoladamente, pode-se, então, acrescentar um ARB. Se o paciente foi manejado com CAB, então será indicado interromper o tratamento com o ARB para excluir "síndrome de abstinência de antiandrogênio". Apenas cerca de 10% destes pacientes responderão, mas algumas vezes poderá levar 6 semanas para que seja observado um decréscimo nos níveis do PSA. Alguns dados sugerem que em tumores de um subgrupo de pacientes, mutações do receptor androgênico resultam na ação da flutamida como um agonista, em vez de um antagonista do receptor androgênico.

Com o tempo, a terapia hormonal de segunda linha não funcionará mais e este estágio poderá ser tratado com inibidores da síntese do androgênio suprarrenal (cetoconazol, hidrocortisona ou a combinação), estrogênios e progestinas. Embora ensaios randomizados não tenham apresentado um benefício claro para o uso de terapia hormonal de terceira linha, existe claramente um subgrupo de pacientes que respondem.

2. **Doença refratária a hormônios.** Após o tumor ter progredido através de ADT mais terapia antiandrogênica, ele é considerado câncer de próstata recorrente resistente à castração. No entanto, o tumor ainda pode responder aos androgênios; portanto, é importante manter os níveis castrados de testosterona.

Abiraterona (1.000 mg diariamente) combinada com prednisona (5 mg 2 vezes ao dia) demonstrou melhores resultados comparada com prednisona isoladamente. Houve uma tendência à melhora na sobrevivência no estudo randomizado de fase III no contexto pré-docetaxel (*N Engl J Med* 2013;378:138). O agente foi aprovado pelo FDA para uso neste contexto. Os efeitos colaterais da abiraterona incluem hipertensão, hipocalemia, edema periférico, fibrilação atrial, insuficiência cardíaca congestiva, lesão hepática e fadiga.

O segundo agente que está sendo testado neste contexto é enzalutamida. Um estudo randomizado para aprovação do FDA foi concluído no contexto anterior à quimioterapia com docetaxel e os resultados preliminares foram relatados no Simpósio de Câncer Geniturinário em fevereiro de 2014. A aprovação do agente está dependendo da revisão final do ensaio completo.

É importante destacar que tanto enzalutamida quanto abiraterona foram testadas em homens assintomáticos ou levemente sintomáticos. Esta população estudada é diferente da população dos ensaios com docetaxel, em que os homens eram sintomáticos em razão de sua doença metastática. Além disso, os dois estudos incluíram homens com doença metastática. A progressão do PSA, isoladamente, não era uma indicação para iniciar qualquer uma das medicações.

Sipuleucel-T é uma alternativa para homens com câncer de próstata metastático minimamente sintomáticos refratários à castração. Ele foi aprovado pelo FDA neste contexto de um ensaio de fase III, apresentando uma ampliação na sobrevivência para 25,8 meses no braço com tratamento comparado com 21,7 meses no braço-controle. Os efeitos colaterais incluíam calafrios, pirexia e dor de cabeça (*N Engl J Med* 2010;363:411).

Quimioterapia foi experimentada em câncer de próstata metastático durante quatro décadas e foi considerada como um insucesso. No entanto, a melhora com antieméticos, cuidados de apoio, controle da dor e fatores de crescimento hematopoiético finalmente possibilitou ensaios adequados no grupo de homens idosos. Em um ensaio randomizado, antraciclina, motoxantrona mais prednisona demonstraram ser superiores à prednisona isoladamente em termos de QOL, mas não na sobrevivência. No entanto, este regime se transformou no grupo-controle para ensaios futuros com quimioterapia. Finalmente, os taxanos e outros inibidores de microtúbulos apresentaram atividade em câncer de próstata no final da década de 1990. A seguir foram realizados dois estudos multicêntricos, randomizados, controlados e prospectivos testando quimioterapia à base de docetaxel *versus* mitoxantrona mais prednisona em câncer de próstata metastático independente de castração. Pela primeira vez, a terapia à base de docetaxel resultou em taxas de sobrevivência e global superiores. Docetaxel mais prednisona foi aprovado nos Estados Unidos pela Administração de Alimentos e Drogas (FDA) e é considerado o padrão de cuidados nos Estados Unidos. Os estudos atuais são concebidos para perguntar se a adição de agentes antiangiogênicos melhorarão os resultados. Os efeitos colaterais proeminentes de docetaxel incluem fadiga, dores nos músculos e articulações, alterações nas unhas, diarreia e

Câncer de Próstata | 223

sequelas da supressão na medula óssea. Em razão dos possíveis efeitos colaterais, docetaxel deve ser usado em pacientes que têm câncer de próstata sintomático resistente à castração. [223]Ra é uma terapia alternativa para homens com câncer de próstata hormônio-recorrente que não são candidatos à quimioterapia.[223]Ra admite partículas alfa e é absorvido pelos ossos. Em um estudo de fase III de homens com metástases ósseas sintomáticas, a sobrevivência global média foi de 14 meses para homens tratados com [223]Ra e 11,2 meses para o braço com placebo. Alguns homens no ensaio haviam recebido terapia anterior com docetaxel. A medicação não é concebida para uso em homens com metástases viscerais. Os efeitos colaterais incluíram náusea, diarreia, vômitos e inchaço das extremidades inferiores.

3. **Agentes aprovados depois da quimioterapia.** Múltiplos agentes estão aprovados para uso em pacientes que têm recorrência ou progressão da doença depois da quimioterapia à base de docetaxel. Cabazitaxel com prednisona foi aprovada pelo FDA com base em um estudo randomizado de fase III apresentando prolongada sobrevivência global e livre de progressão. (*Lancet* 2010;376:1147). Este agente tem alto risco de neutropenia e, além disso, pacientes com neuropatia severa não são candidatos para esta terapia.

Além disso, enzalutamide e abiraterona foram aprovados para uso no contexto pós-docetaxel para homens com câncer de próstata metastático sintomático resistente à castração. Os dois agentes apresentaram prolongamento na sobrevivência em ensaios randomizados de fase III.

4. **Preservação da saúde óssea.** Ácido zoledrônico e denosumab são agentes eficazes para preservação da saúde óssea em homens com câncer de próstata metastático resistente à castração. O ácido zoledrônico é um bifosfonato e é administrado por via intravenosa. Em um estudo randomizado, homens com metástases ósseas assintomáticas ou levemente sintomáticas tiveram redução significativa em eventos relacionados com o esqueleto (33% ácido zoledrônico, 44% placebo). Denosumab é um inibidor do ligando RANK que foi comparado com ácido zoledrônico em um estudo duplo-cego controlado com placebo. A incidência de eventos relacionados com o esqueleto foi similar para os dois agentes, mas o momento para o primeiro evento foi retardado em 3,6 meses no braço com denosumab. Denosumab é administrado subcutaneamente.

IV. COMPLICAÇÕES

A. Complicações da terapia

1. **Complicações da cirurgia.** As complicações da RP são, predominantemente, incontinência urinária e impotência; porém, a abordagem retropúbica e com preservação do nervo reduziu as taxas de complicação. Na melhor série, uma porcentagem estimada de 8% dos homens terá incontinência urinária por estresse após a cirurgia, com somente 1 a 2% necessitando de mais de uma fralda por dia. Infelizmente, estudos maiores baseados na população apresentaram taxas mais elevadas de complicação. Os pacientes têm menos probabilidade de apresentar queixas sobre incontinência urinária aos seus cirurgiões e, em alguns relatos, 11% dos homens após prostatectomia estavam usando duas ou mais fraldas por dia.

Impotência ainda é um problema importante e a taxa de impotência aumenta com doença avançada, idade avançada e técnica cirúrgica deficiente. Uma porcentagem estimada de 20 a 80% dos homens que são completamente potentes antes da cirurgia irão manter a potência depois do procedimento; porém, as ereções podem não ser da mesma qualidade. Em homens com menos de 50 anos, algum grau de potência está preservado em aproximadamente 91%, mesmo que seja excindido um feixe neurovascular. No entanto, em homens com mais de 70 anos, as taxas de potência decrescem até, aproximadamente, 25% com excisão dos feixes neurovasculares. É importante informar os homens sobre as terapias disponíveis designadas para recuperar a potência, tanto farmacológicas quanto não farmacológicas. A sensação do pênis é preservada após RP (através do nervo pudendo), embora a inervação autonômica dos órgãos corporais esteja prejudicada. Medicamentos como sidenafil, vardanafil e tadalafil podem ajudar os homens a recuperar a função erétil e melhorar a atividade sexual e QOL.

A taxa reportada de transfusão de sangue para prostatectomia robótica ou laparoscópica é de 1 a 2% comparada com 5 a 10% para RP aberta. Outras complicações raras incluem DVT (1 a 3%) e lesão retal (menos de 1%). O risco de mortalidade pós-operatória após RP é relativamente baixo (menos de 0,5%) para homens idosos sadios em outros aspectos até a idade de 79 anos. Em um grande estudo, 61.039 pacientes com câncer de próstata haviam

224 | Capítulo 21

se submetido a RP como o procedimento principal em 1.552 hospitais americanos. A taxa de mortalidade pós-RP foi 0,11% (66 mortes). Volumes específicos do procedimento afetaram, predominantemente, as chances de mortalidade hospitalar em razão de RP.

2. **Complicações da XRT.** As toxicidades da XRT, mais comumente, envolvem o reto e a bexiga. Estima-se que 60% dos pacientes terão sintomas retais moderados incluindo dor, tenesmo ou diarreia. Outros terão sintomas de cistite, hematúria, impotência, incontinência ou dificuldade com a urinação durante o período da XRT. A maior parte destes sintomas se resolve com o encerramento da terapia. Menos de 1% dos pacientes com XRT convencional requer hospitalização para toxicidades locais, incluindo dor retal, sangramento retal/urinário ou outras queixas urinárias.

3. **Complicações da terapia de privação hormonal e antiandrogênios.** Os homens que estão contemplando o tratamento com ADT devem ter conhecimento dos potenciais efeitos colaterais da terapia. Os níveis reduzidos de testosterona sérica total e livre provocam hipogonadismo, impotência e libido reduzida. Além disso, durante o primeiro ano, o paciente observará massa muscular reduzida e tecido adiposo aumentado, especialmente de forma centrípeta. Um decréscimo na densidade mineral óssea pode levar à osteoporose. Um aumento na proporção entre estrogênio e testosterona pode resultar em ondas de calor, sudorese e ginecomastia. As alterações endócrinas podem resultar em aumento nos componentes da síndrome metabólica, como hiperglicemia, hiperinsulinemia e resistência à insulina, dislipidemia (hipertriglicidemia e níveis de colesterol de lipoproteína de alta densidade [HDL]). Estas alterações metabólicas podem levar a risco aumentado de doença cardiovascular. À medida que detectamos mais homens com câncer de próstata com idade mais jovem e estes homens vivem por mais tempo, as consequências metabólicas da ADT trabalharão contra os próprios benefícios do tratamento.

4. **Complicações da quimioterapia.** Docataxel tem uma estrutura complicada que é pouco solúvel em água. Portanto, ele é formulado em polisorbato 60 e os efeitos colaterais do tratamento podem ser devidos ao agente quimioterápico e seu solvente. Podem ocorrer reações alérgicas como dificuldade em respirar, rubor facial, febre, dor torácica, tontura, vertigem ou erupções cutâneas, mas são raras com pré-medicação com dexametasona. Sintomas de dor e rigidez musculoesquelética, óssea e nas articulações estão entre as mais comumente relatadas pelos pacientes.

5. **Complicações da terapia com bifosfonato e inibidor do ligando RANK.** Hipocalcemia, artralgia e osteonecrose de mandíbula podem ocorrer com estas terapias. Problemas dentários preexistentes aumentam, significativamente, o risco de osteonecrose de mandíbula.

V. PANO DE FUNDO. Câncer de próstata é a malignidade mais comum e a segunda causa mais comum de morte relacionada com câncer em homens nos Estados Unidos. O risco ao longo da vida de um diagnóstico de câncer de próstata é de aproximadamente 16%, mas o risco ao longo da vida de morte por câncer de próstata é de apenas 3,4%. Com o rastreamento pelo teste de PSA, ainda não comprovado, mas amplamente utilizado, a apresentação clínica do câncer de próstata mudou de avançada para localizada em mais de 80% no momento do diagnóstico. O desafio atual da pesquisa é usar este viés de tempo como vantagem para atingir melhor sobrevivência global e QOL com novos tratamentos. No entanto, o preço do rastreamento e da detecção precoce é o "sobrediagnóstico", que resulta em diagnóstico, tratamento, efeitos colaterais e ansiedade em dezenas de milhares de homens que não teriam sintomas manifestos de câncer de próstata ao longo da sua vida.

Com o maior entendimento das aberrações moleculares e sua influência nos resultados clínicos, é provável que passemos a individualizar a terapia para esta malignidade comum.

LEITURA SUGERIDA

Albertsen PC, Fryback DG, Storer BE, et al. Long-term survival among men with conservatively treated localized prostate cancer. *JAMA* 1995;274:626–631.

Andriole GL, Crawford ED, Grubb RL 3rd, et al. Prostate cancer screening in the randomized prostate, lung, colorectal, and ovarian cancer screening trial: mortality results after 13 years of follow-up. *J Natl Cancer Inst* 2012;104(2):125–132.

Bianco FJ Jr, Scardino PT, Eastham JA. Radical prostatectomy: long-term cancer control and recovery of sexual and urinary function ("trifecta"). *Urology* 2005;66(Suppl 5):83–94.

Câncer de Próstata | 225

Bolla M, Gonzalez D, Warde P, et al. Improved survival in patients with locally advanced prostate cancer treated with radiotherapy and goserelin. N Engl J Med 1997;337:295–300.

Catalona WJ, Carvalhal GF, Mager DE, et al. Potency, continence and complication rates in 1,870 consecutive radical retropubic prostatectomies. J Urol 1999;162:433–438.

Catalona WJ, Partin AW, Slawin KM, et al. Percentage of free PSA in black versus white men for detection and staging of prostate cancer: a prospective multicenter clinical trial. Urology 2000;55:372–376.

D'Amico AV, Huy-Chen M, Renshaw AA, et al. Identifying men diagnosed with clinically localized prostate cancer who are at high risk for death from prostate cancer. J Urol 2006;176:S11–S15.

D'Amico AV, Moul JW, Carroll PR, et al. Surrogate end point for prostate cancer-specific mortality after radical prostatectomy or radiation therapy. J Natl Cancer Inst 2003;95:1376–1383.

de Bono JS, Oudard S, Ozguroglu M, et al. Prednisone plus cabazitaxel or mitoxantrone for metastatic castration-resistant prostate cancer progressing after docetaxel treatment: a randomised open-label trial. Lancet 2010;376:1147–1154.

Kantoff PW, Higano CS, Shore ND, et al. Sipuleucel-T immunotherapy for castration-resistant prostate cancer. N Engl J Med 2010;363:411–422.

Messing EM, Manola J, Sarosdy M, et al. Immediate hormonal therapy compared with observation after radical prostatectomy and pelvic lymphadenectomy in men with node-positive prostate cancer. N Engl J Med 1999;341:1781–1788.

Pagliarulo V, Bracarda S, Eisenberger MA, et al. Contemporary role of androgen deprivation therapy for prostate cancer. Eur Urol 2012;61(1):11–25.

Pilepich MV, Caplan R, Byhardt RW, et al. Phase III trial of androgen suppression using goserelin in unfavorable-prognosis carcinoma of the prostate treated with definitive radiotherapy: report of radiation therapy oncology group protocol 85-31. J Clin Oncol 1997;15:1013–1021.

Ryan CJ, Smith MR, deBono JS, et al. Abiraterone in metastatic prostate cancer without previous chemotherapy. Engl J Med 2013;368:138–148.

Schroder FH, Hugosson J, Roobol MJ, et al. Screening and prostate-cancer mortality in a randomized European study. N Engl J Med 2009;360(13):1320–1328.

Valicenti RK, Thompson I, Albersen P, et al. Adjuvant and salvage radiation therapy after prostatectomy: American Society for Radiation Oncology/American Urological Association Guidelines. Int J Radiat Oncol Biol Phys 2013;86(5):822–828.

Wilt TJ, Brawer MK, Jones KM, et al. Radical prostatectomy versus observation for localized prostate cancer. N Engl J Med 2012;367(3):203–213.

Câncer Testicular e Tumores de Células Germinativas

Daniel Morgensztern • Bruce Roth

I. APRESENTAÇÃO

A. Subjetiva. Os pacientes com câncer testicular geralmente apresentam massa testicular sólida indolor. Com menor frequência, a massa testicular pode ser dolorosa em razão de sangramento ou infarto do tumor. Os sintomas de doença metastática podem estar presentes em até 25% dos pacientes, incluindo dor lombar por doença retroperitoneal extensa, dor óssea e sintomas pulmonares, como tosse, dispneia e dor torácica.

B. Objetiva. O exame físico meticuloso é essencial em pacientes com suspeita de câncer testicular. Este exame deve incluir a avaliação da genitália externa e do escroto, a palpação de cada testículo com técnica bimanual, o exame dos linfonodos, com particular atenção às áreas supraclaviculares, e o exame das mamas à procura de evidências de ginecomastia. Caso o exame revele a presença de uma massa escrotal sugestiva, a etapa seguinte nos exames diagnósticos é a ultrassonografia. Uma massa hipoecoica no parênquima testicular deve ser considerada uma neoplasia até prova em contrário.

II. EXAMES DIAGNÓSTICOS E ESTADIAMENTO

A. Abordagem prática à nova massa testicular. O diagnóstico diferencial em pacientes com massa testicular inclui câncer, hidrocele, varicocele, torção testicular e epididimite. Para as massas testiculares suspeitas, a avaliação inclui radiografia de tórax e concentrações séricas de α-fetoproteína (AFP), β-gonadotropina coriônica humana (β-hCG) e lactato desidrogenase (LDH). Estes marcadores tumorais auxiliam o diagnóstico, o prognóstico e a avaliação do resultado terapêutico. O encaminhamento à urologia em caso de suspeita de câncer testicular é indicado para realização da orquiectomia inguinal radical, que deve ser realizada antes de qualquer outra terapia em pacientes com alta suspeita clínica de tumor de células germinativas (GCT). A biópsia testicular e a abordagem cirúrgica transescrotal são contraindicadas em razão da possibilidade de disseminação do tumor. Em caso de confirmação patológica de GCT testicular, os pacientes devem ser submetidos à tomografia computadorizada (CT) de tórax, abdome e pelve.

Outras técnicas de diagnóstico por imagem, como o escaneamento ósseo, podem ser realizadas em indivíduos com seminoma histologicamente puro ao alto nível sérico de fosfatase alcalina. As técnicas de diagnóstico por imagem do sistema nervoso central (CNS), com CT ou ressonância magnética (MRI), são indicadas nos pacientes com sintomas neurológicos ou naqueles com coriocarcinoma histologicamente puro, metástases pulmonares de grande volume ou hCG basal superior a 100.000. A coleta de sêmen e seu armazenamento em banco devem ser considerados antes da realização de qualquer intervenção terapêutica que possa comprometer a fertilidade, incluindo cirurgia, radioterapia e quimioterapia. Pelo menos 70% dos pacientes com GCT apresentam oligospermia antes de qualquer intervenção.

B. Classificação patológica dos tumores testiculares
1. **GCT.** Aproximadamente (95%) dos tumores testiculares primários são originários de células germinativas. Os GCTs têm excelente prognóstico, com mais de 90% dos pacientes curados, incluindo 50 a 90% daqueles com doença avançada. Para fins clínicos, os GCTs são classificados em dois principais grupos: seminomas ou não seminomas. Os não seminomas incluem os carcinomas embrionários, teratomas, coriocarcinomas e tumores do saco vitelino e, frequentemente, contêm mais de um tipo celular. Aproximadamente 50% dos GCTs são seminomas puros à histologia, 35% são não seminomas e 15% apresentam características de ambos. Os pacientes com histologia mista ou elevação de AFP devem ser tratados como portadores de não seminomas. Os laudos de patologia devem,

Câncer Testicular e Tumores de Células Germinativas | 227

também, incluir a presença ou ausência de invasão vascular e invasão linfática (VI) pelo tumor primário, que tem significado prognóstico nos tumores em estágio inicial.

a. Carcinoma intratubular testicular de células germinativas (TIGCN). O TICGN, também conhecido como neoplasia intraepitelial testicular (TIN) ou carcinoma *in situ* (CIS), é uma lesão pré-maligna de células germinativas, com 70% de probabilidade de progressão a GTC em 7 anos. Esta neoplasia frequentemente é encontrada em testículos de aparência normal que são submetidos à biópsia por indicações como a avaliação da infertilidade, não deiscência testicular, tumores extragonadais de células germinativas (EGGCTs) ou acometimento do testículo contralateral por um GCT maligno.

b. Seminomas. O seminoma puro é o tumor testicular mais comum, representando, aproximadamente, 50% dos GCTs. Estas neoplasias geralmente têm prognóstico mais favorável, com maior probabilidade de confinamento ao testículo à apresentação e maior taxa de resposta aos esquemas quimioterápicos de primeira linha e resgate do que os não seminomas. Apenas os tumores com histologia de seminoma puro e sem elevação de AFP são considerados seminomas para fins de tratamento. Sinciciotrofoblastos capazes de produção de hCG estão presentes em cerca de 20% destes tumores. O seminoma geralmente ocorre em pacientes cerca de 10 anos mais velhos do que seus correspondentes não seminomas.

c. Não seminomas. Estas neoplasias são encontradas em aproximadamente 35% de todos os tumores testiculares e mais 15% dos GCTs com histologia mista são classificados como não seminomas. O pico de incidência ocorre entre os 15 e 35 anos de idade, onde representa o câncer mais comum em homens. Os não seminomas geralmente apresentam histologia mista em qualquer combinação e podem, também, incluir características histológicas de seminoma.

   i. Tumor de saco vitelino. Os tumores puros de saco vitelino (anteriormente denominados tumores do seio endodérmico) são incomuns e frequentemente associados a níveis significativamente elevados de AFP e à tendência de desenvolvimento de metástases hepáticas.

   ii. Coriocarcinoma. O coriocarcinoma puro pode ser acompanhado por níveis muito elevados de hCG, frequentemente em centenas de milhares. Estes tumores, embora raros, podem ter significativa carga metastática, talvez até mesmo com uma lesão primária oculta, e tendem ao desenvolvimento de metástases no CNS, onde as lesões são mais suscetíveis ao sangramento associado.

   iii. Carcinoma embrionário. Não há um padrão definitivo de marcador tumoral no carcinoma embrionário puro, já que estes tumores podem ser associados a níveis elevados de hCG e/ou AFP.

   iv. Teratomas. Estes tumores apresentam elementos de uma ou mais camadas germinativas em diversos estágios de maturidade. Histologicamente, os teratomas são divididos em três subgrupos: teratoma maduro, teratoma imaturo e teratoma com transformação maligna (TMT). Os teratomas imaturos e maduros podem conter elementos primitivos ou maduros de origem ectodérmica, endodérmica ou mesodérmica, mas, clinicamente, não há diferenças significativas entre eles. No entanto, a presença de teratoma com transformação maligna (que contém degeneração maligna nas linhagens somáticas) tem significado prognóstico negativo.

   v. Outros tumores testiculares. Aproximadamente 5% dos tumores testiculares não têm origem em células germinativas. Os tumores do estroma do cordão sexual são responsáveis por aproximadamente 5% de todas as neoplasias testiculares e incluem os tumores intersticiais (de células de Leydig e de células de Sertoli), os tumores de células granulosas e os sarcomas. Os rabdomiossarcomas embrionários dos tecidos paratesticulares, o mesotelioma de túnica vaginal e o adenocarcinoma de rede testicular são extremamente raros. Os cânceres testiculares não GCT em homens com mais de 50 anos geralmente são linfomas.

   vi. Tumor testicular oculto que se apresenta como carcinoma de foco primário desconhecido. A doença metastática isolada pode ser a apresentação inicial em 5 a 10% dos GCTs testiculares. O testículo pode apresentar um pequeno tumor assintomático, CIS, cicatriz ou tumor testicular residual detectado apenas à ultrassonografia. Em razão do prognóstico favorável do câncer testicular, os marcadores tumo-

228 | Capítulo 22

rais séricos de GCTs devem ser parte dos exames diagnósticos em pacientes que apresentam carcinoma de foco primário desconhecido, principalmente nos casos com distribuição medial, incluindo linfoadenopatia retroperitoneal e mediastinal.

C. Marcadores tumorais séricos. A concentração sérica de marcadores tumorais frequentemente está elevada nos GCTs. Os três marcadores tumorais que foram estabelecidos nos GCTs testiculares são AFP, hCG e LDH. Qualquer elevação de AFP implica na presença de elementos não seminomatosos, mesmo que a patologia do testículo seja lida como seminoma puro. Os marcadores tumorais séricos são úteis em pacientes com lesões testiculares suspeitas, dando boas informações diagnósticas e prognósticas. Os pacientes com histologia não seminomatosa devem ser submetidos à mensuração de marcadores tumorais séricos antes da dissecção dos linfonodos retroperitoneais (RPLND) nos estágios I e II, imediatamente antes da quimioterapia nos estágios II e III, antes de cada ciclo de quimioterapia ou ao final do tratamento e durante o monitoramento.

1. **A hCG** é produzido por sincitrofoblastos. Níveis inferiores a 200 podem ser observados em pacientes com seminomas puros, mas concentrações maiores geralmente indicam a presença de elementos não seminomatosos. Níveis extremamente altos (talvez em centenas de milhares e a 1 milhão ou mais) sugerem coriocarcinoma. A meia-vida da hCG é de 1 a 3 dias. Em razão da possibilidade de reatividade cruzada dos exames diagnósticos para detecção de hormônio luteinizante (LH) e hCG, o estado hipogonadal (ocasionalmente observado em pacientes pós-orquiectomia e/ou pós-quimioterapia), os níveis elevados de LH podem produzir hCG "falso-positiva", embora, geralmente, não acima de 20. Níveis maiores do que este, principalmente caso continuem a subir, são indicativos de câncer testicular recorrente.

2. **A AFP** é produzida, exclusivamente, por não seminomas. Sua concentração é elevada em aproximadamente 50% dos não seminomas. A meia-vida da AFP é de 5 a 7 dias. A AFP também pode estar elevada em doenças hepatocelulares de qualquer etiologia.

3. **A LDH** é um marcador tumoral relativamente inespecífico, mas pode ajudar muito o acompanhamento dos pacientes sem elevações de hCG ou AFP, como no seminoma puro e em não seminoma marcador-negativo. Diversas análises multivariáveis de grande parte mostraram que a LDH é uma variável prognóstica independente.

D. Estadiamento. Além da tradicional classificação TNM (Tumor, Linfonodo, Metástase) que avalia o tumor primário, o acometimento de linfonodos e a doença metastática, as orientações do *American Joint Committee on Cancer* (AJCC) incluem a medida de marcadores tumorais séricos (S) no estadiamento do GCT testicular. O estágio I é definido como a doença limitada ao testículo; o estágio II, como a doença limitada aos linfonodos retroperitoneais e o estágio III é caracterizado pelo acometimento de linfonodos não regionais ou metástases distantes. O estágio T pode ainda ser subdividido em T1 (invasão da túnica albugínea e ausência de invasão vascular ou linfática), T2 (invasão vascular ou linfática ou acometimento da túnica vaginal), T3 (invasão do cordão espermático) ou T4 (invasão do escroto). O estágio N pode ser subdividido em N0 (ausência de metástases em linfonodos regionais), N1 (metástase em um ou mais linfonodos, medindo 2 cm ou menos), N2 (metástases em um ou mais linfonodos, medindo mais de 2 cm e menos de 5 cm) ou N3 (linfonodos medindo mais de 5 cm). O estágio M pode ser subdividido em M0 (ausência de metástases distantes), M1a (metástases em linfonodos não regionais ou pulmonares) e M1b (metástases distantes que não em linfonodos regionais ou pulmonares). O estágio do marcador tumoral sérico (S) é dividido em S0 (marcadores tumorais normas), S1 (hCG < 5.000 mIU/mL, AFP < 1.000 ng/mL e LDH < 1,5 vezes o limite superior da normalidade [ULN]), S2 (hCG 5.000 a 50.000, AFP 1.000 a 10.000 ou LDH 1,5 a 10 vezes o ULN) e S3 (hCG > 50.000, AFP > 10.000 ou LDH > 10 vezes o ULN). O estágio IA é definido por TlN0M0, enquanto o estágio IB é definido como T2-4N0M0. Os estágios IIA, IIB e IIC são definidos pela presença de N1, N2 ou N3, respectivamente, sem metástases distantes. O estágio III é definido pela presença de M1 ou linfonodos positivos mais S2 ou S3.

Todos os pacientes com doença avançada, que necessitam de quimioterapia como tratamento inicial, devem ser submetidos à estratificação de risco usando o sistema de classificação do Grupo Internacional de Consenso em Câncer de Células Germinativas (*International Germ Cell Cancer Consensus Group*, IGCCCG) (Tabela 22-1). Pacientes com seminoma ou não seminoma são estratificados em grupos de risco prognóstico com base no sítio primário

Câncer Testicular e Tumores de Células Germinativas | **229**

TABELA 22-1	Classificação de Risco do International Germ Cell Cancer Collaborative Group	
Risco	**Não seminoma**	**Seminoma**
Bom prognóstico	Tumores testiculares ou retroperitoneais primários Ausência de metástases viscerais não pulmonares S0 ou SI	Qualquer sítio primário Ausência de metástases viscerais não pulmonares Qualquer S
Prognóstico intermediário	Tumores testiculares ou retroperitoneais primários Ausência de metástases viscerais não pulmonares S2	Qualquer sítio primário Metástases viscerais não pulmonares Qualquer S
Mau prognóstico	Tumor mediastinal Metástases viscerais não pulmonares S3	Nenhum[a]

AFP, α-fetoproteína; hCG, gonadotropina coriônica humana; LDH, lactato desidrogenase.
[a]Os pacientes com seminomas não são considerados de mau prognóstico.

do tumor, na presença de doença metastática não pulmonar e marcadores tumorais séricos. A condição de risco é usada para prever o prognóstico e determinar a quimioterapia de primeira linha adequada. As taxas de cura em pacientes com prognóstico bom, intermediário e mau são de 90, 75 e 45%, respectivamente.

E. Problemas de fertilidade e banco de esperma. A infertilidade está associada à doença e ao tratamento. Aproximadamente 70% dos pacientes recém-diagnosticados apresentam oligospermia antes de qualquer tratamento, e certas terapias, como a quimioterapia combinada e a radioterapia abdominal/pélvica podem comprometer ainda mais a contagem espermática. Qualquer paciente a ser submetido a uma destas duas modalidades deve ser aconselhado acerca da criopreservação espermática, já que a infertilidade após o tratamento pode ser permanente. Deve-se, também, recomendar que os pacientes usem uma forma aprovada de contracepção durante a quimioterapia e por um ano inteiro após seu término.

III. TERAPIA

A. Seminoma testicular

1. **Seminoma de estágio I.** Apesar dos achados normais à CT, há um risco de 15% doença metastática oculta em linfonodos locorregionais com subsequente progressão da doença caso nenhum tratamento adjuvante seja dado após a orquiectomia no seminoma de estágio I. No entanto, a taxa de cura do seminoma clínico de estágio I pacientes é superior a 99%, independentemente da estratégia terapêutica e da administração de radioterapia ou quimioterapia adjuvante ou ainda realização de monitoramento com subsequente terapia de resgate em caso de recidiva, representando opções terapêuticas padrões aceitáveis. Os principais fatores de risco para a recidiva do seminoma de estágio I são o tamanho do tumor superior a 4 cm e a invasão da rede testicular (*J Clin Oncol* 2002;20:4448), assim como a presença de invasão linfovascular (LVI).

    a. **Radioterapia.** A radioterapia adjuvante com 20 Gy, em 10 frações de 2 Gy cada na área infradiafragmática com ou sem radiação aos linfonodos inguinais ipsolaterais, é associada a uma taxa de recidiva de 3 a 4%. A toxicidade da radiação inclui a toxicidade gastrointestinal relacionada com a dose, a redução da fertilidade e, talvez, cânceres tardios. Os poucos pacientes que apresentam recidivas quase sempre têm a doença recorrente fora do campo de radiação, geralmente nos primeiros 18 meses após o diagnóstico do tumor primário, e podem, ainda, ser curados pela quimioterapia. As contraindicações à radioterapia adjuvante incluem rim pélvico ou em ferradura, doença inflamatória intestinal ou radiação prévia, em razão do risco de toxicidade excessiva.

230 | Capítulo 22

b. Monitoramento. Uma vez que 85% dos pacientes já são curados apenas com a orquiectomia, por definição, todos estes pacientes serão excessivamente tratados caso recebam qualquer outra terapia. A capacidade de cura da doença avançada faz com que o monitoramento seja uma opção terapêutica adequada nestes pacientes (*J Clin Oncol* 2013;31:3490). Em um estudo retrospectivo conduzido com 1.344 pacientes com seminoma de estágio I submetidos ao monitoramento após a orquiectomia, houve 173 (13%) recidivas em um tempo mediano de 14 meses, com 92% ocorrendo nos primeiros 3 anos. Após um acompanhamento mediano de 52 meses, não houve mortes relacionadas com o tumor, com 99% dos pacientes vivos sem doença, 1 paciente que faleceu em razão de complicações relacionadas com o tratamento e 16 (1%) falecimentos por causas não relacionadas (*J Clin Oncol* 2014, no prelo). Os dados agrupados de diversas experiências observacionais extensas mostraram sobrevida em 5 anos específica à doença de 99,7%.

c. Quimioterapia adjuvante com carboplatina. A terceira alternativa é a quimioterapia adjuvante com um ciclo de carboplatina em área sob a curva (AUC) de 7. O estudo MRC TE19/EORTC 30982 randomizou 1.447 pacientes com seminoma de estágio I ressectado à radioterapia adjuvante com 20 ou 30 Gy ou um ciclo de carboplatina como agente único em AUC 7. Os dados analisados do ensaio mostraram uma taxa livre de recidiva em 5 anos de 94,7 e 96% para os braços carboplatina e radioterapia, respectivamente (*J Clin Oncol* 2011;29:957). Esta intervenção, no entanto, expõe, desnecessariamente, 85% dos pacientes que não precisam de qualquer outra terapia à toxicidade.

2. Seminoma de estágio II. Um abordagem ao tratamento do seminoma de estágio IIA ou IIB após a orquiectomia é a radioterapia. O tratamento usual inclui os linfonodos para-aórticos e as cadeias ilíacas do mesmo lado que o tumor primário (o assim chamado campo do bastão de hóquei invertido). Isto resulta em uma taxa de sobrevida livre de recidiva de 95% para o estágio IIA e 89% para o estágio IIB em 6 anos. Embora alguns pesquisadores argumentem a eliminação da porção pélvica do campo (apenas da faixa para-aórtica), esta abordagem claramente aumenta o risco de recidiva da doença na pelve.

Outra abordagem comumente utilizada na era moderna é a quimioterapia combinada, com três ciclos de cisplatina mais etoposídeo e bleomicina (BEP) ou quatro ciclos apenas com etoposídeo e cisplatina (EP). Veja os esquemas quimioterápicos comuns na Tabela 22-2.

3. Seminoma de estágio IIC e III. Os pacientes com seminoma avançado precisam de quimioterapia de acordo com a estratificação de risco baseada na classificação do IGCCCG. Os pacientes com riscos bons podem ser tratados com quatro ciclos de EP ou três ciclos de bleomicina mais etoposídeo e cisplatina (BEP). Aproximadamente 90% dos pacientes apresentam risco bom e 10%, risco intermediário, com sobrevidas totais em 5 anos de 86 e 72%, respectivamente.

4. Tratamento da massa residual. Após a quimioterapia para tratamento do seminoma, recomenda-se reavaliação de marcadores tumorais séricos e a realização de CT de tórax, abdome e pelve. Quanto maior o volume inicial de doença, maior a probabilidade de presença de uma massa residual ao final da quimioterapia. Na vasta maioria dos casos, a ressecção de massas residuais após a quimioterapia não deve ser realizada. Estas massas quase sempre são compostas apenas por necrose/fibrose e estes pacientes apresentam densas reações desmoplásicas após a radioterapia ou quimioterapia, o que aumenta muito o risco de complicações perioperatórias, incluindo lesão vascular ou renal. Os pacientes que apresentam concentração normal de marcadores tumorais séricos e resposta completa ou tumores residuais com 3 cm ou menos não precisam de terapia adicional. Os pacientes com tumores residuais maior de 3 cm devem ser submetidos a uma tomografia por emissão de pósitrons (PET) em aproximadamente 6 semanas após o término da quimioterapia para avaliação da presença de tumor residual. Caso os achados à PET sejam negativos, não há necessidade de outra terapia e os pacientes devem ser monitorados. No entanto, uma vez que o PET positivo geralmente indica a presença de doença residual ativa, os pacientes podem precisar de biópsia ou ressecção. Caso a ressecção não seja possível ou a concentração de marcadores tumorais séricos seja elevada, o tratamento mais adequado é a quimioterapia de segunda linha.

B. Não seminoma testicular

1. Estágio I. Dentre os pacientes com doença confinada ao testículo e naqueles que apresentam normalização da concentração de marcadores tumorais séricos (caso elevada antes da

Câncer Testicular e Tumores de Células Germinativas | **231**

TABELA 22-2	Esquemas Quimioterápicos Combinados Comumente Usados no Câncer Testicular de Células Germinativas

BEP
Bleomicina, 30 unidades i.v. nos dias 1, 8 e 15 ou nos dias 2, 9 e 16
Etoposídeo (VP-16), 100 mg/m^2 i.v, dias 1–5
Cisplatina, 20 mg/m^2 i.v. nos dias 1–5

EP
Etoposídeo (VP-16), 100 mg/m^2 nos dias 1-5
Cisplatina, 20 mg/m^2 i.v. nos dias 1–5

VeIP
Vimblastina 0,11 mg/kg i.v nos dias 1–2
Ifosfamida 1.200 mg/m^2 i.v. nos dias 1–5
Cisplatina 20 mg/m^2 i.v, nos dias 1–5
Mesna 400 mg/m^2 i.v. por dia a cada 8 horas nos dias 1–5

VIP
Etoposídeo 75 mg/m^2 nos dias 1–5
Ifosfamida 1.200 mg/m^2 nos dias 1–5
Cisplatina 20 mg/m^2 nos dias 1–5
Mesna 400 mg/m^2 i.v. por dia a cada 8 horas nos dias 1–5

TIP
Paclitaxel, 250 mg/m^2 i.v. no dia 1
Ifosfamida, 1.500 mg/m^2 i.v. por dia nos dias 2–5
Mesna, 500 mg/m^2 i.v. antes e, então, 4 e 8 horas após cada dose de ifosfamida
Cisplatina, 25 mg/m^2 i.v. por dia nos dias 2–5
Todos os esquemas são administrados em ciclos de 21 dias

orquiectomia), 70% já estão curados de sua doença graças à orquiectomia e nunca apresentarão recidiva. Portanto, qualquer terapia adicional (cirurgia, quimioterapia) provoca toxicidade desnecessária nestes indivíduos. Além disso, nos 30% destinados à recidiva após a orquiectomia, o acompanhamento cuidadoso deve assegurar a carga tumoral relativamente pequena à recidiva, associada a uma taxa de cura superior a 95% com a quimioterapia subsequente. Por este motivo, o monitoramento ativo representa a melhor opção para estes pacientes. Em um recente estudo multicêntrico avaliado 1.139 pacientes com não seminoma submetidos ao monitoramento após a orquiectomia, houve 221 (19%) recidivas, incluindo 81 dentre 183 (44%) pacientes com LVI, 132 dentre 934 (14%) sem LVI e 8 dentre 21 (38%) com LVI desconhecida. O tempo mediano até a recidiva e a porcentagem de recidivas nos primeiros 3 anos foram de 4 meses e 98% em pacientes com LVI e 8 meses e 93% naqueles sem LVI. A sobrevida total doença-específica em 5 anos foi de 99,7% (*J Clin Oncol* 2014, no prelo). Com os padrões de recidiva, os autores sugeriram que o monitoramento inclua o exame físico e a medida da concentração de marcadores tumorais a cada 2 meses no primeiro ano, a cada 3 meses no segundo ano e a cada 6 meses do terceiro ao quinto ano. A realização de radiografia de tórax e CT de abdome foi recomendada aos 4, 8, 12, 18 e 24 meses após a orquiectomia, considerando a repetição da CT aos 36 e 60 meses.

Tradicionalmente, estes pacientes eram submetidos ao tratamento cirúrgico por dissecção completa e bilateral dos linfonodos retroperitoneais, desenvolvido em uma época em que a quimioterapia sistêmica curativa ainda não existia. Apesar das modificações desta abordagem nas últimas décadas (dissecções de modelo modificado, abordagens sem comprometimento neurológico etc..), este procedimento está sendo oferecido com frequência muito menor. Desta forma, à exceção dos centros com alto volume de câncer testicular, um número menor de urologistas recebe treinamento nesta técnica e sua utilização continuará a cair no paciente em estágio clínico I.

2. **Estágio II.** Os pacientes com estágio IIA e marcadores tumorais séricos negativos devem ser tratados com a dissecção de linfonodos retroperitoneais sem comprometimento neu-

232 | Capítulo 22

rológico (NS-RPLND), enquanto a administração de quatro ciclos de EP ou três ciclos de BEP é uma opção alternativa. Nos pacientes com estágio IIB e marcadores tumorais séricos negativos, a opção primária é a quimioterapia com quatro ciclos de EP ou três ciclos de BEP. Em caso de resposta completa ou tumor residual com menos de 1 cm após a quimioterapia, não há necessidade de terapia adicional. No entanto, os pacientes que apresentam tumores com 1 cm ou mais após a quimioterapia devem ser submetidos à NS-RPLND. Os pacientes com persistência da concentração elevada de marcadores tumorais séricos devem ser submetidos à quimioterapia.

3. **Estágios IIC e III.** Os pacientes com não seminoma avançado, assim como aqueles com seminoma, devem ser classificados de acordo com os critérios da IGCCCG conforme o prognóstico bom, intermediário ou mau prognóstico da doença.
   a. **Pacientes com prognóstico bom.** Esta categoria inclui 56% dos pacientes e é associada a uma sobrevida total em 5 anos de 92%. O tratamento recomendado é composto por quatro ciclos de etoposídeo e cisplatina (EP) ou três ciclos de bleomicina, etoposídeo e cisplatina (BEP), que demonstraram eficácia similar. A substituição da carboplatina pela cisplatina nos esquemas EP ou BEP foi associada a resultados inferiores.
   b. **Pacientes com prognóstico intermediário e mau.** Os não seminomas de prognóstico intermediário e mau ocorrem em 28 e 16% dos pacientes, respectivamente, com sobrevidas totais em 5 anos de 80% no grupo de prognóstico intermediário e 48% no grupo de prognóstico mau. Os pacientes devem ser tratados com quatro ciclos de quimioterapia com BEP. Os ensaios clínicos, caso disponíveis, devem ser considerados em pacientes com prognóstico mau. Em caso de presença de metástases cerebrais, a irradiação craniana deve ser oferecida antes da quimioterapia.

4. **Tratamento de massas pós-quimioterapia.** Os pacientes com não seminoma avançado tratados com quimioterapia devem ser submetidos a uma nova CT entre 4 e 8 semanas após o término do tratamento. Em caso de normalização da concentração de marcadores tumorais, a redução máxima da doença em resposta à quimioterapia pode não ocorrer por um ano após o término do tratamento e não se deve decidir pela subsequente ressecção da doença residual até a ocorrência da redução máxima. Neste momento, em caso de redução volumétrica inferior a 90% (em comparação aos exames realizados antes do tratamento), deve-se considerar a ressecção da doença radiográfica residual em decorrência da possível presença de teratoma. O teratoma não responde à quimioterapia, não secreta marcadores tumorais e é curado apenas por cirurgia. Não há um estudo diagnóstico (incluindo a PET) que possa diferenciar o teratoma e do tecido cicatricial. No momento da ressecção, caso apenas necrose/fibrose ou teratoma seja encontrado, nenhum outro tratamento é necessário. Em caso de ressecção de um tumor viável de células germinativas, a administração de nova quimioterapia (geralmente mais dois ciclos de EP) é justificada.

C. Tratamento de doença recorrente após a primeira terapia. Os pacientes com doença em estágio inicial que desenvolvem recidivas ou aqueles com estágio avançado que apresentam recidiva após a quimioterapia de primeira linha ainda podem ser curados pela quimioterapia adicional. Neste caso, a sobrevida depende de diversos fatores, incluindo o sítio primário de doença, a resposta à terapia de primeira linha, a sobrevida livre de progressão, os marcadores tumorais e a presença de metástases em fígado, osso ou cérebro. Os esquemas quimioterápicos comuns de resgate incluem a vimblastina mais ifosfamida e cisplatina (VeIP) e o paclitaxel mais ifosfamida e cisplatina (TIP). A quimioterapia de alta dose, geralmente com carboplatina mais etoposídeo, seguida pelo transplante de células-tronco autólogas (auto-SCT) é outra opção para pacientes com recidiva ou recorrência de GCTs. O extenso ensaio multicêntrico de fase 3 IT-94 randomizou 280 pacientes a quimioterapia isolada seguida por auto-SCT e não mostrou diferenças significativas de sobrevida (*Ann Oncol* 2005;16:1152). Na análise retrospectiva de 1.984 pacientes com GTC que apresentaram progressão após a quimioterapia de primeira linha, 604 pacientes (38%) atingiram a sobrevida livre de progressão em 2 anos com a quimioterapia convencional ou esquemas de resgate com altas doses seguidos pelo auto-SCT. A sobrevida livre de progressão em 2 anos variou de 75% em pacientes com risco muito baixo a 5,6% naqueles com alto risco (Tabela 22-3) (*J Clin Oncol* 2010;28;4906). Na análise se subgrupo do estudo, de acordo com o tratamento de resgate, a sobrevida livre de progressão em 2 anos foi significativamente maior no grupo auto-SCT em comparação à quimioterapia padrão em todos os pacientes (49,6 contra 27,8%, *p* < 0,001) e

Câncer Testicular e Tumores de Células Germinativas | 233

TABELA 22-3	Modelo Prognóstico para a Terapia de Resgate	
Fatores		**Pontos**
Sítio primário		
Gonadal		0
Retroperitoneal		1
Mediastinal		3
Resposta à terapia de primeira linha		
CR ou PR com marcadores séricos negativos		0
PR com marcadores séricos positivos ou SD		1
PD		2
Intervalo livre de progressão após a terapia de primeira linha		
> 3 meses		0
≤ 3 meses		1
hCG sérica		
≤ 1.000		0
> 1.000		1
AFP sérica		
Normal		0
≤ 1.000		1
>1.000		2
Metástases hepáticas, ósseas ou cerebrais		
Não		0
Sim		1
Histologia		
Seminoma puro		-1
Não seminoma ou tumores mistos		0

AFP, α-fetoproteína; hCG, gonadotropina coriônica humana; CR, resposta completa; PD, doença progressiva; PR, resposta parcial; SD, doença estável.

Pontuação final e sobrevida livre de progressão em 2 anos.

Muito baixa (pontuação = -1): 75,1%; baixa (0): 51%; intermediária (1): 40,1%; alta (2): 25,9%; muito alta (3): 5,6%.

cada categoria de risco prognóstico. A sobrevida total em 5 anos também favoreceu o grupo auto-SCT (53,2 contra 40,8%, $p < 0,001$), embora sem atingir o significado estatístico em pacientes com baixo risco (*J Clin Oncol* 2011;29:2178).

As recidivas tardias são definidas como as recidivas que ocorrem 2 anos ou mais após a primeira quimioterapia eficaz. Estas recidivas ocorrem em aproximadamente 3% dos pacientes, são mais comuns em não seminomas e geralmente são associadas à menor capacidade de resposta à quimioterapia e a resultados piores. A cirurgia é recomendada em todas as lesões, caso tecnicamente possível, e a quimioterapia isolada ou seguida pelo auto-SCT é usada na doença não passível de ressecção (*Hematol Oncol Clin North Am* 2011;25:615).

IV. **INTRODUÇÃO E EPIDEMIOLOGIA.** Embora os GCTs testiculares sejam responsáveis por apenas 2% de todos os cânceres, são os tumores sólidos mais comuns em homens entre 15 e 34 anos de idade. A incidência mundial mais do que dobrou nos últimos 40 anos. A incidência dos GCTs testiculares é menor nas populações de ascendência africana e asiática do que em caucasianos. Um estudo recente relatou um aumento de frequência da doença em adolescentes e adultos jovens hispânicos nos Estados Unidos por motivos não esclarecidos. As taxas de incidência sobem rapidamente e são máximas em adultos jovens, com declínio e estabilização em idosos. A idade mediana ao diagnóstico de seminoma é, aproximadamente, 10 anos superior à do não seminoma.

Diversos fatores foram associados ao desenvolvimento de câncer testicular, incluindo o câncer testicular prévio, o histórico familiar, a criptorquidia e a síndrome de Klinefelter. Aproxima-

234 | Capítulo 22

damente um terço dos cânceres testiculares que se desenvolvem em pacientes com histórico de criptorquidia I é originário do testículo de descida normal. Além disso, os parentes em primeiro grau dos pacientes com câncer testicular apresentam maior incidência de anomalias urogenitais não malignas, como hipospadia. Estes dados sugerem que o que é herdado é um defeito no campo urogenital, cujo resultado pode ser a degeneração maligna do epitélio germinativo. O risco vitalício de desenvolvimento de um tumor primário contralateral por um paciente com câncer testicular é de, aproximadamente, 1,5%.

V. CÂNCER TESTICULAR DO TIPO TUMOR DE CÉLULAS GERMINATIVAS EXTRAGONADAIS (EGGCT). Um tumor de células germinativas extragonadais pode ser originário do epitélio germinativo residual deixado para trás pela migração gonadal durante a embriogênese e se desenvolver na hipófise, no mediastino ou no retroperitônio sem evidências de lesão testicular primária. Estas lesões caracteristicamente se desenvolvem na linha média. Os não seminomas primários mediastinais e retroperitoneais são associados a um prognóstico inferior em comparação aos tumores testiculares primários.

LEITURA SUGERIDA

Einhorn LH, Williams SD, Loeher PJ, et al. Evaluation of optimal duration of chemotherapy in favorable-prognosis disseminated germ cell tumors: a Southwestern Cancer Study Group protocol. *J Clin Oncol* 1989;7:387–391.

Gilligan TD, Seidenfeld J, Basch EM, et al. American Society of Clinical Oncology Clinical Practice Guideline on uses of serum tumor markers in adult males with germ cell tumors. *J Clin Oncol* 2010;28:3388–3404.

International Germ Cell Cancer Collaborative Group (IGCCCG). International germ cell consensus classification: prognostic factor-based staging system for metastatic germ cell cancers. *J Clin Oncol* 1997;15:594–603.

Kollmannsberger C, Tandstad T, Bedard PL. Patterns of relapse in patients with clinical stage I testicular cancer managed with active surveillance. *J Clin Oncol* 2014;e-pub ahead of print 8/18/2014.

Motzer RJ, Agarwal N, Beard C, et al. Testicular cancer. *J Natl Compr Canc Netw* 2009;7:672–693.

Nichols CR, Roth B, Albers P, et al. Active surveillance is the preferred approach to clinical stage I testicular cancer. *J Clin Oncol* 2013;31:3490–3493.

Oldenburg J, Fossa SD, Nuver J, et al. Testicular seminoma and non-seminoma: ESMO clinical practice guidelines for diagnosis, treatment and follow-up. *Ann Oncol* 2013;24(Suppl 6):125–132.

23 Câncer de Ovário

Sara S. Lange • Matthew A. Powell

I. CÂNCER DE OVÁRIO EPITELIAL

A. Epidemiologia e etiologia. Aproximadamente 21.980 novos casos de câncer de ovário são diagnosticados a cada ano nos Estados Unidos, com estimativa de 14.270 mortes decorrentes da doença em 2014. O câncer de ovário continua a quinta causa mais comum de morte por câncer em mulheres e a principal causa de morte por câncer ginecológico. Estima-se que 1 em 70 mulheres nos Estados Unidos desenvolverá câncer de ovário durante sua vida e que 1 em 100 morrerão devido à doença. A maioria (85 a 90%) dos tumores ovarianos malignos tem origem epitelial. A idade mediana ao diagnóstico é de 63 anos e a incidência é maior em mulheres de raça branca. Os fatores de risco incluem o forte histórico familiar, a nuliparidade, a menarca precoce, a menopausa tardia, a maior idade, a raça branca e a residência na América do Norte e na Europa. O uso de contraceptivos orais e a gestação estão associados ao menor risco, sugerindo que a ovulação contínua possa levar às alterações malignas. A etiologia das alterações malignas do epitélio ovariano, que é contíguo ao mesotélio peritoneal, é desconhecida e, provavelmente, uma combinação de efeitos genéticos, ambientais e endócrinos.

B. Síndromes genéticas/familiares. O câncer de ovário familiar pode ser relacionado com síndrome de câncer de mama e ovário provocado por uma mutação herdada em um de dois genes, BRCA1 e BRCA2, nos cromossomos 17 e 13, respectivamente. Determinados grupos étnicos, como mulheres judias Ashkenazi, apresentam maior risco de mutação em um destes dois genes. As mulheres com a mutação BRCA1 apresentam risco vitalício de desenvolvimento de câncer de ovário de 16 a 44%, enquanto aquelas com mutações em BRCA2 têm risco menor, de 10%. As mulheres com câncer de ovário decorrentes destas mutações tendem a apresentar progressão mais indolente do que aquelas com a doença esporádica. O câncer de ovário familiar sítio-específico e a síndrome de Lynch II, onde várias pessoas da mesma família desenvolvem tumores no cólon, endométrio e ovário, são outros tipos de cânceres ovarianos familiares. A herança do câncer de ovário familiar é autossômica dominante, afetando múltiplos membros de gerações sucessivas. Há evidências suficientes para a ooforectomia profilática em mulheres com mutação conhecida em BRCA1 ou BRCA2 após terminar de ter filhos ou os 35 anos de idade para prevenir o desenvolvimento de cânceres de ovário e mama. O aconselhamento genético deve ser oferecido a todas as pacientes com câncer epitelial ovariano, tubário e peritoneal.

C. Apresentação clínica. As mulheres apresentam com sintomas vagos e inespecíficos de aumento do volume abdominal, distensão, dispepsia, saciedade precoce, anorexia, perda de peso ou constipação. As mulheres são frequentemente tratadas conforme os problemas gastrointestinais, como gastrite, síndrome do intestino irritável e doença da vesícula biliar. Os achados ao exame físico podem incluir ascites, derrame pleural ou massa abdominal. A maioria das pacientes com a doença em estágio inicial é assintomática e, em razão da natureza vaga dos sintomas, aproximadamente 80% são diagnosticadas com a doença em estágio avançado (metastática). O National Cancer Institute (NCI) apoia a realização anual de triagem através de medidas de CA 125 e ultrassonografia transvaginal em mulheres com alto risco genético baseado no histórico familiar; no entanto, na população geral, não há dados acerca da eficácia da triagem no aumento da expectativa e qualidade de vida de mulheres com câncer de ovário. Diversos biomarcadores com possível aplicação na triagem do câncer de ovário estão sendo desenvolvidos, mas ainda não foram validados ou avaliados quanto à eficácia na detecção precoce e redução da mortalidade.

As mulheres que apresentam massa ou ascites ao exame ou em radiografias ou ultrassonografias devem ser avaliadas quanto ao possível risco de a anomalia representar um câncer. A aparência e o tamanho da lesão à ultrassonografia ou tomografia computadorizada (CT), combinados a idade e histórico familiar da paciente, são fatores que ajudam a determinar a

235

Capítulo 23

necessidade de avaliação cirúrgica. Uma massa complexa com componentes sólidos e císticos, septos e ecos internos é sugestiva de câncer. Lesões de aparência benigna e indeterminada podem ser acompanhadas por um curto período para avaliação da progressão de doença. A medida da concentração sérica do antígeno CA 125 pode, ocasionalmente, ser de valia em pacientes pós-menopáusicas. A concentração de CA 125 é elevada em mais de 80% das pacientes com câncer de ovário, mas este exame não é suficientemente sensível ou específico para ser diagnóstico, já que altos níveis da molécula podem ser encontrados em diversas outras doenças benignas e malignas. A medida de CA 125 é mais útil no acompanhamento da resposta à quimioterapia pós-cirúrgica e na detecção de recidivas. Hoje não há exames definitivos e, frequentemente, o diagnóstico final apenas é obtido com a avaliação cirúrgica.

D. Tratamento cirúrgico. A cirurgia geralmente é realizada para o diagnóstico histológico, estadiamento e citorredução do tumor. As exceções à abordagem cirúrgica imediata são as pacientes que são más candidatas cirúrgicas em razão de outras comorbidades ou desempenho. Nestas pacientes, a biópsia ou citologia de confirmação é obtida para o estabelecimento do diagnóstico após a quimioterapia. Antes da cirurgia, as pacientes devem ser submetidas a toda a triagem de câncer apropriada à idade (Papanicolaou, mamografia e pesquisa de câncer colorretal), assim como outros exames, dependendo do quadro clínico (enema com bário, colonoscopia e/ou cistoscopia). A avaliação laboratorial deve incluir o hemograma completo com tipagem sanguínea, eletrólitos, exames de função renal e hepática, eletrocardiograma e radiografia de tórax. A realização de outros estudos depende das doenças apresentadas pela paciente. Em razão da probabilidade de acometimento do intestino grosso e delgado com necessidade de ressecção, o preparo intestinal meticuloso é recomendado. O estadiamento do câncer de ovário é cirúrgico e os procedimentos adequados geralmente consistem em: (a) incisão na linha média abdominal; (b) evacuação da ascites ou lavados peritoneais para análise citológica; (c) ressecção do tumor ovariano primário, histerectomia abdominal total e salpingo-oforectomia bilateral; (d) biópsias de omento ou omentectomia; (e) biópsias do peritônio pélvico e abdominal, incluindo os sulcos pericólicos; e (f) obtenção de amostras de linfonodos retroperitoneais (pélvicos e para-aórticos), caso indicada pela ausência de doença abdominal com mais de 2 cm ou acometimento macroscópico pelo tumor. O sistema de estadiamento cirúrgico estabelecido pela *International Federation of Gynecology and Obstetrics* (FIGO) é mostrado na Tabela 23-1 e foi recentemente atualizado, em janeiro de 2014, para melhorar a utilidade e reprodutibilidade em todos os tipos de tumor ovariano (*Intl Gynaecol Obstet* 2014;124:1). A remoção do rumor é um componente crítico do tratamento cirúrgico inicial, já que mulheres com doença residual de menos de 1 cm apresentam taxas de sobrevida maiores do que aquelas com doença residual.

A sobrevida em 5 anos de pacientes com a doença em estágio inicial (estágio I ou II) geralmente é alta, de 80 a 95%; no entanto, as pacientes com doença avançada (estágio III ou IV) apresentam taxas de sobrevida muito menores, de 30 a 40%.

TABELA 23-1	Estadiamento Atualizado do Câncer de Ovário segundo a FIGO
Estágio	**Definição**
IA	Tumor limitado a um ovário, com cápsula intacta e ausência de tumor na superfície
IB	Tumor envolve os dois ovários
IC	Derramamento cirúrgico (IC1), ruptura de cápsula ou tumor na superfície ovariana (IC2), células malignas na ascites ou nos lavados peritoneais (IC3)
IIA	Extensão ou implante no útero e/ou tubas uterinas
IIB	Extensão a outros tecidos intraperitoneais pélvicos
IIIA1	Linfonodos retroperitoneais positivos (IIIA1(i) ≤ 10 mm, IIIA1(ii) > 10 mm)
IIIA2	Acometimento peritoneal extrapélvico microscópico
IIIB	Metástases peritoneais extrapélvicas macroscópicas ≤ 2 cm
IIIC	Metástases peritoneais extrapélvicas macroscópicas > 2 cm
IVA	Derrame pleural com citologia positiva
IVB	Metástases em fígado, baço ou órgãos extra-abdominais, incluindo linfonodos

Câncer de Ovário | 237

E. Tratamento pós-operatório

1. Tumores epiteliais de baixo potencial maligno (LMP). Também chamados tumores limítrofes, este subgrupo representa, aproximadamente, 10 a 15% de todos os tumores ovarianos epiteliais. Os tumores geralmente são de estágio I (80%) e caracterizados, patologicamente, pela estratificação de células epiteliais, maior número de mitoses, anomalias nucleares e células atípicas sem invasão do estroma. O estadiamento cirúrgico geralmente é recomendado, mas, uma vez que estes tumores tendem a ocorrer em pacientes mais jovens, a conservação da fertilidade frequentemente é possível. O tratamento é a simples ressecção cirúrgica. A quimioterapia não parece auxiliar o tratamento da maioria destes tumores. No entanto, os tumores LMP raramente provocam implantes invasivos (metástases) e, neste caso, a paciente deve ser tratada da mesma forma realizada em mulheres com a doença invasiva franca, usando a quimioterapia adjuvante. Por convenção, porém, o tumor ainda é considerado LMP, já que o diagnóstico é baseado somente no tumor primário. A doença recorrente geralmente é tratada com a repetição da remoção cirúrgica. O prognóstico de pacientes sem implantes invasivos é excelente, com pouquíssimos óbitos relacionados com doença e tempo médio de recidiva de 10 anos. As pacientes geralmente são acompanhadas por meio de determinações da concentração sérica de CA 125 a cada 3 a 12 meses, mas não se sabe se isso traz qualquer benefício à sobrevida. Além disso, a ocorrência de recidiva com doença invasiva é conhecida.

2. Doença em estágio inicial. As pacientes com doença em estágio IA ou IB com grau 1 ou 2 são consideradas de baixo risco, com excelentes chances de sobrevida (90 a 95%). De modo geral, apenas o tratamento com estadiamento cirúrgico completo e acompanhamento meticuloso é necessário. Em caso de desejo de preservação da fertilidade, a salpingo-oforectomia unilateral com estadiamento adequado pode ser considerada em algumas pacientes com a doença em estágio IA e grau 1. As pacientes com doença em estágio IC, estágio I e grau 3, estágio I e grau 2 ou estágio II são consideradas de alto risco à recidiva e são submetidas à quimioterapia adjuvante baseada em platina para redução de tal risco. Com a quimioterapia, a sobrevida livre de doença é de aproximadamente 80%.

O número de ciclos quimioterápicos para tratamento da doença em estágio inicial é debatido e, em 2006, o ensaio 157 do *Gynecology Oncology Group* (GOG) mostrou que, em comparação a três ciclos, a administração de seis ciclos de carboplatina e paclitaxel não alterou, significativamente, a taxa de recidiva em pacientes com câncer de ovário em estágio inicial e de alto risco, mas foi associado à maior toxicidade. No entanto, alguns questionam o poder estatístico deste estudo, já que houve uma forte tendência à menor recidiva na doença em estágio I com seis ciclos ($p = 0,073$). Em decorrência destes achados, em 2010, uma análise exploratória das pacientes incluídas no ensaio GOG 157 foi realizada para determinar a existência de subgrupos de pacientes com cânceres ovarianos em estágio inicial e de alto risco que poderiam ser beneficiados pela administração de mais ciclos de quimioterapia (*Gynecol Oncol* 2010;116:301). Os autores descobriram que, em comparação a três ciclos, seis ciclos de quimioterapia adjuvante podem reduzir a recidiva em mulheres com histologias serosas, com diferença estatisticamente significativa nas sobrevidas livres de recidiva em 2 anos (93% para 6 ciclos contra 80,8% para 3 ciclos, p = 0,007). Infelizmente, este benefício não se estendeu à sobrevida total (OS). Além disso, a utilidade da análise de subgrupo na configuração de tratamentos clínicos é debatida e ensaios clínicos randomizados prospectivos são necessários à confirmação destes achados.

F. Doença avançada. A maioria das pacientes com câncer de ovário é diagnosticada na doença em estágio avançado (estágio III e IV). Esforços máximos para a citorredução cirúrgica do tumor antes da quimioterapia devem ser empreendidos, já que estudos, consistentemente, demonstram melhor sobrevida naquelas pacientes com citorredução "ideal". A citorredução ideal foi definida de várias formas na literatura; atualmente, o GOG define a citorredução ideal como a ausência de nódulos de tumor residual com diâmetro igual ou maior do que 1 cm, mas muitos agora usam um padrão internacional, em que a ausência de doença residual macroscópica é necessária à citorredução ser considerada "ideal". As pacientes submetidas à citorredução ideal (< 2 cm) apresentam sobrevida mediana livre de progressão (PFS) e OS de 22 meses e 50 meses, respectivamente (GOG 158), enquanto aquelas onde a citorredução não foi ideal apresentam PFS de 18 meses e OS de 38 meses (GOG 111). Um estudo que avaliou as taxas de sobrevida em diâmetros específicos de doença residual para determinar o objetivo ideal da

238 | Capítulo 23

citorredução primária descobriu que as pacientes sem doença macroscópica ou lesão inferior a 1 mm apresentaram sobrevida total mediana significativamente maior do que as pacientes com doença residual macroscópica superior a 1 mm (*Gynecol Oncol* 2006;103:559). As pacientes com doença em estágio avançado necessitam de quimioterapia adjuvante pós-operatória para tratamento da doença residual. A quimioterapia com taxano e platina é o atual padrão de tratamento pós-operatório e aumenta a PFS assim como a OS. Este padrão terapêutico atual é baseado em ensaios clínicos demonstrando a eficácia similar de carboplatina/paclitaxel e cisplatina/paclitaxel com menor toxicidade relacionada com quimioterapia e menor tempo de administração. O esquema consiste na administração intravenosa de paclitaxel (175 mg/m^2) por 3 horas e de carboplatina com área sob a curva (AUC) de 5 a 7,5, utilizando a fórmula de Jeliffe para estimativa da depuração (*clearance*) de creatinina e a fórmula de Calvert para determinação da AUC. Este esquema é dado a cada 3 semanas por um total de seis ciclos. As taxas de resposta (resposta completa [CR] + resposta parcial [PR]) são de aproximadamente 80% com esta combinação e mais de 50% das pacientes apresentam resposta clínica completa. Embora a maioria das pacientes tolere a quimioterapia com platina e taxano relativamente bem, algumas desenvolvem grave neuropatia periférica e o uso de doceraxel é associado à menor neuropatia e eficácia similar (*J Natl Cancer Inst* 2004;96:1682). Recentes ensaios clínicos investigaram o sucesso da quimioterapia de manutenção na melhoria de PFS e OS.

Uma revisão Cochrane de 2013 examinou oito ensaios, incluindo um total de 1.644 mulheres, e determinou que não houve diferença significativa na PFS e OS em 3, 5 e 10 anos entre as mulheres que receberam ou não a quimioterapia de manutenção. Os ensaios incluíram esquemas com platina, doxorrubicina e paclitaxel. No entanto, dois bem projetados ensaios clínicos de fase III (ICON7 e GOG218) investigaram o uso de bevacizumab, um anticorpo monoclonal anti-VEGF, associado à quimioterapia padrão em mulheres com câncer recém-diagnosticado de ovário, peritoneal primário e das tubas uterinas. O GOG 218 também incluiu um braço de manutenção com bevacizumab e observou uma melhora significativa de 3,8 meses na PFS quando este braço foi comparado àqueles com paclitaxel e carboplatina padrão e paclitaxel, carboplatina e bevacizumab (*N Engl J Med* 2011;365:2473). O ICON7 comparou dois braços, com carboplatina padrão e paclitaxel, com 6 ciclos de terapia e o braço experimental com carboplatina, paclitaxel e bevacizumab, com 5 ou 6 ciclos mais até 12 ciclos adicionais de terapia de manutenção (*N Engl J Med* 2011;365:2484). O bevacizumab melhorou a PFS; no entanto, a análise final da OS revelou a ausência de melhora clinicamente importante na população randomizada, com aumento de 4,8 meses no tempo médio de sobrevida em um subgrupo de mulheres de alto risco de progressão. No entanto, o uso de bevacizumab expandiu o número de efeitos tóxicos em ambos os estudos, incluindo hipertensão e perfuração intestinal. Atualmente, a *National Comprehensive Cancer Network* (NCCN) considera que a administração de quimioterapia mais bevacizumab como terapia de primeira linha é uma opção razoável, mas não recomenda o uso da droga de forma rotineira em razão da clara ausência de aumento da OS.

Em 2013, o *Japanese Gynecologic Oncology Group* (JGOG) publicou os resultados de um ensaio clínico randomizado prospectivo (JGOG 3016) comparando o tratamento padrão com carboplatina e paclitaxel a cada 3 semanas ao braço experimental de carboplatina a cada 3 semanas concomitante à administração semanal de paclitaxel. Em ambos os braços, o esquema foi repetido a cada 3 semanas por até nove ciclos. O braço de terapia com dose densa aumentou a PFS (28 meses contra 17,5 meses) e a OS (100,6 meses contra 62 meses) de forma significativa; as mulheres que apresentavam doença residual inferior a 1 cm após o tratamento cirúrgico apresentaram o maior benefício na PFS (17,6 meses contra 12 meses) e na OS (51 meses contra 33 meses). No entanto, este benefício não se estendeu às pacientes com histologia mucinosa ou de células claras. Além disso, houve maior taxa de interrupção completa ou temporária do tratamento secundária à toxicidade no braço com dose densa. É importante notar que os melhores resultados de sobrevida com a quimioterapia padrão foram observados em outros ensaios, assim como o possível diferença de desfechos devido à raça, já que as pacientes asiáticas parecem ficar melhores neste estudo do que naqueles com inclusão predominantemente caucasiana (*Lancet Oncol* 2013;14:1020).

A quimioterapia intravenosa era o tratamento padrão; no entanto, a quimioterapia intraperitoneal (IP) também foi investigada nas últimas décadas. Três recentes ensaios prospectivos de grande porte mostram melhoras na sobrevida de pacientes submetidas ao tratamento

Câncer de Ovário | **239**

IP (*N Engl J Med* 2006;354:34; *N Engl J Med* 1996;335:1950; *J Clin Oncol* 2001;19:1001). Mais recentemente, o estudo GOG 172 relatou PFS de 23,8 meses com a combinação de quimioterapia IP e intravenosa contra 18,3 meses com a quimioterapia apenas intravenosa (IV) (*N Engl J Med* 2006;354:34). Da mesma maneira, a OS foi maior com a terapia combinada IP/IV (65,6 meses contra 49,7 meses). As pacientes submetidas à terapia IP apresentam maior toxicidade e até mesmo relatam pior qualidade de vida em alguns estudos; portanto, muitos oncologistas ainda relutam em usar este método de tratamento. Um estudo de pequeno porte recentemente publicado investigou o uso da quimioterapia IP em clínicas locais. Os autores identificaram 288 mulheres com câncer ovariano de estágio FIGO 2 ou mais diagnosticadas entre 2003 e 2008 em três sistemas terapêuticos integrados dos Estados Unidos. Os pesquisadores observaram que 12,5% (n = 36) das mulheres receberam a quimioterapia IP entre 2003 e 2008, com valor máximo de 26,9% das pacientes em 2006. Estes resultados demonstraram que o uso da quimioterapia IP em pacientes recém-diagnosticadas com câncer de ovário avançado em clínicas locais era incomum (*Front Oncol* 2014;4:43).

A repetição da laparotomia não é recomendada a não ser que a paciente seja incluída em um protocolo, já que esta técnica não influencia a sobrevida. Menos comumente, a irradiação do abdome e da pelve é empregada como tratamento para a doença em estágio avançado e/ou recorrente. Após a quimioterapia adjuvante, as pacientes são monitoradas por meio de exame físico, medidas de CA 125 e técnicas de diagnóstico por imagem (CT, ressonância magnética [MRI] e tomografia com emissão de pósitrons [PET]) conforme a indicação clínica para a doença recorrente.

G. Doença recorrente. Apesar do tratamento padrão com cirurgia citorredutora e quimioterapia, até 75% das pacientes apresentam recidiva e acabam falecendo em decorrência de doença. A sobrevida mediana após a recidiva do primeiro tratamento é de, aproximadamente, 2 anos. Outros tratamentos devem ser oferecidos às pacientes com progressão após a terapia inicial ou recidiva na tentativa de controle da doença e manutenção da melhor qualidade de vida possível. É importante notar que pouquíssimas destas pacientes serão curadas da doença e, neste ponto, a inclusão em ensaios clínicos é fortemente encorajada. O primeiro sinal comum de recidiva é o aumento da concentração de CA 125, que é geralmente seguido por evidências de recidiva em exames ou CT de abdome e pelve. Não se sabe se a administração precoce de um novo tratamento (antes do aparecimento de sintomas ou evidências radiográficas da doença) a uma paciente com elevação dos níveis de CA 125 tem qualquer efeito sobre o controle da doença ou a OS.

O tratamento da doença recorrente ou persistente é baseado no momento de detecção e no local de recidiva. As pacientes "sensíveis à platina" são definidas pela ocorrência de recidiva mais de 6 meses após sua CR inicial. Estas pacientes podem ser submetidas, com sucesso, ao novo tratamento com esquemas à base de platina, apresentando respostas razoáveis (20 a 40%). O ensaio ICON IV mostrou que, em pacientes com doença sensível à platina, a quimioterapia combinada (platina mais paclitaxel) gerou maiores CRs ou PRs (66 contra 54%) assim como PFS (13 meses contra 10 meses) em comparação à terapia apenas com platina em caso de recidiva. As pacientes com intervalo livre de tratamento superior a 12 meses foram as mais beneficiadas pelo tratamento com a combinação platina e paclitaxel.

As pacientes que apresentam recidivas antes de 6 meses ("resistentes à platina") podem ser tratadas com diversos agentes. Muitas autoridades recomendam que a terapia com único agente seja usada nestes casos para minimizar a toxicidade e identificar as drogas que não provocam resposta com maior facilidade. Uma vez que não há agentes de resgate de segunda linha, as pacientes devem ser encorajadas a participar dos protocolos experimentais existentes. Os agentes de segunda linha apresentam taxa aproximada de resposta de 15 a 40%, dependendo do agente e da quantidade de quimioterápicos previamente administrados. O tratamento geralmente é mantido até a normalização da concentração de CA 125, a ocorrência de toxicidade que impeça a realização de novos tratamentos ou a progressão da doença. Às pacientes com doença progressiva, então, oferece-se um esquema diferente, geralmente com outro perfil de efeitos colaterais, para minimizar a toxicidade.

De modo geral, uma vez que a doença recorrente tende a não ser passível de cura, o alívio de sintomas e a prevenção de complicações, como a obstrução intestinal, são os objetivos do tratamento. A radioterapia e/ou a ressecção cirúrgica têm sido usadas com sucesso para tratamento da doença localizada. As indicações para repetição da cirurgia (remoção secundá-

240 | Capítulo 23

ria) são altamente controversas e as decisões devem ser individualizadas. Em geral, caso o intervalo livre de progressão seja maior do que 1 ano e a massa pareça isolada ou sintomática (obstrução intestinal ou renal), a ressecção cirúrgica pode aumentar a sobrevida.

As complicações da terapia são principalmente relacionadas com o crescimento contínuo do tumor (obstrução intestinal) e com as toxicidades da quimioterapia. As obstruções intestinais devem ser inicialmente tratadas de forma conservativa, com administração intravenosa de fluidos e descompressão gástrica. Exames como radiografias abdominais simples, trânsito do intestino delgado, enemas contrastados e CT abdominal/pélvica podem ser necessários à avaliação da causa de obstrução. As obstruções persistentes podem ser tratadas com descompressão crônica (sonda de gastrostomia) ou exploração cirúrgica nos casos onde as técnicas de diagnóstico por imagem sugerem a presença de um foco limitado de obstrução. As toxicidades da quimioterapia são relacionadas com agentes específicos e discutidas em outros capítulos deste livro.

H. Direções futuras. Muita atenção foi dada à identificação dos fatores genéticos envolvidos na tumorigênese do câncer de ovário e dos biomarcadores que podem vir a ser úteis. A inibição do receptor do fator de crescimento epidérmico (EGFR) e do fator de crescimento epitelial vascular (VEGF) foi estudada de forma isolada e combinada à quimioterapia. O tratamento com inibidores de VEGF, como o bevacizumab, precisa ser aperfeiçoado em termos da duração do tratamento de manutenção e a identificação de outras drogas ativas. Os inibidores de poli (ADP-ribose) polimerase (PARP), como o olaparib, foram promissores em ensaios de fase I e estudos randomizados comparando a droga à doxorrubicina lipossomal. Acredita-se que os inibidores de PARP provoquem significativa letalidade tumoral secundária à incapacidade celular de reparo de danos espontâneos ao DNA sem a via de reparação PARP. A identificação de marcadores tumorais mais específicos pode permitir o diagnóstico da doença em estágios mais precoces e passíveis de tratamento. Os perfis de expressão gênica em *microarray* são promissoras ferramentas prognósticas para a identificação de alvos gênicos e podem elucidar os mecanismos de resistência a drogas. Os estudos clínicos atuais examinam novos agentes quimioterápicos e combinações de drogas conhecidas na tentativa de aumentar a sobrevida de pacientes com essa doença devastadora.

II. CARCINOMA DA TUBA UTERINA. O carcinoma da tuba uterina é um raro câncer ginecológico cujo comportamento biológico é similar ao do carcinoma epitelial seroso ovariano. O carcinoma da tuba uterina é estadiado e tratado de forma similar ao carcinoma ovariano. A apresentação clássica é o corrimento vaginal intermitente, profuso e aquoso (*hydrops tubae profluens*). O diagnóstico raramente é feito antes da cirurgia, mas foi estabelecido ao exame de Papanicolaou. O prognóstico é relacionado com estágio da doença, com sobrevida a longo prazo de aproximadamente 50% nos estágios I e II. Assim como o carcinoma ovariano, a sobrevida a longo prazo é rara nos casos de doença avançada.

III. CÂNCERES OVARIANOS DE CÉLULAS GERMINATIVAS. Estes cânceres geralmente ocorrem em mulheres jovens, são altamente curáveis e responsáveis por aproximadamente 3% dos tumores ovarianos malignos. A maioria se apresenta como lesões em estágio precoce e confinadas a um ovário, exceto nos disgerminomas, que são bilaterais em 15% dos casos. O disgerminoma, o tumor do seio endodérmico (tumor de saco vitelino), o carcinoma embrionário, o coriocarcinoma, o teratoma imaturo (embrionário) e os tumores malignos mistos de células germinativas são os tipos celulares observados. A cirurgia com preservação da fertilidade é quase sempre possível. A citorredução cirúrgica parece ser importante e tende a estar associada à maior sobrevida. A maioria destas doenças tem marcador tumoral para acompanhamento (gonadotropina coriônica humana [hCG], α-fetoproteína [AFP], lactato desidrogenase [LDH], CA 125 ou enolase neurônio-específica [NSE]). Após a cirurgia, a maioria dos tumores é tratada com quimioterapia, à exceção de alguns cânceres bem estadiados IA/IB. O esquema BEP é o mais comumente usado e realizado por 5 dias, embora um esquema de 3 dias também tenha sido estudado (cisplatina, 20 mg/m² IV do dia 1 a 5, bleomicina, 30 unidades IV por semana, etoposídeo, 100 mg/m² IV do dia 1 a 5 – o ciclo é repetido a cada 3 semanas). Alguns apoiam apenas a observação de tumores malignos de células germinativas que são localizados e completamente ressectados com base em dados franceses de sobrevida e ensaios de grupos de oncologia pediátrica.

IV. TUMORES DO ESTROMA OVARIANO. Os tumores do estroma são classificados pela Organização Mundial da Saúde (WHO) em cinco classes principais: (a) os tumores de células da gra-

Câncer de Ovário | **241**

nulosa-estroma (tumores adultos e juvenis de células granulosas e tumores do grupo tecoma/fibroma), (b) tumores de células estromais de Sertoli (tumores de células de Sertoli, Leydig ou Sertoli-Leydig); (c) ginandroblastoma; (d) tumor do cordão sexual com túbulos anulares; e (e) sem classificação. Estes tumores são raros e geralmente em estágio precoce e baixo grau, sendo facilmente curados com a simples ressecção cirúrgica. A doença metastática ou recorrente primária geralmente é tratada com a citorredução cirúrgica seguida pela quimioterapia combinada. O esquema BEP é o mais frequentemente usado; no entanto, dados recentes de Brown *et al.* sugerem que os taxanos são ativos contra os tumores do estroma ovariano e menos tóxicos do que os esquemas BEP.

LEITURA SUGERIDA

Armstrong DK, Bundy B, Wenzel L, *et al.* Intraperitoneal cisplatin and paclitaxel in ovarian cancer. *N Engl J Med* 2006;354(1):34–43.

Bowles EJ, Wernli KJ, Gray HJ, *et al.* Diffusion of intraperitoneal chemotherapy in women with advanced ovarian cancer in community settings 2003-2008: The effect of the NCI clinical recommendation. *Front Oncol* 2014;34:43.

Burger RA, Brady MF, Bookman MA, *et al.* Incorporation of bevacizumab in the primary treatment of ovarian cancer. *N Engl J Med* 2011;365:2473–2483.

Chan JK, Tian C, Fleming GF, *et al.* The potential benefit of 6 vs. 3 cycles of chemotherapy in subsets of women with early-stage high-risk epithelial ovarian cancer: an exploratory analysis of a Gynecologic Oncology Group study. *Gynecol Oncol* 2010;116:301–306.

Katsumata N, Yasuda M, Isonishi S, *et al.* Long-term results of dose-dense paclitaxel and carboplatin versus conventional paclitaxel and carboplatin for treatment of advanced epithelial ovarian, fallopian tube, or primary peritoneal cancer (JGOG 3016): a randomised, controlled, open-label trial. *Lancet Oncol* 2013;14:1020–1026.

Kauff ND, Satagopan JM, Robson ME, *et al.* Risk reducing salpingoophorectomy in women with a BRCA1 or BRCA2 mutation. *N Engl J Med* 2002;346(21):1609–1615.

Ozols RF, Bundy BN, Greer BE, *et al.* Phase III trial of carboplatin and paclitaxel compared with cisplatin and paclitaxel in patients with optimally resected stage III ovarian cancer. *J Clin Oncol* 2003;21:3194–3200.

Ozols RF. Challenges for chemotherapy in ovarian cancer. *Ann Oncol* 2006;17(5):v181–v187.

Perren TJ, Swart AM, Pfisterer J, *et al.* A phase 3 trial of bevacizumab in ovarian cancer. *N Engl J Med* 2011;365:2484–2496.

Prat J. Staging classification for cancer of the ovary, fallopian tube and peritoneum. *Int J Gynaecol Obstet* 2014;124:1–5.

Rubin SC, Benjamin I, Behbakht K, *et al.* Clinical and pathological features of ovarian cancer in women with germ-line mutations of BRCA1. *N Engl J Med* 1996;335:1413–1416.

Young RC. Early-stage ovarian cancer: to treat or not to treat. *J Natl Cancer Inst* 2003;95:94–95.

24 Cânceres Uterinos, Cervicais, Vulvares e Vaginais

Lindsay M. Kuroki • Pratibha S. Binder • David G. Mutch

I. NEOPLASIA UTERINA
   A. **Doença pré-maligna do endométrio**
   1. **Introdução.** A hiperplasia endometrial é um espectro de doenças proliferativas, principalmente, das glândulas endometriais e, em menor grau, do estroma. No ciclo menstrual normal, a estimulação por estrógeno leva ao crescimento e à proliferação do endométrio, enquanto a progesterona provoca as alterações pré-deciduais e a inibição da proliferação endometrial. Na ausência de progesterona, o estrógeno, sem oposição, pode causar um espectro de anomalias endometriais, da hiperplasia endometrial simples aos cânceres endometriais. Isto geralmente é resultante da anovulação crônica (síndrome do ovário policístico e perimenopausa), obesidade (alta produção periférica de estrógeno), neoplasias ovarianas produtoras de estrógeno (tumor de célula granulosa), administração exógena de estrógeno (terapia de reposição hormonal) e uso de moduladores seletivos de receptores de estrógeno (SERMs), como o tamoxifeno, que apresenta propriedades similares às do estrógeno no endométrio.
   2. **Apresentação.** A maioria das pacientes com hiperplasia endometrial é assintomática e, assim, estas lesões precursoras podem não ser reconhecidas por anos. Algumas pacientes são diagnosticadas em decorrência dos sintomas de sangramento anormal ou pós-menopausático. Outras pacientes podem ser diagnosticadas pelos achados incidentais anormais à ultrassonografia solicitada por outros motivos ou pela presença de células endometriais anormais no exame de Papanicolaou. Os ciclos menstruais normais ocorrem a cada 28 dias (faixa de 21 a 35 dias) com duração normal de 2 a 7 dias e perda média de sangue inferior a 80 mL. O sangramento fora destes valores ou qualquer sangramento pós-menopausático deve ser avaliado. Qualquer faixa etária pode ser afetada, mas se deve prestar mais atenção ao sangramento anormal em pacientes com 35 anos ou mais. A obesidade, o histórico de ciclos anovulatórios, o uso de tamoxifeno e o uso de estrógenos exógenos sem agentes progestágenos concomitantes são conhecidos fatores de risco.
   3. **Exames diagnósticos e estadiamento.** Normalmente, o diagnóstico pode ser estabelecido com uma biópsia endometrial (*pipelle*) feita em consultório. Caso este exame não seja diagnóstico ou tecnicamente exequível, a dilatação e a curetagem (D&C), com ou sem histeroscopia, pode ser realizada para obtenção de mais tecido para o diagnóstico histológico preciso. A *International Society of Gynecological Pathologists* classifica a hiperplasia endometrial em quatro categorias distintas com base no sistema de classificação de 1994 a partir da estrutura arquitetônica e as características citológicas: hiperplasia simples e complexa, ambas com e sem atipia.
   4. **Terapia e prognóstico**
      a. **Hiperplasia simples ou complexa sem atipia.** O tratamento geralmente é conservativo e depende dos desejos de fertilidade da paciente. O risco de desenvolvimento de câncer no período de 13 a 15 anos sem tratamento é de 1% para a hiperplasia simples e 3% para a hiperplasia complexa (Tabela 24-1).
         i. **Pacientes que desejam engravidar.** O tratamento consiste na indução da ausência de sangramento seguida pela indução da ovulação com citrato de clomifeno. A ausência de sangramento pode ser conseguida com acetato de medroxiprogesterona (Provera), 10 mg por via oral (PO) por dia por 5 a 10 dias (após o teste negativo de gravidez), seguida pela indução da ovulação com citrato de clomifeno, 50 mg PO no dia 5 de sangramento, continuando por um total de 5 dias. Caso a paciente não

Cânceres Uterinos, Cervicais, Vulvares e Vaginais | 243

		TABELA 24-1	Comparação do Acompanhamento de Pacientes com Hiperplasia Simples e Complexa e Hiperplasia Atípica Simples e Complexa (170 Pacientes)

Histologia	Número de pacientes	Número de pacientes com regressão (%)	Número de pacientes com persistência (%)	Número de pacientes com progressão a carcinoma (%)
Hiperplasia simples	93	74 (80%)	18 (19%)	1 (1%)
Hiperplasia complexa	29	23 (80%)	5 (17%)	1 (3%)
Hiperplasia atípica simples	13	9 (69%)	3 (23%)	1 (8%)
Hiperplasia atípica complexa	35	20 (57%)	5 (14%)	10 (29%)

Kurman RJ, Kaminski PF, Norris HJ. The behavior of endometrial hyperplasia: a long-term study of "untreated" hyperplasia in 170 patients. *Cancer* 1985;56:403-412.

menstrue em um mês, este ciclo de tratamento pode ser repetido com doses maiores de citrato de clomifeno após o teste negativo de gravidez.

ii. **Pacientes que não desejam engravidar.** O tratamento geralmente é composto por progestinas de administração oral, intramuscular ou intrauterina com repetição da biópsia após 3 a 6 meses. Os esquemas aceitos incluem medroxiprogesterona, 10 mg PO por 7 a 13 dias/mês, medroxiprogesterona de depósito, 150 mg IM a cada mês, pílulas contraceptivas orais e dispositivo intrauterino (IUD) com levonorgestrel. A regressão da hiperplasia ocorre em até 92% das pacientes tratadas com IUD com levonorgestrel.

b. **Hiperplasia simples ou complexa com atipia concomitante.** Vinte e três por cento das hiperplasias atípicas não tratadas progridem para câncer endometrial (8% das hiperplasias simples atípicas e 29% das hiperplasias complexas atípicas) em 11 anos. Mais importante, há uma taxa de 13 a 43% de câncer endometrial concomitante com hiperplasia atípica. Em um estudo de coorte prospectiva do *Gynecologic Oncology Group* (GOG 167) de mulheres com hiperplasia endometrial atípica, a taxa de câncer endometrial concomitante foi de 43% nos espécimes analisados, cujos 31% apresentavam invasão miometrial e 11%, invasão da metade externa do miométrio (*Cancer* 2006; 106:812). A decorrência destes achados, as pacientes com hiperplasia atípica devem ser submetidas à D&C com ou sem histeroscopia para descartar a presença de câncer invasivo no endométrio não amostrado.

i. **Pacientes que desejam engravidar.** Os progestágenos, incluindo o acetato de megestrol, 80 a 160 mg/dia, e o IUD com levonorgestrel são usados no tratamento. O objetivo da terapia é a regressão completa da doença e a reversão ao endométrio normal, seguidas pela indução da ovulação ou de técnicas de reprodução assistida para gestação. A repetição da biópsia ou D&C é recomendada após 3 meses de terapia,

ii. **Pacientes que não desejam engravidar. Tratamento médico:** Os progestágenos, incluindo a medroxiprogesterona oral (40 mg PO por dia) e o acetato de megestrol (160 a 320 mg PO por dia em doses divididas), assim como o IUD com levonorgestrel, provocam a regressão em até 90% dos casos (*Obstetric Gynecol* 2012;120:1160). A repetição da biópsia ou da D&C para detecção de persistência ou progressão é recomendada a cada 3 a 6 meses até a regressão. **Tratamento cirúrgico:** Histerectomia extrafascial com inspeção macroscópica e análise de cortes congelados do endométrio quanto a evidências de câncer endometrial.

5. **Complicações.** As complicações são raras e menores, geralmente relacionadas com complicações cirúrgicas da D&C, incluindo o risco de anestesia, infecção, hemorragia e perfuração uterina. Outra preocupação é o tratamento cirúrgico inadequado em razão do não diagnóstico do câncer.

6. **Acompanhamento.** Amostras das pacientes submetidas ao tratamento médico devem ser obtidas a intervalos regulares (3 a 12 meses) até a regressão da patologia endometrial.

244 | Capítulo 24

Aquelas com histologia normal podem, então, ter o tratamento interrompido ou receber ciclos de progestágenos, com obtenção periódica de amostras do endométrio. O intervalo de acompanhamento das pacientes após histerectomia não é bem estabelecido, mas a realização anual de exames deve ser adequada.

7. **Foco atual.** O foco atual é a determinação de marcadores moleculares que predizem a progressão ao câncer endometrial e importantes fatores de prognóstico no tratamento médico com preservação da fertilidade.

B. Câncer endometrial

1. **Introdução.** O câncer endometrial é o câncer ginecológico mais comum nos Estados Unidos, com crescimento da incidência nos últimos 5 anos. Houve aproximadamente 49.560 novos casos e 8.190 mortes em decorrência do câncer endometrial em 2013 (*CA Cancer J Clin* 2013;63:11). A sobrevida em 5 anos para a doença localizada é de 96%, enquanto a sobrevida relativa para todos os estágios é de aproximadamente 82%. Há dois subtipos morfológica e molecularmente distintos: o tipo I e o tipo II. Os fatores de risco para o câncer endometrial de tipo I incluem a estimulação exógena ao estrógeno sem oposição (por administração de estrógenos ou tamoxifeno), a anovulação crônica, a obesidade, o diabetes melito, a nuliparidade e a menopausa tardia (com mais de 52 anos). A histologia de tipo II tende a ser mais esporádica e não está associada aos fatores clínicos e físicos mencionados acima.

2. **Apresentação.** Mais de 90% das pacientes são examinadas pela primeira vez com sangramento uterino anormal. As pacientes com qualquer sangramento ou corrimento pós-menopausático devem ser submetidas à avaliação. As pacientes com sangramento anormal pré- ou perimenopáusico, principalmente aquelas com histórico de ciclos anovulatórios, idade superior aos 35 anos ou obesidade mórbida também devem ser avaliadas. O achado de células glandulares atípicas de significado indeterminado (AGUS) ao Papanicolaou em pacientes de qualquer idade deve ser avaliado por colposcopia, curetagem endocervical e biópsia endometrial. As pacientes pós-menopáusicas que apresentam células endometriais ao Papanicolaou devem também ser avaliadas.

3. **Exames diagnósticos e estadiamento.** Uma biópsia endometrial (*pipelle*) realizada em consultório é um método extremamente sensível na obtenção do diagnóstico tecidual. Uma metanálise de 39 estudos envolvendo 7.914 mulheres demonstrou uma taxa de detecção do câncer endometrial de 91% e 99,6% em mulheres pré- e pós-menopáusicas, respectivamente (*Cancer* 2000;89:1765). As pacientes com biópsia não diagnóstica em consultório, sangramento persistente apesar do resultado normal da biópsia em consultório ou aquelas em que a realização de tal exame não é possível devem ser submetidas à D&C fracionada, com ou sem histeroscopia. Todas as pacientes devem ser submetidas a exames para detecção de outros cânceres conforme a idade e o histórico familiar (Papanicolaou, ultrassonografia, mamografia e triagem para câncer colorretal). A cistoscopia, a proctoscopia e as técnicas radiológicas de diagnóstico por imagem podem ser necessárias, conforme clinicamente indicado, em caso de suspeita de estágio avançado. O estadiamento cirúrgico do carcinoma endometrial foi adotado pela *International Federation of Gynecologists and Obstetricians* (FIGO) em 1988 e, então, revisto em 2009 (Tabela 24-2). Todas as pacientes em condição médica adequada devem primeiramente ser submetidas à exploração cirúrgica com estadiamento adequado. A histerectomia extrafascial com salpingo-oforectomia bilateral, a coleta de citologia peritoneal, a dissecção de linfonodos pélvicos e para-aórticos e a biópsia de quaisquer áreas suspeitas são necessárias ao estadiamento, exceto em pequenos tumores bem diferenciados sem invasão miometrial. A omentectomia ou biópsia também é indicada em tumores de alto grau e histologia do tipo II.

4. **Terapia e prognóstico.** A primeira etapa do tratamento é a histerectomia e o estadiamento cirúrgico (abdominal, laparoscópico ou robótico). O estadiamento laparoscópico total está sendo realizado com maior frequência em casos com suspeita de câncer endometrial em estágio inicial e a contagem de linfonodos e a sobrevida parecem similares em comparação à laparotomia. A histerectomia remove o tumor primário e os achados intraoperatórios, como o tamanho do tumor, a invasão miometrial e o grau, podem ajudar a estimar o risco de acometimento de linfonodos e a necessidade de terapia adjuvante. A remoção das glândulas anexas é importante em razão do risco de metástase para o ovário, cânceres ovarianos sincrônicos e futura recidiva ou desenvolvimento de câncer primário no ovário. A linfadenectomia é um pouco mais controversa. A condição dos linfonodos tem importân-

Cânceres Uterinos, Cervicais, Vulvares e Vaginais | **245**

TABELA 24-2	**Estadiamento Cirúrgico e Grau de Câncer Endometrial segundo a FIGO, 2009**
Estágio	**Descrição**
IA	Tumor limitado ao útero, sem ou com menos da metade de invasão miometrial
IB	Tumor limitado ao útero, com invasão de metade do endométrio ou mais
II	Invasão do estroma cervical
IIIA	Acometimento da serosa uterina e/ou anexos
IIIB	Metástase vaginal e/ou acometimento parametrial
IIIC1	Linfonodos pélvicos positivos
IIIC2	Linfonodos para-aórticos positivos (com ou sem linfonodos pélvicos)
IVA	Invasão da mucosa da bexiga e/ou do intestino/reto
IVB	Metástases distantes, incluindo linfonodos intra-abdominais e/ou inguinais
Grau	**Descrição**
1	Menos de 5% de tumor é formado por lâminas sólidas de células neoplásicas não diferenciadas
2	6–50% do tumor é formado por lâminas sólidas de células neoplásicas não diferenciadas
3	Mais de 50% do tumor é formado por lâminas sólidas de células neoplásicas não diferenciadas

A citologia é mencionada separadamente e não altera o estágio.
FIGO, *International Federation of Gynecology and Obstetrics*.

cia prognóstica e é essencial na decisão da terapia adjuvante pós-operatória. Mas, uma vez que há riscos raros, mas substanciais, e complicações associadas ao procedimento, o benefício da linfadenectomia é controverso em pacientes com baixo risco de linfonodos positivos, alto risco de complicações mórbidas e que recebem a terapia adjuvante em decorrência de outros achados. Historicamente, a radioterapia (RT) é a escolha preferida de terapia adjuvante em pacientes com alto risco de recidiva. No entanto, o papel da quimioterapia em todos os estágios do câncer endometrial está evoluindo. Embora a doença em estágio I de baixo risco possa ser tratada apenas com a cirurgia, o tratamento adjuvante dos outros estágios é variável e inclui a braquiterapia vaginal (VB), a radioterapia pélvica com feixe externo (EBRT) e a quimioterapia (Tabela 24-3).
  a. Estágio inicial. Os resultados de GOG 33 e GOG 99 ajudaram a definir a categoria de risco intermediário alto (HIR) em pacientes com doença em estágio I ou II com maior risco de recidiva (*Gynecol Oncol* 2004;92:744). Os estudos GOG 99 e PORTEC-1 mostraram que a EBRT em comparação à ausência de tratamento adjuvante diminuiu a recidiva local em pacientes com doença em estágio I ou II com HIR, mas o benefício de sobrevida não foi significativo. O estudo PORTEC-2 comparou a EBRT à VB e mostrou que ambas geram taxas similares de recidiva local. Portanto, a radioterapia adjuvante é recomendada com base nos critérios de HIR e nos desejos da paciente de mais tratamento para diminuição do risco de recidiva ou de tratamento em caso de ocorrência de recidiva. Os dados agrupados de dois ensaios controlados randomizados mostraram uma redução significativa da sobrevida livre de progressão (PFS), da sobrevida específica ao câncer (CSS) e da sobrevida total (OS) em pacientes com doença em estágio I e II e HIR submetidas à quimioterapia combinada e RT pélvica em comparação, apenas, à RT pélvica. Atualmente, há dois ensaios randomizados comparando a quimiorradiação concomitante seguida pela quimioterapia adjuvante (PORTEC-3) ou a VB seguida pela quimioterapia (GOG 249) à RT pélvica isolada no tratamento do câncer endometrial em estágio inicial com HIR.
  b. Estágio avançado. A quimioterapia citotóxica para o câncer endometrial em estágio avançado inclui os seguintes agentes (taxa de resposta): cisplatina (20 a 35%), carboplatina (30%), doxorrubicina (Adriamicina; 20 a 35%), epirrubicina (25%) e paclitaxel. A combinação de doxorrubicina (60 mg/m^2) mais cisplatina (50 mg/m^2) a cada 3 semanas gerou maior taxa de resposta, de 42%, intervalo livre de progressão de 6 meses e OS mediana de 9 meses em um ensaio randomizado realizado pelo GOG (*J Clin Oncol*

246 | Capítulo 24

TABELA 24-3   Tratamento do Câncer Endometrial

Condição	Possíveis terapias adjuvantes a considerar
Estágio IA ou IB e grau 1 ou 2	Nenhuma outra terapia ou braquiterapia vaginal
Estágio I e II com HIR	Braquiterapia vaginal vs. RT pélvica
	Braquiterapia vaginal com quimioterapia (atualmente sob investigação, GOG 249)
Estágio IIIA (acometimento de serosa e/ou de anexos)	Quimioterapia sistêmica vs. RT pélvica e VB ou combinação
Estágio IIIB (acometimento vaginal)	Quimioterapia sistêmica vs. RT pélvica e VB ou combinação
Estágio IIIC (acometimento nodal microscópico)	Quimioterapia sistêmica vs. RT pélvica com radiação em campo estendido à região para-aórtica (caso indicada) e quimioterapia sistêmica
Estágio IIIC (acometimento nodal macroscópico), estágio IV e doença recorrente (extrapélvica)	RT paliativa vs. quimioterapia sistêmica vs. terapia hormonal vs. terapias direcionadas ou combinações
Doença recorrente (pélvica)	Radioterapia no paciente sem RT prévia vs. possível ressecção cirúrgica (exenteração) vs. quimioterapia
Risco intermediário alto	*Fatores de risco:*
Qualquer idade com três fatores de risco	*1. Tumor moderadamente a pouco diferenciado*
Idade > 50 com dois fatores de risco	*2. Invasão do espaço linfático e vascular*
Idade > 70 com um fator de risco	*3. Invasão do terço externo do miométrio*

RT, radioterapia, VB, braquiterapia da cúpula vaginal, HIR, risco intermediário alto.

2004;22:3902). A combinação de doxorrubicina (60 mg/m^2 × 7 ciclos) e cisplatina (50 mg/m^2 × 8 ciclos) (AC) foi superior à irradiação abdominal completa (WAI, 30 Gy em 20 frações com dose de reforço de 15 Gy) em um ensaio de fase III com 202 pacientes randomizadas com câncer endometrial em estágio III/IV submetidas à remoção cirúrgica ideal e com doença residual ≤ 2 cm, com PFS de 50 contra 38% e OS 55 contra 42%, respectivamente (*J Clin Oncol* 2006;24:36). Em 2004, um ensaio do GOG demonstrou maior sobrevida em pacientes com câncer endometrial avançado ou recorrente tratadas com TAP (paclitaxel, doxorrubicina, cisplatina) em comparação à cisplatina e doxorrubicina isoladas, embora com maior toxicidade (*J Clin Oncol* 2004;22:2159). Um ensaio de fase III comparando TAP e PT (carboplatina/paclitaxel) está sendo realizado, e seus resultados preliminares mostram que PT não é inferior a TAP e apresenta perfil de toxicidade mais favorável. No GOG 184, as pacientes com câncer endometrial em estágio III/IV foram submetidas ao tratamento com RT pélvica e, depois, à administração de AC ou TAP. A adição de paclitaxel não gerou benefícios às pacientes, mas o estudo mostrou que a combinação radioterapia e quimioterapia foi uma opção terapêutica exequível, com toxicidade aceitável.

A quimioterapia, a RT e/ou a terapia hormonal são aceitáveis em pacientes em que o estadiamento e a remoção cirúrgica não são opções possíveis do ponto de vista médico. A terapia hormonal também é, frequentemente, usada em pacientes com a doença avançada/recorrente que são positivos para receptores de estrógeno e progesterona. A taxa de resposta com acetato de medroxiprogesterona, 200 mg por dia, ou acetato de megestrol, 160 mg por dia, é de aproximadamente 20%.

5. **Complicações.** As complicações da cirurgia de estadiamento incluem dor, hemorragia, infecção e dano à estrutura adjacente, incluindo intestino, bexiga e vasos sanguíneos. Os linfocistos e linfedema dos membros inferiores são complicações raras da linfadenectomia. As toxicidades imediatas da quimioterapia incluem complicações hematológicas, gastrintestinais e infecciosas. Os efeitos imediatos e tardios da radioterapia geralmente estão relacionados com disfunção intestinal e vesical. O tratamento concomitante com quimiotera-

Cânceres Uterinos, Cervicais, Vulvares e Vaginais | **247**

pia e radioterapia está sendo investigado e as toxicidades da combinação continuam a ser muito preocupantes.

6. **Acompanhamento.** Normalmente as pacientes são avaliadas por meio de exame físico, Papanicolaou e exame pélvico a cada 3 meses durante o primeiro ano, a cada 3 a 4 meses no segundo ano, a cada 6 meses entre o terceiro e o quinto ano e, então, a intervalos de 6 a 12 meses.

7. **Foco atual.** Os atuais esforços são dirigidos à elucidação de marcadores moleculares que sejam prognósticos e importantes à compreensão da tumorigênese do câncer endometrial. Novos avanços acerca da heterogeneidade etiológica e dos defeitos das vias moleculares melhoraram a classificação histológica e a identificação de possíveis terapias que têm como alvo defeitos nestas vias. As terapias que têm como alvo as aberrações nas vias P13K/AKT/mTOR, vias de tirosina quinase e angiogênese estão sendo estudadas em ensaios pré-clínicos e de fase II. Embora o tratamento com estas drogas de forma isolada não tenha mostrado resultados promissores, a combinação com os esquemas quimioterápicos atualmente utilizados está sendo avaliada. O melhor prognóstico das pacientes com câncer endometrial submetidas ao tratamento com metformina foi observado em estudos retrospectivos. A pesquisa para identificação das vias que associam a administração de metformina ao melhor prognóstico do câncer endometrial está em andamento.

C. **Sarcomas**

1. **Introdução.** Estes tumores são incomuns, originários de componentes mesenquimatosos do útero e correspondem a 3 a 8% dos tumores uterinos. O GOG classifica os sarcomas de forma ampla com base em sua histologia: (1) Neoplasias não epiteliais, incluindo o sarcoma do estroma endometrial (ESS), leiomiossarcoma (LMS) e o tumor de músculo liso de potencial maligno desconhecido (STUMP) e (2) Tumores epiteliais-não epiteliais mistos, incluindo o adenossarcoma e o carcinossarcoma. Os tipos homólogos apresentam componentes sarcomatosos únicos ao tecido uterino, enquanto os tipos heterólogos produzem componentes estromais que não são nativos ao útero.

2. **Apresentação.** A apresentação varia dependendo do tipo de tumor. Os carcinossarcomas geralmente provocam sangramento pós-menopáusico, enquanto o ESS e o LMS podem causar sangramento anormal, dor pélvica de aumento rápido de intensidade ou pressão e dor pélvica. Os sarcomas uterinos frequentemente são diagnósticos incidentais em amostras obtidas à histerectomia e a repetição da cirurgia para o estadiamento cirúrgico completo geralmente não é recomendada.

3. **Exames diagnósticos e estadiamento.** Os exames diagnósticos são similares aos realizados em caso de câncer endometrial e envolvem a realização de biópsia endometrial ou a biópsia central de quaisquer massas com protrusão na cérvice. As técnicas de diagnóstico por imagem da pelve podem ser realizadas para delinear o tamanho e a origem destas massas. O estadiamento do LMS e do ESS é resumido na Tabela 24-4. Com as novas descobertas acerca da biologia e da atividade destes raros cânceres, os carcinossarcomas uterinos podem ser considerados mais parecidos com os carcinomas endometriais mal diferenciados e, portanto, são estadiados conforme as orientações de 2009 da FIGO para o estadiamento do câncer endometrial (Tabela 24-2). As pacientes devem ser tratadas, principalmente, através da exploração cirúrgica com estadiamento adequado, já que a radioterapia primária e a quimioterapia têm resultados muito desapontadores.

4. **Terapia e prognóstico.** Embora cada subtipo histológico de sarcoma se comporte de forma diferente, a sobrevida, em geral, é baixa, com morte de mais da metade das pacientes. Na doença em estágio I e II, a RT adjuvante frequentemente melhora as recidivas locais, mas tem pouca influência na sobrevida a longo prazo. A quimioterapia citotóxica pode atuar como adjuvante. A terapia hormonal com altas doses de progestina (acetato de megestrol, 240 a 360 mg PO por dia) tem atividade contra os sarcomas do estroma endometrial, principalmente aqueles que têm baixo grau. A doença em estágio avançado (III/IV) e recorrente foi tratada com radioterapia, com sucesso mínimo. A quimioterapia é usada com mais frequência nestes casos, uma vez que ensaios de fase II mostraram toxicidades toleráveis e melhor resposta em comparação a dados históricos. A doxorrubicina (60 mg/m^2 por via intravenosa [IV] a cada 3 semanas) ou a ifosfamida (1,2 a 1,5 g/m^2 IV por dia × 4 a 5 dias), administradas de forma isolada, apresentam atividade contra LMS, com taxas aproximadas de resposta de 25 e 20%, respectivamente. A combinação de gencitabina (900 mg/m^2 IV no

248 | Capítulo 24

TABELA 24-4 — Estadiamento Cirúrgico de Sarcomas Uterinos segundo a FIGO, 2009

Estágio	Descrição
LMS	
IA	Tumor limitado ao útero, < 5 cm
IB	Tumor limitado ao útero, > 5 cm
IIA	Acometimento de anexos
IIB	O tumor se estende ao tecido pélvico extrauterino
IIIA	O tumor invade o tecido abdominal, um sítio
IIIB	O tumor invade o tecido abdominal, mais de um sítio
IIIC	Metástase aos linfonodos pélvicos e/ou para-aórticos
IVA	O tumor invade a mucosa da bexiga e/ou do intestino
IVB	Metástases distantes
Sarcoma/adenossarcoma do estroma do endométrio	
IA	Tumor limitado ao endométrio/endocérvix, sem invasão miometrial
IB	Invasão de metade do miométrio ou menos
IC	Invasão de mais da metade do miométrio
IIA	Acometimento de anexos
IIB	O tumor estende-se ao tecido pélvico extrauterino
IIIA	O tumor invade o tecido abdominal, um sítio
IIIB	O tumor invade o tecido abdominal, mais de um sítio
IIIC	Metástase aos linfonodos pélvicos e/ou para-aórticos
IVA	O tumor invade a mucosa da bexiga e/ou do intestino
IVB	Metástases distantes

FIGO, International Federation of Gynecology and Obstetrics; LMS, leiomiossarcoma.

dia 1 e 8, a cada 3 semanas) e docetaxel (75 mg/m^2 IV a cada 3 semanas) mostrou taxas favoráveis de resposta na doença submetida à ressecção completa em estágio I-IV, assim como na doença avançada e recorrente (*Gynecol Oncol* 2009;112:563). Nos carcinossarcomas, a combinação de ifosfamida e MESNA, com ou sem cisplatina, mostrou taxas de resposta de 30 a 50% em pacientes com doença avançada, persistente ou recorrente (*Gynecol Oncol* 2000;79:147). A terapia combinada gerou maiores taxas de resposta, mas maior toxicidade e nenhuma vantagem de sobrevida em comparação ao uso isolado de ifosfamida (GOG 117). Este esquema de quimioterapia combinada gerou resultados similares que a WAI na doença em estágio I-IV em um ensaio de fase III do GOG (GOG 150). A sobrevida de pacientes com doença avançada melhorou pela adição de paclitaxel (135 mg/m^2 IV a cada 3 semanas por até 8 ciclos) à ifosfamida. Um ensaio de fase II também mostrou taxas aceitáveis de resposta com paclitaxel e carboplatina no tratamento do carcinossarcoma avançado (*J Clin Oncol* 2010;28:2727). A ressecção cirúrgica do sarcoma recorrente e a quimioterapia mostraram ser benéficas em outros sarcomas de tecido mole e podem conferir maior sobrevida também nos sarcomas uterinos.

5. Foco atual. Recentes ensaios com a quimioterapia para tratamento do LMS avançado ou recorrente incluíram doxorrubicina, 40 mg/m^2, mitomicina, 8 mg/m^2 e cisplatina, 60 mg/m^2 a cada 3 semanas; doxorrubicina lipossomal (Doxil), 50 mg/m^2 IV a cada 4 semanas; e paclitaxel, 175 mg/m^2 IV por um período de 3 horas a cada 3 semanas. Outros estudos estão sendo realizados para estabelecer o uso de paclitaxel e carboplatina no tratamento do carcinossarcoma avançado. Os fatores determinantes de risco, os fatores prognósticos e a tumorigênese dos sarcomas uterinos também são assunto das pesquisas atuais.

D. Doença trofoblástica gestacional (GTD)

1. Introdução. O crescimento anormal do trofoblasto humano é chamado **GTD**. A GTD compreende um espectro de anomalias do tecido trofoblástico, incluindo as molas hidati-

Cânceres Uterinos, Cervicais, Vulvares e Vaginais | **249**

formes clássicas (completas), molas hidatiformes parciais, molas hidatiformes invasivas, coriocarcinoma e tumores do sítio trofoblástico da placenta. A anomalia mais comum, a mola hidatiforme, tem duas variedades patológicas — a mola completa e parcial. As molas completas são o subtipo mais comum de GTD e, geralmente, ocorrem decorrentes da dispermia, onde os dois cromossomos de paterna origem fertilizam um oócito vazio (46,XX). As molas parciais são o resultado da fertilização de um oócito normal por dois espermatozoides (69,XXY), o que provoca uma gestação anormal onde, em geral, partes fetais podem ser identificadas. A incidência relatada da mola varia muito ao redor do mundo, com 1:1.500 gestações afetadas nos Estados Unidos. A mola invasiva é um diagnóstico patológico de um tumor benigno que invade o miométrio uterino ou, ocasionalmente, provoca metástase. A incidência é estimada em 1:15.000 gestações. O coriocarcinoma é um tumor maligno que tende a gerar metástases precoces, tem progressão agressiva e surge em 1:40.000 gestações. Cinquenta por cento dos coriocarcinomas se desenvolvem após a gestação molar, 25% após a gestação a termo e 25% após um aborto ou uma gestação ectópica. O tumor do sítio trofoblástico da placenta é a variante mais rara, originária do trofoblasto intermediário, e é relativamente resistente à quimioterapia. Os tumores geralmente secretam lactogênio placentário humano (HPL), que pode ser usado como marcador tumoral. A GTD é mais comum nos extremos da idade reprodutiva (adolescentes e mulheres dos 40 a 50 anos).

2. **Apresentação.** A maioria dos casos de GTD maligna/persistente é observada após a mola hidatiforme. As molas hidatiformes geralmente provocam sangramento vaginal e teste positivo de gravidez. Quase todas as molas hidatiformes são agora diagnosticadas à ultrassonografia, que mostra a aparência em "nevasca" da cavidade intrauterina preenchida por vesícula. Ocasionalmente, as pacientes apresentam sintomas de pré-eclâmpsia, hipertireoidismo e/ou hiperêmese grave. O exame físico mostra o tamanho uterino maior do que as datas gestacionais estimadas, o aumento de volume ovariano bilateral (em decorrência dos cistos tecais de luteína) e, geralmente, a ausência de sons cardíacos fetais ou partes fetais. A GTD pode, também, ocorrer após a gestação normal, o aborto (espontâneo ou induzido) ou a gestação ectópica e, nestas pacientes, o diagnóstico tende a ser facilmente perdido. A apresentação é a mesma nestas pacientes, embora o retardo do diagnóstico possa levar à doença amplamente metastática.

3. **Exames diagnósticos e estadiamento.** Após o diagnóstico de uma gestação molar (geralmente por ultrassonografia), a paciente deve ser submetida a uma radiografia de tórax (CXR; caso positiva, exames para detecção de metástases devem ser realizados; veja a seguir), tipagem sanguínea e avaliação quantitativa de beta gonadotropina coriônica humana (hCG) no soro. O pilar do tratamento é a D&C com sucção orientada por ultrassonografia, seguida pela curetagem com bisturi. A administração intravenosa de oxitocina, 20 a 40 unidades/L, ou de outros agentes uterotônicos, deve usada logo após o início do procedimento e mantida por várias horas para evitar a ocorrência de sangramento excessivo. As pacientes com sangue Rh negativo devem receber a imunoglobulina Rh (RhoGAM) conforme indicado para a prevenção da isoimunização em futuras gestações. As pacientes são acompanhadas após a cirurgia com testes quantitativos de gravidez (beta-hCG), semanalmente, até a obtenção de níveis normais, e, então, todos os meses por 1 ano. Oitenta por cento das molas são resolvidas apenas com a D&C. **A neoplasia trofoblástica gestacional persistente (GTN)** é diagnosticada com qualquer das seguintes condições (note que a verificação histológica não é necessária): (a) não diminuição adequada do nível de hCG após a evacuação da mola hidatiforme (platô ou duas semanas consecutivas com aumento de título), (b) descoberta de doença metastática ou (c) diagnóstico patológico de coriocarcinoma ou tumor trofoblástico em sítio placentário. Após o estabelecimento do diagnóstico de GTN persistente, os demais exames para detecção de metástases devem incluir a anamnese e o exame físico completo e a tomografia computadorizada (CT) do tórax, abdome, pelve e, possivelmente, cabeça, caso indicado. A ultrassonografia pélvica deve também ser realizada para descartar uma gestação precoce em pacientes com contracepção inadequada. A realização de hemograma completo (CBC) e painel metabólico (hepático e renal) também é indicada. Há um sistema de estadiamento anatômico (FIGO, 1992), mas é sua utilização clínica é rara. O prognóstico e a terapia subsequente geralmente são baseados no sistema de pontuação da Organização Mundial da Saúde (WHO) ou no sistema dos *National Institutes of Health* (NIH) dos Estados Unidos usados pela maioria dos centros de doença trofoblástica daquele país (Tabela 24-5).

250 | Capítulo 24

TABELA 24-5	Classificação Prognóstica da Neoplasia Trofoblástica Gestacional

I. Doença não metastática
II. Doença metastática
  A. GTN de baixo risco/bom prognóstico
    1. Curta duração desde a última gestação (< 4 meses)
    2. Baixa concentração pré-tratamento de hCG (< 40.000 mIU/mL no soro)
    3. Ausência de metástase cerebral ou hepática
    4. Ausência de quimioterapia prévia
    5. A gestação não chega ao parto
  B. GTN de alto risco/mau prognóstico
    1. Longa duração desde a última gestação (> 4 meses)
    2. Alta concentração pré-tratamento de hCG (> 40.000 mIU/mL no soro)
    3. Metástase cerebral ou hepática
    4. Insucesso da quimioterapia prévia
    5. Antecedente de gestação a termo

NIH, National Institutes of Health; hCG, gonadotropina coriônica humana; GTN, neoplasia trofoblástica gestacional.

4. **Terapia e prognóstico.** A terapia é direcionada pela classe NIH ou pontuação WHO. O prognóstico geralmente é excelente e é essencial limitar a toxicidade da terapia o máximo possível. A terapia deve ser iniciada imediatamente, já que os retardos podem ser devastadores. O tratamento primário da GTD maligna é a quimioterapia. A cirurgia é usada para a diminuição da quantidade de quimioterapia necessária à remissão ou remoção de focos resistentes da doença. O tratamento da GTN não metastática inclui a histerectomia nas pacientes que não desejam ter mais filhos e em todas aquelas com tumores trofoblásticos do sítio placentário. A quimioterapia é recomendada a todas as pacientes, mesmo em caso de realização de histerectomia, e geralmente é feita com um único agente. A Tabela 24-6 resume os esquemas quimioterápicos usados no tratamento da GTN. A **GTN de baixo risco metastático** é tratada, principalmente, com a quimioterapia com um único agente; o metotrexato e a actinomicina D devem ser usadas individualmente antes da tentativa de quimioterapia com múltiplas drogas. A administração IV isolada de actinomicina D a cada 14 dias gerou taxas de resposta completa superiores às conseguidas com metotrexato intramuscular (IM) semanal (GOG 174); no entanto, todas as pacientes foram curadas após a mudança para esquemas alternativos com um ou mais agentes (*J Clin Oncol* 2011;29(7):825). A **doença metastática de alto risco** é tratada com a quimioterapia com múltiplos agentes e a adição de radioterapia em caso de presença de metástase cerebral e cirurgia para remoção de focos resistentes no útero ou tórax, conforme necessário. Todas as pacientes submetidas à quimioterapia devem ser avaliadas por meio de exames laboratoriais adequados (CBC, função hepática e/ou renal) aos esquemas específicos mais a mensuração da concentração sérica de beta-hCG a cada ciclo. O tratamento deve continuar até a obtenção de três níveis normais consecutivos de hCG. Pelo menos dois cursos de tratamento devem ser administrados após o primeiro nível normal de hCG.

5. **Complicações.** As complicações são relacionadas, principalmente, com os esquemas quimioterápicos específicos usados. A terapia com um único agente normalmente é bem tolerada, com mínimos efeitos colaterais. Quaisquer sítios metastáticos suspeitos não devem ser biopsiados, em decorrência do risco de hemorragia.

6. **Acompanhamento.** As pacientes devem ser monitoradas através da medida mensal da concentração sérica de hCG por 1 ano. A contracepção é necessária por, no mínimo, 6 meses, mas preferencialmente por 12 meses. Em caso de gestação, uma ultrassonografia deve ser logo realizada para documentar sua localização intrauterina.

7. **Foco atual.** A quimioterapia para a GTN de baixo risco está sendo estudada pelo GOG 275 de forma randomizada, comparando a administração de metotrexato por múltiplos dias aos pulsos de dactinomicina (1,25 mg/m² em bôlus IV a cada 14 dias). O valor prediti-

Cânceres Uterinos, Cervicais, Vulvares e Vaginais | 251

TABELA 24-6	**Esquemas Quimioterápicos para a GTN Persistente**

GTN não metastático e de baixo risco metastático

Metotrexato, 30–50 mg/m^2 IM por semana (método preferido)

Metotrexato, 0,4 mg/kg IV/IM a cada 5 dias, repetir a cada 2 semanas

Metotrexato, 1–1,5 mg/kg IM nos dias (1, 3, 5, 7) + ácido folínico, 0,1–0,15 mg/kg IM nos dias (2, 4, 6, 8), repetir a cada 15–18 dias

Actinomicina D, 10–13 μg/kg IV/dia × 5 dias, repetir a cada 14 dias

Actinomicina D, 1,25 mg/m^2 IV a cada 14 dias (superior ao metotrexato semanal no GOG 174)

Etoposídeo, 200 mg/m^2/dia PO × 5 dias a cada 14 dias

GTN de alto risco metastático: Esquema EMA-CO

Esquema EMA-CO

Dia 1, etoposídeo, 100 mg/m^2 IV (por 30 minutos): actinomicina D, 0,35 mg em bolo IV; metotrexato 100 mg/m^2 em bolo IV, então 200 mg/m^2 em infusão IV por 12 horas

Dia 2, etoposídeo, 100 mg/m^2 IV por 30 minutos, actinomicina D, 0,35 mg em bolo IV; ácido folínico, 15 mg PO, IM ou IV a cada 12 horas × 4 doses

Dia 8, vincristina, 1 mg/m^2 IV mais ciclofosfamida, 600 mg/m^2 IV

Repetir o ciclo completo a cada 2 semanas. Pacientes com metástase no CNS também devem receber radioterapia e metotrexato intratecal (12,5 mg no dia 8) (*Gynecol Oncol* 1989;31:439)

Esquema com três agentes (MAC)

Dia 1–5, metotrexato, 15 mg IM; actinomicina D 0,5 mg IV, ciclofosfamida 3 mg/kg IV

Repetir ciclo a cada 15 dias.

CNS, sistema nervoso central; GTN, neoplasia trofoblástica gestacional.

vo do modelo de produção residual de HCG também está sendo validado em pacientes tratadas do estudo GOG 174.

II. NEOPLASIA DA CÉRVIX UTERINA

A. Lesões pré-invasivas da cérvix

1. **Introdução.** Mais de 2,5 milhões de mulheres nos Estados Unidos apresentam anomalias ao Papanicolaou e mais de 200.000 novos casos de displasia são diagnosticados anualmente. O Papilomavírus Humano (HPV) foi detectado em mais de 90% dos carcinomas pré-invasivos e invasivos e há fortes evidências de que o HPV é o fator etiológico na vasta maioria das displasias e cânceres cervicais. Os subtipos 16, 18, 45 e 56 do HPV são considerados de alto risco (HR HPV); os 31, 33, 35, 51, 52 e 58 são de risco intermediário; e 6, 11, 42, 43 e 44 são de baixo risco de progressão ao câncer. Outros fatores de risco para o desenvolvimento de displasia cervical incluem o tabagismo, a multiplicidade de parceiros sexuais, a baixa condição socioeconômica, a baixa idade à primeira relação sexual, a presença de HR HPV ou a imunodeficiência.

2. **Apresentação.** As lesões pré-invasivas da cérvix geralmente são assintomáticas, mas podem ser detectadas de forma confiável à citologia ou biópsia. A idade mediana é de aproximadamente 28 anos e os fatores de risco frequentemente estão presentes.

3. **Triagem.** O objetivo dos programas de triagem é a identificação de mulheres com doença pré-invasiva e seu tratamento adequado, de modo a diminuir a incidência e a taxa de mortalidade por câncer cervical. Estima-se que aproximadamente 4 milhões de mulheres por ano apresentem resultados anormais ao Papanicolaou nos Estados Unidos. As comunidades que instituíram programas de triagem de câncer cervical reduziram as mortes pela doença em aproximadamente 90%, fazendo com que esses sejam os programas mais eficazes para triagem de câncer. Infelizmente, a maioria das mulheres que desenvolvem câncer cervical não são adequadamente triadas. A *American Cancer Society* e o *American College of Obstetrics and Gynecology* recomendam que a triagem anual, através de citologia cervical (Papanicolaou) e exame pélvico, comece aos 21 anos de idade independentemente do início da atividade sexual. As exceções a esta recomendação são as mulheres com histórico de

252 | Capítulo 24

neoplasia intraepitelial cervical (CIN) 2 ou maior, exposição à dietilestilbestrol (DES) ou imunocomprometidas. Em 2012, a *American Society for Colposcopy and Cervical Pathology* (ASCCP), junto com suas organizações parceiras, revisou as orientações consensuais para refletir o maior entendimento de: (1) a história natural da infecção por HPV e os precursores do câncer cervical; e (2) as implicações do tratamento da CIN em futuras gestações entre mulheres mais jovens. Com base nestas novas orientações, as mulheres entre 21 e 29 anos de idade devem ser submetidas à triagem por Papanicolaou a cada 3 anos. Graças à alta prevalência do HPV nesta faixa etária, o teste do vírus não deve ser usado como exame auxiliar ou único, em decorrência da possibilidade de danos (p. ex., impacto psicossocial, desconforto por procedimentos diagnóstico/terapêuticos adicionais e ainda maiores riscos de complicações da gestação causados pelos procedimentos de excisão). A recomendação preferida para mulheres com 30 a 64 anos é a citologia com teste de HPV a cada 5 anos. Alternativamente, a realização apenas da citologia a cada 3 anos é aceitável.

4. **Terminologia.** Em 1988, o sistema de Bethesda para relato dos resultados citológicos cervicovaginais foi desenvolvido na tentativa de simplificar e uniformizar tal prática. Este sistema foi revisto em 1991 e 2001 para elucidar a terminologia e aumentar a aplicação. Os espécimes são agora descritos de forma específica, em relação à adequação da amostra ("satisfatória" ou "não satisfatória"), a presença de zona de transformação ("presente" ou "ausente") e a avaliação da histologia das células epiteliais ("negativa para lesão ou câncer intraepitelial" ou anormal) (Tabela 24-7). Mais recentemente, em 2012, o projeto *Lower Anogenital Squamous Terminology* (LAST) incorporou as alterações em sua terminologia de classificação para refletir as lesões espinocelulares do trato anogenital associadas ao HPV. Especificamente, a CIN2 é estratificada com base na imunocoloração para p16 – os espécimes que são p16-negativos são denominados **lesões intraepiteliais espinocelulares de baixo grau** (**LSILs**) e aqueles que são p16-positivos são considerados **lesões intraepiteliais espinocelulares de alto grau** (**HSILs**).

5. **Exames diagnósticos. A colposcopia** é realizada em circunstâncias específicas para maior avaliação de um resultado anormal ao Papanicolaou. O exame é realizado com um colposcópio, que permite a visualização em maior aumento da cérvice, que é tratada com uma solução de ácido acético a 4%. As características colposcópicas de displasia incluem alterações acetobrancas, pontos e vascularidade anormal (mosaicismo). As biópsias são realizadas em áreas anormais e o diagnóstico histológico é estabelecido (normal, inflama-

---

TABELA 24-7 | Sistema Bethesda de Categorização de Anomalias de Células Epiteliais, 2001

Células escamosas

Células escamosas atípicas (ASC)

De significado indeterminado (ASCUS)

Não é possível excluir as lesões intraepiteliais espinocelulares de alto grau (ASC-H)

Lesões intraepiteliais espinocelulares de baixo grau (LGSIL)

Incluindo displasia moderada e grave, carcinoma *in situ*, CIN2 e CIN3

Carcinoma espinocelular

Lesões intraepiteliais espinocelulares de alto grau (HGSIL)

Incluindo displasia moderada e grave, carcinoma *in situ*, CIN2 e CIN3

Carcinoma espinocelular

Célula glandular

Células glandulares atípicas (AGC)

(Especificar endocervical, endometrial ou sem outra especificação)

Adenocarcinoma endocervical *in situ* (AIS)

Adenocarcinoma

CIN, neoplasia intraepitelial cervical.

Cânceres Uterinos, Cervicais, Vulvares e Vaginais | 253

ção ou CIN1, 2 ou 3). A curetagem endocervical (ECC) é parte da maioria dos exames colposcópicos de rotina, principalmente daqueles com anomalias citológicas de alto grau ou em caso de ausência de anomalias ectocervicais à colposcopia. A seguinte é uma abordagem altamente simplificada ao manejo dos resultados anormais ao Papanicolaou com base nas orientações da ASCCP e não se aplica a todas as situações. Para as **alterações espinocelulares atípicas de significado indeterminado (ASCUS)**, a detecção de DNA do HR HPV é pelo menos 80% eficaz na detecção de **CIN2 ou 3 e, portanto, o teste de HPV** é comumente realizado. As pacientes com 25 anos de idade ou mais com ASCUS que são positivas para HR HPV devem ser submetidas à colposcopia, enquanto as pacientes negativas para ASCUS HR HPV podem ser submetidas, novamente, à triagem em 1 ano. Caso o resultado seja ASCUS ou pior, a colposcopia é recomendada; caso o resultado seja negativo, a repetição da citologia a intervalos de 3 anos é recomendada. As **alterações espinocelulares atípicas que não permitem a exclusão de HSIL (ASC-H)** representam aproximadamente 15% dos resultados ASCUS em Papanicolaou com valor preditivo muito maior para a detecção de CIN2 a 3. Estas pacientes, assim como aquelas com resultados à citologia de LGSIL e HGSIL, devem ser submetidas ao exame colposcópico. No entanto, o teste de HR HPV não é indicado em citologias ASC-H, LGSIL e HGSIL, uma vez que quase sempre é positivo e as decisões terapêuticas não são afetadas (ou seja, a colposcopia é necessária nestes grupos independentemente dos resultados de HPV). Os protocolos de "triagem e tratamento" são, frequentemente, instituídos caso haja preocupação quanto a não adesão ao acompanhamento e é aceitável em mulheres com citologia de HSIL. Nas mulheres com todas as subcategorias de células glandulares atípicas (AGC) e adenocarcinoma endocervical *in situ* (AIS), à exceção de células endometriais atípicas, a colposcopia com ECC é recomendada independentemente do resultado de HPV. A obtenção de amostras de endométrio deve ser realizada em conjunção à colposcopia e à ECC em mulheres com 35 anos de idade ou mais em razão do risco de desenvolvimento de hiperplasia/carcinoma endometrial. As mulheres com AGC sem outra especificação em que a CIN2+ não é identificada, o teste em 12 e 24 meses é recomendado. Nas mulheres com achados de AGC que "favorecem a neoplasia" ou AIS endocervical, em caso de não identificação de doença invasiva durante o exame colposcópico, recomenda-se a realização de um procedimento de excisão. Além destes exames, uma conização cervical diagnóstica pode também ser necessária nas seguintes situações: (1) colposcopia inadequada, (2) resultados de ECC positivos para CIN3, (3) presença de lesão de alto grau ao Papanicolaou não atribuída à colposcopia e (4) sugestão da presença de microinvasão à biópsia. As conizações cervicais ocasionalmente também são procedimentos terapêuticos, dependendo da extensão da displasia ou da anomalia histológica.

6. **Terapia e prognóstico.** O tratamento da CIN depende dos resultados da biópsia. No entanto, a escolha da terapia deve considerar a idade da paciente, o desejo de fertilidade subsequente e a experiência do médico. Nenhuma terapia é 100% eficaz e os riscos e benefícios devem ser meticulosamente discutidos. Em caso de CIN1 precedida por citologia ASCUS ou LGSIL, o HPV 16/18 e o HPV persistente podem ser monitorados, com segurança, com o teste em 12 meses. Caso o teste de HPV e a citologia sejam negativos, então a repetição do teste, conforme a idade, em 3 anos, é recomendada. Após dois exames negativos consecutivos de Papanicolaou, as orientações de triagem de rotina podem ser reinstituídas. Mais de 60% destas anomalias se resolvem de forma espontânea. A repetição da colposcopia deve ser realizada em caso de presença de lesões de alto grau (≥ ASC ou HPV-positivas) ao Papanicolaou. O CIN2 continua a ser o limiar consensual para tratamento nos Estados Unidos, exceto em circunstâncias especiais (ou seja, mulheres jovens, com idade entre 21 a 24 anos, com diagnóstico histológico de CIN2,3 sem outra especificação e gestantes etc.). As opções terapêuticas (e suas respectivas taxas de falência) para a CIN incluem: eletrocauterização (2,7%), criocirurgia (8,7%), *laser* (5,6%), coagulação a frio (6,8%), procedimento de excisão eletrocirúrgica com alça (LEEP) (4,3%), a conização com bisturi "a frio" (CKC) (4%) e histerectomia. Os LEEPs ganharam aceitação e uso disseminado por serem procedimentos ambulatoriais bem tolerados que têm efeitos diagnósticos e terapêuticos. Para as lesões de CIN2, parece que 40 a 58% regridem caso não tratadas, enquanto 22% progridem a CIN3 e 5% progridem para câncer invasivo. A taxa de regressão espontânea estimada da CIN3 é 32 a 47%, com progressão de até 40% ao câncer

254 | Capítulo 24

invasivo caso não tratada. O tratamento do AIS, no entanto, continua controverso, já que muitas das suposições usadas para justificar o tratamento conservativo do CIN2 e 3 não se aplicam. Por exemplo, a determinação da profundidade da invasão é mais obscura em razão da extensão do AIS no canal endocervical. Além disso, o AIS pode ser multifocal e descontínuo. Portanto, as margens negativas da amostra não certificam a ressecção completa. Portanto, a histerectomia total continua a ser o tratamento de escolha em mulheres que não desejam ter mais filhos. Alternativamente, as mulheres que querem ter filhos devem ser aconselhadas que a observação é uma opção, embora seja associada a menos de 10% de risco de AIS persistente. Caso a paciente seja submetida ao tratamento conservativo, se as margens da amostra forem positivas ou se a ECC no momento da excisão contenha CIN ou AIS, a realização de uma nova excisão é preferida.

7. **Complicações.** As complicações após o procedimento de excisão ocorrem em cerca de 1 a 2% das pacientes. As complicações agudas incluem sangramento, infecção da cérvix ou do útero, risco anestésico e lesão aos órgãos adjacentes, como parede lateral vaginal, bexiga e intestino. No entanto, uma vez que a maioria das pacientes está em idade reprodutiva, as maiores preocupações são as complicações a longo prazo relacionadas com a integridade da cérvice e sua influência sobre uma futura gestação. A estenose cervical após a LEEP foi relatada entre 4,3 e 7,7%. Isso não apenas prejudica o exame completo da zona de transformação da cérvix, mas também oclui o acesso à cavidade uterina, provocando hematometra ou piometra. Na gestação, a cicatriz/estenose cervical também pode inibir a dilatação normal da cérvix durante o parto. Outras complicações obstétricas após a LEEP, embora controversas, incluem: maior risco de aborto espontâneo, principalmente em mulheres com curto intervalo entre a LEEP e a gestação, perda no segundo trimestre de gravidez, ruptura prematura de membranas e parto prematuro.

8. **Acompanhamento.** Em geral, as mulheres submetidas à observação em caso de CIN2 devem fazer o exame de Papanicolaou a cada 6 meses, com repetição da colposcopia para ASC ou pior em até 24 meses e, então, retorno à triagem de rotina. Infelizmente, muitas mulheres não são acompanhadas imediatamente após o achado anormal à citologia cervical. Em um estudo retrospectivo com mais de 8.571 mulheres com citologia cervical anormal, 18,5% foram perdidas ao acompanhamento, incluindo 8% daquelas com HSIL. As taxas de acompanhamento foram maiores naquelas pacientes com maior grau de anomalia citológica (razão de probabilidade [OR] de 1,29, intervalo de confiança de 95% [95% CI] de 1,17 a 1,42), mais velhas (OR 1,03, 95% CI 1,02 a 1,030) e que fazem o primeiro exame de Papanicolaou em uma instituição médica de grande porte (OR 1,13, 95% CI 1,01 a 1,27). Nas mulheres com CIN1, em caso de persistência da doença por 2 anos, o acompanhamento contínuo ou o tratamento é aceitável. Nas mulheres submetidas ao tratamento de CIN2-3, o teste de HPV em 12 meses e 24 meses é recomendado. Caso ambos sejam negativos, então a repetição do exame em 3 anos é recomendada, mas, caso qualquer teste tenha resultado anormal, a colposcopia com ECC é recomendada. Em caso de identificação de CIN2 ou 3 na margem de um procedimento de excisão ou obtenção de amostra de ECC imediatamente após o procedimento, o acompanhamento com citologia e ECC é preferido aos 4 a 6 meses após o tratamento. Alternativamente, a repetição do procedimento de excisão também é aceitável.

9. **Foco atual.** Novos avanços na detecção molecular do HPV estão sendo desenvolvidos e integrados nas estratégias diagnósticas e preventivas. Duas vacinas contra o HPV foram aprovadas nos Estados Unidos para administração a mulheres com idade entre 9 e 26 anos. Em junho de 2006, a *Food and Drug Administration* (FDA) dos Estados Unidos aprovou a Gardasil (Merck) como vacina profilática quadrivalente contra os subtipos 16/18 do HPV (responsáveis por 70% dos cânceres cervicais em todo o mundo) e 6/11 (responsáveis por 90% das verrugas genitais). Esta vacina recombinante é uma mistura de partículas virais derivadas das proteínas L1 do capsídeo destes tipos de HPV. A vacina é administrada por via IM em três doses em 0, 2 e 6 meses. Em 2007, uma vacina profilática bivalente, a Cervarix, também foi disponibilizada nos Estados Unidos. Desde seus respectivos lançamentos, diversos ensaios randomizados controlados (RCTs) estabeleceram os perfis de segurança dessas vacinas e relataram taxas de eficácia próximas a 100% contra os tipos-alvo de HPV quando administradas antes da exposição ao vírus. O *Future II Study Group* realizou a análise combinada de quatro RCTs para avaliação do efeito da vacinação profilática contra o HPV sobre

Cânceres Uterinos, Cervicais, Vulvares e Vaginais | 255

CIN 2/3 e AIS (*Lancet* 2007;369:1861). Na análise com intenção de tratamento, o grupo notou uma redução de 18% (95% CI de 7 a 29) na taxa total de CIN2/3 ou AIS em decorrência de qualquer tipo de HPV em comparação ao placebo. O *Costa Rica Vaccine Trial* foi um ensaio randomizado controlado duplo-cego de fase 3 realizado em comunidades, com 7.466 mulheres com idade entre 18 e 25 anos que receberam a vacina bivalente contra o HPV ou a vacinação contra hepatite A (*J Infect Dis* 2013;208:385). Os casos CIN2+ não foram significativamente diferentes entre os grupos de estudo e, da mesma maneira, a proporção de realização de LEEPs em todas as mulheres que receberam a vacina anti-HPV foi de 5% contra 5,7% no grupo placebo, com a taxa de redução relativa de 11,3% (p = 0,24, 95% CI: -8,91, 27,8). No entanto, na análise de subgrupo que avaliou as pacientes com ausência de evidências de exposição prévia ao HPV, o grupo vacinado apresentou redução de 45,6% na taxa de realização de LEEPs em comparação aos controles (p = 0,08, 95% CI: -9,34, 73,90).

B. Câncer cervical: Doença invasiva

1. **Introdução.** O câncer cervical é o terceiro câncer ginecológico mais comum nos Estados Unidos, com aproximadamente 15.000 novos casos e 5.000 mortes por ano. Em todo o mundo, é a segunda principal causa de morte por câncer entre mulheres, com aproximadamente 200.000 mortes anualmente. As áreas do mundo que instituíram programas de triagem e tratamento para as lesões cervicais pré-invasivas diminuíram a mortalidade em aproximadamente 90%. A infecção pelo HPV é bem estabelecida como a etiologia subjacente ao desenvolvimento do câncer, com 70% dos casos atribuídos aos genótipos 16 e 18 do HPV.

2. **Apresentação.** A maioria das pacientes com câncer cervical tem entre 45 e 55 anos de idade e apresenta sangramento vaginal anormal ou corrimento, que frequentemente é serossanguinolento e de odor pútrido. Os sintomas tardios ou indicadores de doença mais avançada incluem dor em flancos ou pernas, disúria, hematúria, sangramento retal, obstipação e edema em membros inferiores. O câncer invasivo detectado ao Papanicolaou é muito menos comum. Visualmente, os lesões do câncer cervical são exofíticas (mais comumente), endofíticas ou ulcerativas. Estas lesões geralmente são muito vasculares e sangram com facilidade. As biópsias devem ser realizadas em todas as lesões com confirmação patológica da doença antes do início da terapia.

3. **Exames diagnósticos e estadiamento.** As mulheres com biópsias sugestivas de câncer cervical microinvasivo sem lesão macroscópica da cérvix devem ser submetidas à biópsia extensa em cone para avaliação total da profundidade de invasão. O estadiamento FIGO do câncer cervical é clínico e é determinado, principalmente, pelo exame físico, CXR, pielografia intravenosa (IVP), cistoscopia, proctossigmoidoscopia e resultados da biópsia em cone (caso necessário). A CT, a ressonância magnética (MRI), a linfangiografia e a tomografia por emissão de pósitrons (PET) são usadas para orientar o tratamento, mas não devem ser empregadas na modificação do estágio. A Tabela 24-8 resume o estadiamento FIGO do câncer cervical.

4. **Terapia e prognóstico.** De modo geral, todos os cânceres da cérvix podem ser tratados com RT. Os aspectos específicos da terapia, assim como a alternativa cirúrgica, são os seguintes: O **estágio IA1** pode ser tratado com histerectomia extrafascial ou CKC cervical isolada em uma paciente que deseje muito preservar sua fertilidade. Em caso de presença de invasão do espaço linfovascular (LVSI), então a histerectomia radical modificada ou a histerectomia radical com linfadenectomia (LND) ou a RT pélvica e os implantes são indicados. O risco de metástase em linfonodos é muito baixo (0,2%) e o prognóstico é excelente, com pouquíssimas mortes em razão da doença. As pacientes com **estágio IA2, IB1 e IIA** podem ser tratadas com histerectomia radical/traquelectomia com linfadenectomia pélvica ou RT; ambas têm eficácia similar. Embora haja controvérsias, as lesões com mais de 4 cm (estágio IB2) devem ser tratadas com a radioterapia primária, exceto em um protocolo de estudo ou em caso de contraindicação à RT (p. ex., massa anexa, doença inflamatória intestinal ou RT anterior). A quimiorradiação adjuvante deve ser oferecida às pacientes submetidas à cirurgia que apresentam margens positivas, linfonodos positivos ou outros fatores de alto risco. A sensibilidade à radiação pode ser aumentada pela cisplatina a partir da formação de combinados de DNA e platina. Outros fatores de alto risco incluem a LVSI mais um dos seguintes: (1) penetração do tumor com um terço de profundidade; (2) penetração no terço médio e tumor clínico com mais de 2 cm; (3) penetração superficial e tumor de mais de 5 cm; ou (4) tumor com mais de 4 cm e invasão de profundidade de um terço até o terço médio na ausência de

256 | Capítulo 24

TABELA 24-8	Estadiamento do Câncer Cervical segundo a FIGO
Estágio	**Descrição**
0	Carcinoma *in situ*, carcinoma intraepitelial
I	O carcinoma é confinado à cérvix
IA	Doença microscópica. Todas as lesões visíveis são estágio IB
IA1	Invasão do estroma ≤ 3 mm de profundidade e ≤ 7 mm de largura
IA2	Invasão do estroma > 3 mm e ≤ 5 mm de profundidade e ≤ 7 mm de largura
IB	Lesão visível confinada à cérvix
IB1	Lesão(ões) visível(is) ≤ 4 cm
IB2	Lesão(ões) visível(is) > 4 cm
II	O carcinoma se estende além da cérvix, mas não ao terço distal da vagina ou à parede lateral da pelve
IIA	Dois terços superiores da vagina, mas sem acometimento parametrial óbvio
IIA1	Lesão clinicamente visível ≤ 4 cm
IIA2	Lesão clinicamente visível > 4 cm
IIB	Acometimento parametrial óbvio, mas sem extensão à parede lateral
III	O carcinoma envolve o terço inferior da vagina ou se estende à parede lateral da pelve
	Todos os casos de hidronefrose ou rim não funcionante são incluídos, a não ser que sejam sabidamente ocasionados por outras causas
IIIA	Acometimento do terço inferior da vagina, mas não fora da parede lateral da pelve
IIIB	Extensão à parede pélvica e/ou hidronefrose ou rim não funcionante
IV	O carcinoma se estende além da pelve verdadeira
IVA	Acometimento da mucosa da bexiga ou do reto
IVB	Metástases distantes

FIGO, International Federation of Gynecology and Obstetrics.

LVSI. As lesões de **estágio IB2, IIB-IVA** são tratadas, principalmente, com RT, em geral com irradiação pélvica total (5.040 cGy) administrada em frações de 180 a 200 cGy por dia com uma a três aplicações de braquiterapia. As pacientes devem receber a quimioterapia semanal com cisplatina (40 mg/m^2 IV) como agente de sensibilização à radiação. Um CBC com contagem diferencial, painel metabólico básico (eletrólitos e função renal) e níveis de magnésio são geralmente obtidos semanalmente antes da administração da quimioterapia. O **estágio IVB** geralmente é tratado com doses paliativas de radiação para minimizar os sintomas de dor ou sangramento vaginal. Neste caso, a quimioterapia não tem impacto significativo sobre a sobrevida. A doença recorrente é tratada com base no sítio de recidiva e terapias prévias. A ressecção cirúrgica (p. ex., a exenteração pélvica) frequentemente é tentada caso a doença seja central e não se estenda à parede lateral, já que oferece a melhor chance de cura (50%). A radiação é outra opção caso a doença recorrente esteja fora da área previamente irradiada. Alternativamente, a quimioterapia também pode ser usada, embora o esquema ideal ainda não tenha sido determinado. A cisplatina como agente único (50 a 70 mg/m^2 IV a cada 3 semanas) relatou taxas de resposta de 20 a 30% e, atualmente, é o padrão de comparação de outros agentes/combinações. A sobrevida em 5 anos por estágio é a seguinte: IB, 85 a 90%; IIA, 73%; IIB, 65 a 68%; III, 35 a 44%; e IV, 15%. O **adenocarcinoma da cérvix** é tratado de maneira similar ao carcinoma espinocelular. **Outras variantes histológicas (pequenas** células: neuroendócrinas, carcinoides, linfocitoides (*oat cell*), **carcinoma verrucoso;** **sarcoma; linfoma; e melanoma)** são muito raras e fora do escopo deste texto (veja as Leituras Sugeridas).

5. **Complicações.** As complicações cirúrgicas da histerectomia radical são a disfunção vesical prolongada (4%), a formação de fístula (1 a 2%), o desenvolvimento de linfocisto com necessidade de drenagem (2 a 3%), a embolia pulmonar (menos de 1%) e a mortalidade operatória (menos de 1%). As complicações da RT podem ser agudas ou crônicas e variam

Cânceres Uterinos, Cervicais, Vulvares e Vaginais | 257

dependendo do volume, do fracionamento e da dose total de irradiação. O tecido normal da cérvix e do útero pode tolerar doses altas, de 20.000 a 30.000 cGy, em cerca de 2 semanas. No entanto, a ablação ovariana ocorre com doses de radiação de aproximadamente 25 Gy. Outros órgãos pélvicos sensíveis incluem o sigmoide, o retossigmoide e o reto. Felizmente, a liberação precisa de radiação aos tecidos-alvo com a radioterapia de intensidade modulada reduz os danos aos órgãos adjacentes. Ainda assim, as complicações agudas da RT são inflamatórias e incluem cistite, hematúria, proctite com tenesmo e diarreia, assim como enterite com náusea. As complicações crônicas da RT são provocadas pela endarterite obliterativa que causa fibrose e necrose dos tecidos normais. Estas complicações incluem, mas não são limitadas a, lesão grave do intestino delgado e grosso (3 a 4%), incluindo obstrução intestinal, diarreia crônica, incontinência fecal e formação de fístula; estenose ureteral ou uretral, diminuição da capacidade da bexiga, hematúria e formação de fístula urinária (2%). A disfunção sexual é comum em até 60% das mulheres e pode incluir estenose vaginal, encurtamento da vagina, dispareunia e diminuição do orgasmo.

6. **Acompanhamento.** Mais de um terço das pacientes tratadas apresentam recidiva da doença e, em 80% delas, isso ocorre nos primeiros 2 anos do término da terapia. As pacientes devem ser vistas a cada 3 meses no primeiro ano, a cada 3 a 4 meses no segundo ano, a cada 6 meses entre o 3° e o 5° ano e, então, em intervalos de 6 a 12 meses. A realização de CXR, CT ou PET de triagem pode ajudar a avaliação de pacientes sintomáticas ou de alto risco. Recomendamos a realização da PET aos 3, 9, 15 e 21 meses e, então, anualmente, por 5 anos. Durante a consulta, deve-se dar especial atenção à perda de peso, dor abdominal, dor nas pernas e edema de membros inferiores. O exame deve ser composto por um exame físico completo, incluindo a palpação de linfonodos supraclaviculares e inguinais, o exame pélvico bimanual, o Papanicolaou e o exame retovaginal. A presença de nodularidade em cérvix, vagina ou reto deve levar à realização de biópsia.

7. **Foco atual.** Múltiplos agentes quimioterápicos e combinações, incluindo cisplatina, carboplatina, doxorrubicina lipossomal, bevacizumab, topotecan, ifosfamida e paclitaxel foram investigados na doença em estágio avançado, recorrente ou progressiva, já que os resultados nestas pacientes geralmente são muito ruins. Mais recentemente, houve avanços com o uso da terapia biológica direcionada com bevacizumab. Em um ensaio de fase III com quatro braços, o GOG 240 randomizou 452 mulheres com câncer cervical recorrente ou metastático a um de dois esquemas quimioterápicos isolados ou combinados à administração de 15 mg/kg de bevacizumab. Os esquemas quimioterápicos foram (1) cisplatina (50 mg/m^2) mais paclitaxel (135 a 175 mg/m^2); e (2) topotecan (0,75 mg/m^2 nos dias 1 a 3) mais paclitaxel (175 mg/m^2 no dia 1). No acompanhamento mediano de 20,8 meses, a OS com bevacizumab mais quimioterapia foi de 17 meses contra 13,3 meses apenas com a quimioterapia (razão de risco [HR] = 0,71, 95% CI 0,54 a 0,94, p = 0,0035). A PFS foi de 8,2 meses naquelas que receberam bevacizumab contra 5,9 meses naquelas que receberam apenas a quimioterapia (identificador em ClinicalTrials.gov: NCT00803062).

III. CÂNCER VULVAR

A. Introdução. O câncer vulvar é o quarto câncer ginecológico mais comum, com menos de 3.000 casos diagnosticados anualmente nos Estados Unidos; classicamente, o câncer vulvar é uma doença de mulheres idosas, com pico de incidência entre 65 e 75 anos de idade, mas parece haver uma distribuição etária bimodal. Há um aumento da incidência de pacientes mais jovens que apresentam câncer vulvar em estágio inicial, que, frequentemente, é originário da doença pré-invasiva relacionada com HPV (p. ex., distrofias vulvares crônicas, como líquen escleroso) e associado ao histórico de tabagismo. Embora não bem compreendidos, outros fatores etiológicos incluem toxinas ambientais/industriais, irritantes crônicos e infecções crônicas. O conhecimento da anatomia da vulva, com especial atenção à drenagem linfática, é vital ao entendimento da progressão da doença.

B. Apresentação. A vasta maioria das pacientes é atendida com queixas de prurido vulvar ou uma massa vulvar, principalmente nos lábios maiores. Outros sintomas comuns do câncer vulvar incluem dor (23%), sangramento (14%), ulceração (14%), disúria (10%), corrimento (8%) e presença de uma massa inguinal (2,5%). O retardo significativo, de até 16 meses após o aparecimento dos sintomas, foi relatado.

C. Exames diagnósticos e estadiamento. A biópsia deve ser realizada em todas as lesões suspeitas da vulva, incluindo protuberâncias, úlceras, áreas pigmentadas e qualquer lesão vulvar

258 | Capítulo 24

existente que apresente alterações de elevação, cor, superfície ou sensibilidade, mesmo se a paciente for assintomática. Há ampla variedade de aparências dos cânceres vulvares: elevadas, ulcerativas, exofíticas, brancas, vermelhas e pigmentadas. A aplicação da solução de ácido acético a 4% ou azul de toluidina à vulva pode ajudar a definir a extensão de algumas lesões. A colposcopia raramente é auxiliar. A biópsia é realizada sob anestesia local, usando pinça de Keyes para biópsia por *punch* de 3 a 5 mm para obtenção de amostras das áreas de aparência pior. A hemostasia é feita por pressão direta, nitrato de prata ou ligadura por sutura. Mais de 90% dos cânceres vulvares são carcinomas espinocelulares e outros tipos celulares (melanoma, doença de Paget extramamária, carcinoma basocelular, adenocarcinoma, carcinoma verrucoso e sarcoma) são muito raros.

D. Terapia e prognóstico. O tratamento cirúrgico do câncer vulvar tendeu a se tornar mais conservativo durante a última década. Classicamente, a ressecção incluía a prega labiocrural bilateral mais monte púbico e a comissura posterior da vulva com remoção completa do tecido subcutâneo com cobertura por *flaps* ou enxertos de pele. O tratamento atual do câncer vulvar invasivo é a vulvectomia radical (até a altura da fáscia perineal profunda subjacente e o periósteo púbico) com dissecção bilateral de linfonodos inguinais (geralmente através de incisões cutâneas distintas). As duas exceções a esta recomendação são as seguintes: (1) os resultados de biópsia que mostrem menos de 1 mm de invasão e, neste caso, a excisão radical com pelo menos 1 cm de margem deve ser realizada. Caso a patologia final confirme apenas a microinvasão, não é necessário obter amostras dos linfonodos inguinais; e (2) as lesões invasivas (com mais de 1 mm) que têm menos de 2 cm de diâmetro e a mais de 2 cm da linha média podem ser estadiadas apenas com a dissecção ipsolateral dos linfonodos inguinais. O estadiamento FIGO é resumido na Tabela 24-9. A ressecção cirúrgica em pacientes com linfonodos inguinais negativos à patologia é curativa em mais de 90% das pacientes. Mais da metade de todas as pacientes com linfonodos inguinais positivos morrem em razão da doença. Hoje recomenda-se que pacientes com dois ou mais linfonodos inguinais positivos sejam submetidas à irradiação inguinal e pélvica após a cirurgia primária.

E. Complicações. A vulvectomia radical com linfadenectomia inguinofemoral, embora menos invasiva do que as técnicas anteriores, ainda está associada a maiores riscos de deiscência da

TABELA 24-9	Estadiamento do Câncer Vulvar segundo a FIGO
Estágio	**Descrição**
0	Carcinoma *in situ*, carcinoma intraepitelial
I	O tumor é confinado à vulva/períneo
IA	Lesão $\leq$ 2 cm em tamanho com invasão do estroma $\leq$ 1 mm*, sem metástase em linfonodos
IA1	Lesão > 2 cm em tamanho com invasão do estroma > 1 mm, sem metástase em linfonodos
IA2	Invasão do estroma medida e > 3 mm e $\leq$ 5 mm de profundidade e $\leq$ 7 mm de largura
II	Tumor de qualquer tamanho com extensão às estruturas perineais adjacentes (terço inferior da uretra, terço inferior da vagina, ânus)
III	Tumor de qualquer tamanho com ou sem extensão às estruturas perineais adjacentes (terço inferior da uretra, terço inferior da vagina, ânus) com linfonodos inguinofemorais positivos
IIIA(i)	Com 1 metástase em linfonodos ($\geq$ 5 mm) ou
IIIA(ii)	1–2 metástase(s) em linfonodos (< 5 mm)
IIIB(i)	Com $\geq$ 2 metástases em linfonodos ($\geq$ 5 mm) ou
IIIB(ii)	$\geq$ 3 metástases em linfonodos (< 5 mm)
IIIC	Com linfonodos positivos com disseminação extracapsular
IV	O tumor invade outras estruturas regionais (dois terços superiores da uretra, dois terços superiores da vagina) ou distantes
IVAi	O tumor invade a porção superior da uretra e/ou a mucosa vaginal, a mucosa vesical, a mucosa retal ou se fixa ao osso pélvico
IVAii	Linfonodos inguinofemorais fixos ou ulcerados

FIGO, *International Federation of Gynecology and Obstetrics.*

*A profundidade da invasão é definida conforme a extensão do tumor a partir da junção estromal-epitelial da papila dermal superficial mais próxima até o ponto mais profundo de invasão.

Cânceres Uterinos, Cervicais, Vulvares e Vaginais | **259**

ferida (15 a 20%), infecção e formação de linfocisto. Felizmente, a técnica cirúrgica diligente e o uso de dreno(s) de sucção fechada nos sítios inguinais ajudam a reduzir o risco de complicações pós-operatórias. Estes drenos geralmente são removidos quando o volume obtido é menor do que 25 mL por dia. A celulite inguinal, a linfangite dos membros inferiores e o linfedema são sequelas tardias e relacionadas com extensão do tratamento da virilha (p. ex., as mulheres de alto risco incluem aquelas submetidas à linfadenectomia superficial e profunda e à irradiação inguinal).

F. Acompanhamento. A maioria das recidivas (70 a 80%) ocorre nos primeiros 2 anos após a primeira cirurgia. As pacientes devem ser examinadas a cada 3 meses no primeiro ano, a cada 4 meses no segundo ano, a cada 6 meses entre o terceiro e o quinto ano e, então, a intervalos de 6 a 12 meses. Neste período, as biópsias devem ser realizadas em qualquer suspeita de lesão. A disfunção sexual e a desfiguração corporal são preocupações comuns das pacientes após o término do tratamento e devem ser discutidas durante as consultas de acompanhamento.

G. Foco atual. A quimiorradiação no cenário neoadjuvante pode produzir altas taxas de ressecção cirúrgica sem a morbidade e a mortalidade associadas à exenteração pélvica. No entanto, os esquemas quimioterápicos apresentam heterogeneidade significativa. O GOG 101 investigou o uso da quimiorradiação neoadjuvante (4.760 cGy na lesão primária e nos linfonodos, com administração concomitante de cisplatina/5-fluorouracila [5-FU]) em pacientes com carcinoma vulvar localmente avançado (*Int J Radiat Oncol Biol Phys* 2000;48:1007). Quarenta e duas de 46 pacientes (91%) foram submetidas à quimiorradiação conforme o protocolo e, destas, 38 pacientes (83%) apresentaram doença passível de ressecção. Dezenove (50%) apresentaram recidiva ou progressão e 12 das 38 pacientes (32%) submetidas à cirurgia estavam vivas e livres da doença com acompanhamento mediano de 78 meses. Com relação ao tratamento primário de pacientes com câncer vulvar localmente avançado não passível de ressecção, o esquema quimioterápico ideal está sendo investigado. Os agentes específicos incluem 5-FU, mitomicina C, bleomicina e cisplatina. O GOG 205 foi um ensaio de fase II com 58 pacientes elegíveis que pesquisou o papel da quimiorradiação primária usando RT por 5 dias por semana em frações de 1,8 Gy a uma dose total de 57,6 Gy combinada à administração semanal de cisplatina em dose de 40 mg/m² IV (*Gynecol Oncol* 2012;124:529). Vinte e nove mulheres (64%) obtiveram resposta clínica e, desta coorte, 22 (75%) continuaram a não apresentar evidências de doença após o acompanhamento mediano de 24 meses.

IV. CÂNCER VAGINAL

A. Introdução. Os cânceres vaginais são muito raros, sendo responsáveis por apenas 1 a 2% dos cânceres ginecológicos. Os carcinomas espinocelulares, os tumores primários mais comuns, são mais frequentemente localizados na parede anterior do terço superior da vagina e tendem a ser multifocais. A etiologia específica não foi esclarecida, mas, como no câncer cervical, a presença de HPV16 foi associada a até dois terços de todos os novos casos de câncer vaginal. Outros fatores de risco incluem a multiplicidade de parceiros sexuais, a baixa idade à primeira relação sexual, ao tabagismo, à exposição ao DES e ao acometimento prévio por displasia cervical ou câncer cervical ou anogenital.

B. Apresentação. O sangramento vaginal, seja espontâneo ou após o coito, e o corrimento vaginal são os sintomas mais comuns. As pacientes podem também apresentar resultados anormais ao exame de Papanicolaou, dor pélvica, dispareunia e/ou queixas relacionadas com o intestino e à bexiga. Os sintomas urinários são comuns, já que as lesões vaginais tendem a ser próximas ao colo da bexiga, provocando compressão do órgão em estágio inicial. No entanto, aproximadamente 5 a 10% das mulheres não apresentam sintomas e a doença é suspeita ao exame físico.

C. Exames diagnósticos e estadiamento. O diagnóstico definitivo é estabelecido à biópsia. A paciente com resultado anormal ao Papanicolaou que já fez uma histerectomia ou na qual a avaliação da cérvix mostrou a ausência de doença deve ser submetida à colposcopia da vagina com biópsias. Em um estudo de 269 pacientes com câncer vaginal metastático, 84% eram de sítios genitais (na maioria, câncer cervical e endometrial) e os restantes eram do trato gastrintestinal ou mama. O estadiamento do câncer vaginal (Tabela 24-10) é similar ao do câncer cervical, já que é um sistema de estadiamento clínico. O estágio 0 ou a neoplasia intraepitelial vaginal (VAIN) é uma doença pré-invasiva, graduada de maneira similar à CIN, de I a III. As pacientes com doença invasiva devem ser avaliadas por anamnese completa e exame físico,

260 | Capítulo 24

TABELA 24-10	Estadiamento do Câncer Vaginal segundo a FIGO
Estágio	Características
0	Carcinoma *in situ* (carcinoma intraepitelial)
I	O carcinoma é limitado à mucosa vaginal
II	Carcinoma atingiu o tecido subvaginal, mas não se estendeu à parede pélvica
III	O carcinoma se estendeu à parede pélvica
IV	Extensão do carcinoma com acometimento da mucosa da bexiga ou do reto ou extensão além da pelve verdadeira
IVA	Disseminação aos órgãos adjacentes ou extensão direta além da pelve verdadeira
IVB	Disseminação a órgãos distantes

FIGO, International Federation of Gynecology and Obstetrics.

com especial atenção aos linfonodos supraclaviculares e inguinais. A realização de CXR e IVP é indicada como parte do estadiamento. A localização e o tamanho do tumor determinarão a necessidade de cistoscopia e proctossigmoidoscopia para completar o estadiamento. Alternativamente, pode-se considerar a realização de CT ou MRI.

D. Terapia e prognóstico. O carcinoma espinocelular da vagina é, de longe, o câncer vaginal primário mais comum e o tratamento, conforme o estágio, é o seguinte: as lesões de **estágio 0** (doença intraepitelial) tem potencial maligno desconhecido e, de modo geral, apenas as lesões de VAIN III são tratadas. Estas lesões tendem a ser multifocais, de modo que o método de tratamento deve ser individualizado conforme o quadro apresentado pela paciente. A excisão e/ou a ablação cirúrgica simples (vaporização a *laser*, crioterapia) são usadas com maior frequência. No entanto, os tratamentos tópicos são alternativas razoáveis – aplicação de imiquimode 3 vezes por semana por aproximadamente 8 semanas e 5-FU tópico, 5 g por via intravaginal à noite por 5 dias, com repetição a cada 2 a 3 meses. O 5-FU tende a não ser tão bem tolerado quanto o imiquimode tópico causado por irritação e ardor significativo. Todas as lesões invasivas (estágio I a IV) podem ser tratadas com alguma forma de RT. No entanto, o tratamento cirúrgico é uma opção em lesões com 0,5 cm ou menos, principalmente na porção superior da vagina. As lesões com espessura superior a 0,5 cm devem ser submetidas à histerectomia radical, vaginectomia superior e linfadenectomia pélvica bilateral. Nas pacientes que já fizeram a histerectomia, a radioterapia pélvica com feixe externo e os implantes intersticiais são comumente usados. As lesões no terço inferior da vagina, embora sejam estadiadas da mesma forma que aquelas superiores, têm comportamento clínico mais parecido com o dos carcinomas vulvares. Portanto, a linfadenectomia inguinal-femoral bilateral é recomendada. As pacientes também podem receber a RT individualizada conforme as lesões específicas. As opções incluem a braquiterapia isolada (em sonda [*tandem*] e ovoide, cilindro vaginal intracavitário ou implantes intersticiais) ou associada à radiação com feixe externo para tratamento de linfonodos pélvicos e/ou inguinais. As lesões de estágio II a IV geralmente são submetidas à radiação prévia com feixe externo (5.000 a 6.000 cGy) para tratamento dos linfonodos pélvicos e redução do tumor primário, facilitando a aplicação da braquiterapia com agulhas intersticiais. A sobrevida atuarial livre de doença em 10 anos das pacientes tratadas com a irradiação definitiva por estágio em nossa instituição é a seguinte: I, 75%; II, 49%; III, 32%; e IV, 10%. A maioria das participantes do estudo recebeu a terapia intersticial e/ou intracavitária; no entanto, a adição da irradiação com feixe externo não melhorou significativamente a sobrevida ou o controle do tumor. **Os adenocarcinomas de células claras, os melanomas, os rabdomiossarcomas e os tumores do seio endodérmico** são tumores raros da vagina e estão fora do escopo deste texto — consulte as Leituras Sugeridas.

E. Complicações. As principais complicações da terapia (principalmente da radiação) são observadas em 10 a 15% das pacientes e diretamente relacionadas com a dose de radiação. Estenose vaginal, fístulas (no intestino grosso ou delgado, bexiga ou ureter), obstrução intestinal e ureteral e perfuração intestinal não são incomuns.

Cânceres Uterinos, Cervicais, Vulvares e Vaginais | **261**

F. Acompanhamento. As pacientes geralmente são observadas a cada 3 a 6 meses durante os 2 primeiros anos após a terapia e, então, anualmente. As pacientes devem ser avaliadas através de exame pélvico e Papanicolaou. A colposcopia e a biópsia vaginal são indicadas em qualquer lesão suspeita. Como no câncer vulvar, a disfunção sexual e a desfiguração corporal são preocupações comuns das pacientes após o término do tratamento e devem ser discutidas nas consultas de acompanhamento. As recidivas podem ser tratadas com sucesso por meio da exenteração pélvica.

G. Foco atual. Devido aos achados epidemiológicos e histológicos comparáveis do carcinoma da cérvix e da vagina, os dois cânceres são frequentemente tratados de forma similar. Para tanto, nossa instituição se interessou em estudar a utilidade e a eficácia da PET para detecção do tumor primário e metástases em linfonodos em pacientes com câncer vaginal. Realizamos um estudo de registro prospectivo com 23 pacientes consecutivas com estágio clínico II a IVa. Das 21 pacientes com tumor primário intacto, 9 lesões (43%) foram visualizadas à CT contra 100% à FDG-PET corporal total. A PET foi também superior à CT na detecção do aumento de volume dos linfonodos inguinais (4 contra 3) e de linfonodos da virilha e da pelve (2 contra 1) (*Int J Radiat Oncol Biol Phys* 2005;62:733).

Linfoma de Hodgkin
Nancy L. Bartlett • Nina D. Wagner-Johnston

I. LINFOMA DE HODGKIN
A. Apresentação
1. **Subjetiva.** O linfoma de Hodgkin (HL) clássico geralmente provoca linfoadenopatia indolor nas regiões cervicais e/ou supraclaviculares. A linfadenopatia subdiafragmática isolada ou o acometimento de órgãos é raro. Embora os estudos de estadiamento revelem adenopatia mediastinal em mais de 85% dos pacientes, sintomas de tosse, dor torácica, dispneia e síndrome da veia cava superior (SVC) são incomuns, mesmo em pacientes com doença mediastinal extensa. Os sintomas sistêmicos ou sintomas "B", incluindo febre (temperatura acima de 38°C), sudorese noturna intensa ou perda de peso (mais de 10% do peso corpóreo basal nos últimos 6 meses) ocorrem em 30 a 40% dos pacientes com a doença em estágio III ou IV, mas em menos de 10% dos pacientes com a doença em estágio I ou II. Na maioria dos estudos, a presença de sintomas B piora o prognóstico. O prurido generalizado e grave ocorre em aproximadamente 25% dos pacientes com HL, frequentemente precede o diagnóstico em meses, pode ser o sintoma à apresentação da doença em estágio precoce e avançado e não tem significado prognóstico conhecido. A dor induzida por álcool dos linfonodos acometidos é um sintoma raro de HL (menos de 1%). Os sintomas B e o prurido geralmente se resolvem em poucos dias do início da terapia. Quando a HL ocorre em pacientes mais velhos ou infectados pelo vírus da imunodeficiência humana (HIV), os sintomas B e o acometimento intra-abdominal e extranodal, incluindo pulmão, medula óssea, fígado ou osso, são mais comuns. O HL deve sempre ser considerado no diagnóstico diferencial da febre de origem desconhecida em um paciente idoso, mesmo sem evidências de adenopatia.

    O linfoma de Hodgkin com predomínio linfocitário nodular (LPHL), que representa menos de 5% de casos de HL nos Estados Unidos e na Europa, tende a ser primeiramente observado como um linfonodo cervical, axilar ou inguinal solitário. No LPHL, o mediastino geralmente não é acometido e, diferentemente do padrão contíguo de acometimento de linfonodos no HL clássico, não há um padrão consistente de disseminação.

2. **Objetivo.** Embora a tomografia computadorizada (CT) e a tomografia por emissão de pósitrons (PET) tenham substituído o exame físico no estadiamento, o exame meticuloso de todas as áreas que contêm linfonodos em pacientes com HL continua a ser pertinente. Ocasionalmente, os pequenos linfonodos supraclaviculares e infraclaviculares podem não ser visualizados à CT de pescoço e tórax. Além disso, a CT de tórax nem sempre inclui toda a axila, principalmente em pacientes de porte maior. A incorporação fisiológica dos músculos esternocleidomastóideos na PET pode diminuir a sensibilidade deste exame nas regiões cervicais e supraclaviculares. A identificação de todas as áreas nodais acometidas é importante, principalmente, em pacientes em estágio inicial, que podem receber quimioterapia limitada e radioterapia de campo envolvido (IFRT).

B. Exames diagnósticos e estadiamento.
O HL é quase sempre diagnosticado em uma biópsia excisional de linfonodo, embora, raramente, a biópsia de um sítio extranodal possa ser a fonte de tecido diagnóstico. O diagnóstico exige a presença de células de Hodgkin e Reed-Sternberg (HRS) com o fundo adequado de células inflamatórias. Apesar do aperfeiçoamento das técnicas diagnósticas, as biópsias excisionais são preferidas em relação às biópsias centrais com agulha para avaliação adequada da arquitetura e a presença das raras células de HRS. O sistema de classificação proposto pela Organização Mundial da Saúde (WHO) classifica o HL como HL "clássico" ou LPHL nodular. Esta distinção é essencial, já que o LPHL e o HL clássico têm histórias naturais, prognósticos e tratamentos diferentes. Os estudos imuno-histoquímicos distinguem de forma precisa o HL do LPHL. No HL clássico, as grandes células atípicas geralmente expressam grupamento de diferenciação (*cluster of diffe-*

Linfoma de Hodgkin | **263**

rentiation, CD) CD15 e CD30, enquanto outros antígenos associados a linfócitos T e linfócitos B geralmente são negativos. Por outro lado, as células tumorais do LPHL são CD20+ (um pan-antígeno de linfócitos B), CD45+ (antígeno leucocitário comum), CD15- e reatividade variável para CD30, um imunofenótipo frequentemente observado no linfoma não Hodgkin (NHL) de linfócitos B. A citometria de fluxo não é um teste diagnóstico útil no HL.

Os patologistas continuam a descrever quatro padrões de HL clássico, incluindo esclerose nodular, celularidade mista, predomínio linfocitário e depleção linfocitária. O linfoma de Hodgkin com esclerose nodular (NSHL) é o tipo mais comum (60 a 80%), sendo responsável pela maioria dos casos de HL em adultos jovens e por aqueles com acometimento mediastinal. Com as terapias atuais, estes subtipos têm pouco significado prognóstico.

Outros exames diagnósticos após a biópsia diagnóstica de linfonodos incluem a anamnese e o exame físico, as avaliações laboratoriais, os estudos radiográficos e, em alguns casos, a biópsia de medula óssea. Os exames laboratoriais necessários incluem hemograma completo (CBC), fosfatase alcalina, cálcio, albumina e taxa de sedimentação de eritrócitos (ESR). Uma minoria significativa dos pacientes apresenta leucocitose branda, neutrofilia, linfopenia e, raramente, eosinofilia. O exame de HIV é recomendado. A elevação da concentração de fosfatase alcalina é comum e não necessariamente indica acometimento hepático ou ósseo. A anemia e a diminuição dos níveis de albumina geralmente são observadas apenas em pacientes com sintomas B e doença em estágio III ou IV.

O Sistema de Estadiamento de Ann Arbor para o HL é detalhado na Tabela 25-1. A designação E se aplica ao acometimento extranodal, que é limitado em extensão e contíguo à doença dos linfonodos. Desde a concepção do sistema de classificação em 1971, modificações sutis foram sugeridas, mas nunca adotadas de modo universal. O estadiamento adequado requer a realização de uma PET/CT corporal total. A razão de massa mediastinal (MMR), definida como a razão entre o diâmetro transversal máximo da massa mediastinal e o diâmetro transversal intratorácico máximo, é um importante fator prognóstico e deve ser calculada em todos os pacientes com adenopatia mediastinal significativa. Uma MMR superior a 0,33 à radiografia de tórax (CXR) ou 0,35 à CT indica o prognóstico mau e influencia as recomendações terapêuticas. Tradicionalmente, as biópsias bilaterais da medula óssea eram recomendadas em pacientes com sintomas B, ou seja, doença em estágio Ill ou IV, ou com apresentação subdiafragmática da doença em estágio I ou II. No entanto, na era da PET/CT, é improvável que os resultados da biópsia de medula óssea mudem o prognóstico ou a estratégia terapêutica e esta prática tende a ser eliminada dos exames diagnósticos de rotina.

C. Terapia e prognóstico. O tratamento do HL é uma verdadeira história de sucesso, com remissões duradouras em aproximadamente 80% de todos os pacientes. Os atuais esforços são direcionados à minimização da terapia na tentativa de evitar as complicações em curto e longo prazo. A individualização da terapia com base nos resultados de uma PET/CT realizada após um três ciclos de quimioterapia pode oferecer a melhor abordagem, embora ainda não haja dados maduros de ensaios randomizados.

  1. Linfoma de Hodgkin clássico em estágio I/II: baixo risco. O HL em estágio inicial geralmente é considerado "favorável" ou de baixo risco caso não haja sintomas B ou sítios de doença extensa, comumente definida como MMR superior a 0,33 ou massa nodal superior a 10 cm. Com as atuais estratégias terapêuticas, quase 90% dos pacientes com HL

TABELA 25-1   **Sistema de Estadiamento Ann Arbor**

Estágio	Descrição
Estágio I	Acometimento de uma única região de linfonodo (I) ou um único órgão ou sítio extralinfático (IE)
Estágio II	Acometimento de duas ou mais regiões de linfonodos do mesmo lado do diafragma (II) ou acometimento localizado de um órgão ou sítio extralinfático (IIE)
Estágio III	Acometimento de regiões de linfonodos nos dois lados do diafragma (III) ou acometimento localizado de todo o órgão ou sítio extralinfático (IIIE) ou baço (IIIS) ou ambos (IIISE)
Estágio IV	Acometimento difuso ou disseminado de um ou mais órgãos extralinfáticos associado ou não ao acometimento de linfonodos

264 | Capítulo 25

precoce favorável são curados, embora ainda se debata qual a melhor abordagem ao tratamento secundário em razão das preocupações de toxicidades tardias. A quimioterapia por curto período, como a ABVD (ádriamicina, bleomicina, vimblastina, dacarbazina), seguida pela radioterapia, é o padrão de tratamento para adultos com HL em estágio inicial nas últimas duas décadas. No ensaio HD10 acerca do HL precoce favorável, o *German Hodgkin Study Group* demonstrou a ausência de diferença na liberdade de falência do tratamento (FFTF) em 5 anos com dois ciclos de ABVD seguidos por IFRT com 20 Gy em comparação a quatro ciclos de ABVD e IFRT com 30 Gy (*N Engl J Med* 2010;363:640). Intuitivamente, menos tratamento provocou menor toxicidade aguda. O acompanhamento mais longo é necessário para determinar se a menor dose de radiação diminui a conhecida sequela tardia da radiação, incluindo segundos cânceres, doença cardiovascular, fibrose pulmonar e hipotireoidismo. É preocupante que, no acompanhamento mediano de 7,5 anos, 4,6% dos pacientes do ensaio HD10 desenvolveram segundos cânceres e, no início do acompanhamento, não houve diferença na incidência entre os braços de 20 e 30 Gy. É importante notar que os pacientes elegíveis incluíram **apenas** aqueles com doença limitada a não mais do que dois sítios, ausência de doença extranodal ou extensa e ESR < 50 em caso de ausência de sintomas B e < 30 na presença de sintomas B. A radioterapia de linfonodo envolvido (INRT) passou a ser gradualmente aceita como uma alternativa à IFRT; no entanto, uma vez que a maioria dos pacientes apresenta acometimento dos linfonodos mediastinais, a maior parte dos indivíduos submetidos à radiação continuará a ter exposição, ao menos modesta, de coração, pulmões e mamas, independentemente dos esforços para minimização dos campos de tratamento.

A omissão completa da radiação pode ser exequível em pacientes cuidadosamente selecionados. A quimioterapia isolada é atrativa, principalmente, em mulheres com idade de 15 a 30 anos, um subgrupo bastante suscetível aos cânceres secundários de mama após a irradiação mediastinal e axilar; os fumantes, devido ao grande risco de desenvolvimento de câncer de pulmão após a RT mediastinal; e os pacientes com forte histórico familiar de doença cardiovascular. O acompanhamento a longo prazo de um estudo randomizado de ABVD isolada em comparação à radioterapia em pacientes com HL em estágio limitado demonstrou uma vantagem de sobrevida no braço tratado apenas com a quimioterapia (94 contra 87%, *p* = 0,04), apesar da menor sobrevida livre de progressão (PFS) (*N Engl J Med* 2012;366:399). Embora este estudo tenha utilizado campo e dose de radiação obsoletos, o achado de que apenas quimioterapia foi suficiente como terapia curativa na maioria dos pacientes com doença favorável ainda é aplicável.

Uma PET/CT negativa logo após o início do tratamento é um forte fator preditivo da PFS prolongada (*Blood* 2006;107:52). O ensaio RAPID do Reino Unido tratou pacientes com HL não extenso em estágio clínico I/IIA com três ciclos de ABVD e randomizou os pacientes negativos à PET à IFRT ou à ausência de outro tratamento (*Blood* 2012;120: resumo 547). Quase 75% dos pacientes apresentaram PET/CT negativa após três ciclos de ABVD. A PFS e a sobrevida total (OS) em 3 anos foram de 93,8 e 97%, respectivamente, nos 209 pacientes negativos à PET randomizados à IFRT, em comparação a 90,7 e 99,5%, respectivamente, nos 211 pacientes negativos à PET e randomizados à ausência de outro tratamento. Estes resultados muito encorajadores apoiam o uso da ABVD isolada em pacientes que apresentam PET/CT negativa logo após o início do tratamento.

2. **Linfoma de Hodgkin clássico em estágio I/II: alto risco.** O tratamento padrão nos pacientes com doença menos favorável e em estágio limitado, incluindo aqueles com doença extensa, é a terapia de modalidade combinada (CMT). Pelo menos 80% dos pacientes são curados com esta abordagem. A terapia padrão é composta por 4 a 6 ciclos de ABVD seguida por IFRT. Um grande ensaio de grupo cooperativo, o E2496, em pacientes com HL extenso em estágio I/II e estágio III/IV com bom prognóstico, comparando a ABVD ao esquema Stanford V mais IFRT modificada com 36 Gy, incluiu 268 pacientes com a doença extensa em estágio I/II (*J Clin Oncol* 2013;31:684). Nos pacientes com doença extensa, a PFS e a OS em 5 anos foram de 82 e 94%, respectivamente, sem diferença entre os braços de tratamento. Não há ensaios randomizados sobre o HL extenso em estágio inicial que investiguem, especificamente, o papel da radioterapia. Na Colúmbia Britânica, Canadá, a decisão de utilização da CMT é baseada no resultado de uma PET/CT realizada após o término da ABVD. Em uma análise retrospectiva, as pacientes com doen-

Linfoma de Hodgkin | **265**

ça extensa inicial e PET negativa após a quimioterapia apresentaram tempo de 3 anos à progressão de 86% sem o uso de RT consolidativa (*J Clin Oncol* 2011;29:8034). Estudos de fase II avaliando os resultados da quimioterapia isolada em pacientes com PET negativa logo ao final do tratamento estão em andamento. Fora do contexto de ensaios clínicos, a CMT, incluindo a ABVD por 4 a 6 ciclos mais a IFRT/INRT com 30 Gy, continua a ser o padrão de tratamento, embora seja provável que a quimioterapia isolada seja adequada à maioria dos pacientes com PET negativa logo ao final do tratamento.

3. **HL clássico em estágio III/IV.** Aproximadamente 60 a 70% de pacientes com HL em estágio avançado podem ser curados com 6 ciclos de quimioterapia com ABVD, o atual padrão de tratamento. O *International Prognostic Factors Project* sobre o HL avançado identificou sete fatores prognósticos independentes em 1.618 pacientes com HL em estágio avançado (*N Engl J Med* 1998;329:1506). Estes fatores são concentração sérica de albumina inferior a 4 g/dL, nível de hemoglobina inferior a 10,5 g/dL, sexo masculino, idade de 45 anos ou mais, doença em estágio IV, leucocitose (número de leucócitos [WBC] maior do que 15.000/mm³) e/ou linfocitopenia (número de linfócitos inferior a 600/mm³ e/ou menor do que 8% do WBC). A Pontuação Prognóstica Internacional (IPS) mostrou que os pacientes de risco mais baixo com zero a duas características de alto risco apresentavam 67 a 84% de liberdade de progressão (FFP) em 5 anos, enquanto aqueles com maior risco e 4 a 7 fatores de risco adversos apresentavam FFP de 42 a 51%. Um estudo mais recente avaliando o prognóstico de acordo com a IPS em 740 pacientes tratados entre 1980 e 2010 mostrou resultados mais favoráveis em comparação à primeira publicação, com taxas de PFS em 5 anos PFS de 81% nos pacientes de risco menor (IPS 0-3) e 65% naqueles de risco alto (IPS 4-7) (*J Clin Oncol* 2012;30:3383). Alterações justificáveis do tratamento inicial com base na IPS são desafiadoras com esta estreita gama de resultados. A PET/CT realizada logo após o fim da terapia pode superar estes desafios e permitir a individualização eficaz da terapia. Na análise multivariável frequentemente descrita de Gallamini *et al.*, os resultados da PET após dois ciclos de ABVD foram superiores do ponto de vista prognóstico aos fatores de IPS (*J Clin Oncol* 2007;25:3746).

O *German Hodgkin Study Group* continua a defender o regime mais intenso com bleomicina, etoposídeo, doxorrubicina (Adriamicina), ciclofosfamida, vincristina, procarbazina e prednisona com aumento de dose ([esc]BEACOPP) para pacientes com HL em estágio avançado (Tabela 25-2). O acompanhamento de 10 anos do ensaio randomizado comparando a quimioterapia com ciclofosfamida, vincristina, procarbazina e prednisona

TABELA 25-2	Esquemas Quimioterápicos		
ABVD			
Doxorrubicina	25	mg/m² i.v.	d1, 15
Bleomicina	10	mg/m² i.v.	d1, 15
Vimblastina	6	mg/m² i.v.	d1, 15
Dacarbazina	375	mg/m² i.v.	d1, 15
Os ciclos são repetidos a cada 28 dias			
BEACOPP escalonado			
Bleomicina	10	mg/m² i.v.	d8
Etoposídeo	200	mg/m² i.v.	d1-3
Doxorrubicina (Adriamicina)	25	mg/m² i.v.	d1
Ciclofosfamida	1,250	mg/m² i.v.	d1
Vincristina	1,4	mg/m² i.v.	d1 (máximo de 2 mg)
Procarbazina	100	mg/m² v.o.	d1-7
Prednisona	40	mg/m² v.o.	d1-14
G-CSF	5	mg/m² s.c.	d8+
Os ciclos são repetidos a cada 21 dias.			

G-CSF, fator estimulador de colônias de granulócitos.

266 | Capítulo 25

(COPP)/ABVD ao esquema escBEACOPP demonstrou FFTF de 64 contra 82% e OS de 75 contra 86%, respectivamente (*J Clin Oncol* 2009;27:4548-54). Apesar destes resultados encorajadores, muitos oncologistas relutam em recomendar escBEACOPP em razão das preocupações de toxicidade. A combinação escBEACOPP provoca azoospermia e infertilidade na maioria dos pacientes do sexo masculino e menopausa prematura na maioria das pacientes do sexo feminino com mais de 30 anos de idade. A administração de 8 ciclos de escBEACOPP foi associada à incidência de 20% de infecções de graus 3–4 e ao risco de 3% de desenvolvimento de leucemia aguda secundária. No entanto, um ensaio randomizado comparando a administração de 6 ou 8 ciclos mostrou um perfil mais favorável de toxicidade com menos ciclos, com a menor incidência de leucemia e síndrome mie*lodisplásica (0,3 contra 2,8%)* (*Lancet* 2012;379:1791). Estas maiores toxicidades podem ser aceitáveis nos pacientes de maior risco caso a melhora das taxas de sobrevida total (OS) possam ser confirmadas. O ideal seria podermos individualizar a terapia de forma mais eficiente no futuro, administrando a terapia mais tóxica ao pequeno subgrupo de pacientes com achados positivos à PET realizada logo ao fim do tratamento.

4. **LPHL**. O LPHL nodular é caracterizado por sua natureza indolente e prognóstico favorável. Quase 80% dos pacientes apresentam a doença em estágio inicial. As taxas de PFS em 10 anos de 85% (estágio I) e 61% (estágio II) e as taxas de OS de 94% (estágio I) e 97% (estágio II) foram descritas em um estudo unicêntrico com mais de 100 pacientes tratados entre 1970 e 2005 (*J Clin Oncol* 2010;28:136). As mortes ocasionadas pela doença são raras, e a maioria delas pode estar relacionada com o tratamento, principalmente por doença cardíaca e segundos cânceres. É importante notar que os pacientes com LPHL são suscetíveis à transformação ao linfoma difuso de linfócitos B grandes, principalmente no caso de doença intra-abdominal. A maioria dos médicos atualmente recomenda a observação após a ressecção ou a IFRT isolada no tratamento do LPHL em estágio inicial. Uma vez que a maioria dos pacientes é atendida pela primeira vez com a doença em estágio I no pescoço, axila ou virilha, a exposição dos tecidos normais é relativamente limitada com a IFRT. O tratamento para o raro paciente com a doença em estágio III a IV continua a ser a quimioterapia, geralmente em combinação com o rituximab (*Blood* 2013;122:4288). Embora alguns defendam o uso de esquemas-padrão para o HL, como ABVD, excelentes resultados foram relatados com a quimioterapia com ciclofosfamida, doxorrubicina, vincristina, prednisona e rituximab (R-CHOP).

5. **Linfoma de Hodgkin recorrente**. Todos os pacientes com menos de 70 anos que apresentam recidiva após a quimioterapia ou à CMT deve ser considerados candidatos ao transplante autólogo de células hematopoiéticas (HCT). A princípio, os pacientes devem ser submetidos a um dos diversos esquemas eficazes de resgate por 2 a 4 ciclos para redução da carga tumoral. Os esquemas sem resistência cruzada, como ESHAP (etoposídeo, metilprednisolona, citarabina em alta dose e cisplatina) e ICE (ifosfamida, carboplatina, etoposídeo) são associados a taxas de resposta de 73 a 88% no HL recorrente. O tratamento com GND (gencitabina, vinorrelbina e doxorrubicina lipossomal) é um esquema de resgate razoável em não candidatos ao transplante ou nos pacientes que não respondem aos tratamentos à base de platina.

A quimioterapia de alta dose com HCT é associada a taxas de PFS de 40 a 50%. A terapia de resgate tende a ser mais eficaz em pacientes com remissão inicial superior a 12 meses, recidiva confinada a sítios limitados, incluindo a ausência de acometimento da medula óssea ou do pulmão, e sem sintomas constitucionais. A melhor abordagem em pacientes com doença favorável em estágio inicial, tratados apenas com quimioterapia e que apresentam recidiva nos sítios iniciais da doença ainda deve ser determinada. A radioterapia ou quimioterapia de resgate com dose-padrão seguida pela irradiação pode ser adequada em pacientes cuja primeira remissão ocorre em mais de 12 meses e recidiva limitada aos sítios iniciais da doença; o HCT é reservado para a segunda recidiva.

O brentuximab vedotin, um anticorpo anti-CD30 conjugado a um potente inibidor de microtúbulos, a monometil auristatina E (MMAE), está aprovado em pacientes com HL recorrente ou refratária após a administração de pelo menos duas linhas de tratamento. Em um ensaio essencial de fase II, o brentuximab vedotin apresentou taxa total de resposta de 75%, com PFS mediana de 5,6 meses (*J Clin Oncol* 2012;30:2183). Entre os 34% dos pacientes que atingiram a resposta completa, a duração mediana da resposta de foi 20,5

Linfoma de Hodgkin | **267**

meses. A repetição do tratamento com brentuximab vedotin em pacientes previamente respondedores é uma opção eficaz, e um relato recente descreveu taxa de resposta objetiva (ORR) de 60 com 30% de resposta completa (CR) (*J Hematol Oncol* 2014;7:1). Os pacientes que apresentam recidiva após o tratamento com brentuximab vedorin são candidatos a drogas experimentais. Em um recente estudo de coorte de expansão de fase I, com 23 pacientes com HL recorrente, o tratamento com um anticorpo bloqueador da proteína de morte celular programada 1 (PD-1), o nivolumab, foi associado à ORR de 87% e PFS de 86% em 24 semanas. Setenta e oito por cento dos pacientes apresentaram recidiva após o tratamento com brentuximab vedotin e 78% apresentaram recidiva após o HCT (*N Engl J Med* 2014; Divulgação antes da publicação). Um estudo de fase II com bendamustina relatou ORR de 53% com PFS mediana de 5,2 meses (*J Clin Oncol* 2013;31:456). Os novos agentes, incluindo panobinostat, lenalidomida e everolimus, apresentam atividade modesta. O alívio por meses ou anos frequentemente é possível com o uso sequencial da quimioterapia com agentes únicos. Vimblastina, clorambucil, etoposídeo oral, carmustina (CNNU), vinorelbina e gencitabina são ativos nestes casos.

D. Acompanhamento. Setenta por cento de todas as recidivas ocorrem nos primeiros 2 anos após a terapia e menos de 10% acontecem após 5 anos. A anamnese e o exame físico, sozinhos, detectaram 70 a 80% de todas as recidivas, com pelo menos metade destes casos identificados em consultas marcadas pelo paciente para avaliação dos sintomas, e não em acompanhamentos de rotina. A prática comum é a realização da anamnese e do exame físico a cada 3 a 4 meses pelos primeiros 2 anos e, então, a cada 4 a 6 meses pelos 3 anos seguintes. Uma CXR de rotina anual realizada nos primeiros 2 anos detecta a maioria das demais recidivas assintomáticas. Os outros exames laboratoriais e radiografias de rotina raramente detectam as recidivas assintomáticas. Um exame anual de hormônio estimulador da tireoide (TSH) deve ser realizado em todos os pacientes submetidos à irradiação de mediastino ou pescoço. A CT provavelmente não deve realizada com frequência superior a uma vez ao ano pelos primeiros 2 anos após a terapia, ou até mesmo ser feita, e, a seguir, apenas para avaliação dos sintomas. Após 5 anos, a anamnese e o exame físico devem ser realizados anualmente para detecção de complicações tardias; o acompanhamento com oncologista ou clínico geral durante este período é adequado.

Maior ênfase deve ser dada à educação do paciente e não aos exames de acompanhamento de rotina. Os pacientes devem conhecer os sintomas e padrões de recidiva, assim como os sinais e sintomas de complicações tardias, inclusive da doença tireoidiana, dos segundos cânceres e da doença cardíaca. A educação acerca da necessidade de minimizar a exposição ao sol, evitar o tabagismo e reduzir os fatores de risco cardiovascular é essencial. As mulheres submetidas à irradiação mediastinal ou axilar devem ser encorajadas a fazer o autoexame das mamas e a realização anual de mamografias deve começar 7 a 10 anos após o término do tratamento. Uma MRI anual de mama deve ser feita junto com uma mamografia anual em pacientes do sexo feminino submetidas à irradiação mediastinal ou axilar entre os 10 e 30 anos de idades. A realização de uma CT em espiral de baixa dose do tórax deve ser considerada em fumantes e ex-fumantes, começando 5 anos após o tratamento com alquilantes e 10 anos após a radioterapia supradiafragmática. A realização de um teste de esforço cardíaco deve ser considerada aproximadamente a cada 5 a 10 anos após a RT mediastinal para avaliação da presença de doença coronariana.

E. Introdução

1. Epidemiologia e fatores de risco. Aproximadamente 9.000 casos de HL são diagnosticados anualmente nos Estados Unidos. O HL tem distribuição etária bimodal nos países desenvolvidos, com o primeiro pico na terceira década de vida e o segundo pico ocorrendo após os 50 anos de idade. A incidência em homens é ligeiramente maior do que em mulheres. Há uma associação entre o HL e os fatores que diminuem a exposição a agentes infecciosos em pouca idade, incluindo a educação materna avançada, a ordem inicial de nascimento, o menor número de irmãos e a vida em residências com uma única família. O histórico de mononucleose infecciosa aumenta o risco de HL em duas a três vezes e sugere o vírus de Epstein-Barr (EBV) como agente etiológico. Embora 30 a 50% dos pacientes com HL apresentem DNA de EBV detectável nas células HRS, não há evidências diretas de um papel causal. Há um risco ligeiramente maior de HL em pacientes infectados pelo HIV, mas não em outras doenças associadas à imunossupressão crônica. Uma incidência maior

268 | Capítulo 25

entre parentes de primeiro grau, uma taxa significativa de concordância entre gêmeos idênticos, mas não fraternos, e a associação a determinados tipos de antígeno leucocitário humano (HLA) sugerem a existência de uma predisposição genética ao desenvolvimento do HL.

2. **Biologia molecular.** A amplificação e a análise de genes de células HRS trouxeram grandes evidências de que pelo menos 95% dos casos HL representam doenças monoclonais de linfócitos. Os rearranjos clonais do gene de imunoglobulina são encontrados nas células HRS do HL clássico e do LPHL.

3. **Genética.** A análise citogenética dos linfonodos acometidos pelo HL é limitada em razão do baixo número de mitoses obtidas em suspensões destes órgãos e à incapacidade de atribuição de anomalias às células malignas. Um marcador cromossômico específico do HL não foi identificado, mas diversas anomalias numéricas e estruturais foram encontradas em aproximadamente metade dos casos de HL analisados. Os perfis de expressão gênica demonstram que as variações no microambiente tumoral estão correlacionadas ao resultado.

LEITURA SUGERIDA

Ansell SM, Lesokhin AM, Halwani A, *et al.* PD-1 blockade with nivolumab in relapsed or refractory Hodgkin's lymphoma. *New Engl J Med* 2014 [Epub ahead of print].

Engert A, Haverkamp H, Kobe C, *et al.* Reduced-intensity chemotherapy and PET-guided radiotherapy in patients with advanced stage Hodgkin's lymphoma (HD15 trial): a randomized, open-label, phase 3 non-inferiority trial. *Lancet* 2012;379:1791-1799.

Engert A, Plutschow A, Eich HT, *et al.* Reduced treatment intensity in patients with early-stage Hodgkin's lymphoma. *N Engl J Med* 2010;363:640-652.

Gordon LI, Hong, F, Fisher RI, *et al.* Randomized phase III trial of ABVD versus Stanford V with or without radiation therapy in locally extensive and advanced-stage Hodgkin lymphoma: an intergroup study coordinated by the Eastern Cooperative Oncology Group (E2496). *J Clin Oncol* 2013;31:684-691.

Hasenclever D, Diehl V. A prognostic score for advanced Hodgkin's disease. *N Engl J Med* 1998;329:1506-1514.

Meyer RM, Gospodarowicz MK, Connors JM, *et al.* ABVD alone versus radiation-based therapy in limited-stage Hodgkin's lymphoma. *N Engl J Med* 2012;366:399-408.

Younes A, Gopal AK, Smith SE, *et al.* Results of a pivotal phase II study of brentuximab vedotin for patients with relapsed or refractory Hodgkin's lymphoma. *J Clin Oncol* 2012;30:2183-2189.

26 Linfoma Não Hodgkin
Nina D. Wagner-Johnston

I. LINFOMA NÃO HODGKIN
A. Apresentação
1. **Subjetiva.** Os sintomas do linfoma não Hodgkin (NHL) variam substancialmente dependendo do subtipo patológico de NHL e os sítios da doença. Os linfomas indolentes, como o linfoma folicular (FL) ou os linfomas linfocíticos de células pequenas (SLL) geralmente provocam adenopatia periférica indolor ou, ocasionalmente, dor e distensão abdominal ou dor nas costas relacionada com extensa adenopatia mesentérica ou retroperitoneal. Uma vez que a regressão espontânea ocorre em até 20% dos indivíduos com FL, o paciente pode descrever uma história de adenopatia intermitente. A maioria dos pacientes com linfoma indolente se sente bem à apresentação e os sintomas B, incluindo febre, sudorese intensa e perda de peso, são incomuns. Os linfomas de MALT (tecido linfoide associado à mucosa) e os linfomas indolentes que ocorrem em sítios extranodais, mais comumente no estômago e no pulmão, tendem a provocar sintomas brandos, relacionados com o local de acometimento. Os linfomas indolentes são incomuns antes dos 50 anos de idade.

Muitos linfomas agressivos, sendo o mais comum o linfoma difuso de linfócitos B grandes (DLBCL), também tendem a provocar adenopatia periférica indolor sem outros sintomas associados. Febre, sudorese noturna ou perda de peso ocorrem em aproximadamente 20% dos pacientes com a doença em estágio avançado. O grande aumento de volume dos linfonodos retroperitoneais é comum e pode ser assintomático, mais comumente associado à dor abdominal branda, distensão abdominal ou dor nas costas. A adenopatia mediastinal é incomum e geralmente ocorre em mulheres jovens com DLBCL com esclerose e pode causar tosse, dispneia, dor torácica, ou, raramente, síndrome SVC.

Os linfomas extranodais primários de células grandes são comuns, sendo responsáveis por 15 a 20% de todos os linfomas de células grandes. O NHL deve fazer parte do diagnóstico diferencial de uma massa em qualquer órgão até à confirmação patológica. Aproximadamente metade dos linfomas extranodais ocorre no trato gastrintestinal, incluindo estômago, intestino, tonsilas, nasofaringe e orofaringe. Outros sítios incluem osso, testículo, tireoide, pele, órbita, glândulas salivares, seios da face, fígado, rim, pulmão e sistema nervoso central (CNS).

Os linfomas muito agressivos, linfoblásticos e de Burkitt, são raros na população adulta, mas podem causar sintomas agudos e ter risco de morte na ausência de intervenção rápida. Em adultos, os linfomas linfoblásticos ocorrem com maior frequência em homens jovens e são comumente associados ao comprometimento respiratório agudo em razão de extensa adenopatia mediastinal e derrames pleurais ou pericárdicos. Os linfomas de Burkitt tendem a provocar dor abdominal e, ocasionalmente, obstrução intestinal relacionada com extensa adenopatia abdominal e acometimento intestinal.

Os pacientes com linfomas associados ao HIV (geralmente dos subtipos DLBCL ou Burkitt) geralmente apresentam doença avançada, sintomas B e acometimento de fígado, medula óssea ou CNS. A apresentação única dos linfomas associados ao HIV é a efusão primária ou os linfomas em cavidade corpórea, que são caracterizados pela presença de NHL em membranas serosas na ausência de massas tumorais identificáveis, com ascites ou derrames pleurais. Os linfomas de efusão primária e os linfomas do CNS são extremamente raros em pacientes submetidos à terapia antirretroviral adequada.

Os subtipos menos comuns de NHL tendem a provocar quadros clínicos únicos. Os exemplos incluem, mas não são limitados à micose fungoide, um NHL cutâneo primário de linfócitos T caracterizado por manchas e placas prurigonosas; o linfoma de células do manto (MCL), mais comumente observado em homens idosos com intensa hepatoesplenomegalia; e o linfoma da zona marginal esplênica, observado como esplenomegalia isolada.

270 | Capítulo 26

2. Objetiva. O exame físico, com documentação precisa do tamanho e da localização de todos os linfonodos com aumento de volume, do aumento de volume tonsilar, da hepatoesplenomegalia e do acometimento cutâneo, é importante no momento do diagnóstico inicial em pacientes com NHL. A comparação dos achados dos exames físicos realizados durante e após a terapia permite a avaliação da resposta contínua sem a necessidade de uso frequente de técnicas de diagnóstico por imagem. Os pacientes com linfomas indolentes ativos geralmente não estão em tratamento ao diagnóstico. A repetição regular dos exames físicos é essencial, permitindo a intervenção antes do desenvolvimento de sintomas significativos. O meticuloso exame neurológico deve ser realizado em todos os pacientes com linfoma linfoblástico ou de Burkitt, à procura de sinais sutis de acometimento do CNS. O acometimento ativo do liquor, das meninges ou do parênquima cerebral requer uma abordagem mais intensiva ao CNS.

B. Exames diagnósticos e estadiamento. A obtenção de uma biópsia tecidual adequada é essencial à avaliação e ao tratamento de todos os pacientes com NHL. A classificação mais recente da Organização Mundial da Saúde (WHO) inclui mais de 35 subtipos de NHL, e as neoplasias de linfócitos B representam 80 a 90% dos casos (Tabela 26-1). A terapia ideal exige a subclassificação precisa. Antigamente, o diagnóstico e a subclassificação exigiam a biópsia excisional de linfonodos ou, ainda, a biópsia cirúrgica de um sítio extranodal. Embora esta continue a ser a abordagem preferida, o diagnóstico preciso por biópsia central com agulha é, hoje, uma possibilidade realista em alguns casos de NHL, como, por exemplo, SLL, MCL, linfoma linfoblástico, e, ocasionalmente, DLBCL. Os linfomas com imunofenótipo exclusivo são aqueles com maior tendência ao diagnóstico preciso com material limitado. Em pacientes sem tecido de fácil acesso, é razoável começar com uma biópsia central com agulha orientada por radiografia.

A imuno-histoquímica (IHC), agora realizada de forma rotineira na maioria dos novos casos de NHL, geralmente é necessária à subclassificação precisa. Exemplos comuns incluem a diferenciação do SLL (grupamento de diferenciação [cluster of differentiation, CD] CD5+, CD23+) e do MCL (CD5+, CD23-), a presença de ciclina D1 no MCL, a verificação do linfoma linfoblástico com marcação de transferase desoxinucleotidil terminal (TdT) e a identificação de linfomas periféricos de linfócitos T (PTCL) com expressão aberrante de um ou mais marcadores de linfócitos T CD3, CD4, CD5, CD7 e CD8. Mesmo com o auxílio da HC, o diagnóstico do PTCL pode ser difícil, já que muitos têm aparência histológica similar àquela de linfonodos benignos reativos e não apresentam imunofenótipo exclusivo. As biópsias em pacientes com histórico clínico sugestivo de linfoma, mas onde a primeira revisão histológica, assim como a IHC por citometria de fluxo ou cortes de tecido embebido em parafina, não é diagnóstica, devem ser submetidos ao exame de rearranjos do receptor de linfócitos T e cadeia pesada de imunoglobulina. Os casos em que o diagnóstico patológico parece inconsistente com o histórico clínico devem ser revistos por um hematopatologista experiente.

Outros exames após a biópsia diagnóstica incluem a anamnese e o exame físico com documentação de adenopatia, hepatoesplenomegalia, estado geral e presença de sintomas B, avaliações laboratoriais, estudos radiográficos, e, na maioria dos casos, biópsia de medula óssea. Os exames laboratoriais necessários incluem hemograma completo (CBC), função hepática, cálcio, creatinina e lactato desidrogenase (LDH). As citopenias geralmente indicam acometimento da medula óssea ou, menos comumente, hiperesplenismo. A LDH é um importante fator prognóstico no Índice Prognóstico Internacional (IPI). Em caso de elevação de LDH, o nível de ácido úrico deve ser obtido para avaliação da presença de síndrome de lise tumoral. A realização de exames para diagnóstico de HIV é indicada em pacientes com NHL agressivo. O Sistema de Estadiamento de Ann Arbor, a princípio desenvolvido para o linfoma de Hodgkin, também é usado no NHL (Tabela 26-2). Sistemas alternativos de estadiamento foram propostos, mas jamais adotados. O estadiamento apropriado requer tomografia computadorizada (CT) de tórax, abdome e pelve, assim como biópsias bilaterais da medula óssea. A avaliação medular nem sempre é necessária em pacientes assintomáticos e mais velhos com linfomas indolentes caso os achados no CBC sejam normais, já que é improvável que tais resultados alterem o tratamento da doença. A tomografia por emissão de pósitrons (PET) e a CT melhoraram a precisão do estadiamento inicial e a avaliação da resposta e são rotineiramente incorporadas aos exames em pacientes com subtipos agressivos de NHL. O papel da PET/CT nos linfomas indolentes continua controverso, embora estas técnicas possam ser úteis em pacientes com achados dúbios à CT e naqueles que parecem ter a

Linfoma Não Hodgkin | 271

TABELA 26-1	Classificação de NHL da Organização Mundial da Saúde

Neoplasias de linfócitos B
Leucemia/linfoma linfoblástico de precursores de linfócitos B[a]
Neoplasias maduras de linfócitos B
Leucemia linfocítica crônica de linfócitos B/linfoma linfocítico de pequenas células
Leucemia pró-linfocítica B
Linfoma linfoplasmocitoide[b]
Linfoma de células do manto
Linfoma folicular
Linfoma da zona marginal de célula B do tipo tecido linfoide associado à mucosa (MALT)
Linfoma da zona marginal nodal
Linfoma da zona marginal esplênica de linfócitos B
Leucemia de células pilosas
Linfoma difuso de linfócitos B grandes[b]
Subtipos: mediastinal (tímico), intravascular, linfoma de efusão primária
Linfoma de Burkitt
Plasmocitoma
Mieloma de plasmócitos

Neoplasias de linfócitos T
Leucemia/linfoma linfoblástico de precursores de linfócitos T[a]
Neoplasias maduras de linfócitos T e células NK
Leucemia pró-linfocítica T
Leucemia linfocítica granular de linfócitos T grandes
Leucemia de células NK
Linfoma extranodal de células NK/linfócitos T, tipo nasal (linfoma angiocêntrico)
Micose fungoide[b]
Síndrome de Sézary
Linfoma angioimunoblástico de linfócitos T
Linfoma periférico de linfócitos T (não especificado)[b]
Leucemia/linfoma de linfócitos T do adulto (HTLV1+)[b]
Linfoma anaplásico sistêmico de células grandes (tipos celulares T e nulo)[b]
Linfoma anaplásico cutâneo primário de células grandes[b]
Linfoma de linfócitos T de tipo paniculite subcutânea
Linfoma de linfócitos T intestinais de tipo enteropatia
Linfoma hepatoesplênico de linfócitos T γ/δ

NHL, linfoma não Hodgkin; NK *natural killer.*
[a]A classificação das leucemias linfoides agudas expande a classificação de cânceres precursores de linfócitos B e linfócitos T, incorporando características imunofenotípicas e genéticas de ambos.
[b]As variantes morfológicas e/ou clínicas destas doenças não são listadas para manter a clareza e facilitar a apresentação.

doença localizada à apresentação, onde a presença de outros sítios de acometimento pode vir a alterar o tratamento. A PET/CT também auxilia a identificação de áreas com suspeita de transformação e, embora não deva substituir a biópsia, ajuda a direcionar o local mais adequado para tal exame. Os pacientes com linfoma linfoblástico ou de Burkitt devem ser submetidos à punção lombar. Em caso de acometimento do anel linfático de Waldeyer, a realização de uma endoscopia do trato gastrintestinal (GI) superior deve ser considerada, em razão da maior incidência de acometimento gástrico nestes pacientes.

272 | Capítulo 26

TABELA 26-2	Sistema de Estadiamento de Ann Arbor
Estágio	**Descrição**
Estágio I	Acometimento de uma única região de linfonodo (I) ou de único órgão ou sítio extralinfático (IE)
Estágio II	Acometimento de duas ou mais regiões de linfonodos do mesmo lado do diafragma (II) ou acometimento localizado de um órgão ou sítio extralinfático (IIE)
Estágio III	Acometimento de regiões de linfonodos nos dois lados do diafragma (III) ou acometimento localizado de um órgão ou sítio extralinfático (IIIE) ou baço (IIIS) ou ambos (IIISE)
Estágio IV	Acometimento difuso ou disseminado de um ou mais órgãos extralinfáticos associado ou não ao acometimento de linfonodos

C. Terapia e prognóstico

1. **Linfomas indolentes.** O Índice Prognóstico Internacional do Linfoma Folicular (FLIPI) inclui cinco fatores independentes de prognóstico mau, incluindo a idade igual ou maior a 60 anos, o estágio III ou IV, mais de quatro áreas nodais envolvidas, elevação da concentração sérica de LDH e nível de hemoglobina inferior a 12 g/dL (*Blood* 2004;104:1258). A taxa de sobrevida total (OS) em 10 anos de pacientes com três ou mais fatores de risco de acordo com o FLIPI é de 35% em comparação com 70% em pacientes com nenhum ou uma característica de alto risco. O FLIPI continua prognóstico na era do rituximab (*Ann Oncol* 2013;24:441). Apesar da grande melhora nos recentes resultados do FL, ainda não há um platô nas curvas de sobrevida livre de eventos com o uso da quimioimunoterapia e as "curas" continuam a ser conseguidas.

   a. **Estágios I ou II.** Em razão de melhor sensibilidade dos estudos de estadiamento, incluindo CT, PET/CT e o uso da citometria de fluxo para avaliação de amostras da medula óssea, o diagnóstico do linfoma indolente em estágio limitado é incomum. A observação, radioterapia de campo envolvido (IFRT), a administração de rituximab como único agente, a combinação de rituximab e quimioterapia e terapia de modalidade combinada com rituximab com ou sem quimioterapia com IFRT são opções em pacientes com esta apresentação incomum. Não há ensaios randomizados comparando estas abordagens e as decisões terapêuticas devem ser baseadas no sítio e extensão da doença e na idade dos pacientes, com as abordagens mais agressivas preferidas em pacientes mais jovens e naqueles com doença extensa em estágio I e estágio II.

   Os linfomas MALT gástricos e de outros sítios extranodais comumente são diagnosticados em estágio inicial. Os linfomas MALT gástricos parecem ocorrer como resultado direto da estimulação antigênica decorrente da infecção por *Helicobacter pylori*. Aproximadamente 80% dos pacientes com linfoma MALT gástrico apresentam regressão completa da doença com a terapia adequada para *H. pylori*, incluindo antibióticos e inibidores de bomba de prótons. Estudos a longo prazo demonstraram a excelente durabilidade destas remissões, com 80 a 90% dos pacientes em remissão histológica contínua (*J Clin Oncol* 2005;23:8018; *Gut* 2012;61:507). No subgrupo de pacientes com linfoma MALT gástrico que não responde, apresenta recidiva após o tratamento da infecção por *H. pylori* ou ainda são negativos para *H. pylori*, os resultados da IFRT são excelentes, com uma série relatando liberdade de falência de tratamento em 10 anos e OS de 88 e 70%, respectivamente (*Ann Oncol* 2013;24:1344). Outras apresentações extranodais isoladas, como da glândula salivar, tireoide, mama, conjuntiva ou sítio cutâneo unifocal, são também tratadas de forma eficaz com a IFRT em dose baixa (30 Gy). A transformação dos linfomas MALT em linfomas agressivos de células grandes ocorre em uma pequena porção dos pacientes, mas pode ser resistente ao tratamento.

   b. **Doença em estágio III ou IV.** Apesar das diversas terapias eficazes, mas nenhuma, até o momento, curativa, nunca houve quaisquer evidências objetivas de que a intervenção precoce, em comparação ao "manejo expectante", melhora a OS de pacientes assintomáticos (*Lancet Oncol* 2014;15:424). Um subgrupo de pacientes com linfomas indolentes não tem indicação para tratamento mais de 15 anos após o diagnóstico. Nos pacientes mais velhos e assintomáticos com doença de baixo volume, a observação meticulosa até a pro-

Linfoma Não Hodgkin | 273

gressão ainda pode ser uma boa opção. O atual padrão de tratamento dos pacientes com linfomas indolentes com necessidade de terapia é a combinação de rituximab e quimioterapia. A abordagem terapêutica foi recentemente alterada após a publicação de um ensaio randomizado mostrando a melhora significativa da duração da remissão e do perfil de toxicidade com bendamustina e rituximab (BR) em comparação à R-CHOP (rituximab, ciclofosfamida, doxorrubicina, vincristina, prednisona) (*Lancet* 2013;381:1203). O ensaio BRIGHT, recém-publicado, comparando a BR à R-CHOP e R-CVP (rituximab, ciclofosfamida, vincristina, prednisona) demonstrou a não inferioridade do braço BR em relação aos braços de quimioterapia padrão (taxa de resposta objetiva (ORR) de 97 contra 91%) (*Blood* 2014;123:2944). O acompanhamento mais longo é necessário para comparações da sobrevida livre de progressão (PFS) e da OS.

A administração de manutenção de rituximab após a quimioimunoterapia de primeira linha frequentemente é adotada com base em dados que demonstram a maior PFS em comparação à observação (59 contra 43% em 6 anos); no entanto, o benefício sobre a OS ainda precisa ser descrito (*Lancet* 2011;377:42). Os estudos anteriores utilizaram diversos esquemas de manutenção, incluindo a administração de 1 dose a cada 3 meses por 2 anos, 4 doses semanais a cada 6 meses por 2 anos, 4 doses semanais em 3 e 9 meses após término da quimioimunoterapia e uma dose a cada 2 meses por 8 meses, embora tenham sido testados em casos de recidiva. No tratamento avançado, o esquema de manutenção com mais dados é a administração de rituximab 1 vez a cada 2 meses durante 2 anos. Não há dados convincentes para a recomendação da administração de manutenção de rituximab além de 2 anos. As toxicidades do rituximab são brandas e limitadas, principalmente, às reações relacionadas com infusão, como febre, calafrios, mialgias, hipotensão transiente e, em raras ocasiões, broncospasmo.

Uma abordagem alternativa em pacientes com doença de baixo volume, mais velhos ou com comorbidades graves, é a administração de rituximab como um único agente em 4 doses semanais. O papel do rituximab de manutenção é mais controverso após o uso da droga na terapia de indução. No entanto, o perfil baixo de toxicidade, assim como as implicações de melhor qualidade de vida, pode justificar o papel do rituximab de manutenção após a quimioimunoterapia ou as abordagens avançadas apenas com rituximab.

c. **Recidiva.** Existem múltiplas opções eficazes para o linfoma indolente recorrente. Caso a primeira remissão dure mais de 1 a 2 anos, os pacientes tendem a responder ao mesmo esquema dado como terapia de primeira linha. No entanto, as durações de remissão geralmente são menores com cada tratamento subsequente. Todos os agentes anteriormente descritos são ativos na recidiva. A radioterapia pode ser administrada aos pacientes com doença local e sintomática. Taxas de resposta de aproximadamente 80% foram relatada com agentes de radioimunoterapia (RIT), como o Zevalin, um anticorpo monoclonal anti-CD20 conjugado ao radioisótopo [90Y]. Apesar da promessa inicial da RIT, a abordagem é subutilizada devido às preocupações de dano às células-tronco, como do risco de desenvolvimento de leucemias secundárias.

Um excitante tratamento para os linfomas indolentes é realizado com agentes que têm como alvo a via do receptor de linfócitos B (BCR). O idelalisib, um inibidor da isoforma delta de fosfatidilinositol 3-quinase (PI3K) de administração oral, foi recentemente aprovado para o tratamento do linfoma folicular e SLL. Diversos outros agentes que têm como alvo o BCR, incluindo os inibidores de BTK (tirosina quinase de Bruton) e SYK (tirosina quinase de baço), estão sob investigação. A lenalidomida, um agente de administração oral com propriedades imunomoduladoras exclusivas, apresenta atividade significativa sobre o linfoma folicular.

Os transplantes de células-tronco são outra opção para o linfoma indolente recidivante. O único ensaio randomizado que comparou o transplante autólogo à quimioterapia padrão no linfoma indolente recidivante mostrou que o transplante tem maior PFS e OS. As taxas de mortalidade relacionadas com tratamento dos transplantes alogênicos diminuíram significativamente com o uso do condicionamento de menor intensidade, mas complicações graves da doença aguda e crônica do enxerto contra o hospedeiro continue a restringir esta abordagem aos pacientes com remissões curtas ou doença refratária após as terapias padrões. Na era das novas terapias direcionadas do NHL

274 | Capítulo 26

indolente, os transplantes de células-tronco são realizados com menor frequência e é provável que seu uso continue a diminuir.

2. **Linfomas agressivos.** Os linfomas de células grandes, células do manto, de Burkitt e linfoblásticos compõem a maioria dos linfomas agressivos. Os linfomas periféricos de linfócitos de células T (PTCL) representam um espectro de subtipos distintos que também tendem a se comportar de maneira agressiva. O PTCL é responsável por aproximadamente 10% de todos os linfomas. As abordagens-padrão e o prognóstico destes subtipos de linfoma são variáveis e discutidos separadamente.

a. **Linfoma de células grandes em estágio I a II.** O atual padrão de tratamento do linfoma de células grandes que não é extenso e em estágio limitado é a administração de três ciclos de R-CHOP seguidos por IFRT. Um estudo de fase II com esta abordagem mostrou taxas de PFS e OS em 4 anos de 88 e 92%, respectivamente (*J Clin Oncol* 2008;26:2944). O acompanhamento a longo prazo de um ensaio anterior que comparou a quimioterapia limitada mais a IFRT a 8 ciclos de CHOP isolada mostrou ausência de vantagem de sobrevida da IFRT além de 9 anos em razão do excesso de recidivas tardias do linfoma no braço submetido à irradiação (*J Clin Oncol* 2004;22:3032). Estes resultados levaram às recomendações de consideração de seis ciclos de R-CHOP, associados ou não à IFRT, como uma abordagem alternativa, principalmente em pacientes mais velhos e naqueles com outras características de alto risco, como a elevação da concentração de LDH.

O linfoma primário mediastinal de linfócitos B, um subtipo único de linfoma de células grandes que, caracteristicamente, afeta mulheres jovens, tradicionalmente não responde bem à quimioterapia isolada. Normalmente a quimioimunoterapia é seguida pela radiação mediastinal consolidativa. Uma vez que esta doença é rara, não há ensaios randomizados. No entanto, um pequeno estudo prospectivo de fase 2 com infusão de EPOCH-R (etoposídeo, prednisona, vincristina, ciclofosfamida, doxorrubicina e rituximab) de dose ajustada, sem radiação, teve excelentes resultados de sobrevida livre de eventos e OS, de 93 e 97%, respectivamente, em um período mediano de 5 anos (*N Engl J Med* 2013;368:1408).

b. **Linfoma de células grandes em estágio III a IV.** O padrão de tratamento do DLBCL em estágio avançado continua a ser a administração de 6 ciclos de R-CHOP. Diversos estudos avaliam a adição de novos agentes com atividade conhecida em um determinado subtipo de DLBCL (linfócitos B de centro germinativo ou de linfócitos B não de centro germinativo) ao esquema R-CHOP. Parece provável que os futuros tratamentos variem, dependendo da célula de origem do DLBCL. Os pacientes com translocações de C-Myc e, principalmente, os pacientes com linfomas de "golpe duplo" (translocações duplas de C-Myc mais BCL2 ou, menos comumente, BCL6) apresentam prognóstico significativamente pior. O melhor tratamento para estes casos desafiadores é desconhecido. Estudos estão sendo realizados para avaliação do papel do esquema EPOCH-R com ajuste de dose.

A terapia intratecal profilática ou a administração de alta dose de metotrexato deve ser considerada em pacientes com acometimento testicular, orbital, epidural, dos seios paranasais ou extenso de medula óssea com elevação da concentração sérica de LDH. Estas apresentações estão associadas a maior risco de recidiva no CNS, geralmente meníngea. O melhor tratamento profilático é desconhecido, embora análises transversais comparativas de estudos retrospectivos possam sugerir menor ocorrência de recidivas no CNS com a administração de alta dose de metotrexato (*Cancer* 2010;116:4283). Os pacientes com linfoma primário no CNS devem ser tratados com protocolos especializados, usando alta dose de metotrexato, citarabina e rituximab e consideração da realização de consolidação com transplante autólogo de células-tronco (ASCT) em pacientes elegíveis (*J Clin Oncol* 2013;31:3061). O tratamento com alta dose de metotrexato combinado à radioterapia cerebral total (WBRT) aumenta a incidência de déficits cognitivos e é evitado quando possível. A WBRT como modalidade única é reservada, principalmente, a pacientes idosos que não são elegíveis à quimioterapia.

O Índice Prognóstico Internacional (IPI) ajuda a prever o prognóstico em pacientes com linfoma de células grandes em estágio avançado. A presença ou ausência de cinco características independentes de prognóstico mau (idade superior a 60 anos, doença

Linfoma Não Hodgkin | 275

em estágio III ou IV, mais de um sítio extranodal, estado geral maior ou igual a dois e elevação da concentração sérica de LDH) prevê, de forma eficaz, o risco de recidiva e morte por linfoma de um determinado paciente após a quimioterapia padrão. Nos pacientes tratados com R-CHOP, as taxas de OS em 3 anos, de acordo com o IPI, são de aproximadamente 87% nos pacientes com zero a um fator de risco, 75% nos pacientes com dois fatores de risco e 56 a 59% naqueles com três ou mais fatores (*J Clin Oncol* 2010;28:2373). O subtipo de linfócitos B não de centro germinativo (não GCB), também conhecido como linfócitos B ativados (ABC), está associado ao prognóstico pior em comparação ao subtipo de linfócitos B de centro germinativo (GCB). A imuno-histoquímica usando os critérios de Hans (CD10, bcl-6, MUM1) como substituto ao perfil molecular discrimina, de maneira adequada, os subtipos, com taxas de OS em 5 anos de 76% no grupo GCB em comparação a 34% no grupo não GCB (*Blood* 2004;103:275). Uma ferramenta prognóstica revista, orientada pela expressão de biomarcadores, ainda não foi adotada.

c. **Linfoma de Burkitt.** Os linfomas de Burkitt têm prognóstico mau com a quimioterapia padrão com R-CHOP e as terapias intensivas de curta duração são indicadas. A maioria dos atuais protocolos prescreve a administração de 4 a 6 ciclos de quimioterapia, incluindo doses intensivas de agente alquilantes, como ciclofosfamida ou ifosfamida, vincristina, antraciclinas e alta dose de metotrexato, alternando com altas doses de citarabina e etoposídeo. Taxas de sobrevida livre de eventos em 2 anos de 70 a 90% são relatadas com esta abordagem. A profilaxia do CNS com administração intratecal de metotrexato e citarabina é um componente essencial da terapia. Os pacientes com concentração elevada de LDH e doença extensa devem ser tratados com alopurinol ou rasburicase e hidratação vigorosa durante o início da terapia para minimizar o risco de lise tumoral.

d. **Linfoma linfoblástico.** O tratamento destes linfomas raros e altamente agressivos deve incluir a quimioterapia combinada intensiva e a profilaxia do CNS. A maioria dos centros agora usa terapias modeladas a partir dos esquemas empregados na leucemia linfoblástica aguda (ALL), incluindo indução, consolidação e manutenção com duração total do tratamento de 2 a 3 anos. As taxas de sobrevida em 5 anos com esta abordagem são de aproximadamente 60%.

e. **Linfoma de células do manto.** O linfoma de células do manto (MCL) tende a se comportar de forma agressiva e é caracterizado por múltiplas recidivas, embora possa ser mais indolente em um subgrupo de pacientes. O MCL ocorre com maior frequência em homens com mais de 60 anos. Abordagens intensivas, como R-hiper-CVAD (rituximab, alta dose de ciclofosfamida, vincristina, doxorrubicina, dexametasona) alternando com a administração de altas doses de metotrexato e ara-C, são associadas a remissões e sobrevidas mais longas em comparação a R-CHOP e R-CVP, mas platôs de PFS não foram demonstrados. O ASCT consolidativo na primeira remissão é associada à PFS em 5 anos de aproximadamente 60% (*J Clin Oncol* 2009;27:6101). O tratamento com um esquema menos intensivo, com bendamustina e rituximab, é associado a PFS mediana de quase 3 anos. As taxas favoráveis de PFS e OS associadas aos novos esquemas sem transplante, junto à disponibilidade de diversos agentes ativos em caso de recidiva mudaram o papel do transplante. A administração de manutenção do rituximab passou a ser padrão, embora seu papel após o tratamento com rituximab e bendamustina não tenha sido publicado.

f. **Linfoma associado ao HIV.** As abordagens terapêuticas mudaram com o advento da terapia antirretroviral altamente ativa (HAART). Antigamente, a maioria dos clínicos favorecia a quimioterapia em baixa dose, já que estudos comparando o tratamento com baixa dose e dose-padrão mostraram respostas e taxas similares de sobrevida e maior toxicidade da terapia na dosagem padrão. Tais práticas não são mais seguidas. Evidências limitadas sugerem que o R-EPOCH é o esquema ideal para o DLBCL associado ao HIV. Não existem dados randomizados, mas a profilaxia do CNS deve ser considerada em todos os pacientes com linfomas relacionados com o HIV.

g. **Linfoma periférico de linfócitos T.** O tratamento ideal do PTCL ainda não é conhecido. O esquema CHOP é associado a uma taxa de cura de aproximadamente 30%. Diversos ensaios clínicos estão em andamento e avaliam o papel de novos agentes em combinação aos esquemas existentes.

276 | Capítulo 26

h. Recidiva. Nos pacientes com menos de 70 a 75 anos sem doenças concomitantes significativas, a terapia com altas doses e o transplante autólogo ou alogênico de células-tronco devem ser considerados à recidiva. Há diversos esquemas eficazes de resgate para a citorredução antes do transplante, incluindo, mais comumente, o ICE (ifosfamida, carboplatina e etoposídeo), ESHAP (etoposídeo, metilprednisolona [Solu-Medrol], citarabina em dose alta, cisplatina) ou DHAP (dexametasona, citarabina em dose alta e cisplatina). O rituximab geralmente é adicionado a estes esquemas em pacientes com linfomas de linfócitos B. Dados recentes sugerem que o esquema R-DHAP é superior ao R-ICE em pacientes com DLBCL do subtipo GCB (*J Clin Oncol* 2011;29:4079). Em pacientes com recidiva quimiossensível, a taxa de sobrevida livre de doença (DFS) em 5 anos após o transplante é de aproximadamente 50%, enquanto em pacientes com recidiva refratária é inferior a 15%. O transplante alogênico de células-tronco deve ser considerado em pacientes com a remissão por menos de 1 ano após a terapia inicial, doença refratária ou recidiva e todos os pacientes com recidiva do linfoma de Burkitt ou linfoblástico.

As opções terapêuticas em não candidatos ao transplante incluem gencitabina, oxaliplatina com ou sem rituximab; lenalidomida com ou sem rituximab (principalmente no subtipo não GCB do DLBCL) e bendamustina com ou sem rituximab.

D. Complicações

1. **Relacionadas com a terapia.** A maioria das terapias de primeira linha para os linfomas indolentes é bem tolerada, com risco mínimo de toxicidade grave. A maior parte dos pacientes apresenta sintomas moderados a graves relacionados com infusão, incluindo febre, calafrios, dispneia e hipotensão durante a administração da primeira dose de rituximab. Estes efeitos colaterais são incomuns às doses subsequentes. O rituximab foi raramente associado à reativação da hepatite B. A administração concomitante de entecavir em pacientes com anticorpos positivos é recomendada (*J Clin Oncol* 2013;31:2765).

   As possíveis complicações da quimioterapia CHOP incluem perda de cabelos, risco moderado de febre e neutropenia, náusea e vômitos mínimos em caso de administração de antieméticos antagonistas de serotonina, neuropatia periférica secundária aos alcaloides da vinca, cardiomiopatia relacionada com antraciclinas, e, raramente, cistite hemorrágica relacionada com ciclofosfamida. As orientações atuais da *American Society of Clinical Oncology* (ASCO) recomendam a administração profilática de fatores estimuladores de colônias hematopoiéticas em pacientes com mais de 65 anos tratados com CHOP (*J Clin Oncol* 2006;24:3187). Outro quadro clínico que pode justificar o uso profilático de fatores de crescimento é o extenso acometimento medular e as citopenias ao diagnóstico.

   Os esquemas de primeira linha para tratamento dos linfomas de Burkitt e linfoblásticos, assim como a maioria dos esquemas de resgate para o NHL agressivo recidivante, estão associados a toxicidades significativas, mais comumente, citopenias graves e maior risco de infecção com risco de morte. A administração profilática de fatores de crescimento deve ser usada com estes esquemas. A insuficiência renal e a mucosite são frequentes em esquemas que contêm alta dose de metotrexato. Toxicidade cerebelar, sonolência, e, raramente, coma são relatados com a administração de altas doses de citarabina, principalmente em pacientes idosos. Estes esquemas devem, geralmente, ser administrados em ambiente hospitalar, com bom monitoramento dos níveis de eletrólitos e creatinina e do balanço hídrico.

   Os pacientes com linfoma de Burkitt ou linfoblástico em estágio avançado apresentam risco significativo de lise tumoral aguda durante o início da terapia. Este risco é maior em pacientes com elevação da concentração de LDH ou creatinina. As complicações da lise tumoral incluem hipercalemia, hiperfosfatemia, hiperuricemia, insuficiência renal, hipocalcemia e morte. A hidratação intravenosa vigorosa (250 a 500 mL/hour) deve ser realizada por 2 a 3 dias. O uso de bicarbonato deve ser evitado. Embora a alcalinização da urina melhore a excreção de ácido úrico, a alcalinidade sistêmica aumenta a chance de desenvolvimento de hipocalcemia, o que pode provocar tetania e arritmias cardíacas. Alopurinol ou rasburicase deve ser administrada antes do início da quimioterapia e, no caso do alopurinol, continuado por 10 a 14 dias. Caso não seja possível manter o alto fluxo urinário, a hemodiálise urgente pode ser necessária ao tratamento e prevenção de anomalias bioquímicas com risco de morte.

Linfoma Não Hodgkin | **277**

A síndrome mielodisplásica (MDS) relacionada com terapia e a leucemia mielógena aguda (AML) secundária são raras, mas complicações tardias devastadoras do tratamento do NHL. Estas complicações podem ocorrer em pacientes com linfoma indolente como consequência dos anos de terapia intermitente com alquilantes. Há também maior risco de MDS/AML após o transplante de células-tronco, com desenvolvimento desta complicação por até 12% dos pacientes em um período mediano de 4 anos após o transplante. A maioria apresenta cariótipos complexos, com deleções nos cromossomos 5 e 7. O prognóstico é muito mau. Drogas radioimunoterápicas, como o Zevalin, podem, também, estar associadas a maior risco de MDS e AML, principalmente em indivíduos submetidos ao tratamento prévio intenso.

2. Relacionada com doença. A maioria dos pacientes com linfoma indolente é assintomática à apresentação e não apresenta complicações significativas da doença até os estágios terminais. Ocasionalmente, o linfedema relacionado com adenopatia pélvica ou a hidronefrose relacionada com adenopatia retroperitoneal pode requer tratamento urgente. A radioterapia e a quimioterapia são modalidades eficazes nestes quadros.

Os pacientes com histologias agressivas ocasionalmente apresentam complicações graves relacionadas com a doença, principalmente aqueles com linfoma de Burkitt ou linfoblástico. Tais complicações incluem obstrução das vias aéreas secundária à adenopatia paratraqueal, tamponamento cardíaco, paraplegia secundária à compressão do cordão medular, sangramento gastrintestinal, obstrução ou perfuração intestinal, síndrome da SVC, obstrução ureteral, neuropatias cranianas ou radiculopatias relacionadas ao acometimento meníngeo e, muito raramente, nefropatia por hipercalcemia ou ácido úrico. Quando estas complicações são observadas à apresentação ou primeira recidiva, o início rápido da quimioterapia é imperativo. Em pacientes com doença refratária ou em estágio tardio, estas complicações tendem a ser fatais e o tratamento de suporte é adequado.

E. Acompanhamento. O objetivo do acompanhamento é tranquilizar o paciente, a fim de detectar progressão de doença ou recorrência, e para monitorar complicações de terapias a longo prazo. Planos de cuidados de sobrevivência fornecem resumos e diretrizes de tratamentos que podem ser úteis quando este for transferido para um clínico de cuidados primários. Ansiedade e depressão, frequentemente relacionadas com o medo de recidiva, são comuns no período inicial. Aconselhamento individual, grupos de apoio e, ocasionalmente, uso a curto prazo de antidepressivos podem ser necessários.

Como anteriormente descrito, os pacientes assintomáticos com linfoma indolente geralmente são observados sem terapia. O acompanhamento adequado destes pacientes inclui a realização de anamnese e exame físico a cada 3 a 4 meses e CBC e aferição dos níveis de LDH e creatinina 1 ou 2 vezes ao ano. Os pacientes com doença intra-abdorninal significativa, mas sem adenopatia periférica, podem ser beneficiados pela realização anual de CT abdominal e pélvica. Além do bom monitoramento, os pacientes devem ser instruídos a relatar possíveis sintomas de progressão, incluindo o aparecimento ou piora do aumento de volume dos linfonodos, dor abdominal ou nas costas, distensão abdominal, edema em membros inferiores ou sintomas B. Em razão da natureza recorrente da doença, a maioria dos pacientes com linfoma indolente precisa ser acompanhada pela vida toda por um oncologista.

Nos pacientes com linfomas agressivos que conseguem remissão com a terapia inicial, as recomendações acerca da estratégia ideal foram recentemente revistas para refletir o reconhecimento de que a vasta maioria das recidivas não é detectada em exames de rotina e que a vigilância não leva à detecção mais precoce ou ao aumento da sobrevida. A maioria das recidivas agressivas de NHL ocorre nos primeiros 2 anos após o tratamento e raramente após os 5 anos. Os sítios de recidiva incluem pelo menos um sítio previamente acometido em 75% dos casos e novos sítios em apenas 25% dos casos. Uma abordagem razoável para o acompanhamento destes pacientes inclui a realização de anamnese e o exame físico a cada 3 meses por 2 anos e a cada 6 meses pelos próximos 3 anos, com CBC e LDH em todas as consultas. É provável que exames de diagnóstico por imagem não devam ser realizados mais do que uma vez ao ano pelos primeiros 2 anos e apenas para a avaliação de novos sintomas durante 3 a 5 anos. A CT de rotina não deve ser indicada a todos os pacientes em baixo risco de recidiva, incluindo aqueles sem características ou diagnóstico de alto risco.

278 | Capítulo 26

F. Introdução

1. **Epidemiologia e fatores de risco.** Em 2014, estimou-se a ocorrência de 70.800 novos casos de NHL. Entre 2002 e 2011, a taxa anual de incidência de NHL aumentou em 0,5% por ano, o que representa um declínio em comparação às 3 décadas anteriores. As taxas de mortalidade têm caído, em média, 2,7% por ano entre 2001 e 2010. A incidência do NHL é ligeiramente maior em homens do que em mulheres e aumenta de forma exponencial com a idade. Agentes infecciosos, incluindo EBV, HIV, vírus T-linfotrópico humano (HTLV) 1, *H. pylori*, hepatite C e HHV8, são claramente associados à patogênese de determinados subtipos de NHL. Outros agentes infecciosos, como *Chlamydia psittaci* e *Borrelia burgdorferi*, têm associações discrepantes, demonstrando variabilidade conforme a localização geográfica. Outros fatores associados ao risco significativamente maior de desenvolvimento de linfoma não de Hodgkin (NHL) incluem doenças autoimunes, mais comumente a síndrome de Sjögren e a artrite reumatoide, embora seja difícil separar os efeitos das drogas imunossupressoras usadas no tratamento destas enfermidades e à autoimunidade subjacente. Os inibidores de fator de necrose tumoral (TNF) foram associados a linfomas de linfócitos T, mais comumente do subtipo de linfócitos T hepatoesplênicos. Associações inconsistentes foram relatadas com pesticidas, tinturas de cabelo, determinadas profissões, tabagismo, consumo de alimentos ricos em gordura animal e recebimento de transfusões de sangue.

2. **Biologia molecular.** Determinados linfomas apresentam translocações características que levam à expressão desregulada de genes, prejudicando a sinalização apoptótica e alterando o ciclo celular. A maioria dos casos de linfoma folicular contém uma translocação cromossômica t(14;18), o que causa desregulação do gene bcl-2, um dos possíveis genes importantes na apoptose. A superexpressão de bcl-2 parece inibir a morte celular. A extensão da sobrevida celular pode aumentar a oportunidade de aquisição de outros defeitos genéticos nos genes relacionados ao crescimento e à proliferação. Diversas outras translocações e anomalias da expressão gênica foram relatadas no NHL e estão fora do escopo deste capítulo. Exemplos de anomalias mais bem caracterizadas incluem a translocação t(8;14) na maioria dos linfomas de Burkitt, que provoca a desregulação do oncogene c-myc e a translocação t(11;14) na maioria dos MCLs, com desregulação de bcl-1 e superexpressão de ciclina D1.

3. **Patogênese.** Os linfomas representam uma grande coleção de doenças únicas que apresentam heterogeneidade mesmo em um subtipo específico ou em nível genotípico, fenotípico, morfológico e clínico. Os avanços no estabelecimento dos perfis de expressão gênica na última década foram essenciais à identificação de subtipos distintos de linfoma quanto à sua célula de origem. A expansão mais recente das tecnologias de sequenciamento foi fundamental à melhoria de nossa compreensão dos desencadeantes genéticos e epigenéticos da linfomagênese que, por fim, leva ao desenvolvimento de abordagens de direcionamento racional. Um dos avanços mais excitantes no linfoma foi a recente aprovação de agentes como o ibrutinib e o idelalisib, que têm como alvo quinases da via do receptor de linfócitos B (BCR), bastante conhecidas por serem tônica e cronicamente ativadas, levando à viabilidade e à resistência do tumor.

G. Foco atual da pesquisa.

Os exemplos dos esforços científicos em andamento direcionados à melhoria da terapia incluem os seguintes:

1. Avaliação contínua dos inibidores alvos do receptor de linfócitos B (p. ex., BTK, PI3K, SYK).

2. Desenvolvimento da terapia gênica adotiva, usando linfócitos T que expressam o receptor quimérico de antígenos anti-CD19 (CAR) em pacientes com linfomas de linfócitos B.

3. Desenvolvimento de outros anticorpos monoclonais que têm como alvo moléculas que não CD20.

4. Validação de novos índices prognósticos criados a partir do IPI pela adição de fatores biológicos, como a classificação molecular de tumores com base na expressão gênica.

5. Esclarecimento do papel de PET/CT no novo estadiamento precoce do NHL agressivos para determinar a melhoria dos resultados em pacientes de alto risco quando a terapia é adaptada conforme os achados em técnicas de diagnóstico por imagem.

LEITURA SUGERIDA

Campo E, Swerdlow SH, Harris NL, *et al*. The 2008 WHO classification of lymphoid neoplasms and beyond: evolving concepts and practical applications. *Blood* 2011;117(19):5019–5032.

Flinn IW, van der Jagt R, Kahl BS, *et al*. Randomized trial of bendamustine-rituximab or R-CHOP/R-CVP in first-line treatment of indolent NHL or MCL: the BRIGHT study. *Blood* 2014;123:2944–2952.

Rummel MJ, Niederle N, Maschmeyer G, *et al*. Bendamustine plus rituximab versus CHOP plus rituximab as first-line treatment for patients with indolent and mantle-cell lymphomas: an open-label multicenter, randomized, phase 3 non-inferiority trial. *Lancet* 2013;381(9873):1203–1210.

Salles G, Seymour JF, Offner F, *et al*. Rituximab maintenance for 2 years in patients with high tumour burden follicular lymphoma responding to rituximab plus chemotherapy (PRIMA): a phase 3 randomized controlled trial. *Lancet* 2011;377(9759):42–51.

Leucemias Agudas
Armin Ghobadi • Amanda Cashen

I. **APRESENTAÇÃO**

A. **Subjetiva.** A leucemia aguda geralmente provoca sintomas ou sinais relacionados com pancitopenia ou infiltração de órgãos. A neutropenia grave (contagem absoluta de neutrófilos [ANC] inferior a 100/μL) predispõe ao desenvolvimento de febre e infecção, principalmente nos seios da face, área perirretal, pele, pulmões e orofaringe. A trombocitopenia está associada a púrpura, petéquias, sangramento gengival, epistaxe e hemorragia retiniana. A anemia pode causar fadiga, dispneia, dor torácica ou vertigem.

Dentre os sintomas iniciais menos comuns, estão linfadenopatia, esplenomegalia e hepatomegalia, que ocorrem com maior frequência na leucemia linfoblástica aguda (ALL) do que na leucemia mieloide aguda (AML). Cinco a 10% dos pacientes com ALL apresentam acometimento do sistema nervoso central (CNS), que causa cefaleia, confusão e/ou déficits neurológicos focais. Os subtipos monocíticos da AML podem infiltrar a pele (leucemia cútis) ou gengiva, provocando pápulas arroxeadas e não dolorosas ou hiperplasia gengival, respectivamente. Os tumores compostos por blastos mieloides, conhecidos como *sarcomas granulocíticos* ou *cloromas*, podem acometer quase qualquer órgão e preceder o acometimento da medula óssea pela AML.

A síndrome chamada **leucostase** ocorre em até 50% dos pacientes com AML e a contagem absoluta de blastos (contagem de leucócitos [WBC] × porcentagem de blastos circulantes) é superior a 100.000/μL. Os sintomas incluem comprometimento respiratório e manifestações do CNS, como cefaleia ou confusão. A leucoaférese emergencial pode salvar a vida do paciente. A transfusão de concentrado de hemácias pode aumentar a viscosidade sanguínea e seu uso deve ser minimizado até que a leucoaférese possa ser realizada.

B. **Objetiva.** Aproximadamente metade dos pacientes apresenta contagem elevada de leucócitos e mais blastos circulantes no sangue periférico. A trombocitopenia, anemia e neutropenia são causadas pela supressão da hematopoiese normal na medula óssea. A presença de hiperuricemia, hiperfosfatemia e hipocalcemia pode indicar síndrome de lise tumoral (TLS). A concentração elevada de lactato desidrogenase (LDH) é observada na maioria dos pacientes com ALL e em muitos daqueles com variantes monocíticas de AML. Valores laboratoriais espúrios associados à hiperleucocitose (WBC superior a 100.000/μL) e ao metabolismo dos blastos podem incluir o falso prolongamento em exames de coagulação, hipóxia e hipoglicemia. A coagulação intravascular disseminada (DIC) é comum na leucemia promielocítica aguda (APL) e associada à anemia hemolítica microangiopática, trombocitopenia, hipofibrinogenemia, aumento dos níveis de produtos da degradação de fibrina e prolongamento do tempo de protrombina. A presença de uma massa mediastinal em radiografias de tórax é sugestiva de ALL de linfócitos T. Lesões osteopênicas ou líticas podem ser observadas em até 50% dos pacientes com ALL.

II. **EXAMES DIAGNÓSTICOS E ESTADIAMENTO.** Os exames diagnósticos recomendados em pacientes com leucemia aguda recém-diagnosticada são mostrados na Tabela 27-1. A meticulosa anamnese e exame físico são direcionados à identificação da duração e da gravidade dos sintomas, evidências de leucemia extramedular (incluindo do CNS) e presença de fatores de risco, como exposição prévia a agentes quimioterápicos. Os fatores que influenciam as decisões terapêuticas incluem os problemas médicos concomitantes, a infecção pelo vírus da imunodeficiência humana (HIV) ou pelos vírus da hepatite e a presença de irmãos consanguíneos. Os exames laboratoriais abrangentes podem revelar a existência de disfunção orgânica, TLS, coagulação intravascular disseminada (DIC) ou infecção. Também é importante enviar uma amostra de sangue periférico para tipagem do antígeno leucocitário humano (HLA), já que muitos serão futuros candidatos ao transplante de células-tronco. Um exame de diagnóstico por imagem com

Leucemias Agudas | **281**

TABELA 27-1	Abordagem ao Paciente Recém-Diagnosticado com Leucemia Aguda

Anamnese/exame

Infecção: febre; sintomas localizados, principalmente em seios da face, boca, região anogenital, pele e pulmões

Hemorragia: petéquias, equimose, epistaxe, sangramento oral/GI, alterações visuais

    Sintomas de hemorragia intracraniana, incluindo cefaleia e déficits neurológicos

Anemia: dispneia por esforço, CHF, angina, ortostase, síncope

Leucemia do CNS: cefaleia, confusão, déficits neurológicos

Leucostase: dispneia, cefaleia, confusão

Leucemia monocítica: hiperplasia gengival e/ou nódulos cutâneos não dolorosos

Outros

    Sintomas prolongados sugerem mielodisplasia prévia

    Irmãos, alergias, problemas graves de saúde

    Fatores de risco para HIV, hepatite prévia

    Quimioterapia prévia, exposição a benzeno

Exames laboratoriais de rotina

    Antes do tratamento: bioquímica sérica, LFT, CBC/diferencial manual, PT/PTT, FDP, fibrinogênio, ácido úrico, LDH, teste de gravidez, HIV, HLA classe II/III, urinálise, tipagem sanguínea com fator Rh

    Durante o tratamento: CBC todos os dias e bioquímica sérica/LFT duas vezes por semana

Estudos radiográficos

    Radiografia de tórax

    MUGA

Procedimentos

    Colocação de acesso venoso central

    Punção lombar em caso de suspeita de leucemia do CNS

    Leucoaférese em caso de presença de leucostase

Tratamento do paciente febril

    Cultura de sangue, urina, sítios com suspeita de infecção

    Inspeção do cateter permanente

    Início imediato de antibioticoterapia de amplo espectro

    Cefepima ou ceftazidina ou imipenem

    Vancomicina em caso de suspeita de infecção do cateter

    Alergia a β-lactâmicos: ciprofloxacina ou levofloxacina e vancomicina

    Sepse clínica: adição de gentamicina

    Infecção oral ou possível infecção intra-abdominal: adição de cobertura anaeróbica

GI, gastrintestinal; CBC, hemograma completo; CHF, insuficiência cardíaca congestiva; CNS, sistema nervoso central; HIV, vírus da imunodeficiência humana; LFT, exames de função hepática; CBC, hemograma completo; PT, tempo de protrombina; PTT, tempo de tromboplastina parcial; FDP, produtos da degradação do fibrinogênio; LDH, lactato desidrogenase; HLA, antígeno leucocitário humano; MUGA; aquisição *multiple-gated*.

aquisição *multiple-gated* (MUGA) ou outro exame da função cardíaca é rotineiramente realizado antes da administração de terapia contendo antraciclina.

A aspiração e biópsia da medula óssea e os estudos citogenéticos, incluindo a análise convencional de cariótipo e a hibridização por fluorescência *in situ* (FISH), a citometria de fluxo com múltiplas cores e os estudos de citoquímica são essenciais ao diagnóstico e à classificação das leucemias agudas. Estudos moleculares usando a reação em cadeia de polimerase com transcriptase reversa (RT-PCR) para detecção de duplicação interna em *tandem* da tirosina quinase 3 similar a FMS (FLT3; mutação FLT3-ITD) e da mutação no gene da nucleofosmina (NPM-1), em *c-Kit* e no gene CCAAT/proteína estimuladora de ligação alfa (CEBPA) tem

282 | Capítulo 27

importância prognóstica e implicações terapêuticas nas escolhas do tratamento pós-remissão na AML. Embora recentemente suplantada pela classificação da Organização Mundial da Saúde (WHO), a classificação Franco-Americana-Britânica (FAB) continua a ser o sistema mais comumente usado na descrição das leucemias agudas. A classificação FAB é baseada em morfologia, citoquímica e citometria de fluxo para definição dos subtipos de AML (M0 a M7) e ALL (L1 a L3). A aplicação destes critérios requer o exame meticuloso do sangue periférico e do aspirado de medula óssea, com contagem de blastos, que são caracterizados pela alta relação núcleo/citoplasma com cromatina nuclear fina e um ou mais nucléolos. Os critérios FAB definem a AML pela presença de mais de 30% de blastos no aspirado de medula óssea; a classificação da WHO define a AML pela presença de mais de 20% de blastos. Há algumas exceções. Para o diagnóstico de leucemia mielomonocítica aguda, mieloblastos e promonócitos devem, juntos, compreender pelo menos 20% da celularidade da medula óssea. A leucemia eritroide aguda é outra exceção, em que mais de 50% de precursores eritroides devem estar presentes na medula óssea e os mieloblastos devem ser mais de 20% das células não eritroides. Além disso, t(8;21), inv(16), t(16;16) e t(15;17) são diagnósticos de AML independentemente da porcentagem de blastos na medula óssea. O diagnóstico de ALL requer a demonstração de pelo menos 20% de linfoblastos na medula óssea. A citoquímica pode auxiliar o diagnóstico da leucemia aguda (p. ex., blastos mieloides positivos para mieloperoxidase), mas, hoje, a citometria de fluxo é o método primário para determinação do subtipo de leucemia. As células linfoides são identificadas pela presença de CD10, CD19 e CD20 (linfócitos B) ou CD2, CD3, CD4, CD5 e CD8 (linfócitos T). Os marcadores mieloides incluem CD13, CD33 e CD 117/*c-Kit*; CD14 e CD64 (marcadores monocíticos); glicoforina A (eritroide) e CD41 (megacariocítico).

Os subtipos de AML e ALL, conforme a definição pelo sistema FAB, têm importância prognóstica ou terapêutica limitada. A classificação da WHO, por outro lado, incorpora características citogenéticas e clínicas de significado prognóstico conhecido. No sistema da WHO, os subtipos de AML são organizados em quatro categorias: AML com anomalias genéticas recorrentes, AML com displasia de múltiplas linhagens (frequentemente associada à síndrome mielodisplásica [MDS] prévia), AML relacionada com terapia e AML sem outra categorização (Tabela 27-2). A AML relacionada com terapia e a AML com displasia de múltiplas linhagens geralmente tem prognóstico mau e os pacientes com estes subtipos podem ser candidatos ao transplante precoce de células-tronco alogênicas. Na classificação da WHO, a ALL é categorizada como ALL de precursores de linfócitos B ou ALL de precursores de linfócitos T. O linfoma/leucemia de Burkitt é agrupado com as neoplasias de linfócitos B maduros.

Deve-se enfatizar que os estudos citogenéticos, incluindo a cariotipagem convencional e a FISH, e os estudos moleculares das mutações em FLT3-ITD, NPMl, *c-kit* e CEBPA são cruciais ao prognóstico e tratamento da leucemia aguda. Portanto, os estudos citogenéticos e moleculares mencionados acima devem ser realizados em uma amostra inicial de medula óssea e/ou sangue periférico. O reconhecimento precoce da APL (FAB-M³, AML com t[15;17]) é particularmente importante, já que estes pacientes são suscetíveis ao desenvolvimento de DIC e o tratamento inicial ideal inclui o ácido *all*-trans-retinoico (ATRA; Seção III.B.). As vantagens e os desafios das ferramentas diagnósticas comumente usadas no diagnóstico da APL são resumidos na Tabela 27-3.

III. TERAPIA E PROGNÓSTICO. Na ausência de terapia antileucêmica, a sobrevida mediana dos pacientes recém-diagnosticados é de 2 a 4 meses. A quimioterapia induz respostas na maioria dos pacientes com leucemia aguda, embora, em muitos, a remissão seja curta. O objetivo da quimioterapia de indução é a remissão completa (CR), que é um pré-requisito para a cura. A CR é definida pela normalização das contagens de células no sangue (ANC superior a 1.500/µL, número de plaquetas superior a 100.000/µL), com aspirado/biópsia de medula óssea com menos de 5% de blastos. As opções terapêuticas pós-remissão incluem quimioterapia adicional ou o transplante de células-tronco. A quimioterapia administrada durante a CR pode incluir consolidação (intensidade similar à indução) e de manutenção (intensidade menor, dada por 18 a 36 meses).

A. AML. Como mencionado acima, o prognóstico de pacientes com AML é, em grande parte, determinado pelo grupo de risco da leucemia. Com base em perfis citogenéticos, a AML é classificada em três grupos de risco. As anomalias moleculares, incluindo as mutações em FLT3-ITD, NPM1, *c-Kit* e CEBPA, possuem influências prognósticas significativas. As orientações da *National Comprehensive Cancer Network* (NCCN) incluíram estas mutações na

Leucemias Agudas | 283

TABELA 27-2 | **Classificação de Leucemia Mieloide Aguda da Organização Mundial da Saúde**

AML com anomalias genéticas recorrentes
t(8;21); *(AML1/ETO)*
inv(16) ou t(16;16); *(CBFβ/MYH11)*
APL (AML com t(15; 17) e variantes)
Anomalias de 11q23 *(MLL)*

AML com displasia de múltiplas linhagens
Com MDS ou doença mieloproliferativa prévia
Sem MDS ou doença mieloproliferativa prévia

Terapia relacionada para AML e MDS
Relacionada com um agente alquilante
Relacionada com um inibidor de topoisonerase II

AML sem outra categorização
Minimamente diferenciada
Sem maturação
Com maturação
Leucemia mielomonocítica aguda
Leucemia monocítica e monoblástica aguda
Leucemia eritroide aguda
Leucemia megaloblástica aguda
Leucemia basofílica aguda
Pan-mielose aguda com mielofibrose
Sarcoma mieloide

AML, leucemia mieloide aguda, APL, leucemia promielocítica aguda; MDS, síndrome mielodisplásica.

classificação de risco da AML (Tabela 27-4). A translocação entre os cromossomos 8 e 21 (AML-ETO, t[8;21]), presente em alguns pacientes com AML FAB-M2, e a inversão 16, encontrada na maioria dos pacientes com FAB-M4Eo, tem prognóstico favorável apenas com a quimioterapia. A citogenética desfavorável, observada em 30 a 40% dos pacientes com AML, inclui monossomias ou deleções dos cromossomos 5 e 7 (-5, -7, 5q-, 7q-) e número igual ou superior a três anomalias cromossômicas. Metade dos pacientes com AML apresen-

TABELA 27-3 | **Vantagens e Desafios das Ferramentas Diagnósticas Usadas no Diagnóstico da Leucemia Promielocítica Aguda**

Métodos	Marcadores	Tempo	Vantagens	Dificuldades
Morfologia	Promielócitos displásicos	30 minutos	Diagnóstico > 90%	Dificuldade com a variante M3
Imunofenótipo	CD13+, CD33+, CD9+, HLA–DR–, CD34–/dim	2–3 horas	Informativo em morfologias incertas, detecta casos CD56+	Especificidade de 95%
Cariotipagem/FISH	t(15, 17)	48 horas	Específica para APL	Qualidade de mitose, falso-negativos
RT-PCR/*Southern blot*	PML/RAR-α	6–12 horas	Marcador de APL	Laboratório qualificado

FISH, hibridização por fluorescência *in situ*; APL, leucemia promielocítica aguda; RT-PCR, reação da cadeia de polimerase em tempo real; PML, leucemia promielocítica; RAR, receptor de ácido retinoico.

284 | Capítulo 27

TABELA 27-4	Condição de Risco de AML segundo a NCCN	
Condição de risco	**Citogenética**	**Anomalias moleculares**
Prognóstico bom	inv(16) ou t(16;16) t(8;21) t(15;17)	Citogenética normal com mutação NPM1 na ausência de FLT3-ITD ou mutação bialélica isolada em CEBPA
Prognóstico intermediário	Citogenética normal +8 de forma isolada t(9;11)	t(8;21), inv(16) e t(16;16) com mutação em c-KIT
Prognóstico mau	Citogenética complexa (> 3 anomalias cromossômicas clonais) -5, 5q-, -7, 7q- 11q23-não t(9;11) inv(3), t(3;3) t(6;9) t(9;22)	Citogenética normal com FLT3-ITD mutação

ta citogenética de risco intermediário, principalmente o cariótipo normal. Em um amplo estudo do *Cancer and Leukemia Group B* (CALGB), a taxa de sobrevida em 5 anos foi de 55, 24 e 5% em pacientes com citogenética favorável, intermediária e desfavorável, respectivamente.

Uma área ativa de investigação é a identificação de fatores prognósticos moleculares que possam orientar as decisões terapêuticas em pacientes com citogenética normal. Uma destas anomalias é a mutação em FLT3-ITD, presente em 20 a 30% de todos os casos de AML e 30 a 40% da AML de cariótipo normal (NK-AML). A mutação em FLT3-ITD é associada à elevação de WBC e ao prognóstico mau. Por exemplo, entre 224 pacientes com AML e citogenética normal, a sobrevida em 5 anos foi de 20% nos pacientes com mutação *FLT3* ITD, contra 42% naqueles com *FLT3* de tipo selvagem (*wild type*). As mutações em NPM-1 são encontradas em 30% de todas as AML e 50% das NK-AML. A mutação isolada em NPM-1 na K-AML está associada a maiores taxas de CR e melhor sobrevida livre de doença (DFS) e sobrevida geral (OS), provocando resultados similares às AML de risco bom. No entanto, os pacientes com mutações em NPM-1 e FLT3-ITD apresentam resultados mais similares àqueles com mutações isoladas em FLT3-ITD. As mutações em CEBPA podem ser encontradas em aproximadamente 10 e 15% de todos os pacientes com AML e NK-AML, respectivamente. A NK-AML com mutação em CEBPA apresenta melhor duração da remissão e OS similar à AML com fator de ligação central [CBF-AML], outro termo para a AML com t(8:21) e AML com inv(16)]. A mutação dupla (em ambos os alelos) em CEBPA é menos comum (5% das NK-AML). Um estudo recente mostrou que o benefício da OS relacionada com a mutação em CEBPA é limitado aos pacientes com mutações duplas. Este estudo mostrou taxas de OS em 8 anos de 54, 31 e 34% na mutação dupla em CEBPA, mutação única em CEBPA e CEBPA de tipo selvagem, respectivamente.

A mutação em *c-Kit* é outra anomalia molecular com impacto prognóstico significativo na AML com t(8;21) e na AML com inv(16). Os principais agrupamentos de mutação estão no éxon 17 e no éxon 8. As mutações em c-Kit são observadas em aproximadamente 20 a 30% dos pacientes com CBF-AML. Na CBF-AML de risco bom, a mutação em *c-kit* aumenta o risco de recidiva e diminui a OS, principalmente em pacientes com t(8;21). De acordo com as atuais orientações da NCCN, a CBF-AML com mutação em *c-kit* é considerada uma doença de risco intermediário.

Por mais de 20 anos, a quimioterapia padrão para indução da remissão da AML incluiu o tratamento com citarabina (citosina arabinosídeo, ara-C) e uma antraciclina. O esquema mais comum combina 7 dias de infusão contínua de citarabina (100 a 200 mg/m^2/dia) com 3 dias de daunorrubicina ou idarrubicina (7 + 3; Tabela 27-5). O exame da medula óssea é repetido 14 a 21 dias após o início do tratamento e os pacientes com celularidade

TABELA 27-5 — Esquemas Quimioterápicos para a Leucemia Mieloide Aguda

Esquema quimioterápico 7 e 3 para a AML recém-diagnosticada[a]

Ara-C, 100 mg/m^2/dia como infusão contínua por 7 dias

Idarrubicina, 12 mg/m^2/dia, ou Daunorrubicina, 45-90 mg/m^2/dia × 3 nos dias 1, 2, 3 de ara-C

Administração de quimioterapia adicional: examinar a medula óssea no dia 14 da quimioterapia; caso a celularidade seja > 20% com mais de 5% de blastos, administrar o segundo ciclo de quimioterapia (5 e 2): as mesmas doses acima, com 5 dias de ara-C e 2 dias de daunorrubicina

Esquema de consolidação com alta dose de ara-C[b]

Citosina arabinosídeo: 3 g/m^2 em 500 mL de D5W por infusão i.v. durante um período de 3 horas a cada 12 horas, 2 vezes ao dia, nos dias 1, 3, 5 (total de seis doses)

Antes de cada dose, a presença de disfunção cerebelar deve ser avaliada; caso presente, o tratamento deve ser interrompido e não reiniciado; uma forma de monitorar a função cerebelar é pedir para os pacientes assinarem seu nome em uma folha de papel antes de cada dose; em caso de alteração significativa da assinatura, o médico deve avaliar o paciente antes da administração de qualquer outro tratamento

Para evitar o desenvolvimento de ceratite química, administrar colírio de dexametasona a 0,1%, 2 gotas em cada olho a cada 6 horas, começando 1 hora antes da primeira dose e continuando até 48 horas após a última dose

Esquemas APL[c]

Esquema ATRA + ATO:

Indução de remissão: administração diária de ATO (0,15 mg/kg) IV mais ATRA oral (45 mg/m^2) até a CR morfológica ou por um máximo de 60 dias

Terapia de consolidação: ATO (0,15 mg/kg) IV, 5 dias por semana, por 4 semanas com 4 semanas de intervalo por um total de 4 ciclos, e ATRA (45 mg/m^2) por dia por 2 semanas com 2 semanas de intervalo um total de 7 ciclos

ATRA + Quimioterapia:

Indução de remissão: idarrubicina IV (12 mg/m2/dia) nos dias 2, 4, 6 e 8 mais administração diária oral de ATRA (45 mg/m^2) até a CR morfológica ou por um máximo de 60 dias

Terapia de consolidação: 3 ciclos de consolidação compostos por idarrubicina, 5 mg/m^2/dia nos dias 1-4 (primeiro ciclo), mitoxantrona, 10 mg/m^2/dia nos dias 1-5 (segundo ciclo) e idarrubicina, 12 mg/m^2 no dia 1 (terceiro ciclo). Além disso, é realizada a administração simultânea de ATRA, 45 mg/m^2/dia, com a quimioterapia do dia 1 ao dia 15 durante cada ciclo de consolidação

Terapia de manutenção: Terapia de manutenção por 2 anos com administração oral de 6-mercaptopurina, 50 mg/m^2/dia e administração intramuscular de metotrexato, 15 mg/m^2/semana alternando com ATRA, 45 mg/m^2/dia, por 15 dias a cada 3 meses

AML, leucemia mieloide aguda; ara-C, citosina arabinosídeo; ATO, trióxido de arsênio; ATRA, ácido *all*-transretinoico; CR: remissão completa.
[a]De Bloomfield CD, James GW, Gottlieb A, *et al.* Treatment of acute myelocytic leukemia: a study by cancer and leukemia group B. *Blood* 1981;58:1203-1212 e Bob L, Gert JO, Wim van P, *et al.* High-dose daunorubicin in older patients with acute myeloid leukemia. *N Engl J Med* 2009;361:1235-1248, com permissão.
[b]De Mayer RJ, Davis RB, Schiffer CA, *et al.* Intensive postremission chemotherapy in adults with acute myeloid leukemia. *N Engl J Med* 1994;331:896, com permissão.
[c]De Lo-Coco F, Avvisati G, Vignetti M, *et al.* Retinoic acid and arsenic trioxide for acute promyelocytic leukemia. *N Engl J Med* 2013;369:111-121, com permissão.

medular igual ou maior a 20% e mais de 5% de blastos são considerados portadores de doença residual. Os pacientes com doença persistente podem chegar à remissão após o segundo ciclo, geralmente menor, de citarabina e antraciclina (5 + 2). Sessenta a 70% dos pacientes obtêm a CR após a quimioterapia padrão de indução, com recuperação dos números de neutrófilos (ANC superior a 500/μL) e plaquetas (mais de 20.000/μL) em, em média, 21 a 25 dias após o início da terapia. A não obtenção da CR com a quimioterapia de indução pode ser provocada pela leucemia resistente ou a morte precoce. A mortalidade relacionada com terapia aumenta com a idade, o mau estado geral e a presença de disfun-

286 | Capítulo 27

ção orgânica subjacente e pode ser alta, de até 30 a 40% em pacientes idosos. A leucemia resistente está associada à doença hematológica prévia e à citogenética adversa, ambas mais comumente encontradas em idosos.

Os pacientes, invariavelmente, apresentarão recidiva caso não recebam terapia adicional após a obtenção da CR. Por outro lado, o tratamento pós-remissão pode gerar uma taxa de cura de até 40%. Estratégias comumente usadas na consolidação incluem citarabina em dose alta (HDAC) ou o transplante alogênico de células-tronco. A HDAC (Tabela 27-4) pode sobrepujar a resistência às doses convencionais da droga, levando à CR em aproximadamente 40% dos pacientes com leucemia resistente. Com base nisso, ensaios acerca da consolidação com HDAC para a AML em primeira CR (CR1) foram realizados. O valor da consolidação com HDAC foi demonstrado no ensaio CALGB, que randomizou 596 pacientes em CR1 à consolidação com quatro ciclos de citarabina em dose convencional (100 mg/m²/dia × 5 dias), intermediária (400 mg/m²/dia × 5 dias) ou alta (3,0 g/m², total de seis doses em 5 dias). Entre os pacientes com idade igual ou menor a 60 anos, a sobrevida livre de progressão em 4 anos foi de 44% naqueles submetidos ao tratamento de consolidação com HDAC contra 24% nos que receberam citarabina em dose convencional. Os pacientes com mais de 60 anos apresentaram resultados piores, independentemente do tipo de consolidação recebida, com menos de 20% de obtenção de remissão durável. A análise de subgrupo deste ensaio ressalta o importantíssimo papel da citogenética na previsão dos resultados da terapia de consolidação da AML. A probabilidade estimada de cura entre pacientes com citogenética favorável (t[8;21] e inv16) que receberam HDAC foi de 84% contra menos de 25% nos pacientes com citogenética desfavorável.

A HDAC pode causar neurotoxicidade significativa, principalmente disfunção cerebelar e, com menor frequência, sonolência ou confusão. A função cerebelar deve ser avaliada antes da administração de cada dose e o tratamento deve ser interrompido caso haja evidências de neurotoxicidade. Uma forma sensível de avaliação da função cerebelar é pedir para que o paciente assine seu nome no prontuário antes de cada dose. Outra toxicidade exclusiva da HDAC é a ceratite, que pode ser prevenida por meio da administração de colírio de dexametasona, 0,1%, duas gotas em cada olho, a cada 6 horas, desde o início até 48 horas após o término do tratamento com HDAC. Outras possíveis toxicidades da HDAC incluem erupção cutânea eritematosa, que tende a ser pior nas palmas das mãos e plantas dos pés, e a disfunção hepática.

Diversos ensaios examinaram o papel da consolidação com transplante alogênico em pacientes com menos de 55 a 60 anos com AML em CR1. Nestes estudos, o transplante foi associado à melhor sobrevida livre de leucemia em comparação à quimioterapia. No entanto, os estudos não mostraram, de forma consistente, a melhoria da OS, provavelmente porque o transplante é associado à maior mortalidade relacionada com o procedimento e também porque alguns pacientes que apresentam recidiva após a quimioterapia de consolidação podem ser salvos com o transplante. Estes ensaios também mostraram que grupo de risco citogenético foi o principal determinante da sobrevida, independentemente da realização de consolidação com quimioterapia ou transplante.

Os dados obtidos em ensaio clínicos permitem a realização de recomendações terapêuticas em alguns grupos. Uma vez que 60 a 70% dos pacientes com AML e risco favorável atingem a sobrevida em 3 anos com a consolidação intensa que inclui a HDAC, a quimioterapia é o tratamento de escolha neste grupo. Por outro lado, os pacientes com risco mau apresentam sobrevida livre de doença muito baixa com a quimioterapia convencional. Nestes pacientes, o transplante alogênico na CR1 é o tratamento de escolha, caso um irmão compatível ou doador compatível não aparentado (MUD) possa ser identificado. O tratamento ideal em pacientes com risco intermediário não foi determinado. A quimioterapia e o transplante alogênico de células-tronco de consolidação são estratégias pós-remissão bem-aceitas em pacientes com risco intermediário.

A recidiva da AML após quimioterapia convencional geralmente acontece em 3 anos. O risco de recidiva mais de 5 anos após o diagnóstico é de 5% ou menos. Nos pacientes com recidiva da AML e naqueles que não atingem a CR apesar da quimioterapia ideal de indução, a única opção terapêutica com potencial curativo é o transplante de células-tronco. Nos pacientes com doador de HLA compatível, o transplante alogênico é o tratamento de escolha naqueles com menos de 60 anos de idade. Resultados recentes com esquemas de menor

Leucemias Agudas | 287

intensidade sugerem que, na ausência de problemas médicos graves, os pacientes mais velhos podem ser submetidos ao transplante alogênico com segurança. No entanto, a recidiva é comum e apenas 20 a 30% dos transplantados em segunda CR (CR2) são curados. A condição da doença ao transplante (CR2 contra recidiva) e a presença ou ausência de doença do enxerto *versus* o hospedeiro são os mais importantes fatores prognósticos. Uma vez que os resultados são maus quando os pacientes são transplantados com AML ativa, geralmente se tenta obter a CR antes do transplante. Esquemas quimioterápicos de resgate para a doença recidivante ou refratária incluir HDAC ± uma antraciclina, etoposídeo com mitoxantrona ou esquemas contendo fludarabina. A participação em um ensaio clínico é altamente recomendada.

O gentuzumab ozogamicina (Mylotarg), um anticorpo recombinante humanizado anti-CD33 conjugado ao agente citotóxico caliqueamicina, foi aprovado pela *Food and Drug Administration* (FDA) dos Estados Unidos em 2000 para o tratamento da recidiva da AML em pacientes com 60 anos de idade ou mais. O CD33 é encontrado em blastos leucêmicos em mais de 80% dos pacientes com AML e é, também, expresso por progenitores hematopoiéticos comprometidos. Quando o anticorpo se liga ao CD33, a caliqueamicina é internalizada, provocando a morte celular. O gentuzumab ozogamicina foi retirado do mercado em 2010 por problemas de segurança ocorridos em um ensaio randomizado.

B. APL. A APL é um subtipo clínico e patológico distinto da AML, caracterizado por uma translocação recíproca entre os braços longos dos cromossomos 15 e 17. O ponto de ruptura do cromossomo 17 danifica o gene que codifica um receptor nuclear de ácido retinoico (RAR-α) e sua translocação, mais comumente para o cromossomo 15, gera uma proteína de fusão, a PML-RAR-α. A detecção de PML-RAR-α está associada a bom prognóstico. De fato, os pacientes com APL que atingem a CR têm melhor sobrevida a longo prazo do que outros pacientes com AML. Em razão desta resposta única à terapia específica, diagnóstico rápido e preciso é crucial. Hoje é comumente aceito que as evidências moleculares de rearranjo PML-RAR-α são características desta doença, já que pode ser encontrado na ausência de t(15,17).

Assim que o diagnóstico de APL é estabelecido, é essencial identificar e tratar a **coagulopatia associada à APL**. Cinco a 10% dos pacientes com APL morrem em decorrência de complicações hemorrágicas durante a quimioterapia de indução e aproximadamente metade estes mortes ocorre na primeira semana de diagnóstico. Consequentemente, o monitoramento do desenvolvimento de DIC, com aferição dos níveis séricos de fibrinogênio 2 vezes ao dia e a reposição agressiva com crioprecipitado (5 a 10 unidades em caso de concentração de fibrinogênio inferior a 100 mg/dL) é uma prática clínica comum durante as primeiras semanas de tratamento da APL. Os pacientes podem também precisar da transfusão liberal de plasma fresco congelado. Na presença de coagulopatia ou sangramento, o número de plaquetas deve ser mantido acima de 30 a 50.000/μL.

A APL é categorizada em três grupos de risco com base nos números de WBC e plaquetas: (1) baixo risco, com WBC ≤ 10.000/μL e plaquetas > 40.000/μL, (2) risco intermediário, com WBC ≤ 10.000/μL e plaquetas <40.000/μL e (3) alto risco, com WBC >10.000/μL. Os resultados da APL de risco intermediário e baixo são similares quando o trióxido de arsênio (ATO) é usado no tratamento de consolidação; assim, a APL é categorizada como de alto risco principalmente na presença de WBC > 10.000/μL e risco baixo/intermediário com WBC ≤ 10.000/μL. O tratamento da APL tem três fases: indução, consolidação e manutenção. O objetivo do tratamento de indução é a CR morfológica. A CR molecular (ausência de PML-RAR-α na medula óssea por RT-PCR) é o objetivo da consolidação.

Uma característica que diferencia a APL é sua sensibilidade ao ATRA. A vantagem da inclusão de ATRA na linha de frente de terapia da APL foi agora estabelecida de forma clara em diversos ensaios randomizados, com taxas de CR variando de 72 a 95% e sobrevida livre de doença de apenas 3 a 4 anos de 62 a 75%. Estes estudos também descobriram a sobrevida livre de doença é maior quando o ATRA é administrado concomitante à quimioterapia baseada em antraciclina. O ATRA com uma antraciclina, geralmente combinados à citarabina, continua o padrão de tratamento em pacientes com APL de alto risco.

Em alguns estudos, a citarabina foi omitida de esquemas de indução e/ou consolidação sem consequências. Em razão da ausência de ensaios randomizados, os resultados a longo prazo destes estudos são necessários para esclarecer o papel da citarabina no tratamento da APL. Um recente ensaio randomizado de fase III (APL0406) comparou o ATRA mais trióxido de arsênio (ATO) com ATRA mais idarrubicina na APL de risco baixo/intermediário. O braço experimental recebeu ATRA mais ATO todos os dias até a CR morfológica e, a seguir, o tratamento de consolidação com ATO por 5 dias por semana por 4 semanas a cada 8 semanas por 4 ciclos e ATRA todos os dias por 2 semanas a cada 4 semanas por 7 ciclos. O braço-controle foi submetido ao tratamento de indução com ATRA mais idarrubicina, a seguir, terapia de consolidação com ATRA mais idarrubicina e, então, tratamento de manutenção com ATRA e quimioterapia em baixa dose. A taxa de CR foi de 100% no braço ATRA mais ATO e de 95% no braço ATRA mais idarrubicina. As taxas de sobrevida livre de eventos em dois anos foram de 97% no braço ATRA mais ATO e de 86% no braço ATRA mais idarrubicina, confirmando a não inferioridade e, talvez, a superioridade do ATRA mais ATO na indução e consolidação da APL de risco baixo/intermediário. Com base nestes resultados, o ATRA mais ATO e ATRA mais idarrubicina são esquemas aceitáveis de indução nos pacientes com risco baixo/intermediário, mas ATRA mais ATO tende a ser preferido por sua eficácia e tolerabilidade.

A manutenção é a fase final do tratamento da APL. Diversos estudos mostraram que a adição da terapia de manutenção com ATRA e/ou a quimioterapia após a consolidação intensa pós-remissão está associada à maior sobrevida livre de doença e total. No entanto, muitas perguntas não foram respondidas. Há controvérsias acerca do benefício da terapia de manutenção em pacientes com APL que recebem ATO como parte da consolidação e estão em CR molecular após a consolidação. Além disso, o esquema ideal de manutenção ainda é desconhecido. Em um estudo, a combinação de ATRA (45 mg/m^2/dia, 15 dias a cada 3 meses) com 6-mercaptopurina (90 mg/m^2/dia por via oral) e metotrexato (15 mg/m^2/semana, por via oral) foi associada a menores taxas de recidiva, principalmente em pacientes com APL que apresentam alta contagem de WBC. Uma abordagem para o tratamento de pacientes com APL recém-diagnosticada é resumida no algoritmo da Figura 27-1.

A avaliação da resposta inicial ao tratamento de indução deve ser feita por meio de aspiração e biópsia da medula óssea à recuperação da contagem (aproximadamente 5 semanas

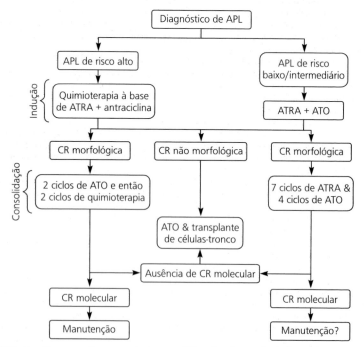

Figura 27-1. Algoritmo proposto para pacientes com APL recém-diagnosticada (leucemia promielocítica aguda). ATRA, ácido *all*-transretinoico; ATO, trióxido de arsênio; CR, remissão completa.

após o primeiro dia de indução). Graças aos efeitos de diferenciação do ATRA, a avaliação da resposta inicial (biópsia de medula óssea aos 14 dias) é dúbia. O objetivo do tratamento de indução é a CR morfológica. Neste momento, os resultados dos estudos citogenéticos geralmente são normais. A PCR para PML-RAR-α geralmente é positiva nesta hora e não é considerada falência de indução. A CR molecular (negatividade à PCR) é o objetivo do tratamento de consolidação; assim, a avaliação da CR molecular deve ser feita após, pelo menos, 2 ciclos de consolidação. Os pacientes que não atingiram a remissão molecular ao término da consolidação devem ser submetidos à terapia de resgate (discutida no próximo texto). A RT-PCR deve ser usada para monitorar a recidiva da doença e a detecção do transcrito de PML-RAR-α é motivo para considerar a administração da terapia de resgate.

Os dois fatores mais importantes que afetam as taxas de CR e sobrevida em pacientes com APL são a idade e o número de WBC ao diagnóstico. A idade menor do que 30 anos e o número de WBC inferior a 5.000 a 10.000/µL são fatores prognósticos favoráveis. Por outro lado, diversas outras características biológicas, como o tipo de isoforma de PML-RAR-α, outras anomalias cariotípicas e expressão do transcrito recíproco de RARα-PML, não parecem influenciar o resultado. Dados recentes sugerem que a expressão do antígeno CD56 em promielócitos está associada a maior risco de recidiva.

Embora o ATRA geralmente seja bem-tolerado, alguns pacientes desenvolvem uma complicação única, chamada **síndrome do ácido retinoico** (RAS). A RAS tende a ocorrer logo após o início da administração de ATRA (7 a 12 dias) e seu diagnóstico é clínico. A síndrome é caracterizada por febre não explicada (80%), ganho de peso (50%), desconforto respiratório (90%), infiltrados pulmonares (80%), derrame pleural (50%) ou pericárdico (20%), hipotensão (10%) e insuficiência renal (40%). A RAS é a toxicidade mais grave da ATRA e, geralmente, mas nem sempre, está associada ao desenvolvimento de hiperleucocitose. Sua incidência é de 6 a 25% e a mortalidade é variável (7 a 27%). A melhor abordagem para prever, prevenir ou tratar esta síndrome não foi estabelecida. A instituição precoce de corticosteroides (dexametasona, 10 mg por via intravenosa [i.v.] duas vezes por dia) simultaneamente à citorredução (quimioterapia de indução ou hidroxiureia) é associada à rápida resolução da síndrome na maioria dos pacientes. A interrupção da administração de ATRA é uma prática comum após o aparecimento da RAS. A RAS não foi observada quando o ATRA foi dado como terapia de manutenção.

Aproximadamente 10 a 25% dos pacientes submetidos à terapia baseada em ATRA apresentam recidiva. A duração da primeira CR e a obtenção da segunda remissão PCR negativa após a reindução são determinantes prognósticos. A primeira escolha na terapia de resgate geralmente é o ATO. Em um ensaio norte-americano, 85% dos pacientes tratados que apresentaram recidiva da APL e foram submetidos ao tratamento com ATO obtiveram a CR, dos quais 91% apresentaram remissão molecular. No entanto, a maioria dos pacientes tem recidiva sem outra terapia, o que pode incluir um ciclo adicional de ATO, quimioterapia e/ou transplante autólogo ou alogênico de células-tronco. As toxicidades do ATO incluem prolongamento do intervalo QT, que raramente pode provocar *torsades de pointes*, e a síndrome de diferenciação da APL, que é similar à RAS.

Os pacientes com APL que são submetidos ao transplante autólogo de células-tronco durante a segunda remissão apresentam sobrevida livre de leucemia em 7 anos de 30%. No entanto, após a estratificação de acordo com os resultados de PCR da medula enxertada, parece que os pacientes transplantados com células medulares negativas para PML-RAR-α tendem a apresentar remissões clínicas e moleculares prolongadas. Por outro lado, a recidiva após o transplante autólogo é inevitável em pacientes com PCR persistentemente positiva após a reindução e a terapia de consolidação. O transplante alogênico de células-tronco pode ser a modalidade terapêutica preferida neste caso.

C. ALL. Os subtipos clinicamente significativos de ALL são definidos pelo imunofenótipo (progenitor de linfócitos B, linfócitos B e linfócitos T) determinado por citometria de fluxo. Como na AML, a citogenética tem valor prognóstico e terapêutico essencial. A translocação entre os cromossomos 12 e 21 (com geração da proteína de fusão TEL [TEL-AML], t[12;21]), encontrada em 25% das ALL pediátricas, mas raramente na ALL adulta, é associada a bom prognóstico. A citogenética associada ao prognóstico mau inclui anomalias de 11q23 (leucemia de linhagem mista [MLL]) e presença do cromossomo Philadelphia (Ph) (proteína de fusão BCR-ABL, t[9;22]).

290 | Capítulo 27

A subtipagem precisa da ALL é essencial ao tratamento adequado. Aproximadamente 70 a 75% dos pacientes apresentam ALL com precursor de linfócitos B, 20 a 25% ALL com linfócitos T e cerca de 5% têm ALL de linfócitos B maduros. A **ALL de linfócitos B maduros** expressa imunoglobulina de membrana e é caracterizada por t(8;14), que gera uma fusão do oncogene *myc* com parte do gene da cadeia pesada de imunoglobulina. Translocações variantes envolvem o *myc* e genes de cadeias leves (t[2;8), t[8;22]). A ALL de linfócitos B maduros é o equivalente leucêmico do linfoma de Burkitt e é arbitrariamente definido pela presença de mais de 20% de blastos na medula óssea. A ALL de linfócitos B/Burkitt é uma neoplasia de proliferação rápida e o tratamento geralmente é complicado pela TLS. O tratamento da ALL de linfócitos B maduros difere daquele de outros tipos de ALL pela administração da quimioterapia intensa por um período relativamente curto (2 a 8 meses) sem quimioterapia de manutenção. Componentes importantes desta terapia incluem altas doses totais de ciclofosfamida e/ou ifosfamida administrada em frações por diversos dias, junto com HDAC e alta dose de metotrexato. A adição do anticorpo monoclonal anti-CD20 rituximab ao esquema quimioterápico parece melhorar a taxa de CR e sobrevida livre de doença. A quimioterapia intratecal é incluída na terapia da ALL de linfócitos B maduros, já que, sem profilaxia adequada, a recidiva no CNS é comum. Com uma combinação agressiva de quimioterapia e terapia intratecal, 50 a 70% dos pacientes atingem a sobrevida livre de doença a longo prazo.

O tratamento da **ALL de progenitores de linfócitos B e linfócitos T** em adultos foi adaptado a partir de esquemas desenvolvidos para a ALL de alto risco da infância. A terapia é composta por quatro componentes: indução, consolidação e manutenção, assim como profilaxia do CNS. Para a indução, combinações de vincristina, prednisona ou dexametasona, L-asparaginase e uma antraciclina geram taxas de CR de 75 a 90%. A inclusão de ciclofosfamida e citarabina parece aumentar a taxa de CR e a duração da remissão, principalmente entre os pacientes com ALL de linfócitos T. A terapia padrão de consolidação é feita com diversos ciclos de quimioterapia que inclui agentes usados durante a indução, junto com antimetabólitos, como 6-mercaptopurina e metotrexato. Diversos ensaios examinaram o papel da consolidação intensa, incluindo HDAC e altas doses de metotrexato. Os pacientes com ALL Ph+ são beneficiados pela incorporação de um inibidor de tirosina quinase (TKI) BCR-ABL, como imatinib, no esquema terapêutico.

Embora a recidiva no CNS seja muito incomum na AML, na ausência de profilaxia específica, seu risco é superior a 10%; portanto, a terapia de consolidação geralmente inclui a quimioterapia intratecal e a irradiação craniana. No entanto, a irradiação craniana pode ser associada a sequelas neurológicas a longo prazo, incluindo alterações cognitivas. Estudos recentes indicam que a combinação da profilaxia intratecal e da quimioterapia com penetração no CNS é associada ao risco de recidiva no CNS similar ao obtido com a profilaxia intratecal e a radioterapia craniana.

Nos pacientes com ALL de progenitores de linfócitos B e linfócitos T, a indução e consolidação geralmente ocupam os primeiros 6 meses após o diagnóstico. Os pacientes então passam a receber quimioterapia de manutenção. O esquema mais comumente usado inclui a administração diária oral de 6-mercaptopurina, a administração semanal oral de metotrexato, uma única dose intravenosa de vincristina 1 vez ao mês e 5 dias de prednisona por mês. A terapia de manutenção é continuada até 24 a 36 meses após o diagnóstico. Com esta abordagem, a probabilidade de sobrevida livre de doença em 5 anos é de aproximadamente 25 a 50%.

Além da importância da citogenética na determinação do resultado da ALL, o número de leucócitos e a idade à apresentação têm significado prognóstico independente em modelos multivariáveis. Outro importante fator é a taxa de depuração de blastos; os pacientes que atingem a CR rapidamente apresentam maior probabilidade de obtenção da remissão durável. Com base em dados do CALGB, a ALL de progenitores de linfócitos B e linfócitos T em adultos pode ser dividida em três grupos prognósticos. Os pacientes de risco bom são caracterizados pela presença de todos os seguintes: ausência de citogenética adversa; idade inferior a 35 anos; número de WBC à apresentação inferior a 30.000/μL; e obtenção de remissão nas primeiras 4 semanas após o diagnóstico. Estes pacientes apresentam probabilidade de 50 a 75% de sobrevida livre de doença em 3 anos com a quimioterapia, de modo que o transplante é reservado à recidiva. Os pacientes de risco mau são caracterizados por qualquer dos seguintes: citogenética adversa (principalmente t[9;22]); nos ALL com progenitores de linfócitos B, número de WBC à apresentação superior a 100.000/μL; mais de 4 semanas para

Leucemias Agudas | 291

obtenção de CR; e idade superior a 60 anos. Nestes pacientes, a sobrevida livre de doença em 3 anos é de 0 a 20% com a quimioterapia convencional, de modo que o transplante alogênico é o tratamento de escolha em indivíduos com menos de 60 anos de idade com doadores histocompatíveis. Pacientes mais velhos podem ser candidatos ao transplante alogeneico caso estejam em boas condições de saúde. Apesar da não realização de ensaios randomizados para avaliação dos efeitos da manutenção com TKI após o transplante de células-tronco em pacientes com ALL Ph+, diversos pequenos estudos sugerem que a manutenção com TKI resulta em melhor DFS e OS na ALL Ph+. Os demais pacientes de risco intermediário representam aproximadamente um terço de todos os casos de ALL e incluem, principalmente, os pacientes com menos de 60 anos e ALL de progenitores de linfócitos B. Nestes pacientes, a quimioterapia é o tratamento de escolha, já que não foi comprovado que o transplante aumenta a sobrevida.

A maioria dos pacientes adultos com ALL apresenta recidiva da doença. A reindução é mais eficaz caso o paciente esteja em CR por mais de 1 ano antes da recidiva. Esquemas quimioterápicos de resgate podem incluir HDAC, etoposídeo ou agentes alquilantes. O análogo de araguanosina nelarabina é ativa na recidiva da ALL de linfócitos T. Como nos pacientes com recidiva de AML, o transplante alogênico de células-tronco apenas pode ser curativo em pacientes com ALL recorrente; os pacientes elegíveis que obtêm a segunda remissão devem ser submetidos ao procedimento o mais rápido possível.

Nos últimos anos houve avanços significativos na imunoterapia da ALL. A maioria das ALLs é pré-B, com mais de 90, 80 e 50% expressando CD19, CD22 e CD20, respectivamente. A imunoterapia para a ALL pode ser classificada em quatro categorias: (1) com ausência de anticorpos, (2) ligantes biespecíficos de linfócitos T (*bispecific T cell engagers*, BiTE), (3) a terapia baseada em receptor quimérico de antígeno (CAR) de linfócitos T e (4) imunotoxinas. Diversos estudos mostraram que a adição de rituximab à indução e consolidação da ALL pré-B CD20+ melhora a DFS e a OS. O rituximab está sendo avaliado em um ensaio randomizado em pacientes com ALL negativa para o cromossomo Ph CD20+. O agente experimental blinarumomab, um BiTE CD19, é um dos novos tratamentos da ALL mais promissores. Foi demonstrada sua atividade na eliminação da doença residual mínima e alta taxa de CRs em pacientes com ALL recidivante. A imunoterapia baseada em CAR CD19 é outro novo tratamento para a ALL. Diversos estudos em fase inicial mostram resultados promissores. Várias pesquisas usando a imunotoxina CD 19 estão em fase inicial de desenvolvimento.

D. Acometimento do CNS por leucemia aguda. Os pacientes com leucemia aguda que desenvolvem sintomas ou sinais neurológicos devem ser avaliados com tomografia computadorizada (CT) ou ressonância magnética (MRI) de crânio e, na ausência de uma lesão em massa, ser submetidos à punção lombar. O liquor deve ser enviado para pesquisa de glicose, proteína, culturas de rotina, coloração de Gram, antígeno criptocóccico, contagem celular com diferencial e citologia. Na ausência de contaminação por sangue periférico, os pacientes com blastos no liquor devem receber a quimioterapia intratecal, preferencialmente através de reservatório de Ommaya. A radioterapia craniana pode também ser considerada. A terapia intratecal pode incluir metotrexato, 12 a 15 mg, ou citarabina, 50 a 100 mg. As drogas não devem ter conservantes e ser estéreis. A citologia e a contagem celular com diferencial em *cytospin* devem ser repetidas a cada tratamento intratecal até a ausência de blastos. A terapia intratecal é feita 2 vezes por semana até a depuração de blastos e, então, 1 vez ao mês por 6 a 12 meses.

O aparecimento súbito de paralisia não explicada de nervos cranianos em um paciente com leucemia aguda geralmente é provocado pela leucemia do CNS, independentemente da demonstração da presença de blastos no líquor. Tais pacientes devem ser tratados como descrito acima. Uma vez que a recidiva isolada da leucemia no CNS geralmente ocorre logo após a recidiva sistêmica, a quimioterapia de resgate seguida pelo transplante alogênico deve ser considerada em caso de recidiva com acometimento do CNS.

IV. COMPLICAÇÕES E TRATAMENTO DE SUPORTE

A. Transfusões. Praticamente todos os adultos com leucemia aguda precisam de suporte com múltiplas transfusões de plaquetas e hemácias. Na ausência de sangramento, as transfusões de plaquetas podem não ser realizadas com segurança até que a contagem de plaquetas seja menor ou igual a 10.000/µL. Os pacientes que apresentam sangramento ou precisam de um procedimento cirúrgico devem ser apresentar contagem de plaquetas acima de 50.000/µL

292 | Capítulo 27

(acima de 100.000/μL em caso de sangramento do CNS). A menstruação deve ser suprimida para redução da perda de sangue uterino. O limiar para realização da transfusão de hemácias pode variar de paciente para paciente. A política da *Washington University* é transfundir sangue para manter o nível de hemoglobina superior a 8 g/dL. No entanto, os pacientes mais jovens podem tolerar níveis menores, enquanto os idosos e aqueles em condições graves podem precisar de um limiar maior para a transfusão de hemácias. A hipofibrinogenemia, geralmente causada pela DIC ou pelo tratamento com L-asparaginase, deve ser tratada com crioprecipitado quando a concentração de fibrinogênio fica abaixo de 100 mg/dL. Todos os hemoderivados devem ser irradiados (2.850 cGy) para prevenção da ocorrência de doença do enxerto-*versus*-hospedeiro relacionada com transfusão.

A má resposta à transfusão de plaquetas pode ocorrer quando a contaminação dos hemoderivados por leucócitos provoca aloimunização. A imunidade às plaquetas pode ser reduzida pela transfusão de hemoderivados com redução de leucócitos e pela minimização do número de transfusões recebidas por um indivíduo. Os pacientes com incrementos inadequados às transfusões de plaquetas podem responder a produtos de HLA compatível. Os familiares são uma possível fonte de produtos de HLA compatível, embora o uso de produtos de doadores aparentados possa aumentar o risco de rejeição de um transplante alogênico subsequente de células-tronco de irmão doador.

Deve-se tentar prevenir a infecção por citomegalovírus (CMV) relacionada com transfusão em qualquer paciente que possa ser candidato ao transplante alogênico, já que a reativação do CMV após este procedimento pode provocar doença grave ou fatal. Para tanto, os pacientes com sorologia negativa para CMV devem receber produtos coletados de doadores também negativos. Em caso de indisponibilidade de tais produtos, o risco de transmissão de CMV pode ser reduzido pela leucorredução dos produtos plaquetários. Os pacientes que apresentam sorologia positiva para CMV podem receber hemoderivados de doadores positivos ou negativos.

B. Infecção. A infecção é a principal causa de morte de pacientes com leucemia aguda. Estes pacientes são muito suscetíveis a infecções, principalmente em decorrência de prolongados períodos de neutropenia. Além disso, os cateteres permanentes e o comprometimento das barreiras mucosas (mucosite ou enterite causada por quimioterapia) são portas de entrada para agentes infecciosos. Uma vez que a maioria das infecções é oriunda da própria flora microbiana do paciente, procedimentos rigorosos de isolamento não são necessários. No entanto, a boa lavagem das mãos é sempre importante e os pacientes devem usar máscara quando em aglomerações de pessoas. As infecções alimentares são muito incomuns e é razoável proibir apenas o consumo de carne não cozida.

A profilaxia antimicrobiana durante períodos de neutropenia e/ou imunossupressão pode reduzir a incidência de algumas infecções virais, fúngicas e bacterianas. O aciclovir (400 mg por via oral [PO] 3 vezes ao dia ou 125 mg/m^2 i.v. 2 vezes ao dia) é recomendado em pacientes com histórico de lesões ou sorologia positiva para herpes simplex. Os pacientes com ALL submetidos a longos tratamentos com corticosteroides e, assim, são suscetíveis à pneumonia por *Pneumocystis*. Estes pacientes devem receber a profilaxia contra *Pneumocystis* com trimetoprima/sulfametoxazol, 1 comprimido de potência dupla (DS) 2 vezes ao dia por 2 dias por semana, dapsona, 100 mg por dia, ou pentamidina em aerossol, 300 mg ao mês. Durante os períodos de neutropenia ou uso prolongado de corticosteroide, a nistatina (15 mL, suspensão oral, 5 vezes ao dia) ou o clotrimazol em pastilha (5 vezes ao dia) pode reduzir a candidíase oral. O uso de outros antibióticos para a profilaxia de infecções é controverso. As fluoroquinolonas de administração oral reduzem o risco de infecção por organismos Gram-negativos em são associadas a maior risco de bacteriemia Gram-positiva e infecção por *Pseudomonas aeruginosa* resistente à fluoroquinolona. Uma vez que não foi demonstrado que a profilaxia com antifúngicos sistêmicos reduz o risco de mortalidade relacionada com o tratamento, seu uso rotineiro durante quimioterapia de indução não é recomendado.

A febre superior a 38,3°C em um paciente neutropênico (ANC menor do que 500/μL) requer avaliação e tratamento imediato, já que as infecções bacterianas podem se agravar rapidamente. Sangue e urina devem ser cultivados e a antibioticoterapia empírica de amplo espectro (cefepima ou ceftazidima, 1 g i.v.) deve ser instituída. A vancomicina deve ser adicionada nas seguintes indicações: mucosite grave, evidências de infecção relacionada ao cateter,

Leucemias Agudas | **293**

febre igual ou superior a 40°C, hipotensão ou colonização conhecida por estreptococos ou estafilococos resistentes. Os pacientes com alergia a β-lactâmicos podem receber aztreonam ou uma fluoroquinolona com vancomicina. Os pacientes febris com hipotensão ou desconforto respiratório devem receber pelo menos uma dose de um antibiótico aminoglicosídeo (gentamicina, 5 mg/kg i.v.). Em caso de persistência de febre e neutropenia por mais de 3 dias e ausência de identificação da fonte de infecção, a cobertura antifúngica empírica pode ser adicionada (caspofungina, 70 mg i.v, dose de ataque × 1 então 50 mg i.v. por dia ou fluconazol, 400 mg i.v por dia). Os pacientes febris com leucemia aguda recém-diagnosticada ou em recidiva devem receber a antibioticoterapia empírica de amplo espectro sejam ou não neutropênicos.

Após a instituição, a antibioticoterapia é mantida até a recuperação do número de neutrófilos (ANC acima de 500/μL), mesmo em caso de resolução da febre. Caso contrário, a escolha e a duração da terapia antimicrobiana são determinadas pela fonte de infecção. A bacteriemia é tratada por meio da administração de antibióticos por 10 a 14 dias. Os cateteres permanentes devem ser removidos em caso de fungemia, bacteriemia persistente ou bacteriemia causada por *Staphylococcus aureus* ou *Pseudomonas*. Os pacientes com histórico de infecção por *Aspergillus* ou *Mucor* sp. devem ser submetidos à terapia antifúngica prolongada, principalmente em caso de provável desenvolvimento de neutropenia profunda durante as quimioterapias subsequentes.

A **tiflite** (enterocolite neutropênica) é uma síndrome de inflamação do cólon direito em pacientes neutropênicos. A síndrome causa febre e dor e sensibilidade abdominal que podem mimetizar a apendicite. A etiologia não foi esclarecida. O tratamento é feito com antibiótico de amplo espectro, incluindo cobertura anaeróbica e sucção nasogástrica. A intervenção cirúrgica é reservada aos pacientes com perfuração intestinal ou suspeita de necrose intestinal.

C. Fatores de crescimento. O uso de fatores de crescimento mieloide na leucemia aguda continua controverso, apesar da realização de diversos ensaios randomizados. O tratamento com fator estimulador de colônias de granulócitos (G-CSF) ou fator estimulador de colônias de granulócitos e macrófagos (GM-CSF) após a quimioterapia de indução reduz a duração da ANC inferior a 500/μL em 3 a 6 dias. A duração da hospitalização e o uso de antibiótico também diminuíram com a administração de fatores de crescimento. Embora a eficácia da quimioterapia não seja comprometida pelo uso destes agentes, a maioria das evidências indica que os fatores de crescimento não aumentam a probabilidade de CR ou sobrevida a longo prazo. De modo geral, os fatores de crescimento são reservados aos pacientes idosos ou aqueles com infecção grave.

D. Acesso intravenoso. Todos os pacientes com leucemia aguda devem ser submetidos à colocação de um cateter venoso central. Os cateteres temporários, como o cateter de Hohn, geralmente são escolhidos porque a febre, a coagulopatia ou os maus incrementos com a transfusão de plaquetas representam contraindicações relativas à colocação de cateteres de diâmetro e permanência maior.

E. Síndrome de lise tumoral. A TLS (Capítulo 35) é uma complicação da rápida degradação do tumor após a quimioterapia. Clinicamente, é caracterizada por hiperuricemia, hipercalemia, hiperfosfatemia, hipocalcemia e insuficiência renal oligúrica aguda. Os fatores de risco para o desenvolvimento de TLS incluem ALL de linfócitos B, WBC superior a 50.000/μL, LDH acima de 1.000 lU/L, disfunção renal e elevação da concentração de ácido úrico ou fósforo antes do tratamento. Todos os pacientes com leucemia aguda recém-diagnosticada devem ser vigorosamente hidratados para manter o débito urinário acima de 2,5 L/dia e o balanço hídrico deve ser bem monitorado. Caso a função renal do paciente seja normal, o alopurinol, em dose de 600 mg, é dado um dia dia antes da quimioterapia, e, a seguir, em dose de 300 mg por dia, até que o número de WBC seja inferior a 1.000/μL. Se a concentração de ácido úrico antes do tratamento seja superior a 9 mg/dL, a rasburicase pode ser usada em vez do alopurinol para a rápida redução destes níveis. Os pacientes em alto risco de desenvolvimento de TLS devem ser submetidos ao monitoramento de eletrólitos, cálcio, magnésio e fósforo 2 a 3 vezes por dia nos primeiros 2 a 3 dias de quimioterapia de indução.

V. ACOMPANHAMENTO. Os pacientes que estão em CR após a terapia de indução e consolidação precisam ser acompanhados com cuidado. O maior risco de recidiva da leucemia aguda ocorre nos primeiros 3 anos de término do tratamento. Neste período, os pacientes devem ser

294 | Capítulo 27

avaliados por meio de anamnese, exame físico e hemograma completo (CBC) a cada 2 a 3 meses. A biópsia de medula óssea deve ser rotineiramente repetida a cada 3 a 6 meses ou em caso de redução dos números de células no sangue ou observação de blastos no sangue periférico. Já que os pacientes podem apresentar recidiva da doença em sítios extramedulares, lesões suspeitas em pele ou tecido mole devem ser biopsiadas para descartar o sarcoma granulocítico e novos déficits neurológicos devem ser avaliados em técnicas de diagnóstico por imagem do cérebro e punção lombar para descartar a leucemia do CNS. O monitoramento molecular da APL (ou seja, RT-PCR para PML-RAR-α) deve ser realizado a cada 2 a 3 meses por 3 anos após a consolidação em pacientes com alto risco de recidiva, principalmente aqueles com número de WBC à apresentação superior a 10.000/μL. A recidiva de leucemia aguda é muito incomum após, aproximadamente, 5 anos e, após este período, o acompanhamento pode ser realizado com menor frequência.

VI. EPIDEMIOLOGIA E FATORES DE RISCO. Aproximadamente 13.000 novos casos de leucemia aguda são diagnosticados nos Estados Unidos a cada ano. A incidência anual da AML é de cerca de 3,5 por 100.000 e da ALL é de aproximadamente 1,5 por 100.000 pessoas. Embora a leucemia aguda represente apenas 5% de todos os novos casos de câncer, é a causa mais comum de morte por câncer em pessoas com menos de 35 anos de idade. A ALL apresenta distribuição etária bimodal. A maioria dos casos ocorre na infância, com pico de incidência em aproximadamente 5 anos de idade, e há um segundo aumento de incidência após os 60 anos de idade. A incidência da AML aumenta de forma gradual após os 50 anos e a idade mediana é de aproximadamente 65 anos.

Menos de 5% dos casos de leucemia aguda podem ser atribuídos à exposição prévia a um agente leucemogênico. A radiação ionizante e o benzeno são claramente associados a maior risco de AML aguda, com latência média de aproximadamente 5 anos. Duas classes de agentes quimioterápicos estão associadas a maior risco de leucemia aguda (leucemia secundária). Os agentes alquilantes podem provocar AML cerca de 4 a 8 anos após a exposição. A AML que surge neste caso tende a ser associada à MDS prévia e à citogenética adversa, principalmente anomalias dos cromossomos 5 e 7. Os inibidores de topoisomerase II, como o etoposídeo ou as antraciclinas, são associados à AML ou à leucemia de linhagem mista (MLL) com latência curta (1 a 2 anos) sem doença hematológica prévia. As anomalias citogenéticas mais comumente associadas aos inibidores de topoisomerase II envolvem o gene MLL em 11q23. Em razão do mau prognóstico da leucemia relacionado com o tratamento, o transplante alogênico na primeira CR deve ser considerado em caso de disponibilidade de doador.

Raras famílias com predisposição genética à leucemia aguda foram descritas, mas, na vasta maioria dos casos, não há um risco hereditário claro. No entanto, leucemia aguda ocorre com maior frequência em membros de famílias nas quais a doença seria provavelmente esperada. Os irmãos consanguíneos têm, aproximadamente, risco 2 vezes maior de desenvolvimento da doença, e a taxa de concordância das leucemias infantis em gêmeos idênticos foi alta, de até 25%. O único agente infeccioso associado à leucemia aguda é o vírus T-linfotrópico humano (HTLV) 1, que provoca leucemia/linfoma de linfócitos T em humanos. As doenças congênitas associadas a maior risco de desenvolvimento de leucemia aguda incluem a síndrome de Down, as doenças relacionadas com maior fragilidade cromossômica (síndrome de Bloom e anemia de Fanconi) e as imunodeficiências (agamaglobulinemia ligada ao cromossomo X e ataxia telangiectasia).

VII. DIREÇÕES FUTURAS

A. Monitoramento da doença residual mínima. Após a indução da remissão, a maioria dos pacientes com leucemia aguda recebe diversos ciclos adicionais de quimioterapia agressiva com o objetivo de eliminação da leucemia subclínica. Uma técnica sensível e específica para a detecção da doença residual mínima (MRD) poderia trazer importantes informações prognósticas, permitindo decisões terapêuticas racionais. Como anteriormente discutido, o diagnóstico da MRD já tem um importante papel no tratamento da APL: a detecção do transcrito de fusão de PML-RAR-α após a terapia de consolidação identifica os pacientes em alto risco de recidiva clínica. O monitoramento da MRD em outros subtipos de AML é difícil, já que os rearranjos moleculares passíveis de PCR foram encontrados em uma proporção relativamente pequena de pacientes. A citometria de fluxo com múltiplas cores pode ser usada na detecção de imunofenótipos leucêmicos anormais. O monitoramento da MRD na ALL é facilitado pela presença de genes clonotípicos do receptor de linfócitos T ou rearranjos no gene da

Leucemias Agudas | 295

cadeia pesada de imunoglobulina. Além disso, a presença de BCR-ABL pode ser acompanhada em pacientes com ALL Ph+. No entanto, o papel do monitoramento da MRD e a necessidade de obtenção de ausência de MRD na AML e na ALL ainda precisam ser definidos.

B. Identificação de fatores prognósticos moleculares. Embora tenha sido comprovado que a citogenética é extremamente valiosa na estratificação de risco dos pacientes com leucemia aguda, ainda há uma proporção significativa de pacientes que caem no grupo "intermediário" ou indeterminado. Marcadores moleculares além das mutações em FLT3-ITD, NPM1 e CEBPA estão sendo pesquisados para diferenciar os pacientes de risco intermediário que seriam beneficiados pela terapia mais agressiva, como o transplante de células-tronco. As mutações em IDH1/IDH2 e DNMT3A podem ser encontradas, respectivamente, em aproximadamente 15 e 30% dos NK-AML. A importância prognóstica destas mutações requer mais estudos. O perfil de expressão gênica usando a tecnologia de *microarray* e o sequenciamento completo do genoma/exoma pode melhorar a classificação dos pacientes em grupos de risco, assim como identificar novos alvos terapêuticos.

C. Novas terapias. Em razão da alta taxa de doença recidivante e resistente entre os adultos com leucemias agudas, a necessidade de tratamentos novos e eficazes é significativa. As novas drogas para o tratamento da recidiva da leucemia aguda incluem a clofarabina, um nucleosídeo purina com atividade na AML e na ALL, e o análogo da araguanosina nelarabina, que é ativo na recidiva da ALL de linfócitos T. O imatinib e outros inibidores da tirosina quinase BCR-ABL têm atividade sobre a ALL Ph+ e estão sendo investigados como parte da terapia de frente ou o tratamento de recidivas. Agentes promissores no tratamento da AML incluem os agentes hipometilantes azacitidina e decirabina, os inibidores de histona deacerilase, os inibidores de farnesil transferase, os inibidores de *FLT3* e a droga imunomoduladora lenalidomida. Muitos destes novos agentes estão sendo pesquisados para o tratamento de idosos com AML, nos quais as terapias atuais são bastante tóxicas e, de modo geral, ineficazes. A imunoterapia baseada em BiTE e CAR pode mudar profundamente o paradigma terapêutico da ALL.

LEITURA SUGERIDA

Advani AS. New immune strategies for the treatment of acute lymphoblastic leukemia: antibodies and chimeric antigen receptors. *Hematology* 2013;2013:131–137.

Burnett AK, Goldstone AH, Stevens RM, *et al.* Randomised comparison of addition of autologous bone-marrow transplantation to intensive chemotherapy for acute myeloid leukaemia in first remission: results of MRC AML 10 trial. *Lancet* 1998;351(9104):700–708.

Byrd JC, Mrozek K, Dodge RK, *et al.* Pretreatment cytogenetic abnormalities are predictive of induction success, cumulative incidence of relapse, and overall survival in adult patients with de novo acute myeloid leukemia: results from Cancer and Leukemia Group B (CALGB 8461). *Blood* 2002;100(13):4325–4336.

Fenaux P, Chastang C, Chevret S, *et al.* A randomized comparison of all transretinoic acid (ATRA) followed by chemotherapy and ATRA plus chemotherapy and the role of maintenance therapy in newly diagnosed acute promyelocytic leukemia. *Blood* 1999;94(4):1192–1200.

Fenaux P, Le Deley M, Castaigne S, *et al.* European APL 91 Group. Effect of all transretinoic acid in newly diagnosed acute promyelocytic leukemia: results of a multicenter randomized trial. *Blood* 1993;82(11):3241–3249.

Frohling S, Schlenk RF, Breitruck J, *et al.* Prognostic significance of activating FLT3 mutations in younger adults (16 to 60 years) with acute myeloid leukemia and normal cytogenetics: a study of the AML Study Group. *Blood* 2002;100(13):4372–4380.

Hoelzer D, Thiel E, Loffler H, *et al.* Prognostic factors in a multicenter study for treatment of acute lymphoblastic leukemia in adults. *Blood* 1988;71(1):123–131.

Jabbour EJ, Estey E, Kantarjian HM. Adult acute myeloid leukemia. *Mayo Clin Proc* 2006;81:247–260.

Jabbour EJ, Faderl S, Kantarjian HM. Adult acute lymphoblastic leukemia. *Mayo Clin Proc* 2005;80:1517–1527.

Jaffe ES, Harris NL, Stein H, *et al.*, eds. *World Health Organization Classification of Tumours: Pathology and Genetics of Tumours of Haematopoietic and Lymphoid Tissues.* Lyon, France: IARC Press, 2001.

Larson R, Dodge R, Burns C, *et al.* A five-drug remission induction regimen with intensive consolidation for adults with acute lymphoblastic leukemia: cancer and leukemia group B study 8811. *Blood* 1995;85(8):2025–2037.

296 | Capítulo 27

Larson RA, Boogaerts M, Estey E, *et al.* Antibody-targeted chemotherapy of older patients with acute myeloid leukemia in first relapse using Mylotarg (gemtuzumab ozogamicin). *Leukemia* 2002;16(9):1627–1636.

Levis M. FLT3 mutations in acute myeloid leukemia: what is the best approach in 2013? *Hematology* 2013;2013:220–226.

Lo-Coco F, Avvisati G, Vignetti M, *et al.* Retinoic acid and arsenic trioxide for acute promyelocytic leukemia. *N Engl J Med* 2013;369:111–121.

Löwenberg B, Ossenkoppele GJ, van Putten W, *et al.* High-dose daunorubicin in older patients with acute myeloid leukemia. *N Engl J Med* 2009;361:1235–1248.

Mayer RJ, Davis RB, Schiffer CA, *et al.* Intensive postremission chemotherapy in adults with acute myeloid leukemia. *N Engl J Med* 1994;331(14):896–903.

Paschka P, Döhner K. Core-binding factor acute myeloid leukemia: can we improve on HiDAC consolidation? *Hematology* 2013;2013:209–219.

Pui CH, Evans WE. Acute lymphoblastic leukemia. *N Engl J Med* 1998;339:605–615.

Rebulla P, Finazzi G, Marangoni F, *et al.* The threshold for prophylactic platelet transfusions in adults with acute myeloid leukemia. *N Engl J Med* 1997;337(26):1870–1875.

Sanz MA, Tallman MS, Lo-Coco FL. Tricks of the trade for the appropriate management of newly diagnosed acute promyelocytic leukemia. *Blood* 2005;105:3019–3025.

Schiller G. High-risk acute myelogenous leukemia: treatment today … and tomorrow. *Hematology* 2013;2013:201–208.

Sievers EL, Larson RA, Stadtmauer EA, *et al.* Efficacy and safety of gemtuzumab ozogamicin in patients with CD33-positive acute myeloid leukemia in first relapse. *J Clin Oncol* 2001;19(13):3244–3254.

Soignet SL, Frankel SR, Douer D, *et al.* United states multicenter study of arsenic trioxide in relapsed acute promyelocytic leukemia. *J Clin Oncol* 2001;19(18):3852–3860.

Suciu S, Mandelli F, de Witte T, *et al.* Allogeneic compared with autologous stem cell transplantation in the treatment of patients younger than 46 years with acute myeloid leukemia (AML) in first complete remission (CR1): an intention-to-treat analysis of the EORTC/GIMEMAAML-10 trial. *Blood* 2003;102(4):1232–1240.

Tallman MS, Gilliland DG, Rowe JM. Drug therapy for acute myeloid leukemia. *Blood* 2005;106:1154–1163.

van Besien K. Allogeneic transplantation for AML and MDS: GVL versus GVHD and disease recurrence. *Hematology* 2013;2013:56–62.

Wetzler M, Dodge RK, Mrozek K, *et al.* Prospective karyotype analysis in adult acute lymphoblastic leukemia: the cancer and leukemia group B experience. *Blood* 1999;93(11):3983–3993.

Wheatley K, Burnett AK, Goldstone AH, *et al.* A simple, robust, validated and highly predictive index for the determination of risk-directed therapy in acute myeloid leukemia derived from the MRC AML 10 trial. *Br J Haematol* 1999;107(1):69–79.

28 Leucemias Crônicas

Rizwan Romee • Todd A. Fehniger

I. INTRODUÇÃO. As leucemias crônicas são cânceres das linhagens hematopoiéticas mieloides ou linfoides historicamente caracterizados por progressão indolente em comparação a seus correspondentes agudos. Embora a natureza indolente destas doenças leve a uma sobrevida mediana relativamente longa em comparação aos outros cânceres, as leucemias crônicas geralmente não são consideradas curáveis, exceto em alguns casos após o transplante autólogo de células hematopoiéticas (HCT). Revisamos aqui as características clínicas e as atuais abordagens terapêuticas às leucemias crônicas mais comuns, a leucemia mieloide crônica (CML) e a leucemia linfocítica crônica (CLL).

A CML é a leucemia crônica de derivação mieloide mais frequente e é categorizada como uma doença mieloproliferativa clonal de acordo com a classificação da Organização Mundial da Saúde (WHO). Esta doença é caracterizada por leucocitose do sangue periférico pela expansão de células mieloides de diferenciação normal e geralmente é encontrada de forma incidental em exames laboratoriais de rotina. A CML é digna de menção como a primeira leucemia identificada com rearranjo cromossômico clonal causal, t(9;22) ou cromossomo Philadelphia (Ph), que se justapõe à tirosina quinase *ABL* adjacente à região do grupamento de ponto de ruptura (*break point cluster, BCR*), gerando a proteína de fusão BCR-ABL. O tratamento da CML foi revolucionado nos últimos 15 anos pela inibição direcionada de BCR-ABL pelo inibidor de tirosina quinase mesilato de imatinib (Gleevec), que trouxe a primeira prova de princípio para a terapia de câncer com uma molécula pequena. A terapia da CML continua a evoluir rapidamente com o advento de novas gerações de pequenos inibidores moleculares de BCR-ABL e os desafios atuais incluem a definição da abordagem ideal para tratamento de pacientes com CML que desenvolvem resistência ou são incapazes de tolerar estes agentes.

A CLL é a leucemia linfoide mais comum e combinada ao linfoma linfocítico pequeno (SLL) como a neoplasia de linfócitos B maduros na classificação da WHO. Os avanços em nossa compreensão acerca da patofisiologia da CLL gerou uma nova perspectiva sobre a história natural, causas genômicas e importantes fatores prognósticos desta doença. Os aperfeiçoamentos da terapia inicial da CLL incluem uma combinação de agentes quimioterápicos com anticorpos monoclonais e, hoje, há opções terapêuticas expandidas para os pacientes com doença refratária aos análogos de purina, como a fludarabina, incluindo os inibidores de quinase, como o idelalisib (inibidor de PI3Kδ) e o ibrutinib (inibidor de BTK). Há evidências preliminares de atividade de outros novos agentes e o uso da imunoterapia parece bastante promissor.

II. LEUCEMIA MIELOIDE CRÔNICA (CML)

A. Epidemiologia. A CML é responsável por 14% de todas as leucemias e 20% das leucemias adultas, com uma incidência anual de 1,6 casos por 100.000 adultos. Desde o advento do imatinib, a taxa anual de mortalidade diminuiu para 1 a 2%. A idade mediana à apresentação é de 67 anos e a incidência aumenta com a idade. A etiologia não é clara; nenhuma correlação a gêmeos monozigóticos, geografia, etnia ou condição econômica foi observada. No entanto, um aumento significativo da incidência de CML foi notado entre os sobreviventes dos desastres atômicos em Nagasaki e Hiroshima, radiologistas e pacientes submetidos a radioterapia da coluna por espondilite anquilosante.

B. Patogênese. Historicamente, a CML foi a primeira doença em que uma anomalia cromossômica específica foi associada à patogênese: o encurtamento do cromossomo 22, chamado *cromossomo Philadelphia (Ph)*. Subsequentemente, o gene de fusão *BCR-ABL* causado pela translocação comum t(9;22) foi observado em 90 a 95% dos pacientes com CML. Esta fusão da serina quinase *BCR* (grupamento de ponto de ruptura, *break point cluster*) ao homólogo humano *ABL1* do oncogene do vírus da leucemia murina Abelson leva à atividade de tirosina quinase constitutiva de ABL e, assim, à desregulação da ação de múltiplas vias de transdução de sinal que controlam a proliferação celular e a apoptose. O BCR-ABL pode, também, atuar

297

298 | Capítulo 28

diretamente em sinais que levam à independência da sinalização externa de crescimento, modulação da adesão celular e reparo do DNA. As CML que realmente não apresentam a fusão do gene BCR-ABL são chamadas CML atípicas (aCML) e responsáveis por menos de 5% dos casos da doença. Recentemente, as mutações no gene do receptor do fator estimulador de colônias de granulócitos (G-CSF), chamado receptor de fator estimulador de colônias 3 (CSF3R) foram encontradas em 40% dos pacientes com aCML e as mutações na proteína ligante SET (SETBP1), em 25% de pacientes com aCML. É interessante notar que alguns casos de aCML apresentam mutações em ambos estes genes. Neste capítulo, porém, enfocaremos apenas a CML BCR-ABL-positiva.

C. Características clínicas e laboratoriais. Na maioria dos pacientes, a CML é diagnosticada de forma incidental. As constelações sintomáticas geralmente são causadas pela anemia e esplenomegalia concomitante: fadiga, saciedade precoce e sensação de plenitude abdominal, mas podem, também, incluir perda de peso, sangramento ou hematomas na doença avançada. A leucocitose com desvio mieloide é universal. Diferentemente dos casos de leucemia aguda, em que o retardo do amadurecimento é a regra, granulócitos em todos os estágios de maturação são observados nos esfregaços de sangue periférico. Anemia e trombocitose são comuns, embora a basofilia (superior a 7%) ocorra apenas em 10 a 15% dos pacientes. A atividade da fosfatase alcalina leucocitária (LAP) geralmente é reduzida, mas pode estar aumentada em infecções, estresse, remissão ou progressão à fase de blastos (BP). O diagnóstico é confirmado pela detecção do cromossomo Ph t(9;22) (q34.1;q11.21). Em cerca de 5% dos pacientes, a fusão *BCR-ABL* pode ser detectada sem a clássica citogenética do cromossomo Ph e, raramente, as translocações podem envolver três ou mais cromossomos. A medula óssea normalmente é hipercelular e desprovida de tecido adiposo. Todos os estágios de diferenciação mieloide estão presentes e os megacariócitos podem ser maiores, sugerindo que a CML de fase crônica é uma doença de maturação discordante, onde o retardo da maturação mieloide aumenta a massa de células mieloides.

D. História natural. A história natural da CML é um processo trifásico: uma fase crônica, uma an fase acelerada e a fase blástica. A maioria dos pacientes apresenta a fase crônica, caracterizada por acúmulo assintomático de células mieloides diferenciadas na medula óssea, no baço e no sangue periférico. Sem tratamento, os pacientes com CML quase invariavelmente progridem da fase crônica à fase acelerada e, por fim, à fase blástica, embora alguns pacientes em fase crônica evoluam diretamente para a fase blástica sem fase acelerada interveniente.

Nos 2 anos após o primeiro diagnóstico de CML, 5 a 15% dos pacientes não tratados entram em crise blástica. Nos anos subsequentes, a taxa anual de progressão aumenta para 20 a 25%, e a progressão comumente ocorre 3 a 6 anos após o diagnóstico.

A definição da CML em fase acelerada é baseada em diversas características clínicas e laboratoriais e é caracterizada pelo maior retardo da maturação. Os atuais critérios da WHO incluem pelo menos um dos seguintes: 10 a 19% de blastos no sangue periférico ou na medula óssea, concentração igual ou maior do que 20% de basófilos periféricos, trombocitopenia persistente inferior a 100.000/µL não relacionada com terapia, trombocitose persistente superior a 1.000.000/µL e não responsiva à terapia, aumento de tamanho do baço e maior número de leucócitos (WBC) não responsiva à terapia ou evidências citogenéticas de evolução clonal. Após a ocorrência da fase acelerada ou da crise blástica, o sucesso de qualquer tratamento cai de forma dramática.

Os atuais critérios da WHO para diagnóstico da fase blástica (também chamada crise blástica) incluem pelo menos um dos seguintes: número igual ou maior que 20% de blastos no sangue periférico ou na medula óssea, grandes focos de agrupamentos de blastos na biópsia de medula óssea ou doença extramedular.

Diversos modelos prognósticos (pontuação de Sokal, Hasford, sistema de estadiamento do *MD Anderson Cancer Center*) foram desenvolvidos para estratificação de pacientes em grupos com diferentes sobrevidas médias, usando variáveis como idade, tamanho do baço, contagem de plaquetas, porcentagem de blastos no sangue periférico, hematócrito, evolução clonal citogenética e sexo. Embora estes sistemas de pontuação tenham sido desenvolvidos antes do imatinib, a análise *post hoc* do Estudo Randomizado Internacional de Interferon contra STI-571 (IRIS, *International Randomized Study of Interferon vs. STI-571*) fez a validação inicial da pontuação de Sokal nesta população tratada com imatinib. Outros fatores preditivos do resultado derivados do estudo IRIS incluem a resposta a imatinib em 3, 12 e 18

Leucemias Crônicas | **299**

meses. A pontuação EUTOS, especificamente desenvolvida para prever a resposta em pacientes com CML submetidos ao tratamento inicial com imatinib, é relativamente simples e baseada apenas no tamanho do baço e na porcentagem de basófilos circulantes. Este sistema prevê melhor a remissão citogenética completa em 18 meses após início da terapia com imatinib, que é um importante fator preditivo dos resultados em pacientes com CML. No entanto, ainda precisa ser constatado se a pontuação EUTOS prevê a sobrevida/resposta em pacientes com CML sendo tratados com novos inibidores de tirosina quinase.

E. Tratamento da leucemia mieloide crônica: inibidores de tirosina quinase

1. Mesilato de imatinib (Gleevec). O imatinib é um inibidor direcionado de tirosina quinase (TKI), que antagoniza a atividade da tirosina quinase *ABL* assim como de *c-Kit* e dos fatores de crescimento derivados de plaquetas α e β. Em concentrações nanomolares, o imatinib interage com o sítio de ligação de adenosina trifosfato (ATP) da proteína de fusão BCR-ABL em conformação inativa, o que provoca a inibição competitiva. Isto praticamente abole, de forma completa, a autofosforilação de BCR-ABL, inativa a sinalização descendente desregulada por múltiplas vias, incluindo JAK-STAT, PI3K, RAS, AKT e ERK, o que, especificamente, inibe o crescimento de células progenitoras da medula óssea que são positivas para *BCR-ABL*.

A prática atual é instituir a terapia com imatinib em dose de 400 mg 1 vez ao dia; essa dose pode ser titulada até 600 mg 1 vez ao dia em caso de progressão da doença, ausência de resposta hematológica em 3 meses, ausência de resposta citogenética após 6 a 12 meses ou em caso de perda da resposta prévia com a dose de 400 mg. No ensaio IRIS de fase III, a dose inicial de 400 mg por dia, seguida pelo aumento para 400 mg 2 vezes ao dia caso necessário, resultou em 98% de resposta hematológica completa (CHR) e 87% de resposta citogenética completa (CCyR) em 60 meses, com estimativa de sobrevida em 5 anos de 90%. No entanto, esquemas com dosagens maiores, de 600 e 800 mg, não foram associadas a melhores resultados de sobrevida.

Os efeitos colaterais do mesilato de imatinib são geralmente brandos, mas incluem supressão hematológica (neutropenia, trombocitopenia e anemia), sintomas constitucionais (diarreia, edema e erupção cutânea) e raros danos orgânicos (transaminite, hifosfatemia e possível cardiotoxicidade). Estes sintomas podem, de modo geral, ser tratados dos com fatores de crescimento ou redução da dose, mas, ocasionalmente, requerem a interrupção breve ou permanente do tratamento.

2. Resistência ao imatinib. A resistência ao imatinib foi observada em 2 a 4% dos pacientes, anualmente, pelos primeiros 3 anos de tratamento e, a seguir, pode diminuir. Os mecanismos propostos incluem a aquisição de mutações pontuais no domínio SH1 da quinase *BCR-ABL*, superexpressão de BCR-ABL, ativação de vias independentes de BCR-ABL, incluindo quinases SRC, maior afluxo de imatinib por meio da bomba de resistência a múltiplas drogas (MDR) e citogenéticas progressivamente anormais. Destes, é provável que as mutações pontuais no domínio SH1 da quinase sejam os fatores mais proeminentes e mais de 50 mutações distintas foram documentadas em 42 a 90% dos casos resistentes. A alça de ligação ao ATP (alça P) e as mutações em T3151 são particularmente mais comuns em pacientes com CML em avançada fase. As mutações também foram encontradas *de novo* em pacientes não tratados em fase crônica, sugerindo que possam existir antes do tratamento e sejam lentamente selecionadas durante a terapia. Como as taxas de progressão caem com o passar do tempo, não se acredita que a terapia com imatinib induza novas mutações. Estas mutações diminuem a afinidade de ligação do imatinib no sítio de ligação ao ATP ou mudam a cinética do BCR-ABL, com preferência à conformação ativa, a qual o imatinib não se liga.

A resistência ao imatinib pode ser superada pelo aumento das doses ou administração de um inibidor de tirosina quinase de segunda geração. Os inibidores de tirosina quinase de segunda geração são eficazes na maioria das mutações, à exceção de T3151, que tem alto grau de resistência a todos os TKI hoje disponíveis, menos ao ponatinib. A análise das mutações é, portanto, essencial à determinação da progressão clínica após a observação de resistência.

3. Inibidores de tirosina quinase de segunda geração. Diversos inibidores mais potentes de tirosina quinase foram desenvolvidos desde o lançamento do imatinib.

a. Dasatinib. O dasatinib é um potente inibidor da tirosina quinase *ABL*, mas também inibe a família de quinases SRC, *c-Kit*, EPHA2 e o receptor do fator de crescimento deriva-

300 | Capítulo 28

do de plaquetas β (PDGFRβ). É ativo contra a maioria das formas mutantes de ABL1 resistente ao imatinib, à exceção de T3151 e F317V. A terapia de primeira linha para pacientes com CML em fase crônica, com administração da dose padrão de 100 mg por dia de dasatinib, está associada a respostas mais rápidas e profundas em comparação ao imatinib. No entanto, até agora, não houve demonstração de vantagem de sobrevida o uso de dasatinib em comparação ao imatinib como terapia de primeira linha da CML em fase crônica. O dasatinib demonstrou, também, excelentes taxas de resposta como agente de segunda linha em pacientes com CML em fase crônica que são intolerantes ou resistentes ao imatinib (à exceção daqueles com as mutações acima mencionadas). No geral, o dasatinib é bem tolerado, com fácil tratamento das citopenias e da diarreia. O derrame pleural é um efeito colateral relativamente comum e tende a ser mais comum em pacientes com CML em fase acelerada, doenças cardíacas prévias, hipertensão e naqueles recebendo doses maiores de dasatinib (70 mg 2 vezes ao dia contra 100 mg 1 vez ao dia).

b. Nilotinib. O nilotinib é um inibidor altamente potente da tirosina quinase ABL e também inibe outras tirosinas quinases, incluindo c-Kit e PDGFR, mas, diferentemente do dasatinib, não tem atividade contra a família de quinases SRC. Como o dasatinib, o nilotinib é ativo contra a maioria das mutações em ABL1, mas não tem atividade contra a mutação T3151. Com a dose de 300 mg 2 vezes ao dia, os pacientes apresentam respostas mais rápidas e profundas em comparação ao imatinib, embora sem aumento da sobrevida. Além dos efeitos adversos comuns, incluindo náusea, vômito, diarreia e mielossupressão, o nilotinib foi também associado ao significativo prolongamento de QTc em alguns pacientes e, por isso, há um aviso na bula, determinado pela *Food and Drug Administration* (FDA) dos Estados Unidos. Em decorrência deste prolongamento de QTc, é importante corrigir quaisquer anomalias eletrolíticas antes de seu uso e, então, também monitorá-las periodicamente.

c. Bosutinib. O bosutinib tem atividade contra BCR-ABL e a família de quinases SRC, mas mínima atividade contra c-Kit e PDGFR. Além disso, tem atividade contra a maiooria das mutações resistentes ao imatinib, à exceção de T3151 e V299L. Em comparação ao imatinib, o uso de bosutinib em dose padrão de 500 mg por dia em pacientes com CML em fase crônica gera respostas mais rápidas e um pouco mais profundas; no entanto, como na administração de outros TKI de segunda geração, a vantagem de sobrevida não foi demonstrada. Em geral, o bosutinib tem perfil favorável de toxicidade, apenas com efeito mínimo sobre QTc. A diarreia é o efeito colateral não hematológico mais comum desta medicação; outros efeitos colaterais não hematológicos relativamente comuns são a elevação das concentrações de alanina aminotransferase (ALT) e lípase, hiperglicemia e anomalias eletrolíticas, que costumam ser tratadas sem a necessidade de interrupção ou modificação do tratamento. Hoje o bosutinib está aprovado como terapia de segunda linha em pacientes intolerantes e/ou resistentes aos TKI prévios (imatinib, dasatinib e nilotinib).

d. Ponatinib. O ponatinib é um potente inibidor de tirosina quinase de administração oral com atividade contra ampla gama de tirosinas quinases, incluindo as formas mutantes T3151 da tirosina quinase ABL1. Em um estudo de fase II usando a dose diária de 45 mg, os pacientes com CML em fase crônica e resistência (incluindo pacientes com mutações em T3151) ou intolerância ao tratamento prévio com TKl, o ponatinib induziu um importante taxa de resposta citogenética de 56%, resposta citogenética completa de 46% e uma grande taxa de resposta molecular, de 34%. Além disso, a sobrevida estimada livre de progressão e a sobrevida total em 12 meses foram de 80 e 94%, respectivamente. A presença de mutações em T3151, a baixa idade, a exposição prévia a menos TKls e a menor duração da leucemia foram associadas às maiores taxas de resposta. Os efeitos adversos mais comuns relatados durante o uso de ponatinib foram trombocitopenia, neutropenia, erupção cutânea, dor abdominal e retenção de fluido, todos de resolução relativamente fácil (*N Engl J Med* 2013;369:1). No entanto, complicações vasculares graves, incluindo eventos tromboembólicos (arteriais e venosos), foram relatadas em ≥ 25% dos pacientes tratados com ponatinib, levando à retirada do medicamento do mercado no final de 2013. Ainda assim, a droga foi reinstaurada na primavera de 2014 com indicações mais estritas. O ponatinib é atualmente aprovado em dose oral diária de

Leucemias Crônicas | **301**

45 mg em pacientes adultos com CML que apresentam a mutação em T3151 e pacientes nos quais os outros TKIs foram ineficazes. A bula do ponatinib, além dos avisos sobre eventos tromboembólicos, também traz informações sobre o risco de desenvolvimento de insuficiência cardíaca e toxicidade hepática. Os pacientes tratados com ponatinib precisam ser bem monitorados quanto aos eventos tromboembólicos e, apesar da ausência de evidências de sua eficácia, muitos clínicos agora prescrevem a administração concomitante de aspirina para a profilaxia de tais complicações.

4. Exames diagnósticos iniciais, tratamento e monitoramento da CML em fase crônica. Além dos exames laboratoriais de rotina, incluindo hemograma completo (CBC) com diferencial e painel metabólico abrangente, os pacientes com CML devem ser submetidos à aspiração e biópsia de medula óssea com análise citogenética convencional (cariotipagem) para identificação do cromossomo Philadelphia. Em uma pequena parte dos pacientes com translocações variantes ou crípticas, onde o cromossomo Philadelphia não é facilmente detectado pela cariotipagem convencional, a hibridização por fluorescência *in situ* (FISH) pode ser empregada para identificação da fusão gênica BCR-ABL1. A reação em cadeia de polimerase quantitativa (qPCR) de sangue periférico (ou medula, ao diagnóstico) é feita antes do início do tratamento e, então, a cada 3 meses para monitorar a resposta após a instituição da terapia.

As atuais recomendações para a instituição do tratamento incluem imatinib, em dose de 400 mg por dia, nilotinib, 300 mg 2 vezes ao dia, ou dasatinib, 100 mg por dia. O imatinib continua a ser uma opção razoável como agente de primeira linha, embora a administração de nilotinib ou dasatinib deva ser considerada nos pacientes com risco intermediário ou alto nas pontuações de risco Sokal ou Hasford. O bosutinib está aprovado para uso como TKI de segunda linha após o insucesso dos TKIs de primeira linha.

Os pacientes com CML submetidos à terapia com TKI são avaliados quanto às respostas hematológicas, citogenéticas e moleculares. A remissão hematológica completa (CHR) é definida como a normalização dos números de células no sangue periférico (ausência de células imaturas, menos de 5% de basófilos à contagem diferencial, número de WBC inferior a < 10 × 10⁹/L e número de plaquetas inferior a < 450 × 10⁹/L). A CHR também inclui a ausência de esplenomegalia palpável ao exame físico. A resposta citogenética é definida como a resposta citogenética completa (CCyR) ausente, maior em 1 a 35%, menor em 36 a 95% e sem resposta em mais de 95% de metáfases do cromossomo Philadelphia na análise de bandas de medula óssea de pelo menos 20 metáfases. A resposta molecular é definida como resposta molecular maior (MMR) quando a qPCR dos transcritos de BCR-ABL1 do sangue periférico tem resultado menor ou igual a 1% na Escala Internacional (IS), que equivale à redução em até 3 log do valor basal padronizado. A remissão molecular completa (CMR) indica a ausência de detecção de transcritos de BCR-ABL1 à qPCR; no entanto, como a sensibilidade da qPCR tem aumentado de forma gradual, percebeu-se que CMR é um termo errôneo, já que uma carga tumoral muito baixa ainda pode ser encontrada em pacientes com CMR. Assim, foi proposto que este termo não seja mais empregado.

O maior risco de progressão às fases acelerada e blástica foi demonstrada caso a terapia inicial com TKI não atinja objetivos clínicos específicos, que hoje incluem a resposta hematológica completa com números normais de células no sangue periférico e valor igual ou menor a 10% de transcritos de *BCR-ABL* à qPCR (Escala Internacional, IS) e/ou valor menor ou igual a 35% de células positivas para o cromossomo Ph na medula óssea aos 3 meses, valor igual ou menor a 1% de transcritos de BCR-ABL à qPCR (IS) e/ou 0% de células positivas para o cromossomo Ph na medula óssea aos 6 meses e valor igual ou menor a 0,1 (IS) de transcritos de *BCR-ABL* à qPCR aos 12 meses após início da terapia com TKI. A não obtenção de qualquer destes objetivos justifica o monitoramento cuidadoso, a mudança do tratamento e a análise de mutação do domínio da tirosina quinase ABL.

Após o início da terapia, os pacientes devem ser semanalmente submetidos à realização de hemograma completo (CBC) com diferencial até a remissão hematológica completa. O acompanhamento subsequente inclui a qPCR de BCR-ABL do sangue periférico, CBC e bioquímica a cada 3 meses por 3 anos e, caso o paciente continue a manter a maior resposta molecular, a cada 3 a 6 meses após esse período. A biópsia de medula óssea com cito-

302 | Capítulo 28

genética é realizada ao diagnóstico e repetida aos 3 e 6 meses caso a qPCR para transcritos de BCR-ABL não seja possível. A biópsia de medula óssea com citogenética é novamente realizada aos 12 meses caso o paciente ainda não esteja em MMR e outra vez aos 18 meses em caso de ausência de CCyR ao exame medular realizado aos 12 meses. A FISH de sangue periférico pode substituir a qPCR para detecção dos transcritos de BCR-ABL no monitoramento da progressão da doença em centros que não realizam a qPCR. Quaisquer sinais de progressão da doença, como alterações nos valores de células do sangue periférico e/ou elevação dos transcritos de BCR-ABL1, devem ser rapidamente reavaliados, com realização de biópsia de medula óssea e citogenética, assim como análise mutacional de BCR-ABL.

5. Duração do tratamento. A duração do tratamento ainda não foi definida, mas recomendamos a inibição constante da tirosina quinase. Dados recentes sugerem que os inibidores de tirosina quinase não são citotóxicos nas células precursoras quiescentes positivas para BCR-ABL. Diversos estudos recentes de pequeno porte mostraram a exequibilidade da interrupção segura da terapia com TKI em pacientes em MMR e baixo risco à pontuação Sokal. Este é um campo em evolução e, neste momento, a interrupção definitiva ou temporária da administração de TKIs deve ser considerada apenas no contexto de um ensaio clínico.

6. Quimioterapia convencional. Até 1980, a hidroxiureia e o bussulfano eram os dois agentes anti-CML mais eficazes. Ambos geram controle hematológico brando associado à mielossupressão, mas sem afetar a transformação uniforme à fase aguda da doença. Subsequentemente, o interferon α isolado ou combinado à citarabina melhorou a resposta em relação à quimioterapia, com respostas citogenéticas maiores em 40 a 50% de pacientes, com até 80% destes indivíduos atingindo respostas duráveis que levam à sobrevida em 10 anos de 75%. No entanto, a terapia com interferon é complicada por efeitos colaterais significativos, incluindo sintomas similares aos da gripe, anorexia, perda de peso, depressão, doenças autoimunes (Al), trombocitopenia, alopecia, erupções cutâneas e neuropatias, que levam à interrupção do tratamento em aproximadamente um quinto dos pacientes. Em razão da resposta superior aos inibidores de tirosina quinase e seu perfil relativamente benigno de efeitos colaterais, a quimioterapia convencional e o interferon deixaram de ser comumente usados na CML.

F. Tratamento da leucemia crônica mieloide: opções de transplante

1. Transplante alogênico de células hematopoiéticas. O HCT alogênico de doadores aparentados ou não continua a ser a única terapia curativa da CML. O transplante de um irmão compatível durante a fase crônica está associada à sobrevida em 10 anos de 50 a 70%. Os resultados do transplante de doadores não aparentados são um pouco menos impressionantes, mas estão melhorando com o aperfeiçoamento das estratégias de compatibilidade e cuidado de suporte. O objetivo do HCT alogênico é a cura de CML por meio da erradicação de clones leucêmicos pela quimiorradioterapia mieloablativa e o restauro da hematopoiese pelo transplante de células-tronco normais do doador. Além disso, as células imunes alogênicas do doador confere um importante efeito do enxerto *versus* a leucemia (GVL), que previne a recidiva da doença. O GVL foi bastante associado à presença da doença do enxerto *versus* o hospedeiro (GVHD). A GVHD não se desenvolve em pacientes que recebem transplantes de doadores gêmeos idênticos. Estes pacientes têm risco pelo menos 2 vezes maior de recidiva de CML em comparação às receptores de transplantes de doadores com antígeno leucocitário humano (HLA) idêntico.

Os melhores resultados são obtidos quando os pacientes são transplantados durante a fase crônica, com sobrevida em 5 anos de 50 a 60%. No entanto, a sobrevida a longo prazo após o HCT alogênico em fase acelerada é de apenas 20 a 40%, enquanto a sobrevida após a realização do transplante em fase blástica é ainda menor, de aproximadamente 20%. As maiores taxas de sobrevida dos transplantes com doadores aparentados ou não na era pré-imatinib são documentadas em pacientes submetidos ao procedimento em 1 ano de seu diagnóstico, aonde a sobrevida a longo prazo dos fase crônica chega a 60 a 70%.

O uso do HCT alogênico é também limitado pela disponibilidade de doadores histocompatíveis, já que somente um terço dos pacientes tem irmão de HLA compatível e apenas cerca de 50% são capazes de localizar um doador não aparentado adequado (70% dos caucasianos e 15% dos afrodescendentes e outras minorias étnicas nos Estados Unidos).

No entanto, os recentes avanços no HCT alogênico de doador alternativo, como o transplante haploidêntico e de sangue do cordão umbilical, aumentaram a disponibilidade de modalidades de transplantes para os pacientes que não possuem doadores, aparentados ou não de HLA compatível. A idade superior a 50 a 60 anos constitui um obstáculo significativo para o sucesso do transplante, principalmente de doador não aparentado, embora este seja maior no procedimento de intensidade modificada e não mieloablativo.

A maioria dos pacientes com CML submetida ao transplante na fase crônica é curada da doença, embora a morbidade e a mortalidade relacionadas com o procedimento ainda sejam significativas. A incidência cumulativa da GVHD grave é de aproximadamente 20 a 35% nos transplantes entre irmãos compatíveis, e 40 a 55% em receptores de transplantes de doadores não aparentados. A infecção é a principal causa de mortalidade sem recidiva no transplante alogênico. A GVHD e a imunossupressão são fatores predisponentes para as complicações infecciosas.

2. Transplante alogênico de medula óssea na era TKI. O efeito da terapia pré-transplante com inibidores de tirosina quinase, que retarda o procedimento e pode, assim, aumentar seus riscos, ainda está sendo estudado. Os primeiros estudos retrospectivos que comparam pacientes transplantados e tratados com imatinib a controles históricos não mostram diferenças nas taxas de enxerto e desenvolvimento de GVHD aguda ou crônica, sugerindo que o retardo causado por terapia não afeta o transplante em si de forma adversa. A consideração inicial do HCT alogênico na era TKI é sugerida em pacientes que apresentam mutações em T3151 ou outras mutações resistentes a pan-TKI, indivíduos que são intolerantes a todos os TKI atualmente disponíveis e aqueles que apresentam a fase blástica da doença.

Os pacientes de alto risco, que apresentam alterações citogenéticas além do cromossomo Ph, aumento da complexidade citogenética, não atendem aos objetivos-padrão da terapia aos 3, 6, 12 ou 18 meses ou com elevação dos níveis de *BCR-ABL* à qPCR devem ser avaliados quanto à existência de irmãos com HLA compatível e possíveis doadores não aparentados. A doença progressiva, apesar da inibição adequada de tirosina quinase, justifica a consideração do transplante com a maior rapidez possível.

A recidiva após o transplante foi tratada com sucesso com a infusão de linfócitos do doador e a inibição de tirosina quinase. A análise mutacional do domínio quinase *ABL* pode ajudar a orientar a escolha adequada da terapia.

G. Leucemia mieloide crônica em fase acelerada e blástica. Apesar os grandes avanços no tratamento da CML em fase crônica, os resultados em pacientes em fase acelerada e blástica continuam a ser abaixo do ideal. A análise das mutações de *BRC-ABL* deve ser realizada com consideração precoce da realização de transplante ou ensaio clínico. No entanto, uma vez que a maioria dos pacientes que agora desenvolvem a fase acelerada da doença foi previamente tratada com imatinib, as mutações e a superexpressão de *BCR-ABL* devem ser esperadas. O simples aumento da dose de imatinib raramente é suficiente. Os pacientes diagnosticados com CML em fase acelerada (AP) geralmente são tratados com TKIs de segunda geração. Os pacientes com mutação em T3151 ou intolerantes a outros TKIs são tratados com ponatinib. A omacetaxina é outra opção a pacientes que apresentam esta mutação e demonstrou certa atividade nestes casos. O HCT alogênico é reservado como opção em pacientes que não apresentam respostas profundas durante a terapia com TKI.

A fase blástica é caracterizada por evolução citogenética em aproximadamente 70% dos pacientes. As anomalias cromossômicas mais comuns são a trissomia 8 em 30 a 40% dos pacientes, outro cromossomo Ph em 20 a 30%, e isocromossomo 17 em 15 a 20%. As mutações correspondentes em p53 são também observadas em 20 a 30% dos pacientes, a amplificação de *c-myc*, em 20%, e, menos comumente, mutações e deleções em *ras*, *Rb* ou *p16*. Como na leucemia mieloide aguda (AML) *de novo*, a citogenética complexa é associada a menores taxas de resposta e sobrevida.

O tratamento da CML em fase blástica continua a ser um desafio e é determinado por características hematológicas. As características mieloides são observadas em 50% dos pacientes linfoides, em 25%, e não diferenciados, em 25%. Os pacientes com crise blástica mieloide são tratados com TKIs de segunda geração (sozinhos ou combinados à quimioterapia realizada na AML) e, a seguir, com o HCT alogênico. No entanto, mesmo após o HCT alogênico, a sobrevida continua por volta de 20 a 30%.

304 | Capítulo 28

Os pacientes com crise blástica linfoide normalmente são tratados com hiper-CVAD (alta dose de ciclofosfamida, vincristina, doxorrubicina e dexametasona) ou outros esquemas, incluindo vincristina e prednisona mais um TKI. Esta abordagem induz taxas aceitáveis de resposta, com CHR de aproximadamente 80% e CCR entre 50 e 60%. Quando seguida pelo HCT alogênico, esta abordagem aumentou a sobrevida dos pacientes (93 meses em uma série do MD Anderson Cancer Center).

III LEUCEMIA LINFOCÍTICA CRÔNICA (CLL)

A. Epidemiologia. A CLL é a forma mais comum de leucemia em adultos, sendo responsável por aproximadamente 30% das leucemias adultas nos Estados Unidos. Aproximadamente 16.000 novos casos são diagnosticados anualmente e 4.600 mortes são atribuídas à CLL a cada ano nos Estados Unidos. De acordo com o banco de dados de Monitoramento, Epidemiologia e Resultados Finais (*Monitoring, Epidemiology and End Results*, SEER) do câncer, de 2007 a 2011, a idade média à apresentação foi de 71 anos e apenas 14% dos pacientes tinham menos de 60 anos de idade no momento do diagnóstico. A incidência ajustada por idade da CLL foi de 6,0 por 100.000 homens e 3,1 por 100.000 mulheres por ano, com razão homem:mulher de 2:1. Não há fatores ambientais ou ocupacionais claros de risco que predisponham ao desenvolvimento de CLL e os pacientes expostos à radiação não parecem ter frequência maior da doença. É interessante notar que a incidência de CLL é muito menor (10% daquela observada em países ocidentais) em países asiáticos, como China e Japão, o que é atribuído à genética e não a fatores ambientais. A CLL (e outros cânceres) ocorre em frequência maior do que a prevista em parentes de primeiro grau dos pacientes acometidos pela doença (risco relativo de aproximadamente 1,5 a 7,5), o maior risco familiar de todos os cânceres hematológicos, sugerindo que um subgrupo de pacientes apresenta fatores congênitos de risco. Estudos de coortes familiares com CLL estão em andamento e a futura identificação dos genes envolvidos na CLL familiar pode esclarecer a patogênese da neoplasia. É importante observar que a linfocitose B monoclonal (MBL) com fenótipo CLL foi detectada em 3,5% de controles saudáveis normais e houve um aumento significativo na detecção de tais células em familiares de pacientes com CLL (13,5%). Hoje se aceita que a MBL precede o desenvolvimento da CLL, mas apenas uma minoria de indivíduos com MBL acaba por apresentar a doença.

B. Patogênese. A CLL é uma doença linfoproliferativa clonal caracterizada pelo acúmulo de linfócitos B neoplásicos e funcionalmente incompetentes no sangue, na medula óssea, nos linfonodos, no baço ou em outros órgãos. Após encontrarem um antígeno, os linfócitos B normais entram no centro germinativo e proliferam; neste local, os genes do receptor dos linfócitos B sofrem hipermutação somática, o que permite a maturação da afinidade destes receptores e a seleção de clones de linfócitos B com alta afinidade pelo antígeno. Apesar da uniformidade de sua aparência morfológica e imunofenótipo, os pacientes com CLL parecem apresentar heterogeneidade significativa do estado de mutação da região variável da cadeia pesada da imunoglobulina (Ig; IgVH), o que, geralmente, indica que o linfócito B sofreu hipermutação somática no centro germinativo. Na CLL, aproximadamente metade dos pacientes apresenta IgVH mutante (M-IgVH) indicativa de linfócitos B pós-centro germinativo, enquanto outros pacientes possuem a IgVH não mutante (UM-IgVH), um achado com significado prognóstico. Os correspondentes normais precisos das células da CLL durante o desenvolvimento dos linfócitos B ainda não foram identificados de forma definitiva; no entanto, o imunofenótipo da CLL é similar ao de linfócitos B maduros, que já tiveram contato com antígenos e ativados. Recentes experimentos do *array* de expressão gênica indicam que as células M-IgVH e UM-IgVH da CLL são mais similares aos linfócitos B de memória do que qualquer outro subgrupo normal de linfócitos B. Além disso, a superexpressão da tirosina quinase src ZAP-70 na CLL, que normalmente é expressa por linfócitos T e células *natural killer* (NK) e não por linfócitos B, fortemente é correlacionada ao subgrupo UM-IgVH. Outros avanços na definição da relação entre o desenvolvimento de células da CLL e linfócitos B normais podem levar a novos alvos terapêuticos na CLL.

Diferentemente de muitos cânceres hematológicos, as células da CLL não contêm translocações cromossômicas equilibradas que possam ser detectadas às técnicas citogenéticas tradicionais. No entanto, a tecnologia de hibridização por fluorescência *in situ* (FISH) em células que não estão em divisão (ou seja, citogenética interfase) identificou anomalias cromossômicas recorrentes em aproximadamente 80% dos casos de CLL. As anomalias citoge-

Leucemias Crônicas | **305**

néticas mais comuns na CLL são del(13q14), del(11q), trissomia 12 e del(17p), que influenciam o prognóstico (Tabela 28-1). O(s) gene(s) envolvido(s) na deleção 13q14 não foi(ram) identificado(s) de forma definitiva; no entanto, o gene do retinoblastoma (Rb) é próximo a esta região. Dois micro-RNAs (miR-15, miR-16) foram mapeados no *locus* 13q e são também possíveis candidatos à mediação deste efeito em *locus* na CLL. A del(11q22-23) compreende o *locus* gênico da ataxia telangiectasia mutante (ATM) e mutações no gene ATM foram observadas na CLL, sugerindo que o ATM é o alvo desta deleção. Da mesma maneira, del(17p) compreende o gene supressor tumoral p53 e as mutações ou deleções pontuais em p53 também são encontradas em pacientes com CLL e mau prognóstico, sugerindo que p53 seja o gene-alvo nos pacientes com CLL e del(17p). O(s) gene(s) importante(s) nos efeitos da trissomia 12 não foi(ram) identificado(s). Aproximadamente 95% das CLLs apresentam expressão do oncogene antiapoptótico Bcl-2 e, em 70%, os níveis de expressão são equivalentes aos de células do linfoma folicular com t(14;18). As células da CLL usam outros mecanismos para aumentar a expressão de Bcl-2 e geralmente não contêm a clássica t(14;18) encontrada no linfoma folicular. Estudos recentes, utilizando o sequenciamento do genoma do câncer, definiram as mutações somáticas recorrentes em pacientes com CLL. Estes genes afetam vias comuns, incluindo o dano ao DNA e o controle do ciclo celular (ATM, p53), a sinalização Notch (NOTCH1, FBXW7), o *splicing* de RNA (SF3B1, DDX3X) e a sinalização de citocinas/receptores *toll-like* (MYD88 DDX3X, MAPKI). Destas, as mutações em p53 afetam cerca de 10%, as mutações em NOTCH1, aproximadamente 10% e as mutações em SF3B1, 10 a 15% dos pacientes com CLL e todas conferem mau prognóstico de forma independente. Além disso, os pacientes com CLL apresentam heterogeneidade clonal substancial e as pesquisas em andamento estudam como a arquitetura subclonal da CLL afeta e, por sua vez, é influenciada pela terapia anti-CLL.

C. Apresentação clínica, características laboratoriais e diagnóstico. Os pacientes com CLL podem apresentar ampla gama de sintomas, sinais e anomalias laboratoriais no momento do diagnóstico. Muitos pacientes são assintomáticos e um CBC de rotina revela a presença de linfocitose, enquanto menos pacientes apresentam fadiga extrema ou sintomas B, incluindo febre, sudorese noturna e perda ponderal não intencional igual ou menor a 10% do peso corporal. Outras apresentações incluem linfadenopatia indolor, anemia, trombocitopenia e infecções. Os achados ao exame físico são normais em 20 a 30% dos pacientes, mas podem incluir linfadenopatia, esplenomegalia e hepatomegalia em aproximadamente metade dos pacientes. Os achados laboratoriais, uniformemente, incluem linfocitose (maior de 5.000/μL) e podem incluir anemia, trombocitopenia, elevação da concentração de lactato desidrogenase (LDH), maiores níveis de beta 2 microglobulina (B2M), teste de Coombs positivo, aumento policlonal nos níveis de globulina ou hipogamaglobulinemia. O esfregaço de sangue periférico geralmente mostra numerosos linfócitos pequenos e de aparência madura com cromatina condensada e ausência de nucléolos, com presença de sombras nucleares como artefato de esmagamento das frágeis células da CLL. A biópsia da medula óssea mostra a infiltração por pequenos linfócitos em padrão nodular, intersticial ou difuso. Os achados histopatológicos em linfonodos acometidos por CLL/SLL são compostos por obliteração difusa da arquitetura do órgão por pequenos linfócitos de aparência madura com baixa taxa mitótica e poucos (menos de 10%) de pró-linfócitos maiores. A citometria de fluxo de

---

TABELA 28-1 Anomalias Citogenéticas na Leucemia Linfocítica Crônica

Aberração	% pacientes	Prognóstico	Característica clínica	Gene
13q–	55%	Bom	Progressão mais lenta Linfadenopatia	?
11q–	18%	Mau	Progressão rápida Menor PFS com esquemas com Flu	ATM
12q+	16%	Intermediário		?
17p–	7%	Mau	Menor PFS com esquemas com Flu	p53

ATM, mutação de ataxia-telangiectasia; PFS, sobrevida livre de progressão; Flu, fludarabina; ?, sem identificação definitiva.

306 | Capítulo 28

espécimes de sangue periférico, medula óssea ou linfonodo revelam um imunofenótipo característico (Tabela 28-2). Os critérios diagnósticos essenciais da CLL identificados pelo grupo internacional de trabalhos (*international working group*, IWG) da doença incluem número absoluto de linfocitose B monoclonal superior a 5.000/μL com morfologia típica e, comumente, a medula óssea é infiltrada por pequenos linfócitos, responsáveis por mais de 30% das células nucleadas e imunofenótipo característico (CD5+, CD23+, CD10–, CD19+, CD20^{+dim}, Ciclina D1–, CD43±). Além disso, os seguintes exames podem ser úteis em determinadas circunstâncias: análise genética molecular para detecção de rearranjos do receptor de antígenos, FISH interfase para 17p–, 11q–, 13q–, +12 e determinação da expressão de CD38 e/ou ZAP-70. O diagnóstico diferencial da CLL inclui outros linfomas indolentes de linfócitos B (células do manto, folicular, linfoplasmocitário), a leucemia de células pilosas, a leucemia linfocítica granular (LGL) de células grandes, a leucemia pró-linfocítica (PLL) e a leucemia/linfoma de linfócitos T do adulto. Após o estabelecimento do diagnóstico, os primeiros exames devem incluir exame físico, estado geral, avaliação de sintomas B, CBC com contagem diferencial, LDH, painel metabólico abrangente e, em determinadas circunstâncias, quantificação de Igs, contagem de reticulócitos, teste de Coombs direto, tomografia computadorizada (CT) de tórax/abdome/pelve, B2M e ácido úrico.

D. Estadiamento e prognóstico. Os sistemas de estadiamento clínico Rai e Binet foram descritos na década de 1970 e trouxeram informações prognósticas a respeito da sobrevida com base nos achados ao exame físico e no número de células no sangue periférico (Tabela 28-3). Estes sistemas de estadiamento clínico foram extensamente validados e são bastante empregados na prática clínica para estimar a sobrevida dos pacientes. No entanto, a progressão clí-

TABELA 28-2	Características Imunofenotípicas de Doenças Malignas que Têm Linfócitos B Maduros
Doença	**Imunofenótipo comum**
CLL	DR+, CD19+, CD20+, CD5+, CD22–, CD23+, CD10–, sIg fraca
Leucemia prólinfocítica	DR+, CD19+, CD20+, CD5–, CD22+, CD23–, CD10–, sIg forte
Linfoma de células do manto	DR+, CD19+, CD20+, CD5+, CD22+, CD23–, CD10–, sIg moderada
Linfoma folicular	DR+, CD19+, CD20+, CD5–, CD22+, CD23–, CD10+, sIg forte
Leucemia de células pilosas	DR+, CD19+, CD20+, CD5–, CD22+, CD23–, CD10–, CD11c+, sIg forte

CLL, leucemia linfocítica crônica; sIg, imunoglobulina de superfície.

TABELA 28-3	Sistemas de Estadiamento da Leucemia Linfocítica Crônica		
Sistema de estadiamento	**Apresentação**	**Sobrevida mediana (anos)**	**Pacientes (%)**
Rai			
0	Linfocitose	> 10	30
I	LN	9	35
II	Esplenomegalia	7	25
III	Anemia	5	7
IV	Trombocitopenia	5	3
Binet			
A	Linfocitose, < 3 áreas de LN	> 10	65
B	Linfocitose, > 3 áreas de LN	7	30
C	Anemia e/ou trombocitopenia	5	5

LN, aumento de volume de linfonodos.

Leucemias Crônicas | 307

nica dos pacientes em estágio inicial da doença é heterogênea: alguns pacientes não precisam de tratamento por muitos anos, enquanto outros apresentam progressão rápida e respostas ruins à terapia. Além disso, estes sistemas de estadiamento dão poucas informações que ajudam a prever o resultado clínico em pacientes com a doença em estágio inicial ou a resposta à terapia. Outros parâmetros laboratoriais foram identificados como marcadores de carga tumoral e fatores independentes de prognóstico mau, incluindo a elevação da concentração de LDH, o tempo de dobramento de linfócitos inferior a 12 meses e a infiltração da medula óssea em padrão difuso. As proteínas séricas também foram associadas ao mau prognóstico, incluindo níveis elevados de timidina quinase (TK), CD23 solúvel (sCD23) e B2M. É importante notar que os pacientes com níveis elevados de B2M apresentam sobrevida menor e respostas piores às abordagens quimioterápicas tradicionais. Um resumo dos fatores prognósticos na CLL é dado na Tabela 28-4.

O estado mutacional do *locus* IgVH é um importante parâmetro genético para determinação do prognóstico em pacientes com CLL; o IgVH mutante (M-IgVH) é associado à progressão lenta e sobrevida longa, enquanto o IgVH não mutante (UM-IgVH) está associado à evolução desfavorável e progressão rápida. Os marcadores substitutos de UM-IgVH e mau prognóstico incluem a detecção da expressão de CD38 e ZAP-70 nas células de CLL pela citometria de fluxo. Estudos recentes sugeriram que a expressão de ZAP-70 maior do que 20% à citometria de fluxo está associada a uma sobrevida mediana de menos de 5 anos, em comparação a 10 anos em pacientes com expressão inferior a 20%; esta análise está hoje amplamente disponível. Esta técnica foi superior na previsão de resultados em pacientes com CLL em comparação ao exame do estado mutacional de IgVH.

A citogenética interfase identificou subgrupos de pacientes com CLL de prognóstico favorável (13q–) com maior intervalo livre de tratamento e sobrevida total, e desfavorável (l7p–, 11q–) com menor intervalo livre de tratamento e sobrevida total (Tabela 28-2). Consistente com este achado, os subgrupos de pacientes com mutações em p53 (17p) ou ATM (11q) apresentam prognóstico pior. Quando parâmetros moleculares, compostos pelo estado mutacional de IgVH, 17p– e 11q– foram incluídos em uma análise multivariável, o estágio clínico não foi identificado como fator prognóstico independente. Quatro distintos grupos de prognóstico molecular (17p–, 11q+, UM-IgVH, M-IgVH) foram identificados e estruturam as estratégias terapêuticas adaptadas conforme o risco. Os exames laboratoriais por citogenética interfase das anomalias genéticas de significado clínico em pacientes com CLL estão hoje amplamente disponíveis. Embora estes avanços em fatores prognósticos genéticos e moleculares sejam promissores, a decisão de tratar os pacientes com CLL com base em tais resultados requer sua validação em ensaios clínicos randomizados e prospectivos. Mais recentemente, mutações somáticas recorrentes foram identificadas na CLL e foram integradas às pontuações de risco baseadas na citogenética. Por exemplo, um estudo retrospectivo com pacientes com CLL previamente não tratados e considerados de risco alto (anomalias em p53 ou BIRC3), intermediário (mutações em NOTCH1 ou SF3B1 e/ou deleção de 11q), baixo (trissomia 12 ou ausência de anomalia citogenética) e muito baixo (13q– como

TABELA 28-4	Fatores Prognósticos na Leucemia Linfocítica Crônica
Favorável	**Desfavorável**
Estágio clínico Rai ou Binet baixo	Estágio clínico Rai ou Binet alto
Tempo de dobramento de linfócitos > 12 meses	Tempo de dobramento de linfócitos < 12 meses
Infiltração nodular ou intersticial da BM	Infiltração difusa da BM
IgVH com mutação	IgVH sem mutação
ZAP-70 negativa (baixa)	ZAP-70 positiva (alta)
CD38 negativo	CD38 positivo
13q–	Anomalias 17p-/p53, anomalias 11q-/ATM, +12
	Maiores níveis de: B2M, LDH, sCD23
	Presença de mutações de NOTCH 1, SF3B1, TP53, ATM

BM, medula óssea; ATM, mutação de ataxia telangiectasia; LDH, lactato desidrogenase; B2M, beta 2 microglobulina.

308 | Capítulo 28

anomalia isolada). Estes achados precisam ser confirmados em ensaios clínicos prospectivos e avaliados em pacientes com a doença recidivante/refratária.

E. Complicações associadas à leucemia linfocítica crônica

1. **Transformação de Richter.** A síndrome de Richter (RS), originalmente descrita como o desenvolvimento de um NHL agressivo em pacientes com CLL/SLL, é agora considerada a transformação de qualquer câncer agressivo, incluindo linfoma difuso de linfócitos B grandes (DLBCL), ou, menos comumente, PLL, linfoma de Hodgkin (HL), linfoma linfoblástico, leucemia de células pilosas ou NHL agressivo de linfócitos T. A RS ocorre em 2 a 8% dos pacientes com CLL e é possível que a terapia com análogos de purina aumente o risco de transformação. Em cerca de 80% dos pacientes, o clone maligno da RS se desenvolve a partir da transformação do clone original de CLL (molecularmente similar à CLL original), enquanto aproximadamente 20% dos pacientes apresentam uma neoplasia independente. Esta distinção é clinicamente importante, uma vez que os pacientes com RS/DLBLC sem semelhança molecular apresentam prognóstico similar ao do DLBCL *de novo* e o tratamento inicial com ciclofosfamida, doxorrubicina, vincristina, prednisona e rituximab (R-CHOP) é adequado. A RS é clinicamente suspeita em pacientes com CLL/SLL com rápido aumento de volume de um grupo de linfonodos, esplenomegalia ou hepatomegalia de progressão veloz, elevação de LDH e B2M, novos sintomas B (febre, sudorese noturna, perda de peso) ou súbito declínio do estado geral. Os pacientes com suspeita de RS devem ser submetidos a uma biópsia tecidual para confirmar o diagnóstico. O tratamento da RS de clone similar geralmente envolve as combinações quimioterápicas agressivas usadas no NHL (p. ex., R-CHOP) com taxas de resposta de 5 a 43% e sobrevida mediana entre 5 e 8 meses. Nos pacientes respondedores, o transplante de células-tronco (SCT) alogênico na primeira remissão completa (CR1) é preferido e, geralmente, oferecido aos indivíduos que apresentam boa resposta à primeira quimioterapia e são bons candidatos ao procedimento com um doador de HLA compatível. Nos pacientes que não respondem a R-CHOP, outros esquemas de resgate, como OFAR (oxaliplatina, fludarabina, Ara-C e rituximab), RDHAP (rituximab, dexametasona, aracitina e cisplatina) ou RICE (rituximab, ifosfamida, carboplatina e etoposídeo) são possibilidades. Em geral, os pacientes com RS de clone similar têm mau prognóstico e novas estratégias terapêuticas são necessárias.

2. **Complicações autoimunes.** Os fenômenos de AI são comuns na CLL, ocorrem com maior frequência em pacientes com a doença em estágio avançado e naqueles com UM-IgVH e incluem a anemia hemolítica autoimune (AIHA), a trombocitopenia autoimune (ITP), a neutropenia AI e a aplasia pura de hemácias (PRCA) (Tabela 28-5). Em pacientes com CLL e anemia isolada, a avaliação laboratorial da hemólise deve ser realizada, incluindo o teste direto de Coombs (antiglobulina direta), LDH, haptoglobina, bilirrubina indireta e contagem de reticulócitos. É importante notar que estes exames podem não trazer achados consistentes de hemólise em pacientes com CLL, já que a LDH elevada pode ser ocasionada por outras causas na doença e a baixa contagem de reticulócitos pode ser provocada por más respostas da medula óssea infiltrada pela neoplasia. Além disso, as complicações AI podem ser desencadeadas em pacientes com CLL pelo tratamento com fludarabina. O tratamento da AIHA em pacientes com CLL é similar ao realizado com corticosteroides em pacientes sem a doença, geralmente com administração de prednisona, 1 mg/kg/dia, até a obtenção de resposta e, a seguir, redução gradual da dose por 2 a 3 meses. Caso a complicação AI não responda aos corticosteroides, outros tratamentos incluem a administração de imunoglobulina intravenosa (IVIG), ciclosporina, esplenectomia e rituximab. Além disso, o tratamento da CLL subjacente pode melhorar as citopenias AI.

3. **Complicações infecciosas.** A deficiência imunológica associada à CLL é multifatorial e inclui hipogamaglobulinemia, disfunção de linfócitos T e células NK e diminuição da função fagocítica. As complicações infecciosas são frequentes e respondem à terapia antimicrobiana adequada. Em pacientes com CLL e hipogamaglobulinemia (IgG < 500 mg/dL) e infecções graves recorrentes, o tratamento com IVIG, em dose de 400 mg/kg IV a cada 3 a 4 semanas (com o objetivo de obtenção de concentração mínima de IgG de aproximadamente 500 mg/dL) reduz as taxas de infecções bacterianas graves sem efeitos claros na sobrevida total. Os pacientes tratados com fludarabina ou alentuzumab desenvolvem defeitos imunes em linfócitos T relacionados com terapia e são significativamente mais sus-

Leucemias Crônicas | 309

TABELA 28-5	Complicações Associadas à Leucemia Linfocítica Crônica
Complicação	**Pacientes afetados (%)**
Autoimune	
Anemia hemolítica	10–25
Trombocitopenia	2
Neutropenia	0,5
Aplasia pura de hemácias	0,5
Hipogamaglobulinemia	20–60
Infecções	
Streptococcus, Staphylococcus sp.	
Haemophilus sp.	
Candida, Aspergillus sp.	
Varicela-zóster	
Legionella, Pneumocystis, Listeria sp.	
Toxoplasma sp.	
Transformação da doença	
Leucemia pró-linfocítica	10
Transformação de Richter	3–5
Segundo câncer (pulmão, pele, GI)	5–15

GI, gastrintestinal.

cetíveis à reativação do citomegalovírus (CMV), *Pneumocystis*, varicela-zóster, herpes-vírus, *Listeria* e outras infecções oportunistas. A profilaxia contra *Pneumocystis*, vírus do herpes *simplex* (HSV) e vírus da varicela-zóster (VZV), assim como o monitoramento da reativação de CMV, deve ser considerada durante o tratamento de pacientes com CLL e estes agentes.

F. **Decisão de instituição do tratamento.** O tratamento da CLL é, historicamente, paliativo, já que os esquemas quimioterápicos ainda não influenciam a sobrevida total e, portanto, o diagnóstico da doença não determina a necessidade de terapia. As indicações para o tratamento incluem (a) elegibilidade ao tratamento em um ensaio clínico, (b) estágio clínico avançado (Rai III/IV), (c) citopenias AI, (d) infecções recorrentes, (e) sintomas B, (I) ameaça de comprometimento de função orgânica, (g) citopenias, (h) doença extensa, (i) progressão rápida da doença, (j) transformação histológica ou (k) preferência do paciente pelo tratamento imediato. Não se acredita que a observação até o aparecimento de indicação para o tratamento influencie a sobrevida total dos pacientes com CLL ou a resposta à terapia quando iniciada. Com o aumento da eficácia das terapias para a CLL e o desenvolvimento de estratégias para o monitoramento da doença residual mínima, este paradigma de observação inicial pode mudar no futuro.

G. **Tratamento inicial da leucemia linfocítica crônica.** O objetivo da quimioterapia da CLL continua a ser paliativo; no entanto, esta meta está sendo reavaliada em ensaios clínicos, já que as combinações entre quimioterapia e administração de anticorpos monoclonais, inibidores de quinase e, mais recentemente, as abordagens imunoterápicas produzem altas taxas de remissão completa e, em alguns casos, a eliminação da doença baseada em sensíveis técnicas moleculares e de citometria de fluxo. As opções aceitas para a terapia de primeira linha incluem ensaios clínicos (preferidos, já que a terapia padrão não é curativa), radioterapia (principalmente no SLL de estágio I), agentes alquilantes (p. ex., clorambucil ou ciclofosfamida), análogos de purina (fludarabina) ou combinações, como fludarabina mais rituximab (FR) e fludarabina mais ciclofosfamida mais rituximab (FCR). Ensaios clínicos randomizados estabeleceram maiores taxas de remissão completa e intervalos de sobrevida livre de progressão (PFS) com a fludarabina em comparação aos agentes alquilantes e da FC em comparação à fludarabina sozinha; no entanto, nenhuma diferença na sobrevida total foi demons-

310 | Capítulo 28

trada. Um estudo de intergrupo norte-americano está comparando a administração de FCR, FR e FR seguida por consolidação com lenalidomida e pode trazer dados de ensaio clínico randomizado para priorizar estes esquemas quando os resultados forem relatados. Além disso, um estudo europeu comparou a FCR à administração de bendamustina e rituximab (BR) como tratamento inicial e os resultados preliminares sugerem eficácia igual e menor toxicidade com BR em pacientes com mais de 65 anos de idade. A duração do tratamento está clinicamente direcionada ao alívio da causa que leva à instituição da terapia geralmente é de 4 a 8 ciclos. Estudos clínicos sugerem a maior duração da remissão em pacientes que atingem a remissão completa (CR). Estudos em andamento sobre o rastreamento citogenético e molecular da doença residual mínima (MRD) buscam esclarecer como a MRD influencia a recidiva e se acompanhá-la após a terapia inicial tem benefício clínico. Antes do início do tratamento, deve-se considerar a administração da profilaxia da síndrome de lise tumoral, principalmente em pacientes com números muito altos de linfócitos ou doença extensa. Além disso, os pacientes tratados com análogos de purina devem receber a profilaxia contra *Pneumocystis* e varicela-zóster. Os pacientes tratados com anticorpos monoclonais anti-CD20 são suscetíveis à reativação de hepatite B e C e o exame para detecção destas infecções virais é recomendado antes do início da terapia e a administração profilática de entecavir ou outras drogas antivirais adequadas pode ser indicada. Muito raramente, os anticorpos monoclonais anti-CD20 podem causar leucoencefalopatia multifocal progressiva (PML) e esta complicação deve ser considerada em pacientes que desenvolvem sintomas cognitivos ou neurológicos. Atualmente, usamos a FCR como nossa terapia inicial padrão em pacientes jovens e em bom estado geral com CLL e BR ou obinutuzumab/ofatumumab mais clorambucil naqueles mais velhos. Os pacientes com deleção de 17p ou mutação em p53 têm risco considerável por não responderem ou apresentarem remissão muito breve à terapia padrão com fludarabina e sua inclusão em ensaios clínicos deve ser considerada. Embora a FCR e a FR possam induzir remissões e hoje representem tratamentos adequados na CLL com deleção de 17p, abordagens alternativas incluem alentuzumab mais rituximab, ibrutinib, idelalisib mais rituximab, alta dose de metilprednisolona mais rituximab ou obinutuzumab mais clorambucil. Nos pacientes com deleção de 11q, a terapia com alquilantes melhorou o prognóstico. Os pacientes mais jovens ou com comorbidades mínimas podem ser tratados com FCR, BR, PCR ou obinutuzumab mais clorambucil, enquanto os indivíduos com idade superior a 70 anos e comorbidades são melhores candidatos ao obinuruzumab ou rituximab mais clorambucil ou BR. A pesquisa clínica para definição da abordagem terapêutica ideal em pacientes com CLL continua a evoluir rapidamente e, com o aparecimento de novos dados, estas recomendações também progredirão.

H. Tratamento de recidivas e da leucemia linfocítica crônica recorrente. O tratamento dos pacientes com CLL que apresentam recidiva após pelo menos uma terapia prévia mudou muito nos últimos anos. As opções terapêuticas agora incluem o ibrutinib (inibidor da tirosina quinase de Bruton), idelalisib (inibidor de PI3Kγ), ofatumumab (anticorpo monoclonal anti-CD20 de segunda geração) e obinutuzumab (anticorpo monoclonal anti-CD20 otimizado para citotoxicidade celular dependente de anticorpo [ADCC]) e alentuzumab (anticorpo monoclonal anti-CD52). Os pacientes que apresentam remissão longa após a terapia inicial com esquemas à base de fludarabina e rituximab ainda podem ser tratados como aqueles não tratados, com repetição das terapias de primeira linha. No entanto, novas opções de segunda linha são alternativas excelentes, com menor incidência de complicações a longo prazo e mielossupressão. Ainda não se sabe se a terapia de segunda linha é a melhor escolha inicial, já que isso não foi esclarecido em ensaios randomizados à luz das diversas aprovações recentes de vários novos agentes. Em um estudo randomizado comparando o ibrutinib ao ofatumumab, o primeiro foi associado a uma taxa de resposta de aproximadamente 70% e PFS em 2 anos de 75%. A PFS e a OS foram melhores em comparação ao ofatumumab (*N Engl J Med* 2014;371:213). Os fatores prognósticos adversos típicos, como a deleção de 17p e 11q, não afeta taxa de resposta objetiva (ORR) ou a PFS. É importante notar que o ibrutinib pode induzir uma linfocitose isolada em pacientes com CLL na primeira semana de terapia que pode persistir por semanas a meses e não significa progressão da doença. Uma importante toxicidade incomum (5%), mas mal entendida, do ibrutinib é o sangramento, que não possui explicação mecânica neste momento. O idelalisib representa um inibidor de PI3K-γ com atividade na CLL recidivante e está aprovado para uso em com-

Leucemias Crônicas | 311

binação ao rituximab. Em pacientes com recidiva de CLL que não são considerados adequados ao tratamento com agentes citotóxicos, o idelalisib mais rituximab provocou ORR de 81% (0% de CR) e melhorou a PFS e a OS em comparação ao braço controle tratado com rituximab mais placebo (*N Engl J Med* 2014;370:997). Uma encorajadora análise de subgrupo demonstrou a ausência de diferença nos resultados obtidos em pacientes com deleção de 17p, mutação em p53 ou IGVH não mutante. Assim como durante a administração de ibrutinib, uma linfocitose transiente foi também observada e pareceu ser refreada pela terapia concomitante com rituximab. As opções de anticorpos monoclonais anti-CD20 incluem rituximab, ofatumumab e obinutuzumab, embora combinações com um agente direcionado ou a quimioterapia sejam comumente utilizadas. Outras estratégias terapêuticas para pacientes com CLL recidivante/refratária incluem a repetição do tratamento com diversas combinações de fludarabina, ciclofosfamida e rituximab, que geraram taxas totais de resposta de 29 a 59% nesta população, mas também apresentaram toxicidades significativas, principalmente em pacientes mais velhos já tratados com agentes similares. A administração de corticosteroides em altas doses (p. ex., metilprednisolona) em combinação com os anticorpos monoclonais anti-CD20 também provocaram respostas em pacientes com CLL refratária, com taxas de resposta de até 77%, inclusive em indivíduos com anomalias genéticas em p53 ou 17p-. O alentuzumab mostrou atividade na CLL refratária à fludarabina; no entanto, em razão do alto risco de desenvolvimento de infecções graves, é reservado à CLL de múltiplas recidivas que não responde a outros agentes, à presença da deleção de 17p ou em caso de transformação à leucemia prolinfocítica mais agressiva. Infecções muito graves podem ocorrer em pacientes tratados com altas doses de metilprednisolona ou alentuzumab, que precisam ser submetidos à pró-filaxia anti-infecciosa de rotina. Embora a remissão a longo prazo obtida com ibrutinib e outros novos agentes ainda não seja conhecida, espera-se que a maioria dos pacientes apresente recidivas e necessite de terapia sequencial anti-CLL. Os ensaios clínicos estão também analisando a passagem de novos agentes para a terapia inicial e combinando diversos agentes para melhoria das taxas, profundidades e durações de resposta.

O SCT alogênico mieloablativo é historicamente usado de maneira limitada em pacientes com CLL, principalmente por conta de sua idade avançada. Pequenos estudos unicêntricos e de registro de pacientes selecionados com CLL submetidos ao SCT mieloablativo mostraram taxas de mortalidade relacionada com o tratamento de 24 a 46%, PFS de 26 a 62% e sobrevida total de 31 a 76% em 3 a 10 anos de acompanhamento projetado. Estudos recentes empregando o SCT alogênico de intensidade reduzida ou não mieloablativo tiveram resultados promissores, com mortalidades relacionadas com o tratamento de 15 a 22%, PFS de 52 a 67% e sobrevida total de 60 a 80% com o acompanhamento projetado curto, de 2 anos. De modo geral, os resultados são superiores em pacientes mais jovens, com poucas comorbidades e doença quimiossensível antes do transplante. Os esquemas ideais de condicionamento, idade elegível para o transplante e quimioterapia de resgate ainda são investigados.

Apesar das recentes aprovações de drogas pela FDA, anteriormente descritas, diversos novos fármacos estão sendo avaliados em ensaios clínicos iniciais em pacientes com CLL recorrente e refratária; a inclusão destes pacientes em tais ensaios deve ser rotineiramente considerada. A lenalidomida é um análogo da talidomida com múltiplos possíveis mecanismos de ação e demonstrou atividade clínica considerável como agente único em diversas doenças hematológicas, incluindo o mieloma múltiplo e a síndrome mielodisplásica. Dois ensaios clínicos em fase II investigaram doses de lenalidomida de 25 mg por dia nos dias 1 a 21 de um ciclo de 28 dias em pacientes com recidiva de CLL e mostraram excelente tolerabilidade, taxas totais de resposta de 32 a 65% e a taxa resposta completa de 5 a 9%. É interessante notar que houve uma reação de exacerbação tumoral após o tratamento que não deve ser interpretada como progressão rápida da doença. Estudos recentes combinaram a lenalidomida ao rituximab, com ORR de 66% (CR de 12%) e taxas similares de resposta em pacientes com deleção de 17p; esta combinação é uma opção na CLL recorrente. O flavopiridol é uma flavona sintética com atividade clínica precoce em um ensaio clínico cujo demonstrou taxas totais de resposta de 43% (muitas com duração superior a 12 meses), assim como respostas em pacientes com características genéticas de alto risco. A toxicidade mais notável relatada foi a síndrome de lise tumoral, que deve ser monitorada de forma cuidadosa durante o tratamento de pacientes

312 | Capítulo 28

CLL com este agente. Ensaios clínicos avaliando a lenalidomida e o flavopiridol, sozinhos ou associados a outros agentes, estão sendo realizados.

Em resumo, dependendo das características do paciente, as opções terapêuticas adequadas à CLL recorrente incluem ensaios clínicos, ibrutinib, idelalisib, alentuzumab, ofatumumab, obinuruzumab, os esquemas quimioterápicos combinados à base de fludarabina ou bendamustina, corticosteroides em altas doses, lenalidomida e, nos candidatos apropriados, o SCT alogênico. Por fim, os linfócitos T autólogos projetados para expressão de receptores quiméricos de antígenos anti-CD19 (CAR) parecem ter atividade preliminar em um pequeno número de pacientes com CLL refratária. Uma vez que a persistência prolongada destes linfócitos T foi demonstrada, esta abordagem possibilita a imunidade anti-CLL a longo prazo sem a toxicidade do transplante alogênico de células-tronco hematopoiéticas (HSCT) e certamente será o foco de futuros estudos. Outros novos agentes imunoterápicos sob investigação incluem os ligantes biespecíficos de linfócitos T (*bispecific T cell engagers*, BiTEs), como o blinatumomab, que simultaneamente interage com as células tumorais (através de fragmentos de cadeia única da região variável do anticorpo [scFV] anti-CD19) e os linfócitos T (através de scFv de anti-CD3). O bloqueio dos pontos de verificação imunológica, por exemplo, com agentes bloqueadores anti-PD-1/PD-L1/L2, também está sendo explorado.

LEITURA SUGERIDA

Leucemia mieloide crônica

Baccarani M, Deininger MW, Rosti G, *et al.* European Leukemia net recommendations for the management of chronic myeloid leukemia: 2013. *Blood* 2013;122:872–884.

Bacigalupo A. Stem cell transplantation for chronic myeloid leukemia (CML): current indications and perspectives. *Curr Cancer Drug Targets.* 2013;13:775–778.

Deininger M, Schleuning M, Greinix H, *et al.* The effect of prior exposure to imatinib on transplant-related mortality. *Haematologica* 2006;91:452–459.

Druker BJ, Guilhot F, O'Brien SG, *et al.* Five-year follow-up of patients receiving imatinib for chronic myeloid leukemia. *N Engl J Med* 2006;355:2408–2417.

Melo JV, Ross DM. Minimal residual disease and discontinuation of therapy in chronic myeloid leukemia: can we aim at a cure? *Hematology Am Soc Hematol Educ Program* 2011:136–142.

Osborn M, Hughes T. Managing imatinib resistance in chronic myeloid leukemia. *Curr Opin Hematol* 2010;17:97–103.

Leucemia linfocítica crônica

Brown JR. The treatment of relapsed refractory chronic lymphocytic leukemia. ASH Education Program, Hematology. *Am Soc Hematol Educ Program* 2011:110–118.

Byrd JC, Brown JR, O'Brien S, *et al.* Ibrutinib versus ofatumumab in previously treated chronic lymphocytic leukemia. *N Engl J Med* 2014;371:213–223.

Byrd JC, Furman RR, Coutre SE, *et al.* Targeting ibrutinib in relapsed chronic lymphocytic leukemia. *N Engl J Med* 2014;369:32–42.

Byrd JC, Jones JJ, Woyach JA, *et al.* Entering the era of targeted therapy for CLL: impact on the practicing clinician. *J Clin Oncol* 2014;32:3039–3047.

ESMO Guidelines consensus conference on malignant lymphoma 2011 part 1: DLBCL, FL, and CLL. *Ann Oncol* 2013;24:561–576.

Furman RR, Sharman JP, Coutre SE, *et al.* Idelalisib and rituximab in relapse chronic lymphocytic leukemia. *N Engl J Med* 2014;370:997–1007.

Gaindano G, Foa R, Dalla-Favera R. Molecular pathogenesis of chronic lymphocytic leukemia. *J Clin Invest* 2012;122:3432–3438.

Hallek M. CLL: 2013 updated on diagnosis, risk stratification and treatment. *Am J Hematol* 2013;88:804–816.

Jones JA, Byrd JC. How will B-cell-receptor-targeted therapies change future CLL therapy? *Blood* 2014;123:1455–1460.

29 Discrasias de Células Plasmáticas
Jesse Keller • Ravi Vij

I. **MIELOMA MÚLTIPLO**
   A. **Apresentação subjetiva.** Os primeiros sintomas do mieloma múltiplo (MM) podem incluir dor óssea, fadiga e infecções bacterianas recorrentes. A letargia é uma queixa comum, ocorrendo em até um terço dos pacientes ao diagnóstico e geralmente é atribuída à anemia e aos distúrbios metabólicos. A hipercalcemia sintomática é comum ao diagnóstico e pode ocorrer em aproximadamente 30% dos pacientes. A perda de peso pode ser observada em até 20% dos pacientes. Os eventos mais incomuns incluem neuropatia secundária à paraproteína monoclonal (proteína M), uma característica encontrada em cerca de 5% dos pacientes recém-diagnosticados com MM. A febre tumoral é rara e é um diagnóstico de exclusão; os pacientes febris com MM são considerados portadores de infecções até prova em contrário. Um terço dos pacientes com MM apresenta diagnóstico prévio de processo proliferativo de plasmócitos.
   B. **Apresentação objetiva.** O exame físico pode revelar palidez, sensibilidade óssea, massa subcutânea secundária ao plasmocitoma ou sinais neurológicos focais por compressão da medula espinal. Hepatomegalia, esplenomegalia e linfadenopatia são raras.
   C. **Exames diagnósticos e estadiamento**
      1. **Laboratório.** A anemia é observada em três quartos dos pacientes ao diagnóstico e geralmente é normocrômica e normocítica. Os números de leucócitos (WBC) e plaquetas normalmente estão preservados, embora a substituição da medula óssea pelo MM possa provocar pancitopenia. O exame do esfregaço de sangue periférico pode revelar a disposição linear de hemácias (*rouleaux*). A taxa de sedimentação de eritrócitos (ESR) geralmente está elevada no MM. Quase 20% dos pacientes apresenta nível de creatinina superior a 2 mg/dL ao diagnóstico. A hipercalcemia por extenso acometimento ósseo e a hiperuricemia podem piorar a função renal. A concentração de albumina tem significado prognóstico e é um componente do Sistema Internacional de Estadiamento. A eletroforese de proteínas séricas (SPEP) e a eletroforese de proteínas urinárias (UPEP) devem ser realizadas em pacientes com suspeita de MM. A imunofixação é mais sensível do que a eletroforese e é feita para confirmar a presença e o tipo de paraproteína (proteína M). A proteína M é detectada no soro de mais de 90% dos pacientes. A paraproteína é uma IgG em aproximadamente metade dos casos e IgA em 20% dos casos. Paraproteínas IgD, IgE e IgM são muito raras. As paraproteínas IgM são, quase sempre, associadas à macroglobulinemia de Waldenstrom (WM). Cadeias leves livres são encontradas em aproximadamente 15% dos pacientes. As cadeias leves *kappa* (κ) são mais comuns do que as cadeias *lambda* (λ) em aproximadamente 2:1. A proteinúria de Bence-Jones ocorre quando as cadeias leves são livremente filtradas no glomérulo e excretadas na urina. A cadeia leve raramente é detectada na SPEP, mas é observada à UPEP. Em caso de detecção de cadeias leves na urina, uma amostra de urina de 24 horas deve ser coletada para quantificação da proteína e monitoramento da resposta ao tratamento. O ensaio de cadeia leve livre no soro (SFLC) agora permite a quantificação de cadeias leves no soro de maneira direta e eficiente. O mieloma não secretor é observado em menos de 5% dos pacientes. Estes indivíduos não apresentam paraproteína detectável por SPEP, UPEP e imunofixação. No entanto, a maioria tem razão SFLC κ:λ anormal.
      2. **Radiografias.** Todos os pacientes devem ser submetidos a radiografias esqueléticas, incluindo crânio, coluna, pelve, fêmur e úmero. Quase 80% dos pacientes apresentam pelo menos uma anomalia radiográfica e dois terços têm lesões líticas com avulsão. Fraturas patológicas, fraturas por compressão vertebral ou osteoporose são encontradas em um quarto dos pacientes. Os escaneamentos ósseos com radionuclídeos revelam a resposta osteoblástica e são, portanto, menos sensíveis do que as radiografias simples na detecção

314 | Capítulo 29

do acometimento esquelético pelo MM. A ressonância magnética (MRI) da coluna é mais sensível do que as radiografias simples na detecção de lesões em estágio inicial e sua realização pode ser considerada em pacientes com escaneamentos esqueléticos negativos ou sintomas suspeitos, conforme a indicação clínica. Os pacientes com suspeita de plasmocitomas solitários devem ser submetidos à MRI para exclusão da presença de doença sistêmica. A tomografia por emissão de pósitrons com ^{18}F-fluorodesoxiglicose (FDG PET) está agora aprovada nos primeiros exames diagnósticos e acompanhamento dos pacientes com MM. Esta técnica é bastante benéfica para os pacientes com a doença não secretora ou oligossecretora, um problema crescente em caso de MM refratário e recorrente.

3. **Avaliação da medula óssea.** Os pacientes devem ser submetidos à biópsia e aspiração da medula óssea para quantificação de plasmócitos no órgão. Os plasmócitos malignos são positivos para CD138. A monoclonalidade é estabelecida por imunocolorações que mostram a presença citoplasmática de imunoglobulina restrita a κ ou λ. A cariotipagem é agora recomendada como ferramenta prognóstica. A análise citogenética convencional tende a ser difícil no MM em razão da fração de baixo crescimento e escassez de células mitóticas. No entanto, o uso de diversas sondas de hibridização por fluorescência *in situ* (FISH) (del 13q, t[4;14], t[11;14], del 17p, t[14;16], t[14;20]) em células em interfase leva à detecção das anomalias citogenéticas comumente presentes no MM. O índice de proliferação de plasmócitos (PCLI) em biópsias de medula óssea mede a porcentagem de células do MM que sintetizam DNA; o índice de proliferação elevado implica em MM mais agressivo e mau prognóstico. A avaliação por citometria de fluxo multiparamétrica está sendo pesquisada para identificação da doença residual mínima (MRD). Os pacientes que atingem a resposta completa (CR) MRD negativa podem ter prognóstico melhor em comparação àqueles com doença persistente após o tratamento.

D. **Diagnóstico.** Os critérios históricos para o diagnóstico do MM foram suplantados pelos critérios do Grupo Internacional de Trabalhos em Mieloma (*International Mieloma Working Group*, IMWG) para o diagnóstico de discrasias de plasmócitos (Tabela 29-1). O dano em órgão final é a característica definitiva que separa o MM da gamopatia monoclonal ou do mieloma assintomático. Os critérios revistos foram recentemente publicados e atualizam aqueles do IMWG (Tabela 29-2). Estes critérios adicionam diversos biomarcadores, bem como achados radiográficos, como eventos que definem o MM.

E. **Estadiamento.** No passado, o MM era estadiado de acordo com o sistema de estadiamento Durie-Salmon. Na era moderna, este sistema foi substituído pelo Sistema Internacional de Estadiamento (Tabela 29-3), mais simples, que emprega apenas as concentrações de β-2-microglobulina e albumina.

F. **Tratamento.** A decisão de instituição do tratamento é baseada na consideração do paciente como candidato ou não ao transplante.

1. **Pacientes elegíveis ao transplante.** A quimioterapia em alta dose (HDT) com transplante autólogo de células-tronco é considerada o padrão de tratamento nos pacientes elegíveis ao transplante. As taxas de resposta (RRs) da HDT são próximas a 90%, e cerca de metade dos pacientes apresenta CR.

   a. **Terapia de indução.** Os pacientes candidatos ao transplante geralmente são submetidos à terapia de indução por 4 a 6 meses com esquemas de duas ou três drogas, incluindo um inibidor de proteassoma, um agente imunomodulador (Talidomida ou Lenalidomida) e corticosteroide. Os esquemas com três drogas, como Bortezomib (bortezomib), Lenalidomida (Revlimid) e Dexametasona (VRD) ou Bortezomib, Ciclofosfamida e Dexametasona (VCD) tiveram maior eficácia, com maiores taxas de CR, em comparação aos esquemas com duas drogas. Os dados a longo prazo de benefício na sobrevida total (OS) com estes esquemas ainda estão em análise. Uma vez que há poucos dados comparando os esquemas disponíveis, as decisões terapêuticas devem ser feitas com base nas características do paciente e nos perfis de efeitos colaterais. Os agentes alquilantes, como o melfalan, devem ser evitados antes da coleta de células-tronco em pacientes elegíveis ao transplante, por serem tóxicos nesta população celular.

   b. **Coleta e transplante de células-tronco.** Após a terapia de indução, os pacientes são submetidos à coleta de células-tronco, à HDT consolidativa e ao transplante. Alternativamente, os pacientes podem ser submetidos à coleta e armazenamento de células-tronco e, então, às demais terapias convencionais, adiando a realização do transplan-

Discrasias de Células Plasmáticas | 315

TABELA 29-1	**Sistema de Classificação do International Myeloma Working Group**
Mieloma múltiplo	Proteína M no soro e/ou urina
	Plasmócitos (clonais) na medula óssea ≥ 10% e/ou plasmocitoma
	Disfunção relacionada com o órgão final (≥ 1 de Critérios CRAB)[a,b]
Mieloma assintomático	Proteína M no soro ≥ 3 g/dL ou
	Plasmócitos clonais na medula óssea ≥ 10%
	Ausência de evidências de disfunção relacionada com o órgão final[a]
MGUS	Proteína M no soro < 3 g/dL
	Plasmócitos clonais na medula óssea < 10%
	Ausência de evidências de outras doenças proliferativas de linfócitos B
	Ausência de evidências de disfunção relacionada com o órgão final[a]
Plasmocitoma ósseo solitário	Ausência de proteína M no soro e/ou urina[c]
	Única área de destruição óssea por plasmócitos clonais
	Achados medulares não consistentes com mieloma múltiplo
	Achados normais às radiografias ósseas (e MRI de coluna e pelve caso realizada)
	Ausência de disfunção relacionada com órgão ou tecido (que não uma lesão óssea solitária)[a]
Plasmocitoma extramedular	Ausência de proteína M no soro e/ou urina[c]
	Tumor extramedular de plasmócitos clonais
	Achados medulares normais
	Achados normais às radiografias ósseas
	Ausência de disfunção relacionada com órgão ou tecido[a]

MGUS, gamopatia monoclonal de significado desconhecido; MRI, ressonância magnética.

[a]Critérios CRAB: inclui hipercalcemia ≥ 10,5 mg/dL, insuficiência renal com nível de creatinina > 2 mg/dL, anemia > 2 g/dL abaixo do limite inferior da normalidade ou < 10 g/dL ou lesões ósseas (lesões líticas ou osteoporose).

[b]Diversos outros tipos de disfunção de órgão final podem, ocasionalmente, ocorrer e levar à necessidade de tratamento. Tal disfunção é suficiente para apoiar a classificação de mieloma caso sua relação ao mieloma seja comprovada.

[c]Um pequeno componente M pode, ocasionalmente, ser observado.

TABELA 29-2	**Sistema Revisto de Classificação do International Myeloma Working Group**
Mieloma múltiplo	Proteína M no soro e/ou urina
	Plasmócitos (clonais) na medula óssea ≥ 10% e/ou plasmocitoma
	Disfunção relacionada com o órgão final (≥ dos Critérios CRAB)[a,c]
Mieloma assintomático	Qualquer um ou mais dos biomarcadores de malignidade[b]
	Proteína M no soro ≥ 3 g/dL ou proteína M urinária ≥ 500 mg
	Plasmócitos clonais na medula óssea entre 10 e 60%
	Ausência de eventos definidores de mieloma ou amiloidose

MGUS, gamopatia monoclonal de significado desconhecido; IRM, ressonância magnética.

[a]Critérios CRAB: inclui hipercalcemia ≥ 11 mg/dL ou 1 mg/dL acima do limite superior da normalidade, insuficiência renal com *clearance* de creatinina < 40 mL/minuto ou nível sérico de creatinina > 2 mg/dL, anemia > 2 g/dL abaixo do limite inferior da normalidade ou < 10 g/dL ou lesões ósseas (lesões líticas observadas em radiografias ósseas, CT ou PET-CT).

[b]Porcentagem de plasmócitos clonais na medula óssea ≥ 60%, razão de cadeias leves livres envolvidas e não envolvidas no soro ≥ 100, > 1 lesões locais à MRI.

[c]Diversos outros tipos de disfunção de órgão final podem, ocasionalmente, ocorrer e levar à necessidade de tratamento. Tal disfunção é suficiente para apoiar a classificação de mieloma caso sua relação ao mieloma seja comprovada.

316 | Capítulo 29

TABELA 29-3	Sistema Internacional de Estadiamento do Mieloma Múltiplo	
	Critérios	**Sobrevida mediana**
Estágio I	β2M < 3,5 mg/L e albumina ≥ 3,5 g/dL	62 meses
Estágio II	Não I ou III[a]	44 meses
Estágio III	β2M ≥ 5,5 mg/L	29 meses

β2M, β-2-microglobulina.

[a]Há duas categorias no estágio II: β-2-microglobulina sérica < 3,5 mg/L, mas albumina sérica < 3,5 g/dL; ou β-2-microglobulina sérica entre 3,5 mg/L a < 5,5 mg/L independentemente do nível sérico de albumina.

te até a primeira recidiva. Ensaios randomizados mostraram sobrevida equivalente com estas duas abordagens. No entanto, a análise de qualidade de vida e sobrevida livre de eventos favorece a realização precoce do transplante. O condicionamento para o transplante com um único agente, o melfalan, é o padrão de tratamento. Embora ensaios controlados de transplante geralmente excluam pacientes com mais de 65 anos, os aperfeiçoamentos no tratamento de suporte permitiram a administração da terapia em alta dose e o transplante autólogo em pacientes com mais de 70 anos de idade. O Medicare (sistema público de saúde dos Estados Unidos) aprova este procedimento em pacientes de até 78 anos de idade. As toxicidades da terapia de alta dose incluem mucosite e complicações infecciosas. A mortalidade total relacionada com transplante é de 1 a 2%. A repetição da HDT e o transplante em 6 meses (duplo transplante autólogo programado ou *tandem*) pode dar um benefício de sobrevida em pacientes que apresentam resposta parcial inferior a muito boa (menos de 90% de redução da concentração de paraproteína) após o primeiro transplante.

2. **Pacientes não elegíveis ao transplante.** Os pacientes recém-diagnosticados não elegíveis ao transplante constituem a maioria dos casos. Os objetivos da terapia são obter o rápido controle da doença e limitar as complicações. Existem diversos esquemas para tratamento destes pacientes. Historicamente, o Melfalan e a Prednisona (MP) eram os pilares da terapia. Com o advento de novos agentes, ensaios randomizados mostraram os resultados superiores de tratamentos que combinam a MP a tais drogas. A adição da Talidomida (MPT) conferiu um benefício de sobrevida em comparação à MP. Da mesma maneira, a MP mais Lenalidomida (MPR) mostrou RR e Sobrevida Livre de Progressão (PFS) superiores em comparação ao esquema MP. O Bortezomib em combinação ao MP (VMP) melhorou ainda mais as RRs, o tempo à progressão e a OS em comparação a MP. Embora os esquemas de três drogas à base de Melfalan melhorem os resultados em pacientes não elegíveis ao transplante, dados recentes sugerem que os novos esquemas com duas drogas, como Lenalidomida e Dexametasona, podem ser tão bons quanto estas terapias triplas.

3. **Terapia de manutenção.** No estudo CALGB, a administração de manutenção de Lenalidomida após o transplante foi associada a um benefício na PFS e na OS. Em um estudo francês similar, o IFM, no entanto, o benefício da Lenalidomida de manutenção foi restrito à PFS. Embora alguns estudos tenham mostrado que a talidomida melhora a OS após o transplante, a droga é também associada à maior toxicidade, causando, principalmente, neuropatia e tromboembolia. Da mesma maneira, a terapia de manutenção com bortezomib mostrou aumentar a PFS e a OS quando utilizada em pacientes submetidos ao tratamento de indução contendo a droga. Mesmo em pacientes não elegíveis ao transplante, a administração de Lenalidomida e Dexametasona até a progressão foi associada a uma vantagem de OS em comparação ao tratamento de duração fixa com MPT.

4. **Doença recorrente ou refratária.** A recidiva é quase universal e a doença refratária é, frequentemente, encontrada em pacientes com MM. A doença progressiva (PD) é definida pela hipercalcemia sem outra explicação (maior ou igual a 11,5 mg/dL), presença de plasmocitomas novos ou progressivos ou aumento absoluto predefinido ou elevação de 25% da melhor resposta em um conjunto de marcadores, incluindo os seguintes:
   • Proteína M no soro (aumento absoluto maior ou igual a 0,5 g/dL).
   • Proteína monoclonal na urina (aumento absoluto de 200 mg/24 horas).

Discrasias de Células Plasmáticas | 317

- Porcentagem de plasmócitos na medula óssea (aumento de 10% em caso de ausência de proteína M).
- Diferença em estudos de κ e λ-FLC (deve ser maior do que 10 mg/dL com razão anormal K/L).

Hoje não há um padrão de tratamento para a doença recorrente ou refratária. Nos candidatos elegíveis que não foram previamente submetidos ao transplante de células-tronco, a combinação HDT/transplante autólogo de células-tronco é uma opção. Naqueles anteriormente transplantados, a repetição da HDT ou a administração de outra quimioterapia convencional pode ser tentada. Caso a resposta prévia tenha sido significativa e a recidiva, tardia, a repetição dos esquemas anteriores pode ser considerada. Diversos agentes estão especificamente aprovados em caso de recidiva ou doença refratária:

a. **Carfilzomib.** Esta droga é um inibidor de proteassoma de segunda geração aprovada pela FDA para pacientes submetidos pelo menos a duas terapias prévias, incluindo um inibidor de proteassoma e um imunomodulador e que apresentaram progressão nos primeiros 60 dias de tratamento.

b. **Pomalidomida.** Este é um análogo de Talidomida com atividade no MM. A combinação de Pomalidomida e Dexametasona é aprovada pela FDA para pacientes que receberam pelo menos duas terapias prévias, incluindo lenalidomida e bortezomib e que apresentaram progressão da doença nos primeiros 60 dias após o último tratamento.

c. **Outros esquemas.** As combinações de agentes quimioterápicos convencionais ainda são utilizadas frequentemente após o insucesso do tratamento com inibidor de proteassoma e imunomodulador. Estas combinações incluem diversos esquemas, como C-VAD (ciclofosfamida, vincristina, adriamicina e dexametasona), D-CEP (dexametasona, ciclofosfamida, etoposídeo e cisplatina), DT-PACE (dexametasona, talidomida, cisplatina, doxorrubicina, ciclofosfamida e etoposídeo) e M2 (vincristina, carmustina, ciclofosfamida e melfalan).

5. **Transplante alogênico.** O transplante alogênico mieloablativo no MM é associado à taxa modesta de possível cura, embora a alta taxa de mortalidade relacionada ao tratamento (TRM) limite seu uso. Recentemente, diversos ensaios avaliaram o transplante autólogo *tandem* em comparação ao transplante autólogo seguido pelo transplante alogênico não mieloablativo. Embora alguns ensaios com acompanhamento prolongado tenham sugerido a melhora da OS com o transplante autólogo *tandem* e alogênico não mieloablativo, a maioria dos estudos não mostrou benefício desta estratégia e o acompanhamento ainda maior é aguardado. Outros ensaios avaliando o papel do transplante autólogo seguido pelo transplante alogênico em caso de doença recorrente/refratária ou como terapia inicial em pacientes alto risco são necessários.

G. **Tratamentos adjuntos**

1. **Bisfosfonatos.** Os bisfosfonatos inibem a reabsorção óssea mediada por osteoclastos e são partes integrantes do tratamento das lesões esqueléticas no MM. Estas drogas diminuem os eventos relacionados com o esqueleto, melhoram o controle da dor e limitam a hipercalcemia. A administração intravenosa de pamidronato ou ácido zoledrônico foi aprovada pela FDA para esta indicação e é feita mensalmente. As atuais recomendações sugerem 2 anos de terapia contínua em pacientes que mantêm a remissão. Os bisfosfonatos podem ser administrados por mais tempo em caso de PD ou doença óssea ativa. As principais toxicidades a serem monitoradas incluem a osteonecrose mandibular e a insuficiência renal. O ensaio MRC IX revelou aumento da OS com a administração de ácido zoledrônico em comparação ao cladronato independentemente do efeito sobre os eventos esqueléticos.

2. **Eritropoietina.** A anemia é uma complicação comum do MM. A eritropoietina reduz a necessidade de transfusão de sangue em pacientes com MM, incluindo aqueles com doença refratária.

3. **Radioterapia.** O MM é um tumor sensível à radiação. A radioterapia com feixe externo (RT) é eficaz na resolução de áreas discretas de dor óssea ou áreas de efeito em massa, como a compressão do cordão medular.

4. **Cirurgia.** As radiografias de ossos longos, realizadas para estadiamento ou avaliação da dor, podem revelar a presença de lesões líticas com possibilidade iminente de fratura. A consulta com o departamento de cirurgia ortopédica e a colocação cirúrgica profilática de

318 | Capítulo 29

pinos pode prevenir, de forma parcial, a morbidade da fratura. Os pacientes submetidos à colocação de pinos geralmente recebem a RT na área no período pós-operatório.

5. Hemodiálise. A insuficiência renal pode ocorrer logo no início da doença. O distúrbio renal pode ser reversível caso o MM responda ao tratamento e o suporte com hemodiálise é adequado. Nesta situação, o valor da plasmaférese para redução dos níveis de paraproteína é debatido.

6. Profilaxia de infecções. Os pacientes com MM apresentam deficiência da imunidade humoral em razão da diminuição dos níveis de imunoglobulinas normais. O risco de infecção aumenta ainda mais com a supressão medular direta ocasionada pela quimioterapia, assim como pela imunossupressão associada à administração prolongada de altas doses de corticosteroides. Todos os pacientes com MM devem ser vacinados contra a *Streptococcus pneumoniae*. A profilaxia contra herpes-zóster é recomendada em pacientes submetidos ao tratamento com inibidores de proteassoma. Além disso, alguns pacientes podem ser beneficiados pela terapia com imunoglobulina intravenosa (IVIG) para suplementação dos títulos cronicamente baixos de IgG.

7. Profilaxia da tromboembolia venosa. A profilaxia da trombose em veia profunda (DVT) é recomendada em pacientes que recebem combinações de drogas imunomoduladoras com altas doses de corticosteroides e quimioterapia. Acredita-se que a administração de ácido acetilsalicílico em baixa dose seja suficiente na maioria dos pacientes. Os indivíduos com alto risco de desenvolvimento de tromboembolia devem receber o esquema anticoagulante completo.

H. Acompanhamento. O acompanhamento cuidadoso dos níveis seriados de proteína monoclonal no soro e/ou urina permite o monitoramento de rotina da progressão da doença. A quantificação de SFLC deve ser usada como ferramenta adicional para avaliação da resposta nos pacientes adequados. Nos indivíduos submetidos a múltiplas linhas de tratamento e que apresentam recidiva ou doença refratária, os plasmócitos malignos podem perder sua diferenciação e interromper a secreção de proteína monoclonal ou cadeia leve. A PET pode ser útil no acompanhamento destes pacientes. As radiografias esqueléticas e a biópsia de medula óssea geralmente são repetidas em caso de suspeita de progressão da doença.

I. História natural

1. Sobrevida. Historicamente, a MP foi o primeiro esquema a mostrar um benefício da OS de um período mediano de 6 meses para 3 anos. O advento da terapia com alta dose e do transplante autólogo aumentaram ainda mais a sobrevida e a OS mediana passou para 5 anos ou mais. Com o lançamento do bortezomib e dos agentes imunomoduladores, os dados indicam um aumento de 18 meses a 2 anos na OS. Acredita-se que a recente aprovação da Pomalidomida e do Carfilzomib eleve ainda mais as taxas de OS. Além disso, novos agentes em desenvolvimento prometem estender este benefício ainda mais.

2. Fatores prognósticos. Diversos fatores podem ser avaliados nos primeiros exames diagnósticos para auxiliar a determinação do prognóstico. Os níveis séricos de β-2-microglobulina estão correlacionados à carga tumoral e à função renal; as concentrações elevadas são um importante marcador da menor resposta ao tratamento e da pior OS. Outros fatores de mau prognóstico incluem alta concentração de lactato desidrogenase (LDH), o alto PCLI, o baixo nível de albumina, as características plasmoblásticas da medula óssea e a presença de plasmócitos circulantes. Mais recentemente, o cariótipo surgiu como a mais potente forma de prever os resultados. Os critérios Mayo de Estratificação do Mieloma e da Terapia Adaptada ao Risco (mSMART) dividem os pacientes em grupos de risco padrão, intermediário e alto. Os critérios mSMART são detalhados abaixo:

- **Alto risco.** Del 17p, t(14;16), t(14;20) ou perfil de expressão gênica (GEP) de alto risco.
- **Risco intermediário.** Del 13 ou hipodiploidia, t(4;14), PCLI 3%.
- **Risco padrão.** Todas as outras anomalias.

J. Introdução

1. Epidemiologia. Conforme o banco de dados de Monitoramento, Epidemiologia e Resultados Finais (*Monitoring, Epidemiology and End Results*, SEER), a incidência de MM é de cerca de 6 por 100.000/ano. O MM representa 1,3% de todos os novos cânceres diagnosticados e 1,8% de todas as mortes por câncer. De modo geral, a incidência e a prevalência parecem estar crescendo de acordo com o envelhecimento da população e o aperfeiçoamento do tratamento. É interessante notar que o risco de desenvolvimento de MM entre

Discrasias de Células Plasmáticas | 319

afrodescendentes é o dobro daquele observado na população branca e que os homens são mais frequentemente afetados do que as mulheres. É uma doença de idosos, com idade mediana ao diagnóstico de 69 anos. A etiologia do MM é desconhecida. Determinados fatores ambientais, como a exposição a benzeno e radiação, parecem ser predisponentes.

2. **Fisiopatologia.** As citocinas dão sinais autócrinos e parácrinos de crescimento às células do mieloma. A interleucina 6 (IL-6), o fator de crescimento similar à insulina, o fator derivado de células do estroma 1 e o fator de crescimento endotelial vascular demonstraram ser importantes na sobrevida e no crescimento das células do mieloma. Acredita-se que a interação entre as células do MM e as células do estroma, envolvendo moléculas de adesão, como a molécula de adesão intercelular 1 (ICAM-1) e a molécula de adesão vascular 1 (VCAM-1), forneça sinais essenciais à sobrevida. Os sintomas clínicos são provocados pela infiltração de órgãos finais por células malignas ou pela deposição de quantidades excessivas de cadeias leves. As lesões ósseas líticas, uma característica do MM, parecem ser mediadas pela maior expressão do ligante do receptor ativador de fator nuclear κB (RANKL) e menor expressão de osteoprotegrina (OPG). Os fatores ativadores de osteoclastos derivados do tumor, incluindo as maiores concentrações de IL-3, IL-6 e proteína inflamatória de macrófagos 1α (MIP-1α), assim como a inibição de osteoblastos mediada por dickkopf-1 (DKK-1) derivado do MM também são considerados muito importantes ao desenvolvimento das lesões ósseas. A inibição de osteoblastos e a ativação de osteoclastos são diretamente responsáveis pela destruição óssea e tendem a provocar a hipercalcemia clínica associada ao MM. A disfunção renal geralmente é resultante do excesso de cadeias leves, mas as cadeias pesadas também podem estar envolvidas nesse processo. A anemia é causada pela invasão da medula óssea por células malignas e subsequentes alterações no microambiente medular.

3. **Biologia molecular.** Acredita-se que a célula maligna do MM seja originária da transformação de plasmócitos pós-centro germinativo. A patogênese ainda é desconhecida, mas, em quase todos os casos, insultos genéticos iniciais levam ao estabelecimento de uma gamopatia monoclonal de significado indeterminado (MGUS), uma doença plasmocitária pré-maligna. A maioria das anomalias cariotípicas características do mieloma múltiplo é detectada em pacientes com MGUS. Acredita-se que subsequentes alterações genéticas nos plasmócitos e mudanças no microambiente gerem o MM franco. Mutações ativadoras de Ras, desregulação de Myc, inativação de Rb e perda ou mutação de p53 são considerados possíveis eventos críticos e tardios na patogênese. O sequenciamento genômico em grande escala mostrou uma carga mutante média de 35 mutações com alteração de aminoácidos e 21 rearranjos cromossômicos em regiões codificadoras de proteína. As mutações em regiões codificadoras de proteína com significado estatístico incluem: *NRAS, KRAS, FAM46C, DIS3, TP53, HLA-A, MAGED1, CCND1, FAM46C, PNRC1 e ALOX12B.* Outras mutações são frequentemente encontradas em *BRAF,* genes da via do NF-κB e enzimas modificadoras de histona, incluindo reguladores do *HOXA9.*

K. **Fronteiras da pesquisa.** O número de agentes com atividade no MM continua a se expandir. Anticorpos monoclonais que têm como alvo CS-1 e CD38 provavelmente integrarão o arsenal terapêutico no futuro. Novos inibidores de proteassoma de administração oral estão sendo investigados. Além disso, diversos compostos, incluindo inibidores da transdução de sinal e de pontos de verificação do ciclo celular, estão sendo estudados em ensaios clínicos.

II. OUTRAS DOENÇAS PLASMOCITÁRIAS

A. **Gamopatia monoclonal de significado indeterminado.** A MGUS é definida pela ausência de disfunção em órgão final com concentração de proteína monoclonal superior a 3 g/dL e mais de 10% de plasmócitos infiltrados na medula óssea. A prevalência varia de acordo com a raça e a idade. Em um grande estudo com pacientes caucasianos, a prevalência de MGUS em pacientes com mais de 50 anos de idade foi de 3,2%. A população afrodescendente e os homens tendem a apresentar maiores taxas de MGUS. A MGUS geralmente é diagnosticada de forma incidental em exames diagnósticos realizados pelo aumento da concentração sérica total de proteína, neuropatia ou, ainda, anemia ou insuficiência renal na presença de outros fatores causadores. Os pacientes com MGUS devem ser monitorados com SPEP a cada 6 a 12 meses. Um por cento dos pacientes com MGUS progridem a uma discrasia de plasmócitos de maior significado clínico a cada ano. Um modelo de estratificação de risco baseado em três fatores pode ser usado para prever o risco de progressão em 20 anos. Estes fatores são os

320 | Capítulo 29

seguintes: concentração sérica de proteína monoclonal maior ou igual a 1,5 g/dL, MGUS não IgG ou razão anormal de SFLC. O risco de progressão em pacientes com 3, 2, 1 ou 0 destes fatores é de 58, 37, 21 e 5%, respectivamente.

B. Mieloma assintomático. O mieloma múltiplo assintomático (SMM) é um estágio intermediário entre a MGUS e o MM. É definido pela concentração de proteína monoclonal superior a 3 g/dL e/ou infiltração da medula óssea por até 10% de plasmócitos na ausência de evidências de dano em órgão final. A presença destas duas características definidoras com razão de cadeia leve livre (FLC) fora da faixa de referência de 0,125 a 8 descreve o subgrupo de pacientes com risco ruim de progressão ao MM franco. Aos 5 anos de acompanhamento, os pacientes com 3, 2 ou 1 destas três características apresentaram risco cumulativo de progressão de 76, 51 e 25%, respectivamente. Há grande interesse em definir o grupo de SMM que possa se beneficiar da terapia.

C. Leucemia de plasmócitos. A leucemia de plasmócitos ocorre na presença de altos níveis de plasmócitos circulantes (mais do que 2×10^9/L ou 20% na contagem diferencial de WBC). A doença é agressiva e a sobrevida é pior do que a do MM. Nos casos sem doença plasmocitária anterior, a sobrevida mediana é de 6 a 11 meses. Quando a leucemia de plasmócitos ocorre como evento tardio em um paciente com MM conhecido, a sobrevida mediana é de 2 a 6 meses. Os pacientes com estas doenças geralmente apresentam anomalias citogenéticas de baixo risco, incluindo deleções de p53 em altas taxas. A terapia agressiva com múltiplos agentes é empregada no tratamento destes pacientes.

D. Plasmocitomas ósseos solitários. Estes pacientes apresentam uma única lesão óssea sem sinais de doença sistêmica. A MRI de coluna e pelve e a PET (Tabela 29-2) devem ser realizadas para descartar a presença de lesões ocultas. A radioterapia permite o excelente controle local, com 90% dos pacientes livres de recidiva local. Hoje não há evidências de que a quimioterapia ou a administração de bisfosfonatos durante ou após a radioterapia seja benéfica em pacientes com plasmocitoma solitário. Os pacientes com lesões com mais de 5 cm têm maior risco de recidiva após a radioterapia. A OS mediana é de cerca de 10 anos. Até 50 a 60% dos pacientes podem desenvolver MM franco após a radioterapia.

E. Plasmocitomas extramedulares. Os plasmocitomas extramedulares são proliferações clonais de plasmócitos que surgem fora da medula óssea (Tabela 29-1). As lesões ocorrem mais frequentemente na cabeça e no pescoço, mas podem acometer, praticamente, qualquer órgão. Os primeiros exames diagnósticos e a avaliação são similares aos realizados em pacientes com plasmocitomas solitários e deve-se ter cuidado para excluir a presença de outras doenças. As lesões são sensíveis à radioterapia e a quimioterapia não tem benefício adicional. A OS em 5 anos varia de 40 a 85%, e 30 a 50% dos pacientes desenvolve o MM em período mediano de 1,5 a 2,5 anos.

III. AMILOIDOSE

A. Apresentação subjetiva. Os pacientes com amiloidose de cadeias leves (AL) geralmente apresentam queixas inespecíficas, incluindo fadiga, perda de peso e vertigem. A ortostasia pode ser um sintoma inicial e ser secundária a diversas sequelas da amiloidose, incluindo síndrome nefrótica, depleção do volume intravascular, cardiomiopatia restritiva ou neuropatia autonômica. O edema pode ser causado pela síndrome nefrótica ou insuficiência cardíaca congestiva induzida pelo amiloide. A infiltração de tecidos moles pode provocar fragilidade capilar e hematomas púrpuros; a equimose periorbital é um sintoma clássico de AL. Outras características incluem macroglossia, endocrinopatias, neuropatia e síndrome do túnel do carpo.

B. Apresentação objetiva. Os achados físicos na AL variam dependendo dos sistemas orgânicos afetados. O exame pode revelar macroglossia, equimose periorbital, hepatomegalia ou edema. O acometimento nervoso pode causar déficits sensoriais, motores ou autonômicos. A avaliação laboratorial pode revelar a presença de insuficiência renal ou hipoalbuminemia em decorrência de síndrome nefrótica. As baixas voltagens nas derivações em membros ao eletrocardiograma podem ser observadas em cerca de 50% dos pacientes. A cardiomiopatia amiloide pode ser observada ao ecocardiograma como hipertrofia com padrão restritivo de enchimento ou "brilho" do miocárdio. A MRI do coração pode revelar o padrão em zebra do contraste no miocárdio.

C. Exames diagnósticos. A primeira etapa dos exames diagnósticos na AL é a suspeita do diagnóstico. Uma indicação da possibilidade de AL é a descoberta de paraproteína no soro ou

Discrasias de Células Plasmáticas | 321

urina do paciente. Segundo os critérios do IMWG, o diagnóstico da amiloidose AL requer evidências de doença proliferativa monoclonal de plasmócitos além de dano em órgão final e confirmação patológica do depósito de amiloide AL. A confirmação de tecido amiloide, as evidências de presença de proteína M no soro ou urina, a razão anormal de SFLC ou o achado de população clonal de plasmócitos na medula óssea são suficientes para o estabelecimento do diagnóstico. A paraproteína pode ser uma imunoglobulina completa, embora apenas os componentes da cadeia leve contribuam para a formação do amiloide. Somente uma pequena quantidade (menos de 1 g/dL) de paraproteína pode estar presente. Os ensaios de SFLC podem ser utilizados em pacientes com reação negativa à imunofixação sérica. As cadeias leves λ são três vezes mais comumente associadas à AL, talvez por tenderem a possuir mais características amiloideogênicas. Em luz polarizada, o amiloide apresenta birrefringência de coloração verde clara à coloração vermelho congo. As marcações com imunoperoxidase de espécimes teciduais podem diferenciar os tipos de amiloide. A espectrometria de massa é mais sensível e específica do que a imuno-histoquímica e é cada vez mais usada para a distinção dos tipos de amiloide. Uma biópsia inicial de gordura abdominal geralmente é feita na tentativa de estabelecimento de diagnóstico tecidual, evitando a realização do procedimento em órgãos vitais. A presença de amiloide é 100% específica, mas a sensibilidade é variável e pode ser inferior a 75%. A biópsia de medula óssea mostra a deposição de amiloide em 60% dos casos. Na maioria dos casos de AL primária, os plasmócitos clonais representam menos de 10% da medula. Em raros casos a população clonal não é encontrada e o diagnóstico deve proceder com cautela. O MM e a AL, ocasionalmente, coexistem: os exames diagnósticos mostram a presença de mieloma em 20% dos pacientes com AL e 10 a 15% dos pacientes com MM desenvolvem AL. A troponina T e o peptídeo natriurético pró-cerebral N-terminal (NT-proBNP) são potentes fatores preditivos da sobrevida de pacientes com AL.

D. Terapia. Como no MM, a decisão inicial no tratamento é determinar se o paciente é candidato ao transplante. Como regra geral, os pacientes elegíveis ao transplante devem apresentar baixa concentração de troponina T e NT-proBNP e níveis limitados de disfunção orgânica.

1. **Terapia em alta dose/transplante autólogo.** Dados retrospectivos apoiam o papel do transplante autólogo na amiloidose, mostrando aumentos significativos da OS em comparação à quimioterapia tradicional. Um ensaio randomizado comparando a quimioterapia convencional ao transplante autólogo mostrou ausência de melhora da OS. No entanto, a população de pacientes deste estudo apresentou acometimento significativo de órgãos finais e alta mortalidade relacionada com o transplante; assim, esta população não é considerada representativa dos atuais pacientes elegíveis ao transplante. Quando o transplante é escolhido, os esquemas à base de melfalan são o padrão de tratamento.

2. **Pacientes não elegíveis ao transplante.** O melfalan e a dexametasona são extensamente usados no tratamento de pacientes que não são candidatos ao transplante. Ultimamente, os esquemas contendo Bortezomib têm mostrado atividade impressionante, embora as drogas imunomoduladoras também possam atuar nesta doença.

3. **Direções futuras.** Há interesse na investigação de novas terapias combinadas, bem como em novos inibidores de proteassoma e agentes imunomoduladores.

E. Epidemiologia e sobrevida. A incidência estimada é de 5,1 a 12,8 novos casos por milhão ao ano. O prognóstico depende dos órgãos afetados e o acometimento cardíaco e hepático está associado aos piores resultados. A sobrevida mediana é de aproximadamente 1 a 2 anos em pacientes não tratados, mas é inferior a 6 meses em pacientes com amiloide cardíaco. No entanto, nos pacientes com doença limitada, as atuais terapias podem oferecer OS superior a 5 anos.

F. Fisiopatologia. A amiloidose é um grupo de síndromes em que os sintomas são decorrentes da infiltração tecidual por proteínas insolúveis de dobramento errôneo. O amiloide primário (AL) é composto por cadeias leves de paraproteína secretadas por plasmócitos monoclonais que se depositam nos tecidos em conformação em lâminas β-pregueadas. As fontes alternativas de proteína amiloide incluem a inflamação crônica no amiloide secundário (AA), β-2-microglobulina na amiloidose associada à hemodiálise e a transtirretina na amiloidose familiar.

IV. MACROGLOBULINEMIA DE WALDENSTROM. Na classificação da Organização Mundial da Saúde (WHO) de linfoma não Hodgkin (NHL), a WM é a subgrupo de linfoma linfoplasmoci-

322 | Capítulo 29

tário (LPL), uma neoplasia de linfócitos B maduros bastante similar à leucemia linfocítica crônica/linfoma linfocítico pequeno (CLL/SLL).

A. Apresentação subjetiva. Os pacientes podem apresentar com sintomas inespecíficos como febre, sudorese noturna, fadiga, perda de peso e neuropatia periférica. Em até um terço dos pacientes, a IgM monoclonal pode levar ao desenvolvimento da síndrome de hiperviscosidade (HVS), com a clássica tríade de sintomas, incluindo hematoma e sangramento, alterações visuais e sintomas neuropsiquiátricos. Os depósitos de IgM em órgãos finais pode provocar lesões cutâneas de cor púrpura e grave diarreia com esteatorreia. O sangramento mucoso é causado pela interferência, mediada pela paraproteína, nos fatores de coagulação e função das plaquetas. Os sintomas neuropsiquiátricos associados à HVS incluem ataques isquêmicos transientes (TIAs), paralisia, convulsão, demência ou coma. Às vezes, a paraproteína IgM pode atuar como crioglobulina e causar síndrome de Raynaud e cianose acral.

B. Apresentação objetiva. Muitos pacientes com WM não apresentam achados físicos óbvios. À fundoscopia, os pacientes podem apresentar hemorragias de retina, exsudatos ou papiloedema. Aproximadamente um terço dos pacientes tem hepatomegalia, esplenomegalia ou linfadenopatia. A IgM pode agir como autoanticorpo contra antígenos autólogos, provocando um fenômeno autoimune, como neuropatia periférica com desmielinização, crioglobulinemia, doença de aglutinina fria, glomerulonefrite, pênfigo paraneoplásico ou retinite.

C. Exames diagnósticos e estadiamento. A anemia é a mais comum anomalia laboratorial à avaliação inicial. Os achados ocasionais incluem pseudoiponatremia pela elevação dos níveis de proteína, insuficiência renal e proteinúria. A ESR pode ser bastante aumentada ou normal. As concentrações de LDH e β-2-microglobulina frequentemente são elevadas. O diagnóstico é baseado na presença de IgM monoclonal, acometimento da medula óssea por mais de 10% de LPL (pequenos linfócitos que apresentam diferenciação plasmocitoide ou plasmocitária) e expressão de imunofenótipo característico no infiltrado da medula óssea. A análise imunofenotípica deve excluir outras doenças linfoproliferativas, incluindo CLL/SLL. As células do LPL expressam imunoglobulina citoplasmática, o que as diferencia das células de CLL/SLL. Outros marcadores imunofenotípicos são similares àqueles da CLL, incluindo a expressão de CD19 e CD20. A avaliação inicial deve também incluir a medida da viscosidade do soro. A hiperviscosidade sintomática geralmente não ocorre até que a concentração da paraproteína IgM seja superior a 3 g/dL e a viscosidade sérica seja maior que 5 cp (o normal é de 1,4 a 1,8 cp), embora os sintomas possam surgir com níveis menores de paraproteína e menor viscosidade sérica. O Sistema Internacional de Estadiamento Prognóstico da WM (*International Prognostic Staging System for WM*, IPSSWM) utiliza cinco características adversas (idade acima de 65 anos, hemoglobina menor ou igual a 11,5 g/dL, número de plaquetas menor ou igual a 100.000, β-2-microglobulina superior a 3 mg/L e título sérico de IgM acima de 70 g/L) para estratificar os pacientes em grupos de baixo, intermediário e alto risco. Os pacientes de baixo risco apresentam menos de 65 anos e zero ou um fator de risco e sua sobrevida em 5 anos é de 87%. Os pacientes de risco intermediário têm mais de 65 anos ou dois fatores de risco. Os pacientes de alto risco têm mais de dois fatores de risco. A OS em cinco anos dos pacientes com risco intermediário e alto risco é de 68% e 38%, respectivamente.

D. Terapia. O objetivo do tratamento é limitar os sintomas e prevenir o dano em órgão final. A terapia é dirigida à redução da viscosidade sérica e tratamento do linfoma subjacente. É importante ressaltar que os graves sintomas neurológicos ou o sangramento intratável devido à hiperviscosidade são uma emergência oncológica, com necessidade de plasmaferese urgente e quimioterapia para redução dos níveis circulantes de IgM. Os esquemas terapêuticos variam, mas a terapia inicial geralmente utiliza uma combinação à base de Rituximab. É interessante notar que o Rituximab pode provocar uma exacerbação inicial de IgM e os pacientes com altos níveis deste anticorpo (> 5 g/dL) devem ser submetidos à citorredução com quimioterapia antes da adição do Rituximab ao esquema. Novos agentes, como Bortezomib e Talidomida em combinação ao Rituximab e à Dexametasona, como terapia inicial têm produzido resultados impressionantes. Outros agentes ativos incluem a Bendamustina, os análogos de nucleosídeo (fludarabina, penrostatina e cladribina) e os esquemas com alquilantes. O transplante autólogo de células-tronco é uma opção em pacientes elegíveis que apresentam recidiva e doença refratária.

E. Epidemiologia/história natural. A WM é uma doença incomum, ocorrendo em 3,4 por milhão de homens e 1,7 por milhão de mulheres ao ano. A idade mediana ao diagnóstico é de

Discrasias de Células Plasmáticas | 323

64 anos. Diferentemente do MM, a WM é muito mais frequente em caucasianos do que em afrodescendentes. A sobrevida mediana varia de acordo com a pontuação IPSSWM, sendo superior 10 anos em pacientes com baixo risco, a 44 meses em pacientes com alto risco. Os pacientes podem vir a desenvolver a doença refratária ou sofrer transformação para uma neoplasia de maior grau.

V. SÍNDROME POEMS (POLINEUROPATIA, ORGANOMEGALIA, ENDOCRINOPATIA, PROTEÍNA M E ALTERAÇÕES CUTÂNEAS). A síndrome POEMS é uma doença rara com sintomas variáveis. Os sintomas geralmente surgem entre a 5ª e a 6ª década de vida e são compostos por dormência em mãos e antebraços, parestesias, fraqueza, fadiga ou outras alterações não específicas. O diagnóstico é baseado nos critérios Mayo e exige a presença de uma proteína monoclonal (praticamente sempre restrita a κ) e polineuropatia, geralmente periférica. Além destas características necessárias, o diagnóstico depende da presença de pelo menos um critério maior e um menor. Os critérios maiores incluem a doença de Castleman, lesões osteoescleróticas e elevação das concentrações séricas de fator de crescimento epitelial vascular (VEGF) (3 a 4 vezes o limite superior da normalidade). Os critérios menores incluem organomegalia, endocrinopatia, alterações cutâneas, papiloedema, trombocitose, policitemia ou sobrecarga volumétrica. As lesões osteoescleróticas são o critério maior mais comum, ocorrendo em 97% dos casos, e o diagnóstico deve proceder com cautela em sua ausência. O diabetes melito e a disfunção gonadal são as endocrinopatias mais frequentes na síndrome POEMS. As alterações cutâneas podem incluir hiperpigmentação, hemangiomas, alterações pilosas ou acrocianose. A biópsia de medula óssea geralmente mostra menos de 5% de plasmócitos. A radioterapia pode ser utilizada no tratamento da doença limitada, embora o acometimento mais disseminado geralmente exija o tratamento sistêmico com esquemas similares aos usados no mieloma. O transplante de células-tronco do sangue após a terapia em alta dose foi usado com sucesso e deve ser reservado aos pacientes jovens com doença extensa ou neuropatia de progressão rápida. A evolução da síndrome POEMS é extremamente indolente, com sobrevida mediana de quase 14 anos.

VI. DOENÇA DE DEPOSIÇÃO DE CADEIAS LEVES/CADEIAS PESADAS. Alguns pacientes com características clínicas de amiloidose, mas sem tecido amiloide detectável, podem ter a doença de deposição de cadeias leves não amiloides (LCDD). A LCDD é resultante de um processo similar ao da amiloidose AL, mas as cadeias leves circulantes não são capazes de formar lâminas κ-pregueadas e, assim, não há depósito de amiloide nos tecidos de órgãos finais. A LCDD tende a ser associada à síndrome nefrótica ou à insuficiência renal. A idade média à apresentação é de 50 anos. Diferentemente da AL, as cadeias leves φ predominam em relação às κ; os depósitos da LCDD não têm estrutura amiloide ou se coram com vermelho congo. A maioria dos pacientes apresenta proteína M detectável no soro ou na urina e pode ter uma discrasia plasmocitária associada ou doença linfoproliferativa. Como na LCDD, os pacientes com doença de deposição de cadeias pesadas (HCDD) não apresentam amiloide detectável, mas têm evidências de dano em órgão final pela deposição de cadeias pesadas de imunoglobulina monoclonal. Os depósitos de cadeias pesadas tendem a ser truncados e não são associados a componentes de cadeias leves. As cadeias pesadas comumente são de IgG e IgA (cadeias pesadas φ e κ). A idade mediana à apresentação é de 50 anos. Os principais sintomas iniciais são insuficiência renal, hipertensão, proteinúria e anemia. A síndrome nefrótica é comum. O diagnóstico depende da demonstração de cadeias pesadas nos órgãos finais. O tratamento da LCDD e da HCDD é similar ao descrito para a amiloidose AL.

VII. DOENÇA DE CADEIA PESADA. Raramente, uma proteína M é uma cadeia pesada truncada sem cadeia leve associada. Existem três classes de doença de cadeia pesada, conforme a classe de cadeia pesada produzida: alfa (α), gama (γ) e mi (μ). As paraproteínas de cadeias pesadas γ e μ são raras e geralmente associadas ao NHL. A α-HCDD é associada à *doença imunoproliferativa do intestino delgado* (IPSID), também chamada linfoma mediterrâneo. A IPSID, agora considerada um linfoma do tecido linfoide associado à mucosa (MALT), afeta, principalmente, adultos jovens da área do Mediterrâneo, norte da África e Oriente Médio que sofrem com doenças intestinais crônicas e desnutrição. A adenopatia periférica é rara, mas a adenopatia retroperitoneal pode ser palpável como uma massa abdominal. A infiltração difusa do intestino por linfócitos ou plasmócitos faz com que o órgão fique espessado, endurecido e tubular à endoscopia ou técnicas de diagnóstico por imagem. A proteína M truncada de cadeia pesada α associada à IPSID é uma molécula anormal de IgA que pode ser detectada por imunofixação em amostras

324 | Capítulo 29

de soro, urina, tecido ou secreções jejunais obtidas à endoscopia. A eletroforese é menos eficaz na detecção das cadeias pesadas, que migram como mancha em vez de banda distinta. A biópsia de intestino ou linfonodos mesentéricos é necessária ao diagnóstico. Os pacientes devem ser submetidos à avaliação para detecção de patógenos intestinais, como *Giardia*. Assim como os MALTomas gástricos associados a *Helicobacter pylori*, a IPSID em estágio inicial pode responder aos antimicrobianos direcionados a quaisquer patógenos intestinais documentados. A doença mais avançada pode exigir quimioterapia adequada para o NHL de baixo grau. A IPSID tem progressão indolente, com aproximadamente dois terços dos vivos após 5 anos.

LEITURA SUGERIDA

Dispenzieri A. How I treat POEMS syndrome. *Blood* 2012;119(24):5650-5658.

Gatt ME, Palladini G. Light chain amyloidosis 2012: a new era. *Br J Haematol* 2013;160(5):582-598.

Gertz MA. Waldenstrom macroglobulinemia: 2013 update on diagnosis, risk stratification, and management. *Am J Hematol* 2013;88(8):703-711.

Gertz MA. Immunoglobulin light chain amyloidosis: 2013 update on diagnosis, prognosis and treatment. *Am J Hematol* 2013;88(5):416-425.

Giralt S, Koehne G. Allogeneic hematopoietic stem cell transplantation for multiple myeloma: what place, if any? *Curr Hematol Malig Rep* 2013;8(4):284-290.

Landgren O, Kyle RA, Rajkumar SV. From myeloma precursor disease to multiple myeloma: new diagnostic concepts and opportunities for early intervention. *Clin Cancer Res* 2011;17:1243-1252.

Oe Y, Soma J, Sato H, Ito S. Heavy chain deposition disease: an overview. *Clin Exp Nephrol* 2013;17(6):771-778.

Palumbo A, Anderson K. Multiple myeloma. *N Engl J Med* 2011;364(11):1046-1060.

Palumbo A, Mina R. Management of older adults with multiple myeloma. *Blood Rev* 2013;27(3):133-142.

Treon S. How i treat waldenstrom macroglobulinemia. *Blood* 2009;114(12):2375-2385.

Sarcoma
Brian A. Van Tine

I. ABORDAGEM DO PACIENTE COM SARCOMA. Pacientes com sarcoma devem ser manejados por uma equipe multidisciplinar com grande experiência. Como o padrão de cuidados para a maioria dos sarcomas ainda é ensaio clínico, o acesso aos conhecimentos mais recentes do sarcoma é vital para esta população de pacientes. Uma segunda opinião deve ser considerada a prática padrão para qualquer oncologista que veja menos de 10 casos por ano e deve ser considerada obrigatória para histologias mais raras.

II. CONTEXTO. Sarcomas são malignidades do tecido conectivo (do grego *sarx*, que significa carne), incluindo o tecido gorduroso, músculos, vasos sanguíneos e ossos. A maioria destes tecidos compartilha uma origem embriológica comum, decorrente, primariamente, de tecidos derivados da mesoderme. As manifestações clínicas iniciais dos sarcomas dependem do sítio anatômico de origem. Os sinais e sintomas apresentados variam significativamente, desde um nódulo indolor até uma dor debilitante. Em razão do grande número de neoplasias classificadas como sarcoma, estes tumores podem ser amplamente divididos em neoplasias dos tecidos moles (extremidades, retroperineais e viscerais) e sarcomas ósseos.

A. Epidemiologia. Os sarcomas compreendem 1% das malignidades adultas e 7% das malignidades pediátricas. Nos Estados Unidos, a incidência de sarcomas dos tecidos moles é de aproximadamente 10.000 casos por ano, e a incidência de sarcomas dos ossos é de aproximadamente 3.000 casos por ano (*CA Cancer J Clin* 2013;63:11). Esta é, provavelmente, uma subestimação do número total de casos em razão da falta de um código unificador na ICD9.

B. Fatores de risco. A maioria dos casos de sarcoma é esporádica, sem fatores de risco identificáveis. No entanto, foram reconhecidos inúmeros fatores predisponentes.

1. **Radiação.** Foi constatado que se originam sarcomas em ou perto de tecidos que receberam radioterapia (RT) com feixes externos. Estes sarcomas induzidos por radiação geralmente ocorrem pelo menos 5 anos depois de feita RT. A maioria destas lesões é de alto grau e são, geralmente, osteossarcomas, sarcoma pleomórfico indiferenciado (UPS) e angiossarcomas.

2. **Exposição química.** Certas substâncias químicas também demonstraram levar ao desenvolvimento de sarcomas, incluindo herbicidas do grupo dos fenoxi, dioxina e arsênico. Agentes quimioterápicos alquilantes, como ciclofosfamida, melfalan e nitrosoureas que são usados em cânceres infantis também foram associados ao desenvolvimento de sarcomas na idade adulta.

3. **Condições genéticas.** Várias síndromes estão associadas aos sarcomas. Pacientes com neurofibromatose tipo I (mutações em NF1) têm 10% de risco de desenvolvimento de um tumor periférico de bainha nervosa quando adultos (*Neuro Oncol* 2013;15:135). Ocorrem sarcomas em pacientes com síndrome de Li-Fraumeni, retinoblastoma familiar (osteossarcoma), síndrome de Gardner (desmoides), esclerose tuberosa (rabdomiossarcoma) e síndrome de Gorlin (rabdomiossarcoma). O envolvimento de um conselheiro genético é importante no manejo de pacientes com estas síndromes.

4. **Outros riscos associados a sarcomas.** Sabe-se que linfangiossarcomas se desenvolvem em um braço linfedematoso após mastectomia (síndrome de Stewart-Treves). O sarcoma de Kaposi está associado ao herpes-vírus humano 8 (HHV8) e a doença pelo vírus da imunodeficiência humana (HIV). A doença de Paget dos ossos é um fator de risco para o desenvolvimento de osteossarcoma e fibrossarcoma. Trauma não é considerado um fator de risco para o desenvolvimento de sarcomas dos tecidos moles.

C. Biologia molecular. Os sarcomas se enquadram em duas classes geneticamente: citogenética complexa (ou seja, osteossarcoma ou leiomiossarcoma) e induzida por translocação. Várias anormalidades citogenéticas são características de certos sarcomas. A seguir apresentamos

325

326 | Capítulo 30

uma lista de tumores selecionados e suas mutações cariotípicas (*J Natl Compr Câncer Netw* 2012;10:951).

1. Tumor neuroectodérmico primitivo periférico (PPNET) e sarcoma de Ewing: mais comumente, t(11;22) EWS1-FLI.
2. Tumor dermoplásico de pequenas células redondas t(11;22) EWSR1-WT1.
3. Rabdomiossarcoma alveolar t(2;13) ou t(1;13) PAX 3 ou 7-FOXO1.
4. Lipossarcoma das células mixoides/redondas t(12;16) ou t(12;22) FUS-DD1T3 ou EWSR1-DD1T3.
5. Amplificação do lipossarcoma bem diferenciado/diferenciado de 12q14-15 MDM2 e CDK4.
6. Sarcoma alveolar das partes moles t(X;17) ASPL-TFE3.
7. Sarcoma de células claras t(12;22) ou t (2:22) EWSR1-ATF1 ou EWSR1-CREB1.
8. Dermatofibrossarcoma protuberans t(17;22) CollA1-PDGFRB.
9. Sarcoma fibromixoide de baixo grau t(7;16) ou t(11;16) FUS-CREB2L2 ou FUS-CREB3L1.
10. Sarcoma sinovial t(X;18) SS18-SSX1, 2 ou4.

III. SARCOMA DOS TECIDOS MOLES

A. Visão geral. Os sarcomas dos tecidos moles representam mais de 50 histologias diferentes. O diagnóstico patológico está baseado na semelhança destes tumores com tecidos normais. Apesar desta diversidade, muitas das características clínicas e decisões de tratamento são comuns entre as várias histologias, com notáveis exceções.

B. História. A apresentação dos sarcomas dos tecidos moles varia de acordo com o sítio de origem.

1. **Sarcoma das extremidades.** Aproximadamente metade de todos os sarcomas de tecidos moles surge nas extremidades. A maioria é vista, primeiro, como massa de tecido mole indolor. A dor está presente em menos de um terço dos pacientes na época da apresentação. Os pacientes frequentemente relatam uma história de trauma; porém, na maioria dos casos o trauma provavelmente não causou a massa, mas chamou a atenção para ela. Hematomas espontâneos em pacientes sem anticoagulação devem ser abordados com um grau muito alto de suspeita de malignidade.

2. **Sarcomas retroperineais.** A maioria dos pacientes tem uma massa abdominal (80%) e aproximadamente metade tem dor abdominal frequentemente vaga e inespecífica. Perda de peso é vista com menos frequência, com saciedade precoce, náusea e emese ocorrendo em menos de 40% dos pacientes. Sintomas neurológicos, particularmente parestesia, ocorrem em até 30% dos pacientes.

3. **Sarcomas viscerais.** Os sinais e sintomas se relacionam com a víscera de origem. Por exemplo, sarcomas gástricos frequentemente ocorrem com dispepsia ou sangramento gastrintestinal. Sangramento retal e tenesmo são vistos com sarcoma do reto. Disfagia e dor torácica são sintomas comuns presentes em sarcomas esofágicos. Frequentemente é visto sangramento vaginal indolor com leiomiossarcomas uterinos.

C. Exame físico. O exame de um paciente com sarcoma deve incluir uma avaliação do tamanho da massa e a sua mobilidade em relação aos tecidos moles subjacentes. Um exame neurovascular específico do sítio também deve ser realizado. Também é importante uma avaliação do *status* funcional geral do paciente.

D. Diagnóstico e estadiamento. Além de uma história completa e do exame físico, a avaliação de pacientes com sarcoma dos tecidos moles inclui uma biópsia e imagem radiográfica.

1. **Imagem radiográfica.** Os estudos necessários ao estadiamento adequado variam dependendo do sítio da doença. Para massas de tecidos moles das extremidades e pélvis, imagem por ressonância magnética (MRI) é a modalidade de imagem de escolha. MRI permite a diferenciação entre o tumor e o músculo circundante e fornece uma visão multiplanar. Para sarcomas retroperineais e viscerais, no entanto, rastreio por tomografia computadorizada (CT) oferece a melhor definição anatômica do tumor e imagem adequada do fígado, o sítio mais comum de metástase para sarcomas viscerais e retroperineais. Usualmente não é indicada angiografia no estadiamento de sarcomas porque MRI delineia com exatidão o envolvimento vascular. Além disso, o escaneamento ósseo com medicina nuclear tem pouca especificidade e sensibilidade na detecção de invasão óssea e raramente é recomendado. A tomografia por emissão de pósitrons (PET) não se tornou rotina para a maioria dos sarcomas, mas pode ser útil em sarcomas de alto grau, angiossarcomas e tumores estromais gastrintestinais (GISTs).

Sarcoma | **327**

Como aproximadamente 88% das metástases do sarcoma das extremidades estão nos pulmões, o exame de imagem do tórax é necessário. Para as lesões superficiais, uma radiografia de tórax pré-operatória pode ser suficiente para avaliar metástases nos pulmões, mas em pacientes com tumores de alto grau ou tumores com mais de 5 cm, deve ser realizada uma CT de estadiamento.

2. Patologia

a. Visão geral. A classificação histológica dos tumores dos tecidos moles é organizada de acordo com os tecidos normais com os quais eles se parecem. Ao contrário dos carcinomas, os sarcomas não demonstram alterações *in situ*, nem parecem se originar de tumores benignos dos tecidos moles (com exceção dos tumores malignos periféricos da bainha neural em pacientes com neurofibromatose). O comportamento clínico é determinado mais pelo sítio anatômico, grau e tamanho do que por uma histologia específica. Consequentemente, a maioria dos sarcomas dos tecidos moles é tratada igualmente apesar das histologias diferentes, com as notáveis exceções de GIST e rabdomiossarcoma.

O grau histológico de um sarcoma é o melhor indicador prognóstico para o desenvolvimento de doença recorrente. As características patológicas que determinam o grau incluem celularidade, diferenciação, pleomorfismo, necrose e inúmeras mitoses (Tabela 30-1).

Os três subtipos histopatológicos mais comuns são o UPS, lipossarcoma e leiomiossarcoma. Frequentemente é possível correlacionar a localização de um tumor com a sua histologia. Por exemplo, a maioria dos sarcomas retroperineais são lipossarcomas ou leiomiossarcomas.

b. Características clínicas patológicas de tipos de tumores específicos

i. UPS (anteriormente denominado histiocitoma fibroso maligno) é um tumor que surge em idade avançada com um pico de incidência na 7ª década. Ele geralmente é visto primeiro como uma massa indolor. O sítio de envolvimento mais comum são as extremidades inferiores, mas eles também podem ocorrer nas extremidades superiores e retroperitônio.

ii. Lipossarcoma é, primariamente, um tumor de adultos com um pico de incidência entre 50 e 65 anos. Pode ocorrer em qualquer lugar do corpo, porém, mais comumente na coxa e no retroperitônio. Foram reconhecidos vários tipos de lipossarcoma, e eles têm diferentes resultados clínicos. Lipossarcoma bem diferenciado normalmente é uma lesão não metastatizante. Lipossarcoma esclerosante também é uma lesão de baixo grau. Lipossarcomas de células mixoides e redondas (ou lipoblásticas) são lesões de baixo grau a intermediário e, em geral têm uma translocação em t(12;16)(q13-14;p11). Lipossarcomas fibroblásticos e pleomórficos são lesões de mais alto grau e, com frequência, mais agressivas.

iii. Leiomiossarcomas podem surgir em qualquer localização, porém, mais da metade está localizada no útero, retroperitônio ou regiões intra-abdominais.

iv. Sarcoma de Kaposi pode ocorrer como lesões pigmentadas na pele. Classicamente afeta judeus idosos e homens italianos e é bastante indolente. Usualmente ocorre nas extremidades inferiores. Uma variante agressiva ocorre em crianças menores e é endêmica em algumas áreas da África. Em pacientes com HIV/síndrome da imunodeficiência adquirida (AIDS), pode-se desenvolver uma forma agressiva disseminada desta doença.

TABELA 30-1 Diretrizes para a Classificação Histológica dos Sarcomas	
Sarcomas de baixo grau	Sarcomas de alto grau
Boa diferenciação	Fraca diferenciação
Hipocelular	Hipercelular
Estroma aumentado	Estroma mínimo
Hipovascular	Hipervascular
Necrose mínima	Muita necrose
< 5 Mitoses/campo de alta potência	> 5 Mitoses/campo de alta potência

328 | Capítulo 30

v. Angiossarcoma é um tumor maligno agressivo do revestimento dos vasos sanguíneos. Ele pode surgir em qualquer órgão; porém, é mais comumente visto na cabeça e região do pescoço, mamas, fígado e áreas de radiação prévia. A pele frequentemente está envolvida. Angiossarcomas de mama ocorrem, geralmente, em mulheres jovens e de meia-idade, frequentemente após radiação para câncer de mama. Angiossarcomas hepáticos surgem em adultos anteriormente expostos a dióxido de tório, inseticidas ou cloreto de polivinil. Os angiossarcomas também são o tumor maligno primário mais comum do miocárdio.

vi. Sarcoma sinovial usualmente ocorre em adultos jovens entre 15 e 40 anos. O sítio mais comum é o joelho. Ao contrário da maioria dos sarcomas dos tecidos moles, estas lesões em geral são dolorosas.

vii. Rabdomiossarcoma é um tumor maligno da musculatura esquelética. São reconhecidas quatro categorias: pleomórfico, alveolar, embrionário e botrioide. Rabdomiossarcoma pleomórfico geralmente ocorre nas extremidades em pacientes com mais de 30 anos. Ele é altamente anaplásico e pode ser confundido patologicamente com UPS . Rabdomiossarcoma alveolar é um tumor altamente agressivo que afeta adolescentes e adultos jovens. Histologicamente se parece com os alvéolos pulmonares. Rabdomiossarcoma embrionário surge, principalmente, na cabeça e pescoço, especialmente a órbita. Em geral afeta bebês e crianças, com um pico da incidência aos 4 anos de idade. O rabdomiossarcoma bortrioide foi enquadrado na categoria embrionária. Possui uma aparência bruta de massas polipoides e tem uma predileção pelo trato genital e urinário. Ocorre, principalmente, em crianças numa idade média de 7 anos. Rabdomiossarcomas que se originam de lipossarcomas desdiferenciados devem ser tratados como lipossarcoma.

viii. GIST é um sarcoma que pode iniciar em qualquer lugar no trato gastrintestinal, mas que é mais comumente encontrado no estômago (50%) ou intestino delgado (25%). A maioria dos tumores GIST tem uma mutação em c-KIT, resultando em ativação constitutiva deste receptor.

3. Estadiamento. O sistema de estadiamento para sarcomas dos tecidos moles incorpora o grau histológico (G), tamanho do primário (T), envolvimento nodal (N) e metástase distante (M) (Tabela 30-2). O grau do tumor é a característica predominante que prediz recorrência metastática precoce e morte. Depois de 2 anos de acompanhamento, o tamanho da lesão se torna tão importante quanto o grau histológico. Recentemente foram feitas alterações no sistema de estadiamento no que se refere a metástases em linfonodos, pois tumores N1 são agora considerados de estágio III.

IV. ABORDAGEM DE TERAPIA DIRECIONADA PARA O ESTÁGIO

A. Doença em estágio inicial (estágio I a III)

1. Sarcomas dos tecidos moles nas extremidades

a. Cirurgia. Cirurgia é o pilar fundamental da terapia para sarcomas dos tecidos moles nas extremidades em estágio inicial. Durante os últimos 20 anos, tem ocorrido uma mudança gradual no manejo cirúrgico dos sarcomas dos tecidos moles nas extremidades de uma cirurgia ablativa radical, como amputação e ressecção de compartimento, para uma cirurgia com preservação do membro. Atualmente são realizadas cirurgias com preservação do membro na vasta maioria dos pacientes.

Ao ser realizada uma cirurgia com preservação do membro, é importante obter margens adequadas. No passado, abordagens cirúrgicas muito conservadoras nas quais o plano da dissecção é imediatamente adjacente à pseudocápsula (uma área em torno do tumor que é composta de fímbrias tumorais e tecido normal) estavam associadas a uma taxa de recorrência localizada de 37 a 63%. No entanto, uma ressecção localizada ampla abrangendo uma borda do tecido normal em torno da lesão levava a uma melhora no controle local, com uma taxa de recorrência local de 30% na ausência de terapia adjuvante. A ressecção planejada deve abranger a pele, os tecidos subcutâneos e o tecido mole adjacente ao tumor, incluindo o sítio da biópsia prévia e sítios de drenagem associados. O tumor deve ser excindido com uma margem mínima de 1 cm de tecido normal circundante.

Sarcoma | 329

TABELA 30-2	Sistema de Estadiamento do Comitê Conjunto Americano sobre Câncer (AJCC) para Sarcoma dos Tecidos Moles			
Tumor primário (T)	**Linfonodos regionais (N)**	**Metástases distantes (M)**	**Grau (G)**	**Estágio**
TX: o tumor primário não pode ser avaliado	NX: o envolvimento dos linfonodos regionais não pode ser avaliado	MX: a presença de metástases não pode ser avaliada	G1: baixo, bem diferenciado	Estágio I: T1a, bN0M0, G1; T2a, bN0M0, G1
T0: sem evidências de tumor primário	N0: sem metástases nos linfonodos regionais	M0: sem metástases distantes	G2: intermediário, moderadamente bem diferenciado	Estágio II: T1a, bN0M0, G2-3; T2aN0M0, G2-3
T1: o tumor é < 5 cm na maior dimensão	N1: metástases nos linfonodos regionais	M1: metástases distantes	G3: alto; pouco diferenciado	Estágio III: T2bN0M0, G2-3; qualquer T, N1M0 qualquer grau
T1a: o tumor está localizado acima e sem invasão da fáscia superficial	–	–	–	Estágio IV: qualquer T; qualquer N M1, qualquer G
T1b: o tumor está localizado abaixo e/ou com invasão da fáscia superficial	–	–	–	–
T2: o tumor é > 5 cm na maior dimensão	–	–	–	–
T2a: o tumor está localizado acima e sem invasão da fáscia superficial	–	–	–	–
T2b: o tumor está localizado abaixo e/ou com invasão da fáscia superficial	–	–	–	–

Adaptada de Greene F, Page D, Fleming I, *et al. AJCC Cancer Staging Manual*, 6th ed. New York, NY: Springer-Verlag, 2002, com autorização.

Normalmente não existe um papel para linfadenectomia regional na maioria dos pacientes adultos com sarcoma causada por baixa prevalência (2% a 3%) de metástases nos linfonodos. Entretanto, pacientes com angiossarcoma, rabdomiossarcomas embrionários, sarcoma sinovial e sarcomas epitelioides têm uma incidência aumentada de envolvimento de linfonodos, e devem ser examinados e avaliados por exame de imagem para linfadenopatia.

b. Terapia com radiação adjuvante. Uma excisão localizada ampla é tudo o que é necessário para sarcomas dos tecidos moles pequenos (T1) de baixo grau nas extremidades, com taxa de recorrência localizada de menos de 10%. RT adjuvante, no entanto, é necessária em inúmeras situações: (a) quase todos os sarcomas de alto grau nas extremida-

330 | Capítulo 30

des, (b) lesões com mais de 5 cm (T2) e (c) margens cirúrgicas positivas ou ambíguas em pacientes para quem a reexcisão é impraticável. Para sarcomas T2 dos tecidos moles nas extremidades ou sarcomas de alto grau, cirurgia com preservação do membro mais radiação adjuvante para melhorar o controle local se tornou a abordagem padrão. Quando é planejada radiação adjuvante, devem ser colocados clipes de metal nas margens da ressecção para facilitar o campo de radiação.

c. Quimioterapia adjuvante. O benefício da quimioterapia adjuvante para a maioria dos sarcomas dos tecidos moles nas extremidades é controverso. Foi realizada pela colaboração de metanálise de sarcomas, uma metanálise formal de dados individuais de 1.568 pacientes que participaram de 13 ensaios. A análise demonstrou uma redução significativa no risco de recorrência localizada ou distante em pacientes que receberam quimioterapia adjuvante. Também houve aumento no risco de recaída distante (metástase) em 30% dos pacientes tratados. A sobrevivência geral, no entanto, não satisfez os critérios para significância estatística entre o grupo-controle e o braço com quimioterapia adjuvante, com uma razão de risco de 0,89 (*Lancet* 1997;350:1647). A maior parte dos ensaios randomizados examinados nesta metanálise foi limitada pelo número de pacientes, características heterogêneas dos pacientes e da doença e regimes quimioterapêuticos variados. Entretanto, um ensaio randomizado de um grupo homogêneo de pacientes com sarcomas dos tecidos moles de alto grau nas extremidades e cintura demonstrou uma vantagem de sobrevivência significativa dos cinco ciclos de ifosfamida adjuvante (1,8 g/m² dias 1 a 5) e epirrubicina (60 mg/m² dias 1 a 2) após terapia localizada definitiva (*J Clin Oncol* 2001;19:1238). Neste ensaio, o braço de quimioterapia teve uma sobrevivência média global de 75 meses *versus* 46 meses no braço de observação (*p* = 0,03). Um ensaio adicional demonstrou que três ciclos de ifosfamida e epirrubicina neoadjuvantes era equivalente a cinco ciclos de terapia adjuvante (*J Clin Oncol* 2012;30:850). A única exceção é com rabdomiossarcomas, nos quais quimioterapias neoadjuvante e adjuvante são aceitas como padrão de cuidados.

d. Radioterapia neoadjuvante. Poderá ser necessário administrar radiação antes da ressecção definitiva. Isto é mais comumente realizado para tumores que são ressecáveis limítrofes ou para tumores localizados adjacentes à cápsula articular. A dose típica é 50 Gy. Às vezes é dado um reforço pós-operatoriamente se as margens não forem adequadas. A radiação adjuvante, no entanto, está associada a dificuldades de cicatrização da ferida. Um ensaio de fase III do Instituto Nacional de Câncer do Canadá (NCIC) comparando radiação adjuvante (pós-operatória) e neoadjuvante (pré-operatória) demonstrou taxas de controle local, resultados metastáticos e sobrevivência geral similares entre os dois braços (*Lancet* 2002;359:2235). Contudo, os pacientes que receberam radiação tiveram uma incidência significativamente mais alta de complicações na ferida (35% vs. 17%).

e. Radiação como terapia definitiva. RT isoladamente no tratamento de pacientes com sarcoma dos tecidos moles irressecável ou medicamente inoperável resulta numa taxa de sobrevivência de 5 anos de 25 a 40% e uma taxa de controle local de 30%. As doses de radiação, se viável, devem ser de pelo menos 65 Gy.

f. Braquiterapia. A braquiterapia também já foi usada para sarcomas. Iridium 192 é o agente mais comumente usado. Ele tem taxas de controle local comparáveis *versus* RT de feixe externo, embora alguns dados sugiram uma taxa mais elevada de complicações na ferida e um retardo na cicatrização quando os implantes são **carregados** antes do terceiro dia pós-operatório. As vantagens da braquiterapia incluem um decréscimo no tratamento total do paciente para 10 a 12 dias de 10 a 12 semanas, e a vantagem de que volumes menores de tecido podem ser irradiados, o que poderia melhorar os resultados funcionais. No entanto, volumes menores podem não ser apropriados, dependendo do tamanho e grau do tumor.

2. Sarcomas retroperitoneais

a. Cirurgia. Como com outros sarcomas, cirurgia é o principal tratamento de sarcomas retroperitoneais. Tumores com menos de 5 cm de tamanho e não localizados próximos de vísceras adjacentes ou estruturas neurovasculares críticas são considerados ressecáveis. Se um tumor tiver alta suspeita clínica de sarcoma e for ressecável, pode não ser necessário realizar uma biópsia pré-operatória. Deve-se considerar uma biópsia pré-opera-

Sarcoma | 331

tória se uma ressecção incompleta for uma possibilidade razoável para permitir terapia neoadjuvante. Se for realizada uma biópsia, deverá ser uma biópsia central guiada por CT.

Infelizmente, apenas 50% dos pacientes com sarcomas retroperitoneais em estágio inicial são capazes de se submeter à ressecção cirúrgica completa. Dos tumores removidos, aproximadamente metade irá desenvolver uma recorrência local. A terapia adjuvante, portanto, desempenha um papel importante no manejo de sarcomas retroperitoneais.

b. RT adjuvante e neoadjuvante. RT adjuvante é mais frequentemente recomendada para pacientes com tumores de alto grau ou margens positivas. A radiação geralmente é iniciada 3 a 8 semanas após a cirurgia para permitir a cicatrização da ferida. Foram relatadas taxas de controle local em dois anos de 70% com a adição de RT pós-operatória.

RT neoadjuvante é usada para pacientes com sarcomas retroperitoneais. Pode ser dada a pacientes com tumores ressecáveis marginalmente e aqueles em quem é esperado que haja a necessidade de radioterapia pós-operatória. RT neoadjuvante tem inúmeras vantagens em relação à radioterapia pós-operatória, incluindo portais de radiação menores e redução da extensão do procedimento cirúrgico.

c. Manejo de sarcomas retroperitoneais localmente avançados irressecáveis. Os sarcomas retroperitoneais irressecáveis podem ser manejados de várias maneiras. RT pode ser dada para paliação e com a expectativa de que o tumor possa se tornar ressecável. Pode ser realizada cirurgia paliativa para reduzir os sintomas locais. Também pode ser administrada quimioterapia.

3. Sarcomas viscerais

a. Visão geral. A descoberta da importância de uma mutação na tirosina quinase c-*Kit* em GIST levou a uma alteração radical na terapia para este sarcoma. Leiomiossarcomas viscerais devem ser corados para c-*Kit* para excluir GIST.

b. Terapia para sarcomas viscerais além de GIST.

i. Cirurgia. Cirurgia é o tratamento primário dos sarcomas viscerais.

ii. Radiação adjuvante e neoadjuvante. Será necessária RT adjuvante se o tumor for de alto grau ou se as margens forem positivas. Geralmente é iniciada 3 a 8 semanas após a cirurgia para possibilitar a cicatrização da ferida. Pode ser considerada radiação neoadjuvante para possibilitar uma cirurgia menos radical ou tornar operável um tumor previamente irressecável.

iii. Manejo de sarcomas viscerais irressecáveis localmente avançados. Sarcomas intra-abdominais irressecáveis podem ser manejados de inúmeras maneiras. Pode ser dada RT para paliação e com a expectativa de que o tumor possa ser ressecável. Pode ser realizada cirurgia paliativa para reduzir os sintomas locais. Também pode ser administrada quimioterapia.

c. Terapia para GIST. Como para outros sarcomas, cirurgia é a terapia primária para tumores GIST não metastáticos. Imatinib é um inibidor da tirosina quinase de moléculas pequenas com atividade inibitória significativa contra c-KIT. No estudo inicial, 147 pacientes com GIST metastático foram tratados com imatinib 400 mg/m^2 ou 600 mg/m^2 diariamente. Foram observadas respostas parciais em 54% e doença estável em 28% (*N Engl J Med* 2002;347:472). A dose inicial de imatinib é 400 mg diariamente, que deve ser continuada até que a doença progrida. Com a progressão da doença, as opções de tratamento incluem doses mais altas de imatinib (600 ou 800 mg/dia) ou o uso de sunitinib, outro inibidor da tirosina quinase, que apresentou atividade em GIST resistente a imatinib. Uma opção para terapia de terceira linha é regorafenib (*Lancet* 2013;381:295).

Se um tumor é marginalmente ressecável ou a cirurgia resultará em morbidade significativa, pode ser realizada terapia neoadjuvante com imatinib por 3 a 6 meses. É importante observar que pode levar 4 meses ou mais para que seja observada uma resposta a imatinib no exame de CT, embora em exame de imagem FDG-PET as mudanças possam ser vistas muito rapidamente (em poucos dias).

B. Tratamento de recorrência local. A recorrência local de sarcomas nos tecidos moles deve ser tratada com ressecção cirúrgica se for viável. Radiação adjuvante frequentemente é usada. Para recorrência irressecável da doença, é preferido radiação.

332 | Capítulo 30

C. Tratamento de sarcomas do tecidos moles metastáticos

1. Visão geral. Os sarcomas dos tecidos moles metastáticos podem ser divididos em metástases limitadas e metástases extensas. Doença metastática limitada é definida como metástase ressecável envolvendo um sistema orgânico. O prognóstico destes dois subgrupos de pacientes é muito diferente. É possível (embora improvável) curar uma doença metastática limitada, enquanto pacientes com doença metastática extensa podem somente ser paliados.

2. Manejo de doença metastática limitada. Para pacientes com um número limitado de metástases pulmonares, já foi realizada metastasectomia com alguma melhora na sobrevivência quando comparado com a condição sem cirurgia. As taxas de sobrevivência em cinco anos variam de 23 a 50% se for realizada uma ressecção completa (*Ann Thorac Surg* 2011;92:1780). Em pacientes com sarcomas viscerais e metástase hepática limitada, por vezes é possível realizar uma metastasectomia através de cirurgia, quimioembolização ou ablação por radiofrequência.

3. Manejo de doença metastática extensa. O objetivo da terapia para pacientes com sarcoma metastático é paliação e prolongamento da sobrevivência. Quimioterapia sistêmica é a modalidade primária de tratamento. Radiação e cirurgia podem ser usadas com o objetivo de paliação.

Inúmeros agentes quimioterapêuticos foram usados como agentes únicos em sarcomas dos tecidos moles. Doxirrubicina e ifosfamida estão entre os agentes mais ativos. Doxorrubicina foi o primeiro agente significativamente ativo contra sarcomas dos tecidos moles, com uma taxa de resposta geral objetiva de aproximadamente 25%. Infusão contínua de doxorrubicina ou o uso de dexrazonona diminui o risco de cardiotoxicidade e a intensidade da náusea, ao mesmo tempo mantendo atividade antitumoral equivalente. Foi constatado que dacarbazina (DTIC) também tem atividade em sarcomas dos tecidos moles, com uma taxa de resposta de 17%. Ela é particularmente eficaz em leiomiossarcomas uterinos. Ifosfamida demonstrou ter atividade significativa em sarcoma, com uma taxa de resposta de 24 a 38%. Com base em evidências de uma taxa de resposta crescente a doses mais altas de ifosfamida, ensaios de "ifosfamida de alta dose" (com 12 a 14 g/m^2) apresentaram taxas mais altas de resposta tumoral (e toxicidades) depois de uma dose padrão ineficaz (5 a 7 g/m^2) de ifosfamida.

Quando doxorrubicina foi combinada com DTIC (o regime AD ou ADIC), foram observadas taxas mais altas de resposta tumoral (17% a 40%). Para melhorar ainda mais a taxa de resposta, vários agentes foram acrescentados à combinação com ADIC. Uma combinação de 2-mercaptoetano-sulfonato sódico (MESNA), doxorrubicina, ifosfamida e DTIC (MAID) resultou numa taxa de resposta de aproximadamente 47%, com 30% de respostas completas. A quimioterapia combinada foi comparada com doxorrubicina como agente único em oito ensaios randomizados de fase III. Alguns deles apresentaram taxas de resposta superiores com quimioterapia combinada, mas nenhum dos ensaios encontrou uma vantagem de sobrevivência significativa. As curvas de sobrevivência de Kaplan-Meier são sobrepostas dentro de cada ensaio e de ensaio para ensaio. O regime MAID raramente é usado agora no contexto metastático; em vez disso, é usado um agente único ou uma combinação de doxorrubicina e ifosfamida.

Outro regime quimioterápico combinado que teve atividade em sarcomas dos tecidos moles, em particular leiomiossarcomas, é gemcitabina e docetaxel, com uma taxa de resposta de 50% em um ensaio de fase II (*J Clin Oncol* 2007;25:2755). Em pacientes com angiossarcoma metastático, paclitaxel apresentou atividade antitumoral significativa.

V. SARCOMA ÓSSEO

A. Sarcomas ósseos. Estes podem ser derivados de algumas das células nos ossos, incluindo células cartilaginosas (condrossarcoma), ósseas (osteossarcoma, sarcoma osteogênico parosteal), notocordais (cordoma) ou células de origem desconhecida (sarcoma de Ewing, tumor maligno de células gigantes e adamantinoma).

B. Apresentação. A apresentação clínica dos sarcomas ósseos pode sugerir o diagnóstico patológico antes da biópsia.

1. História. Dor localizada e inchaço são as principais características clínicas dos sarcomas ósseos. A dor é, inicialmente, insidiosa, mas pode se tornar constante. Ocasionalmente, uma fratura patológica trará o paciente à atenção médica. Se o tumor se originar nas extre-

Sarcoma | 333

midades inferiores, o paciente pode mancar. Sintomas constitucionais são raros, mas podem ser observados em pacientes com sarcoma de Ewing ou pacientes com doença metastática. Uma história pertinente deve registrar há quanto tempo uma lesão está presente e qualquer mudança nela. O crescimento rápido ou alteração numa lesão favorece uma etiologia maligna. Também é importante investigar sobre os fatores de risco para desenvolvimento de sarcomas ósseos. Estes incluem história de RT e doença óssea crônica. A doença de Paget óssea pode dar origem a osteossarcoma e tumores de células gigantes dos ossos. Os sítios de osteomielite crônica podem produzir osteossarcomas e carcinomas das células escamosas. Displasia fibrosa raramente origina osteossarcoma. Condrossarcomas podem surgir de encondroma benigno preexistente (solitário ou múltiplo na doença de Ollier) ou exostose (exostose hereditária múltipla).

2. **Exame físico.** O exame físico pode revelar massa palpável. Pode ser observada uma efusão articular, e a amplitude de movimento da articulação pode estar limitada com rigidez ou dor. O exame neurovascular e dos linfonodos geralmente é normal.

3. **Diagnóstico e estadiamento.** A avaliação deve incluir uma biópsia e análise de imagem radiográfica apropriada.

   a. **A imagem radiológica** deve incluir filmes simples da lesão e MRI ou exame de CT. Radiografias biplanares do osso afetado são úteis na determinação do sítio específico de envolvimento dentro do osso, o padrão e extensão da destruição óssea, alterações periósteas e a presença de mineralização da matriz dentro do tumor.

   Lesões osteolíticas (destruidoras dos ossos) podem ser vistas em carcinomas metastáticos, mieloma e tumores ósseos primários. Margens bem definidas (geográficas) da destruição do osso podem indicar um crescimento mais lento ou lesão menos agressiva, como um condrossarcoma de baixo grau. Quando o tumor se estende para além da área de destruição lítica, o crescimento mais agressivo pode estar associado a um padrão "roído de traça". Padrões de crescimento agressivo podem estar associados à destruição cortical, uma massa de tecido mole e um padrão permeativo de destruição óssea.

   Lesões osteoblásticas (formadoras de ossos) podem estar associadas à doença metastática (p. ex., próstata, mama, pâncreas e câncer de células pequenas de pulmão) ou osteossarcoma.

   Reações periosteais podem ser vistas em filmes simples que dão pistas adicionais para o diagnóstico. Um padrão "raio de sol" está associado ao osteossarcoma clássico. Uma reação periosteal lamelar ou em "casca de cebola" está mais associada ao sarcoma de Ewing. Reações periosteais espiculadas estão associadas a tumores de crescimento rápido, como o sarcoma de Ewing. Uma reação periosteal elevada (triângulo de Codman) pode ser vista em inúmeros tumores.

   MRI é o estudo de imagem de escolha para a avaliação da maioria dos sarcomas ósseos, permitindo a visualização da relação do tumor com as estruturas neurovasculares, articulações adjacentes e os tecidos moles circundantes. MRI também pode demonstrar facilmente a extensão intramedular do tumor e a presença de metástases saltadas.

   Pode ser considerado o rastreio com CT do sítio primário em vez de MRI para demonstrar destruição cortical com mais precisão e para a avaliação de tumores pélvicos. A CT do tórax é o exame de imagem dos pulmões preferido, que é o sítio inicial mais comum de metástases.

   A imagem óssea com radionuclídeo tecnécio Tc99 é importante para avaliar a extensão do tumor dentro do osso, inicialmente, e a presença de metástases salteadas ou metástases ósseas distantes.

   b. **Características laboratoriais.** Anemia ou leucocitose podem estar presentes em pacientes com sarcoma de Ewing. Níveis elevados de fosfatase alcalina e lactato desidrogenase (LDH) são observados em pacientes com osteossarcoma, sarcoma de Ewing ou doença de Paget. Um teste anormal de tolerância à glicose pode ser visto com condrossarcoma.

   c. **Patologia dos sarcomas ósseos.** A classificação das neoplasias ósseas está baseada na célula de origem. Sarcomas ósseos primários podem exibir um fenômeno de desdiferenciação, em que estas neoplasias exibem um padrão histológico dismórfico com padrões de baixo e alto grau no tumor. O tratamento é ditado pela lesão de alto grau.

334 | Capítulo 30

   i. Osteossarcoma é o tumor ósseo maligno mais comum, com uma incidência anual de três casos por milhão na população. Os picos de incidência ocorrem em adolescentes e nos idosos. A maioria dos osteossarcomas ocorre na região metafísica, próxima à placa de crescimento, dos ossos longos esqueleticamente imaturos. O fêmur distal, tíbia proximal e úmero proximal são os sítios mais comuns.

   ii. O sarcoma de Ewing representa 10 a 15% de todos os tumores ósseos malignos primários. Ele é o segundo tumor maligno mais comum dos ossos na infância e na adolescência. O pico de incidência é a segunda década de vida. O sarcoma de Ewing tende a ocorrer na diáfise dos ossos longos. Os sítios mais comuns são o fêmur, seguido pela pelve e depois a pele. O sarcoma de Ewing e PPNETs compartilham uma origem genética comum, uma translocação entre os cromossomos 11 e 22. Quando ocorre nos ossos, este tumor é reconhecido como sarcoma de Ewing, e quando surge nos tecidos moles, este sarcoma é reconhecido como um PPNET. O tratamento destes tumores é similar, com o uso de uma combinação de quimioterapia e medidas locais (cirurgia e radiação). O sarcoma de Ewing é um dos **tumores das pequenas células redondas e azuis**. O diagnóstico diferencial destes tumores inclui linfoma, neuroblastoma, retinoblastoma e rabdomiossarcoma.

   iii. Condrossarcoma é o segundo tumor ósseo maligno mais frequente, representando aproximadamente 20% de todas as malignidades ósseas primárias. Usualmente ocorre em pacientes com mais de 40 anos. Pode ocorrer em qualquer osso; porém, a maioria ocorre na pelve (30%), fêmur (20%) e a cintura escapular (15%).

   iv. Adamantinoma é um tumor osteolítico indolente que frequentemente se desenvolve na extremidade superior da tíbia.

   v. O tumor ósseo de células gigantes dos ossos, ou osteoclastoma, representa aproximadamente 5% de todos os tumores ósseos primários. O pico de incidência se localiza na terceira década de vida, com uma predileção pelo sexo feminino. Eles são tipicamente tumores epifisicos-metafísicos, com a maioria no fêmur distal e tíbia proximal.

  d. O estadiamento dos sarcomas ósseos é apresentado na Tabela 30-3. Os indicadores prognósticos adversos incluem um LDH aumentado, uma fosfatase alcalina aumentada e um primário axial. Os pacientes com sarcoma de Ewing devem fazer uma biópsia da medula óssea como parte do estadiamento.

C. Tratamento dos sarcomas ósseos

  1. Princípios gerais da terapia local. Excisão cirúrgica é a parte fundamental do tratamento para pacientes com sarcomas de baixo grau. Para tumores de alto grau, é indicada terapia multimodal. Como exemplo, para osteossarcomas de alto grau, a quimioterapia multiagente pré-operatória é seguida pela remoção cirúrgica do tumor e depois mais quimioterapia adjuvante. É essencial distinguir osteossarcoma de alto grau de uma variante de baixo grau, o osteossarcoma parosteal, o último dos quais possui um potencial maligno mais baixo e não requer quimioterapia adjuvante. Ocasionalmente, osteossarcomas paraosteais tornar-se-ão desdiferenciados (alto grau), e seu comportamento se parecerá com o do osteossarcoma agressivo clássico.

   a. Cirurgia com preservação do membro. A Sociedade para Estudo dos Tumores Musculoesqueléticos e o NCCN reconhecem a excisão ampla, seja por amputação ou por procedimento com preservação do membro, como a abordagem cirúrgica recomendada para sarcomas ósseos de alto grau. Atualmente, 75 a 80% dos pacientes podem ser tratados com uma cirurgia com preservação do membro. Este tipo de ressecção está baseado na remoção completa do tumor, reconstrução esquelética efetiva e na cobertura adequada do tecido mole. Existem três tipos de procedimentos com preservação do membro.

    i. Ressecção osteoarticular é uma excisão do osso portador do tumor e a articulação adjacente. Este é o procedimento mais comum porque a maioria dos sarcomas se origina nos ossos longos metafísicos.

    ii. Ressecção intercalar é uma excisão somente do osso portador do tumor.

    iii. Ressecção total do osso é uma excisão de todo o osso e a articulação adjacente. É usada quando o tumor ocupa toda a extensão ou invade a articulação. A reconstrução geralmente é feita por artroplastia protética.

Sarcoma | 335

TABELA 30-3 — Sistema de Estadiamento do Comitê Conjunto Americano sobre Câncer (AJCC) para Sarcoma Ósseo

Tumor primário (T)	Linfonodos regionais (N)	Metástase distante (M)	Grau (G)	Estágio
TX: o tumor primário não pode ser avaliado	NX: o envolvimento do linfonodo regional não pode ser avaliado	MX: a presença de metástase não pode ser avaliada	G1: baixo, bem diferenciado	Estágio IA: T1N0M0, G1,2
T0: sem evidências de tumor primário	N0: sem metástases de linfonodos regionais	M0: sem metástase distante	G2: intermediário, moderadamente bem diferenciado	Estágio IB: T2N0M0, G1,2
T1: tumor ≤ 8 cm na maior dimensão	N1: metástases de linfonodos regionais	M1: metástase distante	G3: alto; pouco diferenciado	Estágio IIA: T1N0M0, G3, G4
T2: o tumor é > 8 cm na maior dimensão	_	M1a: metástase no pulmão	G4: indiferenciado (sarcoma de Ewing)	Estágio IIB: T2N0M0, G3, G4
T3: tumores descontínuos no sítio ósseo primário	_	M2b: outros sítios de metástases		Estágio III: T3N0M0, qualquer G
				Estágio IVA: qualquer T N0 M1a, qualquer G
				Estágio IVB: qualquer T, qualquer N M1b, qualquer G; qualquer T N1 qualquer M, qualquer G

Adaptada de Greene F, Page D, Fleming I, *et al. AJCC Cancer Staging Manual*, 6th ed. New York, NY: Springer-Verlag, 2002, com autorização.

2. **Terapia para osteossarcoma.** A taxa de sobrevivência de 5 anos para osteossarcoma apenas com cirurgia é menos de 20%. Isto ocorre por ser provável que esteja presente disseminação microscópica em 80% dos pacientes no momento do diagnóstico. A adição de terapia adjuvante melhorou a sobrevivência para osteossarcoma de alto grau, possibilitando uma taxa de sobrevivência a longo prazo de 80%.

a. **Quimioterapia neoadjuvante e adjuvante.** A quimioterapia adjuvante começou como uma estratégia para permitir cirurgia com preservação do membro, possibilitando um tempo para a criação de próteses feitas sob medida. Desde a sua aceitação, outras vantagens foram reconhecidas com esta abordagem. Ela permite o tratamento mais precoce da doença micrometastática oculta, prevenindo a emergência de clones resistentes e permitindo potencialmente o tratamento do primário para melhorar as chances de cirurgia com preservação do membro.

As drogas quimioterápicas ativas nos osteossarcomas incluem doxorrubicina, cisplatina e metotrexato de alta dose com salvamento do leucovirin. Estes agentes geralmente são usados em combinação para melhorar a resposta, embora a combinação ideal e a duração da terapia continuem a ser controversas.

A resposta histológica à terapia pré-operatória é reconhecida como um fator prognóstico significativo. Foram desenvolvidos vários sistemas para classificar a resposta his-

336 | Capítulo 30

tológica à quimioterapia, porém mais de 90% de necrose das células tumorais está associado ao melhor prognóstico. Se o tumor foi ressecado nas margens negativas e teve uma boa resposta histológica à quimioterapia, o paciente continua em quimioterapia por mais 2 a 12 ciclos. Se o tumor foi completamente ressecado, mas tem menos de 90% de necrose, é tentada quimioterapia de salvamento com agentes não usados na indução, mas o efeito desta mudança na quimioterapia nos resultados é pouco claro. Se as margens do tumor forem positivas, deve-se tentar cirurgia local adicional.

b. Radioterapia. A radiação não é usada rotineiramente na terapia do osteossarcoma, mas pode se revelar útil em pacientes que recusam a ressecção definitiva ou para a paliação de pacientes com doença metastática.

c. Manejo de doença metastática. Aproximadamente 10 a 20% dos pacientes têm evidências de doença metastática na apresentação. Alguns destes pacientes podem ser candidatos à ressecção cirúrgica de metástases pulmonares. Para pacientes com doença metastática mais extensa, é usada quimioterapia para controle da doença e paliação dos sintomas.

3. **Terapia para sarcoma de Ewing** e os PPNETs relacionados usam uma abordagem de modalidades combinadas.

a. Tratamento do tumor primário. O tratamento ideal para controle de tumor localizado não está bem definido. Historicamente, RT foi a terapia localizada principal, mas tem havido uma tendência recente para cirurgia. Não foram realizados ensaios randomizados prospectivos para comparar as duas modalidades; porém, dados prospectivos sugerem melhoras no controle local e na sobrevivência quando é feita cirurgia com ressecção completa do tumor. Pacientes com doença irressecável ou margens positivas requerem RT para melhorar o controle local.

b. Quimioterapia. Antes da disponibilidade de agentes quimioterápicos eficazes, menos de 10% dos pacientes com sarcoma de Ewing sobreviviam além de 5 anos, embora somente 15 a 35% dos pacientes com sarcoma de Ewing/PPNET tivessem evidências de doença metastática na apresentação. Este fato sugere que muitos pacientes com sarcoma de Ewing tinham disseminação microscópica oculta da doença na época do diagnóstico. O primeiro estudo intergrupos do sarcoma de Ewing demonstrou uma melhora na taxa de sobrevivência de pacientes que recebem terapia sistêmica com VACA (vincristina, actinomicina D, ciclofosfamida e doxorrubicina). O segundo estudo intergrupos do sarcoma de Ewing usou VACA, mas num programa intermitente e com uma dose mais elevada e atingiu uma melhora na sobrevivência de 5 anos (73%).

A adição de ciclos alternados de ifosfamida e etoposida à VAC melhorou ainda mais a sobrevivência em paciente com sarcoma de Ewing e PPNET não metastáticos.

c. Sarcoma de Ewing metastático recorrente. Embora a cura não seja um objetivo irrealista, quimioterapia agressiva combinada (VAC ou IE) e RT ainda podem levar à sobrevivência prolongada sem progressão.

4. **Terapias para condrossarcoma.** Condrossarcomas são um grupo de tumores que se originam na matriz da cartilagem e são o terceiro tumor ósseo mais comum. Existem muitos subtipos de condrossarcoma, e nem todos são tratados de forma similar.

a. Tratamento de tumor primário. Como condrossarcomas são tumores não metastatizantes geralmente lentos, a maioria é tratada apenas com cirurgia. **Condrossarcoma desdiferenciado** deve ser abordado de maneira semelhante ao osteossarcoma, e **condrossarcoma mesenquimal** deve ser tratado como se fosse sarcoma de Ewing.

b. Quimioterapia. Como os condrossarcomas geralmente são de crescimento lento, a maioria deles é resistente à quimioterapia. O padrão de cuidados para condrossarcoma metastático é ensaio clínico.

VI. DIREÇÕES FUTURAS.
No tratamento de sarcomas está incluída a pesquisa de agentes e combinações quimioterápicas mais eficazes e terapias direcionadas que irão explorar as características genéticas destes tumores.

LEITURA SUGERIDA

Biermann JS, Adkins DR, Agulnik M, *et al.* Bone cancer. *J Natl Compr Cancer Netw* 2013;11:688–723.
Demetri GD, von Mehren M, Blanke CD, *et al.* Efficacy and safety of imatinib mesylate in advanced gastrointestinal stromal tumors. *New Eng J Med* 2002;347:472–480.

Demetri GD, Reichardt P, Kang Y-K, *et al.* Efficacy and safety of regorafenib for advanced gastrointestinal stromal tumours after failure of imatinib and sunitinib (GRID): an international, multicentre, randomised, placebo-controlled, phase 3 trial. *Lancet* 2013;381:295–302.

Gyorki DE, Brennan MF. Management of recurrent retroperitoneal sarcoma. *J Surg Oncol* 2014;109:53–59.

Kolberg M, Holand M, Agesen TH, *et al.* Survival meta-analyses for >1800 malignant peripheral nerve sheath tumor patients with and without neurofibromatosis type 1. *Neuro Oncol* 2013;15:135–147.

O'Sullivan B, Davis AM, Turcotte R, *et al.* Preoperative versus postoperative radiotherapy in soft-tissue sarcoma of the limbs: a randomised trial. *Lancet* 2002;359:2235–2241.

von Mehren M, Benjamin RS, Bui MM, *et al.* Soft tissue sarcoma, version 2.2012: featured updates to the NCCN guidelines. *J Natl Compr Cancer Netw* 2012;10:951–960.

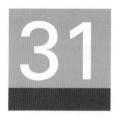

Melanoma Maligno e Câncer de Pele Não Melanoma

Lauren S. Levine • David Y. Chen • Lynn A. Cornelius
Gerald P. Linette

I. MELANOMA MALIGNO
A. Contexto
1. **Epidemiologia.** Os dados do Programa de Vigilância, Epidemiologia e Resultados Finais (SEER) demonstram uma elevação constante na incidência de melanoma cutâneo desde 1975 e aumento médio contínuo de 1,8% ano a ano entre 2002 e 2011. A Sociedade Americana do Câncer estima que em 2014, aproximadamente 76.100 casos de melanoma serão diagnosticados e 9.710 indivíduos morrerão de melanoma. O risco ao longo da vida de ser diagnosticado com melanoma nos Estados Unidos é de aproximadamente 1 em 50 para brancos, 1 em 1.000 para negros e 1 em 200 para hispânicos. No geral, mais homens contabilizam novos casos de melanoma do que mulheres (27,7 vs. 16,7 novos casos por 100.000).
2. **Fatores de risco.** Existem claros determinantes genéticos e ambientais do risco de melanoma. Um estudo encontrou que mutações no gene supressor tumoral CDKN2A estão presentes em 39% das famílias com múltiplas ocorrências de melanoma, embora outro estudo baseado na população tenha encontrado que, embora as mutações em CDKN2A estivessem associadas a maior risco de parentes de primeiro grau com melanoma, apenas 1 em 18 famílias com três ou mais parentes de primeiro grau afetados eram portadoras de mutações em CDKN2A, sugerindo outros fatores hereditários. As variantes de genes de baixa penetrância associadas a um risco aumentado de melanoma incluem receptor da melanocortina 1 (MC1R), tirosinase (TYR), quinase dependente de ciclina 4 (CDK4), fator transcricional associado à microftalmia (MITF), BAP1 e outros. Novos fatores de risco genéticos estão sendo descritos com a proliferação do sequenciamento de próxima geração, incluindo um estudo recente que identificou um polimorfismo não genético afetando a região regulatória na telomerase (TERT) em uma família com múltiplos membros com melanoma. Apesar da identificação de fatores de risco genéticos, a utilidade da sua descrição não está estabelecida e o teste genético não é uma prática de rotina no contexto clínico.

A exposição ambiental mais significativa que estimula o risco de melanoma e câncer de pele não melanoma é a exposição a raios ultravioleta (UV). A WHO classificou a radiação UV entre 100 e 400 nm como um carcinógeno conhecido. A exposição aos raios UV interage com fatores de risco genéticos, incluindo pele clara, rutilismo (variantes de MC1R) e síndromes de sensibilidade a raios UV como xeroderma pigmentoso. Pessoas de pele clara estão em maior risco de melanoma pela exposição a raios UV. Além disso, dados do registro do SEER demonstram que história anterior de melanoma confere um risco 10 vezes maior de melanoma subsequente comparado à população geral, provavelmente refletindo uma confluência de causas genéticas e ambientais. Outros fatores de risco incluem um número aumentado de nevos (> 50), história de mais de 5 nevos clinicamente atípicos, grandes nevos congênitos e história de imunossupressão com transplante de órgão sólido.

B. Melanoma cutâneo primário
1. **Diagnóstico.** Melanomas cutâneos comumente se originam na ausência de um precursor clinicamente aparente, embora em alguns casos nevos benignos estejam associados a melanoma ao exame histológico. Os pacientes podem relatar o aparecimento de uma nova lesão cutânea ou alteração numa lesão já existente e, ocasionalmente, notarão sintomas associados como irritação e sangramento. Lesões primárias não pigmentadas ou amelanóticas compreendem, aproximadamente, 5% dos melanomas cutâneos.

Melanoma Maligno e Câncer de Pele Não Melanoma | 339

a. **Exame físico.** Na avaliação de uma lesão cutânea pigmentada, os critérios morfológicos ABCD são úteis, mas não absolutos.
- **Assimetria.** Uma metade da lesão não combina com a outra.
- **Irregularidade da borda.** A lesão possui bordas irregulares ou dentadas.
- **Variegação da cor.** A pigmentação é uma mistura heterogênea de castanho, marrom ou preto. Descolorações vermelhas, brancas ou azuis são particularmente preocupantes.
- **Diâmetro.** Mais de 6 mm de diâmetro.
- **Evolução.** Qualquer alteração nas características clínicas de uma lesão observada pelo paciente ou médico.

Deve ser dada particular atenção às lesões que estão se desenvolvendo através da documentação clínica (ou seja, registros por escrito ou fotográficos) ou pelo relato do paciente. Juntos, estes critérios são, às vezes, conhecidos como ABCDE do melanoma. Lesões com um ou mais destes atributos devem ser trazidas para a atenção de um médico, preferencialmente um dermatologista, e avaliadas para a possibilidade de melanoma. Outras características como irritação, sangramento e a presença de ulceração também motivam uma avaliação cuidadosa para melanoma. Além do exame da lesão em questão, um exame abrangente da pele por um dermatologista é essencial na avaliação e monitoramento de pacientes com nevos múltiplos ou atípicos, uma história de exposição excessiva ao sol ou uma história de melanoma ou câncer de pele não melanoma. O exame completo do corpo é essencial, incluindo o couro cabeludo, mãos e pés, genitália e a cavidade oral.

b. **Biópsia.** O diagnóstico diferencial de uma lesão cutânea pigmentada inclui um nevo atípico, um crescimento benigno como nevo melanocítico, lentigo solar, ceratose seborreica, angioma e outros crescimentos malignos como o carcinoma das células basais (BCC) e carcinoma das células escamosas (SCC). Quando melanoma ou outra lesão maligna é uma possibilidade, é necessária uma biópsia sem demora para estabelecer um diagnóstico.

- **Biópsia excisional.** A remoção de toda a espessura da lesão clínica inteira com margens de 1 a 3 mm é ideal para o diagnóstico e estadiamento preciso através da profundidade de Breslow. Evitar margens mais amplas facilita o mapeamento preciso do linfonodo sentinela, se necessário, posteriormente.
- **Biópsia incisional.** Para grandes lesões ou lesões em sítios especiais como as palmas das mãos e solas dos pés, face, orelhas ou dedos, pode ser apropriada incisão de espessura total ou biópsia com punção da porção clínica mais espessa.
- **Raspagem profunda (saucerização).** É preferida amostragem ampla em lesões superficiais como lentigo maligno, onde melanócitos atípicos podem-se estender para além da lesão observada clinicamente. A biópsia com raspagem profunda não é recomendada para uma lesão com suspeita de ser melanoma.

c. **Relatório histológico e classificação.** Espessura de Breslow em milímetros, presença ou ausência de ulceração histológica, taxa de mitose dérmica por milímetro quadrado e presença ou ausência nas margens laterais ou profundas compreendem os elementos básicos mínimos que devem ser relatados com a avaliação histológica do melanoma. Os relatos podem incluir elementos adicionais encorajados pela Academia Americana de Dermatologia, como a presença ou ausência de regressão, microssatélites, infiltração de linfócitos no tumor, invasão linfovascular, neurotropismo ou se existe fase de crescimento vertical. O patologista também pode relatar o subtipo histológico, que inclui melanoma de propagação superficial, melanoma nodular, lentigo maligno-melanoma e melanoma lentigo sacral. Melanoma de propagação superficial é o subtipo mais comum, abrangendo 75% de todos os melanomas, enquanto o lentigo maligno compreende 10 a 15% e tem uma fase de crescimento radial estendido. Os melanomas nodulares estão, por definição, em fase de crescimento vertical. O melanoma lentigo sacral é o tipo menos comum e, característicamente, origina-se nos sítios especializados incluindo localização palmar, plantar ou subungueal. Além dos quatro subtipos dominantes, existem variantes raras incluindo melanoma nevoide e melanoma desmoplásico. Embora histologicamente distinto, o subtipo não afeta o estadiamento, pois não influencia o manejo ou o prognóstico, com exceção do melanoma desmoplásico puro, com o qual pode não ser indicada biópsia do nodo sentinela.

340 | Capítulo 31

d. Dilemas diagnósticos. A distinção entre melanoma e crescimentos benignos pode ser desafiadora, apesar do exame clínico minucioso e amostragem adequada da lesão. Pode ser utilizada imuno-histoquímica para realçar células de origem melanocítica, incluindo S100, MART-1 e HMB-45. Estes antígenos não são específicos de melanoma, mas podem destacar a arquitetura da lesão, além de auxiliar na identificação de metástases nodais. Em certos casos, a testagem adicional de aberrações cromossômicas e a variabilidade do número de cópias com hibridização *in situ* com fluorescência (FISH) ou hibridização genômica comparativa (CGH) podem ajudar a distinguir lesões benignas de malignas.

Estadiamento. O sistema de estadiamento mais comumente usado é encontrado no *AJCC Cancer Staging Manual*, 7th edition. O estágio T é definido pela espessura do tumor (T1 – $\leq$ 1 mm, T2 – 1,01 a 2 mm, T3 – 2 a 4 mm e T4 – > 4 mm). A presença de ulceração define o subestágio b. O estágio N é definido pelo número de linfonodos envolvidos (N1 – 1 linfonodo, N2 – 2 a 3 linfonodos e N3 – 4 ou mais linfonodos, linfonodos foscos ou metástases em trânsito). O estágio M pode ser subdividido em M1 (envolvimento da pele, tecido subcutâneo ou linfonodos distantes com LDH normal), M2 (metástases pulmonares com LDH normal) e M3 (metástases de outros órgãos ou metástases com LDH elevado). Os estágios do melanoma são os seguintes: IA (T1a), IB (T1b ou T2a), IIA (T2b ou T3a), IIB (T3b ou T4a), IIC (T4b), III (N1, N2 ou N3), IV (M1). Embora muitos dos critérios de estadiamento permaneçam os mesmos, o novo sistema de estadiamento reflete o aumento na utilização da técnica de biópsia do linfonodo sentinela e o aumento concomitante na detecção de micrometástases. É importante observar que o microestadiamento agora distingue taxa mitótica menor do que 1/mm² ou mais do que 1/mm² como um critério de estadiamento na determinação de T1a de lesões T1b, respectivamente, além do critério existente referente à presença ou ausência de ulceração. Os fatores prognósticos mais importantes no estadiamento do melanoma são a espessura da lesão primária medida em milímetros, a presença de ulceração histológica, a taxa mitótica e o envolvimento de linfonodo regional. A espessura do melanoma primário é conhecida como espessura de Breslow e é medida em milímetros desde o topo da camada granular na epiderme até a base do ninho tumoral mais profundo na derme. Os cortes da espessura de Breslow para classificação de tumor primário são 1, 2 e 4 mm, enquanto que a atividade mitótica e a ulceração modificam o estadiamento do tumor. O estadiamento do tumor, em combinação com os achados físicos, guia os passos seguintes do trabalho de estadiamento.

a. Biópsia do linfonodo sentinela. O melanoma em estágio 0, I e II está localizado na pele, enquanto o melanoma em estágio III denota metástase regional, que é detectada pelo exame clínico ou por biópsia do linfonodo sentinela. Linfocintilografia e biópsia do linfonodo sentinela são realizadas no momento da excisão ampla localizada e oferecem valor prognóstico para pacientes com melanoma primário mais espesso que 1 mm. Isto é apoiado por múltiplos estudos e recentemente foi reafirmado na análise final do Ensaio Multicentro para Linfadenectomia Seletiva 1 (MSLT-1). De modo geral, não é recomendada biópsia do linfonodo sentinela para melanomas primários com menos de 0,75 mm, e não há consenso para melanomas entre 0,76 e 1 mm.

b. Imagem. Não é recomendado exame de imagem como rotina em doença no estágio I ou II, a menos que usado para avaliar sinais e sintomas específicos. A exceção é ultrassonografia de uma bacia nodal para o exame clínico de um linfonodo indeterminado, o que pode auxiliar a guiar decisões para aspiração por agulha fina (FNA) ou biópsia do linfonodo sentinela. Para doença em estágio III, conforme determinado pela biópsia do linfonodo sentinela, nodos clinicamente positivos ou metástases em trânsito, é recomendado exame com CT com contraste na linha de base, com ou sem tomografia por emissão de pósitrons com tomografia computadorizada (PET-CT) ou MRI, com base no contexto clínico. Para suspeita de doença em estágio IV, além de CT de tórax, abdome e pelve, é recomendado MRI cerebral intensificado por gadolínio no estadiamento inicial em razão da sua sensibilidade aumentada para a detecção de pequenas lesões na fossa posterior (< 1 cm) comparado à CT da cabeça. PET-CT também é apropriada para estadiamento inicial.

Melanoma Maligno e Câncer de Pele Não Melanoma | 341

c. **FNA.** Uma suspeita de doença metastática regional através do exame clínico ou por imagem deve ser avaliada histologicamente por FNA. No contexto apropriado, isto pode ser feito para suspeita de doença em estágio IV, exceto quando não está disponível tecido arquivado para teste genético. Neste caso, biópsia é preferível a FNA.

d. **Lactato desidrogenase.** Nível sérico elevado de LDH é um preditor independente de mau prognóstico em doença em estágio IV e define a designação de doença M1c. A sobrevida de dois anos para LDH normal *versus* elevado no momento do estadiamento é de 40% *versus* 18%, respectivamente, para o estágio IV (*J Clin Oncol* 2009; 27:6199). Por esta razão, os níveis de LDH devem ser avaliados no trabalho inicial de estadiamento de pacientes com doença em estágio IV. Não é recomendado monitoramento dos níveis de LDH em pacientes com doença locorregional.

C. **Tratamento de doença localizada**

1. **Excisão ampla localizada.** Em doença em estágio 0, I ou II, a excisão ampla localizada da lesão primária com margens clínica apropriadas proporciona maior chance de controle local. São recomendadas margens de 0,5 a 1 cm para melanoma *in situ*. Uma margem de 1 cm é adequada para melanomas primários com uma espessura de Breslow de 1 mm ou menos, ao passo que melanomas entre 1,01 e 2 mm de espessura requerem uma margem de 1 a 2 cm. Um melanoma com uma espessura de Breslow de mais de 2 mm requer uma margem clínica de 2 cm. Não foi demonstrado que margens mais agressivas do que as recomendadas melhorem a sobrevida. No caso de doença em estágio III com linfonodos clinicamente evidentes, as mesmas margens se aplicam para o controle local ideal, enquanto que doença em trânsito em estágio III deve ser completamente extraída com margens claras, se possível.

2. **Terapia não cirúrgica.** Embora a excisão cirúrgica seja o padrão de cuidados para melanoma *in situ*, imiquimode tópico pode ser considerado, particularmente, para melanoma *in situ* em casos de lentigo maligno quando não é possível a cura cirúrgica.

D. **Tratamento de melanoma avançado**

1. **Terapia adjuvante.** Não há benefícios comprovados de terapia adjuvante dada a pacientes com melanoma de baixo risco (estágio IA) ou risco intermediário (estágio IB, IIA). Interferon α 2b (Intron) foi aprovado pela agência americana de Administração dos Alimentos e das Drogas em 1995 para administração a pacientes com melanoma em estágio IIB, IIC e III (alto risco) ressecado cirurgicamente. O programa aprovado é de 1 ano de tratamento adjuvante ministrado por via intravenosa nas 4 semanas iniciais de 20 MU/m^2 diariamente (de segunda a sexta), seguido de administração subcutânea de 10 MU/m^2 por 48 semanas, 3 dias por semana. Comumente hidratamos os pacientes com 500 mL de solução salina antes de cada dose i.v. de interferon durante as semanas 1 a 4. Os pacientes são pré-medicados com acetaminofeno 650 mg por via oral. Foram realizados três ensaios clínicos randomizados controlados usando um programa aprovado pelo FDA, e foram publicados os resultados do Grupo Oriental Cooperativo em Oncologia (ECOG) 1684, ECOG 1690 e ECOG 1694. Uma atualização recente dos três ensaios (*Clin Cancer Res* 2004;10:1670) confirma os benefícios duradouros com melhora na sobrevivência sem recaídas (RFS) em acompanhamento médio de 12,6 meses para pacientes que receberam interferon quando comparados ao grupo-controle.

Pode ser administrado interferon-α 2b peguilhado como terapia adjuvante a pacientes com envolvimento de linfonodos microscópicos ou macroscópicos com melanoma que foi ressecado cirurgicamente. As reduções de maior risco foram observadas em pacientes com ulceração e estágio IIb/III-N1. A eficácia de IFN/PEG-IFN é menor em pacientes no estágio III-N2 com ulceração e uniformemente ausente em pacientes sem ulceração. A dose recomendada é 6μg/kg/semana subcutaneamente para 8 doses, seguida por 3 μg/kg/semana por até 5 anos (*J Clin Oncol* 2012;30:3810). Não existe um papel para quimioterapia citotóxica adjuvante ou interleucina 2 (IL-2) de alta dose para tratamento de melanoma cirurgicamente ressecado.

Ipilimumab como terapia adjuvante para pacientes em estágio III ressecados de alto risco foi avaliado em dois grandes ensaios clínicos randomizados controlados (ECOG 1609 e EORTC 18071). Os dados finais de RFS emitidos em ASCO 2014 para EORTC 18071 demonstraram melhora na RFS média com ipilimumab adjuvante (17,1 meses para placebo a 26,1 para ipilimumab (HR 0,75 [CI 0,64 a 0,90], $p = 0,0013$). Além do mais, a

342 | Capítulo 31

taxa de RFS em 3 anos de 46,5% no braço com ipilimumab é significativamente melhorada comparada com 34,8% no braço com placebo. Os dados gerais de sobrevida global (OS) ainda não estão disponíveis.

Agentes direcionados como inibidores de serina/treonina quinase B-Raf (BRAF) como agentes únicos ou em combinação com inibidores de MEK também estão sendo avaliados, atualmente, como terapia adjuvante em melanoma cutâneo com mutação V600E/K em BRAF em estágio III cirurgicamente ressecado. Estudos randomizados de fase II controlados com placebo estão em andamento e não existem dados disponíveis atualmente.

a. Efeitos colaterais e toxicidades do interferon. Os efeitos colaterais e toxicidades do interferon são significativos e todos os pacientes devem ser aconselhados antes da iniciação da terapia (*Oncologist* 2005;10:739). Quase todos os pacientes experimentam fadiga e muitos experimentam febre, calafrios e diaforese (70% dos pacientes, grau 3 a 4). Mielossupressão, hepatotoxicidade e sintomas neurológicos são frequentes. A depressão pode ser severa e devem ser tomadas precauções, com encaminhamento apropriado a profissionais de saúde mental. Recomenda-se o uso de inibidores seletivos da recaptação da serotonina (SSRI) em pacientes adequados (*N Engl J Med* 2001;344:961). Aproximadamente 50% dos pacientes têm retardo no tratamento ou redução da dose durante as 4 semanas iniciais de terapia de indução. Os critérios de seleção usados atualmente em nossa prática incluem pacientes com menos de 60 anos sem outra doença médica significativa que compreendem os riscos e os benefícios do tratamento. Foram publicadas diretrizes excelentes para auxiliar no manejo das toxicidades e efeitos colaterais. Finalmente, não existe um papel para a administração de interferon concomitante à radiação.

2. Doença metastática. Linfonodos regionais e distantes, pele, pulmões, fígado e cérebro são os sítios distantes mais comuns de metástases por melanoma cutâneo. O prognóstico depende dos sítios das metástases, com metástases cerebrais e hepáticas tendo a sobrevida mais curta, seguidas pelas metástases pulmonares; metástases nodais e cutâneas têm o prognóstico mais favorável. Pacientes com doença nodal regional ou um único sítio distante (incluindo cérebro ou pulmão, particularmente com doença pulmonar) devem ser considerados para ressecção cirúrgica. A ressecção cirúrgica completa de doença nodal pode proporcionar sobrevida a longo prazo significativa em muitos pacientes. A análise final dos dados do MSLT-1 procurou abordar se a realização de linfadenectomia reflexa em pacientes com melanoma positivo no linfonodo sentinela proporcionava benefícios de sobrevida específicos do melanoma comparados com linfadenectomia retardada. Os dados para melanomas de espessura intermediária sugerem benefício de sobrevida por linfadenectomia reflexa, embora em razão da análise do subgrupo *post hoc* estes não ofereçam evidências definitivas (*N Engl Med* 2014;370:599). Apesar desta controvérsia, diretrizes atuais apoiam a realização de linfadenectomia para bacias nodais com nodo sentinela positivo (*J Clin Oncol* 2012;30:2912). O futuro ensaio do MFLT-2 abordará se os pacientes com nodo sentinela positivo se beneficiam com a realização de linfadenectomia ou com supervisão nodal com ultrassom.

O tratamento de melanoma metastático melhorou substancialmente desde 2011. Avanços na imunologia, bem como a oncologia molecular, forneceram as fundações para estratégias terapêuticas que têm um efeito profundo nos cuidados do paciente. Uma descoberta fundamental em 2002 identificou a mutação em BRAF V600 como uma mutação condutora essencial que está presente em aproximadamente 50% das amostras de melanoma cutâneo, independente da geografia (*Nature* 2002;417:949). Entre os pacientes com melanoma cutâneo com mutação em BRAF, a mutação V600E em BRAF é detectada em 80 a 85% dos pacientes e V600K em BRAF é detectada em aproximadamente 10% dos casos. Parece que genótipos não V600E ocorrem mais frequentemente em pacientes mais velhos (> 65 anos de idade). Mutações raras em não V600E/K (éxon 15) não são detectadas pelo teste diagnóstico (qPCR em tempo real) da mutação Cobas 4800 V600 em BRAF (Roche/Genentech) aprovado pelo FDA e teste de mutação THxID-BRAF (bioMerieux/GSK). Portanto, em certos casos, o sequenciamento do DNA do éxon 15 é justificado. Um método emergente para detectar a mutação V600E em BRAF é a implantação do ensaio imuno-histoquímico (IHC) usando um anticorpo monoclonal específico para a proteína com mutação V600E. O anticorpo monoclonal VE1 (específico para mutação V600E em BRAF) demonstra 97% de sensibilidade e 98% de especificidade na detecção

Melanoma Maligno e Câncer de Pele Não Melanoma | 343

da proteína mutante V600E por ensaio IHC. É imperativo que os inibidores de BRAF não sejam administrados a pacientes com melanoma que seja BRAF do tipo selvagem (nenhuma mutação detectada), pois existem evidências de uma ativação paradoxal do caminho de MAPK em várias linhagens celulares, incluindo melanócitos. Para grupos de pacientes selecionados com BRAF do tipo selvagem (p. ex., mucosal, acral e pele danificada por sol cronicamente), é realizado o teste de detecção de mutações em KIT.

Desde 2011, ipilumumab, vemurafenib, dabrafenib e trametinib receberam aprovação reguladora para melanoma irressecável ou metastático (estágio III/IV) e cada um dos agentes demonstrou prolongar a sobrevida em ensaios clínicos randomizados comparados com dacarbazina. Além disso, a combinação de dabrafenib e trametinib foi aprovada em 2014 com base na melhor taxa de resposta e duração média da resposta comparada com dabrafenib isoladamente. Pembrolizumab recebeu aprovação acelerada em 2014 com base na taxa de resposta ao tumor (24%) e a durabilidade da resposta para o tratamento de melanoma metastático após tratamento com ipilimumab. Nivolumab, posteriormente, recebeu aprovação acelerada pelo FDA para a mesma indicação pouco depois, no final de 2014, com base na taxa de resposta ao tumor (40%) e a taxa de sobrevida em um ano (72,9%). Apesar da introdução destes novos agentes, a participação em ensaio clínico permanece sendo a melhor opção para a maioria dos pacientes. Antes de 2011, dacarbazina e IL-2 eram considerados como o padrão de cuidados para pacientes com melanoma metastático recentemente diagnosticado. Recomenda-se alta dose de IL-2 em alguns centros especializados nos Estados Unidos como terapia de primeira linha com base na observação de que 3 a 5% dos pacientes selecionados podem atingir uma remissão completa durável. Dacarbazina e a combinação de regimes citotóxicos como carboplatina mais paclitaxel geralmente são reservadas para pacientes que falharam ou não são candidatos a inibidores dos pontos de checagem ou agentes direcionados como os inibidores de BRAF.

Ipilimumab é um mAb imunomodulador que promove a ativação das células T bloqueando a interação de CTLA-4 com seus ligandos CD80/CD86 (família B7). Ipilimumab é um anticorpo IgG1 humano específico para CTLA-4 humano. Como CTLA-4 é um regulador negativo da ativação das células T, ipilimumab permite que a ativação e proliferação das células T continue após a estimulação do antígeno, interferindo com um ponto de checagem homeostático que normalmente inibe o crescimento das células T. Ipilimumab foi aprovado em março de 2011 para uso em pacientes com melanoma irressecável ou metastático administrado a cada 3 semanas (3 mg/kg i.v. durante 90 minutos) por quatro doses com o exame inicial do reestadiamento feito 2 semanas depois da quarta dose ou da dose final. A taxa de resposta global é de 10 a 15%, com um pequeno subgrupo de pacientes exibindo progressão da doença na avaliação inicial antes da regressão do tumor. Ipilimumab demonstrou em ensaios clínicos randomizados prolongar OS em pacientes com melanoma metastático (*New Engl J Med* 2010;363:711). Uma análise conjunta recente de pacientes com melanoma tratados em vários ensaios clínicos com ipilimumab confirma uma taxa de sobrevida em 3 anos de 22%, sugerindo um benefício durável a longo prazo neste grupo. Imilimumab pode causar sérios efeitos colaterais levando a reações autoimunes, por vezes fatais, resultando em dermatite, colite, hepatite, endocrinopatia e neuropatia. Foram relatadas outras toxicidades menos comuns como nefrite, pneumonite, meningite, pericardite, uveíte, irite e anemia hemolítica. Os pacientes devem ser avaliados no início e antes de cada dose de ipilimumab juntamente com exames laboratoriais (incluindo LFTs e exames da função da tireoide). Foram divulgadas pelo fabricante da droga diretrizes para o manejo de eventos adversos, e estas devem ser consultadas para recomendações específicas e algoritmos para tratamento das toxicidades específicas. **Descontinuar, permanentemente, ipilumumab e iniciar terapia corticosteroide sistêmica de alta dose para reações imunomediadas severas.**

Pembrolizumab (Keytruda) é um mAb inibitório do ponto de checagem que bloqueia a interação de PD-1 com seus ligandos (PD-L1/PD-L2). Pembrolizumab é um anticorpo IgG4 *kappa* humanizado específico para PD-1 humano. Ao se ligar ao receptor de PD-1 e bloqueando a interação com os ligandos do receptor, pembrolizumab libera a inibição da resposta das células T mediada pela via de PD-1, incluindo a resposta imune antitumor. Resultados de um estudo randomizado de fase 1 da comparação de doses (2 mg/kg *versus* 10 mg/kg) em pacientes com melanoma que progredia após ipilimumab relatam

344 | Capítulo 31

ORR 26% (RECIST v1.1) confirmado por revisão central independente (*Lancet* 2014; 384:1109). Os eventos adversos mais comuns de qualquer grau relacionados com drogas na coorte eram fadiga, prurido e erupção cutânea. A taxa de eventos adversos sérios imunorrelacionados é de 2%. A dose aprovada pelo FDA é 2 mg/kg por via intravenosa durante 30 min a cada 3 semanas.

Nivolumab (Opdivo) é um mAb inibitório do ponto de checagem que também bloqueia a interação de PD-1 com seus ligandos (PD-L1/PD-L2). Nivolumab é um anticorpo imunoinibidor do ponto de checagem da morte programada 1 (PD-1) IgG4 *kappa* totalmente humano que bloqueia seletivamente a interação do receptor de PD-1 com seus dois ligandos conhecidos de morte programada, PD-L1 e PD-L2, perturbando o sinal negativo que regula a ativação e proliferação das células T. Resultados de um ensaio randomizado controlado de fase 3 em pacientes com melanoma em BRAF do tipo selvagem avançado não tratado relataram um ORR de 40% com nivolumab comparado com 13,9% com dacarbazina (NEJM *on-line* publicado em 16 de novembro de 2014). A taxa de sobrevida em 1 ano foi 73% no grupo com nivolumab *versus* 42% no grupo com dacarbazina (razão de risco 0,42, p < 0,001). Os eventos adversos de qualquer grau relacionados com drogas mais comuns na coorte com nivolumab foram fadiga, prurido e náusea. A taxa de eventos adversos sérios imunorrelacionados é de ~5%. A dose aprovada pelo FDA é 3 mg/kg por via intravenosa durante 60 min a cada 2 semanas. A descontinuação permanente de pembrolizumab ou nivolumab e a iniciação de terapia sistêmica com corticosteroide em alta dose é aconselhada no contexto de eventos adversos imunomediados severos.

Vemurafenib (Zelboraf) é um inibidor da quinase oral para o tratamento de pacientes com melanoma com mutação V600E em BRAF irressecável ou metastático. A dose recomendada é 960 mg a cada 12 horas com ou sem alimento. Vemurafenib está disponível com comprimidos de 240 mg. Uma extensa testagem clínica em melanoma com mutação V600E em BRAF confirma uma taxa de resposta de 50 a 60%, com uma PFS média de 6 a 7 meses e OS média de 13 a 14 meses (*Lancet Oncol* 2014;15:323). Vemurafenib também tem atividade clínica em pacientes com mutação V600K em BRAF. O perfil de efeitos colaterais inclui alerta para toxicidades cutâneas como reações de hipersensibilidade (incluindo prurido, febre e eritema), fotossensibilidade, alopecia, erupções cutâneas (incluindo síndrome de Stevens-Johnson) e o desenvolvimento de SCC invasivo, além de ceratoacantoma, papiloma cutâneo e novo melanoma primário. Outras toxicidades conhecidas incluem artralgia, mialgia, náusea, fadiga, uveíte, visão nublada, hepatotoxicidade com testes da função hepática elevados e prolongação de QT. Vemurafenib não deve ser administrado concomitantemente com ipilimumab em razão da hepatotoxicidade. Recomenda-se avaliação dermatológica na linha de base e a cada 2 meses, ao mesmo tempo que tomando vemurafenib em razão dos vários efeitos colaterais cutâneos. Da mesma forma, aconselha-se o monitoramento com ECG na linha de base nos intervalos recomendados para avaliar a prolongação de QT para > 500 ms.

Dabrafenib (Tafinlar) é um inibidor oral da quinase para o tratamento de pacientes com melanoma com mutação V600E/K em BRAF irressecável ou metastático. Em janeiro de 2014, dabrafenib em combinação com trametinib foi aprovado para o tratamento de melanoma com mutação V600E/K em BRAF com base na taxa de resposta e a duração média de resposta (veja abaixo). A dose recomendada é 150 mg BID. Dabrafenib é apresentado em cápsulas de 50 e 75 mg. Dabrefenib apresenta eficácia similar quando comparado, com vemurafenib, com taxa de resposta de 50 a 60%. O perfil dos efeitos colaterais é similar; no entanto, existem várias diferenças importantes. Existe um risco potencial de anemia hemolítica em pacientes com deficiência de glicose-6-fosfato desidrogenase (G6PD). Pirexia é mais comum com dabrafenib. Podem ocorrer reações febris sérias e febre de qualquer intensidade complicada por hipotensão, rigidez ou calafrios, desidratação ou insuficiência renal e dabrafenib deve ser mantido para febre > 38°C. Semelhante a vemurafenib, são recomendadas avaliações dermatológicas para verificação da pele na linha de base e a cada 2 meses. Deve ser observado que segundas malignidades (não cutâneas) como adenocarcinoma pancreático com mutação em KRAs foram diagnosticadas em pacientes que estavam tomando dabrafenib e isto provavelmente se deve à ativação paradoxal da via da quinase MAP em tumores com mutação em RAS, semelhante à experiência com pacientes tratados com vemurafenib.

Melanoma Maligno e Câncer de Pele Não Melanoma | 345

Trametinib (Mekinist) é um inibidor oral de MEK para o tratamento de pacientes com melanoma com mutação V600E/K em BRAF irressecável ou metastático. Trametinib como um agente único não é indicado para pacientes que receberam anteriormente terapia inibidora de BRAF. Neste momento, o uso primário de trametinib é em combinação com dabrafenib para tratamento de melanoma com mutação V600E/K em BRAF. A dose recomendada de trametinib, seja como agente único ou em combinação com dabrafenib, é de 2 mg diariamente. Trametinib é apresentado como comprimidos de 0,5, 1 e 2 mg. Relatórios publicados com trametinib como agente único demonstram uma taxa de resposta de 20 a 25% em pacientes com melanoma com mutação V600E/K em BRAF. As toxicidades raras incluem cardiomiopatia, oclusão da veia da retina ou descolamento da retina, doença pulmonar intersticial e hiperglicemia. Os eventos adversos mais comuns são erupção cutânea, diarreia e linfedema.

A combinação de um inibidor de BRAF (como dabrafenib) e um inibidor de MEK (como trametinib) é o tratamento sistêmico preferido para pacientes com melanoma com mutação V600E/K em BRAF irressecável ou metastático (*NEJM* 2014; 371:1877). A dose recomendada é dabrafenib 150 mg BID e trametinib 2 mg diariamente tomado 1 hora antes ou 2 horas após as refeições. O tratamento é continuado até a progressão da doença ou toxicidade inaceitável. As reações adversas mais comuns (> 20%) para a combinação incluem pirexia, calafrios, fadiga, erupções cutâneas, náusea, vômitos, diarreia, dor abdominal, edema periférico, tosse, cefaleia, artralgia, sudorese noturna, redução do apetite, constipação e mialgia. Eventos hemorrágicos importantes como intracraniano ou gastrintestinal, tromboembolia venosa/embolia pulmonar e cardiomiopatia ocorrem com incidência mais alta (incidência de 5 a 10%) comparada com pacientes que recebem dabrafenib isoladamente (nenhum relatado) em estudos clínicos. A Fração de Ejeção do Ventrículo Esquerdo (LVEF) deve ser avaliada na linha de base com um mês, e depois a cada 2 a 3 meses para pacientes que recebem a combinação (ou trametnib isoladaente). Recomenda-se avaliação dermatológica frequente para monitorar toxicidades cutâneas e novas lesões cutâneas.

3. **Terapias investigacionais.** A investigação clínica é ativa para o tratamento de melanoma metastático em duas áreas amplas: novas abordagens de imunoterapia e tumores com mutação V600 em BRAF resistentes à droga. Anticorpos monoclonais direcionados para PD-1 e PD-L1 estão sendo estudados em pacientes com melanoma metastático e os resultados são encorajadores, com taxas de resposta de 30 a 40% reportadas em pacientes ipilimumab-naïve e refratários a ipilimumab. Foi relatado um sinal preliminar para a combinação de ipilimumab e nivoloumab, um anticorpo monoclonal para morte celular antiprogramada (PD1). O desenvolvimento de novas combinações de inibidores visando a via de MAPK é uma prioridade. Terapias de combinação com inibidor de BRAF e inibidor de MEK junto com anticorpos monoclonais inibidores do ponto de verificação (como anti-CTLA-4 e anti-PD-1/PD-L1) são promissores para melanoma com mutação em BRAF e, atualmente, estão em estudo em ensaios de fase 1. A terapia adotiva com células T específicas do antígeno está sendo investigada nos principais centros acadêmicos. A participação em ensaios clínicos permanece como a melhor opção, uma vez que a maioria dos pacientes acabará desenvolvendo progressão da doença e, assim, são necessárias opções de tratamento mais eficazes.

4. **Metástases cerebrais.** A sobrevida esperada de pacientes com metástases intracranianas depende do número de lesões metastáticas, além da presença de sintomas neurológicos e situação de desempenho. Uma pequena porcentagem dos pacientes (< 5%) desenvolverá recaída somente no Sistema Nervoso Central (CNS). Pacientes com mais de 3 melanomas metastáticos intracranianos e déficits neurológicos focais têm um prognóstico especialmente reservado. Apesar do tratamento definitivo com corticosteroides e radioterapia em todo o cérebro em pacientes com múltiplos melanomas metastáticos cerebrais, a sobrevida média é de 3 a 4 meses. Em pacientes que se submetem à craniotomia e à ressecção cirúrgica completa de uma metástase intracraniana severa, a sobrevida média é de 9 meses. Os resultados com radiocirurgia estereotáxica como tratamento definitivo para 1 a 2 metástases cerebrais parecem ser equivalentes à cirurgia; contudo, faltam dados de um ensaio clínico randomizado. É digna de nota a observação recente de que melanoma com mutação V600E/K em BRAF no CNS é sensível a inibidores orais de BRAF. Vemurafenib e dabrafenib foram estudados nesta população quando eram dados agentes únicos. No

346 | Capítulo 31

entanto, é aconselhável cautela e não é recomendado o uso de inibidores de BRAF com concomitante radiação durante a avaliação clínica formal. Em nossa experiência, parece ser seguro administrar inibidores de BRAF (com uma janela de 10 dias) antes ou depois da radioterapia em pacientes com boa situação de desempenho; contudo, um estudo clínico adicional nesta população de pacientes é justificado.

E. Acompanhamento. Pacientes com uma história de melanoma devem ser acompanhados de perto com exames detalhados dermatológicos e dos linfonodos. Deve-se ensinar a estes pacientes o autoexame, já que eles estão em risco aumentado de um segundo melanoma primário, bem como em risco de recorrência da doença. Além disso, estes pacientes precisam ser aconselhados em relação ao uso diário de um protetor solar de amplo espectro que bloqueie os raios UVA e UVB. Os pacientes também devem aprender estratégias para evitar o sol, tais como evitar o sol do meio-dia e usar roupas protetoras. Pacientes diagnosticados com melanoma em qualquer estágio não são elegíveis para doar sangue, tecido ou órgãos sólidos.

Pacientes com melanoma de estágio 0 devem ser acompanhados com exames periódicos da pele durante toda a vida. As recomendações atuais para estágio IA a estágio IIA sem evidência de doença são fazer uma história clínica e exame físico (H&P) a cada 6 a 12 meses durante os 5 primeiros anos e depois exames anuais da pele durante toda a vida. Não é recomendado exame de imagem como rotina e este deve ser considerado apenas quando o cenário clínico ditar. Melanoma de estágio IIB em diante sem evidência de doença justifica exames clínicos a cada 3 a 6 meses durante os 2 primeiros anos, depois a cada 3 a 12 meses e depois anualmente. Deve-se considerar avaliação radiográfica com radiografia do tórax, CT ou PET-CT a cada 4 a 12 meses, além de MRI cerebral a cada 12 meses para avaliar a presença de doença metastática ou recorrente. O rastreamento radiológico de rotina do estágio IIB em diante não é recomendado se não houver evidência de doença após 5 anos, a menos que os sintomas justifiquem exame de imagem.

F. Considerações especiais

1. Melanoma primário desconhecido. Os pacientes podem apresentar doença metastática sem um melanoma cutâneo primário identificável. Os casos de melanoma com primário desconhecido representam menos de 5% de todos os melanomas. A maioria dos pacientes apresenta doença subcutânea ou metástases localizadas nos linfonodos manifestando-se, clinicamente, como linfadenopatia; no entanto, pacientes com metástase pulmonar solitária, além de metástase cerebral solitária, são frequentemente encontrados com melanoma metastático após o exame patológico. Nestes casos raros, deve ser solicitada análise mutacional em BRAF e KIT. Todos os pacientes devem ter uma avaliação completa, incluindo o exame da pele, couro cabeludo, períneo, olhos e membranas das mucosas, pois melanócitos também estão presentes nos olhos (conjuntiva e úvea), intestinos, orelha interna e nasofaringe. Inúmeros estudos demonstraram que estes pacientes têm a mesma sobrevida que pacientes com primários conhecidos de acordo com o estágio da doença e devem ser tratados de acordo.

2. Melanoma de mucosa. O melanoma de mucosa é raro e representa menos de 1% de todos os melanomas. Os melanomas podem ocorrem em qualquer superfície de mucosa incluindo a nasofaringe, mucosa oral, laringe, vulva, reto e ânus. Estes tumores geralmente são avançados no momento da apresentação e, portanto, o prognóstico é reservado. O tratamento é excisão localizada ampla com margens histológicas negativas. Recomendamos testagem molecular para BRAF e KIT para melanoma de mucosa. Foram relatadas respostas clínicas a ipilimumab em pacientes com melanoma de mucosa avançado com uma taxa de resposta objetiva de 6,6% e uma OS média de 6,4 meses.

3. Melanoma ocular. Os melanomas oculares também representam menos de 5% dos casos de melanoma. Os melanomas uveais e coroides compõem a maioria dos casos, com os melanomas conjuntivais ocorrendo menos frequentemente. A avaliação ultrassonográfica especializada, junto com biópsia da lesão, é uma ferramenta importante no diagnóstico inicial. O tratamento para melanoma conjuntival é a excisão cirúrgica completa. Para melanomas uveais e coroides localizados, existem múltiplas opções de tratamento, e devem ser considerados fatores como o tamanho do tumor, diagnóstico patológico e visão no olho afetado e olho contralateral, presença de metástase, idade do paciente e situação de desempenho. As opções de tratamento incluem enucleação, radiação, fotocoagulação e termoterapia. Em contraste com os melanomas conjuntivais, os melanomas uveais e coroides

Melanoma Maligno e Câncer de Pele Não Melanoma | **347**

geralmente metastatizam hematogenamente no fígado. Não existe tratamento sistêmico eficaz para melanoma ocular metastático. Para pacientes com metástases hepáticas dominantes, deve ser considerada terapia regional. Selumetinib, um inibidor de MK (AZD6244), está, atualmente, sendo avaliado como um agente investigacional para melanoma ocular metastático, e relatos preliminares confirmam a atividade do agente único (*JAMA* 2014;311:2397). Ipilimumab também foi estudado em melanoma ocular metastático e relatos preliminares documentam atividade clínica mínima.

É interessante observar que o perfil mutacional do melanoma uveal é distinto do melanoma cutâneo com mais de 85% dos melanomas uveais apresentando uma mutação em GNAQ/GNA11 (mais frequentemente no códon 209); ao contrário, mutações em BRAF são raras. O melanoma conjuntival pouco frequentemente possui uma mutação em BRAF. A maior parte dos centros de oncologia ocular utiliza agora o teste do perfil da expressão genética DecisionDx-UM (Castle Biosciences) para melanoma uveal primário. Este teste prognóstico (validade em um ensaio clínico multicêntrico) estratifica o melanoma uveal em três grupos com base no classificador do gene 15 (*Ophthalmology* 2012;119:1596). Pacientes de classe 1A têm um risco muito baixo de metástase (2% aos 5 anos), enquanto que pacientes de classe 1B têm um risco relativamente baixo, com 21% desenvolvendo metástases distantes 5 anos após o diagnóstico. Em contraste, pacientes de Classe 2 estão em alto risco de recorrência distante com 72% desenvolvendo metástase aos 5 anos.

II. CARCINOMA DE CÉLULAS ESCAMOSAS DA PELE

A. Contexto

1. **Epidemiologia.** Carcinoma das células escamosas (SCC) é o segundo tipo mais comum de câncer de pele nos Estados Unidos. A maioria esmagadora de SCCs ocorre em pele exposta ao sol cronicamente em pacientes idosos. Os homens têm duas vezes mais probabilidade de desenvolver SCC, e a sua incidência é 20 vezes mais alta em indivíduos de pele clara do que em pacientes com pele pigmentada. A incidência também aumenta em latitudes mais próximas da linha do Equador, refletindo a importância da exposição aos raios ultravioleta (UV) na patogênese de SCC.

2. **Fatores de risco.** O principal fator de risco para o desenvolvimento de SCC é a exposição à radiação UV ao sol. Fontes terapêuticas de radiação UV como psoralen mais ultravioleta A (PUVA) aumentam em muito o risco de SCC, assim como fontes estéticas de radiação UV – câmaras de bronzeamento para aproximadamente 72.000 casos a mais de SCC a cada ano (*BMJ* 2012;345:e5909). Outros fatores de risco incluem imunossupressão, especialmente no contexto de pacientes com transplante de órgão sólido, pele clara, exposição a radiação ionizante, infecção com certos subtipos de papilomavírus humano, cicatrizes de queimadura, úlceras que não cicatrizam, idade avançada e transtornos hereditários como xeroderma pigmentoso ou epidermólise bolhosa distrófica recessiva.

B. Diagnóstico e estadiamento.
SCC geralmente se apresenta como uma pápula ou placa escamosa eritematosa aumentada sobre a pele exposta ao sol que é persistente e pode sangrar e ser macia. De um modo geral, acredita-se que ele existe em um *continuum* que vai desde lesões precursoras, conhecidas como queratoses actínicas, até SCC *in situ* (doença de Bowen) e SCC invasivo. Embora possa haver suspeita clínica de SCC, é necessária uma biópsia para fazer um diagnóstico definitivo. Várias técnicas de biópsia são adequadas, incluindo biópsia com raspagem, punção, incisional ou excisional. Além disso, deve ser realizado um exame dermatológico completo e palpação dos linfonodos que estão drenando. Na ausência de evidências de doença metastática, não é necessário maior trabalho com estudos de imagem e laboratoriais. O estadiamento dos SCCs no sistema tumor, nodo, metástase (TNM) foi revisado na sétima edição das diretrizes do AJCC para incluir a espessura do tumor, pois ele pode ter um valor prognóstico. Um estudo prospectivo de SCC em 615 pacientes não demonstrou metástases em tumores com menos de 2 mm de espessura, enquanto que a taxa aumentou para 4% em tumores de 2,1 a 6 mm e 16% em tumores com mais de 6 mm (*Lancet Oncol* 2008;9:713). No entanto, o sistema existente tende a reunir maus resultados para tumores T2 e, portanto, torna a classificação de T3 ou T4 menos significativa, tais como a rara ocorrência de metástases ósseas. Por causa disso, foi proposto um esquema de estadiamento alternativo para melhor estratificar resultados bons e maus.

C. Terapia.
Existem várias opções de tratamento para SCC. Lesões *in situ* ou de baixo risco em localizações sem pelos podem ser tratadas com curetagem e eletrodissecação. A maioria das

348 | Capítulo 31

lesões é removida cirurgicamente com margens de 0,4 cm para lesões com menos de 2 cm e margens com mais de 0,6 cm para lesões com mais de 2 cm ou com margens mal definidas. Essas margens apresentam taxas de cura de 90 a 95%. Pode ser empregada cirurgia micrográfica de Mohs para lesões que estão em alto risco de recorrência e metástase, por exemplo, SCC no centro do rosto, ouvido, pálpebras, lábios, tumores recorrentes, SCCs com mais de 2 cm, SCCs com subtipos histológicos agressivos, SCCs que se desenvolvem em cicatrizes ou SCCs que se desenvolvem pacientes imunocomprometidos. A cirurgia micrográfica de Mohs envolve o uso de seções congeladas ou permanentes para avaliar a margem cirúrgica o mais próximo possível de 100%, avaliando as margens circunferencial e profunda. Terapias adicionais para SCCs incluem criocirurgia, radiação e, raramente, quimioterapia ou imunoterapia intralesional. A radioterapia geralmente é reservada para pacientes que são maus candidatos cirúrgicos. É usada radiação como terapia adjuvante em pacientes com doença metastática e SCCs de alto risco ressecados, incluindo aqueles com invasão perineural extensa. Pacientes com doença avançada podem-se beneficiar com quimioterapia de combinação com base em platina. Cetuximab (Erbitux, BMS/Lilly), o receptor mAb anti-EGF, foi estudado em pacientes com SCC avançado e apresenta atividade clínica modesta (*J Clin Oncol* 2011;29:3419). Em doença metastática, manejo multidisciplinar e ensaio clínico são recomendados.

Tem havido tentativas de emprego de quimioprevenção em pacientes com alto risco de desenvolvimento de SCC cutâneo, particularmente pacientes com transplante de órgão sólido. Estas modalidades variam desde uso de imunomoduladores tópicos, como imiquimod, até retinoides tópicos e orais e 5-fluorouracil tópico (Efudex). O uso destes agentes tópicos resulta em irritação que geralmente é bem tolerada. No entanto, a terapia retinoide oral pode estar associada a anormalidades lipídicas séricas que já podem ser problemáticas nesta população de pacientes. Além disso, a descontinuação de retinoide oral pode estar associada à retomada no número de SCCs.

D. Prognóstico. A vasta maioria dos SCCs pode ser curada cirurgicamente. No entanto, a incidência de recorrência localizada é de 1 a 10%, dependendo do método usado, e pode ser de aproximadamente 20% para lesões de alto risco em localizações de alto risco como a orelha. A incidência de metástase por SCC cutâneo é de 2 a 6%. Quando SCCs metastatizam, eles tipicamente vão até o primeiro linfonodo que está drenando. Certos SCCs têm um curso mais agressivo e são designados como de alto risco. SCCs de alto risco acarretam risco metastático maior do que 10% e incluem lesões nos lábios e ouvidos, lesões com mais de 2 cm, lesões mais espessas, SCCs em cicatrizes, SCCs recorrentes, SCCs com invasão perineural e SCCs em pacientes imunodeprimidos.

E. Acompanhamento e prevenção. SCCs de baixo risco são acompanhados com exames da pele de todo o corpo a cada 3 a 12 meses durante os 2 primeiros anos, a cada 6 a 12 meses durante os 3 anos seguintes e depois disso anualmente. SCCs de alto risco devem ser acompanhados com exames da pele e dos linfonodos a cada 1 a 3 meses durante o primeiro ano, a cada 2 a 4 meses durante o ano seguinte, depois cada 4 a 6 meses pelos 3 anos seguintes e então a cada 6 a 12 meses depois disso, de acordo com as diretrizes do NCCN de 2014. Proteção solar e evitar exposição ao sol devem ser enfatizados para estes pacientes. Em pacientes de alto risco, incluindo pacientes com transplante de órgão sólido ou imunossuprimidos de outras formas, ceratoses actínicas pré-cancerosas devem ser tratadas agressivamente e o limiar para biópsia de lesões suspeitas deve ser baixo.

III. CARCINOMA DAS CÉLULAS BASAIS

A. Contexto

1. **Epidemiologia.** Carcinoma das células basais (BCC) é o câncer mais comum nos Estados Unidos, com mais de 2 milhões de novos casos todos os anos. Ele é mais comum em homens do que em mulheres, e sua incidência está aumentando em todas as faixas etárias (*JAMA* 2005;294:681).

2. **Fatores de risco.** A exposição ambiental à luz UV do sol ou câmaras de bronzeamento conferem risco significativo para o desenvolvimento de BCC, ambas as quais são exposições evitáveis. Aproximadamente 98.000 casos adicionais de BCC são atribuíveis a câmaras de bronzeamento (*BMJ* 2012;345:e5909). Além disso, uma história de imunossupressão, envelhecimento, exposição a radiação ionizante ou arsênico e uma história de câncer de pele não melanoma anterior aumentam o risco. Suscetibilidade genética a danos por raios UV por pele clara e transtornos de hereditariedade como xeroderma pigmentoso conferem risco para BCC.

Melanoma Maligno e Câncer de Pele Não Melanoma | 349

Raros pacientes apresentarão numerosos carcinomas das células basais de início precoce como uma característica da síndrome do carcinoma nevoide de células basais, ou síndrome de Gorlin, que se deve a mutações no gene *PTCH1*. Outras síndromes com BCC de início precoce incluem Bazex-Dupré-Christol e Rombo. Pacientes com BCC múltiplo ou precoce ou história familiar extensa devem ser encaminhados para avaliação dermatológica.

B. Diagnóstico e estadiamento. BCC classicamente apresenta uma pápula rosa perolada com uma borda enrolada e telangiectasias ramificadas em pele exposta ao sol, embora as variantes comuns incluam morfologia pigmentada, ulcerada ou morfeiforme. Os pacientes podem relatar que a lesão sangra com facilidade, não cicatriza ou é macia. Embora, em muitos casos, a forte suspeita diagnóstica de BCC esteja baseada na aparência clínica, a biópsia confirma o diagnóstico de BCC e fornece informações valiosas para o médico assistente. Características metatípicas, infiltrativas, morfeiformes, esclerosantes ou micronodulares na histologia representam um padrão de crescimento agressivo. Qualquer uma das técnicas de biópsia é aceitável, incluindo biópsia com raspagem, punção, incisional ou excisional. Os BCCs raramente metastatizam e um trabalho adicional além do exame completo da pele geralmente não é necessário.

C. Terapia. BCC geralmente é tratado com medidas destrutivas ou cirúrgicas. Curetagem e eletrodissecação constituem um método rápido e eficaz de destruir os BCCs, com uma taxa de cura de mais de 90%. A excisão cirúrgica dos BCCs com uma margem de pelo menos 4 mm proporciona uma taxa de cura de aproximadamente 95%. Semelhante aos SCCs, os BCCs em localizações de alto risco, incluindo as "áreas de máscara" da face e genitais, tumores maiores em áreas de baixo risco, tumores com histologia agressiva e BCCs recorrentes podem ser tratados com cirurgia micrográfica de Mohs. Crioterapia e radioterapia também são opções para pacientes com BCCs de alto risco que são maus candidatos cirúrgicos.

Para BCC superficial, 5-fluorouracil tópico pode eliminar mais de 90%, enquanto imiquimod demonstrou eliminar mais de 80% destes BCCs.

Para BCC localmente avançado ou BCC metastático, deve ser considerada terapia sistêmica com vismodegib (Erivedge, Genentech). Vismodegib é um novo inibidor oral de pequenas moléculas do homólogo suavizado (SMO), um alvo de PTCH1, e tem atividade clínica significativa, uma vez que a maioria dos BCCs depende da ativação da via da molécula porco-espinho (Hh). Em um ensaio clínico multicentro de fase 2 incluindo pacientes com BCC localmente avançado ($n = 63$) ou BCC metastático ($n = 33$), o tratamento com vismodegib demonstrou atividade clínica significativa, com taxas de resposta objetiva de 43% em doença localmente avançada e 30% em doença metastática (Sekulic A *et al. NEJM* 2012). A dose recomendada é 150 mg diariamente. As reações adversas mais comuns ($\geq 10\%$) eram espasmos musculares, alopecia, disgeusia, perda de peso, fadiga, náusea, diarreia, redução do apetite, constipação, artralgias, vômitos e ageusia.

D. Prognóstico. O prognóstico para pacientes com BCC é excelente. A maioria dos pacientes é curada através das modalidades mencionadas anteriormente. Se não forem tratados, os BCCs continuam a aumentar e são localmente destrutivos. Ocorrem metástases em menos de 0,1% dos pacientes, e os sítios mais comuns são linfonodos, pulmões e ossos. Embora considerado incurável, os pacientes com BCC metastático devem ser considerados para terapia sistêmica com inibidor da via do porco-espinho ou inserção em um ensaio clínico.

E. Acompanhamento e prevenção. Pacientes com uma história de BCC têm 50% de chance de desenvolver um segundo BCC em 5 anos. Portanto, semelhante aos pacientes com SCC, é recomendado acompanhamento detalhado com o exame completo da pele a cada 6 a 12 meses. Deve ser enfatizado para estes pacientes que evitem fatores precipitantes como exposição ao sol, câmaras de bronzeamento e radiação ionizante.

IV. CARCINOMA DE CÉLULAS DE MERKEL

A. Contexto

1. **Epidemiologia.** O carcinoma de células de Merkel (MCC) é um câncer cutâneo incomum. Nos Estados Unidos, aproximadamente 1.500 casos são diagnosticados por ano. MCC é mais comum em indivíduos de pele clara, idosos, com idade média de diagnóstico entre 74 e 76 anos e 95% de todos os casos se originam em pacientes brancos.

2. **Fatores de risco e patogênese.** Acredita-se que MCC de origem de células de Merkel nas camadas basais da epiderme e possui características epiteliais e neuroendócrinas. Acredita-se que o poliomavírus de células de Merkel (MCPyV), descoberto em 2008, desempenhe um papel etiológico no desenvolvimento de MCC e está presente em 80 a 100% dos

350 | Capítulo 31

casos examinados, embora o vírus de Merkel possa ser encontrado na pele normal ou em SCCs. Embora a patogênese não seja clara, existem fatores de risco identificáveis para o desenvolvimento de MCC. Estes incluem exposição ao sol e fontes artificias de radiação UV, imunossupressão, uma história de câncer de pele, pele clara e mais de 70 anos de idade.

B. Diagnóstico e estadiamento. MCC tipicamente se apresenta como papulonódulo em forma de domo, rosa-avermelhado, assintomático e de crescimento rápido na cabeça e pescoço ou nos membros superiores. Os tumores são primariamente dérmicos, embora em torno de 10% se origine na epiderme. É necessária biópsia e exame histológico para o diagnóstico de MCC, enquanto colorações especiais com um perfil de CK-20 e neurofilamento positivo e TTF-1 negativo auxiliam na distinção de MCC de outros tumores neuroendócrinos, como carcinoma de pequenas células do pulmão (*Am J Dermatopathol* 2006;28:99). Para lesões ambíguas, devem ser considerados marcadores neuroendócrinos adicionais, incluindo cromogranina A, CD56 e sinaptofisina. Pacientes com lesões suspeitas de MCC ou aqueles que têm um diagnóstico confirmado de MCC devem passar por uma história clínica e um exame físico completos, incluindo um exame total da pele e linfonodos. A sétima edição do manual de estadiamento do AJCC usa 2 e 5 cm como tamanhos de corte para lesões T1, T2 e T3. Lesões que invadem os ossos, músculos, fáscia ou cartilagens são consideradas T4. Doença em estágio I inclui lesões T1, enquanto o estágio II inclui lesões T2 a T3 sem envolvimento dos linfonodos (estágio IIA/B) ou T4 (primário localmente invasivo, estágio IIC). Doença em estágio III é definida por qualquer lesão com doença nodal clínica ou patologicamente aparente ou metástases em trânsito, enquanto o estágio IV é definido por alguma doença distante. Para estadiamento, os pacientes também devem passar por uma CT, MRI ou, preferencialmente, PET-CT, que tem uma especificidade de 90% e sensibilidade de 90%, para rastreamento de linfonodos regionais e metástases distantes (*Am J Clin Dermatol* 2013;14:437). PET-CT é particularmente útil para avaliação de doença em estágio II ou estágio III (tumores com mais de 2 cm sem doença nodal discernível). Se os linfonodos forem negativos através do exame clínico, é recomendado que pacientes com doença em estágio I ou II se submetam a uma biópsia do linfonodo sentinela com imunoestadiamento porque nodos patologicamente negativos (estágios IA e IIA) conferem melhores resultados do que nodos clinicamente negativos sem biópsia do sentinela (estágios IB e IIB). Com nodos clinicamente positivos, deve ser tentada aspiração por agulha fina e, se negativos, deve ser considerada biópsia aberta.

C. Terapia. O pilar fundamental da terapia para doença primária é excisão localizada ampla com margens de 2 cm ou cirurgia micrográfica de Mohs quando margens de 2 cm não forem viáveis. Apesar da remoção de margens amplas, a chance de recorrência local é alta. Também é importante observar que a biópsia do linfonodo sentinela deve ser feita antes da excisão definitiva, particularmente na cabeça e pescoço, onde o padrão de drenagem é complexo. Embora as diretrizes do NCCN recomendem biópsias do linfonodo sentinela para estadiamento, seus efeitos na sobrevida permanecem em questão. Existem algumas evidências de que uma excisão localizada ampla, combinada com radioterapia adjuvante, pode oferecer benefício na sobrevida. Em uma análise retrospectiva de 1.187 casos da base de dados do SEER, a sobrevida média foi prolongada com RT adjuvante *versus* cirurgia isolada (63 vs. 45 meses, *p* = 0,03) (Mojica P *et al. J Clin Oncol* 2007;25:1043). Pacientes com MCC recorrente podem ser tratados com uma excisão localizada ampla, radiação e quimioterapia se metastático. Quimioterapia baseada em platina com um etoposida geralmente é reservada para pacientes com doença metastática; contudo, dada a raridade deste tumor, a literatura permanece escassa em relação à terapia sistêmica para MCC metastático. Para doença metastática, é recomendado o manejo por uma equipe multidisciplinar e o envolvimento em um ensaio clínico.

D. Prognóstico. As taxas de sobrevida em 5 anos para MCC variam de acordo com o estágio, como o estágio IA oferecendo o melhor prognóstico, em torno de 80%, caindo para 60% para estágios IB e IIA, depois cerca de 50% para os estágios IIB, IIC e IIIA. O prognóstico é pior para o estágio IIIB (25% de sobrevida em 5 anos) e MCC metastático (estágio IV, 20% de sobrevivência em 5 anos). Estes números estão baseados nos resultados da Base de Dados Nacional sobre Câncer de 1986 a 2000. Os resultados tendem a ser piores para pacientes imunocomprometidos.

Melanoma Maligno e Câncer de Pele Não Melanoma | **351**

E. Acompanhamento. Considerando-se as altas taxas de recorrência localizada e de doença metastática, os pacientes devem ser acompanhados de perto com exame físico completo a cada 3 a 6 meses durante os 2 primeiros anos, incluindo exames da pele e dos linfonodos. O tempo médio de recorrência é 8 meses, com 90% das recorrências nos primeiros 24 meses. Novas abordagens para monitorar a doença estão surgindo. Pacientes com anticorpos para oncoproteínas positivas no momento da doença ativa podem rastrear a recorrência com um exame serial dos seus títulos de oncoproteína (*Cancer Res* 2010;70:8388).

LEITURA SUGERIDA

Gorantla VC, Kirkwood JM. State of melanoma: an historic overview of a field in transition. *Hematol Oncol Clin North America* 2014;28:415–435.

Eggermont AM, Spatz A, Robert C. Cutaneous melanoma. *Lancet* 2014;383:816–827.

Griewank KG, Scolyer RA, Thompson JF, *et al*. Genetic alterations and personalized medicine in melanoma: progress and future prospects. *J Natl Cancer Inst* 2014;106:435.

Fecher LA, Agarwala SS, Hodi FS, *et al*. Ipilimumab and its toxicities: a multidisciplinary approach. *Oncologist* 2013;18:733–743.

Malignidades Endócrinas
Jessica L. Hudson • Jeffrey F. Moley

I. CARCINOMA DA TIREOIDE

A. Definição. O câncer de tireoide consiste em um grupo de neoplasias que inclui carcinoma diferenciado (papilar, folicular, de células de Hurtle e variante folicular de papilar); medular (esporádico e hereditário); pouco diferenciado, anaplásico; e linfoma. O sítio mais comum de propagação do câncer de tireoide são os nódulos cervicais, com o compartimento nodal sendo afetado com mais frequência.

B. Epidemiologia. Em 2013 ocorreram 60.220 novos casos de câncer de tireoide nos Estados Unidos, com um número desproporcional de mulheres e pacientes com menos de 55 anos. Estudos na Ásia revelam que o câncer de tireoide se tornou o câncer mais comumente diagnosticado em mulheres. Estima-se que em 2014 o câncer de tireoide em mulheres ultrapasse o de homens numa proporção de 4:1. Apesar da crescente incidência de câncer de tireoide, o prognóstico continua a ser favorável, refletindo a natureza indolente da doença. A maioria dos cânceres de tireoide (90%) é um carcinoma bem diferenciado de patologia papilar, folicular ou de células de Hurtle. As taxas de sobrevivência em 10 anos para pacientes com estes subtipos são 93, 85 e 76%, respectivamente.

1. **Diferenciados.** Os subtipos incluem papilar, folicular, de células de Hurtle e pouco diferenciado. O carcinoma papilar é o mais comum, representando 85%, e comumente metastatiza nos linfonodos. Em contraste, os carcinomas foliculares são mais propensos a metástases sistêmicas.

2. **Pouco diferenciados.** Estes tendem a ser mais agressivos, mas frequentemente não são ávidos por iodo e têm um prognóstico mais reservado.

3. **Anaplásicos.** Estes carcinomas quase nunca são curáveis. O manejo inclui excisão cirúrgica, se possível, e protocolos experimentais ou radiação paliativa. A sobrevida geralmente é medida em semanas a meses.

4. **Carcinomas medulares de tireoide (MTC).** Estes podem se apresentar como tumores esporádicos (75%) ou como parte de síndromes de neoplasia endócrina múltipla (MEN2A e MEN2B-25%). MTCs esporádicos e hereditários têm cursos clínicos similares, mas as lesões esporádicas frequentemente se apresentam mais tarde com massas no pescoço devido à falta de rastreamento, quase sempre têm metástases nos linfonodos e requerem dissecções extensas dos linfonodos. Os MTCs hereditários frequentemente são detectados em consequência de rastreamento familiar, o que permite a detecção precoce e a realização de tireoidectomia preventiva em portadores genéticos pré-sintomáticos.

   a. **MEN2A e MEN2B.** A característica destas síndromes é MTC, que pode ser bilateral e multifocal. A síndrome MEN2A é caracterizada por MTC (100% de penetrância), hiperparatireoidismo (< 25% de penetrância), feocromocitoma (< 40% de penetrância) e doença de Hirschprung (< 3%). A síndrome MEN2B é caracterizada por MTC (100% de penetrância), feocromocitoma (50% de penetrância), megacólon (100% de penetrância) e por características faciais e esqueléticas típicas ("hábito marfanoide"). As síndromes MEN2 são causadas por mutações de ganho de função nas células germinais no proto-oncogene RET. Existem fortes correlações entre o genótipo e fenótipo. Por exemplo, a doença de Hirschsprung só está associada a mutações nos códons 609, 611, 618 e 620, enquanto que MEN2B usualmente está associada à mutação no códon 918. Os pacientes com mutações herdadas no proto-oncogene RET identificados por rastreamento genético devem ser submetidos à tireoidectomia profilática. Pacientes com MTC estabelecido devem ser tratados com cirurgia após rastreio pré-operatório para feocromocitoma. Pacientes com MTC metastático também são candidatos à terapia com inibidores da tirosina quinase. Existem controvérsias quanto à idade apropriada

Malignidades Endócrinas | 353

para tireoidectomia profilática, extensão da dissecção dos linfonodos com base no nível de calcitonina e o momento para terapia sistêmica em doença metastática.

C. Apresentação

1. **Subjetiva.** Pacientes com câncer de tireoide de qualquer tipo usualmente apresentam uma tiroide ou massa nodal no pescoço, que pode estar associada a rouquidão, disfagia ou dificuldade para respirar.

2. **Objetiva.** O exame físico revela uma massa na tireoide que se movimenta para cima e para baixo ao engolir, mas que pode estar em posição fixa se houver uma invasão local significativa. Pode estar presente linfadenopatia cervical. Frequentemente existe uma qualidade de voz sensivelmente rouca.

D. Diagnóstico. Geralmente feito por citologia com aspiração por agulha fina.

E. Exames diagnósticos

1. **Avaliação laboratorial.** Exames laboratoriais diagnósticos específicos incluem testes de função da tireoide e níveis de tireoglobulina e calcitonina. Os níveis de tireoglobulina como marcadores tumorais e anticorpos antitireoglobunia são usados para acompanhar os pacientes após o tratamento para câncer de tireoide diferenciado. Após o tratamento, a tireoglobulina é medida com ou sem modulação do nível de TSH (obtido pela supressão do hormônio da tireoide ou administração de tireoglobulina recombinante [Thyrogen™]). Os níveis de calcitonina são acompanhados em pacientes com MTC e são usados pré-operatoriamente para ajudar a determinar a extensão da dissecção do nódulo e pós-operatoriamente para rastrear a persistência, recorrência e progressão da doença.

2. **Exame de imagem.** A ultrassonografia demonstrará a massa tumoral intratireoidal e os linfonodos adjacentes. A tomografia computadorizada do pescoço, tórax e abdome pode ser útil para distinguir a propagação da doença pulmonar e mediastinal. As características dos nódulos metastáticos no pescoço incluem a presença de calcificações; lesões redondas largas, mas pequenas; e obliteração do hilo gorduroso. O único papel recomendado atualmente para o exame de imagem FDG/PET é em pacientes com carcinoma diferenciado com níveis elevados de tiroglobulina pós-operatoriamente e imagem com iodo negativa. Em carcinoma medular, a tomografia computadorizada é altamente preferível em relação ao PET.

3. **Endoscopia.** Deve ser realizada laringoscopia em todos os pacientes com rouquidão, pois pode revelar uma paralisia nas cordas vocais. Caso haja suspeita de invasão traqueal ou esofágica, justifica-se broncoscopia e/ou endoscopia.

F. Patologia. Microscopia com luz de rotina da amostra do tecido após coloração com hematoxilina e eosina pode identificar as principais subclasses citológicas de cânceres de tireoide. Colorações especiais para marcadores de calcitonina e imunoglobulina podem ser necessárias se houver suspeita de carcinoma medular ou linfoma. Mutações genéticas identificadas por teste molecular do tecido e aspirados, incluindo BRAF, RAS, PAX8-PPAR gama e rearranjos de RET-PTC, foram associadas ao câncer de tireoide diferenciado, embora exista controvérsia quanto à sua utilidade para guiar a terapia cirúrgica.

G. Tratamento. Ressecção cirúrgica geralmente é a modalidade de tratamento de escolha para câncer de tireoide confinado ao pescoço, embora a extensão da dissecção e as terapias adjuvantes variem de acordo com o subtipo de doença.

1. **Cirurgia.** Para câncer de tireoide diferenciado, indica-se tireoidectomia total para tumores com mais de 4 cm de diâmetro ou menos de 4 cm com fatores de risco que incluem mais de 45 anos de idade, metástases nos linfonodos cervicais, histologia pouco diferenciada ou extensão extratireoidal. No entanto, a subcategoria de carcinoma folicular minimamente invasivo geralmente segue um curso indolente e pode ser tratada adequadamente com lobectomia. Para MTC, geralmente é recomendado tireoidectomia total, e o exame de imagem pré-operatório e os níveis de calcitonina devem determinar a extensão da dissecção do linfonodo. Para cânceres de tireoide anaplásicos, existe controvérsia quanto à indicação ou não de cirurgia. O papel da cirurgia para linfoma usualmente está limitado somente ao diagnóstico do tecido ou em contextos com comprometimento das vias aéreas.

2. **Iodo radiativo (RAI).** O tecido da tireoide absorve seletivamente o iodo e é a localização primária do seu uso no corpo. Portanto, é possível terapia radiativa direcionada. RAI é tipicamente recomendado para tumores primários com mais de 4 cm, grande extensão extratireoidal ou níveis pós-operatórios elevados de tiroglobulina não estimulada (> 5 a 10

354 | Capítulo 32

ng/mL). RAI pode ser aplicado seletivamente para tumores primários medindo 1 a 4 cm, histologia com alto risco, invasão linfovascular, doença nos linfonodos cervicais, multifocalidade macroscópica ou níveis pós-operatórios de tirosina não estimulada inferior a 5 a 10 ng/mL. RAI não é tipicamente indicado para lesões unifocais intratireoidais pequenas ou tireoglobulina não estimulada pós-operatória indetectável. Além disso, RAI não é indicado no contexto de doença residual bruta. O momento exato para o uso de RAI adjuvante é específico da instituição.

3. **Radioterapia de feixe externo.** O papel desta terapia em câncer de tireoide está limitado a tumores do subtipo anaplásico. Ela pode ser de natureza adjuvante ou paliativa.

4. **Terapia hormonal.** O hormônio estimulante da tireoide (TSH) é um hormônio trófico que estimula o crescimento das células do câncer de tireoide. A manutenção de baixos níveis de TSH usualmente é ideal nestes pacientes. A supressão total pela suplementação com levotiroxina costumava ser recomendada para todos os pacientes; contudo, dados recentes sugerem que isso coloca populações como a dos idosos em maior risco de taquiarritmias cardíacas e desmineralização óssea. As orientações atuais favorecem uma abordagem estratificada. Em pacientes com doença residual conhecida ou em alto risco de recorrência, os níveis de TSH devem ser mantidos abaixo de 0,1 mU/L. Em pacientes de baixo risco com evidências bioquímicas, mas sem evidências estruturais de doença, o TSH deve ser mantido entre 0,1 e 0,5 mU/L. Os pacientes livres de doença devem ter níveis de TSH próximo ao limite inferior da média de referência normal. Depois de vários anos livres de doença, os pacientes podem ser mantidos dentro da variação de referência. A supressão crônica do TSH pode levar a deficiências no cálcio e vitamina D.

5. **Terapia sistêmica.** Os agentes quimioterápicos convencionais têm utilidade limitada no tratamento do câncer de tireoide metastático. No entanto, um papel para os inibidores orais da tirosina quinase pode ser clinicamente demonstrado em ensaios randomizados controlados com placebo em câncer de tireoide diferenciado refratário a RAI e em câncer de tireoide localmente recorrente, mas irressecável, ou metastático medular. A terapia com quinase demonstrou estar associada à melhora na sobrevivência livre de progressão, mas sem cura. Entretanto, esta terapia tem efeitos colaterais significativos, cujo manejo é crucial para a adesão à terapia. A taxa de progressão da doença é uma variável-chave para determinar a candidatura à terapia sistêmica. O tratamento deve ser preferido em pacientes com doença progressiva em vez de em pacientes com doença estável ou indolente. Outra opção para a terapia sistêmica é o *debulking* cirúrgico, porém existem dados limitados sobre esta intervenção e o benefício para a sobrevivência ainda precisa ser determinado.

   Os inibidores da quinase aprovados pelo FDA para MTC no momento desta publicação incluem Vandetanib e Cabozantinib. Ensaios clínicos seriam o ideal para todos os outros subtipos. Se não houver ensaio clínico disponível, devem ser considerados os inibidores da quinase comercialmente disponíveis, como axitinib, pazopanib, sunitinib ou vandetanib.

   Específico do tratamento de carcinoma de tireoide anaplásico, a doença frequentemente apresenta um tumor não ressecável localmente avançado. Em geral emprega-se terapia adjuvante e neoadjuvante. Isto geralmente é realizado no contexto de uma equipe interdisciplinar e direcionado para cuidados agressivos ou paliativos. Os regimes atuais incluem Doxorrubicina, Paclitaxel, Cisplatina ou Paclitaxel mais Carboplatina.

6. **Vigilância e manutenção: pacientes com câncer de tireoide diferenciado.** O acompanhamento deve ser feito através do exame físico, níveis de TSH e tireoglobulina, e anticorpos antitireoglobulina aos 6 e 12 meses pós-operatoriamente, e depois anualmente até que o paciente esteja livre de doença. Deve ser realizada ultrassonografia periódica do pescoço. Podem ser considerados cursos adicionais de RAI em tumores responsivos selecionados em pacientes de alto risco. Pacientes com câncer de tireoide medular devem fazer exame físico, níveis de calcitonina e CEA e ultrassonografia e imagem com CT em pacientes com marcadores séricos elevados.

II. CARCINOMA DA PARATIREOIDE

A. **Definição.** Tumor maligno extremamente raro da glândula paratireoide, muito menos comum do que hiperplasia benigna da paratireoide ou adenomas.

B. **Epidemiologia.** Ocorrem menos de 100 casos por ano nos Estados Unidos. A sobrevivência em 5 anos é de 90%, enquanto a sobrevivência em 10 anos é de 50%. As taxas de recorrência desta

Malignidades Endócrinas | 355

malignidade indolente estão próximas a 50%, mesmo com ressecção em bloco. A mortalidade geralmente se deve às complicações metabólicas do hiperparatireoidismo maligno.

C. Apresentação

1. **Subjetiva.** Os pacientes frequentemente apresentam inúmeros sintomas associados ao hiperapartireoidismo primário, como nefrolitíase, osteoporose, hipertensão, distúrbios do humor, fadiga, fraqueza muscular ou outros sintomas sutis. Os pacientes tendem a ter hiperparatireoidismo severo (cálcio sérico > 15 mg/dL), que se pode manifestar com sintomas mais severos ou crise de hiperparatireoidismo.

2. **Objetiva.** O carcinoma de paratireoide é extremamente raro e, em geral a suspeita surge intraoperatoriamente. No pós-operatório, os pacientes podem ter uma massa palpável no pescoço (50%) ou sintomas de invasão local, como rouquidão.

D. Diagnóstico. O diagnóstico histológico é feito no momento da cirurgia, usualmente com evidência de invasão vascular ou capsular ou bruta de estruturas adjacentes.

E. Exames diagnósticos. Idêntico à doença benigna (cálcio sérico e níveis de hormônio da paratireoide, ultrassonografia, cintilografia com sestamibi 99mTc). Pacientes com elevação persistente dos níveis hormonais da paratireoide após cirurgia devem-se submeter a exame metastático incluindo exame de imagem do corpo inteiro através de tomografia computadorizada, FDG/PET e/ou varredura com Sestamibi.

F. Tratamento

1. **Cirúrgico.** Ressecção radial em bloco com lobectomia ipsolateral da tireoide com linfonodos adjacentes.

2. **Terapia sistêmica.** Muito poucas pesquisas, geralmente resultados insuficientes.

3. **Vigilância e manutenção.** Os pacientes devem ser acompanhados com a medida dos níveis de cálcio e hormônio da paratireoide. Deve ser feito exame de imagem em pacientes com suspeita de recorrência de doença persistente.

III. TUMORES SUPRARRENAIS

A. Definição. Os tumores suprarrenais benignos são muito comuns, estando presentes em até 9% da população. Esta classificação inclui adenomas, lipomas, mielolipomas, cistos e feocromocitomas malignos. Os tumores malignos da glândula suprarrenal incluem feocromocitoma maligno, carcinoma adrenocortical (ACC) e metástases. As fontes mais comuns de metástases suprarrenais incluem câncer pulmonar, renal, melanoma e de tireoide. Os tumores que se originam na medula incluem neuroblastoma e feocromocitoma. Os tumores que se originam no córtex são, em grande parte, não funcionais e também incluem aldosteronomas, adenomas secretores de cortisol e tumores que secretam cortisol e hormônios masculinos, sendo que estes últimos são geralmente malignos, como o ACC. Pacientes pediátricos podem desenvolver neuroblastomas suprarrenais.

B. Epidemiologia. Existem relatos de lesões adrenais incidentais encontradas em 1 a 4% das CTs abdominais. Além disso foram encontradas lesões em até 9% das autópsias em adultos. Em pacientes com outras malignidades conhecidas no momento da morte, 27% tinham metástases suprarrenais. Os médicos devem comparar o risco de malignidade com a morbidade e o custo das intervenções adicionais. Dos diagnósticos histológicos de incidentalomas suprarrenais, os adenomas representam 55%, as lesões metastáticas representam 31%, os feocromocitomas e cânceres suprarrenais 4,3%, a hiperplasia 2% e os lipossomas/mielolipomas 1,4%.

Além de avaliar a funcionalidade, o exame para incidentalomas visa a detectar ACC. O tamanho do tumor é um preditor da probabilidade de ACC. A prevalência é de aproximadamente 2% para lesões < 4 cm, 6% para lesões a partir de 4,1 cm e 25% para lesões > 6 cm. Pacientes com ACC geralmente têm prognóstico muito reservado. A sobrevivência a longo prazo está relacionada com estágio do tumor no momento do diagnóstico e com a possibilidade de realizar ressecção cirúrgica por um cirurgião habilidoso. No entanto, a sobrevivência em cinco anos continua sendo de aproximadamente 20 a 25%.

Feocromocitomas são tumores neuroendócrinos da glândula suprarrenal que se originam na medula. Esses tumores conseguem armazenar, sintetizar e secretar catecolaminas. Aproximadamente 10% são bilaterais, 10% são extrassuprarrenais, 10% ocorrem em crianças, 10% são familiares (MEN2A, VHL e NF-1) e 10% são malignos, embora os feocromocitomas extrassuprarrenais, ou paragangliomas, tenham incidência maior de malignidade (15 a 35%). Um pequeno subgrupo de feocromocitomas malignos tem metástases no momento do diagnóstico inicial, mas um número significativo continua a desenvolver metástases depois do tratamento.

356 | Capítulo 32

Infelizmente, mesmo com avaliação imuno-histoquímica histológica, a diferenciação entre feocromocitomas benignos e malignos na ausência de metástases é um desafio. São necessárias pesquisas adicionais e um acompanhamento de longo prazo é essencial.

C. Apresentação

1. Subjetiva. Sessenta por cento dos tumores malignos primários são funcionais e, portanto, se manifestam de acordo com seu perfil hormonal. No entanto, muitos destes sintomas se apresentam ao longo de um espectro e por um período de tempo prolongado, retardando, assim, o diagnóstico. A maioria dos pacientes se apresenta depois que um clínico perspicaz tem alto grau de suspeição ou como um achado incidental através de um exame de imagem por outra razão ("incidentaloma").

2. Objetiva. Raramente um tumor suprarrenal é identificável ao exame físico; contudo, a superexpressão funcional do cortisol, hormônios de virilização podem levar a achados notáveis ao exame físico (ou seja, síndrome de Cushing com virilização). No caso de ACC, os pacientes podem relatar dor abdominal ou nos flancos ou plenitude ou febre em decorrência de hemorragia no interior de grandes lesões.

D. Diagnóstico. Geralmente uma correlação da imagem diagnóstica e o teste bioquímico sem biópsia pré-operatória. Frequentemente o auxílio de um endocrinologista é valioso.

E. Exames diagnósticos

1. Estudos laboratoriais. O exame laboratorial de uma massa suprarrenal é extenso, mas direcionado, visando elucidar a capacidade funcional do tumor, o que afeta o manejo pré-operatório. Além disso, podem ser usados marcadores hormonais para supervisão pós-operatória. O rastreio básico para hipercortisolismo inclui um teste de supressão da dexametasona ou uma avaliação de cortisol urinário de 24 horas. Para aldosterona, o potássio sérico e a pressão arterial são avaliados primeiro. Se estes forem anormais, então são obtidos a atividade plasmática da renina e os níveis de aldosterona. Para feocromocitomas, o rastreamento é mais bem realizado através das metanefrinas plasmáticas e normetanefrinas plasmáticas.

2. Exames de imagem. Conforme já referido anteriormente, muitos tumores suprarrenais são encontrados incidentalmente em tomografias computadorizadas realizadas para outras indicações. Infelizmente, estas são frequentemente de qualidade insuficiente. A modalidade de imagem ideal é uma CT de alta resolução de fina secção ou MRI da glândula suprarrenal, idealmente com um protocolo adrenal específico da instituição. O rastreamento com CT geralmente é suficiente em 90% das lesões com mais de 1 cm de diâmetro. MRI é de particular utilidade quando existe preocupação clínica com feocromocitoma em razão da capacidade de distinção entre os adenomas. Cintilografia com ^{131}I-metaiodobenzilguanidina (MIBG) é uma modalidade de imagem adicional que pode ser empregada para identificar feocromocitomas intra e extrassuprarrenais.

O aparecimento de lesão suprarrenal ao exame de imagem é essencial para o diagnóstico correto e, portanto, justifica uma avaliação. Em relação às características específicas, os adenomas suprarrenais tendem a ser homogêneos e têm contornos suaves com margens nítidas. Na CT sem contraste, a densidade do tecido mede < 10 unidades Hounsfield (HU), enquanto que na CT com contraste ela mede < 25 HU. À MRI, existe queda de sinal na imagem da troca química da fase oposta. Comparativamente, ACCs têm um padrão de realce não homogêneo com necrose central, margens irregulares, calcificações, poupando os linfonodos locais e/ou invasão das estruturas circundantes, especialmente a veia cava inferior. Na CT sem contraste, as densidades do tecido são > 10 HU. Os ACCs tendem a medir > 6 cm no momento do diagnóstico, embora um corte de 4 cm para o diagnóstico esteja associado a 93% de sensibilidade e 24% de especificidade. Para feocromocitoma, as densidades do tecido à CT normalmente variam de 40 a 50 HU e, à MRI, a característica marcante é alta intensidade do sinal em imagens ponderadas em T2 sem queda do sinal na imagem da troca química da fase oposta. Invasão extracapsular nas estruturas adjacentes é sugestiva de feocromocitoma maligno.

O papel do PET em câncer suprarrenal está limitado ao estadiamento do ACC e nos casos de lesões suprarrenais metastáticas, conforme clinicamente indicado para a malignidade primária.

3. Biópsia. Depois de excluir um feocromocitoma, é considerado seguro realizar uma biópsia de uma lesão suprarrenal. Tipicamente isto é feito com orientação por imagem em casos de preocupação com metástases ou linfoma, caso o diagnóstico altere o manejo.

Malignidades Endócrinas | 357

Usualmente, o diagnóstico do tecido não é necessário antes da ressecção de massas suprarrenais obviamente malignas.

F. Tratamento. Uma lesão suprarrenal com características preocupantes ou medindo mais de 4 cm deve ser considerada para ressecção cirúrgica. Lesões benignas, mas funcionais também são tratadas com cirurgia, mas não serão abordadas. A presente discussão terá seu foco no feocromocitoma maligno, ACC e metástases suprarrenais.

1. Cirurgia. Existe um papel para a cirurgia em metástases suprarrenais solitárias, especificamente se o paciente for sintomático (isto é, dor nos flancos), se houver controle do tumor primário e a metástase suprarrenal for considerada completamente ressecável. Ocorre uma melhora na sobrevivência dos pacientes depois de uma adrenalectomia de metástase solitária devido a adenocarcinoma quando comparada com outros subtipos patológicos. Parece haver melhora na qualidade de vida quando é realizada adrenalectomia em doença metastática sintomática. Embora discutível, esta pode ser realizada com uma abordagem aberta ou laparoscópica.

Para ACC, adrenalectomia aberta é a operação preferida, visando a ressecção radical em bloco da glândula suprarrenal envolvida e os tecidos adjacentes e linfadenectomia. Isto pode envolver os rins, fígado, baço e/ou veia cava inferior. Evitar a violação da cápsula suprarrenal reduz o risco de recorrência local. Quando ACC não era diagnosticado pré-operatoriamente, dados retrospectivos indicavam risco aumentado de recorrência localizada e de disseminação da doença depois da realização de adrenalectomia laparoscópica quando comparada com aberta.

Para feocromocitomas, sempre deve ser considerada ressecção cirúrgica, mesmo na presença doença metastática, mesmo que apenas para aliviar os sintomas via *debulking* tumoral. São feitas tentativas de remover as lesões metastáticas localizadas e distantes, que podem, frequentemente, ser identificadas pré-operatoriamente através de MIBG. Especificamente para lesões hepáticas, poderá ser necessário considerar crioterapia ou quimioembolização transarterial.

2. Hormonal. A terapia hormonal para lesões adrenais é direcionada para o tratamento ou prevenção de desequilíbrios hormonais, em vez de visar os tumores em si. No entanto, este é um componente crucial no manejo destes pacientes. No contexto de lesões produtoras de cortisol, todos os pacientes devem ser tratados pós-operatoriamente com glicorticoides exógenos por 6 a 18 meses para permitir que o eixo hipotalâmico-hipofisário-suprarrenal se reequilibre. Pacientes com doença de Cushing subclínica ou clínica também devem receber glicocorticoides pré-operatórios. Com excesso de aldosterona, deve ser considerada a suplementação com mineralocorticoides.

No tratamento com feocromocitoma, é necessário bloqueio alfa-adrenérgico 1 a 3 semanas pré-operatoriamente para prevenir labilidade da pressão arterial intraoperatória. Pesquisas recentes sugerem possível melhora com a adição de metirosina inibidora da tirosina quinase. Caso o tumor não possa ser totalmente ressecado, o bloqueio alfa deve ser continuado pós-operatoriamente.

3. Sistêmico. Para lesões metastáticas da glândula suprarrenal, a terapia sistêmica é guiada pelas diretrizes primárias para o tumor.

Para ACC, um derivativo do inseticida DDT, denominado mitotano, foi usado para terapia adjuvante. Ele atua para suprimir diretamente o córtex suprarrenal e, portanto, tem amplo perfil de efeitos colaterais. Ainda não é sabido se o tratamento sistêmico adjuvante é efetivo em ACC e, assim sendo, ainda não existem critérios de seleção de pacientes. No momento desta publicação, estão em andamento vários ensaios de pesquisa para avaliar os efeitos aditivos do mitotano com agentes quimioterápicos mais tradicionais. Algumas dessas combinações incluem etoposídeo, doxorrubicina e cisplatina mais mitotano, além de gencitabina e 5-fluorouracil ou capecitabina mais mitotano.

Para feocromocitomas inoperáveis, foi sugerida uma variedade de protocolos para terapia sistêmica. Historicamente, isto foi incluído ciclofosfamida, vincristina e dacarbazina (CVD). Abordagens mais recentes sugeriram lomustina e 5-fluorouracil para lesões indolentes e etoposída e agente baseado em platina para lesões agressivas.

4. Radiação. Para tratamento de feocromocitomas malignos, existe um papel para radiação neoadjuvante para *debulking* tumoral, paliação e manejo de metástases ósseas dolorosas. Em pacientes que apresentaram absorção radioativa de MIBG análogo da noradrenalina

358 | Capítulo 32

através de exame de imagem pré-operatório, a administração adjuvante de MIBG radioativo foi dada como um tratamento radiofarmacêutico para feocromocitoma. A maioria dos pacientes experimentou melhora sintomática, o que, então, levou a benefícios na sobrevivência proporcionais à sua resposta bioquímica. Desde a transição de MIBG de uma intervenção diagnóstica para uma intervenção terapêutica, e considerando-se a fraca resposta ao tratamento com terapia sistêmica, alguns sugerem que MIBG é o tratamento mais útil em feocromocitomas irressecáveis. Igualmente, foram usados análogos marcados de somatostatina, como ocreotida. Ainda existem pesquisas em andamento sobre a possível combinação destes dois tratamentos radiofarmacêuticos. Aplicam-se os limites de dosagem da radiação corporal total, e o perfil de efeitos colaterais é diretamente proporcional à dose recebida.

5. **Vigilância e manutenção.** Pacientes com lesões suprarrenais que não satisfazem os critérios para ressecção cirúrgica justificam a repetição do exame de imagem, inicialmente 3 e 6 meses após o diagnóstico e depois anualmente. A avaliação hormonal posterior deve ser realizada a cada 5 anos, a menos que ocorra uma alteração nas condições clínicas.

LEITURA SUGERIDA

Kloos RT, Eng C, Evans DB *et al.*, American Thyroid Association Guidelines Task. Medullary thyroid cancer: management guidelines of the American Thyroid Association. *Thyroid* 2009;19:565–612.

Beitler AL, Urschel JD, Velagapudi SR, *et al.* Surgical management of adrenal metastases from lung cancer. *J Surg Oncol* 1998;69:54–57.

Bradley CT, Strong VE. Surgical management of adrenal metastases. *J Surg Oncol* 2014;109(1):31–35.

Dreicer R. Systemic therapy for advanced adrenal cancer. *J Surg Oncol* 2012;106:643–646.

Moley JF. Medullary thyroid carcinoma: management of lymph node metastases. *J Natl Compr Canc Netw* 2010;8:549–556.

Schlumberger M, Bastholt H. Dralle, *et al.* European Thyroid Association Task. 2012 European thyroid association guidelines for metastatic medullary thyroid cancer. *Eur Thyroid J* 2012;1:5–14.

Schlumberger M, Catargi B, Borget I, *et al.* Tumeurs de la thyroide refractaires network for the essai stimulation ablation equivalence, strategies of radioiodine ablation in patients with low-risk thyroid cancer. *N Engl J Med* 2012;366:1663–1673.

Tanvetyanon T, Robinson LA, Schell VE, *et al.* Outcomes of adrenalectomy for isolated synchronous versus metachronous adrenal metastases in non-small-cell lung cancer: a systematic review and pooled analysis. *J Clin Oncol* 2008;26:1142–1147.

Tuttle RM., Ball DW, Byrd RA, *et al.* National comprehensive cancer, thyroid carcinoma. *J Natl Compr Canc Netw* 2010;8:1228–1274.

Wells SA, Gosnell RF, Gagel RF, *et al.* Vandetanib for the treatment of patients with locally advanced or metastatic hereditary medullary thyroid cancer. *J Clin Oncol* 2010;28:767–772.

Wells SA, Santoro M, Update: the status of clinical trials with kinase inhibitors in thyroid cancer. *J Clin Endocrinol Metab* 2014;99:1543–1555.

Zheng QY, Zhang GH, Zhang Y, *et al.* Adrenalectomy may increase survival of patients with adrenal metastases. *Oncol Lett* 2012;3:917–920.

Câncer de Sítio Primário Desconhecido

Siddartha Devarakonda • Danielle Carpenter
Daniel Morgensztern

I. DEFINIÇÃO. Carcinoma de primário desconhecido (CUP) é definido como um tumor maligno metastático comprovado por biópsia cujo sítio primário não pode ser identificado durante a avaliação pré-tratamento, que inclui uma história clínica e exame físico completo, exames laboratoriais padrão e estudos radiográficos e uma investigação histológica detalhada.

II. APRESENTAÇÃO

A. Subjetiva. Embora os CUPs compreendam um grupo heterogêneo de tumores com diferentes histórias naturais, ainda existem algumas características típicas. Algumas das características clínicas incluem uma história curta dos sintomas localizados relacionados com sítios metastáticos (dor, inchaço e tosse) e sintomas constitucionais (perda de peso, fadiga e febre).

B. Objetiva. O exame físico frequentemente é anormal com achados como efusões, linfadenopatia e hepatomegalia indicando o sítio de envolvimento metastático. Os pacientes devem-se submeter a um exame minucioso da pele para excluir a presença de melanoma ou tumores não melanoma, de mama, reto, pelve e genitais. Os sítios mais comuns envolvidos são os linfonodos, fígado, ossos, pulmões e pleura. A maioria dos pacientes apresenta múltiplos sítios metastáticos em razão da disseminação precoce e, ao contrário de tumores primários conhecidos, o padrão geralmente é imprevisível.

III. DIAGNÓSTICO. O diagnóstico é feito através de biópsia. Como podem ser realizados diversos estudos, é importante consultar o patologista para determinar se a amostra é suficiente, pois a aspiração por agulha fina comumente usada contém tecido limitado e não oferece informações sobre a arquitetura do tecido.

IV. TRABALHO

A. Avaliação inicial. Com o diagnóstico de malignidade comprovado histologicamente, os pacientes devem se submeter a uma investigação clínica limitada para identificar o sítio primário e subgrupos favoráveis. Esta avaliação deve incluir uma história completa do exame físico, incluindo o exame pélvico e retal, hemograma completo (CBC), perfil químico, urinálise, teste de sangue oculto nas fezes, radiografia torácica, tomografia computadorizada (CT) do abdome e pelve e endoscopia orientada pelo sintoma. Os testes diagnósticos posteriores estão baseados na apresentação clínica, gênero e achados histopatológicos. Testes radiográficos e endoscópicos abrangentes e exaustivos não devem ser realizados porque mesmo com um trabalho exaustivo, o sítio primário se torna evidente em menos de 25% dos pacientes. Até 80% dos primários podem ser encontrados em séries de autópsias, mais comumente nos pulmões e pâncreas.

B. Imagem. A avaliação radiológica inicial pode estar limitada à radiografia do tórax e rastreio com CT do tórax, abdome e pelve. A radiografia do tórax usualmente é realizada durante a avaliação inicial, mesmo na ausência de sintomas respiratórios, já que um grande número de pacientes acabará tendo um diagnóstico de câncer de pulmão. Estudos radiográficos com contraste têm baixo rendimento e devem ser reservados para pacientes com achados relacionados com o órgão a ser examinado. O rastreio com CT do abdome e pelve pode detectar o sítio primário em aproximadamente um terço dos pacientes. Também pode ser particularmente útil na detecção de carcinomas pancreáticos ocultos. É indicada mamografia na investigação diagnóstica de todas as mulheres com CUP, particularmente nos casos de adenocarcinoma metastático dos linfonodos auxiliares. O exame de imagem por ressonância magnética (MRI) das mamas pode ser indicado em casos onde a suspeita de câncer de mama primário permanece alta apesar de mamografia negativa. A experiência com tomografia por emissão de pósitrons com fluorodesoxiglicose (FDG-PET) em CUP foi limitada até agora, e são necessárias séries prospectivas maiores antes do seu uso rotineiro. Alguns dos problemas

360 | Capítulo 33

associados ao uso de PET incluem alto custo, elevada taxa de falso-positivo e a falta de melhora na sobrevida após a identificação do tumor primário. Entretanto, PET pode ser particularmente útil em pacientes com carcinoma de células escamosas nos linfonodos cervicais, quando permite a detecção de um sítio primário na cabeça e pescoço em aproximadamente um terço dos casos, e em pacientes com um único sítio metastático, onde metástases adicionais podem influenciar o tratamento.

C. Endoscopia. Endoscopia não pode ser recomendada durante o trabalho de rotina para pacientes com CUP em pacientes assintomáticos. Em vez disso, ela deve ser usada de acordo com a apresentação clínica. Portanto, endoscopia ENT deve ser realizada em pacientes com envolvimento de linfonodo cervical isolado por carcinoma de células escamosas, broncoscopia em pacientes com sintomas pulmonares, endoscopias gastrintestinais em pacientes com sintomas abdominais ou sangue fecal oculto, e proctoscopia ou colonoscopia com envolvimento de linfonodo inguinal.

D. Patologia
1. **Microscopia de luz.** A microscopia de luz de rotina da amostra do tecido após coloração com hematoxilina e eosina pode identificar os cinco principais subtipos de CUP: adenocarcinoma (50 a 60%), carcinomas ou adenocarcinomas pouco diferenciados (30%), carcinomas de células escamosas (5 a 15%), neoplasias malignas indiferenciadas (5%) e carcinomas neuroendócrinos (1%).
2. **Imuno-histoquímica.** Imuno-histoquímica (IHC) representa a técnica especializada mais amplamente disponível para a classificação de neoplasias e pode ajudar a identificar a linhagem do tumor através do uso de anticorpos de peroxidase contra antígenos específicos do tecido. Imunoperoxidase (IP) pode ser usada em amostras fixadas com formalina, que geralmente torna desnecessária a repetição da biópsia e pode identificar vários componentes celulares, resultando na delimitação das possibilidades diagnósticas (Tabela 33-1). IHC pode auxiliar a determinar se uma neoplasia pouco diferenciada é um carcinoma, sarcoma, linfoma ou melanoma, e se um carcinoma é um adenocarcinoma, carcinoma de células escamosas, tumor de células germinais ou carcinoma neuroendócrino. As citoqueratinas (CKs) são uma família de filamentos intermediários característicos de carcinomas. O perfil de CK pode ser útil na identificação do sítio do tumor primário, e aqueles mais comumente usados em pacientes com CUP são CK7 e CK20. CK7 está mais comumente presente em tumores do pulmão, ovário, endométrio e mama, e ausente em tumores gastrintestinais inferiores.

TABELA 33-1	Coloração de Imunoperoxidase
Tipo de tumor	**Imunohistoquímica**
Carcinoma	CK, EMA
Linfoma	CLA (CD45)
Melanoma	S-100, Mart1/MelanA, HMB-45
Sarcoma	Vimentin, desmin, antígeno do fator VIII (angiossarcoma)
Câncer de mama	CK7, EMA, GCDFP-15, mamaglobina, ER, PR
Tumor de células germinais	β-hCG, AFP, PLAP, CK, EMA
Tumor neuroendócrino	Cromogranina, sinaptofisina, NSE, CK, EMA, CD56
Câncer de próstata	Prosteína, PSA, CK, EMA
Tireoide	Tiroglobulina, TTF-1, calcitonina (MTC), CK, EMA
Carcinoma de células escamosas	CK 5/6, p63, p40
Carcinoma urotelial	Uroplaquina, trombomodulina
Carcinoma hepatocelular	Hepar1, CD10, CD13
Células de Merkel	Cromogranina, sinaptofisina

AFP, α-fetoproteína; CK, citoqueratina; CLA, antígeno leucocitário comum; EMA, antígeno da membrana epitelial; ER, receptor de estrogênio; β-hCG, gonadotropina coriônica beta-humana; HMB, melanoma humano preto; MTC, carcinoma medular da tireoide; NSE, enolase específica dos neurônios; PLAP, fosfatase alcalina placentária; PR, receptor de progesterona; PSA, antígeno específico da próstata; TTF-1, fator transcricional 1 da tireoide.

Câncer de Sítio Primário Desconhecido | 361

CK20 é expresso nas células gastrintestinais e uroteliais. Portanto, o fenótipo CK7/CK20 pode ser muito útil na limitação do diferencial para identificação do sítio primário, particularmente para adenocarcinoma (Tabela 33-2). Pacientes com CK7+ e TTF-1 positivos provavelmente têm câncer de pulmão, enquanto aqueles com CK7-/CK20+/CDX2+ provavelmente têm câncer gastrintestinal inferior.

3. **Microscopia eletrônica.** A microscopia eletrônica (EM) permite a visualização das características ultraestruturais dos tumores, tais como organelas celulares, grânulos e junções celulares. Ela pode ser útil na identificação de tumores neuroendócrinos (grânulos neurosecretórios), melanoma (pré-melanossomos) e sarcomas pouco diferenciados. Também pode ajudar na diferenciação entre linfoma e carcinoma ou adenocarcinoma e carcinoma de células escamosas, embora não localize o sítio primário da malignidade. Como EM é cara, demorada e não disponível amplamente, o seu uso deve ser reservado para os casos com linhagem incerta após microscopia de luz e IHC.

4. **Marcadores tumorais.** Os marcadores tumorais séricos comumente usados, como CEA, CA 19-9 e CA 125, são de valor limitado no diagnóstico de pacientes com CUP. A tiroglobulina pode estar aumentada em pacientes com metástases ósseas, sugerindo um primário oculto na tireoide. CA 125 pode ser útil em mulheres com adenocarcinomas papilares peritoneais. Os níveis séricos de gonadotrofina coriônica beta-humana (β-hCG) e alfa-fetoproteína (AFP) em homens mais jovens e antígeno específico da próstata (PSA) em homens mais velhos devem ser testados para excluir câncer de testículo e próstata, respectivamente.

5. **Genética.** Análises genéticas da amostra da biópsia podem fornecer maior caracterização no que diz respeito à origem da malignidade, uma vez que inúmeros tumores exibem anormalidades citogenéticas características (Tabela 33-3).

6. **Expressão e perfil do micro-RNA.** O perfil molecular incluindo a expressão gênica e micro-RNA pode auxiliar na identificação do sítio primário de um CUP, pois os perfis mole-

---

TABELA 33-2 Fenótipo CK

Fenótipo de CK	Tumores
CK7-/CK20-	Cabeça e pescoço, fígado, pulmão (escamoso), próstata, renal
CK7+/CK20-	Trato biliar e pâncreas, mama, cervical, endometrial, pulmão (adenocarcinoma), ovariano (não mucinoso), tireoide
CK7-/CK20+	Cólon, carcinoma de células de Merkel
CK7+/CK20+	Trato biliar e pâncreas, ovariano (mucinoso), urotelial

---

TABELA 33-3 Anormalidades Citogenéticas Selecionadas

Tumor	Anormalidade
Linfomas	
Linfoma de células grandes anaplásico	t(2;5)
Linfoma de Burkitt	t(8;14), t(2;8) e t(8;22)
Linfoma folicular/linfoma de células B grandes difusas	t(14;18)
Linfoma de células do manto	t(11;14)
Sarcomas	
Rabdomiossarcoma alveolar	t(2;13)
Leiomioma uterino	t(12;14)
Sarcoma sinovial	t(X;18)
Tumores de células germinais	i(12p)
Retinoblastoma	del(13)
Tumor de Wilm	del(11)

362 | Capítulo 33

culares podem variar entre os diferentes cânceres e, usualmente, são comparáveis aos perfis do seu tecido normal de origem subjacente. O perfil molecular tem o potencial de melhorar os resultados em pacientes com CUP, especialmente quando os resultados permitem terapia específica do sítio para tipos de tumores favoráveis. Estudos demonstraram boa concordância entre os sítios de origem previstos pelo perfil molecular e sítios primários suspeitos com base em achados clinicopatológicos. Estes resultados demonstraram, no entanto, ser menos precisos quando o IHC sugeria dois ou mais sítios. Embora existam poucas evidências descrevendo o impacto do perfil molecular nos resultados em pacientes com CUP, o perfil molecular pode ser útil quando o trabalho clínico e patológico falha em revelar o sítio primário.

V. TERAPIA E PROGNÓSTICO

A. Subgrupos favoráveis. Após a exclusão de linfoma e sarcoma através de uma avaliação patológica cuidadosa, a vasta maioria dos pacientes terá diagnóstico de carcinoma. O passo seguinte na investigação será determinar se eles pertencem a um dos vários subgrupos de pacientes com CUP que requerem abordagens específicas de tratamento que possam levar a melhores resultados e possível cura (Tabela 33-4).

1. **Mulheres com adenopatia axilar isolada.** Pacientes com CUP e adenopatia axilar isolada usualmente são do sexo feminino, e o diagnóstico mais provavelmente é câncer de mama. A amostra do linfonodo deve ser testada para ER, PR e HER2/neu. No caso de uma mamografia negativa, o primário de mama oculto pode ser visto no MRI. O tumor primário pode ser identificado depois da mastectomia em 40 a 80% dos casos. As pacientes com linfonodos axilares móveis (N1) devem ser tratadas como câncer de mama em estágio IIA, enquanto que as pacientes com nodos fixos (N2) devem ser tratadas como doença em estágio IIIA.

2. **Mulheres com adenocarcinoma seroso papilar da cavidade peritoneal.** A presença de ascite e adenocarcinoma peritoneal em mulheres é, geralmente, carcinoma ovariano, embora este padrão também possa ocorrer em tumores de pulmão, mama e do trato gastrintestinal. Embora a origem destas células seja desconhecida, características histológicas como a configuração papilar ou corpos psamomatosos são típicas de carcinoma ovariano. Acredita-se que muitos destas pacientes, em quem primário ovariano ou abdominal não é óbvio à laparotomia, tenham carcinoma peritoneal primário. A incidência de carcinoma peritoneal primário é aumentada em mulheres com história de carcinoma ovariano e mutações em *BRCA1*. Pacientes neste subgrupo devem ser consideradas com carcinoma

---

TABELA 33-4 Subgrupos Favoráveis e Tratamento

Subgrupo	Tratamento
Mulheres com adenocarcinoma envolvendo somente linfonodos axilares	Tratar como câncer de mama em estágio IIA (T0 N1) ou IIIA (T0 N2)
Mulheres com adenocarcinoma seroso papilar na cavidade peritoneal	Tratar para carcinoma ovariano em estágio III
Homens com metástases ósseas blásticas e PSA elevado	Tratar para câncer de próstata com terapia hormonal
Homens com carcinoma pouco diferenciado com distribuição na linha mediana	Tratar como tumores de células germinais extragonadais
Carcinoma de células escamosas dos linfonodos cervicais	Tratar como câncer de cabeça e pescoço localmente avançado
Linfadenopatia inguinal isolada por carcinoma de células escamosas	Dissecção do nodo inguinal com ou sem radioterapia adjuvante
Carcinoma neuroendócrino pouco diferenciado	Quimioterapia baseada em platina
Metástase única	Tratamento local com cirurgia ou radioterapia

PSA, antígeno específico da próstata.

Câncer de Sítio Primário Desconhecido | 363

ovariano em estágio III e tratadas com cirurgia citorredutora por quimioterapia baseada em platina.

3. **Homens com metástases ósseas e PSA elevado.** Homens idosos com adenocarcinoma metastático de primário desconhecido envolvendo, predominantemente, os ossos e aqueles com PSA aumentado ou coloração positiva de PSA na amostra da biópsia devem ser tratados para câncer de próstata metastático.

4. **Homens com carcinoma pouco diferenciado com distribuição na linha mediana.** Homens jovens com neoplasia pouco diferenciada e distribuição tumoral predominante na linha mediana (mediastino e retroperitôneo) devem ser tratados como tumores de células germinais extragonadais mesmo na ausência de níveis séricos elevados de AFP ou β-hCG. A presença de isocromossomo 12p em alguns tumores permite a sua classificação como tumores de células germinais.

5. **Carcinoma de células escamosas dos linfonodos cervicais.** Os pacientes com linfonodos cervicais médios ou superiores são, usualmente, de meia-idade ou idosos, com história frequente de abuso de tabaco e álcool e o trabalho deve envolver a avaliação completa das vias aéreas superiores. Na ausência de um sítio primário identificável, os pacientes devem ser considerados como tendo câncer de cabeça e pescoço localmente avançado. Pacientes com linfonodos cervicais inferiores ou supraclaviculares podem ter câncer de pulmão e devem se submeter a broncoscopia de fibra ótica durante o trabalho, particularmente no caso de exame de cabeça e pescoço não revelador e imagem torácica não diagnóstica. Caso não seja encontrado nenhum primário, o prognóstico para este subgrupo de pacientes é usualmente reservado.

6. **Linfadenopatia inguinal isolada por carcinoma das células escamosas.** A maioria dos pacientes com linfonodos inguinais tem um tumor primário detectável na área genital ou anorretal. Portanto, tanto a genitália quanto o reto devem ser avaliados durante o trabalho inicial. Se o câncer primário não puder ser identificado, poderá ser alcançada sobrevida a longo prazo com linfadenectomia inguinal com ou sem radioterapia adjuvante. Alguns pacientes também podem se beneficiar com a adição de quimioterapia, seja nos contextos neoadjuvantes ou adjuvantes.

7. **Metástase única.** Em um pequeno número de pacientes, é identificada apenas uma lesão metastática apesar de uma avaliação clínica e radiológica completa. Embora outros sítios metastáticos possam tornar-se evidentes em um curto período de tempo, alguns pacientes podem atingir um intervalo prolongado livre de doença com terapias locais como cirurgia ou radioterapia. Apesar do papel incerto, pode ser considerada terapia adjuvante para pacientes com boa situação de desempenho.

8. **Carcinoma neuroendócrino de baixo grau.** Tumor carcinoide metastático e tumores de células de ilhotas são considerados neste subgrupo. O tratamento inclui o uso de octreotide com ação prolongada e terapia local quando clinicamente indicado. Agentes citotóxicos incluindo estreptozocina podem ser usados em casos selecionados.

B. **Pacientes não selecionados.** Com exceção de pacientes em subgrupos favoráveis, a maioria dos pacientes com CUP permanece relativamente resistente à quimioterapia, indicando muito mau prognóstico. Embora a sobrevida média para pacientes incluídos em ensaios clínicos oscile entre 6 e 10 meses, dados da população a partir de registros de tumores reportam uma sobrevida média de 2 a 3 meses em pacientes não selecionados. Um modelo de prognóstico proposto pelo grupo de estudos francês foi baseado na situação de desempenho do ECOG (Grupo Oriental Cooperativo em Oncologia) maior do que 1 e lactato desidrogenase (LDH) anormal. Pacientes com nenhum, um ou dois fatores de risco tinham sobrevida média de 10,8, 6 e 2,4 meses, respectivamente (*J Clin Oncol* 2002;20:4679). Pacientes com boa situação de desempenho podem se beneficiar com quimioterapia. Ainda não surgiu nenhum regime quimioterápico como tratamento de escolha, e os mais comumente usados incluem uma combinação de platina e taxane (Tabela 33-5). O papel de um terceiro agente como gemcitabina ou etoposide permanece incerto.

VI. CONTEXTO. CUP metastático é uma entidade comum, representando 2,3% de todos os cânceres reportados à base de dados Vigilância, Epidemiologia e Resultados Finais (SEER) entre 1973 e 1987. Ele representa o sétimo a oitavo tipo mais comum de câncer e a quarta causa mais comum de morte em homens e mulheres. A idade média da apresentação é aproximadamente 60 anos e é ligeiramente mais prevalente em homens.

364 | Capítulo 33

TABELA 33-5	Regimes Quimioteráticos Selecionados para Câncer de Sítio Primário Desconhecido		
Regime	Pacientes avaliáveis	Taxa de resposta (%)	Sobrevida média (meses)
PCb[a]	70	39	13
PCbE[b]	66	48	11
PCbG[c]	113	25	9
DCb[d]	40	22	8
DCp[d]	23	26	8
GI[e]	105	18	8,5

Cb, carboplatina; Cp, cisplatina; E, etoposide; D, docetaxel; G, gencitabina; I, irinotecan; P, paclitaxel.

[a]Briasoulis, Pavlidis N. Cancer of unknown primary origin. *J Clin Oncol* 2000;18:3101-3117.

[b]Greco FA, Burris HA III, Erland JB, *et al.* Carcinoma of unknown primary site: long-term follow-up after treatment with paclitaxel, carboplatin and etoposide. *Cancer* 2000;89:2655-2660.

[c]Greco FA, Burris HA, Litchy S, *et al.* Gemcitabine, carboplatin and paclitaxel for patients with carcinoma of unknown primary site: a Minnie Pearl Cancer Research Network study. *J Clin Oncol* 2002;20:1651-1656.

[d]Greco FA, Erland JB, Morrissey LH, *et al.* Carcinoma of unknown primary site: phase II trials with docetaxel plus cisplatin or carboplatin, *Ann Oncol* 2000;11:211-215.

[e]Hainsworth JD, Spigel DR, Clark BL, *et al.* Paclitaxel/carboplatin/etoposide *versus* gemcitabine/irinotecan in the first-line treatament of patients with carcinoma of unknown primary site: a randomized, phase III Sara Cannon Oncology Research Consortium Trial. *Cancer J* 2010;16:70-75.

A característica do CUP é o desenvolvimento de metástases antes que o tumor seja detectável. Estes tumores são caracterizados pela disseminação precoce, propagação imprevisível e comportamento muito agressivo.

LEITURA SUGERIDA

Fizazi K, Greco FA, Pavlidis N, *et al.* Cancers of unknown primary site: ESMO clinical practice guidelines for diagnosis, treatment and follow-up. *Ann Oncol* 2011;22(Suppl 6):i64.

Culine S, Kramar A, Saghatchian M, *et al.* Development and validation of a prognostic model to predict the length of survival in patients with carcinoma of an unknown primary site. *J Clin Oncol* 2002;20:4679–4683.

Kamposioras K, Pentheroudakis G, Pavlidis N. Exploring the biology of cancer of unknown primary: breakthroughs and drawbacks. *Eur J Clin Invest* 2013;43:491.

Massard C, Loriot Y, Fizazi K. Carcinomas of an unknown primary origin—diagnosis and treatment. *Nat Rev Clin Oncol* 2011;8:701.

Pavlidis N, Briasoulis E, Hainsworth J, *et al.* Diagnostic and therapeutic management of cancer of unknown primary. *Eur J Cancer* 2003;39:1990–2005.

Pavlidis N, Fizazi K. Cancer of unknown primary. *Crit Rev Onc Hematol* 2005;54:243–250.

Pavlidis N, Pentheroudakis G. Cancer of unknown primary site. *Lancet* 2012;379:1428–1435.

Rubin BP, Skarin AT, Pisick E, *et al.* Use of cytokeratins 7 and 20 in determining the origin of metastatic carcinoma of unknown primary, with special emphasis on lung cancer. *Eur J Cancer Prev* 2001;10:77–82.

Van De Wouw AJ, Jansen RLH, Speel EJM, *et al.* The unknown biology of the unknown primary tumor: a literature review. *Ann Oncol* 2003;14:191–196.

Varadhachary R. Carcinoma of unknown primary: focused evaluation. *J Natl Compr Canc Netw* 2011;9:1406.

Malignidades Associadas à AIDS
Lee Ratner

CUIDADOS GERAIS DO PACIENTE COM HIV E CÂNCER

I. GERAIS. Desenvolve-se uma malignidade em cerca de 20% dos pacientes com o vírus da imunodeficiência humana (HIV) ao longo da vida, e é, frequentemente, a primeira evidência clínica de infecção por HIV. A malignidade também é responsável por 28% das mortes de pacientes com AIDS. As malignidades mais comuns nesta população de pacientes são linfoma não Hodgkin, sarcoma de Kaposi e carcinoma anogenital. A incidência de outras malignidades também é aumentada em pacientes infectados pelo HIV, incluindo linfoma de Hodgkin (HL), cânceres de pulmão, mieloma múltiplo, tumores testiculares, carcinomas hepatocelulares (HCCs) e sarcomas na infância. A frequência de cânceres definidores de não AIDS aumentou significativamente nos últimos 15 anos e foi atribuída à expansão da população infectada pelo HIV e ao envelhecimento. A maioria destas malignidades está associada a vírus oncogênicos, incluindo o vírus de Epstein-Barr (EBV), herpes-vírus 8 humano (HHV-8) e papilomavírus humano (HPV). Quando a contagem de células CD4 cai para menos de 200 células/mL, os pacientes infectados pelo HIV tendem a experimentar maior toxicidade com quimioterapia. Modificações das doses e retardo nas doses são comuns neste contexto. Frequentemente, modificações personalizadas das doses em pacientes com *status* de desempenho inferior podem ser escolhidas pelos médicos assistentes. Os clínicos precisam ter conhecimento das interações medicamentosas da terapia antirretroviral altamente ativa (HAART) com terapias antitumor, além das medicações de apoio. A discussão constante entre médicos oncologistas, especialistas em doenças infecciosas e radiooncologistas e cirúrgicos é essencial. Maximizar o *status* nutricional pode auxiliar na minimização da toxicidade e aceleração da recuperação com a terapia. A assistência do serviço social é valiosa para estes pacientes, que frequentemente têm outras dificuldades financeiras, sociais e de personalidade.

II. ESTUDOS DIAGNÓSTICOS DE INFECÇÃO PELO HIV devem ser considerados em pacientes sem infecção conhecida pelo HIV, mas que desenvolvem uma malignidade que ocorre numa frequência crescente com infecção pelo HIV. Muitos pacientes com infecção pelo HIV não têm consciência dos seus fatores de risco ou negam a sua existência. O teste para HIV é recomendado para todos os indivíduos que apresentam linfomas de células B agressivos, sarcoma de Kaposi ou carcinomas anogenitais, bem como indivíduos com alguma malignidade que têm risco para HIV maior do que a média (ou seja, abusadores de drogas IV, homossexuais ou bissexuais, indivíduos com grande número de parceiros sexuais e indivíduos provenientes de países na África, sudeste asiático ou partes do Caribe onde o HIV é especialmente prevalente). Serviços apropriados de aconselhamento pré- e pós-teste devem estar disponíveis para estes indivíduos. O teste de rastreamento do HIV é um ensaio imunosorbente ligado à enzima (ELISA) que, se positivo, é confirmado por teste Western blot ou ensaio do HIV-RNA plasmático. Os testes rápidos para HIV no local de tratamento são uma alternativa aceitável para o ELISA e estão em ampla utilização. Se for diagnosticado HIV concomitantemente a uma malignidade, poderá ser indicada avaliação clínica adicional da sua infecção pelo HIV. O HIV RNA e CD4 plasmático devem ser determinados durante a avaliação das malignidades associadas ao HIV. Entretanto, é importante reconhecer que a quimioterapia pode causar amplas flutuações na contagem de CD4 que pode não ser uma medida precisa do *status* imunológico.

III. HAART geralmente será recomendado como terapia concomitante para a malignidade e, em alguns casos, profilaxia para infecções oportunistas (OIs). Embora problemas de interações medicamentosas e toxicidade excessiva devam ser considerados, existem agora evidências consideráveis que apoiam o uso concomitante de HAART em todos os indivíduos infectados por HIV-1.

    A. Os regimes HAART incluem o uso de pelo menos três agentes antirretrovirais como inibidores nucleosídeos-nucleotídeos da trasncriptase reversa (zidovudina, didanosina; dideoxi-

366 | Capítulo 34

citidina, estavudina, lamivudina, abacavir e tenofir entricitabina) combinados com inibidores não nucleosídeos da transcriptase reversa (nevirapina, delaviridina, efavirenz, rilpivirina, etravirina e inibidores da protease PIs); idinavir, ritonavir, nelfinavir, saquinavir, amprenavir, lopinavir mais ritonavir, ataznavir, tipranavir, fosamprenavir e darunavir), inibidores da fusão (T-20, maraviroc) ou inibidores da integrasse (raltegravir, dolutegravir e elvitegravir). Estão disponíveis vários comprimidos de combinação de nucleosídeos, incluindo Combovir (zidovudina mais lamivudina), Epzicom (lamivudina mais abacavir). Trizivir (zidovudina mais lamivudina mais abacavir) ou Truvada (renofovir mais emtricitabina). Um regime de nucleosídeos triplos sem um inibidor não nucleosídeo ou PI ou integrase ou inibidor da entrada não é apropriado. Os comprimidos de combinações que fornecem combinações apropriadas de HAART incluem Atripla (efavirenz mais tenofir mais emtricitabina), Complera (rilpivirina mais tenofir mais emtricitabina) e Stribid (elvitegravir mais cobicistat mais tenofir mais entricitabina).

B. Os benefícios do HAART incluem menor incidência do desenvolvimento de malignidades associadas ao HIV, especialmente linfoma primário do CNS e sarcoma de Kaposi. Além do mais, com HAART o início de malignidades nos indivíduos está em um nível mais alto de CD4, existe melhora na tolerância da quimioterapia em dose integral, melhores taxas de resposta e duração das respostas e melhora na sobrevivência durante o tratamento da sua malignidade. Estudos farmacocinéticos sugeriram que o metabolismo e eliminação de vários agentes quimioterápicos citotóxicos não são afetados por HAART, mas ainda é recomendada cautela quando são utilizadas altas doses de quimioterapia, por exemplo, durante estudos de transplantes de células estaminais. Vários antivirais são indutores e/ou inibidores de citocromo Cyp3A4, incluindo PIs, elvitegravir (componente de Stribild) e, em menor medida, inibidores não nucleosídeos da transcriptase reversa. Assim sendo, podem ocorrer interações adversas com agentes quimioterápicos-alvo que também são inibidores ou indutores de Cyp3A4 (p. ex., dasantinib, imatinib, nilotinib, erlotinib, gefitinib, everolimus, sunitinb, sorafenib e pazopanib).

C. As recomendações específicas para a combinação de HAART com quimioterapia incluem evitar azidovudina, análogo de nucleosídeos, em face de neutropenia e anemia excessiva. Além do mais, o PI atazanavir, que causa hiperbilirrubinemia em quase um terço dos pacientes, também pode ser problemático quando são utilizadas antraciclinas ou alcaloides da vinca. Alguns autores também sugeriram que os regimes HAART, incluindo PIs, podem estar associados a mais mielosupressina quando combinados com quimioterapia do que aqueles sem PIs, embora isto ainda seja controverso. Recomenda-se cautela no uso de antirretrovirais associados à neurotoxicidade (p. ex., didanosina, stavudina e dideoxicitidina) junto com regimes de quimioterapia incluindo alcaloides da vinca, especialmente em indivíduos com a existência de neuropatia associada ao HIV. PIs comumente causam toxicidades gastrintestinais (GI). Também deve ser reconhecido que inibidores nucleosídeos podem causar acidose láctica, abacavir pode causar uma reação de hipersensibilidade multissistêmica, entricitabina, ocasionalmente, causa hiperpigmentação das palmas das mãos e solas dos pés, etravirina causa rupção cutânea, nevirapina pode causar toxicidade hepática e efavirez está frequentemente associado a efeitos colaterais no sistema nervoso central. Atazanavir, lopinavir estimulado por ritonavir e saquinavir estão associados ao prolongamento do intervalo QT, assim como as antraciclinas, trióxido de arsênio, dasatinib, nilotinib, sunitinib e tamoxifeno. Portanto, em razão do potencial para morte súbita, devem ser evitadas combinações. Os regimes bem tolerados por um paciente HAART naive que receberá quimioterapia seriam Truvada (300 mg de tenofir mais 200 mg de emtricitabina) uma vez ao dia com Sustiva (600 mg) uma vez ao dia ou Truvada uma vez ao dia com raltegravir (400 mg) duas vezes ao dia. Um regime inicial preferido baseado em PIs para um paciente HAART naive é darunavir reforçado por ritonavir (100 mg) uma vez ao dia com Truvada uma vez ao dia.

D. O início da terapia HAART deve ser acompanhado por testes da função hepática; amilase e lipase como valores de linha de base, uma vez que vários anirretrovirais (p. ex., diadosina) podem causar pancreatite; um teste de genótipo do HIV para identificar mutações resistentes a drogas; glicemia de jejum e perfil lipídico, já que os PIs podem causar dislipidemia e intolerância à glicose; um teste sorológico para sífilis, vírus da hepatite A, B e C, toxoplasmose, ensaios para citomegalovírus (CMV); teste para glicose-6-fosfato desidrogenase, no caso de dapsona ser necessária; esfregaço cervical de Papanicolaou, exame oftalmológico e rastre-

Malignidades Associadas à AIDS | 367

amento anal e cervical para HPV, se disponível; e teste da tuberculina na pele, radiografia do tórax e um eletrocardiograma, uma vez que o HIV pode estar associado à cardiomiopatia. Vacinas contra gripe, vírus da hepatite A e B e *Streptococcus pneumonia* também devem ser considerados.

E. **Os cuidados ideais** do paciente infectado pelo HIV devem ser realizados em colaboração com um especialista em doenças infecciosas. Durante o tratamento ativo, os níveis de HIV-RNA repetidos devem ser avaliados e, após a conclusão da terapia, deve ser obtida a contagem de HIV-RNA e CD4.

IV. PROFILAXIA DE INFECÇÕES OPORTUNISTAS (OIs) também é indicada em indivíduos com contagem reduzida de CD4. Como a quimioterapia também pode afetar a contagem de CD4 transitoriamente, sugem-se que as recomendações de profilaxia para OI fossem estendidas para indivíduos que recebem quimioterapia. Assim, se for previsto que a contagem de CD4 irá declinar para menos de $200/mm^3$, é recomendada profilaxia para pneumonia por Pneumocystis jiroveci (PCP) com bactrim três vezes por semana ou, em pacientes alérgicos, dapsona ou atovaquona. Se for previsto que a contagem de CD4 irá declinar para menos de $50/mm^3$, a profilaxia para *Mycobacterium avium* intracellulare (MAI) também é indicada com azitromicina semanalmente. Em indivíduos com OI prévia, que têm uma contagem de CD4 acima destes valores de corte e que descontinuaram antibióticos profiláticos, a retomada de antibióticos profiláticos concomitantes à quimioterapia pode ser indicada. Também é recomendada especial atenção na avaliação de possíveis sinais clínicos de OI no paciente HIV positivo que recebe quimioterapia conforme a seguir: (1) contagem de CD4: Candidíase oral e esofágica, Mycobacteria incluindo tuberculose, pneumonias bacterianas, histoplasmose ou coccidiomicose, (2) CD4 < 100: MAI, toxoplasma, encefalite e (3) CD4 < 50: CMV retinite, pneumonite ou colite, ou leucoencefalopatia multifocal progressiva.

V. A AVALIAÇÃO DE ANEMIA EM UM PACIENTE HIV-POSITIVO COM MALIGNIDADE deve levar em consideração outras causas além da quimioterapia ou antirretrovirais e também deve incluir outras causas de eritropoiese reduzida, incluindo (1) drogas (p. ex., trimetoprima-sulfametoxazol, ganciclovir e dapsona), (2) deficiência nutricional de ferro, folato ou vitamina B12, (3) efeitos de HIV descontrolado nas células estromais da medula óssea, (4) OIs (p. ex., parvovírus, micobacteria atípica ou típica ou hostoplasmose e (5) condições preexistentes (p. ex., anemia falciforme ou talassemia). Como alternativa, também devem ser consideradas causas de perda de eritrócitos, incluindo (1) hemólise em razão de purpura trombocitopênica trombótica, deficiência de glicose-6-fostato desidrogenase, anemia hemolítica autoimune ou hemólise induzida por droga, (2) hemorragia GI que pode complicar linfoma, sarcoma de Kaposi (KS) ou infecções entéricas devido a CMV, *Candida* ou parasitas ou (3) hiperesplenismo associado à infecção, linfoma ou cirrose que pode complicar infecções pelo vírus da hepatite B ou C.

VI. A AVALIAÇÃO DE NEUTROPENIA EM UM PACIENTE HIV POSITIVO COM MALIGNIDADE deve levar em consideração outras causas além da quimioterapia e antirretrovirais. Estas incluem causas de redução na mielopoiese por drogas (p. ex., ganciclovir, trimetroprim-sulfametoxazol, pentamidina, rifabutina e dapsona), deficiências nutricionais (p. ex., folato ou deficiência de vitamina B12), infecções (p. ex., HIV descontrolado, micobactérias atípicas ou típicas, histoplasma) ou envolvimento da medula óssea pela malignidade (p. ex., linfoma, mieloma múltiplo). Pode ocorrer aumento na perda de neutrófilos com neutropenia ou hiperesplenismo autoimune. O fator estimulador de colônias de granulócitos (G-CSF) demonstrou ser seguro e efetivo em pacientes infectados pelo HIV, embora exista controvérsia acerca do uso do fator estimulador de colônias de granulócitos e macrófagos (GM-CSF), que podem potencializar a replicação do HIV nos macrófagos.

VII. A AVALIAÇÃO DE TROMBOCITOPENIA EM UM PACIENTE HIV POSITIVO COM MALIGNIDADE deve levar em consideração outras causas além de quimioterapia ou antirretrovirais. As causas de trompoiese reduzida incluem (1) drogas (p. ex., trimetroprim-sulfametoxazol, pirimetamina, ganciclovir, fluconazol e claritromicina), (2) deficiência nutricional (p. ex., folato ou vitamina B12), (3) infecção (p. ex., HIV descontrolado, micobactérias, histoplasma ou *Bartonela henselae*) ou (4) envolvimento da medula óssea por linfoma. As causas da reduzida sobrevivência das plaquetas incluem (1) púrpura trombocitopênica imune por infecção por HIV ou condições autoimunes, (2) púrpura trombocitopênica trombótica ou (3) hiperesplenismo.

368 | Capítulo 34

LINFOMAS DIFUSOS DE GRANDES CÉLULAS B ASSOCIADOS À SÍNDROME DA IMUNODEFICIÊNCIA ADQUIRIDA (DLBCL)

I. APRESENTAÇÃO CLÍNICA

A. **Linfomas não Hodgkin (NHL)** são 100 a 200 vezes mais frequentes em indivíduos HIV positivo do que na população geral e ocorrem em 5 a 10% dos indivíduos infectados pelo HIV. HIV-DLBCL representa 5% de todos os casos de DLBCL nos Estados Unidos. Os linfomas associados à AIDS geralmente são malignidades agressivas de células B que se apresentam num estágio avançado com envolvimento extranodal em mais de dois terços dos indivíduos.

B. **A história pertinente** deve incluir *status* do desempenho, duração da infecção pelo HIV, tratamento de OIs e o regime antirretroviral atual.

C. **Sintomas B** como febre, sudorese noturna e perda de peso maior do que 10% do peso corporal normal são muito comuns, mas devem ser atribuídos a linfoma associado a AIDS somente depois da exclusão de OIs. Pode ser vista fadiga extrema por anemia causada pelo envolvimento da medula óssea.

D. **O aumento dos linfonodos** pode ser assintomático ou associado a dor ou sintomas obstrutivos. Deve ser diferenciado de linfadenopatia generalizada persistente (PGL) devido à replicação do HIV ou outras OIs relacionadas com a AIDS. Esplenomegalia está comumente presente e pode estar relacionada à causa da linfadenopatia.

E. **Envolvimento GI** causando anorexia, náusea, vômitos, hemorragia, alteração nos hábitos intestinais ou obstrução ocorre em 10 a 25% dos pacientes. Icterícia e desconforto abdominal podem ser devidos a envolvimento hepático ou pancreático linfomatoso.

F. **Envolvimento do CNS ou das meninges** resultando em convulsões, estado mental alterado e defeitos neurológicos ocorre em 10 a 30% dos pacientes. Outras causas de defeitos neurológicos nesta população de pacientes também devem ser consideradas, como encefalopatia associada ao HIV.

G. **Efusões pleurais ou pericárdicas** podem causar dispneia e desconforto torácico.

H. **O exame físico** deve incluir exame detalhado e medidas dos linfonodos aumentados, baço e fígado. O exame pulmonar e cardíaco pode revelar efusões pleurais ou pericárdicas. Deve ser feito um exame neurológico minucioso para determinar a presença de meningismo ou defeitos neurológicos focais.

II. EXAMES DIAGNÓSTICOS E ESTADIAMENTO

A. **Patologia.** O diagnóstico definitivo de NHL associado à AIDS é feito com a identificação de linfoma em biópsias dos linfonodos ou outros tecidos (medula óssea, líquido cefalorraquidiano (CSF), líquido pleural e fígado), em um indivíduo infectado pelo HIV. DLBCL é caracterizada por grandes células não clivadas que, usualmente, expressam marcador de células pan-B na superfície celular, CD20 e antígeno de linfócito comum, CD45, mas não CD3. O fator de transcrição Bcl-6 é expresso no subtipo centroblástico, mas não no subtipo imunoblástico. Em contraste, o subtipo imunoblástico é tipicamente caracterizado por expressão de CD 138 bem como por proteína de membrana latente EBV-1 (LMP-1). Acredita-se que o DLBCL centroblástico surja no centro germinal (GC), enquanto que o DLBCL imunoblástico é linfoma pós-GC. DLBCL do tipo GC-tipo B é considerado quando o CD10 é expresso em > 30% das células tumorais malignas, ou se as células são CD10−, BCL6+ e IRF4/MUM1−. Todos os outros são considerados como tipos de células B ativadas ou não GC. Citogenética ou FISH deve ser realizada para translocações MYC, uma vez que estas variantes têm um mau resultado com terapia CNOP.

B. **Testes laboratoriais.** O hemograma completo pode revelar anemia, leucopenia ou trombocitopenia, mesmo que não haja envolvimento da medula. A química sérica pode mostrar anormalidades nos testes da função hepática, lactato desidrogenase (LDH), cálcio ou ácido úrico elevado. Os eletrólitos e a creatinina também devem ser monitorados durante a terapia.

C. **Radiologia/procedimentos**

1. **A tomografia computadorizada (CT)** do tórax, abdome e pelve com um exame com CT ou MRI do cérebro é necessária para o estadiamento de NHL relacionado com AIDS. Deve ser dada atenção especial à adenopatia mesentérica, um sítio usualmente não afetado em PGL.

2. **Varreduras PET** são úteis para distinguir adenopatia em decorrência de linfoma que, geralmente, apresenta absorção significativa de fluorodesoxiglicose (FDG) da associada à PGL ou OIs, que apresenta absorção de FDG menos intensa. Em adição uma varredura de gálio pode ser útil para este propósito. Varreduras PET ou de gálio são úteis para detectar doença residual depois da terapia e para distinguir fibrose de tumor refratário.

Malignidades Associadas à AIDS | **369**

3. **A aspiração e biópsia da medula óssea** revelam o envolvimento da medula óssea em aproximadamente 20% dos pacientes e pode estar associada a risco aumentado de envolvimento do CSF.

4. Deve ser realizada **punção lombar** e o CSF enviado para exame citológico. A contagem celular e de proteínas pode ser normal ou elevada, enquanto a glicose pode estar baixa. A análise do CSF por citometria de fluxo ou para EBV DNA por reação em cadeia da polimerase (PCR) pode predizer meningite linfomatosa.

D. O estadiamento de Ann Arbor para NHL também é usado para NHL relacionado com a AIDS. Os fatores prognósticos correlacionados à baixa taxa de sobrevivência incluem doença em estágio IV, *status* de desempenho de Karnofsky menor que 70%, contagem de CD4 menos de $100/mm^3$, LDH elevado e história de OIs antes do diagnóstico de linfoma.

III. TERAPIA

A. m-BACOD (metotrexato, bleomicina, doxorrubicina, vincristina e dexametasona) foi usado em pacientes com AIDS-DLBCL na era pré-HAART. Dados em um regime de baixa dose, resultaram em 41% de remissões completas e sobrevivência média de 35 semanas, enquanto que a dose padrão de m-BACOD com GM-CSF resultou em 52% de remissões completas como uma sobrevivência média de 31 semanas e mais toxicidade de grau 3 (70 *vs.* 51%). Desde a demonstração na população HIV negativo de que m-BACOD era semelhante em eficácia a CHOP, o regime m-BACOD não tem sido usado rotineiramente em AIDS-DLBCL.

B. CHOP (ciclofosfamida, doxorrubicina, vincristina, prednisona) dado nas mesmas doses que na população de pacientes HIV negativo junto com HAART e G-CSF é viável e eficaz (*J Clin Oncol* 2001;19:2171). Em um estudo não randomizado, esta terapia resultou numa taxa de resposta completa de 30% quando dada em baixas doses, e 48% quando foram dadas doses completas. A quimioterapia não teve efeitos adversos na atividade de HAART. Além do mais, HAART com um PI, indinavir, não teve efeito na liberação de doxorrubicina e uma redução de apenas uma vez e meia na liberação de ciclofosfamida, o que não se traduziu em neutropenia excessiva.

C. R-CHOP não foi significativamente mais efetivo do que CHOP em AIDS-NHL (taxas de CR de 58 e 47%, respectivamente) em um estudo, mas foi significativamente mais tóxico (14 e 2% de toxicidades sérias relacionadas com o tratamento). O aumento na mortalidade com R-CHOP comparado com CHOP neste estudo randomizado foi devido, principalmente, às mortes infecciosas, particularmente em indivíduos com contagem de linfócitos CD4 < $50/mm^3$. Contudo, ensaios posteriores usando antibióticos quinolonas profiláticos para indivíduos com < 100 células $CD4/mm^3$ evitaram esta complicação. Além do mais, uma metanálise de ensaios usando várias formas diferentes de quimioterapia com ou sem rituximab encontrou um risco reduzido de recorrência de linfoma e morte por qualquer causa com a adição de rituximab à quimioterapia de combinação (*Blood* 2013;122:3251).

D. CDOP (ciclofosfamida, doxorrubicina lipossômica, vincristina e prednisona) em combinação com rituximab resultou em uma taxa de CR de 47% em um estudo de 40 pacientes.

E. Regime EPOCH infusional ajustado à dose (DA) (etoposida, prednisona, vincristina, ciclofosfamida e doxorrubicina) com apoio do fator de crescimento resultou em remissão completa em 74% dos 39 pacientes, com 60% de sobrevivência livre de doença aos 53 meses. Neste ensaio, os antirretrovirais foram suspensos durante a quimioterapia, e após a restituição de HAART, as células CD4 se recuperaram em 12 meses e a carga viral diminuiu, situando-se abaixo da linha de base em 3 meses. As características importantes deste regime são que ele utiliza 5 dias de prednisona oral (60 $mg/m^2/dia$), uma infusão por 4 dias de etoposida (50 $mg/m^2/dia$), vincristina (0,4 $mg/m^2/dia$ até um total de 2 mg) e dexorrubicina (10 $mg/m^2/dia$) e ciclofosfamida no dia 5, seguido por G-CSF ou Neulasta. A dose de ciclofosfamida ciclo 1 é de 375 mg/m^2 para pacientes com CD4 < 100 e 750 mg/m^2 para pacientes com ≥ 100. Em ciclos subsequentes, a dose de ciclofosfamida é aumentada em 187 mg/m^2 a cada ciclo até um máximo de 750 mg/m^2, caso não tenha ocorrido neutropenia grau 3 ou 4 ou trombocitopenia, e reduzida em 187 mg/m^2 a cada ciclo se estas complicações ocorreram. Desta forma, é necessário o monitoramento da CBC nos dias 8, 10 e 12 a cada ciclo para guiar a terapia posterior. O uso concomitante de rituximab mais EPOCH resultou em uma CR de 73% em um estudo e sobrevivência livre de doença (PFS) em 5 anos e global (OS) de 84 e 68%, respectivamente, em outro estudo.

F. O regime EPOCH de curso curto inclui rituximab dado nos dias 1 e 5 de cada ciclo. Para determinar o número de ciclos da terapia, todos os pacientes se submetem a reestadiamento com CT e FDG-PET depois do segundo ciclo do tratamento e a cada ciclo até atingir CR ou

370 | Capítulo 34

não ocorrer mais encolhimento do tumor. Os critérios para interrupção da terapia após um mínimo de 3 ciclos de terapia é de que haja menos de 25% de redução nos produtos bidimensionais do tumor comparado com o rastreio com CT em período anterior e os valores de absorção padronizados em FDG-PET decresceram pelo menos 50% comparados com o FDG-PET pré-tratamento. Com 5 anos de acompanhamento, FPS e OS eram 84 e 68%, respectivamente, e 79% dos pacientes precisaram apenas de 3 ciclos de tratamento.

G. CDE (ciclofosfamida, doxorrubinica e etoposide) é um regime de infusão alternativo que resultou em taxas de CR de 46 a 86%, mas neutropenia grau 3 e 4 e trombocitopenia em 75% e 55 dos participantes, respectivamente.

H. ACVBP (doxorrubicina, ciclofosfamida, vindesina, bleomicina e prednisolona) é um regime intensivo alternativo usado, principalmente, na Europa. Em um estudo, a OS foi 51% para pacientes com bom risco.

I. As indicações para profilaxia do CNS em AIDS-DLBCL não estão bem definidas. Foi sugerido que o envolvimento da medula óssea aumenta a probabilidade de recaída do CNS, assim como o envolvimento sistêmico paravertebral, paranasal, epidural, testicular ou sistêmico disseminado. Quando é feita profilaxia do CNS, a recomendação usual é tratamento de 4 semanas de citarabina intratecal (50 mg) ou metotrexato (12 mg).

J. Meningite linfomatosa deve ser tratada com citarabina e metotrexato intratecal 2 a 3 vezes por semana via reservatório de Omaya, até que o CSF esteja livre de células malignas, a seguir semanalmente, por 4 semanas, e depois mensalmente. A duração da terapia permanece pouco definida, mas frequentemente é ministrada por 6 a 12 meses. Como alternativa, pode ser dada citarabina lipossômica (Depocyt) com um curso de 5 dias de decadron 4 mg bid com cada tratamento, nas semanas 1 a 3 para indução, nas semanas 5, 7, 9 e 13 para consolidação e nas semanas 17, 21, 25 e 29 para manutenção. Em pacientes que não respondem a quimioterapia intraventricular, podem ser realizados estudos do fluxo do CSF depois de instilar radioisótopo para identificar possível bloqueio.

K. Radioterapia pode ser dada como paliação para compressão de órgãos volumosos que se alargam rapidamente ou lesões no CNS, ou como consolidação para pacientes com linfoma localizado após quimioterapia.

L. A duração da terapia de primeira linha para AIDS-DLBCL deve ser 3 a 8 ciclos, a menos que haja toxicidade severa ou progressão do linfoma. Ela deve incluir 1 a 2 ciclos após a obtenção de CR. Para pacientes com doença em estágio I e boas características prognósticas, 3 ciclos de terapia seguidos por radiação do campo envolvido é a terapia apropriada.

M. Regimes quimioterápicos de salvação para linfomas associados à AIDS não são altamente efetivos (taxas de resposta de 10 a 25%) com a maioria dos pacientes recaindo em poucos meses, como na população HIV negativo. Isto inclui o uso de rituximab com etoposídeo e terapia de alta dose de citosina arabisona e cisplatina (ESHAP), mitoguazona ou uma combinação de etoposídeo, mitoxantrona e prednimustina. O uso de rituximab com ifosfamida, carboplatina e etoposídeo (R-ICE) é uma escolha plausível para um regime de salvação, mas ensaios em pacientes com AIDS ainda não foram relatados. Existem poucas experiências relatadas com regimes de dexametasona, cisplatina, citarabina (DHAP), mesna, ifosfamida, mitoxantrona, etiposídeo (MINE) ou carmustina, etoposídeo, citarabina, mefalan (miniBEAM) nesta população de pacientes.

N. Transplante autólogo de células estaminais também foi utilizado para linfomas refratários ou recidivantes associados à AIDS, particularmente na era HAART. Em indivíduos com um bom status de desempenho, sem comprometimento imunológico severo, as coletas de células estaminais tiveram sucesso em 80 a 100% dos casos, e falência do enxerto foi rara. Sobreviventes a longo prazo foram relatados nesses estudos, mas o número de pacientes em cada série permanece baixo. Em um estudo de 68 pacientes de 20 instituições, incluindo 16 pacientes na primeira CR e 44 pacientes em CR mais do que 1, remissão parcial ou recaída sensível à quimioterapia e 8 pacientes com doença resistente à quimioterapia, a mortalidade sem recaída foi de 30% em 24 meses. Somente relatos empíricos existem até o momento com relação ao uso de transplantes alógenos em indivíduos infectados com HIV.

IV. COMPLICAÇÕES

A. Complicações da doença. Tumores que aumentam rapidamente podem comprometer as vias aéreas e outros órgãos vitais. Pode ocorrer disfunção hepática significativa, hipercalcemia e reincidência do CNS. OIs e outras doenças relacionadas com a AIDS são causas para

Malignidades Associadas à AIDS | **371**

morbidade e mortalidade em pacientes com AIDS-NHL; assim sendo, PCP e profilaxia micobacteriana devem ser continuados durante a terapia do linfoma ativo, se indicado.

B. Complicações da terapia
1. **Quimioterapia linfocitotóxica** pode causar depleção de CD4 e contagem total de linfócitos, aumentando o risco de mielossupressão severa e infecções. Interações potenciais com a quimioterapia e HAART podem produzir toxicidade substancial e inesperada que podem requerer retardo ou redução da dose, possivelmente comprometendo a terapia ideal do antilinfoma.
2. **Quimioterapia intratecal** pode causar aracnoidite química relativamente aguda, déficits neurológicos subagudos ocorrendo dentro de dias a semanas, ou encefalopatia crônica ocorrendo por semanas até meses.
3. Pode ocorrer **cardiomiopatia** após o uso de doxorrubicina, particularmente em indivíduos que recebem doses cumulativas de mais do que 550 mg/m^2, mas pode ocorrer em doses cumulativas inferiores em indivíduos que receberam radioterapia no tórax ou têm outros transtornos cardíacos, como cardiomiopatia associada ao HIV.
4. **A reativação viral** é uma complicação potencial de terapias baseadas em rituximab, particularmente HBV, HCV e JCV. O monitoramento dos níveis de HBV e HCV durante a terapia é indicado em indivíduos com infecções persistentes crônicas. A terapia antiviral é recomendada para pacientes HBV positivo de alto risco.

V. ACOMPANHAMENTO. Durante o tratamento, história de intervenção, exame físico, CBC, composição química e LDH devem ser obtidos antes do início de cada ciclo da terapia, e conforme indicado clinicamente. Com DA-EPOCH-R, são necessárias medições mais frequentes de CBC para guiar o nível de dose para o ciclo subsequente. Após o término da terapia, para pacientes em remissão completa, são necessárias consultas para acompanhamento e estudos laboratoriais a cada 1 a 3 meses durante 1 ano, a cada 2 a 4 meses durante o segundo ano e depois a cada 3 a 6 meses. Usualmente são realizadas varreduras com CT a cada 3 a 6 meses por 2 anos. É importante lembrar que estes pacientes estão em risco de recaída do seu AIDS-NHL ou de desenvolvimento de um segundo AIDS-NHL.

VI. ANTECEDENTES
A. **Infecção por EBV** ocorre em aproximadamente 50% dos DLBCL associados à AIDS. Nestes casos, são expressos antígenos latentes tipo 3, incluindo antígenos nucleares do EBV 1 e 2 (EBNA-1 e 2), proteínas latentes (LP) 3A e 3C, bem como proteína latente da membrana 1 (LMP-1). Colorações imuno-histoquímicas para LMP-1 ou hibridização *in situ* para RNAs associados a EBV (EBERs) são frequentemente usadas para identificar EBV em amostras patológicas.
B. **Indução crônica de antígeno** da expansão das células B policlonais e desregulação da citocina (especialmente interleucinas 6 e 10) durante infecção por HIV também pode contribuir para a transformação.

VII. FOCO ATUAL DAS PESQUISAS. Estudos atuais de AIDS-DLBCL estão avaliando (1) a combinação de vorinostat com quimioterapia DA-EPOCH para terapia de primeira linha, (2) a segurança e eficácia da atividade antiviral e antitumor de bortezomib combinado com R-ICE em sujeitos com doença reincidente ou refratária e (3) a segurança e atividade de terapia DA-EPOCH com ou sem rituximab em linfoma difuso de grandes células B com c-myc positivo. Ensaios futuros irão (1) comparar CHOP com quimioterapia oral com terapia antirretroviral concomitante em pacientes com linfoma associado ao HIV na África subsaariana e (2) avaliar ibrutinib em pacientes com NHL de células B refratárias ou em terapia de primeira linha em combinação com quimioterapia. Também existe interesse considerável no exame dos efeitos do transplante alógeno de células estaminais com ou sem células reduzidas CCR5 em reservatórios de HIV.

LINFOMAS TIPO BURKITT ASSOCIADOS À SÍNDROME DA IMUNODEFICIÊNCIA ADQUIRIDA

I. APRESENTAÇÃO CLÍNICA. O linfoma tipo Burkitt (BL) representa 15 a 40% dos casos de AIDS-NHL. AIDS-BL representa cerca de 20% de todos os casos de BL nos Estados Unidos. As apresentações clínicas de pacientes com AIDS-BL são similares às dos pacientes HIV negativo em termos de histologia, estágio de doença e proporção com a medula óssea e envolvimento de CNS.

372 | Capítulo 34

II. EXAMES DIAGNÓSTICOS E ESTADIAMENTO. A patologia de AIDS-BL é caracterizada por uma população de pequenos linfócitos não clivados, tipicamente exibindo uma aparência de "céu estrelado" e um padrão de crescimento coeso, mas são observadas variantes atípicas com células de tamanho médio com diferenciação plasmacitoide ou com pleomorfismo nuclear. As células tumorais geralmente são CD10+ e CD20+ e, usualmente, expressam antígeno de proliferação Ki67 em quase 100% das células malignas, fator de transcrição Bcl-6 e, incomumente, proteína antiapoptose Bcl-2. Estes tumores são classificados como linfomas de alto grau. Pode ser usado diagnóstico molecular ou estudos citogenéticos para confirmar a presença da translocação 8;14 ou a locação variante 2;8 ou 8;22, todas as quais envolvem uma translocação de myc com um *locus* da imunoglobulina.

III. TERAPIA

A. Terapia **CHOP** foi usada para BL associado à AIDS, antes do desenvolvimento de HAART, e as respostas foram semelhantes às de AIDS-DLBCL. Entretanto, com terapia HAART, AIDS-BL pode ter um prognóstico pior do que AIDS-DLBCL quando tratada da mesma forma, sugerindo a necessidade de terapia mais agressiva neste contexto.

B. R-hyper-CVAD é um regime de ciclofosfamida, vincristina, doxorrubicina, dexametasona e rituximab hiperfracionados dado em ciclos alternados com altas doses de citosina arabinosídeo e metotrexato, seguidos por leucovirin por um total de 8 ciclos. A profilaxia antibiótica é feita com quinolona, fluconazol e vangaciclovir, juntamente com regimes profiláticos padrão para PCP, MAI e CMV, quando indicado. Em um estudo unicentro, 9 de 11 pacientes atingiram CRs e 1 paciente PR. Ocorreu mielossupressão de grau 3 ou 4 em todos os pacientes, e febre ou infecção durante 35% dos ciclos de quimioterapia. Seis de sete pacientes que receberam HAART concomitantemente com quimioterapia permaneceram em CR por uma média de 29 meses.

C. R-CODOX-M/IVAC (ciclofosfamida, doxorrubicina, metotrexato/ifosfamida em alta dose, etoposídeo e citarabina em alta dose) foi usado para o tratamento de 14 pacientes HIV-positivo, dos quais 63% tiveram CRs, com uma sobrevivência livre de doença em 2 anos de 60%. As toxicidades de grau 3 ou 4 incluíam anemia (100%), neutropenia (88%), trombocitopenia (75%), mucosite (75%), febre neutropênica (63%), sepse (38%), neuropatia (38%) e nefrotoxicidade (24%). Em um estudo de 34 pacientes com AIDS-BL com R-CODOX-M/IVAC, a sobrevivência global em 1 ano foi de 83%.

D. DA-EPOCH-R foi utilizado em 30 sujeitos com BL, incluindo 13 indivíduos com AIDS-BL que receberam 3 a 6 ciclos de terapia, incluindo 1 ciclo após a obtenção da remissão completa, resultando em PFS e OS em 12 destes 13 sujeitos numa média de 36 meses de acompanhamento (*New Engl J Med* 2013;369:1915). Este regime geralmente é mais bem tolerado do que R-Hyper-CVAD ou R-CODOX-M/IVAC.

E. Quimioterapia intratecal profilática com metotrexato ou citosina arabinosida deve ser dada a todos os pacientes com AIDS-BL, geralmente 4 a 6 doses semanais de terapia em pacientes que não têm CSF com citologia positiva.

IV. COMPLICAÇÕES. Os riscos de mielossupressão, síndrome de lise tumoral e neurotoxicidade são mais altos para pacientes com AIDS-BL que recebem terapias mais intensivas, como R-Hyper-CVAD ou R-CODOX-M/IVAC do que para pacientes com AIDS-DLBCL que recebem R-CHOP.

V. ACOMPANHAMENTO é conforme descrito para pacientes com AIDS-DLBCL.

VI. ANTECEDENTES. AIDS-BL está associado à infecção por EBV em 80% dos casos. No entanto, o padrão de latência difere do de AIDS-DLBCL, com expressão de EBNA-1, mas não LMP1 ou EBNA2. Como em BL não associado ao HIV, translocações entre genes de imunoglobulinas e myc estão uniformemente presentes. A inativação mutacional da proteína p53 supressora tumoral também é prevalente.

VII. FOCO ATUAL DAS PESQUISAS. Está sendo planejado um estudo confirmatório dos resultados com DA-EPOCH-R para AIDS-BL.

LINFOMAS PRIMÁRIOS DO SISTEMA NERVOSO CENTRAL ASSOCIADOS À SÍNDROME DA IMUNODEFICIÊNCIA ADQUIRIDA

I. APRESENTAÇÃO CLÍNICA. O linfoma primário do sistema nervoso central (PCNSL) usualmente se apresenta em indivíduos severamente imunocomprometidos com contagem de CD4

Malignidades Associadas à AIDS | 373

abaixo de 50/mm³. AIDS-PCNSL representa aproximadamente 13% de todos os casos de PCNSL nos Estados Unidos. Assim sendo, com o uso disseminado de HAART, a incidência de PCNSL associado à AIDS declinou significativamente. As apresentações típicas são confusão, perda de memória, letargia ou sinais neurológicos focais. Os pacientes também podem apresentar convulsões, cefaleia, perda de memória ou demência.

II. EXAMES DIAGNÓSTICOS E ESTADIAMENTO

A. O diagnóstico diferencial inclui linfomas sistêmicos com envolvimento do CNS, toxoplasmose, encefalopatia por HIV, leucoencefalopatia multifocal progressiva e outras infecções associadas a infecções virais, fúngicas ou micobacterianas. Alguns investigadores sugeriram que em pacientes com evidências sorológicas de exposição anterior à toxoplasmose, um curso de 14 dias de terapia antitoxoplasmose pode ser indicado para avaliar a resposta. Contudo, levando em consideração as outras modalidades diagnósticas disponíveis, esta abordagem raramente é utilizada nos dias de hoje, e o retardo na terapia resultante desta abordagem é potencialmente arriscado.

B. Os exames diagnósticos incluem varreduras de CT do tórax, abdome e pelve para excluir linfoma sistêmico. Varreduras PET do corpo também podem ser indicadas em casos selecionados. Se estes rastreamentos forem negativos, não fica claro se é necessário ou não uma biópsia da medula óssea, já que a produção de resultados positivos neste contexto pode ser muito baixa. Os pacientes devem-se submeter a exame oftalmológico da lâmpada de fenda para excluir linfoma intraocular concomitante.

C. MRI do cérebro ou varredura de CT tipicamente apresentam doença multifocal. No entanto, as lesões em geral são maiores e em menor número do que as associadas à encefalite por *Toxoplasma*. As lesões podem ser tipo realce em anel e estão frequentemente associadas a edema e alteração das estruturas cerebrais normais e podem ser encontradas em qualquer localização no cérebro.

D. PET do cérebro ou tomografia computadorizada por emissão de fóton único (SPECT) é útil para a distinção de PCNSL de outras lesões cerebrais associadas ao HIV, como toxoplasmose, que exibem menos absorção de FDG.

E. Biópsia cerebral é o padrão ouro para diagnóstico, mas a localização do tumor e outros fatores podem impedir este procedimento. Biópsias cerebrais estereotáxicas guiadas por CT podem produzir taxas diagnosticas com morbidade aceitável, comparáveis às da biópsia cerebral aberta.

F. CSF EBV PCR é um teste sensível (80%) e específico (99%) para PCNSL associado à AIDS, uma vez que a infecção por EBV está uniformemente associada a esta condição. Para pacientes com CSF EBV PCR e varreduras PET ou SPECT positivas mostrando absorção intensa na lesão cerebral, a biópsia pode ser evitada. A **patologia** é, tipicamente, um linfoma difuso de grandes células B, usualmente do subtipo imunoblástico, com distribuição angiocêntrica.

III. A TERAPIA para PCNSL também inclui HAART, o que melhora, significativamente, a sobrevivência.

A. A radioterapia do cérebro total isoladamente foi usada na era pré-HAART, já que a sobrevivência média de pacientes que apresentavam PCNSL era de apenas 1 a 3 meses em consequência de OIs. Tipicamente 4.000 cGy é usado em frações de 267 cGy cada. A irradiação craniana resulta numa taxa de 53% de regressão do tumor e sobrevivência ligeiramente melhorada se comparada com indivíduos não tratados. Em decorrência da natureza multifocal do AIDS-PCNSL, a radiação deve ser direcionada para todo o cérebro e campos meníngeos até o nível da segunda vértebra cervical sem irradiação espinhal. Em pacientes com fraco *status* de desempenho, que são severamente imunocomprometidos, e/ou pacientes com infecção por HIV resistentes a multidrogas, esta pode ser a terapia mais apropriada. Estudos de autópsias mostraram que os pacientes que não receberam radioterapia morreram devido à progressão do linfoma, enquanto que aqueles que receberam radioterapia morreram por OIs.

B. Foi reportado que **metotrexato em alta dose** (2,5 a 3,5 g/m² a cada 14 dias) com salvamento do leucovorin produz uma CR de 50%, uma OS média de 10 meses e melhora na qualidade de vida. Para pacientes com um bom *status* de desempenho, quando não são gravemente imunocomprometidos e estão respondendo à terapia HAART, um regime de quimioterapia que inclui metotrexato em alta dose pode ser apropriado, seguido por irradiação craniana, como na população com PCNSL HIV-negativo. Contudo, estudos recentes questionaram a necessidade de irradiação craniana naqueles indivíduos que atingem a remissão completa

374 | Capítulo 34

com quimioterapia. A terapia com metotrexato em alta dose requer o monitoramento cuidadoso dos níveis de metotrexato e o ajuste das doses de leucovirin se for encontrada eliminação tardia do metotrexato. Metotrexato não deve ser usado em indivíduos com uma retenção de líquidos no terceiro espaço.

C. A adição de **citosina arabonisídeo em alta dose** ao metotraxato em alta dose em um pequeno ensaio randomizado de fase 2 demonstrou melhora nas taxas de resposta em PCNSL HIV-negativo, embora houvesse taxas mais elevadas de mielossupressão e infecções neutropênicas.

D. Esteroides são usados para limitar edema, mas o impacto na sobrevivência não está claro.

E. Foi reportado que **rituximab** desempenha um papel nos linfomas do CNS não associados a AIDS, quando dado sistematicamente, mas existem apenas relatos empíricos do seu uso para AIDS-PCNSL. Rituximab intratecal permanece em investigação.

F. Outros agentes (p. ex., temozolomida, topotecan, procarbazina, vincristina e ifosfamida) e transplante de células estaminais ainda devem ser avaliados em PCNSL associado à AIDS.

IV. COMPLICAÇÕES

A. As complicações do PCNSL incluem linfoma ocular que pode envolver o vítreo, úvea ou a retina, e é, usualmente, bilateral. Pode ser feita radiação ocular bilateral, ou alta dose de citarabina ou metotraxato, que penetram no vítreo. Linfoma leptomeníngeo pode ser tratado com metotrexato intratecal ou citarabina via reservatório de Ommaya.

B. As complicações da terapia de PCNSL associado à AIDS são OIs coincidentes e toxicidade neurológica em decorrência de radioterapia do cérebro total.

V. ACOMPANHAMENTO deve ser realizado mensalmente no primeiro ano após a conclusão da terapia, com varreduras com MRI do cérebro realizadas a cada 3 meses e, menos frequentemente, depois disso.

VI. ANTECEDENTES. AIDS-PCNSL ocorrem em 2 a 11% dos pacientes infectados pelo HIV, representando uma incidência 3.600 vezes maior desta doença, comparada com a população geral. Células infectadas com EBV latente se desenvolvem em clones malignos no CNS relativamente imunoprivilegiado, secundário ao decréscimo na imunovigilância resultante da depleção de células T relacionada com o HIV.

LINFOMAS DE EFUSÃO PRIMÁRIA ASSOCIADOS À SÍNDROME DA IMUNODEFICIÊNCIA ADQUIRIDA

I. APRESENTAÇÃO CLÍNICA

A. Os linfomas de efusão primária (PELs) representam 1 a 5% dos HIV-NHL. PEL se apresenta 200 vezes menos comumente em pacientes HIV-negativos, incluindo indivíduos idosos ou receptores de transplante de órgão. Nos pacientes HIV-positivos, estes linfomas estão uniformemente associados a HHV8.

B. As apresentações clássicas de PEL são ascite, efusão pleural ou efusões pericárdicas sem padrões de crescimento infiltrativo ou massas tumorais. Alguns casos de PEL se estendem aos tecidos subjacentes a cavidades serosas, incluindo os nódulos, omento, mediastino e pulmões. Outros casos de linfomas sólidos HHV8-positivo são variantes extracavitários do PEL.

C. PEL ocorre primariamente em homens homossexuais e nos estágios avançados de infecção pelo HIV (contagem média de CD4 98/mm³). Em um estudo, 64% dos pacientes tiveram manifestações prévias de AIDS. PEL comumente ocorre em pacientes com manifestações prévias de infecção por HHV-8, como sarcoma de Kaposi ou doença de Castleman.

II. EXAMES DIAGNÓSTICOS E ESTADIAMENTO

A. Toracentese, pericardiocentese ou paracentese diagnóstica geralmente são necessárias para diagnosticar paciente com PEL.

B. PEL é classificado como um NHL em estágio IV.

C. A patologia de PEL usualmente demonstra diferenciação das células plasmáticas conforme demonstrado pela expressão de CD138 ou sindecano-1. As células tipicamente expressam antígeno leucocitário comum CD45, EMA e antígenos de ativação, HLA-DR, CD23, CD25, CD30, CD38, CD70 e CD77. Contudo, elas, frequentemente, são negativas para marcadores de células T e B, incluindo CD20, embora estejam presentes rearranjos genéticos da imunoglobulina clonal. Embora as grandes células malignas pleomórficas possam se parecer com células de Reed-Sternberg (RS), elas são CD15 negativo.

Malignidades Associadas à AIDS | **375**

III. TERAPIA

A. A terapia **CHOP** era, em geral, ineficaz na era pré-HAART (*Nador Blood* 1996;88:645). Entretanto, agora que HAART está disponível, o regime CHOP é uma escolha apropriada de terapia para estes pacientes, se eles tiverem *status* de desempenho e imune adequado. Rituximab não é recomendado para uso nestes linfomas, que são tipicamente CD20 negativo. Também existem relatos empíricos do uso de outros regimes de combinação para PEL, conforme descrito para DLBCL. Outros regimes, como DA-EPOCH, podem ser efetivos para PEL.

B. **HAART isoladamente** demonstrou ser efetivo para AIDS-PEL, de acordo com relatos empíricos.

C. Os **fatores prognósticos** importantes para a resposta são bom *status* de desempenho e o uso preexistente de terapia HAART. Em um estudo usando uma variedade de regimes de tratamento, dos quais CHOP era o mais comum, OS foi mais de 3 anos em 32% dos pacientes.

IV. ANTECEDENTES. PELs associados à AIDS estão uniformemente associados à infecção por HHV8 e à coinfecção frequente com EBV. Não está claro por que PEL se origina nas cavidades corporais, mas existem evidências de que Bcl-2 viral é ativado por hipóxia, o que pode contribuir para o desenvolvimento de linfoma.

LINFOMAS DE HODGKIN ASSOCIADOS À SINDROME DA IMUNODEFICIÊNCIA ADQUIRIDA

I. APRESENTAÇÃO CLÍNICA. HL tem incidência 10 a 25 vezes maior na população HIV-positiva comparado com a população HIV-negativa.

A. **Ao diagnóstico,** 74 a 92% dos pacientes com HIV-HL apresentam doença avançada, com envolvimento extranodal frequente, incluindo a medula óssea, fígado e baço, mas envolvimento mediastinal é incomum. Além do mais, 70 a 96% dos pacientes têm sintomas B. O envolvimento da medula óssea está presente em 40 a 50% dos pacientes e é o primeiro indicador de doença em 20% dos casos. Em contraste com a população HIV-negativa, a propagação nodal não contígua do linfoma é comum, por exemplo, fígado sem envolvimento esplênico ou pulmão sem envolvimento do nódulo mediastinal.

B. **A contagem média de CD4** na apresentação está na faixa de 275 a 300/mm^3.

II. EXAMES DIAGNÓSTICOS E ESTADIAMENTO

A. **O alargamento dos linfonodos** pode ser devido a HIV ou HL, e varreduras PET podem ser úteis para distinguir a etiologia. Outras causas coincidentes de alargamento dos linfonodos também devem ser excluídas, como infecção micobacteriana ou por citomegalovírus ou NHL.

B. **A patologia** mostra o subtipo de celularidade mista como a variante mais comum em indivíduos infectados com HIV, bem como aumento na frequência do subtipo depletado de linfócitos comparado com HL HIV-negativo. LMP-1 é expresso em quase todos os casos em células RS. As células RS são tipicamente CD15+CD30+CD45-.

C. **A avaliação do estadiamento** é conforme a descrita para AIDS-DLBCL, exceto que as varreduras MRI/CT do cérebro e punção lombar podem ser omitidas a menos que existam sintomas neurológicos. Os testes da função pulmonar devem ser realizados antes do uso de bleomicina.

III. TERAPIA

A. São recomendados **regimes de quimioterapia de dose completa** combinados com HAART e G-CSF. No entanto, deve ser reconhecido que G-CSFs aumentam a probabilidade de toxicidade pulmonar da bleomicina, assim sendo, devem ser usadas as menores doses possíveis de CSFs.

B. **ABVD** (doxorrubicina, bleomicina, vimblastina e dacarbazina) dado com apoio de G-CSF é o regime mais comumente usado, dado nas mesmas doses que na população HIV-negativa. No período pré-HAART, este regime resultou em um CR de 42%. No período pós-HAAR, CR, foram relatadas em estudos separados de CR de 87 e 91%. Estudos recentes mostram que a infecção pelo HIV não afeta de modo adverso a sobrevivência global ou a sobrevivência livre de eventos para indivíduos com HL tratados com ABVD (*J Clin Oncol* 2012;30:4056).

C. **EBVP** (epirrubicina, bleomicina, vimblastina e prednisona) resultou em uma taxa de CR de 74%, com leucopenia grau 3 ou 4 em 32% dos pacientes.

D. O **regime Stanford V** (doxorrubicina, vanblastina, mecloretamina, etoposídeo, vincristina, bleomicina e prednisona) resultou numa taxa de remissão completa de 81%, sobrevivência

Capítulo 34

global em 3 anos de 51% e sobrevivência livre de doença de 68%. Este regime mantém ou aumenta a intensidade da dose de drogas individuais, porém, reduz as doses cumulativas de bleomicina e doxorrubicina comparadas com ABVD e pode reduzir a incidência de disfunção pulmonar ou cardíaca.

E. O regime **BEACOPP** (ciclofosfamida, doxorrubicina, etoposídeo, procarbazina, prednisona, bleomicna e vincristina) resultou em CR em todos os 12 pacientes tratados e 83% de sobrevivência em 2 anos, mas leucopenia grau 3 ou 4 em 75% dos casos.

F. Foi utilizada **terapia adaptada ao risco** em um estudo de HL associado ao HIV. Sujeitos com doença favorável em estágio inicial receberam 2 a 4 ciclos de ABVD mais radiação do campo envolvido, enquanto pacientes com doença desfavorável em estágio inicial receberam 4 ciclos de BEACOPP ou uma combinação de 4 ciclos de ABVD, seguidos por radioterapia envolvida caso a doença seja > 5 cm ou a doença residual seja > 2 cm. Pacientes com doença avançada receberam 8 ciclos de BEACOPP. Ocorreram CRs em 96% dos sujeitos, a sobrevivência sem progressão em 2 anos foi de 92% e a OS em 2 anos foi de 91%.

G. Estudos de terapia de **salvamento** não foram reportados em pacientes com AIDS. Entretanto, pacientes que recaem em mais de 12 meses depois da obtenção de uma remissão completa inicial podem ser candidatos a tratamento com um dos regimes de primeira linha descritos anteriormente. Pacientes que recaem em um período de tempo mais curto podem ser candidatos a abordagens de salvamento similares às descritas para pacientes com AIDS-DLBCL. O papel de brentuximab em terapia de salvamento ainda precisa ser definido em HL associado ao HIV.

IV. COMPLICAÇÕES da doença ou o tratamento são como os descritos para AIDS-DLBCL com a adição de possível fibrose pulmonar resultante do uso de bleomicina. Esta complicação, caracterizada por pneumonite aguda com febre, congestão, tosse e dispneia, ocorre mais comumente após doses de mais de 200 a 400 U/m², mas pode ocorrer em doses mais baixas quando também é utilizada radioterapia no tórax.

V. ACOMPANHAMENTO deve ser como o descrito para linfomas de grandes células B difusas associadas à AIDS.

VI. ANTECEDENTES. Foi identificado EBV em 80 a 100% dos casos de HIV-HL em comparação com cerca de 50% da população HIV-negativa. As células RS de HL de pacientes HIV-negativos são, geralmente, derivadas de células GC B, enquanto as dos pacientes HIV-HL são derivadas de células B pós-GC.

VII. FOCO ATUAL DAS PESQUISAS. As pesquisas atuais estão focando na possível substituição de brentuximab por bleomicina no regime ABVD, dada a excelente taxa de resposta de brentuximab em HL HIV-negativo recidivado, mas significativa toxicidade pulmonar quando é usada bleomicina e brentuximab concomitantemente. Outras pesquisas estão examinando o uso do transplante de células estaminais, autólogo ou alógeno, no tratamento de HIV-HL e de estratégias terapêuticas visando a infecção por EBV.

CARCINOMAS ANAIS ASSOCIADOS À SÍNDROME DA IMUNODEFICIÊNCIA ADQUIRIDA

I. APRESENTAÇÃO CLÍNICA

A. Os indivíduos infectados pelo HIV têm uma taxa 30 a 120 vezes mais alta de carcinoma anal do que os indivíduos HIV-negativos. Estes carcinomas das células escamosas resultam de infecções por HPV de alto risco. Suas malignidades não estão claramente associadas à supressão da resposta imune, ocorrem em indivíduos com uma ampla gama de tumores CD4 e não são consideradas doenças definidoras de AIDS. A incidência de cânceres anais parece ter aumentado desde a introdução de HAART, embora as características clínicas e a sobrevivência global não tenham se alterado.

B. As apresentações clínicas mais comuns são dor ou hemorragia. No entanto, tumores maiores podem interferir na função do esfíncter anal e levam à incontinência.

C. O exame clínico vai identificar uma massa, e o tamanho e a posição dentro do canal anal ou margem anal devem ser documentados. O exame retal poderá detectar linfonodos perirretais aumentados.

D. Deve ser feita **proctossigmoidoscopia** em todos estes pacientes.

E. Em mulheres, deve ser feito **um exame ginecológico completo**, especialmente se o tumor estiver situado no canal anal anterior ou se o períneo estiver envolvido. Evidências do envol-

Malignidades Associadas à AIDS | **377**

vimento da mucosa vaginal sugerem que se podem desenvolver fístulas retovaginais durante o tratamento. Se não puder ser feito exame pélvico devido à dor, o exame deve ser realizado com anestesia.

II. EXAMES DIAGNÓSTICOS E ESTADIAMENTO

A. As **estratégias de varredura** para displasia anal ou cervical estão baseadas na contagem de CD4 e na expertise local.

B. A **patologia** mostra que tumores anais distais tendem a ser queratinizados, enquanto que tumores mais proximais são não queratinizados e são referidos como cloacogênicos ou basaloides. Contudo, o comportamento clínico de ambos os tipos de tumores é semelhante.

C. O **diagnóstico diferencial** inclui outros tumores raros que se originam no canal anal que precisam ser distinguidos do carcinoma de células escamosas, incluindo adenocarcinomas dos ductos ou glândulas anais, melanomas, sarcomas de células claras e tumores neuroendócrinos.

D. As avaliações do **estadiamento** devem incluir ultrassonografia endoanal, CT, MRI ou PET.

E. O **prognóstico** depende do sexo, estágio do tumor, status nodal e resposta à quimiorradiação. Os pacientes com tumores bem diferenciados têm um resultado mais favorável do que aqueles com cânceres pouco diferenciados.

III. A TERAPIA é geralmente com quimioterapia ou radioterapia concomitante.

A. As **opções de quimioterapia** incluem fluorouracil e mitomicina, como na população de pacientes HIV-negativo, fluorouracil isoladamente ou fluorouracil com cisplatina. As taxas de controle local são de 80 a 90% para tumores com menos de 4 cm e 70 a 85% para tumores maiores. A adição de mitomicina ao fluorouracil melhora o controle local e a sobrevivência livre de doença. Os pacientes infectados por HIV com contagem de CD4 maior do que $200/mm^3$ geralmente toleram terapia similar à da população de pacientes HIV negativo, embora a taxa de toxicidade para a pele/membrana mucosa e a supressão na medula óssea possam ser maiores em indivíduos HIV-positivo do que em HIV-negativo. Os indivíduos com contagem de CD4 menor do que $200/mm^3$ podem tolerar menos bem a quimioterapia, e deve ser considerada a interrupção ou redução da dose de mitomicina.

B. A **doença recorrente ou residual** está associada a morbidade substancial, à cicatrização deficiente da ferida e a infecções ou necroses na ferida. A terapia de resgate para doença localizada recorrente em casos selecionados pode incluir dissecção do linfonodo inguinofemoral, exenteração pélvica ou radioterapia adicional se a região não recebeu as doses máximas toleradas.

C. **Doença metastática distante** é manejada com intuito paliativo, e os agentes ativos da quimioterapia incluem cisplatina e fluorouracil. Pode ser considerada a ressecção de metástases isoladas no fígado ou pulmões em casos selecionados.

IV. COMPLICAÇÕES. Ocorrem complicações tardias da quimioterapia em 3 a 16% dos pacientes depois de 3 a 10 anos e incluem necrose do ânus, especialmente com mais de 60 Gy de radioterapia externa ou após implantes intersticiais. Outras complicações incluem bexiga neurogênica, estenose uretral, lesão do intestino delgado, citopenia, diarreia intratável e sarcoma induzido pela radiação. Estas complicações são mais comuns em pacientes com CD4 < $200/mm^3$ (*J Clin Oncol* 2008;26:2550).

V. O FOLLOW-UP dos pacientes tratados envolve o exame retal digital e proctoscopia a cada 2 meses durante 1 ano, a cada 3 meses no segundo ano e depois disso a cada 6 meses. Se depois de 3 meses estiver presente espessamento persistente, será indicado exames de follow-up com CT ou MRI e/ou biópsias.

VI. ANTECEDENTES. Os carcinomas anogenitais de células escamosas estão uniformemente associados à infecção por HPV, particularmente linhagens de alto risco 16, 18, 31 e 35. A proteína HPV E6 se liga à proteína supressora tumoral p53 e promove a sua degradação, anulando a parada no seu ciclo celular e funções de apoptose. A proteína HPV E7 se liga às proteínas da família do retinoblastoma, p105, p107 e p130 e promove a transição do ciclo celular para a fase S.

VII. O FOCO ATUAL DAS PESQUISAS é o exame da eficácia das vacinas na prevenção da aquisição de linhagens do HPV de alto risco. Além do mais, vacinas que expressam epítopos de HPV E6 ou E7 também estão sendo examinadas como vacinas terapêuticas. O uso de coagulação infravermelha para tratamento de neoplasia intraepitelial de alto grau do canal anal também está sen-

378 | Capítulo 34

do estudado. Além disso, o papel de cidofovir contra o HPV para displasia perianal de alto grau será investigado.

KS ASSOCIADO À SÍNDROME DA IMUNODEFICIÊNCIA ADQUIRIDA

I. APRESENTAÇÃO CLÍNICA

A. KS ocorre 500 a 10.000 vezes mais comumente em indivíduos HIV-positivos do que na população geral. Embora ocorrendo mais comumente em pacientes com menos de 200 linfócitos CD4/mm³, a contagem de CD4 na apresentação pode ser bastante variável e KS pode ser a primeira manifestação de AIDS.

B. A **apresentação clínica** depende do sítio e do grau de envolvimento do KS. As manifestações da doença podem variar desde máculas cutâneas inócuas assintomáticas até lesões viscerais com risco de vida. O curso clínico de KS também é altamente variável, com rápido aumento no número e tamanho das lesões em alguns pacientes durante o curso de semanas a meses ou lesões indolentes que gradualmente diminuem com o passar dos anos.

C. A **história pertinente** deve incluir uma descrição de todas as áreas de envolvimento inicial de KS, duração da lesão e taxas de progressão, lesões orais, lesões GI e pulmonares, presença de edema associado a KS e outros sintomas associados a KS, doenças definidoras de AIDS, outras doenças sexualmente transmissíveis, OIs e tratamento antirretroviral passado e atual.

D. O **exame físico** inclui a avaliação do *status* de desempenho, avaliação completa da pele, cavidade oral e linfonodos, com avaliação do tórax, abdome e neurológica e exames genitais e retais. As **medidas da linha de base** de pelo menos cinco lesões indicadoras, a descrição das lesões, se são planas ou elevadas, e a determinação do número lesões por área (p. ex., perna esquerda, cabeça e pescoço) são necessárias para avaliação posterior da taxa de progressão e a resposta à terapia. Fotografias ou desenhos de sítios de envolvimento de KS são úteis para avaliações de acompanhamento.

  1. Manifestações cutâneas. Tipicamente KS apresenta lesões cutâneas pigmentadas, desde alguns milímetros até vários centímetros de tamanho, que podem ser planas ou elevadas, com uma cor rosa à púrpura ou marrom. Estas lesões tendem a ser indolores e não pruriginosas, embora possa ocorrer sangramento e infecção superficial ou celulite. Pode ocorrer KS visceral sem manifestações cutâneas.

  a. KS facial tipicamente envolve as áreas nasal, periorbital ou conjuntival. Estas podem ser esteticamente desagradáveis, causando ansiedade e estigmatização social.

  b. Ocorre **KS oral** em 30% dos pacientes e frequentemente envolve o palato duro e mole, e ocasionalmente as gengivas, língua, tonsilas e faringe. As lesões podem ser maculares, nodulares ou exofíticas, causando disfagia, odinofagia ou dificuldades de fala.

  c. KS genital é caracterizado por placas eritematosas no prepúcio ou na haste do pênis.

  d. KS dos pés pode causar dor e dificuldades na deambulação.

  e. Pode ocorrer **linfedema** causado por envolvimento dérmico e linfático do KS, resultando em um edema sem depressões, às vezes lenhoso das extremidades inferiores e genitais, por vezes desproporcionalmente mais severo do que o grau de envolvimento do KS. As lesões na pele podem causar gotejamento, ulceração e posteriormente infecções bacterianas superimpostas.

  2. KS nodal pode presentar aumento indolor dos linfonodos causado por substituição focal ou total com KS. Deve ser diferenciado de linfoma, linfadenite micobacteriana ou por HIV.

  3. As **manifestações viscerais** afetam mais frequentemente os pulmões e o trato GI.

  a. KS pulmonar afeta 40% dos pacientes com KS e, usualmente, está associado à dispneia sem febre, tosse ou hemoptise. Isto pode ser progressivo, debilitante e rapidamente fatal se não for tratado.

  b. GI KS ocorre em qualquer lugar no trato GI em 40% dos pacientes ao diagnóstico e é, geralmente, assintomático, embora possa ocorrer hemorragia, obstrução ou enteropatia.

  c. Outros órgãos viscerais, como o baço, medula óssea, fígado, coração e pericárdio, podem estar envolvidos com KS. No entanto, o envolvimento do CNS com KS é altamente incomum.

II. EXAMES DIAGNÓSTICOS E ESTADIAMENTO

A. O **diagnóstico de KS** deve ser confirmado em todos os pacientes através de biópsia em pelo menos uma ocasião. O **diagnóstico diferencial** de lesões cutâneas em pacientes infectados

Malignidades Associadas à AIDS | 379

com HIV inclui equimose, nevos, melanoma, lesões cutâneas associadas à *Bartonela henselae* e dermatofibromas.

B. Avaliações clínicas

1. **A avaliação de doença cutânea** inclui a contagem do número de lesões se < 50, ou o número de lesões em uma única porção do corpo, medida do diâmetro biperpendicular de cinco lesões, descrição da cor das lesões e se elas são elevadas ou planas, se existe edema associado ao tumor e documentação fotográfica das lesões.

2. **A avaliação das lesões mucosais** deve incluir a descrição do tamanho das lesões e seu sítio de envolvimento.

3. **A avaliação da doença visceral** deve ser direcionada, principalmente, para a avaliação pulmonar e das lesões do trato GI. Os pacientes devem ter uma linha de base e pelo menos radiografia torácica anual ou, se indicado, CT do tórax. Se estiver presente sangramento GI, vômitos, dor ou outros sintomas abdominais, deve ser fortemente considerada a realização de endoscopia superior ou inferior.

C. Patologia. O diagnóstico de KS é feito por biópsia e exame histológico de lesões cutâneas, linfonodos aumentados ou tecidos viscerais. A patologia típica apresenta uma proliferação de células fusiformes que pode expressar marcadores endoteliais como PECAM-1 (CD31), CD34, LYVE1, podoplanina (D2-40) e FLI1 e marcadores de herpes vírus associado a KS (KSHV, HHV8) como LANA, misturados com células endoteliais, fibroblastos, células inflamatórias e eritrócitos extravasados. Achados histológicos similares estão presentes em KS não relacionado com AIDS.

D. Radiologia e procedimentos endoscópicos

1. Uma radiografia do tórax como linha de base é feita em todos os pacientes com KS para excluir KS pulmonar e outros transtornos cardiopulmonares associados à infecção por HIV. Infiltrados reticulonodulares intersticiais difusos com proeminência mediastinal podem ser vistos em pacientes com KS pulmonar e devem ser diferenciados de linfoma ou PCP e outras pneumonias típicas (ou seja, bacterianas) e pneumonias atípicas (ou seja, micobacterianas, CMV ou pneumonias por histoplasma). KS também pode apresentar infiltrados alveolares, efusão pleural ou nódulos pulmonares isolados. As lesões de KS são, geralmente, tálio ou PET positivo e gálio negativo, em contraste com as infecções pulmonares.

2. **A broncoscopia** pode revelar lesões semelhantes a KS eritematosa endobronquial mesmo com estudos radiologicamente normais. Como as biópsias transbrônquicas têm fracos resultados histológicos, pode ser feito um diagnóstico presuntivo de KS pulmonar com base em dispneia sem febre, radiografia do tórax e achados broncoscópicos após a exclusão de outros processos de doença.

E. O estadiamento de KS utiliza o sistema de classificação do Grupo de Ensaios Clínicos de AIDS (ACTG), que caracteriza os pacientes como bom risco e mau risco, com base na sua carga tumoral (T), função imune (I) e a presença de doença sistêmica (S). T0 denota KS de bom risco confinado à pele e/ou linfonodos e/ou doença oral mínima, enquanto que lesões de mau risco T1 estão associadas a linfedema sintomático, ulceração tumoral, doença oral extensa e/ou envolvimento visceral. A função imune é classificada dependendo se a contagem de CD4 é < ou ≥ 150/mm³. S0 é definida como sem história de OIs, sintomas B, outras doenças relacionadas com o HIV e escala de Karnofsky de pelos menos 70%. Pacientes com KS de bom risco são T0I0S0.

F. O prognóstico na era de HAART é em grande parte determinado pelos estágios T e S, enquanto que na era do uso de HAART, a contagem de CD4 não tem um impacto significativo na sobrevivência. A OS em 3 anos é de 88% para indivíduos com T0S0, 81% para pacientes T0S1, 80% para pacientes T1S0 e 53% para pacientes T1S1.

G. A morbidade causada por KS está associada a lesões dolorosas na boca ou nas solas dos pés, linfedema, sintomas associados a KS visceral e distúrbios psicológicos resultantes dos efeitos estéticos das lesões de KS.

H. A mortalidade por KS está associada, primariamente, a KS pulmonar e menos comumente à hemorragia das lesões GI.

III. TERAPIA

A. Pacientes com KS de bom risco ou KS assintomático de mau risco estável podem receber terapia local ou sistêmica.

380 | Capítulo 34

1. **As terapias locais** incluem radioterapia com feixes de elétrons, ácido retinoico 9-cis tópico (Panretin Gel), injeções intralesionais ou iontoforese da vimblastina (0,1 mL de 0,1 mg/mL) ou 3% sulfato tetradodecil sódico (0,1 a 0,3 mL), crioterapia, terapia de coagulação com *laser* ou excisão cirúrgica. Apesar da eficácia destes procedimentos, existem várias complicações possíveis. A radioterapia pode resultar em linfedema residual crônico, telangiectasias pós-irradiação, alterações cutâneas lenhosas e o reaparecimento de KS após o tratamento. Ela é mais tóxica para lesões mucosais do que para cutâneas. Panretin gel pode causar inflamação local e clareamento da pele, ocasionando resultados estéticos inadequados. Terapias fotodinâmicas podem resultar em dor moderada e fotossensibildade por várias semanas após o tratamento. Injeções intralesionais causam necrose ou esclerose das lesões mucocutâneas, que podem ser muito dolorosas. Crioterapia pode resultar em áreas hipopigmentadas, o que é particularmente incômodo para indivíduos de pele escura. Excisão cirúrgica não é ideal para lesões grandes devido ao reaparecimento de KS nas margens.

2. **Terapia HAART, isoladamente**, produz uma taxa de resposta de cerca de 80% em pacientes com lesões T0, mas as respostas são incomuns em pacientes com lesões T1. Esta abordagem é mais provável de ser efetiva em pacientes naïve para HAART que tiveram anteriormente HIV mal controlado e que irão cumprir o uso subsequente de HAART. O tempo para resposta é de 3 a 9 meses. Regimes HAART baseados em PI e no inibidor da transcriptase reversa não nucleosídeo foram verificados como igualmente efetivos. Deve ser observado que KS progressivo também pode-se desenvolver em pacientes que recentemente iniciaram HAART, atribuído a uma síndrome de reconstituição imune.

3. Foi relatado que a **talidomida** produz respostas em 30 a 50% dos pacientes, em doses de 100 a 1.000 mg/dia (200 mg/dia é a dose máxima usualmente tolerada), mas é complicada por fadiga, constipação, neuropatia, xerostomia, neutropenia, hipotensão ortostática, risco de malformações congênitas e, menos comumente, hiper ou hipoglicemia, hipotireoidismo, tremor, transaminases séricas elevadas ou trombose. O uso de outros análogos da talidomida, como lenalidomida e pomalidomida, está, atualmente, em investigação.

4. **Interferon-α** produz respostas em cerca de 30% dos pacientes, quando usado em altas doses, > 20 mU/m^2 três vezes por semana, porém menos respostas em doses menores quando usado isoladamente, embora as respostas a baixas doses sejam melhoradas quando combinadas com PIs. Interferon-α pode resultar em neutropenia, sintomas semelhantes à gripe e depressão. Não foi reportado o uso de interferon peguilhado para KS.

B. Pacientes com KS visceral sintomático de mau risco ou KS rapidamente progressivo devem ser tratados com HAART combinada com quimioterapia ou agentes investigacionais. Doses farmacológicas de corticosteroides sistêmicos devem ser evitadas, uma vez que isto pode causar acentuada aceleração de KS.

1. **Antraciclinas lipossômicas** são a terapia inicial mais apropriada, e doxorrubicina lipossômica (Doxil, 20 mg/m^2 IV a cada 2 a 3 semanas) ou daunorrubicina (DaunoXone, 40 mg/m^2 IV a cada 2 ou 3 semanas) resultam em taxas de resposta de 25 a 90%. Os efeitos adversos de grau 3 ou 4 incluem mielossupressão (36%), náusea e vômitos (15%), anemia (10%) e síndrome mão-pé. A incidência de lesão por extravasamento, mucosite, náusea, alopecia e cardiomiopatia com antraciclinas lipossômicas é mais baixa do que com antraciclinas não lipossômicas.

2. **Paclitaxel** 100 mg/m^2 q 2 a 3 semanas geralmente é considerado o agente de segunda linha mais eficaz e mais bem tolerado, embora alguns oncologistas o recomendem como terapia de primeira linha para KS com risco de vida. Foram reportadas taxas de resposta de 59 a 71%, com uma duração média de mais de 10 meses. Mielossupressão (grau 3 ou 4 em 35%), alopecia, neuropatia e reação de hipersensibilidade são as principais toxicidades. Paclitaxel (xyotax) e abraxane lipossômicos não foram estudados em AIDS-KS.

3. **Etoposídeo oral** pode ser útil como um agente de terceira linha, dado em uma dose de 50 mg/dia durante 7 dias de cada ciclo de 14 dias. Em um ensaio de 36 pacientes, a taxa de resposta foi de 36%, com uma duração média de resposta de 25 semanas. Esta terapia foi complicada por neutropenia grau 3 ou 4 em 36% dos pacientes.

4. **Vinorelbine** tem uma resposta de 43% em pacientes com uma ou mais terapias sistêmicas prévias para KS, mas está associado à mielossupressão.

Malignidades Associadas à AIDS | 381

5. **Os regimes de quimioterapia alternativos** que podem ser considerados incluem bleomicina, docetaxel ou uma combinação de doxorrubicina, bleomicina e vincristina.

6. **A duração da terapia** depende dos pacientes individuais. Geralmente a quimioterapia é aplicada até que seja atingido um platô na resposta, e então doses de terapia podem ser descontinuadas ou dadas com menos frequência. A quimioterapia crônica pode estar associada a toxicidades limitantes relacionadas ao tratamento cumulativo.

IV. COMPLICAÇÕES

A. Complicações de AIDS-KS. Embora KS visceral, especialmente KS pulmonar e GI, possa ser fatal, a imunossupressão relacionada à AIDS ou OIs continua sendo a causa principal de morbidade e mortalidade em pacientes com KS. Infecções bacterianas, fúngicas e parasíticas sobrepostas em lesões segregantes ulceradas não são incomuns. Dispneia severa causada por KS pulmonar e hemorragia por envolvimento GI de KS também podem ser vistos.

B. Complicação da terapia. O uso de HAART com terapia sistêmica anti-KS, como paclitaxel, pode, potencialmente, causar toxicidade profunda em alguns pacientes com AIDS-KS. O metabolismo de paclitaxel, docetaxel e PIs anti-HIV envolve isoforma 3A4 do citocromo P450.

V. ACOMPANHAMENTO.
A frequência do acompanhamento pode variar, sendo a cada 2 semanas até a cada 6 meses, dependendo do estágio da doença, taxa de progressão ou regressão da doença e o tipo de terapia. Durante as consultas para acompanhamento, as *lesões indicadoras* devem ser medidas, o número de lesões de KS nas regiões indicadoras deve ser contado e o caráter das lesões deve ser descrito. A repetição de fotografias e acompanhamento com radiografias do tórax devem ser realizados conforme indicado clinicamente.

VI. ANTECEDENTES

A. KS se desenvolve em indivíduos HIV-negativos, incluindo homens idosos principalmente da Europa oriental, Mediterrâneo e/ou descendentes de judeus, indivíduos que se submeteram à imunossupressão (p. ex., associada a transplante de medula óssea ou órgão) e homens jovens da África equatorial, bem como em indivíduos infectados com o HIV. KS associado à AIDS ocorre em indivíduos homossexuais ou bissexuais e, muito raramente, se é que ocorre, em outros grupos de risco de HIV. A incidência de AIDS-KS diminuiu significativamente com o uso de HAART nos Estados Unidos. Entretanto, em outras partes do mundo com acesso limitado à HAART, a incidência de KS continua a aumentar.

B. Acredita-se que a **patogênese de KS** envolve a expressão pelas células fusiformes de citocinas como interleucina-6, fator de crescimento fibroblástico básico, fator de crescimento endotelial vascular (VEGF), metaloproteinases de matriz, fator de necrose tumoral-α, oncostatina-M, fator de crescimento derivado das plaquetas e interferon-γ.

C. HHV8, também designado KSHV, é considerado o agente etiológico deste transtorno, com células primariamente latentemente infectadas contribuindo para o desenvolvimento deste transtorno. Uma pequena proporção de células com replicação lítica do HHV8 também pode contribuir para a patogênese da doença. HHV8 está presente em AIDS-KS, assim como KS se desenvolve em populações HIV-negativas. Vários genes virais implicados na patogênese de KS incluem aqueles que codificam homólogos de proteínas antiapoptose Bcl-2 e um inibidor de apoptose mediada por Fas, interleucina-6, ciclina D, fatores reguladores de interferon, quimiocinas e receptores conjugados de proteína C. Testes sorológicos para HHV8 ainda não estão rotineiramente disponíveis. O tempo médio para desenvolvimento de KS em indivíduos HHV8-positivo, infectados por HIV-1 é estimado em cerca de 10 anos. Acredita-se que HHV8 seja transmitido sexualmente, embora as concentrações do vírus no sêmen pareçam ser muito baixas. Deve ocorrer transmissão através do sangue, mas de forma ineficiente. Também ocorre transmissão de mãe para filho, o que ocorre, principalmente, através da saliva.

VII. FOCO ATUAL DAS PESQUISAS

A. Agentes antiangiogênicos foram amplamente estudados em KS associado à AIDS. Isto inclui talidomida, além de diversos agentes estudados em ensaios de fase I e II, incluindo um análogo da fumagilina TNP-470, um inibidor SU5416 do receptor de VEGF, dipeptídeo antiangiogênico IM862, bevacizumab, lenalidomida e ephrin e inibidores do caminho Notch. O inibidor de metaloproteinases de matriz, COL-3, um análogo da tetraciclina, resultou numa taxa de resposta de 44% com uma duração média de mais de 25 semanas em uma

382 | Capítulo 34

coorte de 17 pacientes. Esta terapia foi complicada por cefaleia, fotossensibilidade ou erupções cutâneas. Um inibidor da síntese do colágeno, halofuginona, também está passando por estudos clínicos em AIDS-KS. Interleucina 12 também se revelou como um inibidor potente de angiogênese, talvez através da indução da proteína 10 induzível, e ensaios clínicos estão em andamento com este agente. Um oligonucleotídeo antissense de VEGF mRNA também será estudado em AIDS-KS. Também existem evidências de que PIs antirretrovirais podem funcionar como inibidores da angiogênese.

B. Foram estudados os **inibidores da sinalização dos receptores do fator de crescimento**, incluindo imatinib, como um inibidor do fator de crescimento derivado das plaquetas e dos receptores c-kit. Em um ensaio de 10 indivíduos que receberam 600 mg/dia, 5 exibiram um PR, mas ocorreu diarreia em grau 3 ou 4, depressão ou neutropenia em 8 pacientes. Outros estudos estão baseados nos mediadores dos caminhos de sinalização, incluindo fosfatidilinositol 3-quinase, serina-treonina quinase Akt, quinase do receptor extracelular Erk, fator nuclear kappa B, alvo da rapamicina (TOR) e ciclina D.

C. **Retinoides para diferenciação celular** também foram usados em pacientes com AIDS-KS. O ácido 9-cis retinoico (alitretinoína ou Panretin) resultou em uma taxa de resposta de 37%, mas quase metade dos pacientes descontinuou o tratamento em decorrência de cefaleia ou toxicidade cutânea. Hipertrigliceridemia e pancreatite subclínica também foram reportadas com retinoides, incluindo alitretinoína. Não existem relatos do uso de bexaroteno para AIDS-KS.

D. **Terapia anti-HHV8** com cidofovir ou foscarnet foi reportada em estudos empíricos ou retrospectivos. Por exemplo, o tempo de progressão de KS foi prolongado em pacientes tratados com foscarnet comparados com pacientes tratados com ganciclovir (211 dias vs. 22 dias). Inibidores de deacetilase histona, como butirato e ácido valproico, e inibidores do fator nuclear kappa B (p. ex., bortezomib), que demonstraram induzir a expressão genética lítica de HHV8, estão sendo avaliados em ensaios clínicos.

OUTRAS MALIGNIDADES ASSOCIADAS À SÍNDROME DA IMUNODEFICIÊNCIA ADQUIRIDA

Embora inúmeras outras malignidades possam ser mais frequentes entre indivíduos HIV-positivos do que HIV-negativos, as abordagens de tratamento são, de um modo geral, semelhantes, especialmente se a carga viral estiver bem controlada e a contagem de células CD4 não estiver profundamente deprimida.

I. HCC é aproximadamente 5 vezes mais comum em indivíduos HIV-positivos do que na população geral, principalmente em razão de uma taxa mais elevada de infecção persistente pelo vírus da hepatite B e C. Contudo, taxas mais altas de abuso de álcool, esteatohepatite não alcoólica e diabetes podem contribuir para o desenvolvimento de HCC em indivíduos HIV-positivos. É recomendada varredura para infecção ativa por HBV e HCV para todos os indivíduos HIV-positivos. Deve ser aplicada vacina contra hepatite B em todos os indivíduos que não são imunes ao HBV. Recomenda-se tratamento antirretroviral para indivíduos com infecção persistente e com evidência de doença hepática. É recomendada varredura para HCC em pacientes com cirrose a cada 6 meses com ultrassonografia. O tratamento de HCC em paciente HIV-positivo, com transplante, TACE ou sorafenib (dependendo do estágio), é similar ao de indivíduos HIV-negativos. No entanto, os resultados de transplante para HCC podem ser piores em indivíduos HIV-positivos, em termos de HCV e recorrência de HCC.

II. CÂNCERES DE PULMÃO ocorrem 2,5 a 5 vezes mais comumente em indivíduos HIV-positivos do que na população geral e são a malignidade não definidora de AIDS mais frequentemente diagnosticada nesta população. O risco de câncer de pulmão não está relacionado com o nível de imunossupressão induzida pelo HIV.

III. CÂNCERES DO LÁBIO ocorrem 3,1 vezes mais comumente em pacientes infectados com HIV do que na população geral. Alguns destes cânceres podem estar relacionados com o HPV.

IV. CÂNCERES CERVICAIS ocorrem três vezes mais comumente em mulheres infectadas por HIV do que na população geral. São recomendados esfregaços de Pap no momento em que é diagnosticado HIV, e repetidos pelo menos uma vez dentro de 6 meses, se normal. Se o esfregaço de Pap inicial ou o acompanhamento apresentar inflamação severa, deve ser realizada a repetição de um estudo em 3 meses. Se um esfregaço de Pap mostrar lesões intraepiteliais escamosas ou células escamosas atípicas de significância indeterminada, deve ser realizado exame colposcópico e, se

Malignidades Associadas à AIDS | **383**

indicado, biópsias. Infecções por HPV de alto risco são encontradas mais comumente em mulheres infectadas com HIV sexualmente ativas do que em mulheres não infectadas com HIV. Quando câncer cervical se apresenta em uma mulher infectada com HIV com CD4 < 500/mm³, ele aparece em mulheres mais jovens e com a doença mais avançada e está associado a um prognóstico pior do que em mulheres sem infecção por HIV. Entretanto, a incidência e a resposta terapêutica do câncer cervical parecem se manter inalteradas com terapia HAART. O uso de radioterapia combinada com quimioterapia também pode ser menos tolerado em mulheres infectadas com HIV do que em mulheres sem HIV. Como ocorre com pacientes HIV-negativos, tumores cervicais não volumosos em estágio inicial respondem bem à intervenção cirúrgica e, para tumores mais avançados, o padrão de cuidados é quimiorradioterapia concomitante com cisplatina.

V. CÂNCER PENIANO ocorre 3,9 vezes mais comumente em indivíduos HIV-positivos do que na população geral.

VI. OUTROS. Também foram descritos seminomas testiculares, mieloma múltiplo, doença de Castleman multicêntrica, câncer de pele não melanótico e melanótico, carcinoma de próstata, tumores cerebrais, e leucemia em indivíduos infectados com HIV, com taxas mais elevadas do que na população geral.

LEITURA SUGERIDA

Ammari ZA, Mollberg NM, Abdelhady K, et al. Diagnosis and management of primary effusion lymphoma in the immunocompetent and immunosuppressed hosts. *Thoracic Cardiovasc Surg* 2013;61:343–349.

Antman K, Chang Y. Kaposi's sarcoma. *N Engl J Med* 2000;342:1027–1038.

Barta SK, Xue X, Wang D, et al. Treatment factors affecting outcomes in HIV-associated non-Hodgkin lymphomas: a pooled analysis of 1546 patients. *Blood* 2013;122:3251–3262.

Clark MA, Hartley A, Geh JI. Cancer of the anal canal. *Lancet Oncol* 2004;5:149–157.

Dunelavy K, Pittaluga S, Shovin M, et al. Low-intensity therapy in adults with Burkitt's lymphoma. *New Engl J Med* 2013;369:1915–1925.

Dunleavy K, Wilson WH. How I treat HIV-associated lymphoma. *Blood* 2012;119:3245–3255.

Kaplan LD. Management of HIV-associated Hodgkin lymphoma: how far we have come. *J Clin Oncol* 2012;30:4056–4058.

Martis N, Mounier N. Hodgkin lymphoma in patients with HIV infection: a review. *Curr Hematol Malig Rep* 2012;7:228–234.

Oehler-Janne C, Huguet F, Provencher S, et al. HIV-specific differences in outcome of squamous cell carcinoma of the anal canal: a multicentric cohort study of HIV-positive patients receiving highly active antiretroviral therapy. *J Clin Oncol* 2008;26:2550–2557.

Pria AD, Hayward K, Bower M. Do we still need chemotherapy for AIDS associated Kaposi's sarcoma? *Expert Rev Anticancer Ther* 2013;13:203–209.

Ratner L, Lee J, Tang S, et al. Chemotherapy for human immunodeficiency virus-associated non-Hodgkin's lymphoma in combination with highly active antiretroviral therapy. *J Clin Oncol* 2001;19:2171–2178.

Rudek MA, Flexner C, Ambinder RF. Use of antineoplastic agents in patients with cancer who have HIV/AIDS. *Lancet Oncol* 2011;12:905–912.

Spano J-P, Costagliola D, Katlama N. AIDS-related malignancies: state of the art and therapeutic challenges. *J Clin Oncol* 2008;26:4834–4842.

Yarchoan R, Tosato G, Little RF. AIDS-related malignancies—the influence of antiviral therapy on pathogenesis and management. *Nat Clin Pract* 2005;2:406–415.

Cuidados do Idoso com Câncer

Tanya M. Wildes

I. INTRODUÇÃO. O câncer é uma doença do envelhecimento: a incidência da maioria das malignidades aumenta com a idade. Mais da metade dos diagnósticos de câncer e aproximadamente 70% das mortes por câncer ocorrem em pacientes com mais de 65 anos. Com o envelhecimento da população, o número de adultos idosos com câncer irá aumentar em 67% até 2030. Existem diferenças significativas nas taxas de morte específicas por câncer entre indivíduos idosos e mais jovens. As disparidades relacionadas com a idade provavelmente diferem na causa entre as diferentes malignidades, mas os fatores contribuintes incluem diferenças no rastreamento, estágio mais avançado na apresentação, diferenças na biologia da doença ao longo do espectro etário e tratamento menos agressivo em idosos.
  A. Lacunas de conhecimento no tratamento de idosos com câncer. Contribuindo para as diferenças no tratamento entre os idosos estão a crescente vulnerabilidade dos adultos idosos à toxicidade da terapia e a subrepresentação dos idosos em ensaios clínicos. Os idosos têm menor probabilidade de serem incluídos em ensaios clínicos em decorrência dos critérios de exclusão restritivos baseados na função do órgão ou em comorbidades. Além disso, os clínicos têm menos probabilidade de propor a participação em um ensaio clínico embora, se solicitados, os idosos têm a mesma probabilidade de concordar em participar. Esta sub-representação dos idosos em ensaios clínicos resultou em lacunas substanciais em nosso conhecimento sobre a segurança e eficácia das terapias para câncer quando aplicadas a idosos. Com o crescimento do número de idosos com câncer, felizmente agora está sendo direcionada uma atenção crescente para a necessidade de aumentar nossa base de conhecimento sobre o tratamento de idosos com câncer.
II. BIOLOGIA DO CÂNCER EM IDOSOS. Existe uma percepção comum de que, de um modo geral, o câncer em idosos é menos agressivo do que em adultos mais jovens. O câncer de mama é um exemplo disto, sendo mais provavelmente receptor hormonal positivo. De um modo geral, no entanto, a maioria dos cânceres não exibe diferenças substanciais na biologia relacionadas com a idade. Em alguns casos, a idade mais avançada está na verdade associada à biologia mais agressiva resistente ao tratamento, como na leucemia mieloide aguda e linfoma difuso de grandes células B. Assim sendo, com idosos as decisões de tratamento em grande parte não são motivadas pela biologia da doença, mas, em vez disso, pela situação da saúde individual do paciente.
III. AVALIAÇÃO GERIÁTRICA ABRANGENTE. O crescimento da idade cronológica está associado a uma prevalência crescente de comorbidades e prejuízo funcional ou cognitivo. A avaliação geriátrica abrangente (CGA) é uma avaliação multidimensional dos domínios geriátricos (Tabela 35-1). Embora as ferramentas de rastreamento usadas sejam frequentemente denominadas como "CGA", em geriatria CGA se refere à avaliação multidisciplinar, à interpretação das ferramentas de rastreamento e às intervenções adequadas recomendas.
  As síndromes geriátricas são extremamente comuns em idosos com câncer e são inadequadamente descritas numa avaliação oncológica de rotina. Condições médicas coexistentes estão presentes em mais de 80% dos pacientes com câncer acima de 80 anos. Declínio ou incapacidade funcional refere-se à maior necessidade de assistência nas atividades diárias em razão do declínio físico ou cognitivo. Também é comum prejuízo cognitivo entre idosos com câncer, com 15 a 25% no contexto ambulatorial e 40 a 50% no contexto de hospitalização com rastreamento positivo.
  Além do mais, avaliar apenas a situação de desempenho subestima, significativamente, o nível de prejuízo no indivíduo idoso. As comorbidades e o *status* funcional são inteiramente independentes. Entre os adultos idosos com câncer que tinham uma situação de desempenho no Grupo Oriental Cooperativo em Oncologia (ECOG PS) de 0-1, 10% eram dependentes em uma ou mais atividades da vida diária (ADLs), aproximadamente 40% eram dependentes em uma ou mais atividades instrumentais da vida diária (IADLs), cerca de 30% eram cognitivamen-

Cuidados do Idoso com Câncer | 385

TABELA 35-1	Domínios da CGA
Domínio	**Escalas/medidas comumente usadas**
Comorbidades	• Índice de comorbidade de Charlson • Escala cumulativa de classificação da doença – geriátrica • Avaliação das comorbidades em adultos – 27 (ACE-27) • Índice de comorbidades no transplante de células hematopoiéticas (HCT-CI)
Desempenho físico	• Teste *timed up and go* • Bateria curta de desempenho físico

Status funcional	• Atividades da vida diária
	  • Banhar-se
	  • Continência
	  • Vestir-se
	  • Higiene pessoal
	  • Deslocar-se
	  • Alimentar-se
	• Atividades instrumentais da vida diária
	  • Usar o telefone
	  • Chegar a lugares com distância além de uma caminhada
	  • Comprar mantimentos
	  • Preparar refeições
	  • Fazer o trabalho de casa
	  • Lavar roupas
	  • Tomar medicações
	  • Administrar as finanças
	• Situação de desempenho

Cognição	• Teste curto de Blessed • Avaliação cognitiva de Montreal (MOCA) (http://www.mocatest.org) • Miniexame do estado mental
Depressão	• Escala de depressão geriátrica (GDS) • Questionário sobre a saúde do paciente-9 (PHQ-9)
Polifarmácia e medicações inapropriadas	• Critérios de Beers para medicações potencialmente inapropriadas no idoso • Critérios STOPP/START

te prejudicados e 30% eram deprimidos. Assim, PS é uma medida inadequada dos *status* de saúde heterogêneos dos adultos idosos.

IV. TRATAMENTO DE CÂNCER EM IDOSOS

A. Cirurgia. O manejo cirúrgico dos cânceres não difere entre idosos e adultos mais jovens de um modo geral. Estudos que controlam apropriadamente os cofundadores (como comorbidades, câncer em estágio avançado e prejuízo funcional) demonstram resultados similares em pacientes idosos e mais jovens que se submetem à cirurgia de câncer. Dito isto, alguns idosos estão em maior risco de complicações pós-operatórias. No estudo da Avaliação Pós-Operatória do Câncer em Idosos (PACE), a dependência em IADLs, fadiga autorreportada e uma situação de desempenho (PS) no Grupo Oriental Cooperativo em Oncologia de dois ou mais estavam associados a um risco aumentado de complicações da cirurgia (*Crit Rev*

386 | Capítulo 35

Onc Hem 2008;65:156). Igualmente, dependência em ADLs, IADLs e PS fraca estavam associadas a maior período de internação. A idade não estava associada à mortalidade aumentada em 30 dias, embora gênero masculino, câncer em estágio avançado e a extensão da cirurgia estivessem associados. Assim, a idade, isoladamente, não deve ser uma consideração primária nas decisões referentes à cirurgia de câncer; as decisões são mais bem tomadas no contexto da avalição do *status* funcional individual do paciente.

B. Radiação. Igualmente, a idade isolada geralmente não é uma consideração primária na tomada de decisão referente à radioterapia (RT) para câncer. Alguns estudos demonstraram maior declínio funcional agudo durante a quimioterapia em adultos idosos que se submeteram a RT, mas ocorreram resultados similares de mais longo prazo em pacientes que se submeteram a RT com intenção curativa. Assim sendo, entre pacientes que estão sendo tratados com intenção curativa, a toxicidade inicial pode ser justificada considerando-se os resultados a mais longo prazo. Por outro lado, entre os adultos idosos tratados com intenção paliativa, o risco de toxicidade e declínio funcional deve ser equilibrado com o benefício potencial da terapia. Entre pacientes com glioblastoma, a velhice está associada a maior toxicidade e prejuízo cognitivo relacionado à radiação com temozolomida concomitante. Pouco se sabe sobre os preditores de toxicidade da RT em idosos com câncer. Em um pequeno estudo de adultos idosos com câncer retal, as comorbidades estavam associadas ao maior risco de toxicidade aguda. O papel da avaliação geriátrica em adultos que se submetem a RT ainda precisa ser examinado com maior profundidade.

C. Terapia sistêmica. Alterações fisiológicas relacionadas com a idade podem aumentar o risco de toxicidade da quimioterapia entre adultos idosos; estas incluem motilidade gastrintestinal reduzida, fluxo sanguíneo esplâncnico reduzido, alterações na composição corporal resultando em volume de distribuição alterado, redução no fluxo sanguíneo hepático, polifarmácia e interações medicamentosas e declínio na função renal (*J Clin Oncol* 2007;25:1832).

1. Quimioterapia. Uma discussão abrangente das diferenças relacionadas com a idade na toxicidade dos agentes quimioterápicos individuais está além do escopo deste capítulo. No entanto, alguns temas importantes merecem discussão.

a. Toxicidade hematológica. Adultos idosos estão em maior risco de mielossupressão do que adultos mais jovens, particularmente com a exposição aos agentes alquilantes, em razão do decréscimo na reserva de células estaminais hematopoiéticas relacionado com a idade.

b. Mucosite. Adultos idosos estão em maior risco de mucosite com fluoropirimidinas, as antraciclinas lipossômicas e melfalan em alta dose, provavelmente pela redução na capacidade de responder aos danos na mucosa.

c. Ajustamentos de dose para insuficiência renal. A função renal declina com a idade. Os níveis de creatinina sérica isolada são um reflexo inadequado da função renal, que é mais bem estimada com uma equação, como a de Cockcroft-Gault ou a equação de Modificação da Dieta na Doença Renal (MDRD), ou medida com uma coleta de urina de 24 horas. Muitos agentes quimioterápicos não foram completamente estudados em pacientes com insuficiência renal.

2. Agentes direcionados. Um grande número de agentes direcionados foi trazido para o banco do ensaio clínico e para as clínicas nos últimos 15 anos. A pouca inclusão de idosos em ensaios clínicos resultou numa escassez de dados sobre a maioria destes agentes direcionados em idosos, particularmente idosos com comorbidades. Números agentes, incluindo erlotinib, sorafenib, bevacizumab, imatinib, bortezomib e lenalidomida, demonstraram ter maior toxicidade em idosos (*Crit Rev Onc Hematol* 2011;78:227). Em outros casos, análises de subgrupos de pacientes suficientemente adequados para participar de ensaios clínicos podem demonstrar eficácia e toxicidade similar, somente com uma aumento da toxicidade e diminuição da eficácia quando aplicado em contextos do "mundo real", entre pacientes com comorbidades e prejuízo funcional. Deve existir cautela no uso de agentes direcionados em adultos idosos.

V. PREDIÇÃO DE TOXICIDADE DA QUIMIOTERAPIA EM IDOSOS. Com a maior vulnerabilidade à toxicidade e a falta de dados sobre o tratamento de idosos com câncer, resta aos clínicos tomarem decisões combinando os dados do ensaio clínico com o julgamento clínico. Vários instrumentos estão sendo avaliados para auxiliar na estratificação do risco e tomada de decisão para adultos idosos considerando a quimioterapia. No estudo do Grupo de Pesquisa sobre Câncer e

Cuidados do Idoso com Câncer | 387

TABELA 35-2	Intervenções para Síndromes Geriátricas
Domínio	**Intervenção**
Comorbidades	Manejo conjunto com médico de cuidados primários
Declínio funcional	Consulta em fisioterapia
	Consulta em terapia ocupacional
Quedas	Consulta em fisioterapia
	Consulta em terapia ocupacional
	Consulta em terapia ocupacional para avaliação da segurança em casa
	Rastreamento para neuropatia
	Revisão da medicação
Risco nutricional	Consulta com dietista
	Consulta com serviço social para assistência com recursos (refeições a domicilio, apoio da fundação para o câncer com suplementos nutricionais)
Polifarmácia e medicações inapropriadas	Reconciliação e revisão da medicação
	Enfermagem domiciliar para acerto da medicação
	Consulta com farmacêutico
Falta de apoio social	Consulta com assistente social

Envelhecimento, mais de 500 pacientes se submeteram a CGA antes de iniciar quimioterapia. Fatores incluindo idade ≥ 73 anos, anemia, insuficiência renal, quedas recentes, deficiência auditiva, habilidade limitada para caminhar 1 quadra, redução das atividades sociais e necessidade de assistência com medicações prediziam maior risco de toxicidade de grau 3 a 5 da quimioterapia (*J Clin Oncol* 2011;29:3457). No ensaio de Avaliação do Risco da Quimioterapia para Pacientes em Idade Avançada (CRASH), a pressão arterial sistólica, dependência em IADLs, LDH elevado e a intensidade da quimioterapia estavam associados à toxicidade hematológica da quimioterapia, enquanto que ECOG PS, prejuízo cognitivo, comprometimento nutricional e intensidade da quimioterapia estavam associados à toxicidade não hematológica (*Cancer* 2012;118:3377).

VI. GUIA PRÁTICO PARA TRATAR SÍNDROMES GERIÁTRICAS EM IDOSOS COM CÂNCER. A Tabela 35-2 lista algumas intervenções potenciais para síndromes geriátricas identificadas em idosos.

VII. SOBREVIVÊNCIA EM IDOSOS. Com o crescente número de idosos com câncer, haverá consequente aumento no número de sobreviventes de câncer idosos. Os sobreviventes de câncer idosos estão em maior risco de desenvolvimento de síndromes geriátricas. Em um estudo de mais de 12.000 idosos, os sobreviventes de câncer tinham maior probabilidade de relatar prejuízo auditivo, incontinência, depressão, quedas e osteoporose. Mesmo após o encerramento da terapia para câncer, os idosos ficarão cada vez mais vulneráveis e precisarão de atenção aos efeitos a longo prazo da terapia para o câncer.

VIII. RESUMO. A população está envelhecendo, e com a crescente incidência de câncer com a idade, o número de idosos com câncer aumentará significativamente nos próximos anos. Os adultos idosos podem estar em risco aumentado para toxicidade da quimioterapia, mas estão sendo validados instrumentos para melhor predição da toxicidade. A CGA é um instrumento promissor para auxiliar na individualização do tratamento do câncer em idosos.

LEITURA SUGERIDA

Audisio RA, Pope D, Ramesh HS, *et al.* Shall we operate? Preoperative assessment in elderly cancer patients (PACE) can help: a SIOG surgical task force prospective study. *Crit Rev Oncol Hematol* 2008;65:156–163.

Exterman M, Boler I, Reich RR, *et al.* Predicting the risk of chemotherapy toxicity in older patients: the chemotherapy risk assessment scale for high-age patients (CRASH) score. *Cancer* 2012;118:3377–3786.

388 | Capítulo 35

Gonsalves W, Ganti AK. Targeted anti-cancer therapy in the elderly. *Crit Rev Oncol Hematol* 2011;78:227–242.

Hurria A, Togawa K, Mohile SG, *et al*. Predicting chemotherapy toxicity in older adults with cancer: a prospective multicenter study. *J Clin Oncol* 2011;29:3457–3465.

Lichtman SM, Wildiers H, Chatelut E, *et al*. International Society of Geriatric Oncology Chemotherapy Taskforce. International Society of Geriatric Oncology Chemotherapy Taskforce: evaluation of chemotherapy in older patients—an analysis of the medical literature. *J Clin Oncol* 2007;25:1832–1843.

36 Câncer e Trombose
Kristen Sanfilippo • Tzu-fei Wang

I. INTRODUÇÃO. Pacientes com câncer têm risco aumentado em 5 a 7 vezes de desenvolver tromboembolia venosa (VTE) comparados com pacientes sem câncer (*JAMA* 2005;293:715), com VTE associada a câncer representando 20 a 30% de todas as VTEs (*J Thromb Haemost* 207;5:692). Pacientes com VTE associada a câncer tinham redução na sobrevivência comparados com suas contrapartidas livres de trombose combinadas com o tipo e estágio do câncer. Quando tratados com anticoagulação, os pacientes com câncer têm taxas mais elevadas de eventos hemorrágicos importantes comparados com pacientes com VTE sem câncer (*Blood* 2002;100:3484).

II. FISIOPATOLOGIA E FATORES DE RISCO. Está começando a emergir uma compreensão mais clara da fisiopatologia complexa da trombose associada a câncer. Em resposta às citocinas inflamatórias induzidas pelo câncer, o fator tecidual (TF) ou pró-coagulantes são anormalmente expressos na superfície das células cancerígenas, monócitos e células endoteliais, promovendo um estado hipercoagulável, angiogênese e metástase tumoral. Em segundo lugar, a atividade reduzida do paciente em razão da doença ou de terapia leva ao aumento na estase venosa. Além disso, lesão vascular por cirurgia, quimioterapia, radiação e cateteres venosos centrais (CVCs) são fatores de risco para VTE, completando a tríade de Virchow. Assim sendo, o câncer é uma doença heterogênea, com risco variado para VTE baseado no subtipo e estágio do câncer, fatores associados ao paciente e terapia específica para o câncer.

A. Tipo de câncer. Foi observado um risco mais alto de VTE em malignidades biologicamente agressivas com potencial metastático precoce e curta sobrevivência global. Os cânceres associados ao risco mais alto de VTE incluem malignidades nos pulmões, pâncreas, cérebro, ovários e hematológicas (mieloma, linfoma, leucemia) (*JAMA* 2005;293:715).

B. Estágio do câncer. Conforme esperado, o estágio mais avançado está associado a um risco mais elevado (*JAMA* 2005;293:715).

C. Momento relacionado com o diagnóstico do câncer. Os pacientes estão em maior risco de VTE no período de tempo imediatamente após o diagnóstico de câncer. A hipótese é que isto se deve à presença de maior carga da doença; além disso, este período correlaciona-se ao início da terapia (ou seja, quimioterapia/cirurgia). Em um estudo feito por Blom *et al.*, o risco de VTE era mais alto por 3 meses após o diagnóstico (risco 53 vezes maior) e decrescia com o tempo (*JAMA* 2005;293:715).

D. Fatores de risco associados com o paciente. Estes são similares aos de pacientes sem câncer e incluem idade, raça, obesidade, presença de comorbidades médicas, cirurgia, história de VTE, presença de trombofilia hereditária e leucocitose e/ou trombocitose.

E. Tratamento do câncer. Cirurgia recente é um fator de risco bem documentado para VTE em pacientes com câncer e sem câncer. A fisiopatologia é atribuída a dano vascular direto, imobilidade prolongada e à presença de um estado inflamatório. Deve ser presumido que todos os pacientes que recebem quimioterapia ou terapia hormonal estão em risco aumentado de VTE. Os mecanismos plausíveis para este estado pró-trombótico incluem atividade reduzida dos anticoagulantes fisiológicos, liberação de pró-coagulantes de células cancerígenas apoptóticas e lesão das células endoteliais induzida por drogas. Algumas das terapias específicas que foram associadas ao risco aumentado de VTE em ensaios prospectivos randomizados incluem terapia cisplatina, terapia hormonal, agentes antiangiogênicos, agentes estimuladores da eritropoiese (ESAs) e agentes imunomoduladores (ou seja, lenalidomida e talidomida).

O conhecimento destes fatores de risco potenciais para VTE em pacientes com câncer pode guiar os clínicos a identificarem pacientes com risco aumentado de VTE.

Foram gerados vários modelos de predição de risco para identificar pacientes com câncer em maior risco de desenvolverem VTE. As diretrizes de 2013 da Sociedade Americana de

390 | Capítulo 36

Oncologia Clínica (ASCO) recomendam o uso do modelo proposto por Khorana *et al.*, uma vez que ele foi validado em uma grande população de pacientes com câncer (*Blood* 2008;111:4902). O modelo foi gerado usando uma coorte de 4.066 pacientes ambulatoriais com câncer que haviam iniciado quimioterapia.

Vários fatores de risco importantes para VTE foram identificados em análise multivariada, incluindo o local do câncer, contagem de plaquetas e leucócitos pré-quimioterapia, hemoglobina ou o uso de fatores de crescimento dos glóbulos vermelhos e índice de massa corporal (BMI). A cada fator de risco foi atribuído um escore correspondente no sistema de pontos. Os pacientes foram então divididos em três grupos: alto risco (≥ 3 pontos), risco intermediário (1 a 2 pontos) e baixo risco (0 pontos), com taxas de VTE de 6,7, 2 e 0,3%, respectivamente, por um período de 2-5 meses. Embora a utilidade clínica de tais modelos permaneça pouco definida além da educação do paciente, a incorporação destas ferramentas no futuro permitirá a identificação de pacientes em risco mais alto de VTE e a consideração potencial de tromboprofilaxia.

III. TROMBOSES VENOSAS E CÂNCER OCULTO.
Cerca de 20 a 30% de todas as VTEs recentemente diagnosticadas estão associadas a câncer. A maioria destes casos apresentará trombose após o diagnóstico de uma malignidade estabelecida. Contudo, uma porcentagem significativa de pacientes com VTE supostamente idiopática eventualmente será diagnosticada com câncer. Esta associação levantou a questão do benefício clínico do rastreamento de câncer em pacientes que apresentam VTE idiopática.

Em um estudo pioneiro de Prandoni *et al.* (*N Engl J Med* 1992;327:1128), 260 pacientes ambulatoriais consecutivos com trombose venosa profunda (DVT) diagnosticada objetivamente foram acompanhados por 2 anos. O desenvolvimento de câncer nos pacientes foi comparado entre os grupos com DVT idiopática ($n = 153$) e secundária ($n = 107$). História, testes físicos e laboratoriais de rotina foram realizados no diagnóstico de VTE em cada grupo, identificando 3,3% ($n = 5$) dos pacientes no grupo com DVT idiopática (2 cânceres de pulmão, 1 mieloma múltiplo, 1 leucemia linfocítica crônica e 1 osteossarcoma) comparados com nenhum paciente no grupo com DVT secundária com uma malignidade subjacente. Durante o acompanhamento de 2 anos nos pacientes restantes, foram diagnosticadas malignidades sintomáticas em 11 dos 145 pacientes (7,6%) com DVT idiopática comparados com 2 dos 105 pacientes (1,9%) com DVT secundária. A maioria das malignidades (77%) foi diagnosticada nos primeiros 12 meses de acompanhamento, com todos os casos diagnosticados até 18 meses. Uma associação similar entre malignidade oculta e VTE idiopática é apoiada por achados de estudos retrospectivos usando bases de dados administrativos de altas hospitalares.

Em virtude desta associação, oncologistas podem ser chamados para avaliar pacientes com VTE idiopática quanto a câncer oculto. Dados prospectivos limitados estão disponíveis. No ensaio SOMIT, 233 pacientes com VTE idiopática recentemente diagnosticada foram randomizados para se submeter a varredura para câncer (ultrassonografia ou tomografia computadorizada [CT] abdominal/pélvica, endoscopia, colonoscopia, teste de hemocultura, citologia salivar, marcadores tumorais séricos, mamografia e exame pélvico com citologia para mulheres e ultrassonografia da próstata para homens) ou acompanhamento de rotina (*J Thromb Haemost* 2004;2:884). Na linha básica, todos os pacientes se submeteram à história, testes físicos e laboratoriais de rotina, durante os quais 32 cânceres foram diagnosticados (14%). Um adicional de 13 dos 99 pacientes (13%) no grupo de rastreamento foi diagnosticado com câncer com base nos procedimentos adicionais. Durante o acompanhamento de 2 anos, um câncer foi diagnosticado no braço do rastreio comparado com 10 casos em 102 pacientes no braço de controle, sem diferença significativa na mortalidade entre os braços (2 *vs.* 3,9%, respectivamente). No entanto, o estudo foi encerrado cedo em razão do número pequeno de participantes, não conseguindo atingir a meta de 1.000 pacientes inscritos. Uma análise do custo-benefício do ensaio concluiu que CT abdominal/pélvica era o teste mais econômico e os marcadores tumorais estavam associados a altas taxas de falso-positivo gerando testes adicionais desnecessários.

Em um segundo grande estudo prospectivo de uma coorte (*J Thromb Haemost* 2004;2:876), o impacto de rastreamento de câncer também foi avaliado em VTE idiopática nova. Neste ensaio, foram avaliados inicialmente 864 pacientes com a história, exame físico (incluindo retal), de mamas e pélvico nas mulheres, testes laboratoriais de rotina (além da taxa de sedimentação dos eritrócitos e eletroforese da proteína sérica) e raios X de tórax (CXR), em cujo momento foi detectado um total de 34 cânceres, a maioria dos quais estava em estágio limitado (61%). Os pacientes que não tiveram um câncer diagnosticado no passo 1 ($n = 830$) se submeteram a um

Câncer e Trombose | 391

exame "limitado" que consistia em uma ultrassonografia abdominal/pélvica, antígeno carcino-embriogênico (CEA) e antígeno prostático específico (PSA) nos homens e CA125 nas mulheres, revelando 13 cânceres adicionais. Os pacientes restantes ($n = 817$) foram acompanhados por 12 meses rastreando a ocorrência de câncer. Durante os 12 meses de acompanhamento, mais 14 malignidades foram diagnosticadas, das quais 14% eram de estágio limitado para um total de 61 malignidades. Os resultados deste estudo sugerem que em adultos com VTE idiopática, mais de 50% das malignidades ocultas subjacentes pode ser detectada com uma avaliação inicial limitada, seguida por um rastreamento de câncer apropriado à idade/sexo. Os pacientes diagnosticados na época da apresentação tendem a ser diagnosticados com cânceres em estágio mais precoce comparados aos diagnosticados durante o acompanhamento. Apesar do diagnóstico em estágio inicial, os dados ainda não indicaram um benefício comprovado na sobrevivência com o rastreamento de câncer em pacientes com VTE idiopática.

Em suma, 20 a 30% de todas as VTEs idiopáticas recentemente diagnosticadas estão associadas a câncer. Embora uma proporção significativa dos cânceres já seja conhecida no momento do diagnóstico de VTE, a maioria dos casos restantes será estabelecida entre a apresentação e os 12 meses seguintes. O rastreio agressivo para cânceres ocultos em pacientes assintomáticos com VTEs idiopáticas não foi associado à melhora na sobrevivência e, assim sendo, não é recomendado. No entanto, a avaliação com história, exames físicos e laboratoriais de rotina e rastreio para câncer apropriado à idade/gênero é uma estratégia plausível.

IV. PREVENÇÃO DE VTE EM PACIENTES COM CÂNCER. Pacientes com câncer têm um risco sete vezes maior de VTE comparados a pessoas sem câncer, com o risco mais alto nos primeiros 3 meses após o diagnóstico de câncer (risco 53 vezes maior) (*JAMA* 2005;293:715). Uma das principais razões para este alto risco de VTE se deve a intervenções cirúrgicas, quimioterápicas e hormonais, e pode ser reduzido com o emprego de estratégias de prevenção.

A. Profilaxia contra VTE em pacientes com câncer no contexto pré-operatório. A incidência de VTE após cirurgia de câncer pode ser de até 50% sem profilaxia. Embora a profilaxia mecânica possa reduzir a VTE pós-operatória em aproximadamente 50%, ela é inferior à profilaxia anticoagulante. Estudos prospectivos comparando heparina de baixo peso molecular (LMWH) *versus* heparina não fracionada (UFH) por 7 a 10 dias pós-operatoriamente em pacientes com câncer demonstrou de forma consistente eficácia e segurança equivalentes, com taxas de VTE de aproximadamente 4%. Estes achados constituíram o embasamento para as recomendações de que pacientes com câncer recebam profilaxia pós-operatória para VTE por 7 a 10 dias após cirurgia importante.

Existem dados convincentes que apoiam a profilaxia estendida da DVT para além de 10 dias após alguns tipos de cirurgia de câncer (ou seja, abdominal e pélvica). No estudo ENOXACAN II, os pacientes foram randomizados para receber enoxaparina profilática por 6 a 10 dias (profilaxia de rotina) *versus* 25 a 31 dias (profilaxia estendida) depois de cirurgia aberta curativa para malignidades abdominais e pélvicas (*N Engl J Med* 2002;346:975). A incidência de DVT foi significativamente diferente: 12% para profilaxia de rotina e 4% para profilaxia estendida, enquanto as complicações hemorrágicas foram comparáveis (3,6 e 4,7%, respectivamente). Com base nisso, as diretrizes de 2012 do Colégio Americano de Médicos Torácicos (ACCP) recomendam profilaxia estendida para DVT com LMWH para pacientes que se submeteram à cirurgia abdominal/pélvica aberta para câncer (*Chest* 2012;141:e227S).

É limitado o consenso sobre regimes profiláticos após cirurgias menores ou menos invasivas. Pacientes que se submetem a cirurgia laparoscópica colorretal, urológica e ginecológica documentaram risco aumentado de complicações de VTE. Desta forma, 7 a 10 dias de profilaxia pós-operatória de DVT com UFH ou LMWH é plausível até que estudos futuros determinem o programa de profilaxia ideal para esta população.

Finalmente, pacientes que se submetem a cirurgia para neoplasias no sistema nervoso central têm uma das taxas mais elevadas de VTE pós-operatória e a mais baixa tolerância a complicações hemorrágicas. Vários ensaios randomizados prospectivos validaram a segurança e eficácia da profilaxia de VTE com UFH e LMWH iniciando aproximadamente 24 horas após a cirurgia (*Br J Haematol* 2004;128:291-302). Estes achados são poiados nas diretrizes da ACCP que recomendam profilaxia farmacológica após craniotomia em pacientes com câncer (*Chest* 2012;141:e227S).

392 | Capítulo 36

B. Profilaxia contra VTE em pacientes oncológicos hospitalizados. Todos os pacientes oncológicos hospitalizados admitidos para manejo de condições médicas agudas ou terapia para o câncer devem ser considerados para profilaxia mecânica ou farmacológica contra VTE. Infelizmente, são escassos os dados que apoiam estas recomendações e que estejam, principalmente, baseados em estudos em pacientes médicos com doença aguda em hospitais gerais. Vários estudos randomizados prospectivos da prevenção de VTE confirmaram a eficácia e segurança da profilaxia com LMWH e UFH em pacientes médicos com doença aguda; entretanto, os pacientes com câncer compreendiam apenas 5 a 14% destas populações. Uma análise do subgrupo de pacientes com câncer no estudo MEDENOX (*N Engl J Med* 1999;341:793) detectou uma redução em 50% no risco de VTE em pacientes que receberam enoxaparina *versus* placebo.

Com base nos dados disponíveis, as diretrizes de 2012 da ACCP recomendam UFH ou LMWH para profilaxia de VTE em pacientes oncológicos hospitalizados (*Chest* 2012;141:e227S). Os fatores de risco temporários para complicações hemorrágicas, incluindo procedimentos invasivos ou trombocitopenia, podem requerer a interrupção da profilaxia anticoagulante. Deve ser feita a substituição dos aparelhos mecânicos até que o risco de hemorragia seja resolvido, e não deve ser evitada completamente UFH ou LMWH. A deambulação também deve ser encorajada com cautela durante a hospitalização.

C. Profilaxia em pacientes ambulatoriais com câncer. Considerando-se o alto risco de desenvolvimento de VTE em pacientes com câncer, inúmeros investigadores avaliaram a eficácia da tromboprofilaxia. Um ensaio menor randomizou pacientes com câncer de mama metastático que estavam recebendo quimioterapia com varfarina 1 mg/dia por 6 semanas seguida pelo ajuste da dose para uma meta no índice internacional normalizado (INR) de 1,3 a 1,9 *versus* placebo apresentou uma redução de 85% em VTE sintomática no braço de tratamento (incidência de 0,16%/mês *vs.* 0,7%/mês, respectivamente) sem um aumento significativo na hemorragia (*Lancet* 1994;343:886). Dois ensaios maiores, o ensaio PROTECHT e o ensaio SAVE-ONCO, também apresentaram uma redução do risco de incidência de VTE com tromboprofilaxia (*N Engl J Med* 2012;366:601) (*Lancet Oncol* 2009;10:943). No ensaio PROTECH, 1.166 pacientes com câncer metastático ou localmente avançado foram randomizados de uma maneira 2:1 para profilaxia com nadroparina *versus* placebo, iniciando no dia 1 da quimioterapia até um máximo de 4 meses. Os pacientes que recebiam nadroparina tiveram uma redução significativa no risco de VTE com uma incidência de 1,4% comparada a 2,9% no braço placebo. O ensaio SAVE-ONCO foi o maior dos três ensaios, randomizando 3.212 pacientes com câncer metastático ou localmente avançado para profilaxia com semuloparina *versus* placebo, iniciando no dia 1 da quimioterapia até um máximo de 4 meses. O resultado principal foi o desenvolvimento de alguma morte por VTE ou relacionada com VTE, e o estudo revelou 64% de redução no risco em pacientes que receberam semuloparina (HR 0,36; 95% CI 0,21 a 0,60).

Apesar da eficácia e segurança da profilaxia primária de VTE na população com câncer, a profilaxia primária da VTE de rotina com anticoagulantes durante a quimioterapia não é recomendada atualmente. Isto, provavelmente, se deve em parte à baixa ocorrência geral de VTE nos estudos disponíveis e à preocupação com um aumento no risco de hemorragia em pacientes com câncer que recebem quimioterapia. Contudo, as diretrizes recomendam a consideração de profilaxia com LMWH com um exame caso a caso em pacientes com câncer selecionados que tenham risco mais elevado de VTE, acompanhada de uma descrição detalhada do risco-benefício. Além disso, pacientes com mieloma múltiplo que recebem terapia baseada em talidomida ou lenalidomida e/ou dexametasona foram documentados com um risco excessivamente alto de VTE. Portanto, as diretrizes recomendam profilaxia farmacológica com 81 mg de aspirina ou uma dose profilática de LMWH nesta população única.

V. CVC E TROMBOSE. CVCs por inserção percutânea e *port-a-caths* proporcionam acesso venoso confiável para coleta de sangue, bem como para a administração de quimioterapia, medicações e componentes sanguíneos a pacientes com câncer. Contudo, isto está associado a várias complicações, uma das quais é trombose (incluindo lúmen do cateter ocluído, bainha de fibrina no cateter e trombo venoso parcial ou oclusivo). As frequências relatadas de DVT sintomática nas extremidades superiores com CVC em pacientes com câncer que não estão usando anticoagulantes profiláticos reduziu de aproximadamente 38% (*Ann Intern Med* 1990;112:423) na década de 1990 para aproximadamente 4% nos últimos anos (*J Clin Oncol* 2005;23:4057), mais prova-

Câncer e Trombose | 393

velmente refletindo os refinamentos dos materiais dos cateteres e das técnicas de inserção. Embora os ensaios controlados randomizados (RTCs) anteriores tenham demonstrado uma redução significativa em DVTs nas extremidades superiores confirmada na venografia com varfarina 1 mg/dia ou dalterapina 2.500 IU/dia, RTCs posteriores não conseguiram mostrar uma redução significativa de DVTs assintomáticas ou sintomáticas associadas a CVC com warfarina 1 mg/dia, enoxaparina 40 mg/dia ou dalteparina 5.000 IU/dia comparados com placebo. Com base nos resultados destes estudos contemporâneos, as diretrizes de 2012 da ACCP não recomendam profilaxia anticoagulante para DVT em pacientes oncológicos com CVCs. Pacientes com malignidades hematológicas tratados com regimes quimioterápicos intensivos parecem ter um risco 2 a 4 vezes mais alto de DVTs sintomáticas associadas a CVC comparados com pacientes que recebem quimioterapia ambulatorial para tumores sólidos. Entretanto, não foram publicados estudos que avaliem os riscos e benefícios da profilaxia de DVT na população com malignidades hematológicas, e a anticoagulação de rotina não é recomendada. Embora vários estudos de coortes tenham apresentado um risco relativo amentado de DVT associada a CVC em pacientes com câncer que também são heterozigotos para mutação do fator V de Leiden ou mutação G20210A no gene da protrombina, não é recomendado o rastreio de rotina destes fatores de risco herdados para trombofilia em pacientes oncológicos sem uma história de VTE.

O tratamento ideal para DVT assintomática associada a CVC é controverso. Embora o risco de embolia pulmonar (PE) sintomática pareça ser baixo, esta permanece sendo uma complicação potencialmente fatal. Em razão da falta de evidências de alta qualidade, as opiniões dos especialistas foram usadas para guiar as práticas de rotina. Acredita-se agora que os cateteres podem permanecer no lugar desde que ainda sejam necessários, funcionais e sem outra razão imperiosa para a sua remoção, como infecções. O cateter deve ser removido sempre que não seja necessário ou funcional. Recomenda-se a continuidade da anticoagulação enquanto o cateter estiver presente, até 3 meses depois da remoção do cateter, a menos que o risco de hemorragia seja desprezível. Atualmente existem estudos em andamento para investigar se a duração mais curta da anticoagulação (4 a 6 semanas) é apropriada depois da remoção do cateter.

VI. DIAGNÓSTICO E TRATAMENTO DE VTE EM PACIENTES COM CÂNCER

A. Diagnóstico de VTE. Embora a combinação de um baixo escore na avaliação clínica e um resultado quantitativo negativo do D-dímero tenha sido validada para excluir VTE em pacientes com um baixo risco de trombose, esta estratégia deve ser usada com muita cautela em pacientes oncológicos com suspeita de VTE. Em pacientes com câncer, uma maior prevalência subjacente de VTE pode produzir uma taxa de falso-negativo inaceitavelmente alta e baixo valor preditivo negativo usando a mesma regra de decisão. Além disso, D-dímero é tipicamente elevado em pacientes com câncer na ausência de uma VTE subjacente, produzindo uma alta taxa de falso-positivo e um baixo valor preditivo positivo de VTE. Uma suspeita clínica de VTE em pacientes com câncer requer estudos por imagem sensíveis, guiados pelos sinais e sintomas apresentados, para avaliar a presença de VTE. As técnicas de imagem não invasivas, incluindo ultrassonografia dúplex das extremidades inferiores, CT espiral torácica e exame da relação ventilação-perfusão, provavelmente têm sensibilidades e especificidades similares para a detecção de DVT e PE em pacientes com câncer como já foi relatado em pacientes sem malignidades subjacentes.

As DVTs das extremidades superiores associadas a CVC tendem a ser localizadas mais centralmente, e técnicas ultrassonográficas já demonstraram de forma consistente que têm sensibilidades subótimas (variando de 56 a 94%) com especificidades de 100%. Portanto, embora um estudo ultrassonográfico dúplex colorida das extremidades superiores confirme uma suspeita de DVT associada a CVC, um estudo negativo no contexto de alta suspeição requer técnicas de imagem mais sensíveis como venografia, CT ou imagem por ressonância magnética para excluir um trombo.

B. Terapia de VTE em pacientes com câncer

1. Questões especiais em pacientes com câncer. Três questões importantes relacionadas com o tratamento de VTE associada a câncer são a segurança, o tipo e a duração da terapia de anticoagulação. A única contraindicação absoluta para a anticoagulação terapêutica é sangramento ativo que não pode ser controlado rápida e confiavelmente. No entanto, o risco de sangramento pode ser difícil de predizer quantitativamente para cada paciente individual. O tratamento de VTEs em pacientes com tumores cerebrais primários e metastáticos é particularmente desafiador devido às complicações potencialmente devastadoras

394 | Capítulo 36

de hemorragia intracraniana associadas à terapia de anticoagulação, o alto risco de VTE recorrente e a insuficiência de evidências de alta qualidade para orientar o manejo. A anticoagulação terapêutica é considerada por alguns oncologistas e neurocirurgiões como uma contraindicação absoluta em pacientes com metástases cerebrais altamente vasculares ou craniotomias recentes. Para pacientes em quem se considera que o benefício da terapia de anticoagulação supera o risco, uma abordagem envolve a iniciação cuidadosa de infusão contínua de UFH e, se tolerado, trocar para outra terapia de anticoagulação de longa duração como LMWH.

Trombocitopenia, seja ela relacionada com o câncer ou secundária à quimioterapia, complica a terapia de anticoagulação. Embora não estejam disponíveis dados que definam uma contagem de plaquetas mínima, segura e baseada em evidências, opiniões de especialistas e experiências clínicas empíricas apoiam a segurança da anticoagulação terapêutica quando a contagem de plaquetas é > 50.000/μL. Quando a contagem de plaquetas cai abaixo deste nível, deve ser considerada anticoagulação de mais baixa intensidade ou a interrupção da anticoagulação crônica.

2. Papel dos filtros da veia cava inferior (IVC). Os filtros da IVC são usados para impedir o desenvolvimento de uma PE em pacientes com DVT aguda das extremidades inferiores quando a anticoagulação não pode ser administrada com segurança. A colocação de um filtro da IVC é uma opção em pacientes oncológicos com DVT aguda das extremidades inferiores e com risco de sangramento inaceitável ou sangramento ativo. Entretanto, os filtros da IVC são trombogênicos e com o tempo aumentam o risco de DVT das extremidades inferiores. Portanto, deve ser usado um filtro recuperável sempre que possível, com o reinício da anticoagulação e remoção do filtro depois que o risco de sangramento agudo foi resolvido.

3. Papel da terapia trombolítica. As indicações para terapia trombolítica em pacientes oncológicos com VTE são limitadas em razão do risco aumentado de sangramento, especialmente em pacientes com tumores cerebrais. O uso deve ser considerado para uma PE que esteja causando instabilidade hemodinâmica severa, uma VT que esteja causando insuficiência arterial devido a congestão venosa severa, extensão clinicamente significativa de um trombo apesar da anticoagulação terapêutica e um CVC ocluído que deve ser mantido patente.

4. Tratamento inicial de VTE. As opções para anticoagulação inicial em pacientes com câncer incluem UFH, LMWH e fondaparinux contínuos. A abordagem tradicional era anticoagulação inicial com UFH, usando tempo de tromboplastina parcial ativada (aPTT) para monitoramento terapêutico e warfarina concomitante até que duas INRs terapêuticas (2 a 3) fossem obtidas com espaço $\geq$ 24 horas, em cujo momento a UFH era interrompida. Análises do subgrupo de pacientes oncológicos tratados inicialmente com LMWH *versus* UFH para VTE aguda mostraram eficácia similar para recorrência de VTE. Contudo, LMWH é agora o anticoagulante inicial preferido em pacientes com câncer em razão da facilidade de administração, à capacidade de uso no contexto ambulatorial, à eliminação da necessidade de monitoramento terapêutico e ao risco mais baixo de trombocitopenia induzida por heparina (HIT). Em um estudo comparando dosagens de enoxaparina duas vezes ao dia (1 mg/kg) *versus* uma vez por dia (1,5 mg/kg) para VTE aguda, o subgrupo dos pacientes com câncer teve uma taxa de recorrência de VTE mais elevada não significativa com a dosagem de uma vez por dia (12,2%) comparada com a dosagem de duas vezes ao dia (6,4%) (*Ann Intern Med* 2001;134:191). Os dados são limitados quanto ao uso de fondaparinux em pacientes com câncer. As limitações incluem a sua meia-vida longa (17 a 21 horas), 100% de depuração renal e incapacidade de reversão. No entanto, estudos pequenos mostraram a segurança de fondaparinux em pacientes com HIT. Em suma, LMWH é o tratamento de escolha recomendado para o manejo inicial de VTE aguda em pacientes com câncer. UFH deve ser considerada em pacientes com insuficiência renal severa (CrCl [clearance da creatinina] < 30 mL/minuto), embora fondaparinux possa ser considerado para pacientes com HIT ativa ou uma história de HIT.

5. Anticoagulação de longa duração para VTE em pacientes com câncer. Embora antagonistas da vitamina K oral (VKA) sejam o padrão para tratamento e prevenção secundária de VTE em pacientes sem câncer, eles impõem diversos dilemas no caso de pacientes com câncer. Os pacientes com câncer têm mais recorrências trombóticas (quatro vezes

Câncer e Trombose | 395

mais) e complicações hemorrágicas (duas vezes mais) do que pacientes sem malignidades durante a terapia de longa duração com VKA. Isto se traduz em incidências de VTE cumulativa recorrente e hemorragia de 20 e 12%, respectivamente, após 1 ano de terapia anticoagulação. (*Blood* 2002;100:3484). Além disso, os VKAs requerem monitoramento terapêutico frequente, têm um início e cessação da ação lentos, dependem da absorção gástrica adequada e têm inúmeras interações entre alimento e medicação.

Diversos estudos prospectivos randomizados abertos demonstraram que LMWH é superior aos VKAs no manejo a longo prazo de VTE em pacientes com câncer. O maior destes ensaios, o ensaio CLOT, randomizou pacientes com câncer para VKA *versus* dalteparina (LMWH) por 6 meses após o diagnóstico de uma primeira VTE sintomática (*N Engl J Med* 2003;349:146). Os pacientes que receberam LMWH tiveram uma redução de 52% na recorrência de VTE e nenhuma diferença significativa em hemorragia importante comparados aos que receberam VKA. Uma metanálise apoiou estes achados quando combinou os resultados de oito ensaios randomizados prospectivos relatando uma redução global de 53% no risco de VTE recorrente com LMWH comparada a terapia com VKA (HR 0,47; 95% CI 0,32 a 0,71). (*Cochrane Database Syst Rev* 2008;CD006650). A mesma metanálise não encontrou diferença nas taxas de sangramento ou mortalidade global entre os dois grupos.

Com base nas evidências anteriormente mencionadas, a ACCP 2012, ASCO 2013 e o National Comprehensive Cancer Network recomendaram anticoagulação crônica com LMWH sempre que possível para o tratamento de DVT ou PE em pacientes com câncer.

Novos anticoagulantes orais (NOACs) como rivaroxaban (Xarelto), dabigatran (Pradaxa) e apixaban (Eliquis) foram aprovados para prevenção de VTE e derrame e tratamento de VTE nos últimos anos. Dentre eles, rivaroxaban é o único NOAC atualmente aprovado pelo FDA para o tratamento de VTE na população geral. Os NOACs são opções atraentes para a população com câncer, com sua formulação oral, sem necessidade de monitoramento e menos interações com medicamentos e dieta. Contudo, em todos os ensaios decisivos de fase III que levavam à aprovação das drogas, os pacientes com câncer constituíam uma pequena proporção dos inscritos. Além disso, os NOACs não tinham uma comparação direta com LMWH como tratamento de VTE, a terapia superior e padrão para pacientes com câncer. Considerando a falta de dados de alta qualidade no momento atual, as principais diretrizes incluindo ACCP, ASCO e NCCN recomendam contra o uso rotineiro de NOAC para o tratamento de VTE na população oncológica e defendem a realização de estudos mais aprofundados.

6. **Duração da anticoagulação em pacientes oncológicos com VTE.** A duração da anticoagulação em pacientes com câncer deve ser individualizada. Em geral, se o tratamento do câncer levar à cura ou remissão durável, 3 a 6 meses é adequado. No contexto de malignidade ativa permanente, o risco de recorrência é muito maior, e a consideração sobre anticoagulação de longa duração é apropriada e frequentemente usada.

7. **Tratamento de VTE incidental.** VTEs incidentais (VTE encontrada incidentalmente em estudos por imagem sem sintomas) são comuns na população com câncer, dado o alto risco básico de trombose e a frequência de estudos de imagem para estadiamento do câncer. Vários estudos prospectivos mostraram que 35 a 50% das DVTs e PEs foram descobertas incidentalmente em pacientes com câncer. A necessidade de tratamento para VTEs incidentais tem sido questionada, dada a ausência de sintomas. Entretanto, muitos estudos revelaram que as taxas de recorrência de VTE, sangramento e mortalidade são semelhantes em pacientes oncológicos com VTE incidental comparados com os que têm VTE sintomática. Desta forma, o consenso dos especialistas recomenda o mesmo tratamento para VTE incidental na comparação com VTE sintomática.

8. **Trombose apesar da anticoagulação.** Os pacientes oncológicos comumente têm VTE recorrente apesar da anticoagulação. Aproximadamente 10 a 17% dos pacientes com câncer que usam varfarina e 6 a 9% com LMWH terão VTE recorrente (*N Engl Med* 2003;349:146). Não existe uma terapia padrão para pacientes com VTE recorrente apesar da anticoagulação, uma vez que não existem evidências de alta qualidade disponíveis. Neste contexto, é importante, primeiramente, confirmar a adesão e excluir HIT. No caso de uma verdadeira falha da anticoagulação terapêutica, têm sido empregadas várias estratégias de tratamento, incluindo a troca da anticoagulação com varfarina para LMWH (se o

396 | Capítulo 36

paciente estiver usando varfarina na época da ocorrência de VTE), trocando para um tipo diferente de LMWH (se o paciente estiver usando LMWH na época da ocorrência de VTE), aumentando a dose de LMWH, colocação de filtro na IVC, adição de agentes antiplaquetários, como aspirina, ou uma combinação destes métodos. São necessários estudos relacionados com o manejo ideal deste grupo de pacientes desafiadores.

LEITURA SUGERIDA

Agnelli G, George DJ, Kakkar AK, et al. Semuloparin for thromboprophylaxis in patients receiving chemotherapy for cancer. N Engl J Med 2012;366:601–609.

Agnelli G, Gussoni G, Bianchini C, et al. Nadroparin for the prevention of thromboembolic events in ambulatory patients with metastatic or locally advanced solid cancer receiving chemotherapy: a randomised, placebo-controlled, double-blind study. Lancet Oncol 2009;10:943–949.

Blom JW, Doggen CJ, Osanto S, et al. Malignancies, prothrombotic mutations, and the risk of venous thrombosis. JAMA 2005;293:715–722.

den Exter PL, Hooijer J, Dekkers OM, et al. Risk of recurrent venous thromboembolism and mortality in patients with cancer incidentally diagnosed with pulmonary embolism: a comparison with symptomatic patients. J Clin Oncol 2011;29:2405–2409.

Falanga A. Thrombophilia in cancer: semin thrombosis. Hemostasis 2005;31:104–110.

Geerts WH, Pineo GF, Heit JA, et al. Prevention of venous thromboembolism: the Seventh ACCP Conference on Antithrombotic and Thrombolytic Therapy. Chest 2004;126:338S–400S.

Khorana AA, Kuderer NM, Culakova E, et al. Development and validation of a predictive model for chemotherapy-associated thrombosis. Blood 2008;111:4902–4907.

Lee AY, Levine MN, Baker RI, et al. Low-molecular-weight heparin versus a coumarin for the prevention of recurrent venous thromboembolism in patients with cancer. N Engl J Med 2003;349:146–153.

Lee AY. Management of thrombosis in cancer: primary prevention and secondary prophylaxis. Br J Haematol 2004;128:291–302.

Lyman GH, Khorana AA, Kuderer NM, et al. Venous thromboembolism prophylaxis and treatment in patients with cancer: American Society of Clinical Oncology clinical practice guideline update. J Clin Oncol 2013;31:2189–2204.

Piccioli A, Lensing AW, Prins MH, et al. Extensive screening for occult malignant disease in idiopathic venous thromboembolism: a prospective randomized clinical trial. Journal of thrombosis and haemostasis. JTH 2004;2:884–889.

Prandoni P, Lensing AW, Buller HR, et al. Deep-vein thrombosis and the incidence of subsequent symptomatic cancer. N Engl J Med 1992;327:1128–1133.

Prandoni P, Lensing AW, Piccioli A, et al. Recurrent venous thromboembolism and bleeding complications during anticoagulant treatment in patients with cancer and venous thrombosis. Blood 2002;100:3484–3488.

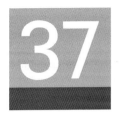

Apoio do Fator de Crescimento em Oncologia

Melissa Rooney • Janelle Mann

I. **INTRODUÇÃO.** Mielossupressão é uma das toxicidades limitantes da dose mais comuns dos agentes citotóxicos. A compreensão da hematopoiese e dos papéis dos fatores de crescimento pode melhorar significativamente as complicações do tratamento. Hematopoiese é o processo de multiplicação da produção e especialização das células sanguíneas na medula óssea. A proliferação e diferenciação da célula estaminal pluripotente das progenitoras mieloides e linfoides e a diferenciação daquelas das células sanguíneas maduras circulantes envolvem interações complexas das células estaminais, células estromais da medula óssea e citocinas. As citocinas também ativam as células hematopoiéticas maduras. A ação dos fatores hematopoiéticos de crescimento e o efeito nas linhas celulares ainda não estão inteiramente compreendidos; entretanto, alguns fatores de crescimento identificados e as opções terapêuticas potenciais são descritos posteriormente.

II. **FATORES DE CRESCIMENTO MIELOIDE**
   A. **Fator estimulador de colônias de granulócitos (G-CSF)**
   1. **G-CSF endógeno.** G-CSF é uma glicoproteína secretada por monócitos, fibroblastos e células endoteliais. Ela visa os receptores do G-CSF nas células precursoras mieloides na medula óssea, promove a maturação da unidade formadora de colônias de granulócitos dos leucócitos polimorfonucleares e reforça a função dos neutrófilos.
   2. **Preparações recombinantes (rHuG-CSF).** Filgrastim (Neupogen e Granix) e pegfilgrastim (Neulasta) são as duas formulações disponíveis atualmente de G-CSF recombinante nos Estados Unidos. Filgrastim e pegfilgrastim funcionam através do mesmo mecanismo de ação promovendo a proliferação, diferenciação e ativação dos neutrófilos. Filgrastim tem uma meia-vida de 3,5 horas. Pegfilgrastim, que é um conjugado covalente de filgrastim e monometoxipolietileno glicol, tem uma meia-vida prolongada de 15 a 80 horas.
   3. **Dose recomendada.** A dose recomendada de filgrastim é 5 µg/kg administrada subcutaneamente diariamente até que uma contagem absoluta de neutrófilos (ANC) de 10.000/mm³ tenha sido atingida após um nadir induzido por quimioterapia. Quando filgrastim é usado após quimioterapia de alta dose com salvamento autólogo de células estaminais, é recomendada uma dose mais elevada de filgrastim de 10µg/diariamente. Quando usado neste contexto, filgrastim deve ser continuado até que seja alcançada uma ANC de 1.000/mm³ em três dias consecutivos. A dose de filgrastim deve, então, ser reduzida para 5µg/kg subcutaneamente diariamente até que ANC permaneça > 1.000/mm³ por três dias consecutivos, quando então a terapia pode ser descontinuada. Quando filgrastim é utilizado na mobilização e coleta das células estaminais antes do transplante de células estaminais, ele é administrado com uma dose de 10 µg/kg diariamente 4 dias antes da aférese e continuado até que a coleta das células estaminais esteja completa. É digno de nota que filgrastim não deve ser administrado no espaço de 24 horas da administração de quimioterapia citotóxica em razão do potencial das toxicidades celulares para dividir rapidamente as células mieloides. A administração de filgrastim também deve ser evitada em pacientes que recebem quimioterapia concomitante com radiação do tórax.

   Pefilgrastim é administrado com uma dose de 6 mg dado subcutaneamente, uma vez, 24 a 72 horas após a administração de quimioterapia, e pelo menos 14 dias antes do início de doses subsequentes de quimioterapia. A segurança e eficácia de pegfilgrastim no contexto da quimioterapia e radiação concomitante não foram estabelecidas. Pegfilgrastim não é indicado atualmente para mobilização das células estaminais (*J Clin Oncol* 2006;24:4451).

398 | Capítulo 37

As doses de filgrastim e pegfilgrastim não precisam ser ajustadas para a função renal ou hepática.

4. **Efeitos adversos.** As reações adversas mais comuns associadas ao uso de G-CSF recombinante incluem dor óssea, febre e reações no local da injeção. Reações adversas raras, incluindo ruptura esplênica, síndrome do desconforto respiratório do adulto (ARDS) e hemorragia alveolar também foram relatados. Em pacientes com anemia falciforme, o uso de G-CSF recombinante foi associado a crise de anemia falciforme potencialmente fatal (*Blood* 2001;97:3998). Também foram descritas reações alérgicas de gravidade variável com o uso de G-CSF recombinante.

B. **Fator estimulador de colônias de granulócitos-macrófagos (GM-CSF)**
   1. **GM-CSF endógeno.** GM-CSF é uma proteína que estimula os precursores das células estaminais a produzirem todos os tipos de glóbulos brancos do sangue, incluindo neutrófilos, linfócitos, eosinófilos, basófilos e monócitos. GM-CSF também reforça a função dos neutrófilos e monócitos/macrófagos.
   2. **Fator estimulador de colônias de granulócitos-macrófagos recombinante (rHuGM-CSF).** Sargramostim (Leukine) é a única formulação de rHuGM-CSF disponível nos Estados Unidos. A administração de rHuGM-CSF resulta no amento na produção, diferenciação e ativação de neutrófilos, eosinófilos, monócitos e macrófagos. Quando administrado subcutaneamente, sargramostim tem uma meia-vida de 2,7 horas.
   3. **Dose recomendada.** A dose recomendada de sargramostim é 250 $\mu g/m^2$/dia para todos os contextos de tratamento indicados. Estão disponíveis dosagens subcutâneas e intravenosas; contudo, a dosagem subcutânea é a rota de administração preferida. Sargramostim é indicado após quimioterapia de indução para AML em adultos $\geq$ 55 anos, para falha no enxerto ou retardo após transplante de medula óssea, reconstituição mieloide após transplante autólogo ou alógeno de medula óssea e mobilização das células estaminais. No contexto da profilaxia primária de neutropenia em pacientes que recebem quimioterapia, GM-CSF é administrado *off label*, 24 a 72 horas depois da quimioterapia e é descontinuado depois que a ANC foi recuperada para 10.000/mm^3 ou é maior do que 1.500/mm^3 por 3 dias. GM-CSF é contraindicado 24 horas antes e depois de quimioterapia e radioterapia. A função hepática e renal deve ser monitorada de perto durante a administração de sargramostim.
   4. **Efeitos adversos.** Os efeitos adversos mais comuns associados a sargramostim incluem febre, cefaleia, diarreia, dor óssea, mialgias, artralgias e reações no local da injeção. Também foi relatada retenção de líquidos, manifestada por edema, síndrome de perda capilar, efusão pleural e efusão pericárdica. Sargramostim é contraindicado em pacientes com reações prévias a GM-CSF, outros produtos derivados de levedura ou algum dos outros ingredientes usados para produzir sargramostim. Além disso, uma rara constelação de sintomas que consiste de desconforto respiratório, hipóxia, hipotensão, rubor e taquicardia podem ser vistos depois da primeira dose de sargramostim. A reação à "primeira dose" é tratada com cuidados de apoio e não recorre tipicamente com as doses subsequentes.

C. **Aplicações clínicas dos fatores de crescimento mieloide.** As recomendações atuais para o uso de fatores estimuladores de colônias estão baseadas nas diretrizes da prática clínica de 2005 da Sociedade Americana de Oncologia Clínica (ASCO) (*J Clin Oncol* 2006;24:3187).
   1. **Profilaxia primária.** Deve ser realizada uma avaliação inicial do risco de febre neutropênica induzida por quimioterapia antes do primeiro ciclo de quimioterapia. Ao ser realizada uma minuciosa avaliação do risco, devem ser considerados fatores que incluem a doença subjacente do paciente, o regime de drogas quimioterápicas planejado, a intenção do tratamento e os fatores de risco individuais do paciente. É recomendada profilaxia primária para regimes quimioterápicos com alto risco (> 20%) de indução de febre neutropênica. Uma lista dos regimes de drogas quimioterápicas associadas a um risco > 20% de febre neutropênica está convenientemente localizada nas diretrizes da NCCN em apoio ao fator de crescimento. Todos os regimes em dose densa requerem o uso de apoio aos fatores de crescimento. Além da consideração do regime quimioterápico, certos fatores do paciente reconhecidamente predispõem os indivíduos a uma taxa mais elevada de febre neutropênica e incluem idade avançada (> 65 anos), baixo *status* de desempenho, estado nutricional deficiente, quimioterapia ou radioterapia prévia e condições comórbidas (disfunção renal, disfunção hepática, infecção recente e cirurgia recente). Em pacientes com características de alto risco, pode ser considerada profilaxia primária em regimes quimioterápicos com um risco de neu-

Apoio do Fator de Crescimento em Oncologia | **399**

tropenia febril de menos de 20%. Por fim, a intenção do tratamento deve ser considerada, já que o apoio ao fator de crescimento pode evitar atrasos no tratamento em contextos curativos.

2. **Profilaxia secundária.** Para pacientes que experimentam uma complicação neutropênica devido a um ciclo anterior de quimioterapia (para a qual não foi administrada profilaxia primária), é recomendada profilaxia secundária com CSFs em situações nas quais a redução ou retardo da dose pode comprometer a sobrevivência livre de doença, a sobrevivência global ou os resultados do tratamento.

3. **Neutropenia afebril.** CSFs não devem ser administrados rotineiramente a pacientes afebris com neutropenia.

4. **Neutropenia febril.** O uso rotineiro de CSFs como um adjunto à terapia com antibióticos no contexto de febre neutropênica não é recomendado atualmente. As diretrizes de 2005 da ASCO apoiam o uso de CSFs em pacientes com febre neutropênica que estão em alto risco de complicações relacionadas a infecção (neutropenia prolongada e profunda, > 65 anos de idade, doença primária não controlada, pneumonia, hipotensão, disfunção multiorgânica, infecção fúngica invasiva ou o desenvolvimento de febre durante a hospitalização). Além disso, as diretrizes recentemente atualizadas da Sociedade de Doenças Infecciosas da América (DISA) de 2010 também não recomendam o uso rotineiro de CSFs como um adjunto da terapia com antibióticos em febre neutropênica (*Clin Infect Dis* 2011;427).

5. **Regimes em dose densa/dose intensa.** Os regimes em dose densa/dose intensa demonstraram aumentar a sobrevivência livre de doença e a sobrevivência global no tratamento de câncer de mama positivo para nódulos, câncer pulmonar de pequenas células e linfoma não Hodgkin. Nessas situações, é apropriado usar CSFs para manter o uso do regime de terapia em dose densa/dose intensa (*J Clin Oncol* 2006;24:3187).

6. **Transplante de medula óssea.** CSFs são usados rotineiramente em conjunção com quimioterapia para mobilizar as células estaminais periféricas. CSFs são recomendados após transplante autólogo de células estaminais, mas não em transplante alógeno de células estaminais.

7. **Leucemia mieloide aguda (AML).** A administração de CSFs após quimioterapia de indução para AML pode reduzir a duração da neutropenia quando iniciada logo após a quimioterapia; no entanto, estudos não demonstraram de forma consistente um impacto positivo na duração do tempo de hospitalização e incidência de infecções severas. CSFs após quimioterapia de indução em AML são considerados adequados e podem ter o máximo benefício em pacientes com mais de 55 anos. No contexto de terapia consolidativa para AML, são recomendados CSFs depois da quimioterapia, uma vez que os CSFs já demonstraram de forma convincente que reduzem a incidência de infecção e as taxas de hospitalização. Também ocorre uma redução acentuada na duração da neutropenia após quimioterapia consolidativa quando comparada com quimioterapia de indução. Atualmente não existem dados referentes ao uso de CSFs peguilados em pacientes com leucemias mieloides e, portanto, o seu uso neste contexto não é recomendado neste momento. O uso de CSFs para *priming* de células leucêmicas também não é recomendado.

8. **Leucemia linfoide aguda (ALL).** CSFs são recomendados após a conclusão da indução ou pós-remissão do primeiro curso de terapia, uma vez que isto demonstrou encurtar a duração da neutropenia (< 1.000/mm^3) em aproximadamente uma semana. Embora G-CSF tenha demonstrado encurtar a duração da neutropenia, os dados são inconsistentes em relação aos efeitos dos G-CSFs na duração do tempo de hospitalização, incidência de neutropenia febril ou incidência de infecções severas. G-CSF pode ser dado concomitantemente com terapias com corticosteroides/antimetabólitos, pois a combinação de terapias medicamentosas não parece prolongar a mielossupressão induzida pela quimioterapia.

9. **Síndrome mielodisplásica.** Os CSFs podem aumentar a ANC; entretanto, não existem dados que apoiem o uso contínuo a longo prazo. Pode ser considerada a administração intermitente no subgrupo de pacientes com neutropenia severa e infecção recorrente.

10. **Quimioterapia concomitante.** Devem ser evitados CSFs em pacientes que recebem quimioterapia e radioterapia concomitante, especialmente envolvendo o mediastino. CSF pode ser considerado em pacientes que recebem somente radioterapia se forem esperados retardos prolongados no tratamento secundários à neutropenia.

400 | Capítulo 37

III. FATORES DE CRESCIMENTO ERITROIDE

A. Eritropoietina (EPO)

1. **EPO endógena.** EPO é um hormônio glicoproteico que regula a produção das hemácias estimulando as unidades formadoras de colônias a proliferarem e maturarem, o que é essencial para a maturação das células eritroides. Os indivíduos sadios precisam de 5 a 30 mU/mL de EPO para manter um nível normal de hemoglobina e hematócritos. Em circunstâncias normais, a EPO aumenta no contexto de hipóxia ou anemia. Em pacientes que recebem quimioterapia, podem ocorrer concentrações de EPO inapropriadamente baixas e altas.

2. **Eritropoietina recombinante (rHuEPO).** Atualmente existem duas preparações de EPO recombinante, agentes estimuladores da eritropoiese (ESAs) disponíveis nos Estados Unidos, epoetina alfa (Epogen e Procrit) e a EPO recombinante hiperglicosilada, darbepoetina alfa (Aranesp). Os ESAs exercem seu efeito nos progenitores eritroides, levando à indução, proliferação e diferenciação. Isto resulta em aumento na contagem de reticulócitos, seguido por uma elevação nos níveis de hematócritos e hemoglobina. A epoietina alfa tem uma meia-vida de aproximadamente 16 a 67 horas quando dada subcutaneamente comparada com darbapoetina alfa que tem uma meia-vida de 24 a 144 horas para pacientes com câncer.

3. **Dose recomendada.** É imperativo que os pacientes sejam selecionados apropriadamente para o uso de terapia com ESA em razão do aumento nos riscos associados ao uso destes produtos. Com base nas diretrizes da ASCO/ASH de 2010 e as diretrizes do FDA para uso de ESA, ESAs são recomendados como uma opção de tratamento para anemia induzida por quimioterapia em pacientes com uma hgb $\leq$ 10 g/dL (diretrizes da ASCO/ASH). Em pacientes com uma hemoglobina em declínio, $\leq$ 12 g/dL, mas $\geq$ 10 g/d, o início da terapia com ESA deve ser determinado pelas circunstâncias clínicas. Os pacientes devem ser inscritos no programa de avaliação e mitigação de risco (REMS) do FDA, APPRAISE, antes de iniciar a terapia.

   A dose inicial recomendada de epoetina é 150 U/kg subcutaneamente 3 vezes por semana durante 4 semanas, com um possível aumento no nível da dose para 300 U/kg 3 vezes por semana durante mais 4 a 8 semanas naqueles que não respondem à dose inicial. Pode ser considerado um regime alternativo de dosagem semanal (40.000 U/semana) baseado na prática clínica comum, embora isto seja apoiado por um baixo nível de evidências. A escalada da dose para 60.000 U/semana também pode ser considerada em pacientes que não respondem à dose inicial. A darbepoetina alfa também está aprovada para o manejo de anemia induzida por quimioterapia. A dose inicial recomendada para darbepoetina alfa é 2,25 µg/kg semanais subcutaneamente ou 500 µg subcutaneamente a cada 3 semanas. No contexto de resposta inadequada na hemoglobina ($\leq/=$ 1 g/dL de aumento e abaixo de 10 g/dL após as 6 semanas iniciais), a dose deve ser aumentada para 4,5 µg/kg semanalmente. Para o regime de 3 em 3 semanas, não existem recomendações atuais para aumento da dose.

   Se a taxa de aumento da hemoglobina for maior do que 1 g/dL num período de 2 semanas ou se a hemoglobina atingir um nível suficiente para evitar transfusões de glóbulos vermelhos, a dose de epoetina deve ser reduzida em 25% e a dose de darbepoetina deve ser reduzida em 40%.

   Se a elevação na hemoglobina for menor que 1 g/dL com 8 semanas de tratamento, o ESA deve ser descontinuado e deve ser considerada uma avaliação da deficiência de ferro e progressão do tumor.

   A dose de EPO deve ser suspendida se a hemoglobina exceder um nível suficiente para evitar a transfusão de glóbulos vermelhos ou = 12 g/dL, e a terapia pode ser reiniciada quando a hemoglobina cair para 20 g/dL. Ao reiniciar epoetina alfa, reduzir a dose anterior em 25% e retomar o tratamento com darbepoetina alfa com uma redução de 40% na dose.

4. **Indicações clínicas.** Em pacientes com malignidades não mieloides, EPO é indicada para o tratamento de anemia em razão do efeito da quimioterapia administrada concomitantemente. A terapia com EPO deve ser descontinuada depois que a quimioterapia é interrompida, independente da hemoglobina. O papel dos ESAs na anemia em decorrência da síndrome mielodisplásica ainda está em discussão, e os ESAs não estão aprovados atualmente pelo FDA para estas indicações.

Apoio do Fator de Crescimento em Oncologia | **401**

5. **Efeitos adversos.** Os efeitos adversos comuns da terapia com EPO incluem edema, hipertensão, febre, cefaleia, insônia, irritação cutânea, náusea, vômitos, reação no local da injeção, artralgia, mialgias, fadiga, tosse e dispneia. Os efeitos adversos menos comumente relatados, mas potenciais, incluem dor torácica, arritmia, diarreia, convulsão e eventos tromboembólicos. Um evento adverso raro, mas sério, é a aplasia pura dos glóbulos vermelhos (PRCA) mediada por anticorpos que origina uma anemia severa. Os pacientes que desenvolvem uma perda de resposta aos ESAs devem ser avaliados para PRCA, e estas drogas devem ser descontinuadas. Além disso, deficiência de ferro é comum durante a administração de ESA, que é um resultado do consumo das reservas de ferro disponíveis e declínio na taxa de transfusão.

Em 2007, o FDA decretou alterações na rotulagem da terapia com ESA para incluir um ícone de alerta. O alerta indica que ESAs podem aumentar o risco de eventos tromboembólicos, eventos cardiovasculares sérios e morte quando administrados a pacientes com uma meta de hemoglobina maior do que 12 g/dL. Diversos estudos demonstraram um tempo mais curto de progressão do tumor, especificamente em pacientes com câncer avançado de mama, cervical, cabeça e pescoço, linfoide e câncer de pulmão de não pequenas células em pacientes que recebem terapia com ESA com uma hemoglobina alvo de ≥ 10 g/dL (*J Clin Oncol* 2010;4996). Além disso, a terapia com ESA já não é mais indicada para pacientes que recebem quimioterapia mielossupressora com intenção curativa causada pelo aumento no risco de eventos tromboembólicos.

Por exigência do programa REMS, o acesso a estas medicações é restrito. Os prestadores de cuidados de saúde e os hospitais devem estar inscritos no Programa de Oncologia ESA APPRISE para prescrever ou dispensar ESAs para pacientes com câncer.

IV. FATORES DE CRESCIMENTO PLAQUETÁRIO E MEGACARIOCÍTICO

A. Trombopoietina (TPO)

1. **TPO endógena.** TPO estimula o crescimento e a maturação de células progenitoras mieloides-megacariócitos em megacariócitos maduros. Normalmente são produzidas 10^{11} plaquetas diariamente, com as plaquetas tendo um tempo de vida de 8 a 9 dias na circulação. TPO é produzida primariamente no fígado e é regulada através dos receptores de TPO disponíveis para ligação às plaquetas (*Transfusion* 2002;42:321). No contexto de trombocitopenia, os níveis de TPO são altos em razão da produção reduzida. Transfusões intermitentes de plaquetas no paciente trombocitopênico podem diminuir a resposta à TPO (*N Engl J Med* 1998;339:746).

2. **Agonista do receptor de TPO.** Os primeiros agentes trombopoiéticos eram fatores de crescimento megacariocítico humano recombinantes e peguilados. Embora inicialmente promissor, o desenvolvimento de anticorpos contra TPO endógena resultou em trombocitopenia refratária. Romiplostim (NPlate) e eltrombopag (Promacta) são agentes sintéticos estimuladores de plaquetas de segunda geração que são atualmente aprovados pelo FDA para o tratamento de púrpura trombocitopênica idiopática (ITP), mas podem ter um papel potencial para trombocitopenia induzida por quimioterapia. Os agentes de segunda geração ainda estão sendo pesquisados, e ainda existem preocupações quanto à segurança destes agentes, incluindo o risco de trombose, trombocitopenia de rebote e formação de reticulina na medula óssea (*Curr Opin Oncol* 2008;20:690).

B. Oprelvekin (neumega). A interleucina (IL)-11 é um fator de crescimento trombopoiético que estimula diretamente a proliferação de células estaminais hematopoiéticas em vários passos no processo de hematopoiese incluindo as células progenitoras megacariocíticas, o que induz a maturação dos megacariócitos, resultando em redução na produção de plaquetas. Oprelvekin, IL-11 recombinante, foi a primeira citocina a chegar ao mercado com a indicação de prevenção de trombocitopenia induzida por quimioterapia. Os primeiros ensaios clínicos em pacientes com câncer apresentaram contagem aumentada de plaquetas em estado estacionário e redução no risco de trombocitopenia causada por quimioterapia (*J Clin Oncol* 1997;15:3368). A dose é 50 μg/kg/dia, dada subcutaneamente, iniciando 24 horas após a quimioterapia, até que a contagem plaquetária pós-nadir seja maior do que 50.000/μL ou 48 horas antes de iniciar o ciclo seguinte da quimioterapia. São recomendados ajustes da dose em pacientes com função renal prejudicada, CrCL </= 30 mL/min. Os efeitos colaterais mais comuns associados ao tratamento com oprelvekin incluem edema periférico, dispneia, taquicardia, arritmia atrial, papiledema e vermelhidão conjuntival. Pode ocorrer anemia dilu-

402 | Capítulo 37

cional reversível em 3-5 dias após o início da terapia devido a um aumento no volume plasmático, e isto se resolve aproximadamente uma semana depois da descontinuação. Foram relatadas reações alérgicas ou hipersensibilidade e, caso se desenvolvam, a terapia deve ser permanentemente descontinuada.

V. DIREÇÕES FUTURAS. É essencial que seja mais bem compreendido o tráfego das células estaminais para o desenvolvimento de novos agentes que potencializem os efeitos dos CSFs atualmente disponíveis. Novos agonistas de EPO e TPO estão atualmente em desenvolvimento. Estão sendo empregados esforços para o desenvolvimento de agentes orais de mais longa duração que poderiam ser incorporados ao tratamento de anemia e trombocitopenia induzidos pela quimioterapia.

LEITURA SUGERIDA

Freifeld AG, Bow EJ, Sepkowitz KA, *et al.* Clinical practice guideline for the use of antimicrobial agents in neutropenic patients with cancer: 2010 Update by the Infectious Diseases Society of America. *Clin Infect Dis* 2011;52:427–431.

Levy B, Arnason JE, Bussel JB. The use of second-generation thrombopoietic agents for chemotherapy-induced thrombocytopenia. *Curr Opin Oncol* 2008;20:690–696.

Rizzo JD, Brouwers M, Hurley P, *et al.* American Soceity of Clinical Oncology/American Society of Hematology Clinical Practice Guideline Update on the Use of Epoetin and Darbepoetin in Adult Patients with Cancer. *J Clin Oncol* 2010;28:4996–5010.

Smith TJ, Khatcheressian J, *et al.* Update of Recommendations for the Use of White Blood Cell Growth Factors: An Evidence-Based Clinical Practice Guidelines. *J Clin Oncol* 2006;24:3187–3205.

Emergências Oncológicas
Manik Amin

I. EMERGÊNCIAS METABÓLICAS
A. Hipercalcemia
1. **Fisiopatologia.** Os cânceres mais comuns associados à hipercalcemia são o câncer de mama, câncer de pulmão e mieloma múltiplo. Pacientes com hipercalcemia associada à malignidade frequentemente têm um mau prognóstico. Hipercalcemia associada à malignidade resulta de três mecanismos principais: (1) secreção de um PTHrP, (2) atividade osteolítica local e (3) produção anormal de 1,25-di-hidroxivitamina D (Calcitrol). Secreção humoral de PTHrP corresponde a mais de 70% dos pacientes com hipercalcemia de malignidade e é encontrada numa variedade de cânceres, como o câncer das células escamosas (p. ex., cabeça e pescoço, esôfago, colo do útero ou pulmões), câncer renal, câncer ovariano, câncer endometrial, linfoma não Hodgkin e câncer de mama. Hipercalcemia associada à malignidade causada pela atividade osteolítica é encontrada em aproximadamente 20% dos pacientes com hipercalcemia associada à malignidade e é mediada por osteoclastos e é uma interação complexa entre interação/ativação RANKL/RANK e a produção de citocina. Ela usualmente se desenvolve em pacientes com metástases esqueléticas extensas (p. ex., câncer de mama, câncer de pulmão, câncer de próstata ou mieloma múltiplo). No linfoma de Hodgkin e poucos linfomas não Hodgkin, os linfócitos malignos secretam a forma ativa da vitamina D, 1,25-di-hidroxivitamina D, resultando no aumento da reabsorção óssea osteoclástica e absorção intestinal de cálcio resultando em hipercalcemia.
2. **Sinais e sintomas.** Os pacientes com hipercalcemia leve, com níveis de cálcio abaixo de 12 mg/dL, são, usualmente, assintomáticos ou podem ter sintomas inespecíficos como constipação e fadiga. Os sintomas geralmente se desenvolvem em níveis de cálcio sérico maiores do que 12 mg/dL e dependem da elevação aguda na concentração sérica de cálcio. Níveis séricos de cálcio entre 12 e 14 mg/dL que se desenvolvem em poucos meses podem ser bem tolerados pelos pacientes, enquanto que um aumento abrupto nos níveis séricos de cálcio pode se manifestar com estado mental alterado. Pacientes com hipercalcemia severa de mais de 14 mg/dL geralmente apresentam náusea, vômitos, anorexia, dor abdominal, constipação, fraqueza muscular, estado mental alterado, coma e convulsões. Os pacientes geralmente desenvolvem disfunção renal com desidratação, creatinina elevada, poliúria (pela redução na capacidade de concentração nos túbulos distais) e polidipsia. Hipercalcemia crônica (por causa não maligna) pode-se apresentar como diabetes insipidus nefrogênica e nefrolitíase. Hipercalcemia de longa duração também pode resultar em desmineralização e fraturas frequentes dos ossos longos. Hipercalcemia aguda, por outro lado, pode causar dano miocárdico levando a anormalidades de condução, como arritmias ventriculares ou supraventriculares. O exame físico pode revelar estado mental alterado, abdome distendido por íleo e sinais de desidratação. Na ausência de um pronto reconhecimento e tratamento, a hipercalcemia pode progredir para insuficiência renal, coma e morte.
3. **Exames diagnósticos.** A variação normal do cálcio sérico total é 8,6 a 10,3 mg/dL (2,15 a 2,57 mM). Aproximadamente metade da quantidade de cálcio circulante é ligada à albumina e o restante do cálcio ionizado não ligado (variação normal, 4,5 a 5,1 mg/dL) é responsável pelas funções biológicas. Como um nível baixo ou alto de albumina pode resultar num nível inexato de cálcio ionizado, o cálcio total efetivo deve ser calculado com a seguinte fórmula: Ca corrigido (mg/dL) = Ca medido (mg/dL) – albumina (g/dL) + 4.

Em pacientes com hipercalcemia sem malignidade, devem ser consideradas outras causas de hipercalcemia, tais como hiperparatireoidismo primário, tirotoxicose, insuficiência suprarrenal, toxicidade de 1.25 $(OH)^2$ vitamina D (através da ingestão ou conversão granulomatosa) e transtornos herdados do metabolismo do cálcio. Pacientes com

404 | Capítulo 38

PTH elevado em vez de PTHrpP têm maior probabilidade de ter hiperparatireoidismo primário do que hipercalcemia maligna. Mas se as concentrações do hormônio da paratireoide (PTH) e da proteína relacionada com hormônio da paratireoide (PTHrP) forem altas, então é provável a coexistência de hiperparatireoidismo primário juntamente com hipercalcemia associada à malignidade.

4. **Tratamento.** O tratamento de hipercalcemia depende do nível sérico de cálcio e dos sintomas. Pacientes assintomáticos ou levemente sintomáticos (cálcio < 12 mg/dL) podem não precisar de tratamento imediato, enquanto pacientes sintomáticos ou com cálcio > 14 mg/dL independentemente dos sintomas requerem tratamento agressivo. Os objetivos principais do tratamento são a redução do cálcio sérico e o tratamento da doença subjacente. O tratamento de hipercalcemia severa envolve a administração simultânea de solução salina isotônica, calcitonina e bifosfonato (Tabela 38-1).

   a. **Expansão do volume.** Os pacientes devem ser reidratados com solução salina isotônica num ritmo inicial de 200 a 300 mL/hora até 2 ou 3 L e depois ajustada para manter o

TABELA 38-1 Tratamento de Hipercalcemia

Grau de hiperglicemia	Tratamento	Dose	Comentários
Hipercalcemia leve (cálcio < 12 mg/dL)	a. Sem necessidade de tratamento imediato		Se for observada elevação repentina no nível de cálcio com estado mental alterado, tratar como hipercalcemia severa
Hipercalcemia moderada (cálcio 12–14 mg/dL)	b. Evitar coisas que aumentariam os níveis de cálcio, como dieta rica em cálcio, inatividade prolongada, diuréticos tiazídicos etc.		
	c. Manter hidratação com 6–8 copos d'água todos os dias		
	d. Tratar a causa		
Hipercalcemia severa (cálcio > 14 mg/dL)	Solução salina isotônica normal	Taxa inicial de 200–300 mL/h	Necessária para expansão do volume
	Calcitonina	4 IU/kg	Pode ser repetida em 6–12 h
	Bifosfonatos – ácido, Zoledrônico Pamidronato	4 mg IV por 14 min 60–90 mg por 2 h	
	Diuréticos de alça	Dosagem varia dependendo da necessidade	Aconselhável usar diuréticos de alça com concomitante insuficiência renal ou insuficiência cardíaca
	Glicocorticoides	Prednisona 20–40 mg por dia	Usualmente usada em pacientes com linfoma, leucemia ou doença granulomatosa crônica
	Diálise	A frequência irá variar dependendo da necessidade	Recomendada para hipercalcemia severa com alterações agudas no estado mental com dano no órgão final, tal como insuficiência renal aguda, insuficiência cardíaca etc.

Emergências Oncológicas | **405**

débito urinário em 100 a 150 mL/hora. A infusão salina deve ser interrompida em pacientes que desenvolvem sobrecarga de líquidos em decorrência da função renal deficiente ou insuficiência cardíaca, devendo ser usados diuréticos de alça. Os diuréticos de alça não só reduzem o volume de carga, mas também reduzem a reabsorção do cálcio na alça de Henle. Potássio e magnésio devem ser cuidadosamente monitorados e substituídos quando necessário. Hipofosfatemia é comum em hipercalcemia, mas não deve ser corrigida a menos que sintomática, porque um aumento no produto do cálcios × fósforo de 70 ou mais pode causar precipitação dos sais de cálcio nos rins e outros tecidos moles.

b. Calcitonina. A calcitonina reduz a concentração sérica de cálcio, aumentando a excreção do cálcio renal e reduzindo a reabsorção óssea pelos osteoclastos. Calcitonina de salmão (4 a 8 IU/kg) é, geralmente, administrada por via intramuscular ou subcutânea a cada 12 horas, com aumento na dose de 6 a 8 IU/kg a cada 6 horas, se necessário. Calcitonina nasal não é eficaz no tratamento de hipercalcemia. A calcitonina age rapidamente e usualmente reduz a concentração sérica de cálcio em 1 a 2 mg/dL em 4 a 6 horas após a administração. Ela é segura, não tóxica e tem ação rápida, mas sua eficácia é limitada às primeiras 48 horas em razão do desenvolvimento de taquifilaxia pela suprarregulação dos receptores e assim pode ser usada para manejar hipercalcemia severa (cálcio sérico > 14 mg/dL) antes que os bifosfonatos atinjam efeito total.

c. Bifosfonatos intravenosos. Os bifosfonatos são análogos não hidrolisáveis de pirofosfato inorgânico, que adsorvem a superfície da hidroxiapatita óssea e inibem a reabsorção do cálcio reduzindo a atividade dos osteoclastos. Estas drogas se transformaram nos agentes de escolha para hipercalcemia associada à malignidade e podem controlar com sucesso o cálcio sérico em 80 a 90% dos pacientes. Elas são mais potentes, mas seus efeitos máximos ocorrem em 2 a 4 dias e, portanto, são dadas com solução salina isotônica e calcitonina. Os bifosfonatos de escolha atuais são pamidronato e ácido zolendrônico (ZA) intravenosos. ZA é um bifosfonato de terceira geração e é administrado numa dose de 4 mg i.v. por 15 minutos, enquanto que o pamidronato pode ser usado como 60 ou 90 mg por 24 horas. Outro bifosfonato tão eficaz quanto o pamidronato é o ibandronato dado numa dose de 2 mg IV por 2 horas. Os efeitos colaterais dos bifosfonatos são sintomas semelhantes à gripe (febre, artralgia, fadiga e dor óssea), hipocalcemia, hipofosfatemia, síndrome nefrótica, uveíte e osteonecrose de mandíbula. Clodronato e etidronato são bifosfonatos de primeira geração e são inibidores fracos da reabsorção óssea e não são usados muito comumente. Bifosfonatos orais demonstraram ser tão efetivos e não são recomendados.

d. Outros agentes. Corticosteroides podem ser eficazes no controle da hipercalcemia devido à sarcoidose ou outras doenças granulomatosas. Pode ser dada uma dose de 20 a 40 mg/dia de prednisona oral ou seu equivalente para controlar hipercalcemia por ingestão excessiva de vitamina D ou pela produção endógena de calcitrol. Em pacientes com malignidade que produzem 1,25-di-hidroxivitamina D, como mieloma ou linfomas, podem ser usados esteroides IV isoladamente ou em combinação com bifosfonatos antes da terapia definitiva da malignidade subjacente. Esteroides não são eficazes no tratamento de hipercalcemia em pacientes com tumores sólidos. A hemodiálise usualmente é reservada para casos severos de hipercalcemia que não respondem aos tratamentos recomendados. Vários novos inibidores da reabsorção óssea como osteoprotegerina (um receptor antagonista de RANKL), anticorpos monoclonais dirigidos contra RANKL, anticorpos monoclonais neutralizadores de PTHrP e 22-oxacalcitrol estão sendo usados atualmente.

B. Síndrome de lise tumoral

1. Fisiopatologia. A síndrome de lise tumoral (TLS) resulta do colapso tumoral excessivo, seja espontaneamente ou durante terapia, levando a uma quantidade grande e excessiva de potássio, fosfatos e ácidos nucleicos dentro da circulação sistêmica. O catabolismo do ácido nucleico em ácido úrico causa hiperuricemia e outras variedades de anormalidades metabólicas como hipercalemia, hiperfosfatemia, hipocalcemia secundária e lesão renal aguda. A TLS ocorre mais frequentemente em pacientes com tumores que têm alta taxa de crescimento e substancial carga tumoral sistêmica que são muito sensíveis à quimioterapia e radioterapia, como a leucemia (ALL) e linfomas de alto grau (Burkittis). TLS raramente é encontrada em pacientes com malignidades epiteliais.

406 | Capítulo 38

2. Sinais e sintomas. O início da TLS pode ocorrer antes do começo da terapia citotóxica, mas ocorre frequentemente 12 a 72 horas depois da administração de terapia citotóxica e/ou radioterapia (RT). É necessário alto nível de suspeição porque os sintomas de TLS podem ser inespecíficos e frequentemente são o resultado de desequilíbrio eletrolítico associado. Os pacientes podem apresentar náusea, vômitos, diarreia, anorexia, insuficiência cardíaca congestiva, arritmia cardíaca, convulsões, tétano, síncope e, possivelmente, morte súbita, frequentemente em decorrência de parada cardíaca.

As consequências metabólicas mais preocupantes de TLS são hipercalemia, hipercalcemia e insuficiência renal. A insuficiência renal aguda resulta da precipitação de fosfato e ácido úrico nos túbulos renais causando vasoconstrição renal, redução no fluxo sanguíneo renal e lesão renal aguda, o que cria um círculo vicioso, resultando assim em maior deterioração da função renal. Pacientes com níveis básicos elevados de ácido úrico, fósforo e lactato desidrogenase (LDH) antes do tratamento podem estar em risco de TLS.

3. Classificação da TLS. *TLS de laboratório* (LTLS) é definida como a presença de dois ou mais dos seguintes parâmetros laboratoriais três dias antes ou sete dias depois da quimioterapia citotóxica: (a) ácido úrico $\geq$ 8 mg/dL ou 25% de aumento na linha básica; (b) potássio $\geq$ 6 mEq/L ou 25% de aumento desde a linha de base; (c) nível de fosfato $\geq$ 4,5 mg/dL ou 25% de aumento desde a linha de base; e (d) cálcio $\leq$ 7 mg/dL ou 25% de decréscimo desde a linha de base. *TLS clínica* (CTLS) é definida como a presença de TLS de laboratório mais pelo menos uma complicação clínica, como insuficiência renal e/ou arritmias cardíacas e/ou convulsões ou morte súbita (*Br J Haematol* 2004;127:3).

4. Manejo. O manejo da TLS envolve o tratamento das anormalidades eletrolíticas subjacentes juntamente com insuficiência renal ou arritmias cardíacas coexistentes. A melhor abordagem para o manejo da TLS é a prevenção. Fatores relacionados com o tumor e com o paciente são usados para calcular o risco de TLS em pacientes individuais. Pacientes de alto risco são pré-tratados com solução salina isotônica para manter alto débito urinário (80 a 100 mL por hora) e é recomendado que recebam pelo menos uma dose única de rasburicase e também devem ser pré-tratados por pelo menos 2 dias com alopurinol (600 mg/dia). Os níveis de ácido úrico são monitorados de perto e a dose de rasburicase pode ser repetida no caso de hiperuricemia persistente. A dose de alopurinol deve ser aumentada no caso de insuficiência renal preexistente.

a. Pacientes com risco intermediário também são pré-tratados com solução salina isotônica para manter um alto débito urinário, além de pré-tratamento com alopurinol se os níveis de ácido úrico na linha de base forem < 8 mg/dL. Se os níveis do ácido úrico forem $\geq$ 8 mg/dL, também deve ser dado rasburicase.

b. Para pacientes de baixo risco, uma abordagem do tipo "esperar para ver" é usada com hidratação e acompanhamento atento.

c. Pode ser dada furosemida para manter o débito urinário e também para reduzir a hipercalemia. A alcalinização da urina com uma ampola de $NaHCO_3$ em 0,5 N de solução salina ou duas a três ampolas de D5W poderá ser necessário para manter os solutos urinários (cálcio, ácido úrico e oxalatos) na forma iônica, deste modo prevenindo a cristalização e também ajudando a corrigir a acidose metabólica que acompanha a TLS. A composição química do sangue (eletrólitos, creatinina, fósforo, cálcio e LDH) precisa ser verificada em pacientes em risco a cada 8 a 12 horas durante os primeiros 2 a 3 dias de tratamento.

d. Pode-se desenvolver hipercalcemia rapidamente, e os pacientes em risco devem ter verificados os eletrolitos séricos pelo menos a cada 12 horas e mais frequentemente caso se desenvolva TLS. Hipercalemia leve (5,5 a 6,0 mEq/L) pode ser tratada com poliestireno sulfonato de sódio (resina Kayexalato) e hidratação. Hipercalemia mais severa (mais de 6 mEq/L ou com alterações no eletrocardiograma [EKG]) pode ser tratada imediatamente com 50 mL de solução de glicose 50% com 15 U de insulina regular, *piggyback* i.v. por uma hora. As indicações para hemodiálise incluem sobrecarga de volume, ácido úrico sérico maior do que 10 mg/dL ou níveis rapidamente crescentes de fósforo e hipercalemia descontrolada. Insuficiência renal causada por TLS é usualmente reversível, e mesmo pacientes que requerem hemodiálise frequentemente recuperam a função renal normal quando a TLS suaviza.

Emergências Oncológicas | 407

C. Síndrome da secreção inapropriada de hormônio antidiurético (SIADH)
1. **Fisiopatologia.** SIADH é uma síndrome de secreção inapropriada excessiva do ADH resultando em retenção de água e hiponatremia. A secreção excessiva do ADH causa aumento na osmolalidade urinária e aumento na perda de sódio, resultando em urina concentrada. Câncer pulmonar de pequenas células (SCLC) é o câncer mais comum que causa SIADH, com mais de 15% dos pacientes com SCLC desenvolvendo SIADH em algum ponto durante o curso da doença. Cânceres de cabeça e pescoço, neuroblastomas olfatórios e carcinomas de pequenas células extrapulmonares são algumas causas menos comuns de SIADH.
2. **Sinais e sintomas.** Os pacientes, inicialmente, apresentam cefaleia e fadiga e, se não corrigido, podem progredir rapidamente para confusão, convulsão, coma e morte. Uma baixa osmolalidade plasmática com osmolalidade urinária elevada (mais de 100 mosmol/kg), nível de sódio úrico mais do que 40 mEq/L, baixo nitrogênio ureico no sangue (BUN) 10 mg/dL, ácido úrico sérico < 4 mg/dL, FE_{Na} > 1% e níveis de potássio sérico e base ácida normais são todos sugestivos de SIADH.
3. **Manejo.** O tratamento da SIADH varia com a severidade da hiponatremia e com a presença de sintomas. Restrição de líquidos é o passo inicial do manejo de pacientes com SIADH leve a moderada. Em pacientes com hiponatremia sintomática aguda (menos de 48 horas) e severa, uma intervenção urgente com 100 mL de solução salina hipertônica é dada como bolo e pode ser repetida 1 a 2 vezes com 10 minutos de intervalo dependendo dos sintomas neurológicos persistentes. Este tratamento deve elevar a concentração sérica de Na em aproximadamente 1,5 a 2,0 mEq/L. Para pacientes com sódio sérico < 120 mEq/L e sintomas menos severos (mais de 48 horas), o objetivo da correção é aumentar o sódio sérico em 1 mEq/L por hora por 3 a 4 horas. Quando os níveis séricos de Na atingem 120 mEq/L, a solução salina 3% deve ser interrompida e instituída a restrição de líquidos. Para pacientes sem sintomas ou com sintomas leves, é recomendado tratamento inicial com restrição de líquidos com comprimidos de sal oral (Tabela 38-2).
   a. A terapia de manutenção em pacientes previamente sintomáticos é manter a restrição de líquidos em menos de 800 mL/dia com monitoramento dos níveis séricos de sódio para > 130 mEq/L (Tabela 38-3).
   b. Para SIADH crônica, as opções de tratamento incluem demeclociclina (300 a 600 mg diariamente) e antagonistas receptores de vasopressina como tolvaptan (15 a 60 mg oral diariamente) ou conivaptan (20 a 40 mg por via intravenosa diariamente) (*J Endocrinol Metab* 2013;98:1321).

II. EMERGÊNCIAS NEUROLÓGICAS
A. Compressão peridural da medula espinal
1. **Fisiopatologia.** A compressão da medula espinal é uma complicação comum de cânceres mais comumente em razão de metástases da coluna vertebral, causando dor e perda possivelmente irreversível da função neurológica envolvendo a coluna torácica (65%), a coluna lombo-sacra (25%) e a coluna cervical (10%). Metástases intramedulares, intradurais ou leptomeníngeas raramente são encontradas. Pacientes com comprometimento neurológico secundário à compressão da medula têm uma qualidade de vida marcantemente reduzida e uma sobrevivência global significativamente abreviada. A compressão da coluna espinal é mais comumente vista em pacientes com os seguintes cânceres subjacentes: pulmão, câncer de mama, mieloma múltiplo, linfoma de Hodgkin e não Hodgkin e câncer de próstata. O principal mecanismo envolvido é o tumor invadindo o espaço epidural causando a compressão do saco tecal. A extensão direta da doença epidural dos tecidos moles pode comprometer o plexo venoso epidural causando edema vasogênico, inflamação com liberação de serotonina e prostaglandinas e, por fim, infarto da coluna espinal. Outras causas menos comuns de compressão incluem metástases dos elementos vertebrais posteriores, tumores primários benignos e malignos da espinha, malformações vasculares e infecções. É essencial iniciar a terapia o mais breve possível.
2. **Sinais e sintomas.** Os sintomas de compressão de medula podem começar abruptamente ou progredir gradualmente. O novo início de dor nas costas em um paciente em risco determina a realização de um exame neurológico detalhado. A dor pode ser localizada nas costas ou pode se irradiar uni ou bilateralmente na distribuição das raízes espinais. A dor nas costas pode ser exacerbada pela flexão das costas, manobra de Valsalva e tosse. Ao contrário da dor nas costas resultante de doença degenerativa do disco, dor nas costas cau-

408 | Capítulo 38

TABELA 38-2 — Tratamento de Hiponatremia Sintomática e Assintomática por SIADH

Severidade da hiponatremia	Sintomas	Tratamento	Comentários
Sódio sérico < 120 mEq/L (hiponatremia se desenvolvendo em 48 horas)	Sintomas muito severos (pacientes com atividade mental aguda alterada, convulsões, comatosos)	• Solução salina hipertônica 100 mL bolo de 3% de solução salina • Se osmolalidade urinária for excessivamente alta, diuréticos de alça podem ser necessários para aumentar a excreção urinária de água	a. Pode ser repetido 1–2 vezes dependendo dos sintomas b. Medir os níveis séricos de sódio a cada 2-3 horas e observar para correção rápida, já que pode causar uma complicação de desmielinização c. Observar smolalidade urinária
Sódio sérico < 120 mEq/L (hiponatremia se desenvolvendo em mais de 48 horas)	Sintomas menos severos (esquecimento, letargia, confusão etc.)	Lenta infusão de solução salina hipertônica. Usualmente não é necessário bolo	Ter cautela para não corrigir excessivamente a hiponatremia. O objetivo é a elevação no sódio sérico inferior a 10 mEq/L em 24 horas
Sódio sérico 120-129 mEq/L	Assintomático	Tratar a causa subjacente	
Hiponatremia moderada crônica		Restrição de líquidos Comprimidos de sal oral Demeclocina e antagonista receptor de vasopressina	Menos de 800 mL/dia 9 gm por dia em três doses divididas Usado quando julgado apropriado

sada pela compressão da medula espinal não é aliviada pela posição reclinada, mas pode ser exacerbada. A maioria dos pacientes pode apresentar fraqueza motora simétrica em ambas as extremidades inferiores e, dependendo do nível da lesão, podem apresentar sintomas piramidais típicos (lesão no ou acima do cone medular) ou fraqueza dos extensores das extremidades superiores (lesão acima da espinha torácica). Achados sensórios são, de um modo geral, menos comuns, mas pode ser vista dormência ascendente e parestesias ao longo do dermatoma das raízes espinhais correspondentes.

TABELA 38-3 — Tratamento de Manutenção em SIADH

Tratamento	Dose	Comentários
Restrição de líquidos	Ingerir menos de 800 mL/d	Não restringir líquidos em pacientes com SIADH em razão de hemorragia subaracnoidea
Sal oral	9 g/d em três doses divididas	Poderá ser preciso aumentar a dose para aumentar o volume urinário
Diuréticos de alça	Furosemida-20 mg PO 2 vezes ao dia	Poderá ser necessário para aumentar a excreção urinária de água Observar atentamente a presença de hipocalemia e hipovolemia causada por diuréticos

Emergências Oncológicas | **409**

Outros sintomas como disfunção intestinal e da bexiga (distúrbios esfincterianos, incontinência ou retenção urinária/fecal) e marcha atáxica ocorrem no fim do curso da compressão medular, mas são sintomas sérios e necessitam de atenção urgente, já que estão associados a um mau prognóstico. Compressão medular severa aguda pode causar choque espinhal, com hipoflexia e paralisia flácida de todas as regiões abaixo da lesão.

3. **Exames diagnósticos.** O trabalho diagnóstico envolve o exame neurológico clínico e, preferencialmente, um exame de imagem por ressonância magnética (MRI) para todos os pacientes com suspeita de compressão medular. MRI é a modalidade de escolha quando disponível, uma vez que pode fornecer uma avaliação detalhada da coluna espinhal e da extensão da doença com envolvimento dos ossos e tecidos moles. Recomenda-se mielografia combinada com tomografia computadorizada (CT) com contraste se não puder ser realizada MRI. É importante realizar exame de imagem de toda a espinha, pois alguns pacientes podem ter mais do que uma região de compressão. Filmes simples e varreduras ósseas têm um papel limitado, já que não fornecem informações anatômicas referentes ao espaço epidural e saco tecal. Se a natureza da massa compressora foi incerta, poderá ser necessária biópsia cirúrgica ou guiada por imagem. Quando compressão medular é a apresentação inicial do câncer, maior avaliação do estadiamento pode revelar lesões mais acessíveis como um linfonodo para biópsia e posterior diagnóstico.

4. A compressão da medula óssea requer pronto reconhecimento porque o retardo no tratamento pode resultar em dano neurológico permanente e mau prognóstico. O *status* neurológico pré-tratamento é o indicador prognóstico mais importante do resultado pós-tratamento. O tratamento imediato da compressão medular inclui a administração de corticosteroides, cirurgia e RT com terapia de radiação por feixe externo (EBRT).

Corticosteroides reduzem o edema associado à compressão medular e melhoram os sintomas neurológicos transitoriamente. Recomendamos uma dose de ataque de 10 mg de dexametasona IV ou PO seguida de 4 mg a cada 6 horas. A dexametasona deve ser reduzida em algumas semanas. A estabilidade da coluna espinhal deve ser avaliada. As indicações tradicionais para intervenção cirúrgica incluem a necessidade de um diagnóstico do tecido, ressecção de tumores "radiorresistentes" e tumores primariamente tratados cirurgicamente (como sarcomas) e compressão medular numa espinha irradiada anteriormente. Um início muito rápido dos sintomas sugere a possibilidade de fratura explosiva vertebral causando impacto ósseo na medula e, desta forma, é uma indicação para intervenção cirúrgica urgente. Pacientes com destruição óssea extensa por um tumor e instabilidade vertebral podem estar em risco de mais fraturas por compressão e recorrência dos sintomas após a realização de terapia de raios X (XRT); estes pacientes devem ser considerados para estabilização vertebral com vertebroplastia e cifoplastia.

EBRT é o tratamento de escolha e deve começar assim que o diagnóstico é confirmado. As doses de radiação padrão variam de 2.500 a 4.000 cGy transmitidos em 10 a 20 frações. Os pacientes cirúrgicos usualmente precisam de 7 a 10 dias para cicatrizar a ferida antes de iniciar a radiação. Em grupos seletos de pacientes, a adição de cirurgia descompressora à RT melhorou os resultados neurológicos quando comparada com radioterapia, isoladamente (*Lancet* 2005;366(9486):643). Deve ser considerada terapia sistemática usando agentes hormonais e/ou quimioterápicos quando apropriado (p. ex., em pacientes com linfoma).

O tratamento sintomático é considerado com medicações para dor, restrições de mobilidade apropriadas, anticoagulação se não houver outras contraindicações (sem anticoagulação se houver planos de cirurgia) e manejo dos sintomas de disfunção esfincteriana (retenção *vs.* incontinência urinária/intestinal).

III. EMERGÊNCIAS HEMATOLÓGICAS

A. Leucostase

1. **Fisiopatologia.** Leucostase é uma síndrome comumente vista em leucemia aguda e compreende hiperleucocitose (WBC > 50.000 a 100.000/µL) com desconforto respiratório, radiografia torácica (CXR) anormal, confusão e hemorragia do CNS. Se não tratada, a leucostase tem mau prognóstico com alta taxa de mortalidade. A alta e rapidamente crescente contagem de blastos é característica de leucostase com o achado patológico clássico de agregados intravasculares oclusivos de blastos bloqueando a circulação em múltiplos órgãos, especialmente os pulmões e o cérebro.

410 | Capítulo 38

2. Sinais e sintomas. Leucostase é um diagnóstico clínico. Os pacientes podem apresentar sintomas respiratórios de dispneia, hipóxia, febre etc.. A oximetria de pulso avalia a saturação de O_2 com mais precisão do que a análise do gás no sangue arterial (ABG), já que WBC na amostra sanguínea consome oxigênio e reduz de forma enganosa o PO_2 da amostra se não processado de maneira conveniente. A radiográfia torácica pode mostrar infiltrado alveolar difuso ou intersticial. A febre pode ser devida à inflamação ou infecção concomitante, sendo recomendado o uso de antibióticos de amplo espectro. O envolvimento do SNC pode apresentar cefaleias, vertigem, alterações na visão, confusão, anormalidade na marcha e até mesmo coma. Estes pacientes têm alto risco de hemorragia intracraniana após iniciarem quimioterapia, mesmo na ausência de coagulação intravascular disseminada (DIC) ou trombocitopenia. Menos comumente, podem estar presentes danos a outros órgãos finais com leucostase, como insuficiência cardíaca, infarto do miocárdio, insuficiência renal, infarto intestinal, priapismo etc. Os sintomas podem ser fulminantes, levando à morte em questão de dias ou mesmo horas.

3. Manejo. A leucostase é tratada com o tratamento imediato de citorredução em conjunto com leucoaférese, tendo o objetivo de reduzir rapidamente a contagem de WBC. A citorredução com quimioterapia de indução deve ser iniciada sempre que possível, especialmente em leucemia aguda, mas se a quimioterapia de indução for adiada, é tentada citorredução com hidroxiureia. Hidroxiureia dada em doses de 50 a 100 mg/kg/dia geralmente reduz os glóbulos brancos em até 50% em 24 a 48 horas e é continuada até que WBC seja < 50.000/µL. Os pacientes que recebem leucoaférese têm menor incidência de hemorragia intracerebral após o início da quimioterapia e também reduzem a incidência de TLS. Deve ser considerada leucoaférese em todos os pacientes com uma contagem de blastos leucêmicos maior do que 100.000/dL. Não é recomendada leucoaférese se houver suspeita de leucemia promielocítica (APL), uma vez que ela pode piorar a coagulopatia associada à leucemia. Deve ser evitada a transfusão de glóbulos vermelhos, já que ela pode piorar os sintomas associados à leucostase. A trombocitopenia e os fatores de coagulação precisam ser corrigidos para minimizar o risco de hemorragia do CNS. Pacientes com sinais de sepse precisam ter sangue coletado para cultura e devem ser tratados empiricamente com antibióticos de amplo espectro. A malignidade subjacente precisa ser tratada apropriadamente. Pode ser considerada irradiação craniana em pacientes com sintomas do CNS muito severos.

IV. EMERGÊNCIAS CARDÍACAS

A. Tamponamento cardíaco

1. Fisiopatologia. Tamponamento cardíaco é um acúmulo de líquido pericárdico sob pressão, causando compressão anormal de todas as câmaras cardíacas e prejuízo no enchimento cardíaco e subsequente comprometimento hemodinâmico. Este pode ser agudo, subagudo e crônico. Algumas das causas de efusões pericárdicas moderadas a grandes causando tamponamento são idiopáticas, malignidade, uremia, iatrogênicas, infarto agudo do miocárdio, doenças vasculares do colágeno, hipotireoidismo etc. Globalmente, 10% dos pacientes que morrem de câncer apresentam envolvimento pericárdico na autópsia. Malignidades torácicas são a causa mais comum de efusão pericárdica maligna e tamponamento.

2. Sinais e sintomas. Os sintomas apresentados podem variar dependendo da agudeza do tamponamento. Pacientes com tamponamento agudo apresentam dor torácica e dispneia, enquanto pacientes com tamponamento subagudo ou crônico podem apresentar fadiga, tosse, dor torácica e edema. Hipotensão é uma característica comum devido ao declínio no débito cardíaco. Hipotensão severa e atividade elétrica sem pulso são as consequências finais de tamponamento não tratado. Mais frequentemente o tamponamento cardíaco se manifesta de forma menos dramática, com aumento nas pressões de enchimento e redução no débito cardíaco. Podem ser vistas características de insuficiência cardíaca direita, como edema periférico, hipotensão e pressão venosa jugular (JVP) elevada. Pulso paradoxal (um decréscimo na pressão arterial sistólica de 10 mmHg ou mais na inspiração) está classicamente associado à efusão pericárdica. Frequentemente pode ser ouvido um atrito pericárdico em decorrência de pericardite inflamatória associada. O tamponamento cardíaco agudo que se apresenta com sinais de insuficiência cardíaca direita deve ser diferenciado de um infarto agudo do miocárdio do lado direito e de uma dissecção aórtica.

Emergências Oncológicas | 411

3. **Exames diagnósticos.** O diagnóstico clínico de tamponamento cardíaco é usualmente confirmado pelos achados físicos complementados por eletrocardiograma (EKG), CXR e ecocardiograma (ECHO). O EKG mostra taquicardia sinusal com baixa voltagem. Os achados característicos ao EKG em pacientes com efusão pericárdica incluem alternância elétrica (alteração a cada batimento no complexo QRS) quando o coração balança dentro do líquido pericárdico. A alternância elétrica possui baixa sensibilidade, mas alta especificidade. O CXR pode revelar uma silhueta cardíaca aumentada (coração em forma de garrafa d'água) com campos claros no pulmão. Pelo menos 200 mL de líquido devem-se acumular antes que a silhueta cardíaca na radiografia torácica esteja aumentada, e desta forma isto está frequentemente ausente no tamponamento agudo. O ECHO mostra efusão moderada a grande e balanço do coração dentro da efusão e colapso diastólico do átrio direito e ventrículo direito. O colapso do átrio direito ocorre quando a compressão extrínseca pela efusão supera a pressão venosa e impede o enchimento cardíaco direito. O colapso atrial direito por mais de um terço do ciclo cardíaco é altamente sensível e específico de tamponamento cardíaco. Frequentemente é necessário o exame do líquido pericárdico em pacientes com câncer para determinar o diagnóstico de efusão maligna e excluir outras causas. Na efusão pericárdica maligna, a citologia será positiva em apenas 65 a 85% dos casos. Uma citologia positiva pode ser preditiva de um mau prognóstico em pacientes com doença pericárdica neoplásica. A biópsia pericárdica é o padrão ouro para o estabelecimento do diagnóstico definitivo.

4. **Manejo.** Pacientes assintomáticos com efusão leve não requerem tratamento, a menos que a etiologia não esteja clara. Pacientes sintomáticos, no entanto, requerem intervenção. O tratamento definitivo de tamponamento envolve a remoção e drenagem do líquido pericárdico e o alívio da pressão intrapericárdica. O líquido pericárdico pode ser drenado percutaneamente através de pericardiocentese com orientação ecocardiográfica ou pericardiectomia cirúrgica. Geralmente a pericardiocentese é feita de forma segura na maioria dos pacientes; entretanto, ela é relativamente contraindicada em hipertensão pulmonar severa e coagulopatia severa. A percardiocentese é feita após anestesia local; a agulha é inserida à direita da xifoide e avançada na direção da ponta da escápula esquerda, com aspiração constante durante o procedimento. Uma seringa grande ou um cateter torneira deve estar disponível para possibilitar a remoção de 50 a 60 mL de líquido. Apesar da acentuada melhora nos sintomas, ocorre novo acúmulo de líquido em cerca de 60% dos pacientes. Nesta situação uma janela pericárdica cirúrgica geralmente irá prevenir a repetição do acúmulo. Pericardiotomia com balão é uma alternativa para a criação cirúrgica de uma janela pericárdica. Neste procedimento um cateter com balão não inflado é colocado no espaço pericárdico com o uso de uma abordagem subxifoide sob orientação. O balão é, então, inflado e forçado a sair do pericárdio para criar uma "janela", permitindo assim a drenagem do líquido para dentro do espaço pleural ou peritoneal. Esta técnica demonstrou um decréscimo na repetição do acúmulo de líquido em 80 a 100% dos casos. Esta abordagem pode ser uma alternativa plausível à cirurgia em pacientes com tamponamento maligno, especialmente naqueles que são maus candidatos cirúrgicos.

B. **Síndrome da veia cava superior**
1. **Fisiopatologia e mecanismo.** A síndrome da veia cava superior (SVC) resulta da obstrução do fluxo sanguíneo na SVC causada pela invasão ou compressão externa da SVC através de um processo patológico envolvendo o pulmão direito, linfonodos e as estruturas mediastinais. Quando o fluxo sanguíneo na SVC é obstruído, são formados colaterais venosos como vias alternativas para o retorno venoso. Malignidades torácicas como câncer de pulmão (SCLC mais frequente do que não SCLC), DLBCL associado a linfoma não Hodgkin, linfoma linfoblástico e linfoma de células B mediastinais primárias são a causa comum da síndrome da SVC. Outras causas não malignas da síndrome da SVC são a compressão da SVC por dispositivos venosos centrais que resultam em trombose da SVC, aneurismas aórticos e mediastinite fibrosante.

2. **Sinais e sintomas.** Dispneia é comum. Pacientes com síndrome da SVC comumente se queixam de dispneia, inchaço da face, pescoço, extremidades superiores e dor (dor torácica ou cefaleia). Os sintomas podem se desenvolver rápida ou gradualmente e podem variar em severidade pela posição. Inclinar para a frente ou deitar pode piorar os sintomas em consequência do aumento na pressão venosa proximal à obstrução. Mesmo na presença de

412 | Capítulo 38

sintomas severos, os pacientes raramente são doentes em estado crítico como resultado da síndrome da SVC isolada. Geralmente estão presentes veias do pescoço dilatadas juntamente com veias colaterais que se desenvolvem em consequência da oclusão prolongada.

3. **Exames diagnósticos.** O CRX pode apresentar alargamento mediastinal e efusão pleural. CT realçada por contraste é extremamente útil na detecção da localização e extensão do bloqueio venoso e da presença de drenagem venosa colateral. Também fornece informações muito úteis referentes às estruturas adjacentes, incluindo a presença ou ausência de lesões na massa compressiva, e é útil no planejamento de biópsia posterior ou intervenção terapêutica. MRI pode ser útil para pacientes que não podem se submeter a CT com contraste. Um diagnóstico histológico é essencial no manejo da síndrome da SVC, pois o tratamento específico pode ser influenciado pelo tipo do tumor. Pacientes sem um diagnóstico do tecido ou em quem o diagnóstico é incerto devem se submeter a biópsia cirúrgica ou percutânea de um sítio acessível. Citologia salivar, citologia do líquido pleural e biópsia dos linfonodos torácicos aumentados podem ser diagnósticos na maioria dos casos. Broncoscopia, mediastinoscopia ou toracotomia podem ser necessários se o diagnóstico estiver em dúvida. Uma biópsia da medula óssea pode fornecer um diagnóstico em suspeita de NHL ou SCLC.

4. **Tratamento.** O alívio dos sintomas e o tratamento da doença subjacente é o ponto fundamental no tratamento da síndrome da SVC. O diagnóstico histológico preciso da etiologia subjacente é essencial antes do início da terapia. A síndrome da SVC associada à malignidade tem um mau prognóstico.

SVC maligna foi considerada uma emergência no passado, requerendo RT de emergência para mitigar os sintomas obstrutivos, mas atualmente RT de emergência já não é mais um tratamento considerado, a menos que o paciente apresente sintomas severos, incluindo estridor respiratório em decorrência de obstrução das vias aéreas e edema laríngeo ou pacientes comatosos apresentando edema cerebral em quem RT e colocação de *stent* intraluminal são considerados uma opção de tratamento emergente.

O tratamento empírico pré-biópsia pode obscurecer o diagnóstico histológico e tornar complicado o manejo adicional da doença subjacente. Para pacientes com SCLC, NHL e tumores das células germinais, quimioterapia inicial é o tratamento de escolha para pacientes sintomáticos. Em SCLC limitada e alguns NHLs, a adição de RT à quimioterapia reduz a taxa de recorrência local. Pode ser considerada terapia endovascular (ou seja, *stenting* intraluminal) em alguns pacientes com sintomas severos e em pacientes com malignidade subjacente não responsiva à quimioterapia ou radiação.

O papel dos esteroides no manejo da síndrome da SVC não está comprovado e, portanto, não é recomendado, exceto em malignidades responsivas aos esteroides, como linfomas. Se estiver presente trombo na SVC, deve ser considerada anticoagulação sistêmica.

A obstrução da SVC resultante de cateteres venosos centrais e marca-passos pode ser manejada efetivamente através de terapia trombótica (a menos que seja contraindicado). É recomendada anticoagulação enquanto o cateter central estiver colocado, podendo ser descontinuada em 3 meses caso o cateter seja removido.

LEITURA SUGERIDA

Ahmann FR. A reassessment of the clinical implications of the superior vena cava syndrome. *J Clin Oncol* 1984;2:961–969.

Arrambide K, Toto RD. Tumor lysis syndrome. *Semin Nephrol* 1993;13:273–280.

Body JJ, Bartl R, Burckhardt P, et al. Current use of bisphosphonates in oncology. *J Clin Oncol* 1998;16:3890–3899.

Cairo MS, Bishop M. Tumor lysis syndrome: new therapeutic strategies and classification. *Br J Haematol* 2004;127:3–11.

Dempke W, Firusian N. Treatment of malignant pericardial effusion with ^{32}P-colloid. *Br J Cancer* 1999;80:1955–1957.

List AF, Hainsworth JD, Davis BW, et al. The syndrome of inappropriate secretion of antidiuretic hormone (SIADH) in small-cell lung cancer. *J Clin Oncol* 1986;4:1191–1198.

Loblaw DA, Laperriere NJ. Emergency treatment of malignant extradural spinal cord compression: an evidence based guideline. *J Clin Oncol* 1998;16:1613–1624.

Mundy GR, Guise TA. Hypercalcemia of malignancy. *Am J Med* 1997;103:134–145.

Peri A. Clinical review: the use of vaptans in clinical endocrinology. *J Clin Endocrinol Metab* 2013;98:1321–1332.

Shepherd FA. Malignant pericardial effusion. *Curr Opin Oncol* 1997;9:170–174.

Silverman P, Distelhorst CW. Metabolic emergencies in clinical oncology. *Semin Oncol* 1989;16:504–515.

Spinazze S, Caraceni A, Schrijvers D. Epidural spinal cord compression. *Crit Rev Oncol Hematol* 2005;56:397–406.

Spinazze S, Schrijvers D. Metabolic emergencies. *Crit Rev Oncol Hematol* 2006;58:79–89.

Spodick DH. Acute cardiac tamponade. *N Engl J Med* 2003;349:684.

Stewart AF. Hypercalcemia associated with cancer. *N Engl J Med* 2005;352:373–379.

Tanigawa N, Sawada S, Mishima K, *et al.* Clinical outcome of stenting in superior vena cava syndrome associated with malignant tumors. *Acta Radiol* 1998;39:669–674.

Wilson LD, Detterbeck FC, Yahalom J. Superior vena cava syndrome with malignant causes. *N Engl J Med* 2007;356:1862–1869.

Wuthner JU, Kohler G, Behringer D, *et al.* Leukostasis followed by hemorrhage complicating the initiation of chemotherapy in patients with acute myeloid leukemia and hyperleukocytosis. *Cancer* 1999;85:368–374.

Medicina Transfusional

Ronald Jackups • George Despotis

I. GLÓBULOS VERMELHOS (RBCs). O objetivo terapêutico de uma transfusão de sangue é aumentar o fornecimento de oxigênio de acordo com a necessidade fisiológica do paciente. Entretanto, é difícil determinar um limiar apropriado para a transfusão porque os benefícios do sangue são difíceis de definir e medir. Em um estudo canadense multi-institucional, 418 pacientes de cuidados intensivos deveriam receber transfusões de glóbulos vermelhos quando o nível de hemoglobina (Hgb) diminuía para menos de 7 g/dL, com manutenção da Hgb na faixa de 7 a 9 g/dL, e 420 pacientes deveriam receber transfusão quando a Hgb fosse menos de 10 g/dL, com os níveis de Hgb mantidos na faixa de 10 a 12 g/dL. Houve uma tendência de redução na taxa de mortalidade em 30 dias nos pacientes randomizados para o limiar conservador de Hgb (18,7% vs. 23,3%; $p = 0,11$), indicando que um limiar de transfusão de 7 g/dL é tão seguro quanto um limiar de transfusão mais alto de 10 g/dL em pacientes de cuidados intensivos sem isquemia ativa no órgão final (*N Engl Med* 1999;340:409). Estes achados da tolerância de níveis mais baixos de hemoglobina também foram replicados recentemente em ensaios adicionais. Um importante fator de confusão na eficácia da transfusão de glóbulos vermelhos envolve a capacidade variável das unidades de glóbulos vermelhos de reforçar ou fornecer oxigenação do tecido com base nos níveis de 2,3-difosfoglicerto (DPG), que variam com a idade das unidades dos glóbulos vermelhos. Obviamente, são necessários mais dados para caracterizar como estas alterações nas reservas de glóbulos vermelhos impactam a eficácia inicial da transfusão de glóbulos vermelhos na oxigenação do tecido.

Os dados sobre morbidade também não são claros. Foi observada isquemia miocárdica perioperatória silenciosa em pacientes que se submeteram à cirurgia não cardíaca e cardíaca. Os níveis de hemoglobina na faixa de 6 a 10 g/dL e também os sinais clínicos ou indicadores de isquemia no órgão final além da [Hgb] identificam quem pode se beneficiar com a transfusão de sangue. Assim, pacientes idosos que se submetem à cirurgia não cardíaca eletiva demonstraram estar em risco de isquemia miocárdica intra e pós-operatório com hematócritos abaixo de 28%, particularmente na presença de taquicardia. Este achado também foi confirmado recentemente no estudo envolvendo o período pós-operatório após cirurgia ortopédica. Neste estudo, a transfusão foi mais comumente desencadeada pelo desenvolvimento de sintomas (p. ex., aumento triplicado de hemorragia, aumento em dobro de angina, aumento de 10 vezes em insuficiência cardíaca congestiva e aumento de duas vezes e meia no desenvolvimento de instabilidade hemodinâmica) na coorte de pacientes cujo desencadeador da Hgb foi estabelecido com 8 g/dL (*N Engl J Med* 2011;365:2453). Portanto, na ausência de uma necessidade fisiológica, como isquemia no órgão final em um paciente estável sem hemorragia, a correção da anemia pode não ser indicada e pode, de fato, predispor os pacientes a resultados adversos. Contudo, quando os clínicos implantam limiares mais baixos para transfusão, deve ser considerada a implantação de um programa de vigilância proativa para detectar sintomas importantes de isquemia ou disfunção do órgão.

Orientações para transfusões de sangue foram emitidas por diversas organizações, incluindo uma conferência de consenso dos Institutos Nacionais de Saúde sobre transfusão de glóbulos vermelhos no período perioperatório, o Colégio Americano de Médicos, a Sociedade Americana de Anestesistas, AABB (anteriormente conhecida como Associação Americana dos Bancos de Sangue) e a Associação Médica Canadense. Estas orientações recomendam, de forma consistente, que não deve ser transfundido sangue como profilaxia e sugerem que em pacientes que não estão criticamente doentes, um nível de Hgb de 6 a 8 g/dL é bem tolerado e aceitável. A adesão a estas orientações levantou questões sobre se a transfusão agora está sendo subutilizada. Um nível de Hgb de 8 g/dL parece ser um limiar apropriado para transfusão em pacientes cirúrgicos sem fatores de risco para isquemia crítica ou alvo (órgão final), enquanto que um limiar mais alto pode ser mais apropriado para pacientes que são considerados em risco maior ou, o

Medicina Transfusional | 415

que é mais importante, em pacientes que desenvolvem sintomas compatíveis com isquemia no órgão. No entanto, a transfusão de sangue profilática não pode ser endossada, particularmente porque estudos descobriram uma associação entre transfusão e resultados menos favoráveis em pacientes criticamente doentes. É improvável que um valor específico de hemoglobina possa ser usado como um limiar universal para transfusão.

II. TERAPIA TRANSFUSIONAL

A. Considerações gerais. A transfusão de sangue ou de componentes sanguíneos possui riscos inerentes, resumidos na Tabela 39-1. É obrigatório o consentimento informado (uma explicação clara ao paciente dos benefícios relativos, riscos e alternativas referentes à transfusão), e é acompanhado, em muitas situações, por um formulário de consentimento que documenta a conversa e a aceitação do paciente. No contexto de transfusão eletiva, as alternativas à transfusão de sangue anteriormente incluíam sangue autólogo ou direcionado (de um doador conhecido e escolhido pelo paciente). No entanto, evidências recentes indicam que esta abordagem pode não ser tão segura, em parte relacionada com o fato de que estas representam doações pela primeira vez (*Transfusion* 2013;53:1250). Outra medida importante para qualquer programa de manejo do sangue inclui, quando viável, a avaliação dos pacientes no que diz respeito à descoberta de anemias tratáveis (p. ex., ferro, folato, B_{12} e eritropoietina) antes de iniciar a transfusão de sangue.

Os riscos, efeitos colaterais e indicações para sangue e produtos do sangue estão disponíveis na Circular de Informações para Sangue e Produtos do Sangue, emitida conjuntamente pela Cruz Vermelha Americana, Bancos de Sangue da América e a AABB e aprovada pela Administração de Alimentos e Medicamentos (FDA), e pode ser obtida nos serviços de transfusão dos hospitais. A administração de sangue deve ser precedida da confirmação de que dois identificadores únicos (como o nome e o número do hospital ou número do seguro social) correspondem ao paciente e ao rótulo da unidade de sangue imediatamente antes de iniciar a infusão da unidade de sangue. O sangue deve ser infundido através de uma linha intravenosa delicada sem nenhuma outra droga ou líquido concomitante, exceto NaCl a 0,9% (solução salina normal), a não ser quando aprovado para uso pela FDA. Os sinais devem ser registrados imediatamente antes da transfusão em 5 a 10 minutos após o início; algumas instituições requerem que o paciente também seja cuidadosamente monitorado e a intervalos regulares (p. ex., de hora em hora ou mais frequentemente quando ditado pela condição do pacientes) depois disso. Cada unidade de sangue deve ser administrada no espaço de 4 horas. Um filtro macroagregado padrão (170 a 260 μm) é usado para prevenir a infusão de fibrina, aglomerados de células e resíduos.

TABELA 39-1	Riscos com Transfusão de Sangue
Fator de risco	**Frequência/unidade transfundida**
Infecção	
Hepatite A	1/1.000.000
Hepatite B	1:2.652.580
Hepatite C	1:3.315.729
HIV	1:1.461.888
HTLV	1/2.678.836
Parvovírus	1/10.000
Contaminação bacteriana	
Plaquetas	1/12.000
Glóbulos vermelhos	1/500.00
Reação hemolítica aguda	1/250.000 a 1/1.000.000
Reação hemolítica retardada	1/1.000
TRALI	1:138.000

Kaufman RM, Djulbegovic B, Gernsheimer T, *et al.* Platelet transfusion: a clinical practice guideline from the AABB [Publicação eletrônica antes da impressão]. *Ann Intern Med* 2014. http://www.ncbi.nlm.nih.gov/pubmed/25383671.

416 | Capítulo 39

Uma requisição do tipo e do rastreamento sanguíneo envolve a testagem do tipo sanguíneo das RBCs do paciente para antígenos do tipo A, B e D (Rh), enquanto o rastreamento de anticorpos envolve testar o soro/plasma para a presença de aloanticorpos contra outros antígenos de RBC (menores). A frequência de detecção de tais aloanticorpos varia entre as populações de pacientes (p. ex., 0,2% dos doadores sadios vs. 1 a 1,5% na população geral vs. até 8,4% dos pacientes que recebem sangue) e está relacionada à exposição prévia por gravidez ou transfusão. Uma solicitação de referência cruzada leva à testagem *in vitro* do soro do paciente contra RBCs do doador para confirmar a compatibilidade entre a unidade de sangue selecionada e o paciente.

B. Complicações da transfusão

1. **O Serviço de Medicina Transfusional** geralmente fornece aos clínicos uma lista dos critérios diagnósticos distintos (p. ex., sintomas cardiopulmonares ou alérgicos juntamente com sinais de reações hemodinâmicas, respiratórias e/ou febris) no que diz respeito à identificação precoce das reações à transfusão para alertar a equipe médica quanto aos problemas potenciais com a transfusão. Estes critérios incluem uma elevação da temperatura em mais de 1°C; o aparecimento de sintomas (p. ex., falta de ar, náusea/vômitos, prurido, dor no local da infusão, dor nas costas e palpitações); ou sinais (alterações nos sinais vitais, erupções cutâneas, urticária, edema ou estridor) que indicam uma alteração no estado clínico do paciente. Quando é considerada uma reação transfusional, a transfusão deve ser interrompida imediatamente e um médico é notificado para avaliar o estado do paciente. A transfusão será encerrada se houver uma alteração significativa no estado clínico do paciente durante a transfusão. Nesse momento, a bolsa de sangue, as amostras de sangue do paciente e a urina são enviadas ao banco de sangue, onde a identificação do paciente e da unidade de sangue é novamente verificada; são repetidos o teste direto de antígeno, a confirmação do grupo sanguíneo e o rastreamento potencial de anticorpos; e é feita cultura dos conteúdos residuais da bolsa de sangue. O sangue do paciente deve ser extraído da hemocultura caso tenha ocorrido febre ou alterações na pressão arterial durante a transfusão.

2. **Reações transfusionais não hemolíticas febris (NHFTRs)** são caracterizadas por febre (isto é, pelo menos um grau de elevação na temperatura), que pode ou não estar associada a outros sinais e sintomas. Estes tipos de reações costumavam ocorrer em 0,5 a 2% das transfusões de RBC e em 8 a 30% das transfusões de plaquetas na época anterior ao uso de sangue leucorreduzido. Dentro de certas populações, como mulheres multíparas e pacientes frequentemente (ou cronicamente) transfundidos, a prevalência pode ser mais alta. Estas reações geralmente são leves e ocorrem durante a última parte da transfusão. Os mecanismos potenciais envolvem anticorpos do receptor contra os antígenos leucocitários do doador e/ou citocinas solúveis (interleucinas e fator de necrose tumoral) contidos no componente sanguíneo, ou ambos. Os sintomas são tratados com acetaminofeno (650 mg) para a febre e, ocasionalmente, rigores e calafrios podem requerer meperidina (25 a 50 mg i.v.). Embora estas reações sejam tipicamente leves e autolimitantes, se a elevação na temperatura estiver relacionada à infusão de componente sanguíneo contaminado por bactéria, pode haver uma apresentação mais profunda com febre alta e instabilidade hemodinâmica relacionada com a sepse (consultar complicações infecciosas da transfusão).

3. **Reações transfusionais alérgicas não hemolíticas (NHATR)** são invariavelmente acompanhadas de prurido, erupções cutâneas ou erupções compatíveis com urticária e, por vezes, a liberação de histamina resulta em perturbações mais significativas e com risco de vida, como broncoespasmo severo, angioedema envolvendo inchaço de estruturas supraglóticas (p. ex., glossal, epiglote e outras estruturas faríngeas) ou comprometimento hemodinâmico substancial, como hipotensão severa com taquicardia reflexa ou, por vezes, depressão miocárdica. Embora ocorram reações alérgicas leves em 0,5 a 2% das transfusões de RBC e em 8 a 30% das transfusões de plaquetas, ocorrem reações severas numa frequência muito mais baixa (0,3 a 0,01% das transfusões) e geralmente estão relacionadas com uma ou mais proteínas plasmáticas não identificadas do doador. A terapia depende da severidade dos sinais e sintomas e inclui monitoramento constante ou, com sintomas progressivos indo além de uma erupção cutânea, terapia anti-histamínica envolvendo uma difenidramina antagonista anti-H1 p.o. ou i.v. quando o paciente estiver em NPO, e um bloqueador anti-H2 como ranitidina (50 mg) ou pepcid (20 mg). Para reações mais severas, epinefrina e glicocorticoides SQ ou IV devem ser considerados para reações alérgicas severas

envolvendo perturbações hemodinâmicas enquanto terapia inalada com beta-agonistas para reduzir broncospasmo (p. ex., albuterol) ou estridor (p. ex., epinefrina racêmica). A transfusão pode ser continuada a critério do médico, particularmente em pacientes com transfusões prolongadas com reações dermatológicas leves. Alguns pacientes podem-se beneficiar com tratamento profilático com agentes anti-histamínicos um pouco antes da transfusão para prevenir ou atenuar as reações. Filtros de leucodepleção à beira do leito são usados com pouca frequência (ou seja, > 90% do sangue é leucorreduzido antes do armazenamento) para pacientes com uma história de duas ou mais reações febris, mas previnem somente 50% das reações porque afetam somente aqueles causados por anticorpos contra leucócitos. Entretanto, pode ocorrer hipotensão severa em pacientes suscetíveis (p. ex., pacientes que estão usando inibidores da enzima conversora de angiotensina [ACE]) e é secundária aos efeitos hemolíticos da bradicinina, que é liberada em decorrência do processo de filtração e pelos níveis sanguíneos sustentados relacionados com a remoção reduzida (ou seja, relacionado com o uso de inibidores da ACE). As manifestações clínicas incluem instabilidade dos sinais vitais, particularmente hipotensão. Assim sendo, devem ser evitados filtros de leucodepleção à beira do leito em pacientes com comprometimento cardiovascular e naqueles tratados com inibidores da ACE.

Foram observadas reações anafiláticas sérias (ou seja, geralmente com a primeira ou segunda transfusão) em pacientes com deficiência de imunoglobulina A (IgA) que não possuem níveis detectáveis de IgA e que desenvolveram anticorpos anti-IgA e recebem produtos sanguíneos (todos os quais contêm IgA). Se for considerada a deficiência de IgA, devem ser acompanhados os níveis de IgA (ou seja, com um método que consiga detectar níveis de 0,05 mg/dL conforme enfatizado por Vassallo RR) e realizados testes para anticorpos anti-IgA. Pacientes com suspeita de deficiência de IgA devem receber componentes sanguíneos celulares lavados até que o diagnóstico seja confirmado, momento em que os componentes de doadores deficientes de IgA podem ser potencialmente obtidos com a Cruz Vermelha Americana, se disponíveis.

4. **As reações transfusionais hemolíticas agudas são causadas** por anticorpos pré-formados (anticorpos IgM ou IgG contra antígenos A e B, ou anticorpos IgG fixadores dos complementos contra antígenos menores de RBCs, como Kidd) no paciente e são caracterizadas por hemólise intravascular mediada pelo complemento posterior ao início da transfusão. Hipotensão, febre, náusea/vômitos e dor nas costas e/ou peito podem-se desenvolver juntamente com hemoglobinúria, insuficiência renal e coagulação intravascular disseminada (DIC). Se houver suspeita desta reação, a transfusão deve ser interrompida imediatamente. O tratamento inclui medidas ressuscitadoras, apoio do sistema cardiovascular com terapia de volume intravascular e vasopressora e a preservação da função renal com hidratação i.v., juntamente com alcalinização da urina (terapia com bicarbonato de sódio i.v.) e a administração de componentes sanguíneos hemostáticos no contexto de sangramento e evidências laboratoriais de deficiência do fator hemostático secundária a DIC.

5. **Reações transfusionais hemolíticas tardias (DHTRs)** são, usualmente, detectadas 7 a 21 dias após a transfusão de RBCs. Estão relacionadas a uma resposta primária ou anamnéstica de IgG à exposição a antígenos menores de RBC, os últimos vistos particularmente em pacientes anteriormente expostos a tais antígenos através da gravidez ou transfusão sanguínea prévia. As manifestações clínicas podem incluir uma anemia pós-transfusão inexplicável e talvez severa (ou seja, dependente do número de unidades incompatíveis transfundidas), *icterus* ou icterícia (devido à destruição intravascular acelerada de RBCs), uma falha no aumento nos níveis de Hgb (1 g/dL/U) após a transfusão de RBCs ou mais comumente em pacientes assintomáticos através de evidências sorológicas (ou seja, o aparecimento de um novo aloanticorpo no rastreamento de anticorpos antes da transfusão subsequente). Ocasionalmente, as reações podem ser clinicamente severas, com comprometimento renal e até mortes reportadas (Tabela 39-2). O tratamento nestes casos é o mesmo que para reações agudas. Os pacientes devem ser informados que têm uma alergia (ou seja, anticorpos para antígenos não ABO) para prevenir DHTRs posteriores, uma vez que muitos destes anticorpos (50%) desaparecem em[3] 4 meses e, portanto, levam a rastreamento negativo para anticorpos na mesma ou em outra instituição.

6. **Lesão pulmonar aguda relacionada com transfusão (TRALI)** é uma reação séria à transfusão e pouco reconhecida frequentemente causada por um antígeno leucocitário an-

418 | Capítulo 39

TABELA 39-2	Indicações para Componentes Sanguíneos com Leucócitos Reduzidos

Indicações estabelecidas

Prevenção de reações transfusionais febris não hemolíticas recorrentes a transfusões de RBC

Prevenção ou retardo de aloimunização de antígenos leucocitários em pacientes selecionados que são candidatos a transplante ou transfusão a longo prazo

Indicações em processo de revisão

Prevenção do estado refratário a plaquetas causado por aloimunização

Prevenção de reações febris recorrentes durante transfusões de plaquetas

Prevenção da transmissão de citomegalovírus por componentes sanguíneos celulares

Não indicados para

Prevenção de doença do enxerto contra hospedeiro associada à transfusão

Prevenção de TRALI em decorrência da administração passiva de anticorpos antileucocitários

Pacientes que se espera que tenham apenas exposição limitada à transfusão

Componentes sanguíneos acelulares (plasma fresco congelado, crioprecipitado)

ti-humano (HLA) ou anticorpo antineutrofílico (HNA) de um doador (usualmente uma mulher multípara) que reage ao antígeno correspondente nos leucócitos do receptor. Alternativamente, com a transfusão de lipídios acumulados ou citocinas no plasma de produtos sanguíneos armazenados também foi implicada como uma causa de TRALI, especialmente quando relacionada com a transfusão de unidades plaquetárias. Além disso, existem evidências substanciais que sugerem que TRALI representa um mecanismo de duas classes e que a condição subjacente do pacientes (p. ex., sepse, resposta inflamatória sistêmica, intervenção cirúrgica importante) predispõe os pacientes a uma resposta exagerada ao desencadeante primário (p. ex., anticorpos anti-HLA/HNA, lipídios ou citocinas biologicamente ativos etc.) que leva a um aumento nas consequências adversas. Isto foi recentemente apoiado no ambiente de cirurgia cardíaca; Vlaar *et al.* demonstraram uma incidência de 2,4% de TRALI em 668 pacientes que se submeteram à cirurgia cardíaca. Nesta série de cirurgias cardíacas, TRALI foi associada a um aumento substancial (ou seja, 4 vezes e 2 vezes) em ICU e permanência no hospital, dobrando os intervalos de ventilação e uma mortalidade quatro vezes maior. Além disso, TRALI estava somente associada a anticorpos anti-HLA usando metodologia estatística multivariada. TRALI é agora a causa principal de mortalidade relacionada com a transfusão nos Estados Unidos, excedendo o número de mortes em razão da transfusão de unidades incompatíveis com ABO ou contaminadas por bactérias. A maioria dos estudos indicou que o plasma está associado a aproximadamente 50% dos casos de TRALI, enquanto que afarese ou plaquetas no sangue total são o próximo precipitante mais comum, e glóbulos vermelhos concentrado e crioprecipitado são causas raras de TRALI. Outras publicações, no entanto, indicaram a incidência mais alta com plaquetas (1:400 unidades de plaquetas), mas isto não foi uniformemente relatado. Entretanto, as manifestações clínicas de TRALI incluem febre, hipotensão, taquicardia e edema pulmonar não cardiogênico que podem levar a hipoxemia profunda e desconforto respiratório necessitando de intubação e suporte ventilatório mecânico em 70% dos pacientes. Radiografias torácicas demonstram um padrão não cardiogênico de infiltrados bilaterais sem cardiomegalia compatível com a síndrome de desconforto respiratório agudo. Tipicamente os sinais e sintomas de TRALI ocorrem 2 horas depois do recebimento do produto sanguíneo, mas podem ocorrer até 6 horas depois da transfusão. O tratamento é de suporte e, embora mais de 70% dos pacientes precise de ventilação mecânica, a maioria é extubada no espaço de 24 a 72 horas.

Em pacientes que satisfazem os critérios para TRALI, a confirmação primeiramente requer a identificação dos produtos sanguíneos potencialmente envolvidos e seus respectivos doadores. Outros produtos sanguíneos do banco de sangue de um doador(es) suspeito em um caso de TRALI devem ficar em quarentena durante a avaliação. Para que um doador seja implicado em um caso de TRALI, é necessária a presença de um anticorpo anti-HLA ou antineutrofílico com especificidade para um antígeno expresso pelo receptor. Os doadores implicados são, tipicamente, impedidos em definitivo de doações futuras.

Até o momento, as medidas para prevenir TRALI se concentraram na identificação e impedimento de doadores em alto risco de formarem anticorpos anti-HLA ou antineutrofílicos. O Reino Unido adotou uma política para produzir e importar somente o plasma de doadores do sexo masculino, enquanto que centros na Espanha rastreiam previamente doadoras grávidas para anticorpos anti-HLA e, se positivos, não produzem produtos do plasma destas doadoras. Dados do programa de SHOT de Vigilância no Reino Unido (ou seja, anos 1996 até 2006) envolvendo 206 casos de TRALI demonstraram um declínio substancial (ou seja, 80%) na incidência de TRALI após a implantação do uso exclusivo de plasma de doadores do sexo masculino no Reino Unido em 2003. Assim sendo, em 2007 a Cruz Vermelha Americana também adotou o uso de plasma proveniente somente de doadores do sexo masculino. Entretanto, este risco ainda persiste com o uso de plasma AB; apesar de o plasma AB representar 4% de todo o plasma transfundido, 50% dos casos de TRALI foram observados com plasma AB de doadoras do sexo feminino que tinham anticorpos anti-HLA ou HNA (*Transfusion* 2013;53:1442). Isto levou à utilização preferencial de plasma não AB numa tentativa de atenuar este risco. Em doadoras multíparas dos Estados Unidos, a incidência de anticorpos anti-HLA é de aproximadamente 25% e, portanto, as políticas para excluir doadoras de risco pode potencialmente afetar de forma adversa o suprimento de produtos sanguíneos, especialmente plaquetas. Atualmente não está claro quais medidas preventivas, como teste anti-HLA/HNA *versus* o uso de solução aditiva de plaquetas, serão implantadas para reduzir definitivamente a incidência de TRALI pelas plaquetas derivadas de doadoras do sexo feminino.

7. **Sobrecarga de volume** com sintomas e sinais de insuficiência cardíaca congestiva pode ser vista em pacientes com comprometimento cardiopulmonar, particularmente em pacientes idosos com anemia substancial que já têm volume plasmático expandido, pacientes com disfunção renal substancial ou pacientes que receberam excesso de líquidos antes da transfusão. Terapia com diuréticos deve ser usada profilaticamente em tais pacientes para minimizar esta complicação. A distinção entre sobrecarga de volume e TRALI pode ser difícil. Recentemente, um estudo pequeno envolvendo 19 pacientes com suspeita de ter sobrecarga circulatória associada à transfusão (TACO) encontrou que peptídeos natriuréticos beta (BNP) eram 81% sensíveis e 89% específicos no diagnóstico de sobrecarga de volume após uma transfusão. Portanto, juntamente com os dados clínicos essenciais, BNP pode ser um marcador útil para distinguir TACO de TRALI, embora sejam necessários estudos futuros para validar esta abordagem.

8. **Doença do enxerto *vs* hospedeiro (GVHD) associada à transfusão** é uma síndrome na qual os linfócitos do doador que compartilha haplótipos HLA com os linfócitos do paciente formam o enxerto com sucesso e atacam o hospedeiro (paciente) com manifestações clínicas de erupção cutânea, pancitopenia e lesão hepática e gastrintestinal (diarreia). Isto parece ser peculiar aos pacientes imunocomprometidos, como os pacientes com transplante de órgão sólido ou medula óssea, e pacientes com certas malignidades (doença de Hodgkin, linfoma não Hodgkin, leucemia e mieloma múltiplo), particularmente naqueles que passam por quimioterapia intensiva (p. ex., terapia com fludarabina ou mieloablativa). É interessante observar que ainda não foi relatado que um paciente com o vírus da imunodeficiência humana (HIV) tenha tido esta complicação, provavelmente em razão do efeito supressivo da infecção pelo HIV nos linfócitos do doador. A mortalidade vai além de 80% e é, usualmente, secundária à falência da medula óssea. Esta complicação pode ser prevenida pela irradiação dos produtos sanguíneos para pacientes em risco. Com base na patogênese, as transfusões de sangue direcionadas de um parente de sangue do receptor da transfusão também devem ser irradiadas.

9. **Púrpura pós-transfusão (PTP)** é uma complicação rara que é manifestada por uma trombocitopenia profunda imunomediada que é observada 7 a 10 dias depois da transfusão de sangue. Aloanticorpos plaquetários dentro do receptor iniciam a destruição das plaquetas alogênicas e acredita-se que desencadeiam um consumo das plaquetas do próprio paciente mediado pelo complemento. Mais comumente, os receptores não possuem o antígeno plaquetário humano (HPA)-1a, o qual está presente em aproximadamente 99% dos brancos. Embora controversas, as transfusões plaquetárias adicionais com unidades HPA-1a positivas podem aumentar a geração de complementos, portanto, são suspensas outras transfusões a não ser que seja identificado um doador HPA-1 negativo. O tratamen-

420 | Capítulo 39

to para PTP é IgG intravenosa (IVIG) e, se isto falhar, pode ser iniciada a troca de plasma para eliminar os anticorpos depois de 4 a 5 procedimentos.

C. Infecções

1. **Infecção pelo vírus da imunodeficiência humana.** Desde o reconhecimento de que a infecção pelo HIV é transmissível pelo sangue, foram feitos avanços importantes quanto à segurança do sangue. Com a implantação do teste de ácido nucleico (NAT) para detecção direta de contaminação viral (HIV e hepatite C), o período da janela (tempo desde a infecção até a detectabilidade através de teste) é de 11 dias para o HIV e 8 a 10 dias para a hepatite C. Após a instituição do NAT, o risco estimado para transmissão de HIV e hepatite C é de $1:1,5 \times 10^6$ e $1:1,2 \times 10^6$, respectivamente. Por outro lado, o risco de hepatite B se aproxima de 1:293.000. *O risco de morte devido a reação transfusional hemolítica aguda (usualmente devido a incompatibilidade ABO secundária a erro de identificação do paciente ou da unidade de sangue) se aproxima de $1:1,5 \times 10^6$, o que se aproxima do risco de morte estimado por transmissão viral.* Entretanto, é importante a utilização prudente como um suporte transfusional porque o sangue é um recurso escasso e por possíveis riscos sanguíneos futuros desconhecidos.

2. **Vírus do Nilo Ocidental (WNV).** Queens, Nova Iorque, foi o epicentro de uma epidemia de WNV em 1999 que depois se espalhou para inúmeros estados por todo o país. O primeiro dos casos de WNV transmitido por transfusão foi relatado em 2002, quando 23 receptores de transfusão desenvolveram sintomas de uma doença viral no espaço de 4 semanas após a transfusão e depois tiveram a confirmação laboratorial de WNV. Os casos estavam associados a 16 doadores que eram virêmicos no momento da coleta (*N Engl J Med* 2003;349:1236). O teste NAT dos doadores de sangue foi iniciado em 2003 e dados da Cruz Vermelha Americana relataram 540 doações positivas em 2003 e 2004. Ainda não está definido se o teste para WNV em doadores de sangue precisará continuar, pois o número de casos de WNV em todo o país tem declinado desde 2002.

3. **Infecção por citomegalovírus (CMV).** Infecção pelo CMV tem sido uma causa substancial de morbidade e mortalidade em pacientes oncológicos imunocomprometidos. Pacientes que recebem transplante alógenos de medula óssea/células estaminais estão em risco em razão dos regimes preparatórios citotóxicos, terapia imunossupressora (ciclosporina e corticosteroides) e/ou GVHD. Até 60% desta população de pacientes experimentará infecção por CMV, com metade deles desenvolvendo doença por CMV. Mesmo com o uso de produtos sanguíneos CMV-negativo, foi reportada soroconversão de CMV em 1 a 4% dos pacientes com transplante CMV-negativo entre doador e receptor.

Infecção por CMV e doença por CMV são muito menos comuns em pacientes que se submetem à quimioterapia convencional ou ao transplante autólogo de medula óssea/células estaminais e não são considerados um problema clínico significativo.

Um ensaio clínico randomizado controlado em pacientes com transplante alógeno de medula óssea comparou o valor de produtos sanguíneos CMV-soronegativos com produtos sanguíneos não rastreados que foram sujeitos à leucofiltração à beira do leito. Quatro (1,3% dos 252 pacientes na coorte CMV-soronegativo desenvolveram infecção por CMV sem doenças por CMV ou mortes; 6 (2,4%) dos 250 pacientes na coorte leucorreduzida desenvolveram doença por CMV, dos quais 5 morreram. Teria que ser realizado um estudo muito maior para eliminar um erro estatístico de tipo II com a elevação insignificante em infecção por CMV de 40%. A coorte filtrada teve um aumento na probabilidade de desenvolver doença por CMV até o dia 100 (2,4% *vs.* nenhum; $p = 0,03$). Mesmo quando os investigadores eliminaram infecções por CMV que ocorreram no espaço de 21 dias após o transplante, dois casos de doença fatal por CMV ocorreram no braço filtrado quando comparado com nenhum no braço leucorreduzido. A conclusão dos autores deste estudo de que os produtos sanguíneos leucorreduzidos são "seguros para CMV" permanece controversa. Em uma conferência de consenso realizada pelo Serviço Canadense de Sangue, 7 de 10 painelistas concluíram que os pacientes considerados em risco para doença por CMV devem receber produtos CM-negativo, mesmo quando os componentes sanguíneos forem leucorreduzidos.

4. **Contaminação bacteriana.** O risco de sepse relacionada com plaquetas é estimado em 1:12.000 para plaquetas por aférese, porém é maior com transfusões de concentrados agrupados de plaquetas de múltiplos doadores (p. ex., 1:2.000 depois de receber seis concentrados).

Sepse relacionada com a transfusão foi a segunda causa principal de mortes associadas à transfusão de 1990 a 1998. Em ordem descendente, os organismos mais comumente implicados nas mortes (conforme reportado ao FDA) são *Staphylococcus aureus*, *Klebsiella pneumoniae*, *Serratia marcescens* e *Staphylococcus epidermidis*. As plaquetas tendem à contaminação bacteriana porque são armazenadas a 20°C até 24°C (temperatura ambiente). Existe um risco crescente de crescimento bacteriano excessivo com o tempo e, consequentemente, a vida útil das plaquetas está limitada a 5 dias. Entretanto, com novos procedimentos, isto pode ser estendido para 7 dias. Em 2004, a AABB implantou padrões que requerem que os bancos de sangue realizem testagem bacteriana das plaquetas. Os sistemas de testagem bacteriana são inoculados 24 horas após a coleta (para permitir o crescimento bacteriano) e depois incubados por mais 24 horas. Aproximadamente 1:2.000 unidades de plaquetas são contaminadas por bactérias e, frequentemente, as bactérias são detectadas após a incubação de 24 horas e transfusão subsequente. Testes positivos tardios provavelmente indicam uma carga bacteriana reduzida e um risco menor de sepse. Quando as plaquetas são liberadas da testagem bacteriana, restam apenas 3 dias da vida útil de 5 dias, o que desafia os bancos de sangue a manterem um estoque de plaquetas adequado sem um desperdício substancial. O uso de tecnologia de cultura rápida demonstrou reduzir a transfusão de componentes contaminados por bactérias (isto é, especialmente plaquetas com organismos Gram-positivo) e isto também veio acompanhado de taxas reduzidas de reações sépticas através de programas de hemovigilância. No entanto, relatos existentes de produtos de cultura negativos que levam a reações sépticas ou que estão associados a culturas obsoletas positivas sublinham as limitações persistentes desta técnica. Recentemente o FDA aprovou um sistema de testagem bacteriana que prolonga a vida útil das plaquetas para 7 dias, que atualmente está sendo utilizado em alguns centros.

Outro método para reduzir o risco de sepse associada à transfusão é o tratamento fotoquímico de produtos plaquetários. Os tratamentos fotoquímicos utilizam luz ultravioleta (UV) e psoraleno para inativar uma ampla gama de organismos Gram-negativo e positivo, bem como vírus. O tratamento de concentrados plaquetários com amotosaleno (um psoraleno sintético) e luz UVA resultará numa redução > 4,5-log nos patógenos bacterianos. Dois ensaios randomizados controlados avaliaram a segurança e eficácia dos concentrados plaquetários tratados com psoraleno e UVA e ambos concluíram que os produtos plaquetários com inativação fotoquímica eram tão eficazes quanto as plaquetas convencionais para atingir a homeostase com um perfil de segurança comparável. Estudos adicionais são necessários para melhor elucidar o papel da inativação do patógeno em produtos plaquetários para reduzir sepse associada à transfusão e à redução do risco, se houver, que estes métodos proporcionam além das culturas bacterianas determinadas pela AABB. Além disso, Benjamin *et al.* demonstraram que bolsas para desvio em conjunto com cultura bacteriana no momento da coleta podem minimizar a taxa de contaminação bacteriana do sangue doado.

A apresentação clínica de infecção com plaquetas contaminadas por bactérias pode oscilar desde uma febre leve (que pode ser indistinguível de reações transfusionais febris não hemolíticas) até sepse aguda, hipotensão e morte. A sepse causada por transfusão de plaquetas contaminadas é pouco reconhecida, em parte porque os organismos encontrados na contaminação das plaquetas são frequentemente os mesmos que os implicados em sepse associada ao "cateter" ou "linha". A taxa de mortalidade global de sepse identificada associada às plaquetas é de 26%.

No contexto clínico, um paciente em quem se desenvolve febre no espaço de 6 horas após a infusão de plaquetas deve ser avaliado quanto a possível contaminação bacteriana do componente e deve ser considerado o início de uma terapia empírica com antibióticos. Devido ao seu armazenamento à temperatura ambiente, as plaquetas são mais propensas à infecção bacteriana do que outros produtos sanguíneos. Ocorrem FATRs em somente 0,5% das transfusões de glóbulos vermelhos; destes, 18 e 8% dos pacientes experimentam uma segunda e terceira Reação Transfusional Febril (FTR), respectivamente. Aproximadamente 18% das transfusões de plaquetas estão associadas à FTR, embora a prevalência de FTR associada às plaquetas possa ser de até 30% em populações frequentemente transfundidas, como os pacientes oncológicos. Ocorrem reações caracterizadas como severas em somente 2% das transfusões de plaquetas, e a leucofiltração à beira do leito não demonstrou reduzir a prevalência global de FTR. O risco de doenças transmitidas por transfusão são os mesmos que para os glóbulos vermelhos e estão resumidos na Tabela 39-1.

422 | Capítulo 39

D. Terapia com plasma. A terapia com plasma deve ser administrada a pacientes que têm ensaios de tempo de protrombina (PT) ou tempo de tromboplastina parcial (PTT) anormais no contexto de correção com um estudo combinado e hemorragia clinicamente significativa. O cenário mais comum é em pacientes com doença hepática que têm múltiplas deficiências de coagulação, juntamente com consumo constante devido à liberação do sistema reticuloendotelial (RES) prejudicado de substâncias ativadoras do sistema de coagulação. Outro cenário é na deficiência de vitamina K. A vitamina K é derivada de fontes alimentares e das bactérias intestinais, de modo que a deficiência é causada por ingestão alimentar insuficiente e/ou com terapia concomitante com antibióticos (p. ex., pacientes intubados ou caquéticos tratados com terapia com antibióticos prolongada ou múltipla). Pacientes que tiveram *overdose* de Coumadin ou que são sensíveis a este agente também podem ter valores de relação internacional normalizada (INR) acentuadamente elevados. A administração de vitamina K parenteral (5 a 10 mg s.q. ou i.v. diariamente) deve ser considerada em pacientes com doença hepática (circulação enteropática dos sais biliares prejudicada levando à deficiência de vitamina K e os fatores de coagulação II, VII, IX e X dependentes da vitamina K) e pacientes com *overdose* de Coumadin. Para pacientes com hemorragia com risco à vida, 15 mL/kg de plasma aumentarão os níveis do fator em 20 a 30%, mas existem limitações com o plasma relacionadas com o tempo necessário para obter e administrar as unidades, além da propensão à sobrecarga de líquidos em pacientes suscetíveis (p. ex., pacientes com mau funcionamento do miocárdio ou pacientes que requerem doses maiores). Orientações recentes destacaram a utilidade potencial (recomendação Grau 2c) de concentrados de fator três e quatro que podem ser usados para reverter imediatamente os efeitos da warfarina com necessidades mínimas de volume; os novos concentrados de fator também podem atenuar o risco trombótico, já que eles também contêm quantidades substanciais de proteína C e S.

E. Transfusões de plaquetas

1. Práticas de transfusão de plaquetas

a. Limiar para transfusão. Vários estudos avaliaram as práticas de transfusão profilática de plaquetas e os limiares para pacientes que são trombocitopênicos em razão da terapia mielossupressora. Um estudo encontrou que a maioria dos pacientes que se submetem a transplante de células estaminais foi profilaticamente transfundida com plaquetas quando sua contagem de plaquetas estava entre $10 \times 10^9/L$ e $20 \times 10^9/L$, indicando que um limiar de $20 \times 10^9/L$ era mais comum. Somente 9% dos eventos hemorrágicos relatados neste estudo ocorreram quando as contagens de plaquetas estavam abaixo de $10 \times 10^9/L$.

Dois estudos randomizados prospectivos avaliaram os méritos relativos dos limiares para transfusão de plaquetas de $10 \times 10^9/L$ *versus* $20 \times 10^9/L$ para pacientes com leucemia que se submeteram à quimioterapia. Um dos estudos constatou que o limiar mais baixo para transfusão estava associado a 22% a menos de transfusões de plaquetas. Não foram encontradas diferenças entre as duas coortes de pacientes no que diz respeito a complicações hemorrágicas, número de transfusões de glóbulos vermelhos, duração da permanência no hospital ou mortalidade. Em um segundo estudo, um limiar de plaquetas de $10 \times 10^9/L$ foi seguro e efetivo quando comparado com um limiar de $20 \times 10^9/L$. Dois (1,9%) dos 105 pacientes neste estudo morreram de complicações hemorrágicas; cada paciente tinha uma contagem de plaquetas maior do que $30 \times 10^9/L$ no momento da morte. Contudo, estes estudos não foram suficientemente capacitados para detectar uma diferença em complicações pouco frequentes, mas catastróficas (p. ex., hemorragia subaracnóidea). Entretanto, parece que outros fatores relacionados com o paciente (ou seja, anormalidades qualitativas nas plaquetas, doença de von Willebrand ou outros defeitos no sistema hemostático) podem desempenhar um papel no que diz respeito a complicações hemorrágicas no contexto de trombocitopenia.

b. Dose de plaquetas. Os padrões da AABB requerem que 75% de plaquetas de doador único (SDP) ou produtos de aférese contenham mais do que 3×10^{11} plaquetas e que 75% dos concentrados de plaquetas (ou seja, seis pacotes é equivalente a um SDP) contenham mais do que $5,5 \times 10^{10}$ plaquetas. Contudo, existe uma ampla gama de doses de plaquetas em vários ensaios clínicos, indicando que não existe um consenso para uma dose padronizada para a transfusão de plaquetas.

A terapia com plaquetas em alta dose foi investigada em um ensaio clínico que randomizou pacientes com malignidades hematológicas para transfusões profiláticas de plaquetas com doses de plaqueta padrão, altas e muito altas $(4,6 \times 10^{11}, 65, \times 10^{11}$ e $8,9 \times 10^{11}$ plaquetas, respectivamente) para manter uma contagem de plaquetas de 15×10^9 a $20 \times 10^9/L$. As coortes com dose de plaquetas alta e muito alta tiveram maiores aumentos incrementais na contagem de plaquetas e tempo prolongado até a transfusão seguinte quando comparadas com a coorte com dose padrão de plaquetas. Entretanto, quando a dose de plaquetas aumentou, a proporção do número médio de plaquetas transfundidas/intervalo médio de transfusão reduziu, sugerindo que doses mais baixas de plaquetas podem reduzir o número global de plaquetas necessárias para manter uma contagem de plaquetas de 15×10^9 até $20 \times 10^9/L$.

O modelo matemático de sobrevivência das plaquetas prediz que doses mais baixas de terapia profilática com plaquetas (aproximadamente 2×10^9 vs. 4×10^9) transfundidas para manter uma contagem de plaquetas de $10 \times 10^9/L$ reduziria a utilização de plaquetas em 22%. Para avaliar os efeitos da terapia com plaquetas em baixa dose na utilização de plaquetas e o risco de hemorragia, um estudo randomizado em pacientes trombocitopênicos que receberam quimioterapia em alta dose ou um transplante de células estaminais comparou terapia com plaquetas em baixa dose (aproximadamente 2×10^{11}) com a dose padrão (aproximadamente 4×10^{11}). Durante o curso da sua hospitalização, os pacientes no braço com baixa dose precisaram 25% menos unidades de plaquetas e tiveram um número de eventos hemorrágicos comparável ao grupo com dose padrão. São necessários estudos mais aprofundados das estratégias de dosagem para transfusão com plaquetas para determinar a dose ideal.

2. **Refratariedade às plaquetas.** A infusão de SDP geralmente resulta numa elevação na contagem de plaquetas de 30.000 a 60.000/μL. Refratariedade às plaquetas é definida como uma elevação reduzida ou ausente na contagem de plaquetas, especialmente quando medida no espaço de 1 hora após a transfusão. O diagnóstico diferencial de refratariedade às plaquetas em pacientes oncológicos inclui infecção, DIC, púrpura trombocitopênica trombótica (TTP), esplenomegalia, drogas ou mecanismos mediados por anticorpos. O primeiro passo no manejo de pacientes que respondem mal às transfusões de plaquetas é identificar a causa específica da refratariedade às plaquetas, o que, primeiramente, requer a medida de uma contagem do incremento corrigida (CCI), que corresponde à dose de plaquetas e ao tamanho do receptor. Refratariedade às plaquetas tipicamente é definida como uma CCI menor do que 5.000 até 7.500 em duas ocasiões quando o paciente recebe plaquetas compatíveis com ABO.

$$CCI = \frac{\text{Contagem do incremento corrigida/mm}^3 \times \text{Área da superfície corporal (m}^2)}{\text{Número de plaquetas transfundidas } (\times 10^{11})}$$

Após o diagnóstico de refratariedade às plaquetas, o fator causativo deve ser procurado. Em pacientes multiplamente transfundidos, uma resposta inadequada à transfusão pode ser comumente devida a anticorpos relacionados com anti-HLA. A eliminação acelerada de plaquetas mediada pelos anticorpos é apoiada por um fraco incremento quando a contagem é obtida em 30 a 60 minutos após a transfusão, em contraste com outras causas potenciais como DIC, que podem resultar num aumento inicial (30 a 60 minutos) na contagem de plaquetas, seguido pela eliminação acelerada durante algumas horas a seguir. A formação de anticorpos para antígenos HLA ocorre quando existe exposição a moléculas HLA estranhas através de gravidez ou transfusão. Quando as plaquetas expressam antígenos HLA classe I, a presença destes anticorpos pode resultar em refratariedade às plaquetas. Leucócitos presentes em produtos transfundidos foram implicados na formação de anticorpos anti-HLA e, consequentemente, um grande ensaio randomizado foi conduzido para examinar o benefício de produtos sanguíneos leucorreduzidos na redução de aloanticorpos anti-plaquetas. O estudo TRAP (Ensaio para Redução da Aloimunização Plaquetária) identificou que a refratariedade clínica das plaquetas associada à soropositividade de anticorpos HLA foi reduzida de 13% dos pacientes transfundidos com concentrados de plaquetas não processados para 3% a 5% dos pacientes que recebem plaquetas por aférese leucorreduzidas, concentrados de plaquetas leucorreduzidas ou plaquetas tratadas com psoraleno/UVB. Notadamente, não houve diferença na taxa de hemorragia ou mortalidade global entre os grupos. Os autores concluíram que o sangue leucorreduzido ajudava a prevenir a formação de aloanticorpos.

424 | Capítulo 39

Os aloanticorpos para antígenos HLA podem ser detectados através de métodos de linfotoxicidade, ensaio imunosorvente ligado à enzima (ELISA) ou citometria de fluxo. Se forem encontrados aloanticorpos para HLA, o fornecimento de plaquetas combinadas nos loci A e B poderá melhorar o incremento na contagem de plaquetas. Como alternativa, se a especificidade do anticorpo HLA puder se determinada, plaquetas antígeno-negativas podem ser específicas. De fato, alguns centros utilizam procedimentos de cross-match para identificar unidades de plaquetas que irão melhorar a responsividade à transfusão de plaquetas. O maior obstáculo ao fornecimento de plaquetas combinadas com HLA é limitado aos doadores disponíveis, que pode ser mitigado através de descombinações de grupos com reatividade cruzada (CREGs). Os CREGs são estruturalmente semelhantes aos antígenos HLA que reagem com antissoro comum. A transfusão em pacientes aloimunizados com plaquetas de HLA seletivamente descombinadas podem aumentar o número de doadores potenciais enquanto melhoram os incrementos de plaquetas.

A refratariedade a transfusões de plaquetas apesar das plaquetas combinadas com HLA não é incomum em pacientes fortemente aloimunizados. Embora muitas medicações imunossupressoras tenham sido experimentadas nestas circunstâncias, a única terapia que demonstrou algum sucesso é IVIG. Relatos de casos e pequenas séries compreendem a maior parte desta literatura e a eficácia de IVIG no tratamento de pacientes aloimunizados é variável entre os relatos. IVIG não deve ser usada como terapia de primeira linha para pacientes aloimunizados; no entanto, ela tem um papel em pacientes que são persistentemente refratários a plaquetas bem combinadas ou que são refratários e têm hemorragia ativa.

Embora os aloanticorpos sejam uma causa importante de refratariedade das plaquetas, em alguns casos fatores específicos do paciente também podem influenciar a resposta à transfusão. Em pacientes que se submetem a transplante de células estaminais, o tipo de terapia administrada e a extensão da doença são preditores importantes de incremento das plaquetas após uma transfusão. Um estudo de receptores de transplante de células estaminais observou que os fatores geralmente associados à resposta do paciente às plaquetas (história de transfusão prévia, gravidez, a presença de HLA ou anticorpos antiplaquetas específicos) não estava significativamente correlacionada a CCI. Em vez disso, variáveis específicas do paciente como o status da doença (avançada em vez de precoce), regime de condicionamento (incluindo irradiação corporal total ou não), fonte das células progenitoras (medula óssea em vez de células estaminais periféricas) e tipo de transplante (alógeno vs. autólogo) são preditores significativos de refratariedade às plaquetas em pacientes que se submetem a transplante de células estaminais.

F. Produtos sanguíneos especiais

1. **RBS lavados** raramente são indicados, exceto em pacientes com reações idiossincráticas severas ou recorrentes ao plasma ou plaquetas, em pacientes com deficiência de IgA ou em pacientes que não conseguem tolerar cargas de potássio especialmente com unidades mais velhas de RBC (p. ex., doença renal em estágio final).

2. **A irradiação de produtos sanguíneos** elimina o enxerto por linfócitos imunologicamente competentes do doador e é recomendada para pacientes imunocomprometidos (regimes terapêutico de alta dose, terapia imunossupressora em transplante alógeno ou terapia com fludarabina) e algum paciente que receba transfusões direcionadas de um parente consanguíneo.

3. **Produtos sanguíneos leucorreduzidos** (ou seja, definidos como 99,9% de glóbulos brancos [WBCs] removidos) foram recomendados para os seguintes pacientes: (a) pacientes com reações transfusionais febris prévias não prevenidas por terapia com acetaminofeno ou difenidramina; (b) pacientes que se submetem a transfusões de troca de glóbulos vermelhos; (c) pacientes para quem o *cross-match* compatível do sangue é difícil de obter; (d) pacientes que são candidatos a transplante de órgão sólido (rim, coração e pulmão) ou células estaminais (anemia aplástica); e (e) pacientes que recebem sangue CMV-negativo (p. ex., plaquetas) quando produtos CMV-soronegativos estão indisponíveis.

III. AFÉRESE. Aférese é um procedimento que remove um componente específico do sangue total. Ela pode ser amplamente classificada em plasmaférese (remoção do plasma) e citeférese (remoção das células). O sangue total é continuamente (isto é, 50 a 100 mL/min) removido do paciente através de um cateter venoso central ou uma veia periférica com uma grande agulha de lar-

Medicina Transfusional | **425**

go calibre e entra na máquina de férese através de um circuito extracorpóreo. Dentro da máquina, os componentes do sangue são separados por centrifugação, a porção desejada (plasma, plaquetas, glóbulos brancos ou glóbulos vermelhos) é removida e o restante é devolvido ao paciente juntamente com soluções de subtituição (p. ex., plasma, albumina ou hetastarch) e glóbulos vermelhos do doador (ou seja, com uma troca de glóbulos vermelhos). No caso de plasmaférese, pode ser usada filtragem em vez de centrifugação e é igualmente necessária uma substituição de líquidos, que pode ser albumina, plasma ou uma combinação.

A. Plasmaférese. Em geral, plasmaférese é usada para remover anticorpos indutores de doença ou complexos antígeno-anticorpo (p. ex., vasculite) e a quantidade de anticorpos removidos por procedimento depende da distribuição vascular dos anticorpos patológicos. IgG é 45% intravascular e aproximadamente cinco procedimentos (ou seja, usando uma troca de volume do plasma de 1,5) são necessários para remover 90% dos anticorpos; por outro lado, IgM é 80 a 90% intravascular e requer dois ou três procedimentos para remover 90% dos anticorpos. Plasmaférese é usada para tratar muitos estados de doença em pacientes com diagnósticos de câncer. A frequência dos procedimentos de manutenção necessários também depende da meia-vida da classe específica da imunoglobulina (ou seja, 21 dias para IgG *vs.* 10 dias para IgM e IgA).

Macroglobulinemia de Waldenstrom (WM) é um linfoma de baixo grau frequentemente associado a sintomas de hiperviscosidade em decorrência de IgM em excesso. Se pacientes com WM apresentam sintomas de hiperviscosidade (vertigem, dificuldade respiratória, hemorragia, confusão, alterações visuais) relacionados com altos níveis de IgM, a plasmaférese emergente pode melhorar acentuadamente os sintomas. Além disso, pacientes com WM que não conseguem tolerar outras terapias podem ser mantidos em um programa crônico de plasmaférese para controlar os sintomas. Plasmaférese também é efetiva no tratamento de hiperviscosidade associada a mieloma múltiplo; entretanto, paraproteínas IgG ou IgA podem requerer procedimentos múltiplos para resolução dos sintomas. Recentemente, um ensaio controlado randomizado investigou o papel da plasmaférese em insuficiência renal aguda de mieloma múltiplo. Pacientes foram randomizados para terapia convencional (cuidados de suporte mais tratamento de mieloma múltiplo) ou para terapia convencional mais cinco a sete procedimentos de troca de plasma. Não foram observadas diferenças significativas na dependência de diálise, taxa de filtragem glomerular ou morte entre as coortes com plasmaférese e terapia padrão. Finalmente, pode ser utilizada plasmaférese em pacientes com transplante de células estaminais que recebem um transplante de um doador incompatível com ABO. No caso de uma incompatibilidade importante (doador A → receptor O), as isoemaglutininas do receptor (anti-A) podem persistir até que ocorra o enxerto eritroide (células A), com resultante hemólise potencialmente ameaçadora à vida. Esta incompatibilidade também pode levar a um período de enxerto prolongado de glóbulos vermelhos. Como alternativa, se o doador for do grupo O e o receptor for do grupo A, uma incompatibilidade menor estará presente no momento do transplante. Contudo, os linfócitos do doador (que produzem anti-A) são transportados junto com as células estaminais e, aproximadamente 10 dias após o transplante, sintetizam anti-A em quantidades suficientes para causar hemólise clinicamente significativa. Este fenômeno é referido como *síndrome linfocítica passageira* e também pode ser vista após transplante de órgão sólido. O monitoramento dos tipos sanguíneos direta e inversamente, hemograma, lactato desidrogenase (LDH) e teste direto de antígenos resulta em pacientes suscetíveis (p. ex., aqueles com títulos anti-A ou anti-B > 1:8) que permite a identificação precoce de pacientes que podem precisar de manejo com aférese para estes processos hemolíticos. Em incompatibilidades maiores ou menores, a plasmaférese pode remover eficientemente as isoemaglutininas e ajudar a reduzir a hemólise. No entanto, se a hemólise estiver relacionada com IGg (anti-A ou anti-B), a plasmaférese pode não ser mediatamente efetiva (ou seja, já que são necessários cinco procedimentos para uma redução log nos níveis de IgG). No caso de incompatibilidade com ABO e hemólise substancial, poderá ser indicada troca urgente dos glóbulos vermelhos com unidades O para reduzir a hemólise e reduzir as sequelas relacionadas à anemia hemolítica.

B. Citaférese é usada para coletar células estaminais no sangue periférico para transplante, conforme discutido no Capítulo 5. A leucorredução para hiperviscosidade de leucemia aguda está descrita no Capítulo 35.

426 | Capítulo 39

LEITURA SUGERIDA

Benjamin RJ, Kline L, Dy BA, et al. Bacterial contamination of whole-blood-derived platelets: the introduction of sample diversion and prestorage pooling with culture testing in the American Red Cross. *Transfusion* 2008;48:2348–2355.

Benjamin RJ, McDonald CP. the international experience of bacterial screen test of platelet components with an automated microbial detection system: a need for consensus testing and reporting guidelines. *Transfusion Med Rev* 2014;28:61–71.

Bernstein SH, Nademanee AP, Vose JM, et al. A multicenter study of platelet recovery and utilization in patients after myeloablative therapy and hematopoietic stem cell transplantation. *Blood* 1998;91:3509–3517.

Bowden RA, Slichter SJ, Sayers M, et al. A comparison of filtered leukocyte-reduced and cytomegalovirus (CMV) seronegative blood products for the prevention of transfusion-associated CMV infection after marrow transplant. *Blood* 1995;86:3598–3603.

Carson JL, Grossman BJ, Kleinman S, et al. Red blood cell transfusions: a clinical practice guideline from the AABB. *Ann Intern Med* 2012;157:49–59.

Carson JL, Terrin ML, Noveck H, et al. Liberal or restrictive transfusion in high-risk patients after hip surgery. *N Engl J Med* 2011;365:2453–2462.

Dorsey KA, Moritz ED, Steele WR, et al. Transfusion 2013;53(6):1250–1256.

Eder AF, Dy BA, Perez JM, et al. The residual risk of transfusion-related acute lung injury at the American Red Cross (2008–2011): limitations of a predominately male-donor plasma mitigation strategy. *Transfusion* 2013;53:1442–1449.

Finch CA, Lenfant C. Oxygen transport in man. *N Engl J Med* 1972;286:407–415.

Goodnough LT, Brecher ME, Kanter MH, et al. Transfusion medicine, part I: blood transfusion. *N Engl J Med* 1999;340:438–447.

Hebert PC, Wells G, Blajchman MA, et al. A multicenter, randomized, controlled clinical trial of transfusion requirements in critical care. *N Engl J Med* 1999;340:409–417.

Holbrook A, Schulman S, Witt DM, et al. Evidence-based management of anticoagulant therapy: antithrombotic therapy and prevention of thrombosis, 9th ed: American College of Chest Physicians Evidence-Based Clinical Practice Guidelines. *Chest* 2012;141:e152S–e184S.

Lane TA, Anderson KC, Goodnough LT, et al. Leukocyte reduction in blood component therapy. *Ann Intern Med* 1992;117:151–162.

Norol F, Bierling P, Roudot-Thoraval F, et al. Platelet transfusion: a dose-response study. *Blood* 1998;92:1448–1453.

Pealer LN, Marfin AA, Petersen LR, et al. Transmission of west Nile virus through blood transfusion in the United States in 2002. *N Engl J Med* 2003;349:1236–1245.

Poole J, Daniels G. Blood group antibodies and their significance in transfusion medicine. *T Med Reviews* 2007;21:58–71.

Shimian Z, Stramer SL, Dodd RY, et al. Donor testing and risk: current prevalence, incidence, and residual risk of transfusion-transmissible agents in US allogeneic donations. *T Med Rev* 2012;26:119–128.

Stramer SL, Fang CT, Foster GA, et al. West Nile virus among blood donors in the United States, 2003 and 2004. *N Engl J Med* 2005;353:451–459.

Stramer SL, Glynn SA, Kleinman SH, et al. Detection of HIV-1 and HCV infections among antibody-negative blood donors by nucleic acid-amplification testing. *N Engl J Med* 2004;351:760–768.

The Trial to Reduce Alloimmunization to Platelets Study Group. Leukocyte reduction and ultraviolet B irradiation of platelets to prevent alloimmunization and refractoriness to platelet transfusions. *N Engl J Med* 1997;337:1861–1869.

Vassallo RR. IgA anaphylactic transfusion reactions, part I: laboratory diagnosis, incidence, and supply of IgA-deficient products [Review]. *Immunohematology* 2004;20:226–233.

Villanueva C, Colomo A, Bosch A, et al. Transfusion strategies for upper intestinal bleeding. *N Engl J Med* 2013;368:11–21.

Wandt H, Frank M, Ehninger G, et al. Safety and cost effectiveness of a $10 \times 10(9)/L$ trigger for prophylactic platelet transfusions compared with the traditional $20 \times 10(9)/L$ trigger: a prospective comparative trial in 105 patients with acute myeloid leukemia. *Blood* 1998;91:3601–3606.

Welch HG, Mehan KR, Goodnough LT. Prudent strategies for elective red blood cell transfusion. *Ann Intern Med* 1992;116:393–402.

40 Tratamento da Dor

Robert A. Swarm • Rahul Rastogi • Lesley Rao

I. INTRODUÇÃO AO TRATAMENTO DA DOR DO CÂNCER. A dor continua a ser um problema comum na prática oncológica principalmente porque as terapias analgésicas padrão são aplicadas de maneira inconsistente; a vasta maioria dos pacientes pode receber um bom controle da dor do câncer proveniente dos tratamentos padrão da dor. Em países desenvolvidos, até 30% das pessoas em diagnóstico inicial de câncer, 50 a 70% daqueles que recebem terapia antitumoral ativa e até 80% daqueles com doença maligna avançada sofrem de dor controlada inadequadamente. A melhora do tratamento da dor do câncer requer: profissionais da saúde para saber e se aplicar à fisiopatologia da dor, epidemiologia e tratamento; que os pacientes sejam defensores mais eficazes em causa própria e que os consumidores sejam mais bem informados de cuidados de saúde; além de um sistema de prestação de cuidados de saúde que exija um controle consistente dos sintomas como parte de objetivos individualizados e centrados no paciente da terapia para os cuidados do câncer. O controle da dor não apenas melhora a qualidade de vida dos pacientes do câncer, mas é um importante fator no controle geral dos sintomas, o que pode contribuir para a sobrevida; portanto, o controle otimizado da dor é um componente integral dos cuidados abrangentes no câncer. Para controlar consistentemente a dor do câncer, cada profissional deve assegurar que cada paciente com câncer sob seus cuidados receba um controle otimizado da dor. Os fatores que sabidamente limitam o tratamento ideal da dor do câncer devem ser identificados na prática clínica e abordados de maneira apropriada (Tabela 40-1).

TABELA 40-1	Barreiras ao Tratamento Ideal da Dor do Câncer
Barreiras relacionadas com o paciente	**Barreiras relacionadas com o médico**
1. Má comunicação com médicos	1. Avaliação inadequada do dor paciente
2. Relutância em relatar dor	2. Conhecimento inadequado, uso abaixo do ideal das técnicas disponíveis
3. Concepções errôneas sobre a dor e os tratamentos disponíveis	3. O viés limita prescrição de opioides especialmente para mulheres, idosos, minorias pacientes com boas funções
4. Relutância em tomar medicações	4. Relutância em prescrever opioides
5. Temor do abuso de opioide	
6. Temor dos efeitos adversos da medicação	
7. Impossibilidade de acesso à terapia, siga o plano	
	Barreiras relacionadas com a doença e o tratamento
Barreiras relacionadas com o sistema de saúde	
1. Reembolso encoraja intervenções curativas em vez do controle sintoma	1. Doença progressiva aumenta dano tecidual e dor
2. Custo das terapias analgésicas	2. Lesão, inflamação, dano ao nervo, tolerância a opioide facilita o processo do sinal de dor
3. Ônus administrativo das regulamentações do opioide	3. Doenças coexistentes/comórbidas podem limitar o uso de terapias analgésicas
4. Insuficientes educação da dor, treinamento de profissionais de saúde	4. Eficácia incompleta das terapias da dor disponíveis, incluindo opioides
5. Pouca disponibilidade, subutilização de modalidades avançadas para a dor	

428 | Capítulo 40

II. AVALIAÇÃO ABRANGENTE DA DOR. O ponto de partida para um bom controle da dor é a avaliação abrangente da dor, incluindo sua história completa e exame físico. Considere a repetição de avaliações diagnósticas porque a progressão ou a metástase do tumor é a causa mais comum da dor crescente em pacientes com câncer. Quando viáveis, as terapias antitumorais para o controle da doença de base podem ser as mais efetivas para o controle da dor.

A. Escalas de avaliação da dor são usadas para facilitar a mensuração da intensidade da dor e estabelecer uma linha basal pela qual julgar o sucesso dos tratamentos da dor. Uma escala numérica da dor ("0 = nenhuma dor" até "10 = a pior dor imaginável") é usada facilmente pela maioria dos adultos, mas a escala das faces (faces felizes a tristes) pode ser usada com mais facilidade por crianças pequenas. A mensuração da intensidade da dor é somente um ponto de partida na compreensão da gravidade e consequência da dor do paciente.

B. A avaliação abrangente da dor inclui fatores "PQRST": P = fatores provocativos e fatores paliativos; Q = qualidade (características) da dor; R = região, radiação e distribuição referida da dor; S = severidade da intensidade da dor; e T = fatores temporais incluindo início, duração, tempo de intensidade máxima, frequência e variação diária. Os pacientes devem ser indagados sobre uma história anterior de dor e sobre quais fármacos foram eficazes ou ineficazes em seu tratamento.

C. Considere condições comórbidas que podem influenciar muito a terapia analgésica, especialmente em idosos ou naqueles com doença avançada. A insuficiência renal e/ou hepática causará significativo impacto sobre a escolha de analgésico. A coagulopatia intratável pode impedir o uso de terapias intervencionistas para a dor. A doença clínica avançada pode aumentar o risco de efeitos adversos analgésicos.

D. Avalie os componentes da dor: nociceptivo, neuropático, afetivo, comportamental, cognitivo e social. A dor neuropática pode responder melhor aos tratamentos, incluindo terapia anticonvulsivante e/ou antidepressiva. Afeto, cognição e contexto social podem influenciar acentuadamente a seleção e/ou eficácia das terapias analgésicas.

E. Acredite no próprio relato de dor do próprio paciente. É o mais confiável indicador de dor. A simulação é rara no tratamento da dor do câncer. Se você não confiar (ou concluir que não pode confiar) na descrição de dor do paciente, ela não será controlada.

III. ANALGÉSICOS SISTÊMICOS

A. A escala da Organização Mundial de Saúde (WHO) (Fig. 40-1), o protocolo de uso mais amplo e validado para o tratamento da dor do câncer, é uma abordagem gradual baseada na sua intensidade. Opioides são a base da farmacoterapia para a dor moderada a intensa do câncer, mas os analgésicos não opioides e adjuvantes (antidepressivos, anticonvulsivantes) são usados para aumentar o alívio da dor, quando necessário. Os analgésicos devem ser administrados *"pela boca"* (a via mais simples e eficaz de administração); *"regulada pelo relógio"* (programa regular de dosagem em vez da dosagem esporádica *"conforme necessário"*); *"pela escala"* e *"para o indivíduo"* (titule o analgésico até o efeito, monitore para efeitos adversos). A dor não aliviada quase sempre pode ser controlada pela reavaliação do paciente e reaplicação dos princípios da escala da WHO. Para a dor refratária aos analgésicos sistêmicos, devem ser utilizadas terapias avançadas de dor (além da escala da WHO).

B. Analgésicos não opioides (Tabela 40-2) são os principais analgésicos para dor leve. Na dor mais intensa, são usados os não opioides para suplementar o opioide para melhorar o controle da dor e reduzir a dose de opioide (para reduzir os efeitos adversos relacionados com o opioide e o risco de tolerância a este).

1. Aspirina e os salicilatos não acetilados são analgésicos modestamente potentes e antipiréticos. A aspirina é um inibidor exclusivamente potente da função plaquetária, mas os salicilatos não acetilados não causam impacto na função plaquetária. O risco de ulceração gastrintestinal, que é um pouco maior com a aspirina do que com outros salicilatos, limita significativamente a utilidade analgésica desses agentes, em especial nos pacientes clinicamente enfermos ou idosos. O salicilato é metabolizado no fígado com excreção renal de salicilato e metabólitos inativos.

2. Acetaminofeno é um analgésico e antipirético modestamente potente, mas eficaz. As doses típicas (650 a 1.000 mg, 4 vezes ao dia [QID], máxima de 4.000 mg/dia) são bem toleradas, mas doses excessivas podem causar hepatotoxicidade grave; para uma margem de segurança adicional, considere a limitação da dosagem crônica de acetaminofeno a

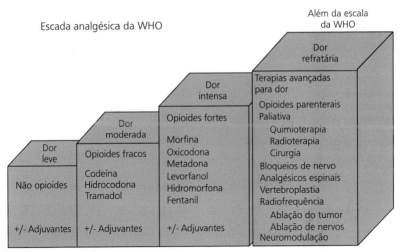

Figura 40-1. *Continuum* de terapia para o tratamento da dor do câncer. Os três primeiros passos são baseados na escala de analgésicos da World Health Organization (WHO) e incluem ampla gama de analgésicos sistêmicos (analgésicos não opioides, adjuvantes e opioides). O passo final ("Além da escala da WHO") inclui terapias adicionais para dor refratária aos analgésicos sistêmicos.

3.000 mg ao dia. O acetaminofeno encontra-se disponível para administrações intravenosa, oral e retal, mas a formulação intravenosa é cara e a absorção retal é precária.

C. Drogas anti-inflamatórias não esteroides (NSAIDs) são úteis na dor proveniente de processos inflamatórios e/ou metástases ósseas. As NSAIDs limitam a facilitação da transmissão do sinal de dor pela inibição da síntese de prostaglandinas nos tecidos periféricos e sistema nervoso central (CNS). Toxicidade renal, ulceração gastrointestinal e disfunção plaquetária limitam a utilidade das NSAID, especialmente em pacientes com doença clínica. Inibidores seletivos da ciclo-oxigenase 2 (COX-2) (celecoxibe 200 mg ao dia ou 2 vezes do dia [BID]) apresentam menor risco de ulceração gastrintestinal e nenhuma disfunção plaquetária, porém um risco maior de eventos tromboembólicos limita o seu uso. Embora as NSAIDs sejam administradas por via oral, formulações intravenosas (cetorolaco (15 a 30 mg, vias

TABELA 40-2 Analgésicos Não Opioides

	Dose oral única (mg)	Dose máxima diária (mg)	Meia-vida (h)
Acetaminofeno	650–1.000	4.000	2–3
Aspirina	650–1.000	5.000	0,3–0,5[a]
Salsalato	500–1.000	3.000	1[a]
Drogas anti-inflamatórias não esteroides (NSAIDs)			
Ibuprofeno	200–800	3.200	3–4
Celecoxibe	100–200	800	10–12
Diclofenaco	50	225	1–2
Cetoprofeno	50–75	300	2,1
Nabumetona	500–750	2.000	24
Naproxeno	220–500	1.500	10–20
Piroxicam	10–20	20	50

[a]Metabolizado em ácido salicílico que tem meia-vida de 20–30 h com dosagem repetida.

430 | Capítulo 40

intravenosa/intramuscular [i.v./i.m.], 4 vezes ao dia [QID], máximo de 5 dias devido ao risco de ulceração gástrica) e ibuprofeno (400 a 800 mg i.v., a cada [q] 6 horas) são opções, quando a administração enteral não for viável.

D. Analgésicos opioides

1. **Princípios gerais para o uso de analgésicos opioides**

   a. **Use uma avaliação abrangente da dor** para reunir informações para guiar a terapia da dor. Repita/reveja a avaliação a cada contato com o paciente e sempre que a dor não for controlada.

   b. **Ensine os pacientes** e suas famílias a avaliarem a dor com o uso de um escore numérico para facilitar a comunicação. A documentação de classificação da intensidade da dor, o quinto sinal vital, é o padrão para os cuidados de pacientes internados e ambulatoriais.

   c. **Administre analgésicos oralmente** ou pela via menos invasiva que proporcione um controle eficaz da dor.

   d. **Documente todas as prescrições de narcótico** no registro médico para auxiliar no monitoramento e ajuste da terapia da dor (e atender às regulamentações federais e estaduais).

   e. **Individualize a dose de opioide.** A dose correta é aquela que controla a dor adequadamente, minimizando, ao mesmo tempo, os efeitos adversos. Dependendo da intensidade da dor, grau da tolerância ao opioide e fatores comórbidos, a dose diária necessária de opioide pode variar em 2 a 3 ordens de magnitude.

   f. **Evite o uso de preparações com combinação de analgésicos**, que contenham opioide junto com uma NSAID ou acetaminofeno, a não ser que essa combinação específica de medicações seja indicada para um paciente específico; formulações com agente único facilitam a titulação da dose analgésica.

   g. **Preveja os efeitos adversos relacionados com opioide** e trate imediatamente (Tabela 40-3). Quase todos os indivíduos que tomam opioide diariamente necessitam de laxativos diários para prevenir a constipação.

   h. **Use preparações analgésicas de ação prolongada, programadas regularmente** (preparações de liberação estendida de morfina, oxicodona, oximorfona; adesivo transdérmico de fentanil e metadona) para melhorar a adesão do paciente e proporcionar um alívio mais consistente da dor do que a dosagem repetida quando necessário de um opioide de curta ação. Comprimidos orais de liberação estendida devem ser engolidos inteiros e não cortados ou esmagados.

   i. **Prescreva doses suplementares de opioide para "dor súbita"** não controlada pelas doses programadas regularmente. Use preparações orais de liberação imediata de opioide (morfina, oxicodona e hidromorfona) de curta ação em doses de 10 a 15% da dose total diária do opioide, com frequência de hora em hora, se necessário.

   j. **Seja flexível, mas agressivo, no tratamento da dor intensa, não controlada.** A hospitalização para administrar opioides parenterais e a frequente reavaliação da eficácia analgésica podem ser necessárias. Na emergência da dor, deve-se administrar o opioide por via intravenosa (p. ex., morfina 1 a 4 mg i.v., a cada 10 minutos) e titulado até o efeito. Após melhora da dor, um aparelho de analgesia controlada pelo paciente (PCA) pode facilitar o acesso a, e a documentação de, opioide que são necessários para a subsequente conversão em formulações orais.

   k. **Esteja atento às doses equipotentes de vários analgésicos opioides** para facilitar as alterações entre agentes ou vias de administração (Tabela 40-4).

   l. **Use naloxona para tratar depressão respiratória grave** relacionada com superdosagem de opioide. Cerca de 0,1 a 0,2 mg i.v./i.m. a cada 1 a 5 minutos se necessário; porém, o antagonismo ao opioide com o uso de naloxona pode causar dor extrema e outros sintomas de abstinência do opioide.

2. **Limitações do uso de opioide no tratamento da dor do câncer.** Os opioides são os principais analgésicos para o tratamento da dor do câncer moderada a grave; no entanto, vários fatores limitam a utilidade desse medicamento, incluindo os efeitos adversos (Tabela 40-3), eficácia limitada e problemas de acesso aos cuidados (Tabela 40-1).

   a. **Efeitos adversos comuns dos opioides,** especialmente constipação e náusea, devem ser previstos para que as estratégias de tratamento possam ser implementadas imediatamente (Tabela 40-3).

i. Depressão respiratória. maior suscetibilidade se houver doença pulmonar preexistente, apneia do sono e doença cardíaca; a suscetibilidade é um tanto reduzida com a exposição crônica a opioide (tolerância). Caso se desenvolva significativa depressão respiratória ou sedação induzida por opioide, considere a administração de naloxona (0,1 a 0,2 mg i.v./i.m. a cada 1 a 5 minutos, se necessário); a reversão abrupta, com a naloxona, do efeito de opioide pode levar à síndrome aguda de abstinência de opioide (exacerbação da dor intensa, hipertensão, taquicardia, dispneia, edema pulmonar e delírio).

TABELA 40-3 — Controle dos Efeitos Colaterais Comuns do Opioide

Efeitos colaterais	Comentários e tratamento	
Constipação	Efeito colateral mais comum	Amolecedores do bolo fecal (docusato)
	Nenhuma tolerância	Estimulantes (sena e bisacodil)
	Use agentes de forma regular e profilática	Laxativos formadores de volume (psílio)
	Eduque os pacientes	Agentes osmóticos (lactulose e polietilenoglicol)
	Combine agentes	Enemas
		Antagonista opioide (naloxona oral e metilnaltrexona subcutânea)
Sedação	Evite confundir medicações	Dextroanfetamina
	Reduza a dose de opioide em 25%	Metilfenidato
	Use estimulantes	Modafinil
	Substituição de opioides	Donepezil
	Adicione adjuvante para reduzir a dose de opioide	
	Use via de liberação neuraxial	
Náusea e vômito	Trate a constipação	Prometazina
	Trate com antieméticos	Proclorperazina
	Corrija fatores metabólicos	Olanzapina
	Mude para outro opioide	Ondansetrona e dolasetrona
	Tolerância se desenvolve lentamente	Escopolamina
		Hidroxizina
		Dexametasona
Mioclonia	Geralmente com altas doses	Lorazepam
	Mude para outro opioide	Clonazepam
	Reduza a dose de opioide	Diazepam
	Evite meperidina	
Prurido	Trate com anti-histamínicos	Difenidramina
	Considere um opioide diferente	Hidroxizina
		Ondansetrona
		Nalbufina
Sintomas de abstinência	Reduza a dose à metade em dias alternados ao descontinuar	Clonidina
Síndrome da toxicidade opioide (OTS)	Fatores de risco: aumentar rapidamente, alta dose de opioide; desidratação e insuficiência renal	Rodízio de opioide, hidratação adequada e redução da dose de opioide
	Mioclonia grave pode simular convulsões	

Convulsões raramente são relatadas com a infusão de opioide em alta dose, tipicamente associada a agentes conservantes. Se usar infusão em alta dose, use preparações de opioide sem conservantes.

432 | Capítulo 40

ii. Sedação. tipicamente tratada com titulação da dose de opioide, mas a sedação intensa ou progressiva pode sinalizar iminente depressão/parada respiratória e necessitam, pelo menos, a descontinuação temporária do opioide ou até a reversão com naloxona. O início recente da sedação, com regime crônico opioide estável, pode sugerir outra anormalidade contribuinte: *clearance* diminuído de opioide (insuficiências hepática e renal), patologia de CNS e sepse.

iii. Hipogonadismo. comum na terapia crônica com opioide, especialmente alta dose de morfina > 100 mg ao dia, em razão da supressão do opioide do eixo hipotalâmico-hipofisário-gonadal. Os sintomas, em homens e mulheres, podem incluir função sexual prejudicada, diminuição da libido, infertilidade, depressão, fadiga e perda de massa e força musculares. O impacto endócrino do opioide pode ser confundido com as consequências da malignidade de base e/ou com outras condições médicas; o tratamento pode incluir titulação/descontinuação da terapia com opioide e/ou reposição hormonal, se necessário.

iv. Imunossupressão. imunossupressão induzida por opioide é prontamente demonstrada em animais experimentais, entretanto o significado clínico é confundido com a fisiopatologia da doença comórbida e falta de estudos clínicos randomizados.

v. Tolerância/hiperalgesia. essencialmente, todos os pacientes que recebem terapia crônica com opioide desenvolvem tolerância a esse medicamento, algumas vezes tratada com aumento da dose deste. É cada vez maior a crença de que a tolerância ao opioide reflete um estado hiperalgésico induzido em que o opioide crônico ainda inibe a transmissão do sinal de dor, porém facilita sempre mais a transmissão do sinal da dor, resultando em aumento da dor que é mais resistente ao tratamento. A ausência de estudos clínicos randomizados limita uma clara distinção entre a tolerância as outras causas de hiperalgesia; no entanto, as pessoas que tomam opioide de forma crônica geralmente apresentam hiperalgesia significativa. A preocupação com a hiperalgesia induzida por opioides resultou em redução acentuada do uso de opioide no tratamento da dor crônica não causada pelo câncer e levanta a preocupação com o uso crônico de opioide em sobreviventes de câncer a longo prazo.

b. A eficácia analgésica do opioide é melhor para a dor de moderada intensidade presente continuamente. A eficácia pode ser limitada pelo seguinte:

i. Dor neuropática, especialmente associada à grave sensibilidade à leve estimulação mecânica, pode ser relativamente resistente aos analgésicos opioides, mas pode se beneficiar de analgésicos adjuvantes (anticonvulsivantes e antidepressivos).

ii. Episódios de dor intensa podem representar um desafio oportuno para a dosagem analgésica. Os episódios de dor podem ser inadequadamente controlados, enquanto se espera pelo início do efeito analgésico. Por outro lado, analgésicos dosados até o controle dos episódios muito graves de dor podem resultar em superdosagem relativa quando esses episódios de dor cedem.

iii. Dor somática aguda (p. ex., desbridamento de ferida, fratura óssea patológica) em geral não é controlada adequadamente com opioide, exceto em doses associadas à acentuada sedação. A dor somática aguda pode exigir um tratamento "anestésico" em vez de "analgésico".

iv. Dor intratável, especialmente no câncer avançado, pode ser controlada de maneira adequada, apesar do ajuste ótimo dos analgésicos sistêmicos, e pode requerer terapias da dor intervencionistas ou outras técnicas.

3. Analgésicos opioides específicos (Tabela 40-4)

a. Morfina é metabolizada por via hepática para ativar os metabólitos que contribuem para o efeito e a toxicidade do analgésico. Morfina e metabólitos passam por excreções fecal e renal combinadas; a morfina deve ser usada com cautela na insuficiência renal, uma vez que os metabólitos podem se acumular e causar toxicidade. Embora a administração oral seja a preferida para a maioria dos pacientes, a administração da morfina pode ser feita por vias intravenosa, intramuscular, subcutânea, sublingual, retal, tópica (para a ulceração cutânea dolorosa), epidural e intratecal.

b. Hidromorfona e seus metabólitos hepáticos ativos, passam por *clearance* renal e podem-se acumular na insuficiência renal, precipitando a toxicidade do opioide. Em alguns indivíduos, podem ocorrer menos efeitos adversos comuns do opioide com a

Tratamento da Dor | 433

TABELA 40-4 — Analgésicos Opioides para Dor Crônica com Estimativas de Doses Equivalentes

	Eliminação ($t \frac{1}{2}$) em horas	Dose por injeção equivalente à injeção de morfina 10 mg (dose única)	Dose pela boca equivalente à injeção de morfina 10 mg (dose única)
Morfina	2–4	10 mg	20–60 mg
Burprenorfina	20–70	0,3 mg	0,4 mg sublingual
Codeína	3	120 mg	200 mg
Fentanil[a]	4	100 µg	N/A
Hidrocodona	4	N/A	30–40 mg
Hidromorfona	3	2 mg	10 mg
Levorfanol	14	2 mg	4 mg
Meperidina[b]	3	100 mg	300 mg
Metadona[c]	30	_[c]	_[c]
Oxicodona	3	N/A	20–30 mg
Oximorfona	2	1 mg	10 mg
Tramadol	6	Somente a formulação oral deste está disponível nos Estados Unidos, limite a 50–100 mg/dose e 400 mg/dose em razão do risco de convulsão com as doses mais altas	
Tapentadol	4	NA	100 mg p.o.

[a]Adesivo transdérmico de fentanil 100 µ/h = morfina 300 mg/dia p.o.

[b]A toxicidade ao CNS dos metabólitos ativos limita o uso do tratamento da dor crônica.

[c] Meia-vida de eliminação muito longa faz com que a metadona se acumule durante muitos dias. Como a metadona é eliminada 10 vezes mais lentamente que a morfina, com a dosagem repetida, a metadona é 10 vezes mais potente que a morfina e deve ser dosada com cuidado. Se não estiver familiarizado com a dosagem de metadona, considere uma consulta a um especialista em dor ou outro médico familiarizado com a farmacologia da metadona.

hidromorfona do que com a morfina. A hidromorfona pode ser administrada por vias intravenosa, intramuscular, subcutânea, sublingual, retal, epidural e intratecal, embora a absorção oral seja menor com a oxicodona ou com a morfina.

c. **Fentanil** tem alta solubilidade lipídica e é metabolizado pelo fígado para inativar metabólitos que passam por *clearance* enteral. Fentanil é administrado pelas vias intravenosa, intramuscular, subcutânea, transdérmica, mucosa transoral, epidural e intratecal. Adesivos transdérmicos de fentanil de ação prolongada podem ser especialmente úteis quando opioides enterais são contraindicados. Tipicamente trocado a cada 72 horas, em alguns pacientes, sua substituição é necessária a cada 48 horas. Os pacientes que estão caquéticos ou sofrendo de sudorese noturna podem apresentar má absorção do fentanil transdérmico. As preparações transmucosas de curta ação do fentanil são absorvidas parcialmente através da mucosa oral e podem ser usadas para dor súbita.

d. **Oxicodona** é metabolizada hepaticamente para ativar e inativar metabólitos. A oxicodona deve ser usada com cuidado em pacientes com insuficiências renal e hepática. É disponibilizada somente para administração oral.

e. **Metadona** tem meia-vida de eliminação notavelmente longa (30 ±19 horas). Embora seja equianalgésica com a morfina na administração de dose única, a metadona acumula-se com a dosagem repetida de tal forma que, em estado estável, ela é, precisamente, 10 vezes mais potente que a morfina. A metadona deve ser aumentada lentamente (a cada 5 a 10 dias) e suplementada, se necessário, com doses de opioide de curta ação (morfina e oxicodona) para evitar a superdosagem. Metabolizada no fígado pelas enzimas do citocromo P-450 para inativar metabólitos, o metabolismo da metadona é afetado, acentuadamente, por medicações que induzem ou impedem a atividade do P-450. A metadona e os metabólitos são excretados por via enteral e não se acumulam na insuficiência renal. A metadona deve ser evitada na insuficiência hepática porque o prolongamento adicional de sua meia-vida de eliminação normalmente longa pode impedir a

434 | Capítulo 40

titulação segura da dose. A metadona tem efeitos analgésicos não opioides, por meio de receptores de N-metil D-aspartato (NMDA), que podem se acrescentar ao efeito analgésico. Especialmente em altas doses (acima de 100 mg/dia), a metadona é associada ao prolongamento do intervalo QT e à arritmia cardíaca. Ela pode ser administrada por vias oral, retal ou intravenosa (a reação tecidual local pode complicar a administração subcutânea ou intramuscular repetida) com alta biodisponibilidade.

f. Oximorfona (por via parenteral) é aproximadamente 10 vezes mais potente que a morfina parenteral, mas devido à sua modesta biodisponibilidade oral, a oximorfona oral é apenas 3 vezes mais potente que a morfina oral. A meia-vida de eliminação da oximorfona é de 1,3 ± 0,7 horas, sendo excretados na urina seus metabólitos ativos e inativos. A insuficiência hepática e/ou renal influencia muito a farmacocinética da oximorfona. Ela se encontra disponível para administrações oral, parenteral e retal. O consumo de álcool aumenta significativamente o pico de absorção da formulação oral de liberação estendida da oximorfona (Opana ER).

g. Codeína, um pró-fármaco, quase não proporciona qualquer alívio da dor diretamente; em vez disso, transforma-se pelo metabolismo do citocromo P450-2D6 em metabólitos ativos (morfina e morfina-6-glicuronida) para fornecer o efeito analgésico derivado da codeína. O polimorfismo de P450-2D6 resulta na variação do efeito analgésico da codeína. Aproximadamente 8% dos caucasianos não contam com atividade enzimática suficiente para derivar um significativo efeito analgésico da codeína. Por outro lado, de 1 a 10% dos caucasianos e de 3 a 28% dos afro-americanos podem ser metabolizadores ultrarrápidos em risco de relativa superdosagem de opioide decorrente da superprodução de metabólitos ativos. A codeína pode apresentar risco de náusea maior do que a hidrocodona ou a oxicodona. A codeína encontra-se disponível para administrações oral, intramuscular ou subcutânea (a administração intravenosa deve ser evitada em vista do risco de liberação de histamina e subsequente instabilidade cardiovascular).

h. Hidrocodona, um derivado da codeína, é metabolizada pelo citocromo P-450 em hidromorfona, que pode mediar alguns dos efeitos farmacológicos da hidrocodona. Encontra-se disponível, geralmente, para administração oral em preparações combinadas com analgésicos não opioides, porém foram disponibilizadas recentemente preparações com hidrocodona simples de ação prolongada. Os pacientes devem ser avisados de que pode ocorrer perda auditiva sensorineural rara, mas irreversível com dosagens mais altas de hidrocodona, sendo a maioria dos casos relatada no contexto de abuso de opioide.

i. Buprenorfina, um agonista-antagonista misto em receptores opioides μ, δ e κ é um opioide semissintético disponível em formulações sublingual, transdérmica e injetável para o tratamento da dor e/ou dependência de opioide. É, predominantemente, metabolizada no fígado usando enzimas do citocromo P450-3A4, e excretada através da bile, com pouco efeito decorrente do comprometimento renal; o metabólito ativo da norbuprenorfina é um analgésico potente. A meia-vida longa da buprenorfina de 20 a 70 horas, o efeito teto dos efeitos analgésicos e eufóricos, assim como o bom perfil de segurança a tornam uma alternativa aos opioides convencionais de ação prolongada na dor crônica e do câncer.

O uso concomitante da buprenorfina com outros opioides tem potencial para precipitar a síndrome da abstinência. A buprenorfina deve ser diminuída lentamente até alcançar o efeito analgésico desejado para prevenir esses efeitos colaterais.

j. Tramadol (50 a 100 mg, por via oral [p.o.], QID, máximo de 400 mg/dia) tem modesta eficácia analgésica em razão da fraca afinidade pelos receptores opioides μ. A dose é limitada a um máximo de 400 mg/dia, devido ao risco aumentado de convulsões com as doses altas. Tramadol também é uma norepinefrina, inibidor da recaptação de serotonina, similar a algumas medicações antidepressivas: não deve ser usado em indivíduos que recebem doses completas de antidepressivos, para evitar toxicidade (síndrome da serotonina). O tramadol sofre metabolismo hepático pelo sistema do citocromo P-450. Nos Estados Unidos, encontra-se disponível apenas para administração oral.

k. Tapentadol é um opioide sintético, de ação central, com moderada afinidade pelos receptores opioide μ, que também inibe a recaptação de norepinefrina sináptica. O mecanismo dual produz efeitos poupadores de opioide e potencialmente menos efeitos colaterais relacionados ao opioide. A dosagem de liberação imediata e estendida é limitada ao

Tratamento da Dor | **435**

total de 600 mg ao dia. As doses devem ser reduzidas na insuficiência hepática moderada e o tapentadol é contraindicado na insuficiência hepática grave. Esse medicamento diminui o limiar convulsivo e eleva a pressão intracraniana; assim, é contraindicado em pacientes com convulsões e patologias intracranianas. Deve-se ter cuidado com o uso concomitante de agentes serotonérgicos em decorrência do risco potencial da síndrome de serotonina.

l. **Meperidina** não tem utilidade no tratamento da dor. É metabolizada em normeperidina, que se acumula devido à meia-vida longa, e está associada a efeitos excitatórios incluindo tremulação e convulsões. Reações graves, até mesmo após uma dose única de meperidina, podem ocorrer em pacientes tratados com inibidores da monoaminoxidase (MAO), incluindo excitação, delírio, hiperpirexia, convulsões e morte.

4. **O rodízio do opioide** envolve intencionalmente a mudança de um analgésico opioide a outro, usando as diretrizes apropriadas à dosagem equianalgésica, para melhorar o controle da dor e reduzir os efeitos adversos do opioide. Embora os indivíduos tolerantes a um opioide tenham tolerância cruzada a outros opioides, a tolerância cruzada pode ser incompleta, de tal forma que a dose analgésica efetiva do novo opioide pode ser de 50% (ou menos) da dose prevista de equianalgésicos com base na necessidade anterior de opioide. O rodízio de opioide deve ser realizado com cuidado para evitar super ou subdosagem, que, potencialmente, resulta em efeitos adversos excessivos, inadequado controle da dor ou outros problemas. Embora os dados se limitem a relatos de casos e a séries de casos, o rodízio de opioide é amplamente utilizado na prática clínica. É necessário cuidado especial ao mudar de um opioide sistêmico para a metadona, em razão da longa meia-vida de eliminação desta.

E. **Analgésicos adjuvantes** (Tabela 40-5)

1. **Anticonvulsivantes** são analgésicos de eficácia variável na dor neuropática. Gabapentina (300 a 1.200 mg p.o., três vezes ao dia [TID]) é o anticonvulsivante de uso mais amplo para o controle da dor, com alguma eficácia analgésica para a dor pós-operatória aguda, assim como para a dor neuropática. Outros anticonvulsivantes (ou seja, pregabalina, topiramato, levetiracetam, lamotrigina e oxcarbazepina) devem ser considerados quando da falha/intolerância à gabapentina. A dosagem de anticonvulsivantes deve ser ajustada na insuficiência renal e/ou hepática. São disponibilizados apenas para administração oral.

2. **Antidepressivos**, especialmente os tricíclicos (TCAs), têm eficácia analgésica na dor neuropática crônica. Os antidepressivos recentes (p. ex., citalopram, duloxetina, milnaciprano, venlafaxina e fluoxetina) podem ser analgésicos menos eficazes que os TCAs, mas geral-

TABELA 40-5	Analgésicos Adjuvantes		
	Dose única oral usual (mg)	**Dose máxima diária (mg)**	**Meia-vida (h)**
Anticonvulsivantes			
Gabapentina	100–1.200	3.600	5–9
Lamotrigina	50–250	500	15–30
Levetiracetam	250–1.000	3.000	6–8
Pregabalina	50–300	600	10–12
Antidepressivos			
Amitriptilina	25–300	300	16–30
Bupropiona	50–150	450	14
Citalopram	10–40	40	30–36
Doxepina	25–300	300	16–30
Duloxetina	30–120	60–120	10–14
Milnacipram	25–100	100–200	8–10
Fluoxetina	10–80	80	100
Sertralina	50–200	200	24–60
Trazodona	25–400	400	8
Venlafaxina	25–100	375	5–11

436 | Capítulo 40

mente são mais bem tolerados. Se um antidepressivo for mal tolerado ou proporcionar analgesia ineficaz, deve ser tentado um antidepressivo diferente. Os antidepressivos são disponibilizados apenas para administração oral.

3. Agentes diversos

a. Os relaxantes musculares não foram estudados na dor do câncer, mas são usados geralmente para a dor musculoesquelética. A sedação é um efeito adverso comum. Baclofeno (10 a 20 mg p.o., três vezes ao dia) é amplamente usado para o controle de espasticidade, mas também tem eficácia analgésica na dor neuropática. Para evitar a abstinência potencialmente séria, a terapia crônica com **baclofeno** deve ser reduzida lentamente durante vários dias, em vez de ser descontinuada abruptamente. **Tizanidina** (2 a 8 mg p.o., 3 a 4 vezes ao dia) é um agente eficaz para espasticidade com limitada eficácia na dor crônica. Os efeitos adversos potenciais incluem hipotensão e hepatotoxicidade (monitore periodicamente a função hepática, especialmente durante o início do medicamento). A tizanidina tem *clearance* renal e sua dosagem deve ser reduzida na insuficiência renal. Outros relaxantes musculares (carisoprodol, ciclobenzaprina, metaxalona) têm apenas um papel limitado no tratamento da dor musculoesquelética relacionada com o câncer.

b. Anestésicos locais. Infusão intravenosa de lidocaína (1 a 2 mg i.v./minuto, após 25 a 50 mg i.v. dose de ataque) pode ser eficaz para a dor neuropática intratável resistente ao opioide sistêmico. Para o uso a longo prazo, a infusão intravenosa de lidocaína é difícil de manter e o nível sérico deve ser verificado regularmente para evitar toxicidade. **Mexiletina** oral (10 mg/kg/dia, dividida em três doses diárias) tem modesta eficácia analgésica. O adesivo de lidocaína a 5% proporciona alívio da dor por meio da ação anestésica tópica, e é especialmente indicado quando a dor neuropática está associada à sensibilidade cutânea acentuadamente aumentada (mecanoalodinia cutânea). Com pouca absorção sistêmica, o adesivo de lidocaina tem efeitos sistêmicos insignificantes, mas o adesivo à base de água pode causar dermatite, se ficar posicionado por mais de 12 horas ao dia.

c. Corticosteroides sistêmicos são usados em pacientes com câncer para fornecer analgesia, melhorar o apetite, prevenir náusea e mal-estar, além de melhorar a qualidade de vida. Os corticosteroides podem ser particularmente úteis na dor aguda devido às metástases ósseas, infiltração ou compressão de estruturas neurais, pressão intracraniana elevada (cefaleia), obstrução de uma víscera oca ou distensão da cápsula de órgão, ou compressão da medula espinal. O uso de esteroides a longo prazo pode levar à ulceração gastrintestinal, portanto o uso de agentes gastroprotetores é recomendável.

d. Canabinoides (CBD), ingredientes ativos de *Cannabis sativa*, ou seja, da maconha, estão sendo cada vez mais usados como agentes medicinais, uma vez que a maconha ganhou aprovação legal em vários estados americanos. Estudos referentes ao efeito dos analgésicos produziram resultados mistos: alguns relatos sugerem analgesia significativa da dor neuropática; outros falham em demonstrar benefício sobre os analgésicos convencionais.

IV. TÉCNICAS ESPECIAIS PARA O TRATAMENTO DA DOR CÂNCER RESISTENTE

A. Técnicas de medicina comportamental e psicológicas. A dor do câncer é uma complexa experiência emocional, e desconforto emocional, ansiedade e depressão aumentam a dor e o sofrimento. As terapias farmacológicas e não farmacológicas para o tratamento de comorbidades psicológicas e psiquiátricas são essenciais para o tratamento da dor do câncer. **Terapias cognitivo-comportamentais (CBT)** são as modalidades psicológicas usadas com mais frequência no tratamento da dor crônica. Por meio de CBT, os pacientes aprendem a controlar os pensamentos, emoções e comportamentos que modulam a experiência da dor. As CBTs incluem hipnose, técnicas de relaxamento (incluindo o progressivo relaxamento muscular, meditação e imagens guiadas), *biofeedback*, treinamento de habilidades de enfrentamento, musicoterapia, reestruturação cognitiva, terapia de suporte e de grupo, e técnicas de controle do estresse.

B. Fisioterapia e terapias ocupacionais são essenciais para otimizar o estado funcional após doença clínica prolongada ou intervenção cirúrgica. Programas de exercícios terapêuticos e de condicionamento são essenciais para o tratamento bem-sucedido da dor crônica. Terapias específicas, como órteses e dispositivos de assistência podem melhorar o controle da dor e/ou da função.

Tratamento da Dor | **437**

C. Terapias complementares e alternativas são usadas amplamente, sozinhas ou em conjunto com terapias convencionais, para o controle da dor pelas pessoas com câncer. Deve-se indagar rotineiramente aos pacientes sobre as terapias complementares e alternativas (CAM), ainda que seja apenas para permitir a triagem das interações potencialmente adversas entre CAM e as terapias convencionais. Terapias alternativas, como acupuntura, massagem, toque curativo e muitas terapias herbais, demonstraram benefícios no controle da dor e de outros sintomas, mas faltam estudos comparativos com outras terapias analgésicas.

D. Técnicas intervencionistas para a dor intensa do câncer são componentes importantes de cuidados abrangentes para a dor intensa do câncer e não devem ser relegados a tratamentos de último recurso. As terapias intervencionistas da dor devem ser consideradas se a dor não for adequadamente controlada com analgésicos sistêmicos, ou o uso de tais analgésicos estiver associado a efeito adverso (p. ex., sedação, constipação e/ou náusea). Estas terapias têm potencial para melhorar a qualidade de vida por (a) proporcionar um controle mais eficaz da dor e (b) permitir a redução da dose do analgésico e/ou efeitos adversos analgésicos. O melhor controle da dor e a redução dos efeitos adversos pelo uso apropriado das terapias intervencionistas da dor podem melhorar a expectativa de vida dos pacientes com doença terminal.

   1. Administração espinal de analgésico libera a medicação na medula espinal para aumentar a eficácia do analgésico e minimizar os efeitos adversos dos analgésicos sistêmicos (cérebro), especialmente a sedação. Analgésicos espinais (opioides, anestésicos locais, clonidina e/ou baclofeno) são usados sozinhos ou em combinação para administração intratecal ou epidural. A administração espinal de opioide combinado, anestésico local e clonidina, constitui uma terapia analgésica especialmente potente. Os analgésicos espinais podem ser administrados por sistemas epidurais ou intratecais (subaracnóideos), mas uma bomba implantada (para infusão intratecal) é usada com mais frequência.

   a. Opioides espinais (especialmente morfina e hidromorfona) aumentaram significativamente de potência: morfina parenteral 100 mg/dia é, aproximadamente, equivalente à morfina epidural 10 mg/dia, que é quase equivalente à morfina intratecal a 1 mg/dia; no entanto, as doses reais devem ser tituladas até o efeito. Fentanila, por causa de sua alta lipossolubilidade, tem rápida absorção sistêmica após a administração espinal; portanto, a administração espinal de fentanil pode apresentar pouca vantagem sobre a administração sistêmica. Os efeitos adversos de opioide espinal incluem sedação, depressão respiratória (o início pode ser retardado em várias horas), constipação, náusea, prurido, edema periférico e retenção urinária. Excepcionalmente, doses altas de opioides espinais podem resultar em espasmos mioclônicos ou até em rigidez muscular difusa.

   b. Anestésicos locais espinais (bupivacaína, lidocaína) podem diminuir acentuadamente a dor sem sedação ou alguns outros efeitos adversos potenciais associados aos analgésicos opioide. Após a administração espinal de baixas doses de anestésico local, o alívio da dor é obtido, às vezes, sem significativa fraqueza ou dormência da extremidade. Os efeitos adversos potenciais incluem hipotensão (especialmente hipotensão ortostática), fraqueza da extremidade e retenção urinária.

   c. Clonidina espinal tem eficácia analgésica após a administração epidural ou intratecal, por meio de ação em receptores α_2-adrenérgicos espinais. Os efeitos adversos potenciais incluem hipotensão (especialmente hipotensão ortostática), bradicardia, insuficiência cardíaca congestiva e sedação.

   2. Neuromodulação da estimulação elétrica inclui estimulação da medula espinal (SCS), estimulação do nervo periférico (PNS) e estimulação do campo periférico (PFNS), sendo implantados aparelhos médicos que aplicam corrente elétrica próxima a estruturas neurais para modular a transmissão neural do sinal da dor. A SCS pode ser particularmente útil no tratamento da dor neuropática periférica em sobreviventes do câncer. O uso de SCS era limitado, anteriormente, pela incompatibilidade do aparelho de MRI; porém, a SCS compatível com MRI tornou-se disponível recentemente, aumentando a utilidade desses aparelhos para incluir os pacientes que podem necessitar de imagens periódicas de MRI.

   3. Aumento vertebral (vertebroplastia, cifoplastia e vertebroplastia ablativa de tumor) é um procedimento para a injeção percutânea do cemento ósseo (polimetilmetacrilato – PMMA) dentro dos corpos vertebrais afetados por compressão, fraturas causadas por tumor metastático, hemangiomas vertebrais destrutivos ou osteoporose. A cifoplastia difere

438 | Capítulo 40

da vertebroplastia, já que o cemento ósseo é injetado após ter sido usado um balão para criar uma cavidade no corpo vertebral, na tentativa de restaurar a altura vertebral. Vertebroplastia/cifoplastia pode ser altamente eficaz no controle da dor proveniente de fraturas de compressão vertebral decorrente de osteoporose e/ou tumor. Uma avaliação radiográfica completa é essencial antes da vertebroplastia/cifoplastia. Os efeitos adversos potenciais incluem a disseminação do cemento não endurecido além do corpo vertebral, por disseminação direta para o canal espinal ou por embolização vascular.

No aumento vertebral ablativo de tumor, a ablação por radiofrequência mediada por plasma é usada para a doença vertebral metastática dolorosa para criar cavitação dentro do corpo vertebral antes da injeção de PMMA, diminuir potencialmente a carga tumoral, bem como o risco de extravasamento de PMMA além dos limites vertebrais.

A vertebroplastia/cifoplastia não requer que se retarde o tratamento das metástases espinais com radioterapia, mas pode proporcionar o rápido início do alívio da dor, podendo facilitar o uso de terapias antitumorais apropriadas.

4. **O bloqueio neural neurolítico** deve ser considerado para pacientes com doença terminal nos quais a dor é mal controlada com terapias menos invasivas e a dor é localizada em uma região adequada do corpo. Se a dor recorrer após vários meses, o bloqueio neurolítico pode ser repetido, mas geralmente não é necessário o bloqueio repetido.

    a. **Bloqueio neurolítico do plexo celíaco,** a técnica neurolítica realizada com mais frequência para a dor do câncer, é indicada para a dor visceral abdominal superior por malignidade pancreática ou outra malignidade abdominal superior. Até 85% dos pacientes selecionados adequadamente relatam um alívio de bom a excelente da dor após o bloqueio neurolítico do plexo celíaco. Os efeitos colaterais da hipotensão ortostática e o aumento da frequência dos movimentos intestinais (diarreia) afetam, transitoriamente, a maioria das pessoas após bloqueio neurolítico do plexo celíaco, mas apenas 1 a 2% requerem o tratamento médico desses sintomas a longo prazo. O risco de dano significativo ao nervo ou a paralisia (0,1 a 0,2%) pode fazer com que alguns pacientes com câncer decidam contra o bloqueio do plexo celíaco, mas para a maioria, o potencial alívio da dor de bom a excelente (de 75 a 85%), que pode estar associado a melhoras na constipação, náusea e no senso geral de bem-estar, contrabalança o risco do procedimento.

    b. **Bloqueio neurolítico do plexo hipogástrico** pode ser eficaz para a dor visceral decorrente de malignidade pélvica. Seu uso não está significativamente associado à fraqueza da extremidade, mas um efeito adverso potencial é a falha ejaculatória/inorgasmia. O bloqueio neurolítico do plexo hipogástrico provavelmente não proporcionará bom controle da dor se houver invasão tumoral das estruturas somáticas ou neurais.

5. **A ablação tumoral** é uma modalidade paliativa que utiliza a energia direcionada da radiofrequência, para diminuir o tamanho do tumor a fim de proporcionar analgesia da dor associada à metástase óssea osteolítica ou tumores sólidos localizados de tecido mole etc. Isto pode ser alcançado pela aplicação direta de energia guiada por imagem para ablação de tecido e/ou embolização transarterial para promover a desvascularização do câncer.

E. Técnicas neurocirúrgicas para o controle da dor, como cordotomia ou cingulotomia, raramente são usadas, mas são ferramentas potencialmente poderosas para o tratamento da dor intratável por outra forma. Especialmente para a dor na porção corporal unilateral inferior ou extremidade inferior, no quadro de doença terminal, a cordotomia (abordagens percutânea ou cirúrgica aberta) pode proporcionar razoável controle da dor anteriormente intratável.

F. Tratamento da dor refratária e/ou outros sintomas da doença terminal. Nas últimas horas a dias de vida, algumas pessoas agonizantes desenvolvem sintomas intratáveis, como a dor intratável, dispneia, delírio e/ou êmese (p. ex., êmese fecal ocasionada pela obstrução intestinal distal além da intervenção cirúrgica). Se tais sintomas forem intoleráveis para o paciente agonizante, mas eles forem refratários à terapia paliativa adicional, deve-se considerar o alívio do sofrimento com a administração de sedativos. A sedação paliativa terminal deverá ser considerada somente para aqueles que pediram para não serem ressuscitados ("no code") no caso de parada cardíaca/respiratória. Midazolam é o fármaco usado com mais frequência para sedação paliativa (1 a 2 mg i.v., i.m. ou subcutânea q1 h, conforme necessário [p.r.n.]; ou dose de ataque de 1 a 2 mg i.v. com infusão de 0,5 a 2 mg/hora), mas em vez destes podem ser usados outros benzodiazepínicos (diazepam, 5 a 10 mg p.o., 2 mg i.v. q 2 h, p.r.n.). Os benzodiazepínicos podem piorar a agitação em algumas pessoas, e elas podem ser

Tratamento da Dor | **439**

tratadas melhor com barbitúricos (infusão de tiopental 0,5 mg/kg i.v. dose de ataque, seguida de 0,25 a 0,5 mg/kg/hora infusão i.v.; infusão de pentobarbital 1 a 2 mg/kg/hora), ou sedativos neurolépticos (haloperidol, 1 a 4 mg i.v./p.o. q1 h, p.r.n.) titulados até o efeito para aliviar o sofrimento causado pelos sintomas de outra forma intratáveis. Esses fármacos geralmente têm meias-vidas de eliminação longas e se acumulam até um nível de estado estável por alguns dias. O uso de sedação paliativa terminal para proporcionar alívio a uma pessoa agonizante, de um sofrimento intratável e intolerável, firma-se fortemente no domínio dos bons cuidados paliativos de suporte e não devem ser confundidos com eutanásia.

V. SÍNDROMES ESPECÍFICAS DA DOR

A. Mucosite é um dos efeitos adversos refratários mais debilitantes, após o dano aos tecidos por quimioterapia e/ou radioterapia do canal alimentar. A mucosite está associada à dor e aumento do risco de infecção, desnutrição e desidratação. O tratamento tradicional de mucosite oral envolve a educação do paciente no sentido de evitar desidratação, enxaguatórios orais (solução salina, peróxido de hidrogênio diluído 1:1 com solução salina), solução tópica de lidocaína, analgésicos sistêmicos, suporte nutricional e prevenção/tratamento da infecção.

B. A dor óssea do câncer, geralmente relacionada com metástases ósseas, é um problema comum. O tratamento da dor óssea pode necessitar de várias modalidades, incluindo analgésicos, corticosteroides, bifosfonatos, radioterapia, terapia hormonal e/ou quimioterapia e/ou intervenção cirúrgica ortopédica.

    1. Bifosfonatos inibem a reabsorção óssea mediada por osteoclastos e mostraram que aliviam a dor, reduzem o número de metástases, previnem a osteólise e diminuem a frequência das fraturas. Todos os bifosfonatos podem induzir desconforto gastrintestinal, dano renal e osteonecrose mandibular. A dose deve ser ajustada com base na função renal.

    2. Denosumabe, um anticorpo monoclonal contra RANKL (ligante do receptor ativador do nuclear fator *kapa-beta*), bloqueia a ativação de osteoclastos e, portanto, reduz a reabsorção óssea e diminui os eventos relacionados com o esqueleto na metástase óssea de tumores sólidos e mieloma múltiplo.

    3. Abiraterona, um inibidor da biossíntese de androgênio que age através da inibição seletiva do citocromo P450 17A1, melhora a sobrevida e a dor óssea no *câncer de próstata resistente à castração*.

    4. Radioisótopos, por meio de administração parenteral, fornecem radiação sistêmica para diminuir metástase esquelética multifocal dolorosa.[89]Sr e [153]Sm demonstraram seletividade para metástase óssea e verificou-se que são eficazes na redução da dor. O alto custo, o retardo no alívio da dor e a toxicidade hematológica limitam o seu uso.

    5. A irradiação com feixe externo é usada no alívio da dor óssea local relacionada com o tumor. A lesão focal pode ser tratada pela irradiação localizada de feixe externo (também conhecida como *irradiação do campo envolvido*). Múltiplos locais dolorosos podem ser tratados por irradiação de feixe externo de campo largo (p. ex., irradiação hemicorpo). Os efeitos colaterais incluem supressão da medula óssea e dano tecidual pela radiação.

C. Dor neuropática decorrente da invasão do principal plexo nervoso pelo tumor. A dor neuropática pode ser, relativamente, menos responsiva aos analgésicos opioides do que a dor nociceptiva, especialmente quando o tumor invade diretamente um nervo ou plexo importante. Situações clínicas, como a invasão do plexo braquial pelo tumor (tumor de Pancoast) ou sarcoma retroperitoneal que invade o plexo lombossacral, requer terapias agressivas para a dor no início do curso da doença. As terapias com analgésicos não opioides adjuvantes (anticonvulsivantes, antidepressivos) devem ser otimizadas. Embora raramente eles sejam necessários, a dor neuropática intensa que não responde aos analgésicos sistêmicos é uma indicação relativamente comum para os analgésicos espinais.

D. Síndromes da dor relacionadas com o tratamento do câncer/sobreviventes do câncer e dor. Avanços no tratamento do câncer melhoraram a sobrevida no câncer, mas também aumentaram a prevalência de pacientes que convivem com a dor crônica relacionada com o câncer. Estima-se que a dor crônica pós-tratamento esteja presente em 33% dos sobreviventes do câncer. Sua prevalência varia dependendo do tipo e local do câncer, condições comórbidas, tratamentos usados e técnicas empregadas de tratamento da dor. A dor em sobreviventes do câncer pode ser o resultado de dano tecidual pelo próprio câncer ou pelos tratamentos

440 | Capítulo 40

oncológicos: quimioterapia, radiação, terapia hormonal, uso prolongado de esteroide e/ou cirurgia. A doença do enxerto *vs.* hospedeiro é outra fonte potencial de dor persistente.

O tratamento da dor crônica nos sobreviventes do câncer é complexo e frequentemente requer uma abordagem multidisciplinar. Os objetivos do tratamento devem focalizar a melhora funcional e estratégias de tratamento em vez da eliminação total da dor. A analgesia multimodal combina analgésicos com diferentes mecanismos para proporcionar melhor alívio da dor com menos efeitos adversos relacionados com a medicação. Em pacientes com dor crônica pós-tratamento, há crescente preocupação com os efeitos adversos potenciais do uso crônico de opioide, incluindo tolerância/hiperalgesia, hipogonadismo e imunossupressão, além dos bem conhecidos efeitos adversos de sedação, depressão respiratória, constipação, náusea etc. Analgésicos não opioides e adjuvantes (antidepressivos e anticonvulsivantes), bem como terapias intervencionistas para dor podem ser utilizados para limitar o uso de opioide e melhorar o controle dos sintomas. Fisioterapias e terapias de reabilitação, especialmente quando combinadas com terapias psicológicas/de medicina comportamental, têm um papel potencialmente importante na restauração funcional.

1. **Neuropatia periférica induzida por quimioterapia (CIPN)** cada vez mais é vista como uma complicação de limitação do tratamento e potencialmente incapacitante de alguns protocolos de quimioterapia. A CIPN com mais frequência afeta grandes neurônios sensoriais e, portanto, pode-se apresentar como um distúrbio puramente sensorial; contudo, a apresentação como um distúrbio motor puro ou sensorimotor misto não é rara. Tipicamente, parestesias ou sensações disestéticas seguem-se à quimioterapia incluindo compostos de platina, taxanos, alcaloides da vinca, talidomida, ifosfamida, anticorpo monoclonal antigangliosídeo-G-D2, bortezomib e citarabina. Como não há um tratamento específico da CIPN, os esforços se concentram na prevenção – mas com limitado sucesso. Essas estratégias incluem a seleção de agentes menos tóxicos, modificações na dose de quimioterapia, interrupção da dosagem (ou seja, protocolos de "pare e siga"). Agentes neuroprotetores usados na tentativa de prevenir CIPN incluem vários antioxidantes (ácido α-lipoico, ácido folínico, L-acetilcarnitina, glutationa, glutamina, piridoxina, cianocobalamina e óleo de peixe) e vários neuroprotetores (monossialogangliosídeo GM1, riluzol, minociclina, amifostina, fator inibidor da leucemia, lítio, fator de crescimento semelhante à insulina IGF-1, nimodipina e solução de cálcio-magnésio). Na ausência de uma prevenção comprovada, várias medicações contra a dor neuropática (gabapentina, pregabalina, levetiracetam e topiramato) e/ou opioides podem ser analgésicos úteis. Acupuntura, estimulação nervosa eletrocutânea (terapia *scrambler*, ou seja, minimamente invasiva) e SCS são usadas no tratamento de CIPN com sucesso variável.

2. **A neuropatia da radiação** apresenta-se em pacientes submetidos à radioterapia. A incidência é variável e parece ser dependente da dose. As lesões mais comuns ocorrem no plexo braquial (após radioterapia para câncer de mama, câncer de pulmão ou linfoma de Hodgkin) e nos nervos lombossacrais (após radiação para malignidades pélvicas e abdominais). A neuropatia periférica também é observada, mas geralmente é autolimitada e menos sintomática. Pode ocorrer lesão a qualquer nervo sob o feixe do aparelho de radioterapia. As queixas comuns incluem parestesias, disestesias, alodinia, hiperalgesia e hiperpatia na área da lesão nervosa. A maioria dessas neuropatias apresenta-se semanas após a radioterapia. O tratamento inclui anticonvulsivantes, opioides, NSAIDs, antidepressivos tricíclicos (TCAs) e anestésicos locais e tópicos. Em casos muito graves, a SCS ou administração espinal analgésica devem ser consideradas. Modalidades de terapias psicológicas e fisioterapias devem ser utilizadas como parte de um programa multidisciplinar de tratamento da dor.

3. **Síndromes da dor pós-cirúrgica**
   a. **Síndrome da dor pós-mastectomia**, envolvendo a dor persistente no tórax anterior, axila e porções medial e posterior do braço, ocorre após 4 a 30% dos procedimentos cirúrgicos envolvendo mama e em 2 semanas a 6 meses após a cirurgia. A dor é variável, mas geralmente é uma combinação de dor somática e neuropática. O tratamento inclui opioides, anticonvulsivantes, agentes tópicos (adesivo de lidocaína), fisioterapia e terapia cognitivo-comportamental.
   b. **Síndrome da dor pós-dissecção radical no pescoço** é a combinação de uma condição de dor neuropática e miofascial que ocorre em até 50% dos pacientes pós-cirúrgicos, tipicamente envolvendo um ou mais ramos do plexo cervical superficial (SCP). É des-

Tratamento da Dor | **441**

crita geralmente como dor em queimação contínua, espontânea, dor aguda ou alodinia. O tratamento é similar ao de outras síndromes de dor neuropática pós-cirúrgica, mas injeções no ponto-gatilho miofascial, usando anestésico local e/ou toxina botulínica, podem ser benéficas.

c. Síndrome da dor pós-toracotomia (PTPS) é a dor persistente na área da cicatriz da incisão de toracotomia refletindo neuralgia intercostal. Ocorrendo, tipicamente, em uma pequena porcentagem de pacientes, a PTPS pode persistir indefinidamente. Deve-se ter cuidado para não confundir PTPS com a dor da recorrência do tumor. A dor é descrita como dormência, formigamento, queimação, prurido ou aguda. Há hiperestesia, geralmente, no dermátomo envolvido. Os tratamentos incluem fisioterapia, opioides, anticonvulsivantes, adesivo de lidocaína, estimulação nervosa elétrica transcutânea e/ou SCS.

E. Neuralgia pós-herpética

1. **Herpes-zóster (HZ)**, resultante da reativação de infecção varicela-zóster (VZ), caracteriza-se por lesões cutâneas vesiculares dolorosas em padrão dermatomal. A dor pode preceder as lesões visíveis em 2 a 3 dias. O HZ é tipicamente autolimitado em hospedeiros normais, mas em pacientes imunocomprometidos pode causar disseminação cutânea ou mesmo infecção sistêmica e/ou do CNS potencialmente fatal. A dor aguda do HZ (neuralgia herpética aguda) resolve-se, em geral com a cura das lesões cutâneas; porém, o risco de neuralgia pós-herpética persistente (PHN) aumenta com a idade. Mesmo com a terapia agressiva, até 30% dos indivíduos com mais de 60 anos, que se apresentaram com HZ, experimentam PHN, e até 50% das pessoas com PHN podem ter dor de duração indefinida.

2. **Prevenção da neuralgia pós-herpética.** A incidência e/ou duração de PHN é reduzida com agentes antivirais orais em adultos com mais de 50 anos, se a terapia começar 72 horas do início da erupção cutânea. Aciclovir (800 mg a cada 4 horas, cinco doses ao dia, por 7 a 10 dias) acelera a cura das lesões, diminui a dor do HZ agudo, e pode reduzir a incidência de PHN. Os antivirais recentes, fanciclovir (500 mg a cada 8 horas por 7 dias) e valaciclovir (1.000 mg a cada 8 horas por 7 dias) demonstraram diminuir a incidência de PHN com a dosagem menos frequente, o que pode melhorar a adesão do paciente. A adição de corticosteroide sistêmico à terapia antiviral não reduz, adicionalmente, a PHN, mas o acréscimo de TCA (amitriptilina 25 mg oralmente na hora de dormir) pode ser benéfico. Bloqueios do nervo simpático e injeções epidurais de esteroide proporcionam excelente alívio da dor no HZ agudo e podem reduzir a PHN. A vacina viva-atenuada para VZ, de alta potência, demonstrou que diminui a incidência de HZ e a gravidade de PHN em adultos de 60 anos e acima e provavelmente será usada para prevenir HZ e PHN em populações de alto risco.

3. **Tratamento de neuralgia pós-herpética estabelecido** baseia-se no uso de analgésicos sistêmicos e pode incluir TCAs, anticonvulsivantes e/ou analgésicos opioides. O adesivo tópico de lidocaína a 5% pode ser benéfico na PHN associada à sensibilidade cutânea extra (mecanoalodinia).

F. Síndrome de toxicidade do opioide (OTS) consiste em hiperalgesia difusa, mioclonia e estado mental alterado (agitação/delírio ou sedação/confusão). Embora rara, é vista com mais frequência quando os pacientes estão sob altas doses de opioide (geralmente acima de 100 mg morfina/hora ou equivalente), ainda que um controle inadequado da dor requeira escalação mais rápida da dose de opioide. Nessas situações, a dose crescente de opioide pode não resultar em melhor controle da dor, mas em seu agravamento (hiperalgesia) e deterioração do estado mental. Nos casos extremos, a mioclonia pode ser quase contínua e assemelhar-se à atividade convulsiva, mas os pacientes geralmente estão conscientes e proficientes (embora muitas vezes delirantes). A desidratação e/ou a insuficiência renal podem aumentar o risco de OTS. A OTS é descrita com mais frequência com o uso de morfina sistêmica, mas tem sido relatada com outros opioides sistêmicos e com o opioide espinal. A facilitação induzida por opioide da transmissão do sinal da dor (hiperalgesia induzida por opioide) parece ser um dos principais fatores a contribuir para a OTS. O tratamento da OTS requer uma mudança para outro opioide (rodízio de opioide), tipicamente usando menos que a dose equivalente total. Em casos extremos de OTS, pode ser necessária a descontinuação temporária total dos analgésicos opioides, e contar com os analgésicos não opioides (p. ex., anticonvulsivantes ou infusão intravenosa de lidocaína) para o controle da dor. Depois que os sintomas de OTS melhorarem, os pacientes poderão ser tratados com doses relativamente mais baixas de outro opioide.

442 | Capítulo 40

VI. TRATAMENTO DA DOR EM POPULAÇÕES ESPECÍFICAS

A. Tratamento da dor do câncer na não adesão do paciente. As terapias para controle da dor têm menos probabilidade de serem bem-sucedidas se não forem usadas de maneira adequada e consistente. Para lidar com a não adesão do paciente, os profissionais de saúde que realizam o tratamento devem identificar e tratar os fatores contribuintes, como (a) comprometimento cognitivo (devido a doença(s) de base, tratamentos e outros fatores); (b) transtornos psicológicos/psiquiátricos (depressão/ansiedade e transtornos da personalidade); (c) abuso ou dependência de substância; e (d) capacidade física para obter, armazenar e acessar tratamentos prescritos.

Na doença crônica e/ou malignidade, os pacientes geralmente desenvolvem tolerância (o que aumenta a dose necessária) e a dependência física (sintomas de abstinência com a descontinuação abrupta), mas raramente desenvolvem nova dependência ou abuso de substância. No contexto de dor crônica na prática oncológica, o comportamento de "procura de droga" provavelmente reflete um inadequado controle da dor. A "dependência de substância" ou "adição" é mais bem caracterizada pelo uso compulsivo e contínuo do fármaco apesar do dano e/ou ânsia pelo consumo da substância.

Abuso/dependência de substância raramente é um diagnóstico recente em pacientes com doença terminal, mas pode complicar significativamente as terapias de tratamento da dor. É essencial obter a cooperação dos pacientes a fim de se obter uma história completa de abuso de substância e encontrar ótimas estratégias de tratamento. Os pacientes com dor do câncer e abuso/dependência ativos de substância necessitam de cuidadoso monitoramento e cuidados multidisciplinares.

1. Envolvem psiquiatra, médico especialista em abuso de substância, especialmente se este abuso for recente e contínuo. Encoraje a participação em um programa de recuperação passos (alcoólicos anônimos, narcóticos anônimos), se viável.
2. Analgésicos prescritos por um só profissional de saúde.
3. Uso de um analgésico opioide, de preferência uma formulação de ação prolongada, administrado em um programa regular. Na medida do possível, limite o uso de doses de opioide de curta ação ou "conforme necessário".
4. Otimize o uso de terapias da dor não farmacológicas e com não opioides.
5. Utilize contagens de comprimidos e triagens de toxicologia urinária, se necessário, para ajudar o monitoramento da adesão às terapias prescritas e evitar o abuso de outras substâncias.
6. Limite a quantidade de substâncias controladas à oferta semanal, se a adesão do paciente for precária. (Em casos extremos, pode ser necessária a administração diária da medicação por uma enfermeira de atendimento domiciliar ou até por meio de um programa de abuso de substância.)
7. A utilização de diretrizes escritas para analgésicos opioides pode ajudar os pacientes a entender o que é esperado no que se refere ao uso apropriado das terapias analgésicas.

LEITURA SUGERIDA

Aghayev K, Papanastassiou ID, Vrionis F. Role of vertebral augmentation procedures in the management of vertebral compression fractures in cancer patients. *Curr Opin Support Palliat Care* 2011;5:222–226.

Angst MS, Clark JD. Opioid-induced hyperalgesia: a qualitative systematic review. *Anesthesiology* 2006;104:570–587.

Bannister K, Dickenson AH. Opioid hyperalgesia. *Cur Opin Support Palliat Care* 2010;4:1–5.

Brack A, Rittner HL, Stein C. Immunosuppressive effects of opioids: clinical relevance. *J Neuroimmune Pharmacol* 2011;6:490–502.

Brennan MJ. The effect of therapy on endocrine function. *Am J Med* 2013;126:S12–S18.

Budd K. Pain management: is opioid immunosuppression a clinical problem? *Biomed Pharmacother* 2006;60:310–317.

Cherny NI. Cancer pain assessment and syndromes. In: McMahon SB, Loltzenburg M, Tracey I, *et al.* eds. *Wall and Melzack's Textbook of Pain*, 6th ed. Philadelphia, PA: Elsevier, Saunders, 2013:1039–1060.

Deer TR, Prager J, Levy R, *et al.* Polyanalgesic consensus conference 2012: recommendations for the management of pain by intrathecal (intraspinal) drug delivery: report of an interdisciplinary expert panel. *Neuromodulation* 2012;15:436–464.

Estfan B, LeGrand SB, Walsh D, *et al.* Opioid rotation in cancer patients: pros and cons. *Oncology* 2005;19:511–516.

Krakauer EL, Thomas EQ. Sedation and palliative medicine. In: Hanks G, Cherny NI, Christakis NA, *et al.* eds. *Oxford Textbook of Palliative Medicine*, 4th ed. Oxford, UK: Oxford University Press, 2009.

Levy MH, Adolph MD, Back A, *et al.* Palliative care. *J Natl Compr Canc Netw* 2012;10:1284–1309.

Lo B, Rubenfeld G. Palliative sedation in dying patients: "we turn to it when everything else hasn't worked". *JAMA* 2005;294:1810–1816.

Park N, Patel NK. The role of surgical neuroablation for pain control. In: Hanks G, Cherny NI, Christakis NA, *et al.* eds. *Oxford Textbook of Palliative Medicine*, 4th ed. Oxford, UK: Oxford University Press, 2009.

Penson RT, Nunn C, Younger J, *et al.* Trust violated: analgesics for addicts. *Oncologist* 2003;8:199–209.

Smith TJ, Staats PS, Deer T, *et al.* Randomized clinical trial of an implantable drug delivery system compared with comprehensive medical management for refractory cancer pain: impact on pain, drug-related toxicity, and survival. *J Clin Oncol* 2002;20:4040–4049.

Swarm RA, Abernethy AP, Anghelescu DL, *et al.* Adult cancer pain. *J Natl Compr Canc Netw* 2013;11:992–1022.

Swarm RA, Karanikolas M, Cousins MJ. Injections, neural blockade, and implant therapies for pain control. In: Doyle D, Hanks G, Cherny NI, *et al.* eds. *Oxford Textbook of Palliative Medicine*, 4rd ed. Oxford, UK: Oxford University Press, 2009.

Temel JS, Greer JA, Muzikansky A, *et al.* Early palliative care for patient with metastatic non-small-cell lung cancer. *N Engl J Med* 2010;363:733–742.

Wareham D. Postherpetic neuralgia. *Clin Evid* 2005;15:1–9.

World Health Organization. *Cancer Pain Relief and Palliative Care: Report of a Who Expert Committee.* Geneva, Switzerland: World Health Organization, 1990:804.

41 Rastreamento do Câncer

Megan E. Wren • Aaron M. Goodman

I. PRINCÍPIOS GERAIS

A. O benefício do rastreamento depende da prevalência da doença, da sensibilidade e especificidade do teste de triagem, da aceitabilidade do teste pelo paciente, e, o mais importante, da capacidade de mudar o curso natural da doença com o tratamento.

B. Os estudos dos benefícios do rastreamento são suscetíveis a várias formas de vieses, incluindo o viés do tempo de espera, viés de duração, superdiagnóstico e viés do voluntário.

C. A evidência da pesquisa muitas vezes é inadequada para chegar a conclusões definitivas referentes a como, o que e se fazer o rastreamento para os vários cânceres. As diretrizes a seguir são uma síntese das recomendações das principais organizações (Tabela 41-1).

II. RASTREAMENTO DO CÂNCER DE MAMA

A. O câncer de mama é o câncer invasivo de diagnóstico mais frequente em mulheres americanas. Cerca de 1 em 8 (12,5%) desenvolverá câncer de mama aos 90 anos.

1. Muitas mulheres superestimam muito seu risco de câncer de mama. Em um estudo (*Patient Educ Couns* 2005;57:294), 89% das mulheres superestimaram seu risco com uma estimativa média de risco de 46% durante toda a vida.

B. A mortalidade do câncer de mama declinou aproximadamente 30% nas duas últimas décadas. Não está claro se isso está relacionado com um rastreamento mais agressivo ou melhores opções de tratamento.

C. Os benefícios do rastreamento são mais bem comprovados para a mamografia em mulheres de 50 a 69 anos de idade.

1. Mulheres de 40 a 49 anos de idade apresentam menor incidência de câncer de mama e mamas mais densas (portanto, menos sensibilidade e especificidade da triagem), levando a valores preditivos mais baixos.

a. A revisão da United States Preventive Services Task Force (USPSTF) afirmou que "para a mamografia bienal de triagem em mulheres com 40 a 49 anos de idade, há moderada certeza de que o benefício líquido é pequeno". Enfatizou-se a incidência mais baixa nesse grupo e as consequências adversas da triagem [*Ann Intern Med* 2009;151:716].

2. Os dados são limitados para mulheres com 70 anos e acima, e as idosas têm causas competidoras de mortalidade, limitando o benefício do rastreamento do câncer.

D. Estudos randomizados têm demonstrado que ensinar o autoexame da mama (BSE) não salva vidas (*J Natl Cancer Inst* 2002;94:1445), assim muitos aprovam que se ensine "a autopercepção da mama" em vez do BSE formal.

E. O exame clínico da mama (CBE) pode melhorar modestamente as taxas de detecção do câncer se clínicos experientes usarem uma técnica muito cuidadosa (*JAMA* 1999,282:1270).

F. As recomendações de alguns dos principais grupos são como segue.

1. A USPSTF publicou recomendações atualizadas em 2009.

a. Mulheres de 50 a 74 anos de idade devem fazer a mamografia a cada 2 anos.

b. A mamografia de rastreamento não deve ser realizada "rotineiramente" por mulheres de 40 a 49 anos. As mulheres e seus médicos devem basear a decisão de iniciar a mamografia antes dos 50 anos de idade no risco para o câncer de mama e nas preferências relativas a benefícios e danos.

c. A evidência atual é insuficiente para avaliar os benefícios e danos do CBE ou da mamografia de triagem em mulheres de 75 anos ou acima.

d. A USPSTF recomenda não ensinar o BSE às pacientes.

2. A American Cancer Society (ACS) recomenda

a. De 20 a 39 anos: CBE a cada 3 anos.

b. De 40 anos em diante: CBE anual e mamografia anual.

c. BSEs opcionais.

Rastreamento do Câncer | 445

TABELA 41-1 — Programa Simplificado de Triagem para Pessoas Assintomáticas de Risco Médio

	Fonte			
CA de mama		20–39 anos	40–49 anos	+ 50 anos
	ACS	CBE q 3 anos	CBE q 1 ano + mamografias q 1 ano (BSE é uma opção em todas as idades)	
	ACOG	CBE q 1 ano	CBE q 1 ano + mamografias q 1 ano (BSE é uma opção em todas as idades)	
	USPSTF	–	Decisão individual	50–74 anos: mamografias q 2 anos
Câncer colorretal	Diretriz conjunta	Idade > 50: aceitável: gFOBT q 1 ano, ou FIT q 1 ano, ou DNA fecal (intervalo desconhecido) Preferido: FSIG q 5 anos ou colonoscopia q 10 anos ou ACBE q 5 anos ou colonografia por CT q 5 anos		
	USPSTF	Idade 50–75: FOBT, sigmoidoscopia ou colonoscopia (intervalos não especificados)		
CA de próstata	ACS	Tomada de decisão informada aos 50 anos (aos 40–45 anos em homens em risco mais alto)		
		Se submetido à triagem: PSA q 1–2 anos; pare se a expectativa de vida for < 10 anos		
	ACP	Tomada de decisão informada aos 50–69 anos; teste apenas se houver clara preferência pela triagem		
	AUA	Tomada de decisão compartilhada aos 55–69 anos (no risco alto inicie aos 40 anos); se submetido à triagem: PSA q 2 anos		
	USPSTF	Não submeta à triagem		
Câncer de pulmão	Vários	Tomada de decisão compartilhada; LDCT se tiver 55–74 anos de idade, no mínimo 30 maços-anos de tabagismo (fumante ou ex-fumante há menos de 15 anos)		
CA cervical		Após os 21 anos:	30 anos +	Pare:
	ACS ACOG USPSTF	Pap q 3 anos (no HPV teste)	Pap + HPV-DNA q 5 anos (ou Pap apenas q 3 anos)	+65 anos se submetido à adequada triagem antes
		S/P histerectomia total por doença benigna: nenhuma triagem de câncer cervical		
		Continue a triagem se: hx nenhuma/irregular triagem, hx Paps anormais ou CA, comportamento de alto risco, ou imunocomprometido (HIV, CA, medicações), ou de DES hx pré-natal		
CA testicular		Triagem de rotina não recomendada		
CA ovariano		Triagem de rotina não recomendada		

hx, história; q, cada; S/P, pós-cirúrgico.

d. A idade de parar o rastreamento não está especificada, mas deve ser individualizada com base nos riscos e benefícios potenciais e no contexto do estado de saúde geral.

3. O American Congress of Obstetricians e Gynecologists (ACOG) recomenda:

    a. De 20 a 39 anos: CBE a cada 1 a 3 anos.

    b. Dos 40 anos em diante: CBE anual e mamografia anual.

    c. Acima dos 75 anos, a decisão de fazer a triagem deve ser individualizada.

    d. "A autopercepção da mama deve ser encorajada e pode incluir BSE."

446 | Capítulo 41

G. Mutações nas linhagens germinativas BRCA1 e BRCA2 aumentam substancialmente o risco de que a mulher desenvolva câncer de mama durante sua vida (*J Nat Cancer Inst* 2013;11:812).
   1. As portadoras de BRCA 1 têm risco cumulativo de 60% de câncer de mama aos 70 anos.
   2. As portadoras de BRCA2 têm risco cumulativo de 55% de câncer de mama aos 70 anos.
   3. A USPSTF não faz recomendações para a triagem de mulheres em alto risco.
   4. A ACS recomenda que as mulheres em risco muito alto (> 20% de risco durante toda a vida) ou com mutação no gene BRCA1 ou BRCA 2 devem ser submetidas à triagem com imagens por ressonância magnética (MRI) e mamografia todos os anos. Para a maioria das mulheres em alto risco, o rastreamento com MRI e mamografia deve começar aos 30 anos. Mulheres em risco moderadamente aumentado (risco de 15 a 20% durante a vida) devem conversar com seus médicos sobre os benefícios e as limitações da triagem com MRI além da mamografia anual.
   5. O ACOG recomenda que as mulheres em risco muito alto (> 20% risco vitalício) passem por "triagem aumentada" com mamografia anual, CBE a cada 6 a 12 meses, sejam instruídas sobre o BSE, e, possivelmente, MRI.
   6. A National Comprehensive Cancer Network (NCCN) recomenda o seguinte para mulheres BRCA-positivas, que não se submeteram à mastectomia, para redução do risco:
      a. Consideração de BSE mensal começando aos 18 anos.
      b. CBE a cada 6 a 12 meses começando aos 25 anos.
      c. Mamografia anual e MRI da mama começando aos 25 anos.

III. TRIAGEM DE CÂNCER CERVICAL
   A. A eficácia da triagem do câncer cervical nunca foi abordada em um estudo randomizado, mas é apoiada por forte evidência epidemiológica. A maioria dos casos de câncer cervical ocorre em mulheres que ou não passaram por triagem ou esta foi inadequada.
   B. A triagem citológica cervical pode ser feita com o esfregaço convencional Papanicolaou (Pap) ou com testes à base de líquido (o método não se altera com a frequência da triagem).
   C. A vacinação para HPV não altera as diretrizes de triagem.
   D. ACS, USPSTF e ACOG têm recomendações similares, conforme sumarizado a seguir.
   E. Não inicie a triagem até os 21 anos de idade, independentemente da história sexual.
      1. Abaixo dos 21 anos de idade, o câncer cervical é bastante raro (1 a 2 por milhão), embora a infecção por HPV seja comum e possa ocorrer displasia, mas em geral ambas sofrem remissão espontânea.
   F. Mulheres de 21 a 29 anos devem passar por triagem a cada 3 anos com citologia somente. (Testes para HPV poderiam detectar muitas infecções transitórias sem potencial carcinogênico.)
   G. Mulheres com 30 anos e acima podem ser submetidas à triagem por citologia mais um coteste para HPV a cada 5 anos (de preferência), ou com citologia apenas a cada 3 anos.
   H. Mulheres submetidas à **histerectomia total** (incluindo remoção da cérvice) por doença benigna podem parar a triagem de câncer cervical.
   I. A triagem pode parar aos 65 anos em mulheres submetidas à adequada triagem (com três testes Pap consecutivos negativos ou dois cotestes consecutivos negativos HPV/Pap nos últimos 10 anos, e teste mais recente dentro de 5 anos).
   J. Fatores de risco e casos especiais:
      1. Em **mulheres com infecção por HIV**, o CDC recomenda triagem com citologia cervical duas vezes no primeiro ano após o diagnóstico e anualmente em seguida, enquanto o ACOG recomenda citologia anual iniciando aos 21 anos.
      2. O ACOG recomenda que mulheres com **história de alto grau de displasia ou de câncer** devem continuar os testes de rotina com base na idade durante 20 anos, mesmo após os 65 anos
      3. A triagem mais frequente pode ser necessária em mulheres com história de exposição pré-natal ao dietilestilbestrol (DES) e naquelas que são imunocomprometidas (como no transplante de órgão).

IV. TRIAGEM DO CÂNCER COLORRETAL
   A. O câncer colorretal (CRC) é a segunda causa mais comum de mortes por câncer nos Estados Unidos. A triagem está associada a diminuições na incidência, assim como da mortalidade,

em razão da remoção de pólipos adenomatosos pré-malignos, mas apenas dois terços dos americanos foram submetidos a uma triagem adequada (*N Engl J Med* 1993;329:1977).

B. As estratégias de triagem enquadram-se em duas categorias principais:

1. Testes à base de fezes, que primariamente, detectam o câncer: exame de sangue oculto fecal à base de guáiaco (gFOBT), teste imunoquímico fecal (FIT) ou testes de DNA fecal.

2. Testes que detectam tanto o câncer quanto os pólipos adenomatosos, permitindo assim a remoção do pólipo para prevenção do câncer: sigmoidoscopia flexível (FSIG), colonoscopia, enema de bário ou colonografia com CT.

C. Em qualquer teste, além da colonoscopia, quaisquer anormalidades devem ser acompanhadas de colonoscopia total em vez de apenas repetir o teste.

D. Um breve sumário dos testes de triagem e dos intervalos recomendados inclui o seguinte:

1. O gFOBT anual tem modesta sensibilidade e especificidade, mas em estudos controlados randomizados demonstrou que reduz a mortalidade por CRC. Deve ser realizado com um teste de alta sensibilidade, como o Hemoccult SENSA em três amostras coletadas em casa (**o exame retal em consultório não é um exame de fezes aceitável para triagem de CRC**).

2. FIT anual que detecta globina humana de sangramento GI inferior (a globina de fontes GI superiores é digerida) e, portanto, é mais específico.

3. Teste de DNA fecal, o intervalo é incerto.

4. FSIG a cada 5 anos demonstrou que reduz a mortalidade por CRC, apesar de examinar somente o cólon distal. Requer uma preparação intestinal limitada, e nenhuma sedação é necessária. A perfuração colônica é rara (< 1 em 20.000).

5. O enema de bário com contraste de ar (ACBE) a cada 5 anos tem somente metade da sensibilidade da colonoscopia. Requer preparação intestinal completa, não é usada sedação, e o exame pode ser desconfortável.

6. Colonografia por tomografia computadorizada (CTC) ou "colonoscopia virtual" a cada 5 anos.

a. Requer uma preparação intestinal completa e insuflação de ar.

b. A sensibilidade é, provavelmente, comparável à da colonoscopia.

c. Pacientes com pólipos grandes devem ser encaminhados para ressecção colonoscópica, mas existe incerteza sobre o tratamento dos pólipos pequenos (< 6 mm).

7. Colonoscopia a cada 10 anos.

a. Requer preparação intestinal completa e sedação.

b. Considerada o padrão ouro, mas pode omitir 5 a 12% das lesões > 1 cm.

c. As lesões podem ser ressecadas durante o procedimento.

d. O risco de perfuração colônica é de cerca de 1 em 1.000; também pode causar sangramento e complicações cardiovasculares.

E. As diretrizes atuais foram publicadas em 2012 pelo American College of Physicians (ACP) (*Annal Intern Med* 2012;156:378), em 2008 pela USPSTF (*Annal Intern Med* 2012; 156(5):378) e em 2008 por uma diretriz conjunta (*CA Cancer J Clin* 2008;58:130) publicada pela ACS, pela United States Multi-Society Task Force on Colorectal Cancer e pelo American College of Radiology.

F. As recomendações da USPSTF incluem o seguinte:

1. Fazer a triagem de adultos de 50 a 75 anos de idade, usando o gFOBT anual de alta sensibilidade, ou a FSIG a cada 5 anos combinada com gFOBT de alta sensibilidade a cada 3 anos, ou colonoscopia a cada 10 anos.

2. Não realizar a triagem rotineira naqueles com 76 a 85 anos, mas em um paciente individual pode haver considerações de apoio à triagem.

3. A triagem não é recomendada > 85 anos de idade.

G. O ACP recomenda que

1. Os clínicos realizem avaliação de risco individualizada para CRC em todos os adultos.

2. Os adultos de médio risco devem iniciar a triagem para CRC aos 50 anos, usando gFOBT anual, FIT anual, FSIG a cada 5 anos, ou colonoscopia a cada 10 anos.

3. Os adultos de alto risco devem iniciar a triagem com colonoscopia aos 40 anos de idade ou 10 anos antes da idade em que o parente mais jovem afetado foi diagnosticado com CRC.

4. A triagem deve parar aos 75 de idade ou se a expectativa de vida for < 10 anos.

448 | Capítulo 41

H. A diretriz conjunta recomenda
  1. Triagem para CRC no risco médio, em adultos assintomáticos ela deve começar aos 50 anos.
  2. A triagem para CRC não é apropriada se não for provável que o paciente se beneficie com a triagem em decorrência da comorbidade que limite a vida.
  3. A prevenção do câncer de cólon deve ser o objetivo primário da triagem. Os testes preferidos detectam pólipos adenomatosos e podem prevenir o câncer: FSIG a cada 5 anos, ACBE a cada 5 anos, colonografia por CT a cada 5 anos ou colonoscopia a cada 10 anos.
  4. Outros testes de triagem aceitáveis incluem gFOBT anual com um teste de alta sensibilidade, FIT anual, ou teste de DNA fecal, intervalo incerto.
I. **Pessoas de alto risco** precisam de triagem mais precoce e/ou frequente. Entre estas se encontram aquelas com história pessoal de CRC ou pólipos adenomatosos, doença intestinal inflamatória, câncer endometrial antes dos 50 anos, uma síndrome hereditária de CRC, ou uma forte história familiar de CRC ou pólipos.
  1. Aquelas pessoas com CRC ou pólipos adenomatosos em um parente em primeiro grau < 60 anos ou em dois parentes em primeiro grau de qualquer idade devem ser submetidas à triagem com colonoscopia a cada 5 anos iniciando aos 40 anos, ou 10 anos antes do caso mais jovem ocorrido na família imediata, independente de qual seja o primeiro.
  2. Para aquelas com CRC ou pólipos adenomatosos em um parente em primeiro grau aos 60 anos ou mais, ou dois parentes em segundo grau com CRC, a triagem deve iniciar aos 40 anos com qualquer forma recomendada de testes nos intervalos usuais.

V. TRIAGEM DO CÂNCER DE PULMÃO
  A. Câncer de pulmão é a causa mais comum de morte por câncer nos Estados Unidos.
  B. Múltiplos estudos randomizados não demonstraram **benefício contra a mortalidade pela triagem com radiografia de tórax (CXR), com ou sem citologia do catarro.**
  C. Estudos observacionais no final dos anos 1990s demonstraram que imagens de CT helicoidal com um bloqueio da respiração e baixa dose (LDCT) podem detectar o estágio inicial dos cânceres de pulmão com mais eficiência do que as CXRs.
  D. O National Lung Triagem Trial (NLST), publicado em 2011, foi o primeiro estudo randomizado a demonstrar um benefício estatisticamente significativo com triagem de câncer pulmão por CT (*N Engl J Med* 2011;365:395).
  1. O estudo comparou LDTC com CXR por 3 anos em mais de 50.000 pessoas com 55 a 74 anos; os participantes tinham no mínimo 30 maços-anos de tabagismo, incluindo atuais fumantes e ex-fumantes que haviam parado de fumar há 15 anos.
  2. No acompanhamento médio de 6,5 anos, houve uma redução relativa da mortalidade de 20% nas mortes por câncer de pulmão e de 6,7% na mortalidade por todas as causas no grupo de LDCT.
  3. Para prevenir uma morte por câncer de pulmão, o número necessário para fazer a triagem com LDCT era 320.
  4. Testes anormais de triagem ocorreram em 24% do grupo de LDTC e 6,9% do grupo de CXR, > 90% dos quais são falsos positivos. A maioria só necessitou de imagens adicionais, mas alguns necessitaram de procedimentos invasivos. As complicações do exame minucioso para o diagnóstico foram raras: cerca de 1,5% dos participantes tinha testes de triagem anormais.
  E. A USPSTF publicou diretrizes atualizadas em dezembro de 2013:
  1. A USPSTF recomenda triagem anual com CT de baixa dose para câncer de pulmão em adultos com 55 a 80 anos com história de 30 maços-anos de tabagismo e que fumam atualmente ou pararam nos últimos 15 anos.
  2. A triagem deve ser descontinuada se a pessoa deixou de fumar há 15 anos ou desenvolveu um problema de saúde que limita, substancialmente, a expectativa de vida ou a capacidade ou disposição para se submeter a uma cirurgia pulmonar curativa.
  F. Uma série de organizações especializadas publicou diretrizes atualizadas, incluindo a ACS (*CA Cancer J Clin* 2013;63:107), a NCCN e o American College of Chest Physicians (*Chest* 2013;143(5 Suppl):e78S).
  1. Elas apoiam a triagem com LDCT em indivíduos similares àqueles do estudo NLST:
    a. De 55 a 74 anos
    b. No mínimo 30 maços-anos de tabagismo.
    c. Fumante atual ou que tenha parado de fumar há 15 anos.

Rastreamento do Câncer | **449**

2. A triagem não é apropriada para pacientes com graves comorbidades que limitam a expectativa de vida ou impediriam o tratamento potencialmente curativo.

3. A decisão de iniciar a triagem deve ser precedida por um processo de tomada de decisão informada e compartilhada, com discussão dos benefícios potenciais, limitações e danos associados à triagem.

VI. TRIAGEM DO CÂNCER DE PRÓSTATA

A. Embora 17% dos homens sejam diagnosticados com câncer de próstata, apenas 2,4% morrem deste câncer. A triagem do câncer de próstata (PrCA) é um tópico controverso, uma vez que estudos demonstraram pequeno ou nenhum benefício à sobrevida nos grupos submetidos à triagem e muitos homens morreram "com" e não "de" câncer de próstata. O tratamento tem danos potenciais, incluindo disfunção erétil, incontinência urinária e problemas intestinais.

B. A **USPSTF** (*Annal Intern Med* 2012;157:120) recomenda **contra testes PSA**, concluindo que a triagem produz mais danos que benefícios.

C. A **ACS** (*CA Cancer J Clin* 2010;60:70) **ressalta a necessidade de tomar decisão informada.**

  1. Essa informação deve ser fornecida iniciando aos 50 anos (dos 40 a 45 anos em homens de alto risco).

  2. Para homens com menos 10 anos de expectativa de vida não deve ser oferecida a triagem de câncer de próstata (aos 75 de anos, apenas cerca da metade dos homens tem expectativa de vida de 10 anos ou mais).

  3. Os pontos-chave de discussão incluem o seguinte:

   a. A triagem pode reduzir o risco de morrer de PrCA, mas a evidência é conflitante, e os especialistas discordam sobre o valor da triagem.

   b. Nem todos os homens, cujo PrCA é detectado por triagem, necessitam de tratamento imediato. Atualmente não é possível predizer que seja provável que os homens se beneficiem com o tratamento.

   c. O tratamento para PrCA pode levar a problemas urinários, intestinais, sexuais e outros problemas de saúde.

   d. O antígeno prostático específico (PSA) e exame de toque retal (DRE) pode produzir resultados falsos-positivos ou negativos.

   e. Resultados anormais requerem biópsias de próstata que podem ser dolorosas, podem levar a complicações, e podem omitir câncer clinicamente significativo.

  4. Se a triagem for a escolha, a ACS recomenda PSA com ou sem DRE.

   a. PSA inicial < 2,5 ng/mL: triagem a cada 2 anos.

   b. PSA inicial 2,5 ng/mL ou maior: triagem anual.

   c. PSA > 4,0 ng/mL: encaminhe para biópsia (2,5 a 4: avaliação individualizada).

D. O ACP recomenda que o teste de PSA deve ser realizado somente em pacientes com uma clara preferência pela triagem (*Annal Intern Med* 2013;158:761).

  1. Os clínicos devem informar homens de 50 a 69 anos sobre os limitados benefícios potenciais e danos substanciais da triagem para o câncer de próstata.

  2. A triagem não deve ser realizada em homens de risco médio com menos de 50 ou mais de 69 anos, nem naqueles com uma expectativa de vida < 10 a 15 anos.

E. A American Urological Association (AUA) publicou sua diretriz online em 2013 (Carter HB, Albertsen PC, Barry MJ *et al. Early Detection of Prostate Cancer: AUA Guideline.* 2013. Acesso em 5 de julho de 2013 www.auanet.org/education/guidelines/prostate-caner-detection.cfm).

  1. Homens com menos de 40 anos de idade não devem ser submetidos à triagem.

  2. Homens de risco médio com menos de 55 anos de idade não devem passar por triagem de rotina.

   a. Para homens de 40 a 55 anos de idade que estão em risco mais alto (história familiar ou afro-americanos), as decisões devem ser individualizadas.

  3. Para homens de 55 a 69 anos, recomenda-se fortemente a tomada de decisão compartilhada, com base nos valores e preferências de um homem e após pesar os benefícios contra os danos potenciais conhecidos associados a triagem e tratamento. Estima-se que uma morte por câncer de próstata seja evitada a cada 1.000 homens submetidos à triagem durante uma década.

450 | Capítulo 41

4. Os homens não devem passar por triagem rotineira, se tiverem meis de 70 anos de idade ou uma expectativa de vida inferior a 10 a 15 anos.

5. Se os homens escolherem a triagem, um intervalo de 2 anos ou mais pode ser preferido à triagem anual uma vez que isto mantém a maioria dos benefícios e reduz o superdiagnóstico. Os intervalos para a retriagem podem ser individualizados de acordo com o nível basal de PSA.

6. Não há evidência de que o DRE seja benéfico como um teste de triagem primário.

VII. TRIAGEM DO CÂNCER OVARIANO

A. O câncer ovariano é incomum (risco vitalício de 2%), mas geralmente é letal porque apenas 15% são diagnosticados enquanto ainda localizados no ovário (*CA Cancer J Clin* 2013;63:87).

B. As pacientes em risco mais alto de câncer ovariano são aquelas com síndromes hereditárias de câncer: a mutação no gene BRCA1 acarreta risco de vida de cerca de 40%, e a mutação no gene BRCA2 acarreta um risco de vida de cerca de 20%.

C. O exame pélvico não é eficaz para a triagem em razão da pouca sensibilidade e especificidade.

D. O câncer ovariano, algumas vezes, é encontrado casualmente no esfregaço Pap (sensibilidade < 30%).

E. O marcador tumoral CA 125 tem limitada sensibilidade e especificidade.

   1. Somente cerca da metade dos cânceres ovarianos iniciais têm níveis elevados de CA 125.

   2. Falso-positivos são muito comuns (cerca de 1%) para um teste efetivo de triagem. Os níveis variam com o ciclo menstrual, idade, etnia e tabagismo, e o CA 125 podem estar aumentados com a endometriose, leiomiomas uterinos, cirrose, ascites de qualquer causa e uma variedade de cânceres.

F. Ultrassom transvaginal (TVU) tem limitada sensibilidade e especificidade para a triagem.

G. Um grande estudo randomizado nos Estados Unidos mostrou que a triagem com CA 125 e TVU não melhorou a mortalidade por câncer ovariano (risco relativo de 1,18, submetido à triagem vs. cuidados usuais) (*JAMA* 2011;305:2295). O valor preditivo positivo era de apenas cerca de 1%, e para cada câncer ovariano submetido à triagem detectado cerca de 20 mulheres foram submetidas à cirurgia; 20% dessas cirurgias resultaram em complicações importantes.

H. Outros estudos estão em andamento.

I. **Nenhuma organização recomenda triagem do câncer ovariano para mulheres de risco médio**

   1. A USPSTF recomenda, especificamente, contra a triagem devido à ausência de benefício e danos potenciais por levar a cirurgias desnecessárias (*Annal Intern Med* 2012;157:900).

   2. O ACOG concluiu que, atualmente, não há uma estratégia efetiva para a triagem do câncer ovariano (*Obstet Gynecol* 2011;117:742).

    a. Os clínicos devem ter alto índice de suspeita quando as mulheres apresentam sintomas geralmente associados ao câncer ovariano: dor pélvica ou abdominal, aumento de tamanho abdominal ou inchaço, e dificuldade ao se alimentar ou sensação de plenitude.

    b. Para as mulheres em alto risco pode-se oferecer uma combinação de exame pélvico, TVU e teste de CA 125.

   3. A NCCN recomenda a consideração de triagem do câncer ovariano com TVU duas vezes ao ano e níveis séricos de CA 125 iniciando aos 30 anos ou 5 a 10 anos antes da idade mais jovem de primeiro diagnóstico de câncer ovariano na família.

   4. Em razão da falta de eficácia das modalidades de triagem do câncer ovariano, muitas organizações recomendam bilateral salpingo-oforectomia para mulheres de alto risco de 35 a 40 anos de idade ou depois que a paciente não deseja mais ter filhos.

VIII. CÂNCER TESTICULAR

A. USPSTF recomenda contra a triagem do testicular câncer porque a incidência é baixa e os tumores testiculares de células germinativas são uma das neoplasias sólidas mais curáveis. Não há evidência para demonstrar que a triagem de rotina melhore os resultados para a saúde.

B. A AUA recomenda autoexames testiculares mensais.

IX. TRIAGEM DE OUTROS CÂNCERES

A. A triagem de rotina da população não é recomendada para os seguintes cânceres: endometrial, de bexiga, tireoide, cavidade oral ou pele. Os clínicos devem estar vigilantes aos sintomas iniciais de possível câncer nesses lugares.

Rastreamento do Câncer | **451**

B. A ACS recomenda que "o exame completo relacionado com o câncer deve incluir exame para cânceres da tireoide, testículos, ovários, linfonodos, cavidade oral e pele, assim como aconselhamento de saúde sobre tabaco, exposição solar, dieta e nutrição, fatores de risco, práticas sexuais e exposições ambientais e ocupacionais."

LEITURA SUGERIDA

Aberle DR, Adams AM, Berg CD, et al. National Lung Screening Trial Research Team. Reduced lung-cancer mortality with low-dose computed tomographic screening. *N Engl J Med* 2011;365:395–409.

American Cancer Society Screening Guidelines. American Cancer Society recommendations for early breast cancer detection in women without breast symptoms. http://www.cancer.org/cancer/breastcancer/moreinformation/breastcancerearlydetection/breast-ca ncer-early-detection-acs-recs. Accessed February 7, 2014.

American College of Obstetricians and Gynecologists Committee on Gynecologic Practice. Committee opinion no. 477: the role of the obstetrician gynecologist in the early detection of epithelial ovarian cancer. *Obstet Gynecol* 2011;117:742–746.

American College of Obstetricians-Gynecologists. Practice bulletin no. 122: breast cancer screening. *Obstet Gynecol* 2011;118:372–382.

Barton MB, Harris R, Fletcher SW. Does this patient have breast cancer? *JAMA* 1999;282:1270–1280.

Buys SS, Partridge E, Black A, et al. PLCO Project Team. Effect of screening on ovarian cancer mortality: the prostate, lung, colorectal and ovarian (PLCO) cancer screening randomized controlled trial. *JAMA* 2011;305:2295–2303.

Carter HB, Albertsen PC, Barry MJ, et al. Early detection of prostate cancer: AUA guideline. www.auanet. org. 2013. Accessed July 5, 2013; www.auanet.org/education/guidelines/prostate-cancer-detection.cfm

Detterbeck FC, Mazzone PJ, Naidich DP, et al. Screening for lung cancer: diagnosis and management of lung cancer, 3rd ed: American College of Chest Physicians evidence-based clinical practice guidelines. *Chest* 2013;143(Suppl 5):e78S–e92S.

Fagerlin A, Zikmund-Fisher BJ, Ubel PA. How making a risk estimate can change the feel of that risk: shifting attitudes toward breast cancer risk in a general public survey. *Patient Educ Couns* 2005;57:294–299.

Humphrey LL, Helfand M, Chan BK, et al. Breast cancer screening: a summary of the evidence for the U.S. Preventive Services Task Force. *Ann Intern Med* 2002;137:347–360.

Kaplan JE, Benson C, Holmes KH, et al. Guidelines for prevention and treatment of opportunistic infections in HIV-infected adults and adolescents: recommendations from CDC, the National Institutes of Health, and the HIV Medicine Association of the Infectious Diseases Society of America. Centers for Disease Control and Prevention (CDC); National Institutes of Health; HIV Medicine Association of the Infectious Diseases Society of America. *MMWR Recomm Rep* 2009;58:1–207.

Levin B, Lieberman DA, McFarland B, et al. Screening and surveillance for the early detection of colorectal cancer and adenomatous polyps, 2008: a joint guideline from the American Cancer Society, the US Multi-Society Task Force on Colorectal Cancer, and the American College of Radiology. *CA Cancer J Clin* 2008;58:130–160.

Mavaddat N, Peock S, Frost D et al. Cancer risks for BRCA1 and BRCA2 mutation carriers: results from prospective analysis of EMBRACE. *J Natl Cancer Inst* 2013;812.

Moyer VA; on behalf of the U.S. Preventive Services Task Force. Screening for prostate cancer: U.S. Preventive Services Task Force Recommendation Statement. *Annal Intern Med* 2012;157:120–134.

Moyer VA; on behalf of the U.S. Preventive Services Task Force. Screening for ovarian cancer: U.S. Preventive Services Task Force Reaffirmation Recommendation Statement. *Annal Intern Med* 2012;157:900–904.

NCCN Clinical Practice Guidelines in Oncology. Breast cancer screening and diagnosis (Version 1.2014). http://www.nccn.org/professionals/physician_gls/pdf/breast-screening.pdf. Accessed February 7, 2014.

NCCN Clinical Practice Guidelines in Oncology. Lung cancer screening (version 1.2014). www.nccn.org/professionals/physician_gls/pdf/lung_screening.pdf. Accessed February 7, 2014.

Qaseem A, Barry MJ, Denberg TD, et al. for the Clinical Guidelines Committee of the American College of Physicians. Screening for prostate cancer: a guidance statement from the clinical guidelines committee of the American College of Physicians. *Annal Intern Med* 2013;158:761–9.

Qaseem A, Denberg TD, Hopkins RH, et al. for the Clinical Guidelines Committee of the American College of Physicians. Screening for colorectal cancer: a guidance statement from the American College of Physicians. *Annal Intern Med* 2012;156:378–386.

452 | Capítulo 41

Screening for Breast Cancer: U.S. Preventive Services Task Force Recommendations. *Annal Intern Med* 2009;151:1–44.

Smith RA, Brooks D, Cokkinides V, *et al.* Cancer screening in the United States, 2013: a review of current American Cancer Society guidelines, current issues in cancer screening, and new guidance on cervical cancer screening and lung cancer screening. *CA Cancer J Clin* 2013;63:87–105.

Smith RA, Durado Brooks D, Cokkinides V, *et al.* Cancer screening in the United States, 2013; a review of current American Cancer Society guidelines, current issues in cancer screening, and new guidance on cervical cancer screening and lung cancer screening. *CA Cancer J Clin* 2013;63:88–105.

Thomas DB, Gao DL, Ray RM, *et al.* Randomized trial of breast self-examination in Shanghai: final results. *J Natl Cancer Inst* 2002;94:1445–1457.

U.S. Preventive Services Task Force. Screening for breast cancer: U.S. Preventive Services Task Force recommendation statement. *Ann Intern Med* 2009;151:716–726.

U.S. Preventive Services Task Force. Screening for colorectal cancer: U.S. Preventive Services Task Force recommendation statement. *Ann Intern Med* 2008;149:627–637.

Wender R, Fontham ET, Barrera E Jr, *et al.* American Cancer Society lung cancer screening guidelines. *CA Cancer J Clin* 2013;63:107–117.

Winawer SJ, Zauber AG, Ho MN, *et al.* Prevention of colorectal cancer by colonoscopic polypectomy: The National Polyp Study Workgroup. *N Engl J Med* 1993;329:1977–1981.

Wolf AMD, Wender RC, Etzioni RB, *et al.* American Cancer Society Guideline for the early detection of prostate cancer: update 2010. *CA Cancer J Clin* 2010;60:70–98.

www.cancer.org/cancer/breastcancer/overviewguide/breast-cancer-overview-key-statistics. Accessed July 27, 2013.

42 Suporte Nutricional
Re-I Chin • Amy Glueck • Carolina C. Javier

I. IDENTIFICAÇÃO E AVALIAÇÃO DE PACIENTES EM RISCO NUTRICIONAL. A nutrição tem um papel de apoio nos cuidados do paciente com câncer, seja o objetivo da terapia curativo ou paliativo. Intervenções nutricionais manterão e preservarão composição corporal e massa magra corporal, estado funcional suporte, e aumentarão a qualidade de vida. Avaliações proativas do estado nutricional são essenciais para assegurar o sucesso da intervenção e melhorar o resultado para o paciente. Modalidades de tratamento podem ter um impacto no estado nutricional do paciente e aumentar o risco de perda de peso e desnutrição. Os nutricionistas de oncologia têm um papel na otimização da nutrição para os pacientes com câncer por meio de aconselhamento e educação a esses pacientes e suas famílias, bem como dos outros membros da equipe de cuidados de saúde. A avaliação e a vigilância nutricional do paciente com câncer pode ajudar a alcançar os objetivos terapêuticos.

II. AVALIAÇÃO NUTRICIONAL. A avaliação nutricional é um componente essencial no cuidado nutricional do paciente com câncer, porque ela fornecerá uma estimativa da composição corporal, como gordura, proteína do músculo esquelético e proteína visceral. Ela identificará igualmente os pacientes que estão em risco de desnutrição induzida pelo câncer e determinará a magnitude de depleção nutricional em pacientes que já estão desnutridos.

A. História e exame do paciente. A informação referente à história médica e exame físico do paciente revelará o peso corporal usual, qualquer alteração recente de peso, ou inclusão de dietas novas ou especiais. A perda de peso não intencional de 10% ou mais do peso corporal nos 6 meses anteriores pode significar um acentuado déficit nutricional e é um bom indicador do resultado clínico. Sinais de desnutrição, como emaciação muscular, perda de força muscular e depleção das reservas de gordura, podem ser revelados por um exame físico. No entanto, o peso corporal somente é insuficiente como uma ferramenta de avaliação nutricional e falhará em demonstrar alterações importantes na doença ou a taxa metabólica ou a ingestão calórica relacionada com a terapia.

Além disso, deve ser obtida informação detalhada referente a alterações de apetite, ingestão alimentar, problemas gastrintestinais e doença concomitante.

B. Avaliação antropométrica. Medições antropométricas são usadas geralmente na avaliação do estado nutricional, particularmente quando ocorre um desequilíbrio crônico entre a ingestão de proteína e energia. Tais distúrbios mudam os padrões de crescimento físico e as proporções relativas dos tecidos corporais, gordura, músculo e água corporal total. A medida das pregas tricipitais (TSF) é usada para calcular uma estimativa das reservas de gordura, enquanto a circunferência da área muscular do braço (MMC) (inclui as antropometrias básicas de peso e altura) avalia a MMC da massa magra corporal (cm) = circunferência do braço (cm) − 0,314 × TSF (mm).

Os padrões para idade e gênero foram estabelecidos; porém, existem amplas variações entre os indivíduos e a medição da variabilidade interobservador é considerável.

Medições antropométricas podem ser acentuadamente afetadas por fatores não nutricionais e raramente são realizados no quadro clínico de rotina.

C. Avaliação do estado de proteína. Concentrações séricas de proteína, como a proteína de ligação ao retinol, transferrina, pré-albumina e albumina, podem ser usadas para avaliar o grau de depleção de proteína visceral.

A relação entre desnutrição e os níveis séricos de proteína refere-se ao estado de hidratação de pacientes e à meia-vida da proteína individuo. O estado de proteína visceral é avaliado, frequentemente, pela medição de uma ou mais das proteínas séricas. Um dos primeiros órgãos a ser afetado pela desnutrição proteica é o fígado, que é o principal local de síntese da maioria dessas proteínas séricas.

454 | Capítulo 42

A síntese das proteínas séricas é prejudicada pelo suprimento limitado dos substratos proteicos, resultando no declínio nas concentrações de proteína sérica. Muitos fatores não nutricionais influenciam a concentração de proteínas séricas e reduzem sua especificidade e sensibilidade. A proteína sérica total é facilmente medida e tem sido usada como um índice do estado de proteína visceral em várias pesquisas nacionais de nutrição; no entanto, é um índice bastante insensível do estado de proteína. A albumina sérica reflete alterações dentro do espaço intravascular e não do *pool* de proteína visceral total. A albumina sérica não é muito sensível a alterações a curto prazo no estado proteico; tem uma longa meia-vida, de 14 a 20 dias (Tabela 42-1). O reduzido catabolismo compensa em grande parte as reduções na síntese hepática da albumina sérica.

Cada molécula de transferrina liga-se a duas moléculas de ferro e, portanto, serve como uma proteína de transporte de ferro. A transferrina responde mais rapidamente a alterações no estado proteína devido à sua meia-vida mais curta e menor *pool* corporal do que a albumina. Como as concentrações de albumina sérica, concentrações de transferrina sérica são afetadas por uma variedade de fatores, incluindo doenças gastrointestinal, renal e hepática.

O estado nutricional do paciente também pode ser definido com o uso de dados objetivos. O Prognostic Nutricional Index (PNI) mostrou que prediz o resultado clínico nos pacientes com câncer. O PNI baseia-se no nível de albumina sérica, nível de transferrina sérica, hipersensibilidade cutânea retardada e espessura da TSF.

D. Função imune. Testes de imunocompetência são usados algumas vezes como índices funcionais do estado de proteína; contudo, sua sensibilidade e especificidade são baixas. As deficiências nutricionais podem comprometer quase todos os aspectos do sistema imune, e nenhuma medição pode avaliar a adequação da resposta imune. Exemplos de testes imunológicos incluem contagem de linfócitos, medição de linfócitos dependentes do timo, e hipersensibilidade cutânea retardada.

E. Avaliação global subjetiva (SGA). A SGA do estado nutricional inclui dados históricos relevantes (perda de peso dinâmica, ingestão dietética, sintomas específicos, estado de desempenho, doença primária e demanda metabólica) assim como os dados clínicos (estimativa subjetiva das reservas de gordura e proteína.) As ferramentas de avaliação nutricional usadas para a rotina clínica estão sumarizadas na Tabela 42-2.

III. INTERVENÇÕES E TERAPIA NUTRICIONAL. A estimativa de energia atual e do balanço de proteína é útil na determinação de uma intervenção nutricional.

A. Metabolismo nitrogênio. A medição do balanço nitrogenado pode documentar a eficácia da terapia nutricional; o balanço nitrogenado é calculado pela seguinte fórmula:

TABELA 42-1	Fatores que Diminuem ou Aumentam a Albumina	
Albumina	**Fatores que diminuem a albumina**	**Fatores que aumentam a albumina**
Normal: 3,5–5 g/dL	• Resposta de fase aguda[a]	• Depleção volume intravascular
Depleção: Leve: 3–3,4 g/dL Moderada: 2,4–2,9 g/dL Severa: < 2,4 g/dL	• Grave insuficiência hepática	• Albumina intravenosa ou plasminada, transfusões de sangue (elevação temporária)
Meia-vida de aproximadamente 14–20 dias	• Redistribuição: sobrecarga de volume intravascular, formação de "terceiro espaço", gravidez, diminuição menor na posição deitada • Aumento das perdas: síndromes nefríticas, queimaduras, enteropatias com perda de proteína, exsudatos • Grave deficiência de zinco	• Esteroides anabólicos, possivelmente glicocorticoides

[a] A resposta de fase aguda ocorre com a inflamação associada a condições como infecção, lesão, cirurgia e câncer.

Suporte Nutricional | 455

TABELA 42-2	Sinopse dos Parâmetros de Avaliação Nutricional

Avaliação mínima de triagem
Peso presente em relação ao peso ideal (índice peso/altura)
Alteração de peso (alteração na porcentagem de peso/intervalo de tempo)
Albumina sérica
Avaliação completa
História
  Dados nutricionais (registros alimentares, métodos recordatórios)
  Doença concomitante
Exame físico
  Gordura corporal, emaciação muscular
  Deficiências nutricionais específicas
Antropometrias
  Prega de pele tricipital (método do calibre)
  MMC
Testes laboratoriais
  Índice creatinina/altura
  Transferrina ou albumina sérica
Função imune
  Contagem total de linfócitos
  Testes de hipersensibilidade cutânea retardada
Avaliação global subjetiva, experiência clínica
Avaliação com aparelhos
Análise de impedância bioelétrica

$$\text{Balanço nitrogenado} = \frac{\text{ingestão de proteína}}{6,25} = (\text{nitrogênio ureico urinário} + 4)$$

A aparente utilização de proteína líquida é gerada com o uso da relação. A perda de nitrogênio obrigatório é aproximadamente igual a 0,1 g/kg de peso corporal.

IV. ESTIMANDO AS NECESSIDADES DE ENERGIA EM ADULTOS

A. Equação de Harris-Benedict (para adultos saudáveis)
1. Homens: REE = 66 + 13,7W + 5H − 6,8A
2. Mulheres: REE − 655 + 9,6W + 1,7H − 4,7A
3. Onde REE = gasto de energia em repouso (kcal/dia); W = peso (kg); H = altura (cm); e A = idade (anos).
4. *Estudos de validação*: estudos originais conduzidos em voluntários saudáveis. Note que para indivíduos obesos (BMI > 29,9), a fórmula pode superestimar a REE em 5 a 15% se for usado o peso real.

B. Equação de Mifflin-St Jeor (para adultos saudáveis)
1. Homens: REE = 10\V + 6,25H − 5A + 5
2. Mulheres: REE = 10W + 6,25H − 5A − 161
3. Onde REE = gasto de energia em repouso (kcal/dia); W = peso (kg): H = altura (cm); e A = idade (anos).
4. *Estudos de validação*: equação desenvolvida a partir de uma amostra de indivíduos obesos e não obesos saudáveis. Algumas pesquisas indicaram que essa equação pode fornecer uma estimativa mais acurada de REE que a fórmula de Harris-Benedict tanto em indivíduos obesos como em não obesos, e, portanto, essa equação merece consideração.

C. Ireton-Jones (para adultos com doença aguda)
1. Pacientes dependentes de ventilador: EEE = 1.784 − 11A + 5W + 244S + 239T + 804B

456 | Capítulo 42

2. **Pacientes que respiram espontaneamente:** EEE = 629 − 11A − 25W − 6090.

3. Onde EEE = gasto de energia estimado (kcal/d); A = idade (y); W = peso (kg); S = sexo (masculino = 1, feminino = 2); T = diagnóstico de trauma (presente = 1, ausente = 0); B = diagnóstico de queimadura (presente = 1, ausente = 0); e O = obesidade > 30% acima do peso corporal ideal da 1959 *Metropolitan Vida Insurance Tables* (presente = 1, ausente − 0).

4. *Estudos de validação:* equação desenvolvida a partir de uma amostra de pacientes hospitalizados incluindo os pacientes em estado crítico e pacientes com queimaduras. A pesquisa recente relatou que essa equação subestima as necessidades de energia.

D. Fórmulas de Gasto de Energia A.S.P.E.N. (em calorias/quilograma). Essas fórmulas não foram validadas usando informação baseada em evidências. Entretanto, elas são empregadas como linhas basais na prática clínica e ajustadas, se necessário, para atender aos objetivos de nutrição. Usando esse método, os objetivos iniciais de calorias geralmente iniciam com 25 kcal/kg e podem ser ajustadas até um valor tão alto quanto 40 kcal/kg. Veja na Tabela 42-3, estimativas mais específicas.

E. Necessidades de proteína. A ingestão de proteína é crucial durante o tratamento do câncer para a manutenção da massa magra muscular, assim como para a regeneração e reparo das células. Segundo a a Ingestão Dietética de Referência, recomenda-se que os indivíduos saudáveis consumam 0,8 g/kg de proteína. As necessidades de proteína podem aumentar para os pacientes de câncer, especialmente aqueles submetidos a tratamento. Um estado catabólico pode aumentar as necessidades de proteína para uma faixa de 1,2 g/kg a 2 g/kg ao dia.

F. Avaliação da ingestão nutricional. Os indivíduos podem atender às necessidades diárias de energia de várias maneiras.

1. **Nutrição oral.** Método preferido para fornecer nutrição para pacientes que são capazes de se alimentar com dieta oral, que pode ser modificada de acordo com as restrições fisiológicas e anatômicas de sua doença. Considerações de suporte nutricional para indivíduos com déficits energéticos diários (p. ex., os pacientes com anorexia e resultando em perda de peso, disfagia) estão listadas na Tabela 42-4.

2. **Suplementos dietéticos.** Nutrientes, vitaminas e minerais que são essenciais para a saúde humana assim como uma variedade de nutrientes não essenciais, como fitoquímicos, hormônios e ervas são usados como suplementos dietéticos; porém, esses nunca devem substituir os alimentos integrais. A American Cancer Society (ACS) adverte contra as doses massivas de qualquer suplemento dietético, e recomenda suplementos que estejam próximos ao valor de porcentagem diário para a maioria das vitaminas e minerais. O United States Department of Agriculture (USDA) afirma que não há substituto para uma dieta bem balanceada que segue as diretrizes dietéticas para americanos. A porcentagem do valor diário (DV) em rótulos de alimentos, conhecida anteriormente como ingestão diária recomendada, é o nível médio de ingestão dietética diária que é adequado para atender às necessidades de nutrientes de quase todos (97 a 98%) indivíduos em um estágio de vida específico e grupo de gênero. Para explicar as diferenças na necessidade e capacidade de absorção, é estabelecida uma DV consideravelmente mais alta que a necessidade média estimada. Quaisquer recomendações para a suplementação nutricional em doses duas vezes mais altas que a DV devem ser individualizadas e são dependentes do estado de doença e dietético do indivíduo. A Academy of Nutrition and Dietetics recomenda a

---

TABELA 42-3 A.S.P.E.N. Fórmulas de Gasto de Energia

Condição médica	Necessidades energéticas estimadas (calorias/kg peso corporal)
Repleção no câncer, ganho de peso	30–35
Câncer inativo, sem estresse	25–30
Câncer hipermetabólico, com estresse	35
Sepse	25–30
Transplante de célula hematopoiética	30–35

Suporte Nutricional | **457**

TABELA 42-4	Considerações de Suporte Nutricional para Indivíduos com Déficits Energéticos Diários
Problema potencial	**Intervenção**
Anorexia	Refeições pequenas frequentes temperadas de acordo com o gosto do indivíduo
	Lanches líquidos densos em nutrientes como café da manhã instantâneo, *milk-shakes*, ou suplementos comerciais podem fornecer proteína e calorias significativas e são facilmente consumidos
Boca seca/saliva espessa	Encoraje uma boa higiene oral
	Saliva artificial e uso de um canudo podem facilitar a deglutição
	Vaselina aplicada aos lábios pode ajudar a prevenir a secura
	Evite alimentos ásperos; alguns pacientes podem necessitar uma dieta líquida
Disfagia	Encoraje uma dieta mole, mais líquida e alimentos fáceis de engolir
	Refeições pequenas frequentes
	Use fórmulas nutricionais líquidas
	Determine a consistência apropriada do alimento e dos líquidos ou quaisquer técnicas especiais dadas pelo fonoaudiólogo
Esofagite da radiação	Dieta branda, mole, usando alimentos aquecidos cremosos, ou alimentos frios
	Evite alimentos brutos, secos ou de textura áspera
	Evite frutas e sucos azedos e ácidos, álcool e temperos irritantes

obtenção de todos os nutrientes necessários primeiro da dieta e depois que se considere a suplementação apenas se for adequadamente pesquisada.

3. **Alimentação enteral.** A alimentação enteral refere-se à provisão de nutrientes, para suplementar a ingestão oral ou como a única fonte de nutrição, fornecidos através de um cateter ou um tubo para o trato gastrintestinal para absorção. A alimentação enteral é preferida à parenteral porque preserva a arquitetura gastrintestinal e previne a translocação bacteriana do intestino. A alimentação enteral tem a vantagem de entregar nutrientes além das áreas de obstrução, a taxas que podem maximizar a absorção de nutrientes. Os nutrientes devem ser administrados distais ao ligamento de Treitz para evitar complicações de pneumonia por aspiração e íleo gástrico. Para a alimentação a curto prazo, uma sonda nasogástrica ou nasoduodenal pode ser usada. Se for necessário um suporte enteral a longo prazo, o método preferido é a sonda de gastrostomia ou jejunostomia, que pode ser introduzida cirúrgica ou endoscopicamente. Fórmulas de alimentação enteral nutricionalmente completa, assim como produtos modulares especializados para atender às necessidades de nutrientes específicos relacionados com a doença são disponibilizados comercialmente. Consulte nutricionistas profissionais para determinar a fórmula mais apropriada.

4. **Nutrição parenteral total (TPN).** A provisão de suporte nutricional pela via parenteral é uma importante opção para pacientes para os quais a nutrição oral ou enteral não é adequada. As soluções hiperosmolares para TPN requerem o acesso venoso central para reduzir complicações de trombose venosa e flebite. Complicações inerentes, como pneumotórax, ocorrem infrequentemente. A nutrição parenteral é mais cara do que a nutrição enteral ou oral, e a adesão a diretrizes específicas é de extrema importância para minimizar complicações. Alguns estudos sobre o uso de TPN em pacientes com câncer demonstraram melhora do peso corporal e conteúdo de gordura corporal total. Minerais específicos, elementos traço e vitaminas podem ser fornecidos com a TPN, mas esta não interrompe o processo catabólico da caquexia do câncer, visto que as perdas de nitrogênio continuam nos pacientes que recebem TPN, ou alteram o *turnover* aumentado de proteína e o processo de lipólise. Quando apropriadamente selecionados, certos pacientes com câncer recebendo TPN mostraram significativas reduções na morbidade e mortalidade. Isso inclui pacientes

458 | Capítulo 42

com severa desnutrição recebendo TPN perioperatória e receptores de transplante de medula óssea. A American Society of Parenteral e Enteral Nutrition recomenda a suplementação de TPN em pacientes nos quais se espera que a ingestão nutricional oral ou enteral seja inadequada há mais de 10 a 14 dias. A TPN pode ser muito benéfica para alguns pacientes, mas os riscos devem ser cuidadosamente considerados antes do início. As complicações incluem, mas não se limitam a: infecção no local do cateter, sepse, desequilíbrio eletrolítico, hiperlipidemia, anormalidades hepáticas etc. É importante consultar nutricionistas profissionais para determinar o melhor plano de nutrição parenteral antes da alimentação.

V. SUPLEMENTAÇÃO DE NUTRIENTES EM ONCOLOGIA. Nutrientes adicionais provenientes dos suplementos podem ajudar algumas pessoas a atenderem às suas necessidades de nutrientes especificadas pelos padrões baseados na ciência como as Ingestões Dietéticas de Referência. Os suplementos dietéticos incluem coisas como vitaminas, minerais, ervas ou produtos feitos com plantas. Os suplementos dietéticos também são definidos para incluir aminoácidos em pó, enzimas, barras de energéticos e suplementos alimentares líquidos. O uso desses suplementos dietéticos é prevalente e está crescendo nos Estados Unidos. Os consumidores podem não estar bem informados sobre a segurança dos suplementos e alguns podem ter dificuldade em interpretar rótulos de produtos. A perícia dos profissionais nutricionistas é necessária para ajudar a educar os consumidores na seleção segura e apropriada, assim como no uso de suplementos nutrientes para otimização da saúde. Os pacientes com câncer geralmente usam suplementos dietéticos geralmente sem a orientação ou perícia de um profissional experiente, incluindo os antioxidantes (Tabela 42-5) e ervas, sendo as últimas associadas a interações medicamentosas em potencial (Tabela 42-6).

TABELA 42-5	Antioxidantes Comuns

- Vitaminas A, C, e E
- Coenzima Q10 (ubiquinona)
- Melatonina
- Carotenoides (alfa e betacaroteno, astaxantina, zeaxantina, luteína e licopeno)
- Flavonoides
- Isoflavonas
- Resveratrol
- Curcumina
- N-acetilcisteína
- Ácido alfalipoico
- Selênio
- Zinco

Suporte Nutricional | **459**

TABELA 42-6 Interações Comuns de Ervas-Medicamentos e Precauções em Oncologia

Produto botânico	Usos comuns	Interações medicamentosas potenciais e precauções
Ginseng americano ou asiático	Para melhorar a cognição, função imune e energia; promove o metabolismo do açúcar	Nenhum conhecido, mas pode ser necessário que diabéticos monitorem a glicose sanguínea em razão do efeito hipoglicêmico potencial
Black Cohosh	Sintomas da menopausa	Nenhum conhecido
Echinacea	Prevenção de resfriados; usada para suporte imune em pacientes com câncer	Nenhum conhecido; não há interações documentadas com medicamentos imunossupressivos
Alho	Hiperlipidemia e aterosclerose; prevenção de resfriados	Pode aumentar o efeito de terapia antiplaquetária e warfarina
Ginkgo	Para melhorar a cognição; melhorar o fluxo sanguíneo par ao cérebro e as extremidades	Contraindicado nos distúrbios hematológicos; pode aumentar o efeito de terapia antiplaquetária e warfarina
Chá verde	Reduz o risco de doença cardiovascular e câncer	Pode diminuir o efeito do dipiridamol; possíveis efeitos sinergísticos com sulindac e tamoxifeno; grandes quantidades de cafeína podem aumentar os efeitos colaterais da teofilina; antagoniza o efeito tumoricida do bortezomib
Gengibre	Náusea	Nenhum conhecido; relatos empíricos de interação com warfarina, mas não comprovados
Kava	Ansiedade e sono	Não deve ser tomada com álcool, barbitúricos e outros fármacos com significativos efeitos no CNS; grandes doses podem causar ictiose descamativa
Cardo-de-leite	Doenças e "limpeza" hepáticas	Um antioxidante; nenhuma interação medicamentosa conhecida
Erva-de-são-joão	Depressão	Não deve ser tomada junto com a prescrição de antidepressivos; pode interagir com contraceptivos orais, warfarina, teofilina, indinavir, ciclosporina, digoxina; evite o álcool; induz CYP3A4
Palmito selvagem	Saúde da próstata, sintomas obstrutivos de saída urinária	Nenhum conhecido; pode causar náusea leve quando tomado sem alimento

LEITURA SUGERIDA

ASPEN Board of Directors and Clinical Guidelines Task Force. A.S.P.E.N. guidelines for the use of parenteral and enteral nutrition in adult and pediatric patients. *J Parenter Enteral Nutr* 2001;26(1) (Suppl):22SA.

Bauer J, Capra S, Ferguson M. Use of the scored patient-generated subjective global assessment (PG-SGA) as a nutrition assessment tool in patients with cancer. *Eur J Clin Nutr* 2002;56:779–785.

Daily Values [Internet]. Office dietary supplements, national institutes of health: strengthening knowledge and understanding of dietary supplements. 2013 [cited November 13, 2013]. http://ods.od.nih.gov/HealthInformation/dailyvalues.aspx.

Dietary Supplements: How to know what is safe [Internet]. *Am Cancer Soc* 2013 [cited November 20, 2013]. http://www.cancer.org/treatment/treatmentsandsideeffects/complementaryandalternative medicine/dietarysupplements/dietary-supplements-toc.

460 | Capítulo 42

FDA 101: Dietary Supplements [Internet]. U.S. Food Drug Administration: Protecting and Promoting Your Health. 2013 [cited November 19, 2013]. http://www.fda.gov/forconsumers/consumerup dates/ucm 50803.htm.

Forchielli ML, Miller SJ. Nutritional goals and requirements. In Merritt R, ed. *A.S.P.E.N Nutrition Support Practice Manual*. 2nd ed. Silver Spring, MD: ASPEN Publishing, 2005;50–51.

Frankenfield D, Smith JS, Cooney RN. Validation of 2 approaches to predicting resting metabolic rate in critically ill patients. *J Parenter Enter Nutr* 2004;28(4):259–264.

Frankenfield DC, Rowe WA, Smith JS, et al. Validation of several established equations for resting metabolic rate in obese and nonobese people. *J Am Diet Assoc* 2003;103(9):1152–1159.

Fuhrman MP. The albumin-nutrition connection: separating myth from fact. *Nutrition* 2002;18(2):199–200.

Halpern-Silveira D, Susin LRO, Borges LR, et al. Body weight and fat-free mass changes in a cohort of patients receiving chemotherapy. *Support Care Cancer* 2010;18(5):617–625.

Health Information: Making Decisions [Internet]. Office dietary supplements, national institutes of health: strengthening knowledge and understanding of dietary supplements. 2013 [cited November 15, 2013]. http://ods.od.nih.gov/HealthInformation/

Hoda D, Jatoi A, Burnes J, et al. Should patients with advanced, incurable cancers ever be sent home with total parenteral nutrition? *Cancer* 2005;103(4):863–868.

Howell WH. Anthropometry and body composition analysis. In: Matarese LE, Gottschlich MM, eds. *Contemporary Nutrition Support Practice*. 2nd ed. Philadelphia, PA: Saunders, 2002:31–44.

Institute of Medicine of the National Academies. *Dietary Reference Intakes for Energy, Carbohydrate, Fiber, Fat, Fatty Acids, Cholesterol, Protein and Amino Acids*. Washington, DC: The National Academies Press, 2002/2005. Available at: www.nap.edu. Accessed July 2013.

Ireton-Jones C, Jones J. Why use predictive equations for energy expenditure assessment? *J.Am Diet Assoc* 1997;97(9): A44.

Ireton-Jones C, Turner WJ, Liepa G, et al. Status, equations for the estimation of energy expenditures in patients with burns with special reference to ventilatory. *J Burn Care Rehabil* 1992;13(3):330–333.

Isenring E, Bauer J, Capra S. The scored patient-generated subjective global assessment (PG-SGA) and its association with quality of life in ambulatory patients receiving radiotherapy. *Eur J Clin Nutr* 2003;57:305–309.

Kondrup J, Allison SP, Elia M, et al. ESPEN guidelines for nutrition screening 2002. *Clin Nutr* 2003;22(4):415–421.

Laviano A, Meguid M. Nutritional issues in cancer management. *Nutrition* 1996;12(5):358–371.

Loh NH, Griffiths RD. The curse of overfeeding and the blight of underfeeding. In: *Intensive Care Medicine*. New York, NY: Springer-Verlag, 2009:675–682.

Mahan LK, Escott-Stump S. Intervention: enteral and parenteral nutrition support. In: *Krause's Food and Nutrition Therapy*. St. Louis, MO: Saunders, 2008:521–522.

Marra M, Boyar A. Position of the American Dietetic Association: nutrient supplementation. *J Am Diet Assoc* 2009;109(12):2073–2085.

Mifflin MD, St Jeor ST, Hill LA, et al. A new predictive equation for resting energy expenditure in healthy individuals. *Am J Clin Nutr* 1990;51(2):241–247.

Molassiotis A, Xu M. Quality and safety issues of web-based information about herbal medicines in the treatment of cancer. *Complement Ther Med* 2004;12(4):217–227.

Muscaritoli M, Molfino A, Laviano A, et al. Parenteral nutrition in advanced cancer patients. *Crit Rev Oncol Hematol* 2012;84:26–36.

Payne-James J, Grimble GK, Silk DBA. Nutrition support in patients with cancer. *Artif. Nutr. Support Clin. Pract*. 2nd ed. New York, NY: Cambridge University Press; 2012. p. 639–680.

Raykher A, Russo L, Schattner M, et al. Enteral nutrition support of head and neck cancer patients. *Nutr Clin Pr* 2007;22(1):68–73.

Schwartz LM. Complementary and alternative medicine in the older cancer patient. In: Naeim A, Reuben D, Ganz P, eds. *Management of Cancer in the Older Patient*. Philadelphia, PA: Saunders, 2012:195–204.

Schwartz LM. Complementary and alternative medicine in the older cancer patient. In: Dimock K, Crowley K, eds. *Manag. Cancer Older Patient*. Philadelphia, PA: Saunders, 2012:195–204.

Vanitallie T. Frailty in the elderly: contributions of sarcopenia and visceral protein depletion. *Metabolism* 2003;52(10 Suppl 2):22–26.

Walsh D, Mahmoud F, Barna B. Assessment of nutritional status and prognosis in advanced cancer: interleukin-6, C-reactive protein, and the prognostic and inflammatory nutritional index. *Support Care Cancer* 2003;11:60–62.

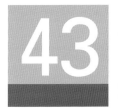

Aconselhamento Genético em Oncologia

Jennifer Ivanovich

O aconselhamento genético no câncer e a avaliação de risco são o processo de identificar e educar indivíduos e suas famílias que estão em risco aumentado de desenvolver câncer em decorrência de sua história de câncer familiar. O aconselhamento genético do câncer aborda as questões psicossociais associadas à doença hereditária e identifica mecanismos para adaptação e controle pessoal (*Cancer Genetic Risk Assessment and Counseling (PDQ)*. www.cancer.gov, 2014; *Am J Med Genet C Semin Med Genet* 2006;142C:269; *J Genet Counsel* 2012;21:151; *J Genet Counsel* 2006;15:77).

Um conselheiro genético é um prestador de serviços de saúde especificamente treinado em genética clínica, comunicação e risco baseado na família. Embora o nível de treinamento de Mestre seja direcionado ao estudo de genética clínica geral, muitos conselheiros genéticos optaram por se especializar em genética do câncer. Na maioria das situações, os conselheiros genéticos trabalham com geneticistas clínicos, médicos envolvidos em genética clínica. No entanto, à medida que a disciplina de genética do câncer continua a se expandir, muitos conselheiros genéticos agora trabalham independentemente com oncologistas clínicos e cirúrgicos.

O objetivo pretendido do aconselhamento genético do câncer é o *processo* de *educar* os indivíduos sobre seu risco de câncer familiar de uma maneira que lhes é útil e utilizar essa informação para guiar os cuidados médicos que é um reflexo desse risco (Fig. 43-1). Esse objetivo permanece com ou sem o uso de testes genéticos de câncer. Idealmente, o processo de dar assistência a uma família estende-se por vários anos, à medida que as novas descobertas fazem sua transição para os cuidados clínicos, a história da família ou os membros da família da geração seguinte atingem uma idade em que o tratamento médico estará alterado (*JAMA* 2011;306:172).

A compreensão das motivações de uma pessoa para a avaliação bem como suas expectativas a respeito desta, o conhecimento da genética do câncer, a abordagem de tomada de decisões, experiência pessoal com o câncer, estilo de comunicação da família, dinâmica familiar e problemas psicológicos gerais, como a preocupação com o câncer, são a chave para adequar a educação para atender às suas necessidades únicas. Esta fase do processo tem sido chamada de *contratação* e, essencialmente, identifica fatores que influenciam a utilidade pessoal para um indivíduo da informação a ser compartilhada (*Cancer J* 2012;18:287).

Estima-se que 5 a 10% de qualquer tipo de câncer tem um componente genético hereditário. Dados de um estudo de gêmeos conduzido por Lichtenstein *et al.* sugere que essa proporção possa estar subestimada, ao menos em três tipos comuns de câncer (*N Engl J Med* 2000;343:78). Os autores avaliaram as taxas de concordância de 28 tipos de câncer entre 44.788 pares de gêmeos monozigóticos e dizigóticos dos registros suecos, dinamarqueses e finlandeses. Eles estimaram o efeito da hereditariedade, a proporção da suscetibilidade à doença responsável por anormalidades genéticas herdadas. Efeitos estatisticamente significativos de fatores hereditários foram identificados para cânceres de mama (27%), cólon (35%) e próstata (42%) (*N Engl J* 2000;343:78). Se esses dados forem verdadeiros para outras populações, a contribuição dos fatores genéticos herdados na predisposição para o câncer pode ser maior do que o estimado atualmente.

Famílias com doença hereditária têm riscos significativamente maiores de câncer acima da população geral. Deve-se direcionar total atenção primeiro para identificar famílias com os riscos aumentados de câncer, permitindo que uma vigilância intensificada, assim como intervenções médicas e cirúrgicas, reflexos do risco dessas famílias, sejam implementadas.

I. AVALIAÇÃO. A avaliação tanto da história médica pessoal quanto da história familiar de câncer é necessária para abordar a questão básica *este individuo/esta família tem características de câncer hereditário?*

Para a história médica pessoal, dá-se atenção especial a qualquer história de tumores benignos e malignos, história de triagem de câncer, marcas de nascimento ou lesões incomuns da pele, exposições ambientais, história reprodutiva e enfermidades importantes (*J Genet Counsel* 2012;21:151). No momento, o exame físico acrescenta um limitado valor diagnóstico, com

461

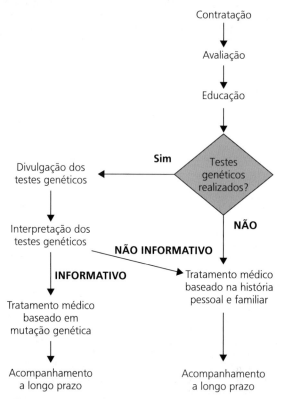

Figura 43-1. Processo de aconselhamento genético no câncer.

algumas notáveis exceções. Neuromas mucosos dos lábios e da língua, que caracterizam a síndrome de neoplasias endócrinas múltiplas, tipo 2B, ou máculas marrom-escuras nos lábios, boca e dedos associados à síndrome de Peutz-Jeghers, são dois exemplos (*Dig Dis Sci* 2007;52:1924; *Genet Med* 2011;13:755).

A história familiar geralmente é um componente negligenciado na anamnese médica, tornando desafiador, ou mesmo quase impossível identificar indivíduos com um risco de câncer aumentado devido à sua história familiar. Não é incomum encontrar o seguinte relato: *a história familiar dele não faz qualquer contribuição*. O que significa essa afirmação? O clínico sugere que foi obtida uma história familiar completa e que não havia traços de doença hereditária? Ou considere o seguinte relato: *mãe com câncer de mama, tio com câncer de pulmão, primo com câncer de estômago, avó com câncer ovário*. Esta anotação não é útil, pois as relações biológicas não estão esclarecidas (os indivíduos da família são todos afetados do mesmo lado familiar?), as idades ao diagnóstico não estão registradas, e a história de exposição como ao tabaco não está documentada. A importância de registrar uma história familiar completa sobre câncer não pode ser exagerada e requer dados detalhados referentes à estrutura familiar e diagnósticos relatados do câncer.

Os clínicos prestadores de serviços genéticos resumem a história familiar usando um formato de linhagem. A história familiar pode ser construída rapidamente, e por sua própria estrutura, as relações biológicas são definidas e os padrões de câncer, bem como outras características clínicas-chave, podem ser visualizados. Histórias de três gerações são tipicamente obtidas documentando membros individuais da família, seus filhos e os antecedentes étnicos da família. O registro de parentes da família expandida permite o reconhecimento do escopo dos membros da família em risco. A idade ao diagnóstico, tipo de câncer, assim como a história de uma exposi-

Aconselhamento Genético em Oncologia | **463**

ção-chave, são solicitados. Quando viável, o autorrelato de histórias familiares é completado antes da avaliação genética, permitindo que os membros da família sejam contatados ou obtidos os registros médicos. A pesquisa limitada sugere que os questionários de história familiar completados com antecedência fornecem informações completas sobre a história familiar (*J Genet Counsel* 2009;18:366).

Considere um homem de 28 anos diagnosticado com câncer de cólon (Fig. 43-2). Não há relatos de história de câncer na família no primeiro exemplo (Fig. 43-2A), e a avaliação genética baseia-se somente na idade ao diagnóstico e nas características tumorais. Alterações mínimas na história de câncer familiar relatado, conforme é demonstrado na Figura 43-2B, levam ao diagnóstico de polipose familiar com base no número de pólipos colônicos e no padrão dominante de herança. Relatos de câncer ligeiramente diferentes, conforme notado na Figura 43-2C, também demonstram uma herança dominante, mas com um padrão de câncer agora diagnóstico da síndrome de Lynch. A polipose familiar e síndrome de Lynch são ambas síndromes de predisposição hereditária de câncer de cólon; entretanto, resultam de mutações em diferentes genes, têm riscos distintos de câncer e, consequentemente, diferem as recomendações médicas. A visualização da história familiar fornece vantagens diagnósticas e práticas.

Existem várias características da história pessoal e familiar sugestivas de doença hereditária (Tabela 43-1). Até o momento, a maioria das síndromes hereditárias, mas nem todas, de câncer seguem um padrão de herança autossômico dominante. A existência de múltiplos indivíduos afetados, intimamente relacionados entre si, e mais de uma geração afetada, é característica sugestiva de qualquer doença dominante. A idade jovem ao diagnóstico, mais de um câncer primário em um único indivíduo, bilateralidade de órgãos pareados, a ocorrência de raros tipos de tumor, e apresentações incomuns de câncer são características-chave. Distintas características histológicas de cânceres específicas e estudos genéticos especializados sobre tumor (p. ex., teste de instabilidade de microssatélite [MSI]) podem fornecer pistas importantes. É a combinação de características e não um único traço, que leva à suspeita, ou ao diagnóstico, de predisposição herdada ao câncer. Critérios clínicos mais específicos, dependendo do câncer predominante na família, foram desenvolvidos (*J Med Genet* 2004;41:81). A avaliação independente dos lados materno e paterno da família é necessária, uma vez que as duas histórias não são aditivas.

A avaliação clínica da história familiar de câncer pode ser prejudicada pelo nível de acurácia da história de câncer relatada, estrutura familiar e a idade geral da família. O exagerado relato da história familiar de câncer pode levar à superestimativa do risco com implementação de intervenções médicas inadequadas. Em contraste, um relato incompleto da história familiar de câncer pode resultar em estimativas mais baixas do risco de câncer com consequente subutilização da vigilância potencialmente benéfica e/ou intervenções médicas e cirúrgicas profiláticas.

Vários estudos avaliaram a validade do relato sobre o câncer, usando tanto as populações com câncer como a geral, com a avaliação dos relatos dos vários tipos diferentes de câncer (*J Med Genet* 1999;36:309; *J Natl Cancer Inst* 2011;103:788; *JAMA* 2004;292:1480; *Am J Prev Med* 2003;24:190). Os achados-chave incluem o seguinte: (a) relatos de câncer em parentes em primeiro grau são mais acurados do que em parentes em segundo ou terceiro graus; (b) populações com câncer, que podem estar mais motivadas a procurar informações na história familiar e a demonstrar níveis mais altos de acurácia em relatos do que nas populações gerais; (c) a acurácia dos relatos varia por local do câncer, sendo relatados os cânceres de mama e de cólon com uma consistente correção entre parentes em primeiro grau; e (d) os informantes mais jovens tendem a apresentar maior acurácia em seus relatos (*J Med Genet* 1999;36:309; *J Natl Cancer Inst* 2011;103:788; *JAMA* 2004;292:1480; *Am J Prev Med* 2003;24:190).

Para verificar a história de câncer relatada, são coletados registros médicos e/ou certidões de óbito. Registros de patologia, médicos e cirúrgicos são os mais informativos; no entanto, esses registros nem sempre estão disponíveis por causa do tempo limitado durante o qual as instituições mantêm seus arquivos de registro. A implementação disseminada dos sistemas de registro médico eletrônicos ajudará a lidar com o problema. Certidões de óbitos são baratas e prontamente disponibilizadas por meio de agências estaduais de estatísticas vitais e podem confirmar um tipo de câncer em membros da família e idade ao diagnóstico.

A estrutura familiar também pode causar impacto na avaliação da história de câncer familiar. Considere uma mulher com um tumor pancreático neuroendócrino. Cada um dos pais era filho único, ou seja, sem irmãos. Essa mulher não tem tias, tios ou primos biológicos. Simplificando, há um número limitado de pessoas ou de "dados" para avaliar a história familiar. A "idade" relati-

464 | Capítulo 43

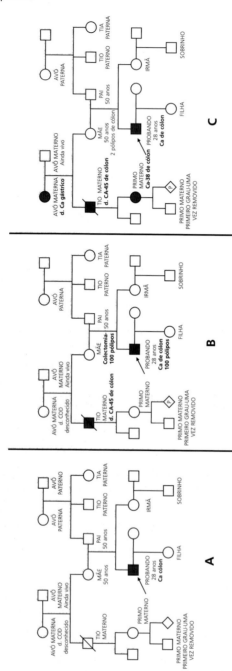

Figura 43-2. Exemplos de linhagens.

Aconselhamento Genético em Oncologia | 465

TABELA 43-1	Características da História Pessoal e Familiar Sugestivas de Câncer Hereditário

- Múltiplos indivíduos afetados intimamente relacionados entre si
- Cânceres que ocorrem em múltiplas gerações
- Grupos do mesmo tipo de câncer (p. ex., irmão, pai, tio paterno com câncer de próstata)
- Idade jovem ao diagnóstico (p. ex., câncer de cólon diagnosticado aos 35 anos)
- Múltiplos cânceres primários em um único indivíduo (p. ex., sarcoma e câncer de mama)
- Bilateralidade em órgãos pareados ou doença multifocal (p. ex., câncer renal bilateral de células claras)
- Apresentação incomum (p. ex., câncer de mama masculino)
- Tipos raros de câncer (p. ex., retinoblastoma, paraganglioma)
- Histologia tumoral incomum (p. ex., histologia renal cromofóbica)
- Estudos genéticos de tumor destinados à triagem de síndromes específicas de câncer (p. ex., análise MSI)
- Apresentação de lesões incomuns de pele (p. ex., hiperpigmentação mucocutânea de boca e lábios)
- Combinação de cânceres sugestiva de uma síndrome de câncer conhecida
- Antecedentes étnicos associados à maior incidência de mutações genéticas específicas

va de uma família também pode levar a uma avaliação com vieses. Os pais de um probando na Figura 43-2A têm apenas 50 anos de idade, e são quase 10 anos mais jovens que a média etária de diagnóstico de muitos tipos comuns de câncer. É importante compreender que a história de câncer da família pode não ter ainda se expressado completamente quando da avaliação de um adulto jovem com câncer ou de uma família "jovem".

II. SÍNDROMES DE PREDISPOSIÇÃO HEREDITÁRIA AO CÂNCER. Se as características pessoais e a história familiar forem compatíveis com doença hereditária, então a questão é, *qual é a síndrome de câncer subjacente na família?*

O número descrito de síndromes de predisposição ao câncer continua a crescer Tabela 43-2) (*J Natl Cancer Inst Monogr* 2008:1; *Fam Cancer* 2013;12:1). A sobreposição de características clínicas (riscos de câncer) pode necessitar da consideração de múltiplos diagnósticos para uma determinada família. Diretrizes para o diagnóstico de muitas síndromes foram estabelecidas para auxiliar em seu reconhecimento clínico (*Cancer Res* 1988;48:5358; Genetic/familial high-risk evaluation: breast and ovarian. www.nccn.org, 2013; *Gastroenterology* 1999;116:1453).

A maioria das síndromes de câncer delineadas até o momento são altamente penetrantes, e os distúrbios são, predominantemente, hereditários. A penetrância é a frequência com que um gene ou combinação de genes manifesta-se em portador do gene. Cada pessoa portadora de uma mutação genética em uma doença com 100% de penetrância desenvolverá característica(s) dessa doença, enquanto somente 30% dos indivíduos desenvolverão característica(s) em uma síndrome com 30% de penetrância. Para as síndromes de câncer, a alta penetrância se traduz em alto risco para certos tipos de câncer. Expressividade é o termo usado para descrever a variabilidade clínica de uma doença específica, e no caso de câncer hereditário é o espectro de tumores benignos e malignos associados a essa síndrome de predisposição ao câncer. Grande parte desses dados é derivada atualmente de famílias altamente selecionadas, que podem representar o extremo de um espectro da doença. A penetrância e a expressividade de uma dada síndrome serão usadas para determinar a triagem e o tratamento médico.

À medida que a heterogeneidade genética da predisposição ao câncer hereditário é desvendada, mais síndromes de câncer serão definidas, seguindo padrões variáveis de herança e com taxas de penetrância baixas a modestas. O reconhecimento da síndrome se tornará cada vez mais desafiador, levando à maior confiança nos testes.

III. TESTES GENÉTICOS. Os testes genéticos podem abranger a análise de gene(s), dos exomas ou mesmo do genoma inteiro. Os testes genéticos conduzidos para identificar a *linhagem* de mutações genéticas (herdadas) são realizados tipicamente em um *swab* bucal, com sangue, com enxaguatório, ou em uma amostra de banco de DNA. A finalidade dos testes genéticos de linhagem no ambiente de oncologia é para identificar a base genética subjacente à predisposição ao câncer na família e o uso subsequente dessa informação para guiar o tratamento, acompanhamento e para disponibilizar os testes genéticos aos membros da família em risco.

TABELA 43-2	Algumas Síndromes Hereditárias de Predisposição ao Câncer	

Gene(s) da síndrome de câncer	Principais características clínicas	Recomendações médicas primárias além das diretrizes de triagem do câncer baseadas na população
Polipose adenomatosa familiar	Alto risco de 100–1.000 pólipos colônicos.	• Consideração de triagem para hepatoblastoma com ultrassom hepático e alfafetoproteína até os 5 anos de idade
APC	Sem colectomia total, câncer de cólon se desenvolverá eventualmente	• Triagem com colonoscopia iniciando aos 10 anos de idade
	Risco aumentado de câncer de intestino delgado, tireoide, hepatoblastoma	• Colonoscopia realizada anualmente uma vez que os pólipos são detectados até que seja realizada colectomia total
	Tumores desmoides (10–20%), hipertrofia congênita de pigmentação retiniana (CHRPE), pólipos gástricos, osteomas	• Colectomia total quando se desenvolvem pólipos
		• Triagem com esofagogastroduodenoscopia (EGD) aos 25 anos, repetida a cada 1–3 anos
Síndrome 1 hereditária de câncer de mama e ovariano	Alto risco de câncer de mama e ovariano	Mulheres somente:
		• Mamografia e triagem de mama com MRI aos 25 anos de idade, repetida anualmente
		• Consideração de mastectomia profilática ou terapia profilática com tamoxifeno
BRCA1	Risco aumentado de câncer de próstata e pancreático	• Consideração de ultrassom transvaginal e teste de CA 125 para câncer ovariano aos 35 anos de idade, repetido anualmente
		• Consideração de ooforectomia profilática
Síndrome 2 hereditária de câncer de mama e ovariano	Alto risco de câncer de mama e ovariano	• Exames clínicos anuais de pele e olho
		Mulheres somente:
		• Rastreamento com mamografia e MRI aos 25 anos de idade, repetida anualmente
BRCA2	Risco aumentado de câncer de próstata, pancreático, melanoma (incluindo melanoma ocular), câncer de mama	• Consideração de mastectomia profilática ou terapia profilática com tamoxifeno
		• Consideração de ultrassom transvaginal e teste de CA 125 para câncer ovariano aos 35 anos, repetido anualmente
		• Consideração de ooforectomia profilática
HDGC hereditária *E-CADERINA*	Alto risco de câncer de mama lobular e câncer gástrico difuso masculino, gástrico	• Consideração de rastreamento por endoscopia gastrintestinal superior com biópsias aleatórias a iniciar 5–10 anos antes do diagnóstico mais precoce de câncer na família, repetida todos os anos
		• Gastrectomia profilática total
		Mulheres somente:
		• Mamograma e MRI de mama iniciando aos 25 anos de, repetida anualmente
		• Consideração de mastectomia bilateral profilática

Feocromocitoma hereditário/síndrome do paraganglioma	Alto risco de feocromocitoma e paragangliomas	• Recomendações de triagem variam por gene • Triagem bioquímica e por imagens é recomendada a iniciar aos 10 anos de idade ou 10 anos mais jovem que o diagnóstico mais precoce na família • Níveis urinários ou plasmáticos de metanefrina e catecolaminas fracionadas
SDHB, SDHD, SDHC, SDHA, SDHAF2, MAX	Risco aumentado de tumores estromais gastrintestinais, carcinoma renal de células claras	• Imagens por MRI ou CT a cada 1–2 anos em indivíduos assintomáticos • Consideração de triagem para câncer de células renais
Síndrome de Li-Fraumeni *TP53*	Risco alto e aumentado para uma variedade de tumores Os tumores clássicos associados incluem câncer de mama, sarcomas, tumores cerebrais, carcinoma adrenocortical e leucemias e uma variedade de outras malignidades pode ocorrer	• Evitar exposição à radiação, quando possível • Exame físico abrangente começando precocemente na infância, repetido anualmente • Triagem de colonoscopia aos 25 anos de idade, repetido a cada 2–3 anos • Consideração de vigilância direcionada a órgão com base na história familiar de câncer Mulheres somente: • Mamograma e MRI de mama iniciando aos 25 anos de idade, repetida anualmente
Síndrome de Lynch *MLH1, MSH2, MSH6, PMS2, Epcam*	Alto risco de câncer de cólon, uterino Risco aumentado de câncer gástrico e ovariano, trato hepatobiliar, trato urinário e tumores cerebrais e carcinomas sebáceos	• Vigilância com colonoscopia aos 20–25 anos de idade, ou 10 anos mais jovem do que o diagnóstico mais precoce na família, repetida a cada 1–2 anos • Endoscopia superior de vigilância aos 30–35 anos de idade, repetida a cada 2–3 anos • Consideração de vigilância de câncer endometrial e análise urinária anual para tumores do trato urinário
Neoplasia endócrina múltipla, tipo 1 *MEN1*	Síndrome caracterizada por múltiplos tumores endócrinos e não endócrinos. Tumores paratireóideos são a manifestação mais comum. Tumores da hipófise trato gastroenteropancreático, incluindo tumores neuroendócrinos pancreáticos, carcinoides e tumores adrenocorticais são características comuns Meningiomas, angiofibromas faciais, lipomas e leiomiomas	• Concentração sérica de prolactina iniciando aos 5 anos de idade, repetida anualmente • Concentrações séricas de cálcio a começar aos 8 anos de idade, repetida anualmente • Concentração sérica em jejum de gastrina iniciando aos 20 anos, repetida anualmente • MRI de cabeça começando aos 5 anos de idade, repetida a cada 3–5 anos • Vigilância com MRI abdominal a iniciar aos 20 anos, repetida a cada 3–5 anos
Neoplasia endócrina múltipla, tipo 2A *RET*	Alto risco de câncer tireóideo medular, feocromocitoma Hiperparatireoidismo	• Tireoidectomia profilática com consideração de autotransplante das glândulas paratireoides • Medição anual da calcitonina sérica após tireoidectomia • Triagem bioquímica para feocromocitoma com níveis urinários ou plasmáticos de metanefrina e catecolaminas fracionadas começando aos 10 anos de idade

(Continua)

468 | Capítulo 43

TABELA 43-2	Algumas Síndromes Hereditárias de Predisposição ao Câncer (*Cont.*)	
Gene(s) da síndrome de câncer	**Principais características clínicas**	**Recomendações médicas primárias além das diretrizes de triagem do câncer baseadas na população**
Neurofibromatose tipo 1 *NF1*	Risco aumentado de gliomas do nervo óptico e outros do sistema nervoso central, tumores malignos da bainha nervosa periférica Neurofibromas, neurofibromas plexiformes, nódulos de Lisch, manchas café com leite, sardas axilares e inguinais e escoliose	• Avaliação física e oftalmológica anual incluindo monitoramento da pressão sanguínea • Avaliação regular do desenvolvimento de crianças • Outros estudos indicados somente com base em sinais ou sintomas aparentes
Síndrome de Peutz-Jeghers *STK11*	Alto risco de câncer de mama, colorretal, pancreático Risco aumentado de câncer ovariano, tumores do cordão sexual com túbulos anuais e adenoma maligno da cérvice em mulheres. Homens podem desenvolver tumores de células de Sertoli dos testículos Pólipos de Peutz-Jeghers (PJ) predominantemente no intestino delgado, mas encontrado em todo o trato GI, obstrução GI, intussuscepções, hiperpigmentação mucocutânea em torno da boca e pontas dos dedos	• Triagem gastrintestinal superior com endoscopia e exame do intestino delgado com endoscopia com cápsula ou enterografia MR aos 8 anos ou antes, se sintomático, repetida a cada 3 anos • Triagem com colonoscopia aos 8 anos de idade, repetida a cada 3 anos • MRI-MRCP ou ultrassom endoscópico aos 25 anos, repetida a cada 1–2 anos Mulheres somente: • Mamograma e MRI de mama iniciando aos 25 anos de idade, repetido anualmente • Considere ultrassom transvaginal e CA 125 sérico aos 20 anos de idade, repetido anualmente Homens somente: • Exame testicular ao nascimento com ultrassom realizado se houver anormalidade ao exame, repetida anualmente
Síndrome do hamartoma PTEN (síndrome de Cowden) *PTEN*	Alto risco de câncer de mama Risco aumento de câncer de tireoide e uterino Doença de Lhermitte-Duclos é considerada patognomônica. Macrocefalia, doença fibrocística da mama, nódulos tireóideos, tumores fibroides uterinos, triquilemomas, pápulas papilomatosas, pólipos hamartomatosos	• Exame de pele anual • Ultrassom basal da tireoide aos 18 anos • Considere ultrassom anual da tireoide Mulheres somente: • Mamograma e MRI da mama iniciando aos 30–35 anos, repetido anualmente • Vigilância por colonoscopia a iniciar aos 35–40 anos • Considere ultrassom transvaginal e biópsia uterina aleatória aos 35–40 anos de idade

A eficácia da vigilância ou intervenções profiláticas sobre a morbidade e mortalidade não foram avaliadas em estudos clínicos controlados para a maioria das síndromes hereditárias de câncer conhecidas. As recomendações médicas atuais para famílias com câncer hereditário são baseadas, primariamente, apenas na opinião de especialistas. Veja em GeneReviews (www.genereviews.org) and Lindor *et al.* (2008) uma revisão detalhada de diferentes síndromes de predisposição ao câncer.

Aconselhamento Genético em Oncologia | **469**

Em contraste, a análise genética realizada em um tumor maligno destina-se, primariamente, a caracterizar aberrações genéticas somáticas (adquiridas) para fins de identificação de alvos terapêuticos potenciais. Os testes genéticos para tumores podem ser usados na triagem de um tumor para detecção de características de uma síndrome específica. Por exemplo, a análise MSI, realizada no cólon ou em malignidades, é usada na triagem da síndrome de Lynch (*JAMA* 2012;308:1555). O teste genético de linhagem de acompanhamento é absolutamente necessário para distinguir se uma triagem positiva do tumor resultou de uma mutação de linhagem ou de eventos somáticos.

Os testes genéticos são realizados tipicamente tanto com o uso de sequenciamento genético quanto de uma segunda técnica como a amplificação com múltiplas sondas dependentes de ligação (MLPA). Esta última análise laboratorial é necessária para identificar grandes deleções e duplicações genéticas, tipos de mutações que não podem ser detectados usando o sequenciamente, genético. Deleções e duplicações compreendem uma significativa porção do perfil de mutação total de genes associados ao risco de câncer. A análise desses tipos de mutação é um componente necessário de qualquer protocolo de teste genético para câncer (*Hum Mol Genet* 2009;18:1545; *J Med Genet* 2006;43:el8; *Cancer Res* 2008;68:7006; *JAMA* 2006;295:1379). As técnicas de testes atuais são análises descritivas que comparam a sequência genética do indivíduo com a sequência de referência para gene(s) específico(s). Análises funcionais geralmente não estão disponíveis e, portanto, interpretar os resultados dos testes genéticos pode ser um desafio.

A abordagem mais informativa aos testes genéticos é começar com um membro da família afetado, um indivíduo diagnosticado com um dos cânceres conhecidos associados à síndrome de câncer suspeitada. Quando possível, comece o teste genético com um membro da família que foi diagnosticado em idade jovem ou alguém com câncer primário duplo, uma vez que seu teste genético será, mais provavelmente, informativo. Se uma família afetada submeter-se primeiro ao teste e for descoberta uma mutação genética, *então* a base genética subjacente para a predisposição ao câncer na família será identificada, o teste é *informativo, e* outros membros da família podem procurar a análise específica da mutação. Nesse mesmo cenário, se uma mutação genética não for identificada, então a base genética subjacente da doença não foi identificada, o teste é *não informativo* e, consequentemente, o teste genético preditivo não está disponível para outros membros da família (Fig. 43-3).

Considere um homem de 34 anos de idade com um paraganglioma que tem uma história familiar materna dominante de paragangliomas e feocromocitomas compatível com doença hereditária. A família dele tem câncer hereditário; a questão é: *o teste genético pode identificar a mutação genética causadora da doença?* Ele se submete a teste genético de seis genes causadores conhecidos para paraganglioma/feocromocitoma hereditário (SDHB, SDHD, SDHCM, SDHA, SDHAF2 e MAX). Há três resultados possíveis de teste no teste genético dele.

Primeiro, o teste é positivo; uma mutação deletéria é identificada. O resultado desse teste é *informativo* porque a base para a predisposição à doença foi identificada. Os membros familiares em risco podem procurar a análise da mutação para predizer seu risco de câncer e guiar o acompanhamento médico. Um exemplo de mutação deletéria é a mutação truncante que causa a interrupção prematura de códon, interrompendo a síntese de proteínas, e inibindo a função da proteína. As consequências funcionais são facilmente preditas pela sequência genética mesmo sem a análise funcional.

Segundo, o teste é negativo; nenhuma mutação é identificada nos seis genes analisados. Esse resultado de teste é *não informativo*. O resultado de teste não é um negativo verdadeiro porque a etiologia genética para sua predisposição ao câncer permanece desconhecida. Assim, os membros da família em risco não podem procurar o teste genético. Nessa família, todos os membros em risco teriam de ser considerados em "alto risco" e acompanhados em conformidade até ser identificada uma mutação genética, e é possível usar o teste genético para esclarecer seu risco de câncer.

Como a vasta maioria de genes associados ao risco de câncer não foi identificada, é comum um teste genético negativo, mesmo em famílias com doença hereditária claramente definida. A suscetibilidade ao câncer de mama é exemplar. Apesar da extensa pesquisa de suscetibilidade ao câncer de mama, estima-se que somente 20% do risco de câncer de mama herdado foi explicado (*Nat Genet* 2008;40:17).

Terceiro, o resultado do teste não é positivo nem negativo; uma variante de significado clínico desconhecido (VUS) é identificado. Os VUs frequentemente são variantes genéticas *missen-*

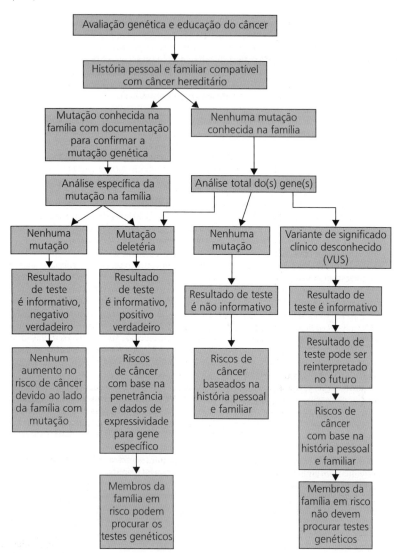

Figura 43-3. Teste genético para suscetibilidade ao câncer. Modificada de *Cancer Genetics Risk Assessment and counseling* (PDQ); Figure 2; National Cancer Institute.

se, alterações de único nucleotídeo que codificam para um diferente aminoácido. Em razão das análises funcionais disponíveis, a predição do significado clínico de um VUS não é possível com as séries de dados atuais. Esse resultado é *não informativo*. Os membros da família em risco não devem procurar os testes genéticos uma vez que o significado clínico de presença ou ausência de VUS não pode ser determinado.

A interpretação do teste genético deve ser efetuada com cuidado e cautela extremos. Um erro comum é começar o teste genético com um membro da família não afetado. A interpretação incorreta de um teste não informativo ou de um teste que identificou um VUS tem resultado em diagnósticos equívocos ou em atrasos nos diagnósticos com significativas consequências clínicas (*Cancer J* 2012;18:303; *N Engl J Med* 1997;336:823). Em contraste com outros testes médicos, os testes genéticos causam impacto nos cuidados clínicos não só de um único indivíduo, mas de toda a família.

IV. ACOMPANHAMENTO MÉDICO E A LONGO PRAZO. As recomendações de vigilância médica e tratamento para famílias com câncer hereditário são tipicamente baseadas apenas na opinião de especialista, em razão do período de tempo relativamente recente em que essas síndromes foram descritas, e falta de estudos clínicos para avaliar a eficácia de qualquer protocolo de triagem ou intervenção médica/cirúrgica.

As recomendações são diretamente para algumas síndromes de câncer baseadas na natureza extrema de doença. A síndrome da polipose adenomatosa familiar (FAP) apresenta-se com 100-1.000 pólipos colônicos começando na infância com colectomia total como a única opção clínica (*Dis Cólon Rectum* 2003;46:1001). Além disso, as intervenções clínicas mais apropriadas nem sempre são evidentes ou prontamente aceitas pelos indivíduos em risco. Considere uma família com um diagnóstico clínico de síndrome do câncer gástrico difusa hereditária (HDGC) em que o teste genético do gene CDH1 é negativo (não informativo). Somente um terço das famílias com HDGC atualmente tem uma mutação genética identificável (*J Med Genet* 2010;47:436). Os membros da família em risco devem considerar a gastrectomia profilática como um meio de reduzir seu risco muito alto de câncer gástrico difuso, um tipo de câncer que não é passível de vigilância, e para o qual não existe uma intervenção médica? A síndrome de Li-Fraumeni está associada a diversos tipos de câncer, apresentando-se no início da infância e ao longo da vida adulta. Apesar do reconhecimento precoce da síndrome, somente estudos limitados estão disponíveis para examinar a eficácia do regime de triagem, e nenhum dos estudos examinou o efeito a longo prazo de tal vigilância intensificada de bem-estar psicológico e qualidade de vida (*Lancet Oncol* 2011;12:559).

Uma pergunta essencial é: *podemos produzir uma modificação positiva pela identificação e instituição intensificada de intervenções médicas para famílias nos riscos aumentados de câncer?* A resposta a essa pergunta se tornará até mais desafiadora à medida que um número maior de mutações genéticas de baixa penetrância é identificado (baixo risco). Os clínicos farão recomendações médicas semelhantes independentemente do nível de risco? Sem uma cuidadosa distinção, a possibilidade de supertratamento tornar-se-á mais provável.

Finalmente, os benefícios ganhos com a identificação e educação dos indivíduos em risco aumentado de câncer são dependentes da utilidade pessoal para os indivíduos. Como os indivíduos optam por incorporar o conselho médico em seus cuidados e como eles comunicam informações complexas à sua família expandida é algo que não está nas mãos do clínico. O que está dentro do controle da comunidade médica é a vontade, e o reconhecimento da necessidade, de reunir uma equipe de prestadores de serviços versados nos aspectos médicos dinâmicos e psicossocial da doença hereditária. Construir uma infraestrutura informada possibilitará aos indivíduos um ambiente de apoio quando lidarem com seu risco aumentado de câncer.

V. DIREÇÕES FUTURAS. É previsto que todo o sequenciamento do genoma no câncer tornar-se-á uma rotina no futuro próximo. Existem intervalos significativos no conhecimento do prestador de serviços e o conhecimento público de genética, e fundos limitados estão disponíveis para apoiar a investigação das estratégias de comunicação da saúde e a identificação do tipo de informação a ser transmitida. Significativas alterações culturais na educação genética médica/pública e as prioridades atuais de fundos para a pesquisa necessária à total transição da ciência genômica aos cuidados oncológicos. A integração expandida da disciplina de genética clínica do câncer e o aconselhamento genético nos cuidados das pessoas com câncer serão necessários à medida que a tecnologia avança e a complexidade da informação aumenta.

LEITURA SUGERIDA

Armel SR, McCuaig J, Finch A, *et al.* The effectiveness of family history questionnaires in cancer genetic counseling. *J Genet Counsel* 2009;18:366–378.

Banks KC, Moline JJ, Marvin ML, *et al.* 10 rare tumors that warrant a genetics referral. *Fam Cancer* 2013;12:1–18.

Brierley KL, Blouch E, Cogswell W, *et al.* Adverse events in cancer genetic testing: medical, ethical, legal, and financial implications. *Cancer J* 2012;18:303–309.

Cancer Genetics Risk Assessment and Counseling (PDQ). www.cancer.gov, 2014.

472 | Capítulo 43

Church J, Simmang C, Standards Task F, et al. Practice parameters for the treatment of patients with dominantly inherited colorectal cancer (familial adenomatous polyposis and hereditary nonpolyposis colorectal cancer). Dis Colon Rectum 2003;46:1001–1012.

Douglas FS, O'Dair LC, Robinson M, et al. The accuracy of diagnoses as reported in families with cancer: a retrospective study. J Med Genet 1999;36:309–312.

Fitzgerald RC, Hardwick R, Huntsman D, et al. Hereditary diffuse gastric cancer: updated consensus guidelines for clinical management and directions for future research. J Med Genet 2010;47:436–444.

Genetic/familial high-risk assessment: breast and ovarian. 2013. www.nccn.org.

Giardiello FM, Brensinger JD, Petersen GM, et al. The use and interpretation of commercial APC gene testing for familial adenomatous polyposis. N Engl J Med 1997;336:823.

Hampel H, Sweet K, Westman JA, et al. Referral for cancer genetics consultation: a review and compilation of risk assessment criteria. J Med Genet 2004;41:81–91.

Li FP, Fraumeni JF Jr., Mulvihill JJ, et al. A cancer family syndrome in twenty-four kindreds. Cancer Res 1988;48:5358–5362.

Lichtenstein P, Holm NV, Verkasalo PK, et al. Environmental and heritable factors in the causation of cancer—analyses of cohorts of twins from Sweden, Denmark, and Finland. N Engl J Med 2000;343:78–85.

Lindor NM, McMaster ML, Lindor CJ, et al. National Cancer Institute, DoCPCO, Community Oncology and Prevention Trials Research Group. Concise handbook of familial cancer susceptibility syndromes, 2nd ed. J Natl Cancer Inst Monogr 2008:1–93.

Mai PL, Garceau AO, Graubard BI, et al. Confirmation of family cancer history reported in a population-based survey. J Natl Cancer Inst 2011;103:788–797.

Mehenni H, Resta N, Guanti G, et al. Molecular and clinical characteristics in 46 families affected with Peutz-Jeghers syndrome. Dig Dis Sci 2007;52:1924–1933.

Moline J, Eng C. Multiple endocrine neoplasia type 2: an overview. Genet Med 2011;13:755–764.

Moreira L, Balaguer F, Lindor N, et al. Identification of Lynch syndrome among patients with colorectal cancer. JAMA 2012;308:1555–1565.

Murff HJ, Spigel DR, Syngal S. Does this patient have a family history of cancer? An evidence-based analysis of the accuracy of family cancer history. JAMA 2004;292:1480–1489.

O'Daniel JM, Lee K. Whole-genome and whole-exome sequencing in hereditary cancer: impact on genetic testing and counseling. Cancer J 2012;18(4):287-292.

Oliveira C, Senz J, Kaurah P, et al. Germline CDH1 deletions in hereditary diffuse gastric cancer families. Hum Mol Genet 2009;18:1545–1555.

Palma MD, Domchek SM, Stopfer J, et al. The relative contribution of point mutations and genomic rearrangements in BRCA1 and BRCA2 in high-risk breast cancer families. Cancer Res 2008;68:7006–7014.

Resta RG. Defining and redefining the scope and goals of genetic counseling. Am J Med Genet C Semin Med Genet 2006;142C:269–275.

Riley BD, Culver JO, Skrzynia C, et al. Essential elements of genetic cancer risk assessment, counseling, and testing: updated recommendations of the National Society of Genetic Counselors. J Genet Counsel 2012;21:151–161.

Stratton MR, Rahman N. The emerging landscape of breast cancer susceptibility. Nat Genet 2008;40:17–22.

Task F, Resta R, Biesecker BB, et al. National Society of Genetic Counselors' Definition. A new definition of genetic counseling: national society of genetic counselors' task force report. J Genet Counsel 2006;15:77–83.

Vasen HF, Watson P, Mecklin JP, et al. New clinical criteria for hereditary nonpolyposis colorectal cancer (HNPCC, Lynch syndrome) proposed by the International Collaborative group on HNPCC. Gastroenterology 1999;116:1453–1456.

Villani A, Tabori U, Schiffman J, et al. Biochemical and imaging surveillance in germline TP53 mutation carriers with Li-Fraumeni syndrome: a prospective observational study. Lancet Oncol 2011;12:559–567.

Volikos E, Robinson J, Aittomaki K, et al. LKB1 exonic and whole gene deletions are a common cause of Peutz-Jeghers syndrome. J Med Genet 2006;43:e18.

Walsh T, Casadei S, Coats KH, et al. Spectrum of mutations in BRCA1, BRCA2, CHEK2, and TP53 in families at high risk of breast cancer. JAMA 2006;295:1379–1388.

Ziogas A, Anton-Culver H. Validation of family history data in cancer family registries. Am J Prev Med 2003;24:190–198.

Ziogas A, Horick NK, Kinney AY, et al. Clinically relevant changes in family history of cancer over time. JAMA 2011;306:172–178.

Cuidados Paliativos em Oncologia
Anna Roshal

"Os melhores cuidados possíveis não param com os tratamentos excelentes da doença; eles incluem a preocupação com o conforto físico, as emoções e o bem-estar espiritual das pessoas." Ira Byock, The Best Care Possible.

I. INTRODUÇÃO. O foco dos cuidados paliativos é alcançar a melhor qualidade de vida possível (QOL) para os pacientes e seus cuidadores em qualquer estágio de uma doença séria. Sua característica é uma abordagem interdisciplinar abrangente, baseada em equipe, enfatizando a colaboração e coordenação de cuidados com outros prestadores de serviços e em diferentes contextos. De acordo com a definição mais recente da WHO, "cuidados paliativos são uma abordagem que melhora a qualidade de vida dos pacientes e suas famílias que enfrentam problemas associados à doença potencialmente fatal, por meio de prevenção e alívio do sofrimento pela identificação precoce e avaliação impecável, assim como tratamento da dor e outros problemas, físicos, psicossociais e espirituais."

II. HISTÓRIA DOS CUIDADOS PALIATIVOS. O conceito mais amplo de cuidados paliativos começou com o estabelecimento do movimento de *hospice*. O termo "*hospice*" (com a mesma raiz linguística de "hospitalidade") pode ser rastreado até os tempos medievais, quando era referido como um lugar de abrigo e repouso para viajantes cansados ou doentes em longa jornada. A denominação foi aplicada pela primeira vez aos cuidados especializados para pacientes terminais pela assistente social e médica Dame Cicely Saunders, que em 1948 iniciou seu trabalho com esses pacientes em estado crítico e, eventualmente, criou o primeiro *hospice* moderno, o St. Christophers Hospice, em Londres em 1967.

O primeiro *hospice* americano foi aberto em 1974 em New Haven, Connecticut. Em 1979, a National Hospice Organization foi formada nos Estados Unidos, e em 1982, a Health Care Finance Administration estabeleceu o Medicare Hospice Benefit (MHB). Embora inicialmente os cuidados paliativos de um *hospice* geralmente eram prestados em instituições especializadas, hoje a maior parte desses cuidados, nos Estados Unidos, é prestada em casa. Os cuidados paliativos de *hospice* também são disponibilizados em *hospice* residenciais semelhantes a lares, em casas de repouso, instalações de vida assistida, instituições de veteranos, hospitais e prisões. No entanto, nos Estados Unidos, a disponibilidade de cuidados paliativos de *hospice* geralmente é limitada por sua estrutura de pagamentos (pagamentos *per capita*) e critérios de elegibilidade, que geralmente permitem que os pacientes recebam tais cuidados no decorrer de tratamentos prolongados ou modificadores de uma doença.

Os cuidados paliativos se originaram dentro do movimento de *hospice* e compartilham sua filosofia a partir de um modelo baseado em equipes interdisciplinares com ênfase no sentido de que os desejos e objetivos do paciente e da família sejam reconhecidos e respeitados. Os primeiros programas de cuidados paliativos com base hospitalar nos EUA começou no final dos anos 1980 em algumas poucas instituições, como a Cleveland Clinic e Medical College of Wisconsin. Desde então, tem havido um acentuado aumento dos programas de cuidados paliativos baseados em hospital – com números que agora ultrapassam 1.500 – assim como os recentes desenvolvimentos nos cuidados paliativos em base domiciliar e estabelecimento de centros ambulatoriais. Em 2001, com o suporte da Robert Wood Johnson Foundation, os líderes dos cuidados paliativos nos Estados Unidos reuniram-se para discutir a padronização desses cuidados em diferentes contextos com o objetivo de melhorar a qualidade. A fim de facilitar a discussão, formou-se o National Consensus Project, que se tornou uma força-tarefa em 2003, sob a estrutura organizacional da Coalition of Hospice and Palliative Care, que inclui a American Academy of Hospice e Palliative Medicine (AAHPM), o Center to Advance Palliative Care (CAPC), a Hospice e Palliative Nurses Association (HPNA) e o National Palliative Care Research Center (NPCRC). A certificação Advanced Palliative Care Certification para os hospitais foi oferecida pela primeira vez pela Joint Commission em 2011, para promover altos padrões de qualidade e

474 | Capítulo 44

adesão às diretrizes publicadas. Para refletir a perícia e treinamento especializados necessários para a prática dos cuidados paliativos, o American Board of Medical Specialties (ABMS) aprovou a criação de Hospice and Palliative Medicine (HPM) como uma subespecialidade de 10 juntas participantes. Como resultado dessa aprovação, o primeiro exame reconhecido pela ABMS foi administrado em 2008. Existem atualmente quase 200 associações de HPM nos Estados Unidos, e a especialidade está crescendo rapidamente. Apesar desse crescimento, muitas fontes projetam severa escassez de médicos de HPM nos próximos anos, ressaltando a necessidade de uma educação mais ampla de outros especialistas, incluindo oncologistas, assim como médicos de cuidados primários, e prestadores de serviços de nível médio em habilidade de cuidados paliativos básicos.

III. PRINCÍPIOS ESSENCIAIS DOS CUIDADOS PALIATIVOS. De acordo com o National Consensus Project, os seguintes traços caracterizam a filosofia e prestação dos cuidados paliativos:

A. Os cuidados são prestados e os serviços são coordenados por uma equipe interdisciplinar que consiste em médicos, enfermeiros, assistentes sociais, sacerdotes, e podem também incluir farmacêuticos, psicólogos, fisioterapeutas, nutricionistas, assim como outros especialistas de apoio para atender às necessidades físicas, psicossociais e espirituais do paciente e da família.

B. Pacientes, famílias e prestadores de cuidados paliativos e não paliativos comunicam-se e colaboram para as necessidades assistenciais.

C. Os serviços são prestados concomitantes com, ou independentemente dos, cuidados curativos ou de prolongamento da vida.

D. As esperanças dos pacientes e famílias de ter paz e dignidade são apoiadas no decorrer da enfermidade, durante o processo de óbito e após o óbito.

Como o *hospice*, os cuidados paliativos têm por objetivo aliviar o sofrimento em suas muitas formas e melhorar a QOL, mas são aplicáveis a uma população muito mais ampla de pacientes, incluindo aqueles que convivem com pacientes com afecções progressivas, condições crônicas (ou seja, AIDS, doenças cardiovasculares, demência, condições neurodegenerativas, doenças metabólicas renais ou disfunção do rim e malignidade avançada), e as enfermidades agudas e lesões, com risco de vida (ou seja, trauma grave, admissão em unidade de cuidados intensivos [ICU], ou leucemia aguda) quando a doença por si só ou seus tratamentos representam desafios significativos à QOL e ao bem-estar do paciente e da família.

IV. RACIONAL PARA OS CUIDADOS PALIATIVOS EM ONCOLOGIA. Apesar dos múltiplos avanços em oncologia nos últimos anos e décadas, pacientes e cuidadores ainda arcam com significativos ônus físicos, psicológicos, espirituais e financeiros enquanto lidam com o câncer e seus tratamentos. Por exemplo, em uma grande revisão sistemática recente, incluindo mais de 25.000 pacientes com cânceres incuráveis, englobado tumores sólidos e malignidades hematológicas, a dor estava presente em 71%, sintomas gastrintestinais (náusea, vômito ou constipação) em 20% a 37%, dispneia em 35%, fadiga em 74%, depressão do humor em 39%, e ansiedade em 24% (*J Pain Symptom Manage* 2007;34:94). Esses sintomas têm efeito negativo significativo sobre a QOL e são associados a um pior estado de desempenho funcional ECOG. Infelizmente, o tratamento e o controle adequado dos sintomas continuam a ser um desafio, mesmo para os pacientes com malignidades em estágio inicial e os sobreviventes do câncer. Uma pesquisa de referência, publicada em um estudo recente de 3.123 pacientes ambulatoriais com cânceres de mama, colorretal, pulmão ou próstata, revelou que 33% ainda estavam recebendo tratamentos analgésicos inadequados (*J Clin Oncol* 2012;30:1980). A dor raramente ocorre de forma isolada, e a maioria dos pacientes experimenta uma variedade de sintomas que tendem a ocorrer em um momento similar, um fenômeno que consiste em sintomas agrupados e recentemente acrescentado (*J Pain Symptom Manage* 2011;42:1). Os cuidadores familiares dos pacientes com câncer avançado também experimentam significativa morbidade como resultado de seu papel. Além de reduzir a carga de sintomas e melhorar a QOL dos pacientes com câncer e de seus cuidadores, os clínicos de cuidados paliativos podem ajudar a fazer uma ponte de comunicação sobre a lacuna que circunda a informação prognóstica e a documentar os desejos e diretivas antecipadas de vontade do paciente. Embora a maioria dos pacientes com câncer avançado e os membros de sua família relatem seu desejo realista de e informação oportuna sobre a natureza incurável ou terminal de sua doença, os dados disponíveis apoiam o fato de que uma grande proporção deles só receba essa informação em fase muito avançada da trajetória da doença (*J Clin Oncol* 2010;28:4364). As razões para esse atraso incluem a natureza difícil dessas

Cuidados Paliativos em Oncologia | 475

discussões, pressão do tempo, falta de treinamento, incertezas prognósticas e efeito negativo percebido nos pacientes e nas famílias. Infelizmente, essa falta de comunicação leva à maior utilização dos recursos no final da vida, aumento dos custos dos cuidados, e, mais importante, menos tempo de convívio com a família e os amigos (*JAMA* 2008;299:2667).

V. BASE DE EVIDÊNCIA PARA OS MODELOS DE CUIDADOS PALIATIVOS DO CÂNCER

A. **Serviço de consulta para paciente internado.** Pesquisadores do MD Anderson Cancer Center descreveram características clínicas e resultados da equipe interdisciplinar móvel de consulta paliativa no ambiente de um centro abrangente de câncer. Eles demonstraram que 28% dos pacientes avaliados por uma equipe de consulta mostraram melhora dos sintomas dentro de 24 horas, e 38% dentro de 72 horas após a consulta inicial. A equipe de consulta descobriu em média oito sintomas por paciente, com mais frequência dor, delírio e efeitos colaterais de opioides, como sedação excessiva, confusão e constipação (*J Palliat Med* 2007;10:948). Em um estudo controlado multicêntrico, randomizado, da equipe de consulta de cuidados paliativos para pacientes internados *versus* cuidados hospitalares usuais para pacientes internados com doença limitadora da vida, incluindo 27% dos pacientes com câncer, ocorreu redução das permanências em ICUs, diminuição nas readmissões hospitalares e um maior número de pacientes que completaram as diretivas avançadas de vontade no grupo de cuidados paliativos, embora não tenham ocorrido diferenças nos sintomas ou nas medidas de QOL (*J Palliat Med* 2008;11:180).

B. **Educação e intervenções de apoio ao paciente ambulatorial.** Os projetos ENABLE e ENABLE II (Education, Nurture, Advise, Before Life Ends) investigaram uma intervenção de apoio e educacional orientada por enfermeira em pacientes com câncer avançado em um centro rural abrangente de tratamento do câncer designado pelo National Cancer Institute – NCI (*Palliat Support Care* 2009;7:75). Tanto o projeto de demonstração quanto o estudo-controle randomizado, comparados aos cuidados oncológicos usuais, combinavam sessões pessoais com acompanhamento telefônico (*Palliat Support Care* 2009;7:75). Enfermeiros de prática avançada avaliaram os pacientes utilizando o termômetro do desconforto do National Comprehensive Cancer Network (NCCN) e ofereceram recursos direcionados e solução de problemas com base nas áreas de desconforto identificadas. Além disso, com permissão participativa, os enfermeiros contataram sua equipe clínica a respeito de questões que exigem atenção imediata. Foi permitido aos pacientes do grupo de cuidados usuais o acesso irrestrito a todos os serviços oncológicos e de suporte disponíveis na instituição. Os pacientes que receberam intervenção tinham escores mais altos de QOL ($p = 0,02$) e menor incidência de depressão ($p = 0,02$). A intensidade dos sintomas não se alterou significativamente, embora fosse notada uma tendência à menor intensidade ($p = 0,06$). A intervenção não afetou as hospitalizações, as visitas à sala de emergência ou os dias passados na ICU. As limitações do estudo incluíram a falta de contato pessoal e a intensidade relativamente baixa de sintomas basais referida em ambos os grupos de pacientes. Um estudo randomizado de uma intervenção educacional inovadora, COPE (Criatividade, Otimismo, Planejamento e Informação Especializada), administrada tanto aos pacientes inscritos simultaneamente nas fases I, II e III, e estudos clínicos oncológicos terapêuticos, como aos seus cuidadores, foi conduzido no centro para câncer City of Hope (*J Palliat Med* 2011;14:465). Similar ao modelo FINABLE, essa intervenção focou-se em expressão e solução de problemas orientada em torno de fontes comuns de desconforto, incluindo desconfortos físicos, psicológicos, sociais e espirituais. Pacientes e cuidadores em um ramo da intervenção participaram juntos de três sessões educacionais, dirigidas por instrutores treinados, durante o seu primeiro mês de inscrição no estudo clínico, seguido por um período de acompanhamento de 6 meses. O ramo-controle recebeu cuidados oncológicos usuais. A medida primária dos resultados foi a QOL global para os pacientes e os cuidadores. Os resultados indicaram uma taxa significativamente mais lenta de declínio na QOL para os cuidadores do ramo da intervenção, mas nenhuma diferença nas medidas de QOL para os pacientes. As limitações desse estudo incluíram uma intervenção baseada em grupo, em vez de visitas individuais ao paciente e ao cuidador. Também não se mencionou, especificamente, como a informação adquirida na intervenção foi comunicada à equipe oncológica primária do paciente.

C. **Cuidados paliativos domiciliares.** Os pesquisadores do Kaiser Permanente Medical Group (*J Am Geriatr Soc* 2007;55:993) designaram pacientes com doença limitadora da vida e menos de um ano de sobrevida esperada, incluindo 47% dos pacientes com câncer, aos cui-

476 | Capítulo 44

dados usuais *versus* cuidados paliativos domiciliares, prestados pela equipe interdisciplinar, com os objetivos de melhorar o controle dos sintomas e a QOL geral. Os cuidados usuais consistiram em cuidados de saúde domiciliares, considerados apropriados pelos médicos do paciente e pelas diretrizes do Medicare, incluindo os serviços de *hospice* para os pacientes que preenchiam os critérios para tanto. Embora fosse modelado sobre os cuidados de *hospice*, o programa de intervenção não exigiu que os pacientes a renunciar aos tratamentos modificadores ou potencialmente curativos da doença, e permitiu a participação de pacientes com sobrevida estimada de 12 meses. Os médicos de cuidados paliativos envolvidos no programa tiveram um papel ativo na coordenação de cuidados com o médico de cuidados primários do paciente e cm especialistas no sentido de desenvolver e implementar um plano de tratamento. Os objetivos primários do estudo foram a satisfação com os cuidados, local da morte, utilização de serviços de cuidados agudos, e custos de cuidados gerais. Os pesquisadores foram capazes de demonstrar maior satisfação com cuidados em 30 e 90 dias após a inscrição ($p < 0,05$). Além disso, os pacientes que recebiam cuidados paliativos domiciliares utilizaram salas de emergência e cuidados hospitalares agudos a uma taxa significativamente mais baixa, resultando em redução geral de 33% no custo dos cuidados para os pacientes inscritos no ramo da intervenção *versus* cuidados usuais.

D. Clínica de cuidados paliativos iniciais integrada para paciente ambulatorial. Temel *et al.* (*N Engl J Med* 2010;363:733) conduziram um estudo randomizado inovador (randomização 1:1) de cuidados paliativos integrados aos cuidados oncológicos padrão *versus* cuidados oncológicos somente para pacientes com câncer de pulmão metastático de células não pequenas. Os pacientes foram inscritos dentro de 8 semanas do diagnóstico, e foram avaliados por equipe de cuidados paliativos dentro de 3 semanas da inscrição e pelo menos mensalmente em seguida. A análise da intenção de tratar incluiu 74 pacientes no ramo dos cuidados usuais, e 77 pacientes no ramo dos cuidados paliativos iniciais. Os pacientes na equipe de controle podem ser encaminhados à equipe de cuidados paliativos a critério do oncologista que realiza o tratamento, mas não passou para o grupo de cuidados paliativos integrados. A equipe de cuidados paliativos consistiu em médicos certificados pelo comitê e enfermeiros de prática avançada especialmente treinados. Foram prestados cuidados de acordo com as diretrizes do National Consensus Project for Quality' Palliative Care e incluíram avaliação e tratamento dos sintomas, discussões sobre o enfrentamento da doença pelo paciente e pela família, além de compreensão da doença e educação. Todos os pacientes eram ambulatoriais e tinham classificação ECOG PS 0-2 no início do estudo. O resultado primário era a modificação da QOL em 12 semanas determinada pela escala de medição funcional Functional Assessment of Cancer Therapy-Lung. Os pesquisadores também coletaram dados sobre mudanças de humor, e tipo de cuidados de final da vida recebidos (quimioterapia dentro de 14 dias da morte, bem como do uso e programação dos cuidados de *hospice*). Os pacientes que receberam cuidados paliativos iniciais tiveram QOL significativamente melhor ($p = 0,03$), escores mais baixos de depressão ($p = 0,01$), além de menor probabilidade de receber cuidados agressivos de final de vida ($p = 0,05$), e sua permanência média em *hospice* foi mais longa ($p = 0,09$, 11 *vs.* 4 dias), em comparação com o grupo de cuidados oncológicos padrão. Além disso, mais pacientes no ramo de cuidados paliativos iniciais tiveram preferências de ressuscitação documentadas no registro médico do ambulatório ($p = 0,05$). Em uma análise *post hoc* (subsequente), a sobrevida média geral foi significativamente mais longa para aqueles no ramo de cuidados concomitantes (11,6 meses vs. 8,9 meses, $p \sim 0,02$), apesar de menos pacientes estarem recebendo cuidados agressivos de final de vida. É digno de nota que, sendo permitida a consulta de cuidados paliativos em um grupo-controle a critério do oncologista, somente uma inexpressiva minoria de pacientes (14%) nesse grupo teve algum contato com a equipe de cuidados paliativos. O mecanismo exato pelo qual os cuidados paliativos iniciais levam a uma aparente melhora na sobrevida ainda não está claro. Uma análise adicional dos dados revelou que não houve significativa diferença entre os grupos no que se refere ao número total de regimes e ao momento de administração da quimioterapia de segunda ou terceira linha. No entanto, os pacientes no grupo de cuidados paliativos tinham menos probabilidade de receber quimioterapia IV nos 2 meses de vida, e qualquer quimioterapia nos últimos 14 dias (*J Clin Oncol* 2012;30:394). Com base nesse estudo e outros estudos clínicos randomizados, a American Society of Clinical Oncology publicou a "Provisional Clinical Opinion: the Integration of Palliative Care into Standard Oncology Care" em fevereiro de 2012 (*J Clin Oncol* 2012;30:880). Esta diz que: "é consenso do painel de especialistas que cuidados oncológicos padrão e cuidados paliativos combinados devam ser considerados pre-

Cuidados Paliativos em Oncologia | **477**

cocemente no curso da enfermidade para qualquer paciente com câncer metastático e/ou com alta carga de sintomas". Muir *et al.* publicaram sua experiência com um novo modelo de prestação de serviços, que consiste em embutir cuidados clínicos paliativos-piloto na atarefada e rápida clínica de prática oncológica particular de alto volume (*J Pain Symptom Manage* 2010;40:126). Não sendo este um estudo randomizado, os resultados pretendiam ser uma demonstração de viabilidade e benefício potencial. Nos primeiros dois anos dos serviços, 134 pacientes foram encaminhados para as consultas de cuidados paliativos. A distribuição do diagnóstico foi representativa da prática oncológica geral, incluindo 22% dos pacientes com câncer gastrintestinal, 17% com câncer de mama, 13% com câncer de pulmão e 13% com malignidades hematológicas. As consultas de cuidados paliativos resultaram em uma redução na carga de sintomas medida pelo sistema ESAS (Edmonton Symptom Assessment System) de 21% ao longo das múltiplas visitas. Os autores foram capazes de estimar que esse modelo de prestação de cuidados paliativos podia proporcionar substancial economia de tempo para a prática de oncologia (mais de 4 semanas durante 2 anos).

VI. CUIDADOS PALIATIVOS PRIMÁRIOS *VERSUS* CUIDADOS PALIATIVOS ESPECIALIZADOS. O reconhecimento das necessidades dos cuidados está crescendo, assim como a controvérsia sobre quem deve estar lidando com essas necessidades. Múltiplos modelos de cuidados paliativos especializados mostraram que estes melhoram os resultados, mas na realidade, pode não ser prático e também ser desnecessário que todos os pacientes, mesmo aqueles com câncer avançado, sejam assistidos por um especialista em cuidados paliativos, além de sua equipe oncológica. Portanto, além de certas habilidades paliativas primárias, como o tratamento básico da dor, náusea, outros sintomas, é preciso que habilidades básicas de comunicação e prognóstico sejam expressas pelos oncologistas. Outras habilidades mais complexas e que exigem treinamento especializado para sua aprendizagem e aplicação, como negociar uma difícil reunião com a família, lidar com o conforto persistente e tratar sintomas difíceis ou refratários, são adequadas para uma consulta ou tratamento em conjunto com um especialista/equipe de cuidados paliativos (*N Engl J Med* 2013;368:1173).

VII. BARREIRAS E ABORDAGENS POTENCIAIS À INTEGRAÇÃO DOS CUIDADOS PALIATIVOS À PRÁTICA DE ONCOLOGIA. Apesar dos significativos avanços na pesquisa e prática dos cuidados paliativos na década passada, permanecem significativas barreiras à integração destes aos cuidados do câncer ao longo da trajetória da doença e em diferentes situações em que essa assistência seja prestada. Existem muitas perguntas respondidas no que se refere à viabilidade de diferentes modelos, disponibilidade de cuidados primários e paliativos especializados, padronização das intervenções, seleção do paciente para consultas de cuidados paliativos, por exemplo em regime de internação e ambulatorial, assim como os modelos financeiros. Algumas dessas barreiras incluem o conhecimento e a atitude do médico em relação à sua capacidade de fazer o tratamento do sintoma e a percepção de que cuidados paliativos, *hospice* e cuidados de final da vida são todos a mesma coisa.

VIII. *HOSPICE*
A. Critérios de elegibilidade. Sob o Medicare, Medicaid e a maioria dos planos de seguro particulares, um paciente é elegível para *hospice* se o seu médico e o diretor médico do *hospice* certificarem que ele é um doente em estado terminal e que tem 6 meses ou menos de vida. O paciente e os cuidadores devem estar de acordo com a filosofia do *hospice*. Ou seja, devem concordar que o foco está em tratar os sintomas da doença sem o uso de medidas para prolongar a vida. O paciente precisa ter um cuidador por 24 horas ou que esteja disposto a apresentar um plano em conjunto com a equipe d *hospice* para cuidados por 24 horas. O paciente pode contratar os serviços particulares de cuidados de enfermagem 24 horas, entrar em uma instituição de cuidados prolongados, combinar com amigos ou a família o estabelecimento de turnos na própria casa do paciente, ou morar com um membro da família. O paciente não terá de assinar um pedido de Não Ressuscite (DNR) para estar em um *hospice*. É seu direito escolher o *hospice* e ainda permanecer em regime de interferência médica no caso de parada respiratória ou cardíaca. Os pacientes podem decidir mudar esse regime, após iniciar o *hospice*. Para elegibilidade dos pacientes com diagnóstico de câncer ao *hospice* no Medicare é preciso que a doença tenha metástase distante à apresentação desses pacientes, ou que a doença tenha progredido do estágio metastático inicial, ou que o enfermo se recuse a mais tratamento da doença. Um paciente é elegível para *hospice* se tiver um diagnóstico certo de câncer sem evidência de metástase. Isto inclui o câncer de pulmão de células pequenas, o câncer cerebral

478 | Capítulo 44

e o câncer pancreático. Os pacientes podem permanecer em *hospice* por mais de 180 dias (6 meses) desde que sejam ainda atendidos os critérios para *hospice* e seja promovido pela equipe de *hospice* um encontro pessoal com um médico ou enfermeiro.

B. Fundos. O custo de *hospice* nos EUA é coberto por um MHB específico (Benefício de *Hospice* do Medicare). A maioria das companhias de seguros particulares e o Medicaid oferecem um benefício similar. Quando um paciente sinaliza para MHB, ele está escolhendo a Parte A de seu Medicare (benefício hospitalar) designado a um *hospice* certificado pelo Medicare ("Agência Certificada pelo Medicare" ou "MCA"). O *hospice* é, então, responsável pelo plano de cuidados do paciente e não pode cobrar os serviços do paciente. O Uma MCA recebe uma taxa de diária do Medicare que cobre todas as medicações para dor e tratamento dos sintomas, equipamento e suprimentos médicos duráveis, cuidados de enfermagem, serviços sociais, visitas de sacerdotes e outros serviços necessários. A taxa diária atual é de cerca de U$160 ao dia.

O MHB não cobre a prestação de serviços particulares de enfermagem ou o custo do quarto em uma casa de repouso. Se o paciente for duplamente elegível para o Medicare (assistência a idosos) e Medicaid (assistência a indivíduos de baixa renda), o *hospice* é custeado pelo Medicare e o quarto e as refeições são cobertos pelo Medicaid. Se o paciente for elegível somente para o Medicare, a família deve pagar com recursos próprios pelo quarto e refeições em uma casa de repouso. O MHB proporciona quatro níveis de cuidados aos pacientes de *hospice*:

1. **Cuidados domiciliares (*home care*) de rotina.** Serviços de *hospice* prestados ao paciente em casa ou em uma casa de repouso.

2. **Cuidados temporários a paciente internado.** Admissão em regime de internação a curto prazo (geralmente limitado a cinco dias) para promover o bem-estar do cuidador. Em razão do estresse físico e psicológico, bem como da pressão sofrida nos cuidados por 24 horas do membro da família, os cuidados temporários são essenciais. Podem ser por alguns dias ou o paciente poderá ser transferido para uma instalação do ambiente hospitalar.

3. **Tratamento de sintoma em paciente internado.** Internação do paciente ou medidas paliativas mais intensivas. Tais internações devem ser indicadas no caso de dor intensa, ataques epilépticos intratáveis, hemorragia incontrolável e náusea/vômito intratável devido à obstrução gastrintestinal. Antes da admissão, o diretor médico, o médico primário, o paciente e a família discutem a finalidade da hospitalização. O *hospice* é ainda responsável pelo plano de cuidados e precisa estar envolvido diariamente e em todos os níveis de tomada de decisão em colaboração com a equipe de internação do paciente.

   O MHB limita a quantidade de tratamento ativo que um paciente pode receber e seu tempo de permanência em *hospice*. O médico primário do paciente deve discutir com o programa de *hospice,* caso a caso, os tipos de serviços que podem ser prestados a um determinado paciente sem desqualificá-lo do *hospice*. Algumas medidas, como a hidratação intravenosa, transfusões de sangue, alimentações com tubo, paracentese e toracocentese, podem ser apropriadas para paliação, mas devem primeiro ser aprovadas pelo diretor médico de *hospice*.

4. **Assistência ao luto.** Um serviço muito importante para as famílias e cuidadores em *hospice* é a assistência ao luto. Esses serviços são prestados por programas de *hospice* por, pelo menos, um ano após a morte dos pacientes. São prestados por uma equipe especialmente treinada. Dependendo do *hospice,* esse serviço pode ser prestado por um enfermeiro, assistente social, sacerdote ou voluntários com treinamento especial. Os serviços de assistência ao luto incluem correspondência periódica, telefonemas e visitas domiciliares. Alguns *hospices* oferecem grupos de apoio ao luto, e alguns serviços religiosos anuais. Se a família necessitar de serviços adicionais de aconselhamento, o *hospice* pode optar por prestar serviços estendidos ou encaminhá-la para outros recursos na comunidade.

LEITURA SUGERIDA

Teunissen SC, Wesker W, Kruitwagen C, *et al.* Symptom prevalence in patients with incurable cancer: a systematic review. *J Pain Symptom Manage* 2007;34:94–104.

Fisch MJ, Lee JW, Weiss M, *et al.* Prospective, observational study of pain and analgesic prescribing in medical oncology outpatients with breast, colorectal, lung, or prostate cancer. *J Clin Oncol* 2012;30:1980–1988.

Laird BJ, Scott AC, Colvin LA, *et al.* Pain, depression and fatigue as a symptom cluster in advanced cancer *J Pain Symptom Manage* 2011;42:1–11.

Keating NL, Beth Landrum M, Arora NK, *et al.* Cancer patients' roles in treatment decisions: do characteristics of the decision influence roles? *J Clin Oncol* 2010;28:4364–4370.

Harrington SE, Smith TJ. The role of chemotherapy at the end of life: "when is enough, enough?" *JAMA* 2008;299:2667–2678.

Temel JS, Greer JP, Muzikansky A, *et al.* Early palliative care for patients with metastatic non-small-cell lung cancer. *N Engl J Med* 2010;363:733–742.

Cessação do Tabagismo e Aconselhamento

Aaron Abramovitz • Mario Castro

I. INTRODUÇÃO. Os produtos do tabaco são a causa número um de morbidade e mortalidade preveníveis nos Estados Unidos. Estima-se que 500.000 pessoas morrem a cada ano de doença relacionada com o tabaco. Em 2012, 22% dos adultos e 6,6% das crianças de 12 a 17 anos de idade eram fumantes. Em 1965, ano de referência do Surgeon General Report sobre o tabaco, a taxa de tabagismo em adultos era de 42%. Essa diminuição nas taxas se deve aos esforços nas esferas política, médica e privada para educar a população sobre os riscos do tabagismo. A conscientização pública sobre os riscos do tabaco para a saúde, em 2012, era vista em 69% dos fumantes diários interessados em parar de fumar e em 43% dos fumantes diários que haviam feito pelo menos uma tentativa de parar no ano anterior.

II. DIRETRIZES PRÁTICAS PARA CESSAÇÃO DO TABAGISMO. O U.S. Department of Health e Human Services publicou diretrizes práticas atualizadas referentes à cessação do tabagismo em 2008. O relatório completo está disponível em www.surgeongeneral.gov/tabaco. As recomendações serão resumidas aqui. As duas perguntas-chave a fazer a todo paciente são: "Você fuma?" e "Deseja parar de fumar?" Em seguida, o clínico pode aplicar as seguintes diretrizes:
  A. A dependência do tabaco é uma doença crônica que geralmente requer intervenções repetidas e múltiplas tentativas de parar.
  B. Os clínicos e os sistemas de prestação de serviços de saúde devem documentar o estado de tabagismo e tratar cada usuário de tabaco atendido no ambiente de cuidados de saúde.
  C. O breve tratamento da dependência de tabaco é eficaz.
  D. Aconselhamento e medicação são eficazes quando usados por si sós para tratar a dependência de tabaco. A combinação de aconselhamento e medicação é mais eficaz do que cada um isoladamente.
  E. Os tratamentos de dependência de tabaco são eficazes clinicamente e muito econômicos em relação às intervenções para outros distúrbios clínicos. A provisão de cobertura de seguro para esses tratamentos aumenta os custos da cessação do tabagismo.

III. ACONSELHAMENTO/MODIFICAÇÃO DO COMPORTAMENTO NA CESSAÇÃO DO TABAGISMO. Um modelo de aconselhamento para a cessação do tabagismo em consultório, chamado de "Os Cinco As" (Tabela 45-1), é apresentado nas diretrizes práticas para a cessação do tabagismo. Este modelo foi desenvolvido para fornecer uma estratégia para introduzir fumantes em uma sessão de aconselhamento com duração inferior a 10 minutos, ao mesmo tempo que abre uma porta no sentido de dar informações mais detalhadas sobre como parar de fumar.

É importante adotar uma abordagem prática à cessação do tabagismo a fim de fornecer a cada paciente uma gama completa de informações. Os pacientes devem ser aconselhados a identificar os gatilhos do comportamento tabagista, como as dicas ao fumante (p. ex., após uma refeição ou enquanto dirige), ingestão de álcool e estar cercado por outros fumantes. É útil discutir as habilidades de enfrentamento, como evitar os gatilhos, fazer modificações no estilo de vida para reduzir o estresse e limitar o acesso aos cigarros. Além disso, informações sobre a idade pulmonar da pessoa com base na função pulmonar e o declínio esperado dessa função, caso continue a fumar, tem ajudado a aumentar os índices de cessação do tabagismo (Fig. 45-1). Discutir a duração e a natureza dos sintomas de abstinência do tabaco pode ajudar a motivar e preparar o paciente a parar de fumar.

Para os pacientes que não estão dispostos a fazer uma tentativa de parar de fumar, podem ser empregadas estratégias de entrevista motivacional para lhe dar mais informações sobre tal tentativa. De uma maneira não confrontacional, explore como é relevante para o paciente, em termos pessoais, a cessação do tabagismo (p. ex., ter filhos em casa ou o custo). Discuta brevemente os riscos do tabagismo e as gratificações com a cessação (p. ex., sentir-se melhor e o melhor desempenho em atividades físicas). Se o paciente for resistente aos esforços de aconselhamento, volte a abordar o tema tabaco na próxima visita clínica. Forneça a cada paciente, no Brasil, o número

Cessação do Tabagismo e Aconselhamento | 481

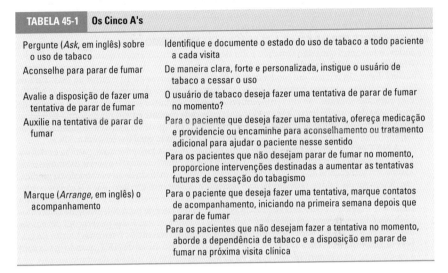

TABELA 45-1	Os Cinco A's
Pergunte (*Ask*, em inglês) sobre o uso de tabaco	Identifique e documente o estado do uso de tabaco a todo paciente a cada visita
Aconselhe para parar de fumar	De maneira clara, forte e personalizada, instigue o usuário de tabaco a cessar o uso
Avalie a disposição de fazer uma tentativa de parar de fumar	O usuário de tabaco deseja fazer uma tentativa de parar de fumar no momento?
Auxilie na tentativa de parar de fumar	Para o paciente que deseja fazer uma tentativa, ofereça medicação e providencie ou encaminhe para aconselhamento ou tratamento adicional para ajudar o paciente nesse sentido
	Para os pacientes que não desejam parar de fumar no momento, proporcione intervenções destinadas a aumentar as tentativas futuras de cessação do tabagismo
Marque (*Arrange*, em inglês) o acompanhamento	Para o paciente que deseja fazer uma tentativa, marque contatos de acompanhamento, iniciando na primeira semana depois que parar de fumar
	Para os pacientes que não desejam fazer a tentativa no momento, aborde a dependência de tabaco e a disposição em parar de fumar na próxima visita clínica

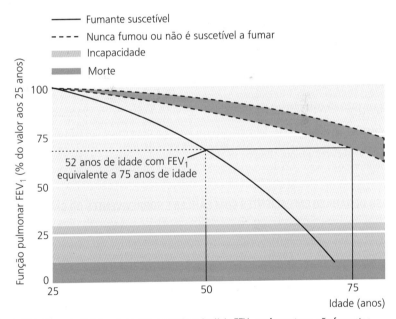

Figura 45-1. Curva de Fletcher-Peto descrevendo o declínio FEV_1 em fumantes e não fumantes. Reproduzida de *BMJ*: Parkes G, Greenhalgh T, Griffin M, *et al.* Effect on quit rate of telling patients their lung age. *BMJ* 2008;336:598. Adaptada de BMJ: Fletcher C, Peto R. The natural history of COPD. *BMJ* 1977;1:1645-1648.

482 | Capítulo 45

de telefone 136, do Disque Saúde, através do qual ele terá contato com o Programa Nacional de Controle do Tabagismo, desenvolvido pelo INCA.

IV. MEDICAÇÕES PARA AJUDAR A CESSAÇÃO DO TABAGISMO. Deve-se oferecer medicação a todos os fumantes que estão tentando parar de fumar medicação, exceto quando contraindicado. Medicações de primeira linha incluem os produtos de reposição de nicotina, buproprina e vareniclina. Estas são eficazes em moderar os fumantes compulsivos (> 10 cigarros ao dia). Para os fumantes leves podem ser prescritas doses mais baixas de terapia de reposição de nicotina (NRT), e as pacientes grávidas devem ser incentivadas a parar de fumar sem medicação. A escolha de medicação de primeira linha deve ser discutida com cada paciente e prescrita de forma individual em conjunto com a modificação de comportamento. A NRT pode ser usada em combinação com buproprina ou vareniclina. A Tabela 45-2 apresenta uma visão geral das terapias médicas.

A NRT está disponível em forma de goma de mascar, inalador, *spray* nasal, pastilha e adesivo. Essas medicações destinam-se a reduzir o desejo por nicotina (*craving*) e a aliviar os sintomas de abstinência fornecendo dose regular de nicotina. O custo e o método de administração da medicação devem ser discutidos, pois isto ajuda o paciente a decidir qual produto usar. Os efeitos colaterais comuns incluem irritação no local de administração, que é referida pela maioria dos pacientes como leve e melhora no decorrer do uso. A NRT não é um fator de risco independente de eventos cardiovasculares, mesmo em pacientes com doença cardiovascular. Essas medicações devem ser usadas com cuidado em pacientes com infarto do miocárdio recente (< 2 semanas), arritmias graves e angina instável. A eficácia da cessação do tabagismo em 6 meses de NRT, quando usada com a modificação do comportamento, é de 19 a 27%, dependendo do método de administração.

Buproprina de liberação contínua deve ser administrada 2 semanas antes da data de cessação do tabagismo. A dose é 150 mg ao dia por 3 dias e em seguida 150 mg 2 vezes ao dia. Essa medicação é um inibidor da recaptação de dopamina e norepinefrina. A buproprina trabalha para reduzir o *craving* e aliviar os sintomas da abstinência, como ansiedade, dificuldade em se concentrar e alteração de humor. É contraindicada em pacientes com convulsões ou transtornos alimentares. Os e-feitos colaterais comuns incluem boca seca e insônia. A eficácia da cessação do tabagismo em 6 meses de buproprina, quando usada com modificação comportamental, é de 24%.

Vareniclina deve ser administrada 1 semana antes da data de cessação. A dose é 0,5 mg por 3 dias, depois 0,5 mg 2 vezes ao dia por 4 dias, e então 1 mg 2 vezes ao dia. Essa medicação é um agonista e antagonista parcial do receptor nicotínico e age para reduzir o *craving*, aliviar os sintomas de abstinência, além de bloquear os efeitos agradáveis do tabagismo. A dose deve ser reduzida em pacientes com depuração de creatinina inferior a 30 mL/min ou no caso de experimentarem efeitos colaterais. Os efeitos colaterais incluem náusea, constipação e sonhos vívidos. Uma advertência de "caixa preta" foi publicada em 2009 em decorrência dos relatos pós-*marketing* sobre o aumento de depressão e ações suicidas em pacientes que tomavam vareniclina. É importante estabelecer qualquer história de doença psiquiátrica antes de iniciar essa medicação e monitorar o paciente para detectar alterações do humor e do comportamento durante a terapia. A eficácia da cessação do tabagismo em 6 meses de vareniclina, quando usada com modificação do comportamento, é de 33%.

V. USO DE TABACO EM PACIENTES COM CÂNCER E SOBREVIVENTES DO CÂNCER. Muitos pacientes eram fumantes quando do diagnóstico de câncer e continuaram a usar tabaco durante o tratamento e a sobrevivência. Além da dependência de nicotina, os esforços para parar de fumar podem ser dificultados por depressão, niilismo e aumento do estresse associados ao diagnóstico de câncer. É importante aconselhar esse grupo de pacientes sobre os riscos contínuos do uso de tabaco. Nos pacientes com câncer, o uso de tabaco contribui para a mortalidade de todas as causas, pode reduzir a eficácia da quimioterapia, e criar um fenótipo tumoral mais agressivo.

A mortalidade de todas as causas em pacientes com câncer foi avaliada em no relatório Surgeon General Report de 2014 sobre o tabaco. O risco relativo (RR) da mortalidade de todas as causas foi de 1,22 em ex-fumantes e de 1,51 em fumantes atuais, quando comparados com os controles que nunca fumaram. Em geral, esses estudos mostraram um aumento na mortalidade de todas as causas e relacionadas ao câncer em pacientes com câncer que são fumantes, quando comparados com os pacientes não fumantes. Observou-se a evidência de uma relação dose-resposta entre o número de cigarros fumados e a mortalidade relacionada com o câncer.

O RR de recorrência de câncer primário foi de 1,15 em ex-fumantes e de 1,42 em fumantes atuais. O uso de tabaco também mostrou que aumenta o risco de desenvolver um segundo câncer primário associado ao tabagismo (pulmão, cabeça e pescoço, esofágico e de bexiga).

TABELA 45-2	Sumário de Terapia Médica Disponível para Cessação de Tabagismo				
Medicação	**Dose efetiva**	**Mecanismo**	**Efeitos colaterais**	**Contraindicações**	**Abstinência em 6 meses**
NRT (*nicorette, nicoderm, commit lozenge*)	Disponível em goma de mascar, adesivo, pastilha, *spray* nasal e inalador	Reduz o *craving* por nicotina fornecendo uma dose regular de nicotina	Irritação no local da administração	Use com cautela em pacientes com infarto do miocárdio (MI) recente, arritmia, angina instável	Goma de mascar 19% Adesivo 24–27% Pastilha 24% *Spray* 27% Inalador 25%
Bupropiona (Zyban, Wellbutrin)	150 mg BID	Inibidor da recaptação de dopamina e norepinefrina; alivia sintomas de abstinência	Boca seca, insônia	Não use em pacientes com convulsões ou transtornos alimentares	24%
Vareniclina (Chantix)	1 mg BID	Agonista/antagonista parcial de receptor nicotínico; reduz o *craving* e bloqueia os efeitos agradáveis do fumo	Náusea, constipação, sonhos vívidos. Monitore quanto a alterações do humor	Use com cuidado em pacientes com doenças psiquiátricas	33%

Adaptada de Fiore MC, Jaén CR, Baker TB, *et al. Treating Tobacco Use and Dependence: 2008 Update. Clinical Practice Guideline.* Rockville, MD: U.S. Department ot Health e Human Services. Public Health Service, 2008. BID, 2 vezes ao dia.

484 | Capítulo 45

VI. CONCLUSÃO. A cessação do tabagismo é um importante objetivo para todos os pacientes e uma das mais importantes ações com a qual o clínico pode auxiliar seus pacientes. Dados do Surgeon General Report ligam fortemente o uso contínuo de tabaco a piores resultados nos pacientes com câncer e nos sobreviventes. Aconselhamento, modificação do comportamento e medicações disponíveis para tratar a dependência de tabaco são eficazes e custo-efetivas. O aconselhamento deve ser oferecido a todo paciente que fume e a medicação a todo aquele que deseje fazer uma tentativa de parar de fumar. Esses esforços ajudarão muitos pacientes que fumam a conseguir a abstinência sustentada e a melhorar a morbidade e mortalidade relacionada com o câncer.

LEITURA SUGERIDA

Aubin HJ, Luquiens A, Berlin I. Pharmacotherapy for smoking cessation: pharmacological principles and clinical practice. *Br J Clin Pharmacol* 2014;77:324.

Fiore MC, Jaén CR, Baker TB, *et al. Treating Tobacco Use and Dependence: 2008 Update. Clinical Practice Guideline.* Rockville, MD: U.S. Department of Health and Human Services. Public Health Service, 2008.

Parkes G, Greenhalgh T, Griffin M, *et al.* Effect on quit rate of telling patients their lung age. *BMJ* 2008;336:598.

U.S. Department of Health and Human Services. *The Health Consequences of Smoking—50 Years of Progress: A Report of the Surgeon General,* 2014. Rockville, MD: Office of the Surgeon General; 2014.

Warren GW, Kasza KA, Reid ME, *et al.* Smoking at diagnosis and survival in cancer patients. *Int J Cancer* 2013;132:401.

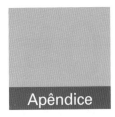

Apêndice

Ajustes de Dose de Agentes Quimioterápicos Comumente Usados na Insuficiência Hepática e Renal

B. Peters

INTRODUÇÃO

A decisão clínica de quimioterapia com ajuste de dose geralmente é baseada em múltiplos fatores relacionados com o paciente. Esses fatores incluem, mas não se limitam a, idade do paciente, tratamentos anteriores, estado de desempenho, comorbidades, parâmetros hematológicos, função neurológica e função renal e/ou hepática comprometidas.

A excreção renal e a excreção biliar representam vias comuns para a eliminação de muitos fármacos usados com muita frequência. Se essas duas vias de excreção se tornarem comprometidas, aumenta o risco de diminuição da depuração de certas drogas quimioterápicas. Essa depuração diminuída pode-se manifestar como maior toxicidade para o paciente ou piorar o comprometimento da função renal ou hepática. Desse modo, na presença de função renal ou hepática diminuída, podem existir recomendações para modificar a dosagem de várias drogas quimioterápicas. Embora algumas recomendações sejam bem estabelecidas, outras não são, e podem ser encontradas variações por toda a literatura publicada. As Tabelas 1 e 2 destinam-se a servir como diretrizes para o emprego de modificações da dose, quando existe comprometimento renal ou hepático no paciente submetido à quimioterapia. As recomendações listadas são baseadas em terapia com agente único e não levam em consideração terapia combinada (de combinação). Se o paciente estiver recebendo quimioterapia combinada, o clínico deverá considerar os potenciais efeitos aditivos. As diretrizes para a diálise de drogas quimioterápicas ou a dosagem durante a diálise não estão incluídas nas tabelas. O julgamento clínico e a avaliação do paciente junto com as modificações de dose recomendadas devem ditar a decisão final para qualquer modificação de dose. As tabelas não fornecem uma lista completa de recomendações, e o leitor é advertido a sempre consultar as informações prescritas para o respectivo fármaco antes de fazer qualquer tratamento ou tomar qualquer decisão de ajuste de dosagem.

486 | Apêndice

TABELA 1 — Recomendações para Ajustes de Dose de Agentes Quimioterápicos Comumente Usados em Pacientes com Disfunção Renal

Fármaco	Modificação de dose (% de redução)	Depuração de creatinina (CrCl)	Creatinina sérica (SCr)	Proteinúria
Acetato de goserelina	Nenhuma			
Aldesleucina	Mantenha a dose		> 4,5 mg/dL	
Alentuzumabe	Nenhuma			
Amifostina	Nenhuma			
Azacitidina	Mantenha a dose		SCr ou ureia (BUN) elevada	
Bendamustina	Mantenha a dose	< 40 mL/min		
Bevacizumabe	Mantenha a dose			Se for grave
Bleomicina	25%	10–50 mL/min		
Bleomicina	50%	< 10 mL/min		
Bortezomibe	Nenhuma			
Brentuximabe	Tenha cuidado			
Cabazitaxel	Tenha cuidado	< 30 mL/min		
Carboplatina	Dose AUC (área baixo da curva) baseada na CrCl			
Carfilzomibe	Mantenha a dose	$\geq 2 \times$ basal		
Carmustina	Mantenha a dose	< 60 mL/min		
Cetuximabe	Nenhuma			
Ciclofosfamida	25%	10–50 mL/min		
Ciclofosfamida	50%	< 10 mL/min		
Cisplatina	50%	30–60 mL/min		
Cisplatina	Mantenha a dose	< 30 mL/min		
Citarabina	Tenha cuidado			
Cladribina	Tenha cuidado			
Clofarabina	Mantenha a dose		Para elevação de grau 3	
Dacarbazina	Tenha cuidado			
Dactinomicina	Nenhuma			
Daunorrubicina	50%			
Decitabina	Tenha cuidado		SCr > 3 mg/dL	
Denileukin diftitox	Tenha cuidado			
Docetaxel	Nenhuma			
Doxorrubicina	25%	≤ 10 mL/min		
Doxorrubicina lipossomal	25%	≤ 10 mL/min		
Epirrubicina	Tenha cuidado			
Eribulina	1,1 mg/m^2	30–50 mL/min		
Estreptozocina	Mantenha a dose	< 60 mL/min		
Etoposida	25%	10–50 mL/min		
Etoposida	50%	< 10 mL/min		
Floxuridina	Nenhuma			
Fludarabina	Tenha cuidado			
5-Fluorouracil	Nenhuma			
Fosfato de etoposida	50%	< 10 mL/min		
Fosfato de etoposida	25%	10–50 mL/min		

Ajustes de Dose de Agentes Quimioterápicos Comumente Usados na Insuficiência Hepática ... | 487

TABELA 1 Recomendações para Ajustes de Dose de Agentes Quimioterápicos Comumente Usados em Pacientes com Disfunção Renal (*Cont.*)

Fármaco	Modificação de dose (% de redução)	Depuração de creatinina (CrCl)	Creatinina sérica (SCr)	Proteinúria
Fulvestrant	Nenhuma			
Fármaco	Modificação de dose (% de redução)	Depuração de creatinina (CrCl)	Creatinina sérica (SCr)	Proteinúria
Gencitabina	Tenha cuidado			
Gentuzumabe	Nenhuma			
Idarrubicina	Tenha cuidado			
Ifosfamida	25–50%		SCr = 2,1–3 mg/dL	
Ifosfamida	Mantenha a dose		SCr > 3 mg/dL	
Ipilumumabe	Nenhuma			
Irinotecano	Nenhuma			
Ixabepilona	Tenha cuidado			
L-asparaginase	Mantenh a dose	< 60 mL/min		
Mecloretamina	Nenhuma			
Melfalana	15%	≤ 60 mL/min		
Melfalana	25%	≤ 45 mL/min		
Melfalana	30%	≤ 30 mL/min		
Mesna	Nenhuma			
Metotrexato	Mantenha a dose	< 10 mL/min		
Metotrexato	50%	10–50 mL/min		
Mitomicina	Mantenha a dose		SCr > 1,7 mg/dL	
Mitomicina	25%	< 10 mL/min		
Mitoxantrona	Nenhuma			
Nelarabina	Tenha cuidado	< 50 mL/min		
Oxaliplatina	Nenhuma			
Paclitaxel	Nenhuma			
Paclitaxel-proteína ligada	Nenhuma			
Panitumumabe	Nenhuma			
Pegaspargase	Nenhuma			
Pemetrexed	Ajuste/mantenha a dose	< 45 mL/min		
Pentostatina	Ajuste a dose	30–60 mL/min		
Pertuzumabe	Nenhuma	Se ≥ 30 mL/min		
Rituximabe	Nenhuma			
Sipuleucel-T	Nenhuma			
Tensirolimo	Nenhuma			
Tiotepa	Monitore cuidadosamente			
Topotecano	50%	20–39 mL/min		
Trastuzumabe	Nenhuma	< 20 mL/min		
Trióxido de arsênico	Tenha cuidado			
Valrubicina	Nenhuma			
Vimblastina	Nenhuma			
Vincristina	Nenhuma			
Vincristina lipossomal	Nenhuma			
Vinorelbina	Nenhuma			
Ziv-afibercept	Mantenha a dose			≥ 2 Gm/24 h

488 | Apêndice

| TABELA 2 | Recomendações para Ajustes de Dose de Agentes Quimioterápicos Comumente Usados em Pacientes com Disfunção Hepática |

Fármaco	Modificação de dose (% de redução)	Bilirrubina (mg/dL)	Transaminase glutâmico-oxalacética sérica (SGOT) (mg/dL)	Fosfatase alcalina	Aspartato transaminase ou alanina transaminase (AST ou ALT)
Acetato de goserelina	Nenhuma				
Aldesleucina	Mantenha a dose se houver insuficiência hepática				
Alentuzumabe	Nenhuma				
Amifostina	Nenhuma				
Azacitidina	Monitore bioquímica hepática				
Bendamustina	Tenha cuidado				
Bendamustina	Mantenha	1,5–3 × ULN			2,5–10 ULN (limite superior do normal)
Bevacizumabe	Nenhuma				
Bleomicina	Nenhuma				
Bortezomibe	Tenha cuidado				
Brentuximabe	Tenha cuidado				
Bussulfano	Nenhuma				
Cabazitaxel	Tenha cuidado				
Carboplatina	Nenhuma				
Carfilzomibe	Mantenha a dose	Grau 3/4 ↑	Grau 3/4 ↑		Grau 3/4 ↑
Carmustina	Tenha cuidado				
Cetuximabe	Nenhuma				
Ciclofosfamida	25%	3–5	> 180		
Ciclofosfamida	Mantenha a dose	> 5			
Cisplatina	Nenhuma				
Citarabina	Tenha cuidado				
Cladribina	Nenhuma				
Clofarabina	Mantenha a dose	Grau 3/4 ↑			
Dacarbazina	Tenha cuidado				
Dactinomicina	50%	> 3%			
Daunorrubicina	Mantenha a dose	> 5			
Daunorrubicina	25%	1,2–3	60–80		
Daunorrubicina	50%	> 3	> 180		
Decitabina	Tenha cuidado				
Denileukin diftitox	Tenha cuidado				

Ajustes de Dose de Agentes Quimioterápicos Comumente Usados na Insuficiência Hepática ... | **489**

TABELA 2	Recomendações para Ajustes de Dose de Agentes Quimioterápicos Comumente Usados em Pacientes com Disfunção Hepática (*Cont.*)				
Fármaco	Modificação de dose (% de redução)	Bilirrubina (mg/dL)	Transaminase glutâmico-oxalacética sérica (SGOT) (mg/dL)	Fosfatase alcalina	Aspartato transaminase ou alanina transaminase (AST ou ALT)
Docetaxel	Mantenha a dose	> 1,5%	> 60	> 2,5 × ULN	
Doxorrubicina	50%	1,2–3	60–80		
Doxorrubicina	Mantenha a dose	> 5			
Doxorrubicina	75%	3,1–5	> 180		
Doxorrubicina lipossamal	75%	3,1–5			
Doxorrubicina lipossamal	50%	1,2–3			
Doxorrubicina lipossomal	Mantenha a dose	> 5			
Epirrubicina	75%	> 3	> 4 × ULN		
Epirrubicina	50%	1,2–3	2–4 × ULN		
Eribulina	Reduza a dose				
Estreptozocina	Tenha cuidado				
Etoposida	50%	1,5–3	60–180		
Etoposida	Mantenha a dose	> 3	> 180		
Floxuridina	Tenha cuidado				
Fludarabina	Nenhuma				
5-Fluorouracil	Mantenha a dose	> 5			
Fosfato de etoposida	Mantenha a dose	> 3	> 180		
Fosfato de etoposida	50%	1,5–3	60–180		
Fulvestrant	Nenhuma				
Gencitabina	Nenhuma				
Gentuzumabe	Nenhuma				
Idarrubicina	50%	3,1–5	> 180		
Idarrubicina	25%	1,5–3	60–180		
Idarrubicina	Mantenha a dose	> 5			
Ifosfamida	Tenha cudiado				
Ipilumumabe	Tenha cuidado				
Irinotecano	Mantenha a dose	> 2	> 3 × ULN		
Ixabepilona	↓ a dose em 20–50%				
L-asparaginase	Tenha cuidado				
Mecloretamina	Nenhuma				
Melfalana	Tenha cuidado				
Mesna	Nenhuma				

(Continua)

490 | Apêndice

TABELA 2 Recomendações para Ajustes de Dose de Agentes Quimioterápicos Comumente Usados em Pacientes com Disfunção Hepática (*Cont.*)

Fármaco	Modificação de dose (% de redução)	Bilirrubina (mg/dL)	Transaminase glutâmico-oxalacética sérica (SGOT) (mg/dL)	Fosfatase alcalina	Aspartato transaminase ou alanina transaminase (AST ou ALT)
Metotrexato	Mantenha a dose	> 5			
Metotrexato	25%	3,1–5	> 180		
Mitomicina	Nenhuma				
Mitoxantrona	25%	> 3			
Nelarabina	Tenha cuidado				
Oxaliplatina	Nenhuma				
Paclitaxel	Mantenha a dose	> 5	> 180 ou 1,5 × ULN		
Paclitaxel-proteína ligada	Mantenha a dose	> 5 × ULN			> 10 × ULN
Panitumumabe	Nenhuma				
Pegaspargase	Nenhuma				
Pemetrexed	Tenha cuidado				
Pentostatina	Nenhuma				
Pertuzumabe	Nenhuma				
Rituximabe	Nenhuma				
Sipuleucel-T	Nenhuma				
Tensirolimo	Mantenha a dose	> 1,5 × ULN			
Tiotepa	Monitore cuidadosamente				
Topotecano	Nenhuma				
Trastuzumabe	Nenhuma				
Trióxido de arsênico	Nenhuma				
Valrubicina	Nenhuma				
Vimblastina	50%	> 3	> 180		
Vincristina	Mantenha a dose	> 3	> 180		
Vincristina	50%	1,5–3	60–180		
Vincristina lipossomal	Monitore cuidadosamente				
Vinorelbina	75%	3,1–5			
Vinorelbina	Mantenha a dose	> 5			
Vinorelbina	50%	2,1–3			
Ziv-afibercept	Nenhuma				

ALT, alanina transaminase; AST, aspartato transaminase; AUC, área abaixo da curva; BUN, nitrogênio ureico; CrCl, clearance de creatinina; SCr, creatinina sérica; SGOT, transaminase glutâmico-oxalacética.

Índice Remissivo

Entradas acompanhadas por um *f* ou *t* itálico indicam figuras e tabelas, respectivamente.

A

AASLD (Associação Americana para o Estudo de Doenças Hepáticas), 197
Abiraterona
  na dor óssea, 439
Ablação
  modalidades de, 31
  crioterapia, 31
  IRE, 32
  por micro-ondas, 32
  RFA, 32
  tumoral, 438
ABO
  incompatibilidade de, 97
ABVD (Ádriamicina, Bleomicina, Vimblastina, Dacarbazina), 264
ACC (Carcinoma Adrenocortical), 355
ACCP (Colégio Americano de Médicos Torácicos), 391
ACD (Ácido Citrato Dextrose), 14
Acesso
  vascular, 35
    cateterização venosa central, 35
    cateteres arteriais, 35
Acetaminofeno, 428
Aconselhamento Genético em oncologia, 461-471
Adamantinoma
  patologia, 334
ADCC (Citotoxicidade Celular Dependente de Anticorpo), 59
Adcetris®
  administração, 77
  dose, 77
    aprovada pelo FDA, 77
    modificação da, 77
  fornecimento, 77
  farmacologia, 77
  mecanismo, 77
  metabolismo, 77

indicação, 77
  aprovada pelo FDA, 77
toxicidade, 77
  comum, 77
  ocasional, 77
  rara, 77
Adenocarcinoma(s), 137
  gástrico, 184, 185
  localizado, 184
  metastático, 185
  terapia, 184
Adjuvante(s)
  analgésicos, 435
ADLs (Atividades da Vida Diária), 384
Afatinibe, 64
  administração, 65
Aférese
  citaférese, 25
  plasmaférese, 425
Afinitor®
  administração, 73
  dose, 73
    aprovada pelo FDA, 73
    modificação da, 73
  fornecimento, 73
  farmacologia, 73
  mecanismo, 73
  metabolismo, 73
  indicações, 73
    aprovadas pelo FDA, 73
  toxicidade, 73
    comum, 73
    ocasional, 73
    rara, 73
AGC (Células Glandulares Atípicas), 253
Agente(s)
  de direcionamento, 85
  duplo, 85
  diversos, 436
  como analgésicos adjuvantes, 436
  anestésicos locais, 436
  CBD, 436

corticosteróides
  sistêmicos, 436
  relaxantes
    musculares, 436
Agente(s) Quimioterápico(s)
  ajuste de dose de, 485-491
    na disfunção, 486*t*-491*t*
      hepática, 488*t*-491*t*
      renal, 486*t*-487*t*
    na insuficiência, 485-491
      renal, 485-491
      hepática, 485-491
Agulha
  grossa, 25
    biópsia com, 25
aGVHD (Doença Aguda do Enxerto *versus* Hospedeiro), 95
AICC (Comitê Conjunto Americano sobre o Câncer), 197
AIDS (Síndrome da Imunodeficiência Adquirida)
  malignidades
    associadas à, 365-383
    BL, 371
    carcinomas anais, 376
    cuidados gerais do paciente, 365
    anemia, 367
    estudos diagnósticos, 365
    gerais, 365
    HAART, 365
    neutropenia, 367
    profilaxia de OIs, 367
    trombocitopenia, 367
    DLBCL, 368
    HL, 375
    KS, 378
    outras malignidades, 382
    cânceres, 382
    cervicais, 382
    de pulmão, 382
    do lábio, 382
    peniano, 383
    HCC, 382

492 | Índice Remissivo

outros, 383
PCNSL, 372
PELs, 374
AIS (Adenocarcinoma
Endocervical *in situ*), 253
AJCC (Comissão
Conjunta Americana
sobre Câncer), 180, 188
Albumina
fatores que aumentam a, 454*t*
fatores que diminuem a, 454*t*
Alemtuzumabe, 74
administração, 75
Alimentação
enteral, 36, 457
tubos de, 36
de gastrostomia, 36
de jejunostomia, 36
ALK (Quinase de Linfoma
Anaplásico)
direcionamento da fusão, 63
ALL (Leucemia Linfoblástica
Aguda), 275, 280
CSFs e, 399
prognóstico, 289
terapia, 289
ALL (Leucemia Linfocítica
Aguda), 60
alo-HCT (Transplante Alógeno
de Células
Hematopoiéticas), 90
Alvo Molecular
terapia para, 58-81
em oncologia, 60
direcionamento, 63, 65,
67, 73
da fusão ALK, 63
de EGFR, 63
para HER2, 65
para mTOR, 73
para VEGF, 67
inibição da tirosina
quinase, 60, 70, 74
BCR-ABL, 60
de Bruton, 74
Raf, 70
histórico, 58
inibidores da tirosina
quinase, 58
MAbs, 59
outros alvos, 74
CTLA-4 alvo, 80

inibição, 78, 79
de histona
deacetilase, 79
de proteassoma, 78
MAb, 74, 76
conjugados, 76
não conjugados, 74
radioimuno
conjugados, 77
Amiloidose
apresentação, 320
objetiva, 320
subjetiva, 320
epidemiologia, 321
e sobrevida, 321
exames diagnósticos, 320
fisiopatologia, 321
terapia, 321
direções futuras, 321
em alta dose, 321
transplante autólogo, 321
pacientes
não elegíveis, 321
AML (Leucemia Mielógena
Aguda), 60, 101, 277, 280
Amputado(s)
na quimioterapia citotóxica, 56
cálculo da dose, 56
Analgésico(s)
administração espinal de, 437
anestésicos locais, 437
clonidina, 437
opioides, 437
sistêmicos, 428
adjuvantes, 435
agentes diversos, 436
anticonvulsivantes, 435
antidepressivos, 435
escala da WHO, 428
não opióides, 428, 429*t*
acetaminofeno, 428
aspirina, 428
salicilatos não
acetilados, 428
NSAIDs, 429
opioides, 430
controle dos efeitos
colaterais, 431*t*
específicos, 432
limitações do uso, 430
princípios gerais para
uso, 430
rodízio do, 435

Análise
da RNAi, 22
das modificações, 22
epigenéticas, 22
Anestésico(s)
locais, 436, 437
como analgésicos
adjuvantes, 436
espinais, 437
no tratamento
da dor, 437
câncer resistente, 437
Angiossarcoma
características clínicas, 328
patológicas, 328
Ann Arbor
sistema de, 263*t*, 272*t*
de estadiamento, 263*t*, 272*t*
HL, 263*t*
NHL, 272*t*
Anticoagulação
para VTE, 394, 395
de longa duração, 394
duração da, 395
em pacientes
oncológicos, 395
trombose apesar da, 395
Anticonvulsivante(s)
como analgésico
adjuvante, 435
Anticorpo(s)
anti-CTLA-4, 84
anti-PD-1/PD-L1, 84
terapias baseadas em, 83
check point imunológico, 84
bloqueio de, 84
Antidepressivo(s)
como analgésico
adjuvante, 435
Antioxidante(s)
comuns, 458*t*
APL (Leucemia Promielocítica
Aguda), 280
Arzerra, 75
administração, 76
AS (Vigilância Ativa), 220
ASCCP (*American Society for
Colposcopy and Cervical
Pathology*), 252
ASC-H (Alterações
Espinocelulares Atípicas que
não permitem exclusão de
HSIL), 253

Índice Remissivo | 493

ASCO (Sociedade Americana de Oncologia Clínica), 203, 390
ASCUS (Alterações Espinocelulares Atípicas de Significado Indeterminado), 253
A.S.P.E.N.
  fórmulas de gasto de energia, 456
Aspiração, 130
Aspirina, 428
Astrocitoma(s)
  pilocíticos, 115
ATP (Adenosina Trifosfato), 58
AUC (Área-Alvo Sob a Curva), 56
Aumento
  vertebral, 437
  no tratamento da dor, 437
  câncer resistente, 437
Auto-hCT (Transplante Autólogo de Células Hematopoiéticas), 90
Avaliação
  de lesão de massa intracraniana, 111
    abordagem geral para, 111
    apresentação, 111
    tratamento, 111
Avaliação Nutricional
  antropométrica, 453
  do estado de proteína, 453
  do paciente, 453
    exame, 453
    história, 453
  parâmetros de, 455*t*
  sinopse dos, 455*t*
Avastin®
  administração, 69
Axitinibe, 67
  administração, 68

B

BCC (Carcinoma de Células Basais)
  contexto, 348
BCR-ABL
  tirosina quinase, 60
  inibição da, 60
BED (Dose Biologicamente Equivalente), 42
BER (Reparo de Excisão de Base), 3
  defeituoso, 4

Bevacizumabe
  administração, 69
Bexiga
  câncer de, 212-215
    acompanhamento, 215
    apresentação, 212
      objetiva, 212
      subjetiva, 212
    doença, 213, 214
      metastática, 214
      músculo-invasiva, 213
    exames, 212
    estadiamento, 212
    patologia e, 212
    não músculo-invasivo, 212
    pano de fundo, 215
    epidemiologia, 215
    fatores de risco, 215
Bifosfanato(s)
  na dor óssea, 439
Bioestatística
  aplicada à oncologia, 103-109
    aprendizagem estatística, 108
    dados, 105, 106
    criar inferências sobre os, 106
    examinar os, 105
    medição com erro, 104
    modelar as relações, 107
    predição, 108
    probabilidade, 103
    breve introdução à, 103
Biologia
  do câncer, 1-10
    alvos de mutações oncogênicas, 6
      genes individuais, 6
      vias extracelulares, 8
      vias intracelulares, 6
    DNA, 1
      fontes de danos ao, 1
      reparos de, 3
      tipos de alterações do, 2
    genoma do câncer, 9
    e medicina personalizada, 9
    oncogênese molecular básica, 1-10
    reguladores epigenéticos, 9
    vírus, 5
Biópsia
  aberta, 25
  excisional, 25

  incisional, 25
  com agulha grossa, 25
  cutânea, 25
  com *punch*, 25
BL (Linfomas tipo Burkitt), 275
  associados à AIDS, 371
Bloqueio Neural
  neurolítico, 438
  do plexo, 438
    celíaco, 438
    hipogástrico, 438
Bloqueio
  de *check point* imunológico, 84
    agentes, 85
    de direcionamento duplo, 85
    anticorpos, 84
    anti-CTLA-4, 84
    anti-PD-1/PD-L1, 84
Bortezomibe
  administração, 78
Bosulif®
  administração, 61
Bosutinibe
  administração, 61
Brentuximabe
  vedotina, 77
Bruton
  tirosina quinase de, 74
  inibição da, 74
BSA (Área Padronizada do Corpo de Referência), 55
Buprenorfina, 434

C

Cabeça e Pescoço
  câncer de, 126-139
    abordagem ao paciente, 126
    cavidade oral, 131
    orofaringe, 132
    laringe, 133
    hipofaringe, 133
    nasofaringe, 136
    tumores menos comuns de, 137
      da cavidade nasal, 138
      das glândulas salivares, 137
      dos seios paranasais, 138
    primário desconhecido, 138
    massa no pescoço, 138
    tratamento do pescoço, 139
    histórico, 126
    fatores de risco, 126
    SCCHN, 126

494 | Índice Remissivo

lábios, 131
resumo da terapia para, 126
complicações, 130
da doença, 130
do tratamento, 130
considerações gerais, 126
de estádio inicial, 127
doença localmente
avançada, 127
não metastática, 127
doença metastática, 129
recorrente, 129
local, 129
regional, 129
Calvert
fórmula de, 56
de cálculo da dose, 56
CAM (Terapias
Complementares e
Alternativas)
no tratamento da dor, 437
câncer resistente, 437
Campath®
administração, 75
Câncer(es)
aconselhamento
genético no, 462f
processo de, 462f
anal, 195
associados à AIDS, 382
cervicais, 382
de pulmão, 382
do lábio, 382
peniano, 383
biologia do, 1-10
alvos de mutações
oncogênicas, 6
genes individuais, 6
vias extracelulares, 8
vias intracelulares, 6
DNA, 1
fontes de danos ao, 1
reparos de, 3
tipos de alterações do, 2
genoma do, 9
e medicina
personalizada, 9
oncogênese molecular
básica, 1-10
reguladores epigenéticos, 9
vírus, 5
cervicais, 242-260
doença invasiva, 255

estadiamento, 256t
segundo a FIGO, 256t
neoplasia
da cérvix uterina, 251
lesões pré-invasivas, 251
colorretal, ver CRC
cuidados do idoso com,
384-387
biologia do, 384
CGA, 384, 385t
quimioterapia em, 386
predição de toxicidade
da, 386
resumo, 387
síndromes geriátricas, 387
guia prático
para tratar, 387
intervenções para, 387t
sobrevivência em, 387
tratamento de, 385
cirurgia, 385
radiação, 386
terapia sistêmica, 386
de bexiga, 212-215
de cabeça e pescoço, 126-139
abordagem ao paciente, 126
cavidade oral, 131
orofaringe, 132
laringe, 133
hipofaringe, 133
nasofaringe, 136
tumores
menos comuns de, 137
da cavidade nasal, 138
das glândulas
salivares, 137
dos seios paranasais, 138
primário desconhecido, 138
massa no pescoço, 138
tratamento do pescoço, 139
histórico, 126
fatores de risco, 126
SCCHN, 126
lábios, 131
resumo da terapia para, 126
complicações, 130
da doença, 130
do tratamento, 130
considerações gerais, 126
de estádio inicial, 127
doença localmente
avançada, 127
não metastática, 127
doença metastática, 129

recorrente, 129
local, 129
regional, 129
de mama, 151-169
de ovário, 235-241
carcinoma, 240
da tuba uterina, 240
de células germinativas, 240
epitelial, 235
apresentação clínica, 235
direções futuras, 240
doença, 237, 239
avançada, 237
recorrente, 239
epidemiologia, 235
etiologia, 235
síndromes, 235
familiares, 235
genéticas, 235
tratamento, 236, 237
cirúrgico, 236
pós-operatório, 237
tumores, 240
do estroma ovariano, 240
de pele, 338-351
não melanoma, 338-351
BCC, 348
MCC, 349
SCC, 347
de próstata, 216-224
de pulmão, 140-150
NSCLC, 140
SCLC, 147
de sítio primário
desconhecido, 359-364
e trombose, 389-396
CVC, 392
fatores de risco, 389
associados
ao paciente, 389
estágios, 389
momento relacionado
ao diagnóstico, 389
tipos de, 389
tratamento, 389
fisiopatologia, 389
VTE, 390
diagnóstico de, 393
e câncer oculto, 390
prevenção de, 391
tratamento de, 393
endometrial, 244
esofágico, 180-187

Índice Remissivo | 495

gástrico, 180-187
áreas de investigação, 187
complicações, 186
curso da doença, 186
epidemiologia, 187
exames, 183
patologia, 186
queixas, 183
objetivas, 183
subjetivas, 183
terapia, 184
adenocarcinoma, 184, 185
localizado, 184
metastático, 185
hepatobiliares, 197-201
colangiocarcinoma, 200
de vesícula biliar, 198
HCC, 197
hereditário, 465*t*
características da história
sugestivas de, 465*t*
familiar, 465*t*
pessoal, 465*t*
imunoterapia para, 82-88
definição, 82
modalidades
terapêuticas, 83
baseadas
em anticorpos, 83
citocinas, 83
com células adotivas, 86
vacinas, 85
virais oncolíticas, 88
sistema imune, 82, 88
adaptativo, 83
critérios de resposta
relacionados com, 88
inato, 82
pancreático, 202-205
avançado, 205*t*
linha de frente em, 205*t*
pâncreas, 202
fronteiriço, 203
localmente
avançado, 203
ressecável, 203
metastático, 204
principais ensaios em, 203*t*
adjuvantes, 203*t*
predisposição ao, 465
hereditária, 465
síndromes de, 465
rastreamento do, 444-451
de mama, 444

princípios gerais, 444
testicular, 450
triagem de, 446
cervical, 446
colorretal, 446
de próstata, 449
de pulmão, 448
outros, 450
ovariano, 450
renal, 207-211
terapia de, 24-37
princípios e prática
cirúrgica em, 24-37
acesso vascular, 35
doença recorrente, 30
emergências
oncológicas, 32
estadiamento, 25
metástases, 30
modalidades
de ablação, 31
papel dinâmico do
oncologista, 24
procedimentos
diagnósticos, 24
reconstrução, 31
tratamento cirúrgico, 27
tubos de alimentação
enteral, 36
terapia sistêmica de, 55-81
princípios de, 55-81
cálculo da dose, 55
para alvo molecular,
58-81
quimioterapia
citotóxica, 55-57
testicular, 226-234
tirosinas quinases no, 58
alterações funcionais de, 58
tratamento da dor do, 427, 436
continuum
de terapia para, 429*f*
ideal, 417*t*
barreiras ao, 427*t*
introdução ao, 427
resistente, 436
técnicas especiais
para, 436
uterinos, 242-260
neoplasia uterina, 242
câncer endometrial, 244
doença pré-maligna do
endométrio, 242
GTD, 248

sarcomas, 247
vaginais, 242-260
vulvares, 242-260
CAR (Receptor de Antígeno
Quimérico), 87
Carcinoma(s)
anais, 376
associados à AIDS, 376
cístico, 137
adenomatoide, 137
da paratireoide, 354
da tireoide, 352
da tuba uterina, 240
de células acínicas, 138
mucoepidermoides, 137
tímico, 174
Carfilzomibe
administração, 79
Cariótipo(s)
análise tradicional de, 15
Cateter (es)
arteriais, 35
de HAI, 35
Cavidade
nasal, 138
tumores da, 138
estesioneuroblastoma,
138
SCC, 138
SNUCs, 138
oral, 131
câncer na, 131
CBD (Canabinoides)
como analgésico adjuvante,
436
CBT (Terapias
Cognitivo-Comportamentais)
no tratamento da dor, 436
câncer resistente, 436
cDNA
(DNA Complementar), 19
CDR (Regiões Determinando
Complementaridade), 59
CEA (Antígeno
Carcinoembriogênico), 198, 391
Célula(s)
actínicas, 138
carcinomas de, 138
adotivas, 86
terapias com, 86
NK, 87
T, 86

496 | Índice Remissivo

epiteliais, 252*t*
  categorização de
    anomalias de, 252*t*
    sistema Bethesda de, 252*t*
  germinais, 124
    tumores de, 124
  germinativas, 231*t*, 240
    câncer(es) de, 231*t*, 240
    ovarianos, 240
    testicular, 231*t*
  gigantes, 334
    dos ossos, 334
    tumor ósseo de, 334
  plasmáticas, 313-324
    discrasias de, 313-324
    doença de cadeia
      pesada, 323
    HCDD, 323
    LCDD, 323
    leucemia de
      plasmócitos, 320
    MGUS, 319
    MM, 313
    plasmocitomas, 320
      extramedulares, 320
      ósseos solitários, 320
    amiloidose, 320
    síndrome
      de POEMS, 323
    SMM, 320
    WM, 321
Cérvix
  uterina, 251
    neoplasia da, 251
      câncer cervical, 255
      doença invasiva, 255
      lesões pré-invasivas, 251
Cetuximabe
  administração, 65
CGA (Avaliação Geriátrica
  Abrangente), 384
  domínios da, 385*t*
CGH (Hibridização Genômica
  Comparativa), 17
cGVHD (Doença
  do Enxerto *versus*
  Hospedeiro Crônica), 94
  diagnóstico, 101
  manifestações clínicas, 101
  tratamento, 101
CID (Coagulação Intravascular
  Disseminada), 410
CIN (Neoplasia Intraepitelial
  Cervical), 252

CIPN (Neuropatia Periférica
  Induzida por
  Quimioterapia), 440
Cirurgia(s)
  assistida, 30
  de laparoscopia, 30
  laparoscópica, 30
  de salvamento, 128
    após radiação química, 128
    definitiva, 128
  irradiação e, 53
  paliativa, 30
  primária, 127
    no câncer, 127
    de cabeça e pescoço, 127
Citaférese, 25
Citocina(s)
  de investigação, 83
  IL-2, 83
  interferon alfa, 83
Citogenética
  análise de microarranjo, 17
    baseado no número de
      cópias, 17
  cariótipos, 15
    análise tradicional de, 15
  FISH, 16
Citologia
  de FNA, 24
CLL (Leucemia Linfocítica
  Crônica), 297
  anomalias na, 305*t*
    citogenéticas, 305*t*
  apresentação clínica, 305
  características
    laboratoriais, 305
  complicações
    associadas, 308, 309*t*
    autoimunes, 308
    de recidivas, 310
    decisão de instituição, 309
  diagnóstico, 305
  epidemiologia, 304
  estadiamento, 306
    sistema de, 306*t*
  complicações
    infecciosas, 308
    inicial, 309
  patogênese, 304
  prognóstico, 306
    fatores, 307*t*
  transformação
    de Richter, 308

  tratamento, 309
    recorrente, 310
Clonidina
  espinal, 437
  no tratamento da dor, 437
    câncer resistente, 437
CML (Leucemia Mieloide
  Crônica), 59
  características, 298
    clínicas, 298
    laboratoriais, 298
  epidemiologia, 297
  história natural, 298
  patogênese, 297
  tratamento, 299
    em fase acelerada, 303
    e blástica, 303
    inibidores da tirosina
      quinase, 299
    de segunda geração, 299
    duração, 302
    exames diagnósticos
      iniciais, 301
    mesilato de imatinib, 299
    monitoramento na fase
      crônica, 301
    quimioterapia
      convencional, 302
    resistência
      ao imatinib, 299
    opções de transplante, 302
    alogênico de medula
      óssea, 303
    HCT alogênico, 302
CMT (Terapia de Modalidade
  Combinada), 264
CMV (Citomegalovírus)
  infecção por, 420
    e transfusão, 420
CNS (Sistema Nervoso
  Central), 25
Codeína, 434
Colangiocarcinoma
  apresentação, 200
Componente(s) Sanguíneo(s)
  com leucócitos reduzidos, 418*t*
  indicações para, 418*t*
Compressão
  da medula espinal, 35, 407
    intervenção cirúrgica na, 35
    peridural, 407
      exames diagnósticos, 409
      fisiopatologia, 407

Índice Remissivo | **497**

sinais, 407
sintomas, 407
Condicionamento
regimes de, 95
para HCT, 95
de intensidade
reduzida, 95, 96*t*
mieloablativo, 95, 96*t*
Condrossarcoma
patologia, 334
terapias para, 336
quimioterapia, 336
tumor primário, 336
tratamento do, 336
Contaminação
bacteriana, 420
transfusão e, 420
Corticosteroide(s)
sistêmicos, 436
como analgésico
adjuvante, 436
CRC (Câncer colorretal), 188-196
acompanhamento, 194
apresentação, 188
objetiva 188
subjetiva, 188
câncer anal, 195
complicações, 193
relacionadas, 193
com o câncer, 193
com o tratamento, 193
epidemiologia, 194
e rastreio, 194
estadiamento, 188
fatores prognósticos, 188
envolvimento
linfovascular, 189
grau do tumor, 188
localização do tumor. 189
marcadores
moleculares, 189
número de linfonodos
positivos, 189
subtipo histológico, 189
exames, 188
avaliação inicial, 188
patologia, 188
análise patológica, 188
dados adicionais, 188
princípios cirúrgicos, 188
fatores de risco, 194
FAP, 194
HNPCC, 194
IBD, 194

patogênese, 195
hipermetilação, 195
do fenótipo, 195
instabilidade, 195
cromossômica, 195
de microssatélites, 195
taxa de sobrevivência para, 189*t*
em 5 anos, 189*t*
tratamento, 189
de acordo com o estágio, 189
de cólon, 190, 191
doença metastática, 192
fígado-dominante, 192
somente no fígado, 192
metastático, 191, 192
retal, 192
terapia
de manutenção, 192
triagem do, 446
Crioterapia
ablação por, 31
Crizotinibe
administração, 63
CRT (Quimioterapia e Radiação
Concomitante), 127
CTC (Células Tumorais
Circulantes), 169
CTLA-4 (Antígeno-4
Citotóxico de Linfócitos T)
alvo, 80
CTLS (Síndrome de Lise
Tumoral Clínica), 406
CTV (Volume-Alvo Clínico), 50
Cuidado(s)
do idoso com câncer,
384-387
biologia do, 384
CGA, 384, 385*t*
quimioterapia em, 386
predição
de toxicidade da, 386
resumo, 387
síndromes geriátricas, 387
guia prático
para tratar, 387
intervenções para, 387*t*
sobrevivência, 387
tratamento, 385
cirurgia, 385
radiação, 386
terapia sistêmica, 386
Cuidado(s) Paliativo(s)
em oncologia, 473-478
história dos, 473

hospice, 477
critérios de
elegibilidade, 477
fundos, 478
integração à prática, 477
abordagens
potenciais à, 477
barreiras à, 477
modelos de, 475
base de evidência
para os, 475
primários, 477
versus especializados, 477
princípios essenciais dos, 474
racional para, 474
CUP (Carcinoma de sítio
Primário Desconhecido)
apresentação, 359
objetiva, 359
subjetiva, 359
contexto, 363
definição, 359
diagnóstico, 359
prognóstico, 362
terapia, 362
subgrupos favoráveis, 362
e tratamento, 362*t*
pacientes não
selecionados, 363
trabalho, 359
avaliação inicial, 359
imagem, 359
endoscopia, 360
patologia, 360
CVCs (Cateteres Venosos
Centrais), 389
e trombose, 392

D
Dabrafenibe
administração, 72
Dasatinibe, 61
administração, 62
DCIS (Carcinoma Ductal
in situ), 152
tratamento, 156
local, 156
Déficit(s) Energético(s)
diários, 457*t*
indivíduos com, 457*t*
considerações de
suporte nutricional
para, 457*t*
Denosumabe
na dor óssea, 439

498 | Índice Remissivo

DHAP (Dexametasona, Citarabina em dose alta e Cisplatina), 276
DHTRs (Reações Transfusionais Hemolíticas Tardias), 417
Diagnóstico Molecular, 11-22
  citogenética, 15
  análise de microarranjo, 17
  baseado no número de cópias, 17
  cariótipos, 15
  análise tradicional de, 15
  FISH, 16
  DNA, 19
  análise da sequência de, 19
  hibridização, 18
  de tecidos *in situ*, 18
  por *southern blot*, 18
  microarranjos, 21
  perfil de expressão de genes com base em, 21
  papel do, 11
  amostras, 11
  aspectos técnicos, 14
  vs. diagnósticos da verificação, 14
  verificação
  de gene único, 15
  vs. multigenes, 15
  PCR, 18
  técnicas emergentes, 21
DIC (Coagulação Intravascular Disseminada), 280
Direcionamento
  da fusão ALK, 63
  crizotinibe, 63
  Xalcori®, 63
  de EGFR, 63
  afatinibe, 64
  cetuximabe, 65
  Erbitux®, 65
  erlotinibe, 64
  Gilotrif®, 64
  panitumumabe, 65
  Tarceva®, 64
  Vectibix®, 65
  duplo, 85
  agentes de, 85
  para HER2, 65
  Herceptin®, 66
  lapatinibe, 66
  Perjeta®, 67
  pertuzumabe, 67
  trastuzumabe, 66

Tykerb®, 66
  para mTOR, 73
  Afinitor®, 73
  everolimus, 73
  temsirolimus, 73
  Torisel®, 73
  para VEGF, 67
  Avastin®, 69
  axitinibe, 67
  bevacizumabe, 69
  Inlyta®, 67
  pazopanibe, 68
  sunitinibe, 69
  Sutent®, 69
  Votrient®, 68
  Zaltrap®, 70
  ziv-aflibercept, 70
Discrasia(s)
  de células plasmáticas, 313-324
  amiloidose, 320
  doença
  de cadeia pesada, 323
  HCDD, 323
  LCDD, 323
  leucemia
  de plasmócitos, 320
  MGUS, 319
  MM, 313
  plasmocitomas, 320
  extramedulares, 320
  ósseos solitários, 320
  síndrome de POEMS, 323
  SMM, 320
  WM, 321
Disfunção
  hepática, 56, 488t-491t
  agentes quimioterápicos na, 488t-491t
  ajuste de dose de, 488t-491t
  na quimioterapia citotóxica, 56
  renal, 57, 486t-487t
  agentes quimioterápicos na, 486t-487t
  ajuste de dose de, 486t-487t
  na quimioterapia citotóxica, 57
Dissecção
  radical, 139, 440
  do pescoço, 139, 440
  síndrome
  de dor após, 440

DLBCL (Linfomas Difusos de Grandes Células B), 269, 274
  associados à AIDS, 368
  acompanhamento, 371
  antecedentes, 371
  apresentação clínica, 368
  complicações, 370
  estadiamento, 368
  exames diagnósticos, 368
  foco atual das pesquisas, 371
  terapia, 369
DLI (Infusão de Linfócitos de Doador), 87
DNA
  danos ao, 1
  fontes de, 1
  endógenas, 1
  exógenas, 1
  metilação de, 9
  reparos de, 3
  acoplado à transcrição, 3
  BER, 3
  de recombinação, 4
  defeituoso, 4
  dano ao DNA, 4
  direto, 3
  MMR, 4
  NER, 3
  síntese translesão, 4
  sequência de, 19
  análise da, 19
  tipos de alterações do, 2
  conversão de genes, 2
  deleções genéticas, 2
  curas, 2
  grosseiras, 2
  expansão de sequências, 3
  de repetição instáveis, 3
  inserções, 2
  inversões, 3
  mtDNA, 3
  dano ao, 3
  mutações do, 3
  recombinação ilegítima, 3
  substituição em um único par de bases, 2
  vírus de, 5
  hepadnavírus, 5
  herpes-vírus, 5
  papilomavírus, 5
  poliomavírus, 5
dNTPs (Trifosfatos de Desoxinucleotídeo), 18

Índice Remissivo | 499

Doador (es)
compatíveis, 90
irmãos, 90
MUD, 90
parentes, 91
haploidênticos, 91
não compatíveis, 91
seleção de, 91
para HCT, 91
tipagem de HLA, 91
Doença(s)
de cadeia pesada, 323
malignas, 306t
com linfócitos B
maduros, 306t
características
imunofenotípicas
de, 306t
pré-maligna, 242
do endométrio, 242
acompanhamento, 343
apresentação, 242
complicações, 243
estadiamento, 242
exames diagnósticos, 242
foco atual, 244
prognóstico, 242
terapia, 242
recorrente, 30
ressecção para, 30
local, 30
regional, 30
terminal, 438
sintomas da, 438
tratamento de, 438
Dor
controle da, 130
Dose
tempo de, 43
considerações de, 43
DRE (Exame
de Toque Retal), 217
DSBs (Quebras não Reparadas
de Filamentos Duplos), 4
Dubois e Dubois
fórmula de, 55
cálculo da dose, 55
DVH (Histograma de
Dose-Volume), 50
DVT (Trombose Venosa
Profunda), 390

E

BUS (Ultrassom
Endobrônquico), 26

EBV (Vírus
de Epstein-Barr), 5, 267
ED (Disfunção Erétil), 216
EDTA (Ácido
Etilenodiaminotetracético), 14
EGFR (Receptora do Fator de
Crescimento Epidérmico), 58
direcionamento de, 63
EGGCTs (Tumores
Extragonadais de Células
Germinativas), 227, 234
Emergência(s) Oncológica(s)
cardíacas, 410
SVC, 411
síndrome da, 411
tamponamento
cardíaco, 410
hematológicas, 409
leucostase, 409
intervenção cirúrgica para, 32
compressão da medula
espinal, 35
enterocolite
neutropênica, 33
hemorragia, 34
obstrução, 33, 34
biliar, 34
intestinal, 33
perfuração intestinal, 33
SVCS, 34
tamponamento
pericárdico, 34
tiflite, 33
metabólicas, 403
hipercalcemia, 403
SIADH, 407
TLS, 405
neurológicas, 407
compressão peridural, 407
da medula espinal, 407
EMR (Ressecção Endoscópica
da Mucosa), 182
Energia
necessidades
em adultos de, 455
estimando as, 455
avaliação da ingestão
nutricional, 456
de proteínas, 456
equação, 455
de Harris-Benedict, 455
de Mifflin-St Jeor, 455
Irent-Jones, 455

fórmula de gasto, 456
A.S.P.E.N., 456
Enterocolite
neutropênica, 33
intervenção cirurgica na, 33
Enxerto
de células hematopoiéticas, 97
infusões de, 97
Ependimoma
apresentação, 116
EPO (Eritropoietina)
dose recomendada, 400
efeitos adversos, 401
endógena, 400
indicações clínicas, 400
rHuEPO, 400
Equação
de Harris-Benedict, 455
de Mifflin-St Jeor, 455
Irent-Jones, 455
quadrática, 41
linear, 41
Erbitux®
administração, 65
ERCP (Colangiopancreatigrafia
Retrógrada Endoscópica), 198
Eritroleucoplaquia, 132
ERK (Quinase Extracelular
Relacionada com Sinal), 70
Erlotinibe
administração, 64
ESHAP (Etoposídeo,
Metilprednisolona
[Solu-Medrol], Citarabina
em dose alta, Cisplatina), 276
Esquema(s)
quimioterápicos, 231t,
251t, 265t
no câncer testicular, 231t
de células
germinativas, 231t
para AML, 285t
para GTN, 251t
persistente, 251t
para HL, 265t
Estadiamento
de câncer, 255
cervical, 255, 256t
segundo a FIGO, 256t
vaginal, 259, 260t
segundo a FIGO, 260t
de CLL, 306
sistemas de, 306t
de GTD, 249

500 | Índice Remissivo

de HL, 262, 263*t*
  sistema de, 263*t*
  de Ann Arbor, 263*t*
de leucemias, 280
  agudas, 280
de MM, 313, 314
  sistema de, 316*t*
  internacional, 316*t*
de NHL, 270, 272*t*
  sistema de, 272*t*
  de Ann Arbor, 272*t*
de sarcomas, 326, 328, 329*t*,
  333, 335*t*
de tecidos
  moles, 326, 328, 329*t*
  sistema do AJCC de,
  329*t*
  ósseos, 333, 335*t*
  sistema do AJCC de,
  335*t*
de WM, 322
do BCC, 349
do MCC, 350
do melanoma, 340
  maligno, 340
do SCC, 347
  da pele, 347
extensão da doença, 25
  determinando a, 25
  laparoscopia, 26
  laparotomia, 26
  linfadenectomia, 26
  mediastinoscopia, 25
  ressecação, 25
  possibilidade de, 25
segundo a FIGO, 236*t*, 245*t*,
  248*t*, 258*t*
  cirúrgico, 248*t*
  de sarcomas uterinos, 248*t*
  do câncer, 236*t*, 245*t*
  de ovário, 236*t*
  endometrial, 245*t*
  vulvar, 258*t*
SLNB, 26
Estesioneuroblastoma, 138
Estroma
  ovariano, 240
  tumores do, 240
EUS (Ultrassom
  Endoscópico), 26
EUS-FNA (Aspiração por
  Agulha Fina guiada por
  Ultrassom Endoscópico), 202

F

Everolimus
  administração, 73
Ewing
  sarcoma de, 334
  metastático, 336
  recorrente, 336
  patologia, 334
  terapia para, 336
  quimioterapia, 336

FAMMM (Melanoma Familiar
  Atípico com Moles
  Múltiplos), 205
FAP (Polipose Adenomatosa
  Familiar), 194
Farmacogenética, 21
Fator(es) de Crescimento
  em oncologia, 397-402
  apoio do, 397-402
  direções futuras, 402
  eritroide, 400
  megacariocítico, 401
  mieloide, 397
  plaquetário, 401
mieloide, 398
  aplicações clínicas dos, 398
  ALL, 399
  AML, 399
  neutropenia, 399
  afebril, 399
  febril, 399
  profilaxia, 398, 399
  primária, 398
  secundária, 399
  quimioterapia
  concomitante, 399
  regimes em dose, 399
  densa, 399
  intensa, 399
  síndrome
  mielodisplásica, 399
  transplante de medula
  óssea, 399
Fentanil, 433
FFPE (Fixadas em Formalina e
  Embebidas em Parafina), 17
FFTF (Liberdade de Falência
  do Tratamento), 264
Fígado
  VOD do, 100
  após HCT, 100
FIGO (*International Federation
  of Gynecology and Obstetrics*)
  estadiamento segundo a,
  236*t*, 245*t*, 248*t*, 256*t*,
  258*t*, 260*t*
  cirúrgico, 248*t*
  de sarcomas uterinos, 248*t*
  do câncer, 236*t*, 245*t*
  cervical, 256*t*
  de ovário, 236*t*
  endometrial, 245*t*
  vaginal, 260*t*
  vulvar, 258*t*
FISH (Hibridização por
  Fluorescência *in situ*)
  em interfase, 16
  em metáfase, 17
  de cariotipagem
  espectral, 17
  de complexidade
  múltipla, 17
Fisioterapia
  no tratamento da dor, 436
  câncer resistente, 436
FL (Linfoma Folicular), 269
Flavivírus, 5
FLIPI (Índice Prognóstico
  Internacional do Linfoma
  Folicular), 272
FNA (Aspiração com Agulha
  Fina)
  citologia de, 24
  no HCC, 197
Fórmula(s)
  de cálculo da dose, 55
  Calvert, 56
  Dubois e Dubois, 55
  Gehan e George, 55
  Mosteller, 55
Função
  imune, 544

G

Gastrostomia
  tubos de, 36
Gazyva®
  administração, 75
GBM (Glioblastoma
  Multiforme)
  epidemiologia, 113
G-CSF (Fator Estimulador de
  Colônias de Granulócitos)
  dose recomendada, 397
  efeitos adversos, 398
  endógeno, 397
  rHuG-CSF, 397

Índice Remissivo | 501

GCT (Tumor de Células
Germinativas), 226
classificação, 226
não seminomas, 227
carcinoma
embrionário, 227
coriocarcinoma, 227
outros, 227
teratomas, 227
testicular oculto, 227
tumor
de saco vitelino, 227
seminomas, 227
TIGCN, 227
Gehan e George
fórmula de, 55
de cálculo da dose, 55
Gene(s)
individuais, 6
alvos de mutações
oncogênicas, 6
oncogenes, 6
supressor de tumor, 6
perfil de expressão de, 21
com base em
microarranjos, 21
Genoma
do câncer, 9
e medicina personalizada, 9
driver, 10
mutações, 10
passenger, 10
NGS, 9
tratamento de
otimização, 10
GFR (Índice de Filtração
Glomerular), 55
Gilotrif®, 64
administração, 65
GISTs (Tumores do Estroma
Gastrintestinal), 60, 186
características clínicas, 328
patológicas, 328
sarcomas além de, 331
viscerais, 331
teapia para, 331
terapia para, 331
Glândula(s)
salivares, 137
cânceres das, 137
patologia, 137
tratamento, 138
Glioma(s), 111
astrocitomas pilocíticos, 115

classificação, 113
da WHO, 113
grau I, 115
grau II, 115, 116
grau III, 114, 116
grau IV, 113
ependimoma, 116
GBM, 113
Glivec®
administração, 61
GM-CSF (Fator Estimulador
de Colônias de
Granulócitos-Macrófagos)
dose recomendada, 398
efeitos adversos, 398
endógeno, 398
rHuGM-CSF, 398
GTD (Doença Trofoblástica
Gestacional), 248
acompanhamento, 250
apresentação, 249
complicações, 250
estadiamento, 249
exames diagnósticos, 249
foco atual, 250
prognóstico, 250
terapia, 250
GTN (Neoplasia Trofoblástica
Gestacional)
classificação prognóstica, 250*t*
de baixo risco metastático, 250
persistente, 249, 251*t*
esquemas
quimioterápicos, 251*t*
GTV (Volume Tumoral
Demonstrável), 49
GVHD (Doença do Enxerto
versus Hospedeiro)
associada à transfusão, 418
GvL (Enxerto *versus*
Leucemia), 90
GvT (Enxerto *versus* Tumor), 90

H

HAART (Terapia
Antirretroviral Altamente
Ativa), 275
HAI (Infusão da Artéria
Hepática)
cateteres de, 35
HAMAs (Anticorpos Humanos
Anticamundongo), 59
Harris-Benedict
equação de, 455

HBV (Vírus
da Hepatite B), 5, 85
vacina de, 86
HCC (Carcinoma
Hepatocelular)
apresentação, 197
objetiva, 197
subjetiva, 197
associado à AIDS, 382
epidemiologia, 198
estadiamento, 197
exames, 197
manejo, 197
HCDD (Doença de Deposição
de Cadeias Pesadas), 323
HCT (Transplante de Células
Hematopoiéticas)
doenças tratáveis com, 91
princípios de, 90-102
alógeno, 101
complicações tardias, 101
complicações
pós-transplante, 97
aGVHD, 98
doença recidivante, 100
infecções, 99
VOD do fígado, 100
cuidados pós-transplante, 97
hematopoiéticos, 97
fontes HSCs, 94
infusão de enxertos, 97
regimes de
condicionamento, 95
de intensidade
reduzida, 95
mieloablativo, 95
seleção, 91
de doadores, 91
de pacientes, 91
tipos de, 90
alógeno, 90
autólogo, 90
singênico, 90
HCV (Vírus Flavivírus da
Hepatite C), 5
Hemorragia
intervenção cirurgica na, 34
Hepadnavírus, 5
HER2 (Receptor 2 do Fator de
Crescimento Epidérmico
Humano)
direcionamento para, 65
Herceptin®
administração, 67

502 | Índice Remissivo

Herpes-vírus, 5
HHV-8 (Vírus-8 do Herpes
  Humano), 5
Hibridização
  de tecidos, 18
  in situ, 18
  por *southern blot*, 18
Hidrocodona, 434
Hidromorfona, 432
Hipercalcemia
  exames diagnósticos, 403
  fisiopatologia, 403
  sinais, 403
  sintomas, 403
  tratamento, 404
  bisfosfonatos
    intravenosos, 405
  calcitonina, 405
  expansão do volume, 404
  outros agentes, 405
Hiperplasia
  do endométrio, 242, 243
  complexa, 242, 243
    acompanhamento, 243*t*
    com atipia
      concomitante, 243
    sem atipia, 242
  simples, 242, 243
    acompanhamento, 243*t*
    com atipia
      concomitante, 243
    sem atipia, 242
Hipofaringe
  câncer na, 133
  anatomia, 133
  apresentação, 133
  estadiamento, 134
    terapia orientada pelo, 134
  história natural
    da doença, 135
  patologia, 134
Hiponatremia
  por SIADH, 408*t*
    tratamento de, 408*t*
      assintomática, 408*t*
      sintomática, 408*t*
Histona
  deacetilase, 79
    inibição de, 79
HIV (Vírus da
  Imunodeficiência
  Humana), 5, 280
  infecção pelo, 420
  e transfusão, 420

HL (Linfoma
  de Hodgkin), 262-268
  acompanhamento, 267
  apresentação, 262
    objetiva, 262
    subjetiva, 262
  associado à AIDS, 375
    acompanhamento, 376
    antecedentes, 376
    apresentação clínica, 375
    complicações, 376
    estadiamento, 375
    exames diagnósticos, 375
    foco atual das pesquisas, 376
    terapia, 375
  biologia molecular, 268
  epidemiologia, 267
  estadiamento, 262
    sistema Ann Arbor, 263*t*
  exames diagnósticos, 262
  fatores de risco, 267
  genética, 268
  prognóstico, 263
  terapia, 263
    clássico, 263, 264, 265
      estágio I/II, 263, 264
      estágio III/IV, 265
    esquemas
      quimioterápicos, 265*t*
    LPHL, 266
    recorrente, 266
HLA (Antígenos Leucocitários
  Humanos), 90, 280
  tipagem de, 91
  alelos de, 92
  compatibilidade em, 93
    com doador
      haploidêntico, 93
    com doadores não
      parentes, 93
  fatores não relacionados ao, 94
HNPCC (Carcinoma
  Colorretal Hereditário Sem
  Polipose), 4, 194
HPV (Papilomavírus
  Humano), 5, 85, 196, 251
  vacina de, 86
HR HPV (Papilomavírus
  Humano de Alto Risco), 251
HRS (Presença de Células de
  Hodgkin e de
  Reed-Stemberg), 262

HSCs (Células Primordiais
  Hematopoiéticas), 90
  fontes de, 94
    medula óssea, 94
    sangue, 94, 95
    do cordão umbilical, 95
    periférico com fonte de
      enxertos, 94
HSILs (Lesões Intraepiteliais
  Espinocelulares de Alto
  Grau), 252
HTLV (Vírus T-Linfotrópico
  Humano), 278
HTLV-1 (Vírus T Linfotrópico
  Humano), 5

I

IADLs (Atividades
  Instrumentais da Vida
  Diária), 384
IBC (Câncer de Mama
  Inflamatório), 153
IBD (Doença Inflamatória
  Intestinal), 194
Ibritumomab
  tiuxetano, 77
    administração, 78
Ibrutinibe
  administração, 74
ICE (Ifosfamida, Carboplatina e
  Etoposídeo), 276
ICGC (*International Cancer
  Genome Consortium*), 10
Iclusig®
  administração, 63
ICRU (*International
  Commission on Radiation
  Units and Measurements*)
  relatórios da, 49
Idoso(s)
  com câncer, 384-387
    cuidados do, 384-387
    biologia, 384
    CGA, 384, 385*t*
    quimioterapia em, 386
    predição de
      toxicidade da, 386
    resumo, 387
    síndromes geriátricas, 387
      guia prático para
        tratar, 387
      intervenções para, 387*t*
    sobrevivência em, 387
    tratamento de, 385

Índice Remissivo | 503

na quimioterapia citotóxica, 55
cálculo da dose, 55
IGCCCG (Grupo Internacional de Consenso em Câncer de Células Germinativas), 228
classificação de risco do, 229*t*
IGRT (Radioterapia Guiada por Imagens), 49, 51
IL-2 (Interleucina-2), 83
IM (Margem Interna), 50
Imatinibe
administração, 61
Imbruvica®
administração, 74
IMIG (Grupo Internacional de Interesse Público sobre Mersotelioma), 175
estadiamento do, 176*t*
para mesotelioma, 176*t*
Imunoterapia
para câncer, 82-88
definição, 82
modalidades
terapêuticas, 83
baseadas
em anticorpos, 83
citocinas, 83
com células adotivas, 86
vacinas, 85
virais oncolíticas, 88
sistema imune, 82, 88
adaptativo, 83
critérios de resposta
relacionados com, 88
inato, 82
Infecção(ões)
na HCT, 99, 101
complicações infecciosas, 99
ritmo das, 99
específicas, 100
profilaxia, 100
tratamento, 100
tardias, 101
Infusão(ões)
de enxerto, 97
de células
hematopoiéticas, 97
Ingestão Nutricional
avaliação da, 456
alimentação enteral, 457
nutrição oral, 456
suplementos dietéticos, 456
TPN, 457

Inibição
da tirosina quinase, 60, 70, 74
BCR-ABL, 60
de Bruton, 74
Raf, 70
de histona deacetilase, 79
de proteassoma, 78
Inibidor(es)
da tirosina quinase, 299
de segunda geração, 299
Inlyta®
administração, 68
INRT (Radioterapia de Linfonodo Envolvido), 264
Insuficiência
agentes quimioterápicos na, 485-491
ajuste de dose, 485-491
hepática, 485-491
renal, 485-491
Interação(ões)
de ervas-medicamentos, 459*t*
comuns, 459*t*
precauções em oncologia, 459*t*
Interferon
alfa, 83
Intervenção(ões)
cirúrgica, 32
para emergências oncológicas, 32
compressão da medula espinal, 35
enterocolite neutropênica, 33
hemorragia, 34
obstrução, 33, 34
biliar, 34
intestinal, 33
perfuração intestinal, 33
SVCS, 34
tamponamento pericárdico, 34
tiflite, 33
nutricionais, 454
albumina, 454*t*
fatores
que aumentam a, 454*t*
fatores
que diminuem a, 454*t*
Investigação
citocinas de, 83
Ipilimumabe, 80
administração, 81

IRE (Eletroporação Irreversível), 32
Irent-Jones
equação de, 455
IRM (Imagens de Ressonância Magnética), 25
Irradiação
com feixe externo, 439
na dor óssea, 439
e cirurgia, 53
e quimioterapia, 53
ISCN (*International System for Cytogenetic Nomenclature*), 16
Istodax®, 79
administração, 80
ITV (Volume-Alvo Interno), 50
IVC (Veia Cava Inferior)
filtros da, 394
papel dos, 394
na DVT, 394

J

Jejunostomia
tubos de, 36
JGOG (*Japanese Gynecologic Oncology Group*), 238

K

Kadcyla®
administração, 77
KS (Sarcoma de Kaposi)
associado à AIDS, 378
KSHV (Herpes-vírus associado ao Sarcoma de Kaposi), 5
Kyprolis®
administração, 79

L

Lábio(s)
câncer nos, 131, 382
anatomia, 131
apresentação, 131
associado à AIDS, 382
estadiamento, 131
história natural
da doença, 132
patologia, 131
SCC, 132
tratamento de, 132
Laparoscopia, 26
cirurgia de, 30
assistida, 30
Laparotomia, 26
Lapatinibe
administração, 66

504 | Índice Remissivo

Laringe
câncer na, 133
LAST (*Lower Anogenital Squamous Terminology*), 252
LCDD (Doença de Deposição de Cadeias Leves), 323
LCIS (Carcinoma Lobular *in situ*), 152
Leiomiossarcoma
características clínicas, 327
patológicas, 327
Lesão(ões)
da cérvix, 251
pré-invasivas, 251
acompanhamento, 254
apresentação, 251
complicações, 254
exames diagnósticos, 252
foco atual, 254
prognóstico, 253
terapia, 253
terminologia, 252
triagem, 251
de massa intracraniana, 111
avaliação de, 111
abordagem geral para, 111
apresentação, 111
tratamento, 111
Leucemia(s)
agudas, 280-295
acompanhamento, 293
apresentação, 280
objetiva, 280
subjetiva, 280
complicações, 291
acesso intravenoso, 293
fatores
de crescimento, 293
infecção, 292
TLS, 293
direções futuras, 294
identificação de fatores
prognósticos, 295
moleculares, 295
monitoramento da MRD, 294
novas terapias, 295
epidemiologia, 294
estadiamento, 280
exames diagnósticos, 280
fatores de risco, 294
paciente
recém-diagnosticado, 281t
abordagem ao, 281t

prognóstico, 282
acometimento
do CNS, 291
terapia, 282
ALL, 289
AML, 282
APL, 287
tratamento de suporte, 291
transfusões, 291
crônicas, 297-312
CLL, 304
CML, 297
de plasmócitos, 320
Leucoplaquia, 132
Leucostase
fisiopatologia, 409
manejo, 410
sinais, 410
sintomas, 410
Linfadenectomia, 26
pélvica, 218, 220
Linfoma(s)
agressivos, 274
associado ao HIV, 275
de células grandes, 274
indolentes, 272
linfoblástico, 275
Linhagem (ns)
de células T, 87
policlonais, 87
Lipossarcoma
características clínicas, 327
patológicas, 327
LMP (Baixo Potencial Maligno)
tumores de, 237
epiteliais, 237
LMWH (Heparina de Baixo Peso Molecular)
versus UFH, 391
LOH (Perda de Heterozigosidade), 17
LPHL (Linfoma de Hodgkin com predomínio Linfocitário Nodular), 262, 266
LRP (Prostatectomia Laparoscópica Radical)
com assistência robótica, 219
sem assistência robótica, 219
LSILs (Lesões Intraepiteliais Espinocelulares de Baixo Grau), 252
LTLS (Síndrome de Lise Tumoral de Laboratório), 406

M

MAbs (Anticorpos Monoclonais), 58
conjugados, 76
histórico, 59
não conjugados, 74
Malignidade(s)
associadas à AIDS, 365-383
BL, 371
carcinomas anais, 376
cuidados gerais do paciente, 365
DLBCL, 368
HL, 375
KS, 378
outras malignidades, 382
PCNSL, 372
PELs, 374
endócrinas, 352-358
carcinoma, 352, 354
da paratireoide, 354
da tireoide, 352
tumores, 355
suprarrenais, 355
Mama
câncer de, 151-169, 444
acompanhamento, 164
apresentação, 153
exame físico, 153
história, 153
direções futuras, 169
estadiamento do, 153, 154
exames do, 153
avaliação de massa mamária, 153
para estadiamento, 155
histórico, 151
epidemiologia, 151
fatores de risco
identificáveis, 151
histopatologia, 152
rastreio, 153
locorregional, 164
recorrente, 164
metastático, 165
acompanhamento no tratamento, 168
duração do tratamento quimioterápico, 169
metástase óssea, 169
supressão
de HER2 em, 168t
terapia sistêmica, 166
tratamento local, 165

Índice Remissivo | **505**

prognóstico, 155
DCIS, 155
LCIS, 156
terapia, 155
DCIS, 155
LCIS, 156
invasivo em estágio
inicial, 156
Manipulação
de doses, 56
na quimioterapia
citotóxica, 56
Massa
intracraniana, 111
avaliação de lesão de, 111
abordagem geral para, 111
apresentação, 111
tratamento, 111
no pescoço, 138
paciente com, 138
renal, 207
avaliação de, 207
Mastectomia
síndrome de dor após, 440
MCC (Carcinoma de Células
de Merkel)
contexto, 349
MCL (Linfoma de Células do
Manto), 269, 275
MCP_yV (Poliomavírus das
Células de Merkel), 5
MDS (Síndromes
Mielodisplásicas), 101, 277
Mediastinoscopia, 25
Medicina
comportamental, 436
no tratamento da dor, 436
câncer resistente, 436
personalizada, 9
genoma do câncer e, 9
driver, 10
mutações, 10
passenger, 10
NGS, 9
tratamento de
otimização, 10
Medicina Transfusional,
414-425
RBCs, 414
terapia transfusional, 415
aférese, 424
citaférese, 25
plasmaférese, 425

complicações da
transfusão, 416
DHTRs, 417
GVHD, 419
NHATR, 416
NHFTRs, 416
PTP, 419
reações transfusionais
hemolíticas agudas, 417
serviço de, 416
sobrecarga de volume, 419
TRALI, 417
considerações gerais, 415
infecções, 410
contaminação
bacteriana, 420
pelo HIV, 420
por CMV, 420
WNV, 420
produtos sanguíneos
especiais, 424
irradiação de, 424
leucorreduzidos, 424
RBS lavados, 424
riscos, 415*t*
com transfusão de
sangue, 415*t*
terapia com plasma, 422
transfusões
de plaquetas, 422
práticas de, 422
Medula
óssea, 399
transplante de, 399
CSFs e, 399
Medula Espinal
compressão da, 35, 407
intervenção cirurgica na, 35
peridural, 407
Meduloblastoma
apresentação, 121
epidemiologia, 121
investigação por imagens, 121
patologia, 122
testes diagnósticos, 121
tratamento, 122
MEK (Quinase Extracelular
Ativada por Mitógeno), 70
Mekinist®, 72
administração, 73
Melanoma
câncer de pele não, 338-351
BCC, 348
MCC, 349

SCC, 347
maligno, 338-351
acompanhamento, 346
considerações especiais, 346
de mucosa, 346
ocular, 346
primário
desconhecido, 346
contexto, 338
epidemiologia, 338
fatores de risco, 338
cutâneo primário, 338
diagnóstico, 338
tratamento, 341
de doença localizada, 341
de melanoma
avançado, 341
MELD (Modelo para Doença
Hepática em Estágio
Terminal), 197
MEN (Neoplasia Endócrina
Múltipla)
2A, 352
2B, 352
Meningioma(s)
apresentação, 119
Meperidina, 435
Mesotelioma, 171-178
apresentação, 174
objetiva, 175
subjetiva, 174
contexto, 178
estadiamento, 175
do IMIG, 176*t*
exames, 175
diagnóstico, 175
estudos de imagem, 175
marcadores séricos, 175
patologia, 175
prognóstico, 178
tratamento, 177
cirurgia, 177
quimioterapia, 177
RT, 177
terapia direcionada, 178
Metabolismo
nitrogênio, 454
Metadona, 433
Metástase(s)
a distância, 30
para o CNS, 116
cerebrais, 116
leptomeníngea, 118

506 | Índice Remissivo

MGUS (Gamopatia Monoclonal de Significado Indeterminado), 319
Micro-onda(s)
  ablação por, 32
Mifflin-St Jeor
  equação de, 455
MLC (Colimador de Multifolhas), 51
MLL (Leucemia de Linhagem Mista), 294
MM (Mieloma Múltiplo)
  acompanhamento, 318
  apresentação, 313
    objetiva, 313
    subjetiva, 313
  biologia molecular, 319
  diagnóstico, 314
  epidemiologia, 318
  estadiamento, 313, 314, 316t
    sistema internacional de, 316t
  exames diagnósticos, 313
  avaliação
    da medula óssea, 314
    laboratório, 313
    radiografias, 313
  fisiopatologia, 319
  fronteiras da pesquisa, 319
  história natural, 318
    fatores prognósticos, 318
    sobrevida, 318
  tratamento(s), 314
    adjuntos, 317
    bisfosfanatos, 317
    cirurgia, 317
    de infecções, 318
    de tromboembolia venosa, 318
    eritropoietina, 317
    hemodiálise, 318
    RT, 317
  doença recorrente, 316
    ou refratária, 316
  terapia de manutenção, 316
  transplante, 314
    alogênico, 317
    de células-tronco, 314
  pacientes
    não elegíveis, 316
    terapia de indução, 314
MMR (Reparo de Má Combinação), 4
  defeituoso, 4

Modalidade(s) Terapêutica(s)
  citocinas, 83
  combinação de, 53
    irradiação, 53
    e cirurgia, 53
    e quimioterapia, 53
  multimodalidade integrada, 53
  tratamento de câncer por, 53
  terapias, 83
    baseadas em anticorpos, 83
    com células adotivas, 86
    virais oncolíticas, 88
    vacinas, 85
Morbidade, 49
Morfina, 432
Mosteller
  fórmula de, 55
MRCP (Colangiopancreatigrafia por Ressonância Magnética), 198
MRD (Doença Residual Miníma), 294
MTC (Carcinomas Medulares de Tireoide)
  MEN2, 352
    A, 352
    B, 352
mtDNA (DNA mitocondrial)
  dano ao, 3
  mutações do, 3
mTOR (Alvo Mamífero da Rapamicina)
  direcionamento para, 73
Mucosa
  melanoma de, 346
Mucosite, 439
MUD (Doadores Não Parentes Compatíveis), 90
Mutação(ões) Oncogênica(s)
  vias alvos de, 6
    extracelulares, 8
      angiogênese, 8
      invasão, 8
      metástase, 8
    intracelulares, 6
      apoptose, 7
      ciclo celular, 7
        pontos de verificação do, 7
      regulação do, 7
    metabolismo de telômeros, 8

transdução de sinal, 6
  genes individuais, 6
  alvos de, 6
MVCT (Imageamento Tomográfico Computadorizado de Megavoltagem), 51

N

Nasofaringe
  câncer na, 136
NCCN (Rede Nacional Abrangente de Câncer), 181, 238
  condição de risco segundo a, 284t
    de AML, 284t
NCI (National Cancer Institute), 235
Neoplasia
  da cérvix uterina, 251
    câncer cervical, 255
      doença invasiva, 255
      lesões pré-invasivas, 251
  uterina, 242
    câncer endometrial, 244
    doença pré-maligna, 242
    do endométrio, 242
    GTD, 248
    sarcomas, 247
NER (Reparo de Excisão de Nucleotídeo), 3
  defeituoso, 4
Neumega, 401
Neuroma
  acústico, ver Schwannomas vestibulares
Neuromodulação
  da estimulação elétrica, 437
    no tratamento da dor, 437
    câncer resistente, 437
Neuro-oncologia, 111-125
  gliomas, 111
  lesão de massa intracraniana, 111
    avaliação de, 111
      abordagem geral para, 111
  meningiomas, 119
  metástases, 116
    para o CNS, 116
  PCNSL, 120
  tumores, 121
    de localização específica, 123
    embrionários, 121
    neuronais, 122

Índice Remissivo | 507

Neuropatia
da radiação, 440
Neutropenia
CSFs e, 399
afebril, 399
febril, 399
Nexavar®
farmacologia, 70
NGS (Sequenciamento de
Última Geração), 9, 20
NHATR (Reações
Transfusionais Alérgicas Não
Hemolíticas), 416
NHFTRs (Reações
Transfusionais Não
Hemolíticas), 416
NHL (Linfoma Não Hodgkin),
185, 263, 269-278
acompanhamento, 277
apresentação, 269
objetiva, 270
subjetiva, 269
biologia molecular, 278
classificação, 271t
da WHO, 271t
complicações, 276
epidemiologia, 278
estadiamento, 270
sistema de, 272t
de Ann Arbor, 272t
exames diagnósticos, 270
fatores de risco, 278
foco atual, 278
da pesquisa, 278
patogênese, 278
terapia, 272
linfomas, 272
agressivos, 274
indolentes, 272
NHSL (Linfoma de Hodgkin
com Esclerose Nodular), 263
Nilotinibe
administração, 62
NIPT (Verificação Pré-Natal
Não Invasiva), 21
Nitrogênio
metabolismo, 454
NOACs (Novos
Anticoagulantes Orais), 395
Nodo(s)
no pescoço, 139
clinicamente negativos, 139
tratamento de, 139

NSAIDs (Drogas
Anti-Inflamatórias Não
Esteroides), 429
NSCLC (Câncer de Pulmão de
Células Não Pequenas)
acompanhamento, 146
apresentação, 140
objetiva, 140
subjetiva, 140
estadiamento, 140, 141
exames, 140
dados laboratoriais, 140
diagnóstico patológico, 141
imagem, 140
patologia, 141
histórico, 146
iniciativas de pesquisa, 147
prognóstico, 142
estágios, 142
I, 142
II, 142
III, 143
IV, 143
terapia, 142
de manutenção, 146
de segunda linha, 146
estágios, 142
I, 142
II, 142
III, 143
IV, 143
papel em estágio IV, 146
da cirurgia, 146
da RT, 146
NTCP (Probabilidade de
Complicação de Tecidos
Normais), 42
Nutrição
oral, 456
Nutriente(s)
suplementação de, 458
em oncologia, 458
antioxidantes comuns,
458t

0

OARCC (Órgãos em Risco), 50
Obesidade
na quimioterapia citotóxica, 56
cálculo da dose, 56
Obinotuzumabe
administração, 75
Obstrução
intervenção cirurgica na, 33, 34
biliar, 34

intestinal, 33
Ofatumumabe, 75
administração, 76
Oncogênese Molecular
básica, 1-10
biologia do câncer, 1-10
alvos de mutações
oncogênicas, 6
genes individuais, 6
vias extracelulares, 6
vias intracelulares, 6
DNA, 1
fontes de danos ao, 1
reparos de, 3
tipos de alterações
do, 2
genoma do, 9
medicina
personalizada, 9
reguladores
epigenéticos, 9
vírus, 5
Oncologia
aconselhamento genético
em, 461-471
acompanhamento
médico, 471
a longo prazo, 471
avaliação, 461
exemplos
de linhagem, 464f
câncer hereditário, 465t
características
sugestivas de, 465t
direções futuras, 471
predisposição
hereditária, 465,
466t-468t
síndromes de, 465,
466t-468t
processo de, 462f
testes genéticos, 465, 470f
para suscetibilidade ao
câncer, 470f
alvos moleculares em, 60
direcionamento, 63, 65,
67, 73
da fusão ALK, 63
de EGFR, 63
para HER2, 65
para mTOR, 73
para VEGF, 67
inibição da tirosina
quinase, 60, 70, 74

508 | Índice Remissivo

BCR-ABL, 60
de Bruton, 74
Raf, 70
bioestatística
aplicada à, 103-109
aprendizagem
estatística, 108
dados, 105, 106
criar inferências
sobre os, 106
examinar os, 105
medição com erro, 104
modelar as relações, 107
predição, 108
probabilidade, 103
breve introdução à, 103
cuidados paliativos em, 473-478
história dos, 473
hospice, 477
critérios de
elegibilidade, 477
fundos, 478
integração à prática, 477
abordagens
potenciais à, 477
barreiras à, 477
modelos de, 475
base de evidência
para os, 475
primários, 477
versus especializados, 477
princípios
essenciais dos, 474
racional para, 474
fator de crescimento em, 397-402
apoio do, 397-402
direções futuras, 402
eritroide, 400
megacariocítico, 401
mieloide, 397
plaquetário, 401
precauções em, 459t
de interações comuns, 459t
de ervas-medicamentos, 459t
suplementação em, 458
de nutrientes, 458
antioxidantes comuns, 458t
Oncologista
cirúrgico, 24
papel dinâmico do, 24
no século 21, 24

Opioide(s)
efeitos colaterais, 431t
controle dos, 431t
eficácia analgésica, 432
dor, 432
intensa, 432
intratável, 432
neuropática, 432
somática aguda, 432
específicos, 432
espinais, 437
limitações do uso, 430
efeitos adversos, 430
depressão respiratória, 431
hiperalgesia, 432
hipogonadismo, 432
imunossupressão, 432
sedação, 432
tolerância, 432
para dor crônica, 433t
com estimativas, 433t
de doses
equivalentes, 433t
princípios gerais para uso, 430
rodízio do, 435
Oprelvekin
neumega, 401
OPSCC (Carcinoma de Células Escamosas da Orofaringe), 129
tratamento de, 133
Orofaringe
câncer na, 132
Osteossarcoma
patologia, 334
terapia para, 335
doença metastática, 336
manejo da, 336
quimioterapia, 335
adjuvante, 335
neoadjuvante, 335
RT, 336
OTS (Síndrome de Toxicidade do Opioide), 441
Ovário
câncer de, 235-241
carcinoma, 240
da tuba uterina, 240
de células germinativas, 240
epitelial, 235
tumores, 240
do estroma ovariano, 240
Oxicodona, 433
Oximorfona, 434

P

PACE (Avaliação Pós-Operatória do Câncer em Idosos), 385
Paciente(s)
seleção de, 91
para HCT, 91
avaliação
pré-transplante, 91
indicações, 91
Pâncreas
câncer do, 202
apresentação, 202
objetiva, 202
subjetiva, 202
direções futuras, 205
epidemiologia, 205
estadiamento, 202
exames, 202
manejo, 202
doença ressecável, 202
Panitumumabe
administração, 65
Papilomavírus, 5
Paratireoide
carcinoma da, 354
apresentação, 355
objetiva, 355
subjetiva, 355
definição, 354
diagnóstico, 355
epidemiologia, 354
exames diagnósticos, 355
tratamento, 355
cirúrgico, 355
manutenção, 355
terapia sistêmica, 355
vigilância, 355
Pazopanibe
administração, 68
PCNSL (Linfoma Primário do Sistema Nervoso Central)
apresentação, 120
associado à AIDS, 121, 372
PCR (Reação da Cadeia de Polimerase), 27
básica, 18
de complexidade múltipla, 19
específica, 19
para metilação, 19
quantitativa, 19
PDGFR (Fator de Crescimento derivado de Plaquetas), 58

Índice Remissivo | 509

PDT (Terapia
Fotodinâmica), 182
PE (Embolia Pulmonar), 393
PEI (Injeção Percutânea de
Etanol), 198
Pele
câncer de, 338-351
não melanoma, 338-351
BCC, 348
MCC, 349
SCC, 347
PELs (Linfomas de Efusão
Primária)
associados à AIDS, 374
Perfuração
intestinal, 33
intervenção cirurgica na, 33
Perjeta®
administração, 67
Pertuzumabe
administração, 67
Pescoço
dissecção radical no, 440
síndrome de dor após, 440
massa no, 138
paciente com, 138
tratamento do, 139
dissecção, 139
radical, 139
nodos, 139
clinicamente
negativos, 139
PET (Tomografia por Emissão
de Pósitrons), 25, 50
Pexa-Vec, 88
PFNS (Estimulação
do Campo Periférico), 437
PHN (Neuralgia
Pós-Herpética)
tratamento estabelecido, 441
HZ, 441
prevenção da, 441
Plaqueta(s)
transfusões de, 422
práticas de, 422
doses, 422
limiar, 422
refratariedade às, 423
Plasma
terapia com, 422
Plasmaférese, 425
Plasmócito(s)
leucemia de, 320

Plasmocitoma(s)
extramedulares, 320
ósseos, 320
solitários, 320
PLDR (Reparo de Dano
Potencialmente Letal), 41
Plexo
bloqueio neurolítico do, 438
celíaco, 438
hipogástrico, 438
nervoso, 439
invasão pelo tumor do, 439
dor neuropatica por, 439
PNS (Estimulação do Nervo
Periférico), 437
POACRT (Terapia Adjuvante
com Radiação e
Quimioterapia
Concomitante), 127
POART (Terapia Adjuvante
com Radiação
Pós-Operatória), 127
POEMS (Polineuropatia,
Organomegalia,
Endocrinopatia, Proteína M e
Alterações Cutâneas)
síndrome, 323
Poliomavírus, 5
Ponatinibe
administração, 63
Prescrição
de RT, 40
bases para, 40
Princípio(s)
de HCT, 90-102
alógeno, 101
complicações tardias,
101
complicações
pós-transplante, 97
aGVHD, 98
doença recidivante, 100
infecções, 99
VOD do fígado, 100
cuidados pós-transplante, 97
hematopoiéticos, 97
fontes de HSCs, 94
infusão de enxertos, 97
regimes de
condicionamento, 95
de intensidade
reduzida, 95
mieloablativo, 95

seleção, 91
de doadores, 91
de pacientes, 91
tipos de, 90
alógeno, 90
autólogo, 90
singênico, 90
Princípio(s) Radiobiológico(s)
considerações, 43
de tempo de dose, 43
controle do tumor, 49
efeitos em tecidos, 41
equação quadrática linear, 41
morbidade, 49
TCP, 40
tempo total do tratamento, 49
prolongamento do, 49
Procedimento(s)
Diagnóstico(s)
aquisição de material, 24
biópsia, 25
com agulha grossa, 25
cutânea, 25
com punch, 25
citologia de FNA, 24
Produto(s) Sanguíneo(s)
especiais, 424
irradiação de, 424
leucorreduzidos, 424
RBCs lavados, 424
Próstata
câncer de, 216-224, 449
apresentação, 216
objetiva, 216
subjetiva, 216
complicações, 223
da terapia, 223
estadiamento, 218
exames, 218
imagem, 218
linfadenectomia
pélvica, 218
testes laboratoriais, 217
pano de fundo, 224
tratamento, 219
doença localizada, 219
doença localmente
avançada, 220
doença metastática, 221
Proteassoma
inibição de, 78
Proteína
estado de, 453
avaliação do, 453

510 | Índice Remissivo

necessidades de, 456
Proteômica, 22
PRV (Volume de Planejamento do Órgão em Risco), 50
PSA (Antígeno Prostático Específico), 216, 217
aumento do, 221
após prostatectomia, 221
após radiação, 221
PTCL (Linfoma Periférico de Linfócitos T), 275
PTP (Púrpura Pós-Transfusão), 419
PTPS (Síndrome da Dor Pós-Toracotomia), 441
PTV (Volume-Alvo de Planejamento), 50
Pulmão
câncer de, 140-150, 382, 448
associado à AIDS, 382
NSCLC, 140
SCLC, 147
triagem do, 448
Punch
biópsia com, 25
cutânea, 25

Q

QOL (Boa Qualidade de Vida), 217
Qualidade
garantia de, 54
da RT, 54
oncológica, 54
QUANTEC (**QU**antitative **A**nalysis of **N**ormal **T**issue **E**ffects in the **C**linic/Análise Quantitativa de Efeitos em Tecidos Normais na Clínica), 42
Quimioterapia
citotóxica, 55-57
cálculo da dose, 55
amputados, 56
disfunção, 56, 57
hepática, 56
renal, 57
fórmulas, 55
geral, 55
idoso, 56
manipulação de, 56
obesidade, 56
concomitante, 399
CSFs e, 399

de indução, 128
antes da radiação química, 128
definitiva, 128
irradiação e, 53
nas leucemias crônicas, 302
convencional, 302
para adenocarcinoma, 185
gástrico, 185
metastático, 185
para câncer, 182, 213, 223
de bexiga, 213
músculo-invasiva, 213
adjuvante, 213
neoadjuvante, 213
de próstata, 223
agentes aprovados depois da, 223
complicações da, 224
esofágico, 182
metastático, 182
testicular, 230
adjuvante, 230
com carboplatina, 230
para CRC, 191
metastático, 191
com agentes direcionados, 191
fundamentos da, 191
para mesotelioma, 177
para osteossarcoma, 335
adjuvante, 335
neoadjuvante, 335
para sarcomas, 330, 336
de Ewing, 336
de tecidos moles, 330
adjuvante, 330
toxicidade da, 131

R

Rabdomiossarcoma
características clínicas, 328
patológicas, 328
Radiação
efeitos da, 131
tardios, 131
xerostomia, 131
neuropatia da, 440
química, 127, 128
definitiva, 127, 128
cirurgia de salvamento após, 128
quimioterapia de indução antes da, 128

toxicidade da, 130
aguda, 130
em RT, 38
tipos de, 38
Radioimunoconjugado(s)
ibritumomabe tiuxetano, 77
Radioisótopo(s)
na dor óssea, 439
Raf
tirosina quinase, 70
inibição da, 70
RAI (Iodo Radioativo), 353
Rastreamento
do câncer, 444-451
de mama, 444
princípios gerais, 444
testicular, 450
triagem de, 446
cervical, 446
colorretal, 446
de próstata, 449
de pulmão, 448
outros, 450
ovariano, 450
RB1 (Gene do Retinoblastoma), 5
RBCs (Glóbulos Vermelhos), 414
RCC (Carcinoma das Células Renais), 207
Reconstrução
cosmética, 30
funcional, 30
Região Pineal
tumores da, 123
de células germinais, 124
resumo, 123
Regime(s)
quimioterápicos, 161*t*, 167*t*, 364*t*, 492
neo/adjuvantes, 161*t*
comuns, 161*t*
para câncer, 167*t*, 364*t*
de sítio primário desconhecido, 364*t*
metastático de mama, 167*t*
selecionados, 492
Regorafenibe
administração, 71
Regulador (es)
epigenéticos, 9
metilação de DNA, 9
modificadores de cromatina, 9

Índice Remissivo | 511

RNAi, 9
Relaxante(s)
  musculares, 436
  como analgésico
    adjuvante, 436
Ressecção
  extensão da, 29
  no sarcoma ósseo, 334
  intercalar, 334
  osteoarticular, 334
  total do osso, 334
  para doença, 30
  recorrente, 30
  local, 30
  regional, 30
  primária, 27
  cirurgia profilática, 27
  cirúrgica, 27
  princípios de, 27
  lesões pré-malignas, 27
  terapia antes da, 29
  neoadjuvante, 29
Retrovírus, 5
RFA (Ablação por
  Radiofrequência), 32, 198
RFLP (Polimorfismo de
  Fragmentos de Restrição), 20
rHuEPO (Eritropoietina
  Recombinante), 400
rHuG-CSF (Fator Estimulador
  de Colônias de Granulócitos
  Recombinantes), 397
rHuGM-CSF (Fator
  Estimulador de Colônias de
  Granulócitos-Macrófagos
  Recombinantes), 398
Risco Nutricional
  paciente em, 453
  avaliação de, 453
  identificação de, 453
Rituxan®
  administração, 76
Rituximabe
  administração, 76
RNA
  vírus de, 5
  flavivírus, 5
  retrovírus, 5
RNAi (RNA de interferência), 9
  análise de, 22
Romidepsina
  administração, 80
RP (Prostatectomia
  Radical), 217, 219

RT (Radioterapia)
  oncológica, 38-54
  princípios
    e prática de, 38-54
  acompanhamento, 54
  bases para prescrição, 40
  combinação de
    modalidades
    terapêuticas, 53
  garantia de qualidade, 54
  objetivos , 40
  planejamento do
    tratamento, 49
  princípios
    radiobiológicos, 40
  tipos de radiação
    usados, 38
  para câncer de bexiga, 213
  doença
    músculo-invasiva, 213
  para mesotelioma, 177
RTOG (Grupo de Radioterapia
  e Oncologia), 203
RT-PCR (Reação da Cadeia de
  Polimerase por transcriptase
  reversa), 19

S

Salicilato(s)
  não acetilados, 428
Sangue
  transfusão de, 415t
  riscos com, 415t
Sarcoma(s), 325-336
  abordagem ao paciente, 325
  abordagem de terapia, 328
  direcionada ao estágio, 328
    inicial, 328
    recorrência local, 331
  apresentação, 332
  diagnóstico, 333
  estadiamento, 333, 334
  exame físico, 333
  história, 332
  sistema do AJCC, 335t
    de estadiamento, 335t
  tratamento, 334
    de Ewing, 336
    local, 334
    para condrossarcoma, 336
    para osteossarcoma, 335
  classificação dos, 327t
    histológica, 327t
    diretrizes para, 327t
  contexto, 325

  biologia molecular, 325
  epidemiologia, 325
  fatores de risco, 325
  condições genéticas, 325
  exposição química, 325
  outros, 325
  radiação, 325
  de tecidos moles, 326, 328, 332
  diagnóstico, 326
  imagem radiográfica, 326
  patologia, 327
  estadiamento, 326, 328, 329t
  sistema do AJCC, 329t
  exame físico, 326
  história, 326
  das extremidades, 326
  retroperitoneais, 326
  viscerais, 326
  metastáticos, 332
  tratamento, 332
  nas extremidades, 328
  braquiterapia, 330
  cirurgia, 328
  quimioterapia
    adjunvante, 330
  radiação, 329, 330
    adjuvante, 329
    como terapia
    definitiva, 330
  RT neoadjuvante, 330
  visão geral, 326
  direções futuras, 336
  ósseo, 332
  retroperitoneais, 330
  cirurgia, 330
  localmente avançados, 331
    manejo de, 331
    RT, 331
    adjuvante, 331
    neoadjuvante, 331
  sinovial, 328
  características clínicas, 328
  patológicas, 328
  uterinos, 247, 248t
  apresentação, 247
  estadiamento, 247, 248t
    segundo a FIGO, 248t
  exames diagnósticos, 247
  foco atual, 248
  prognóstico, 247
  terapia, 247
  viscerais, 331
  terapia, 331
  além de GIST, 331

512 | Índice Remissivo

para GIST, 331
visão geral, 331
SBRT (Radioterapia
Estereotáxica Corporal), 198
hipofracionada, 49
SCC (Carcinoma de Células
Escamosas), 138
da cavidade nasal, 138
da pele, 347
dos seios paranasais, 138
tratamento de, 132
da cavidade oral, 132
dos lábios, 132
SCCHN (Câncer de Células
Escamosas de Cabeça e
Pescoço), 126
Schwannomas
vestibulares, 123
SCLC (Câncer de Pulmão de
Células Pequenas), 141
acompanhamento, 150
malignidades
secundárias, 150
tabagismo, 150
apresentação, 147
objetiva, 147
subjetiva, 147
estadiamento, 147, 148
exames, 147
histórico, 149
epidemiologia, 149
fatores de risco, 150
prognóstico, 148, 149
terapia, 148
estágio, 148, 149
extenso, 149
limitado, 148
SCS (Estimulação da Medula
Espinal), 437
SEER (Programa de Vigilância,
Epidemiologia e Resultados
Finais), 188
Seio(s)
paranasais, 138
tumores dos, 138
estesioneuroblastoma, 138
SCC, 138
SNUCs, 138
SGA (Avaliação Global
Subjetiva), 454
SIADH (Secreção Não
Apropriada de Hormônio
Antidiurético), 130
fisiopatologia, 407

hiponatremia por, 408t
tratamento de, 408t
assintomática, 408t
sintomática, 408t
manejo, 407
sinais, 407
sintomas, 407
tratamento em, 408t
de manutenção, 408t
Síndrome(s)
da SVC, 411
POEMS, 323
de predisposição hereditária,
465, 466t-468t
ao câncer, 465, 466t-468t
específicas da dor, 439
mucosite, 439
neuropática, 439
da invasão
do plexo nervoso
pelo tumor, 439
óssea, 439
relacionadas com o
tratamento do câncer,
439
CIPN, 440
neuropatia
da radiação, 440
sobreviventes
do câncer e, 439
pós-cirúrgica, 440
mielodisplásica, 399
CSFs e, 399
paraneoplásicas, 130, 171t
associadas a timoma, 171t
Síntese
translesão, 4
defeituosa, 4
Sistema
Bethesda, 252t
de categorização de
anomalias, 252t
de células epiteliais, 252t
de estadiamento, 263t, 272t
de Ann Arbor, 263t, 272t
HL, 263t
NHL, 272t
imune, 82, 88
adaptativo, 83
critérios
relacionados com, 88
de resposta, 88
inato, 82

Sítio Primário Desconhecido
câncer de, 359-364
apresentação, 359
objetiva, 359
subjetiva, 359
contexto, 363
definição, 359
diagnóstico, 359
prognóstico, 362
regimes
quimioterápicos, 364t
terapia, 362
pacientes não
selecionados, 363
subgrupos favoráveis, 362
trabalho, 359
avaliação inicial, 359
endoscopia, 360
imagem, 359
patologia, 360
SLDR (Reparo de Dano
Subletal), 41
SLL (Linfoma Linfocítico
Pequeno), 269, 297
SLN (Linfonodo Sentinela), 26
SLNB (Biópsia de Linfonodo
Sentinela), 26, 340
SM (Margem de
Configuração), 50
SMM (Mieloma Múltiplo
Assintomático), 320
SNP (Polimorfismo de
Nucleotídeo Único), 17
análise de, 20
SNUCs (Carcinomas
Indiferenciados
Sinonasais), 138
Sobrevivente(s)
do câncer, 439
e dor, 439
pós-cirúrgica, 440
Sorafenibe
farmacologia, 70
Sprycel®, 61
administração, 62
SRS (Radiocirurgia
Estereotáxica), 52
SSCP (Polimorfismo
de Conformação
de Filamento Único), 20
Stivarga®
administração, 71
Sunitinibe
administração, 69

Índice Remissivo | 513

Suplementação
de nutrientes, 458
em oncologia, 458
antioxidantes
comuns, 458*t*
Suplemento(s)
dietéticos, 456
Suporte Nutricional, 453-459
avaliação nutricional, 453
antropométrica, 453
do estado de proteína, 453
exame, 453
função imune, 544
história, 453
parâmetros de, 455*t*
sinopse dos, 455*t*
SGA, 454
considerações de, 457*t*
para indivíduos com
déficits energéticos, 457*t*
diários, 457*t*
interações comuns, 459*t*
de ervas-medicamentos, 459*t*
precauções em
oncologia, 459*t*
intervenções, 454
albumina, 454*t*
fatores
que aumentam a, 454*t*
fatores
que diminuem a, 454*t*
necessidades de energia, 455
estimando as, 455
em adultos, 455
risco nutricional, 453
avaliação, 453
identificação, 453
suplementação
de nutrientes, 458
em oncologia, 458
antioxidantes
comuns, 458*t*
terapia nutricional, 454
metabolismo nitrogênio, 454
Sutent®
administração, 69
dose, 69
aprovada pelo FDA, 69
modificação da, 69
fornecimento, 69
farmacologia, 69
mecanismo, 69
metabolismo, 69

indicações, 69
aprovadas pelo FDA, 69
toxicidade, 69
comum, 69
ocasional, 69
rara, 69
SVC (Veia Cava Superior), 411
SVCS (Síndrome da Veia Cava
Superior)
exames diagnósticos, 412
intervenção cirurgica na, 34
fisiopatologia, 411
mecanismo, 411
sinais, 411
sintomas, 411
tratamento, 412

T

Tabagismo
cessação do, 480-484
e aconselhamento,
480-484
diretrizes práticas, 480
medicações
para ajudar, 482
modificação do
comportamento, 480
terapia médica
disponível, 483*t*
uso de tabaco, 482
em pacientes com
câncer, 482
em sobreviventes do
câncer, 482
Tafinlar®
administração, 72
dose, 72
aprovada pelo FDA, 72
modificação da, 72
fornecimento, 72
farmacologia, 72
mecanismo, 72
metabolismo, 72
indicações, 72
aprovada pelo FDA, 72
toxicidade, 72
comum, 72
ocasional, 72
rara, 72
Tamponamento
cardíaco, 410
pericárdico, 34
intervenção cirurgica, 34
Tapentadol, 434

Tarceva®
administração, 64
Tasigna®
administração, 62
TC (Tomografia
Computadorizada), 25, 50
TCGA (*The Cancer Genome
Project*), 10
TCP (Probabilidade de
Controle do Tumor), 40
TCR (Receptores
de Células T), 83
terapia com, 87
genética, 87
Tecido(s)
efeitos em, 41
da radiação, 41
Tecido(s) Mole(s)
sarcomas de, 326, 328, 332
diagnóstico, 326
imagem radiográfica, 326
patologia, 327
estadiamento, 326, 328, 329*t*
sistema do AJCC, 329*t*
exame físico, 326
história, 326
das extremidades, 326
retroperitoneais, 326
viscerais, 326
metastáticos, 332
tratamento, 332
nas extremidades, 328
braquiterapia, 330
cirurgia, 328
quimioterapia
adjunvante, 330
radiação, 329, 330
adjuvante, 329
como terapia
definitiva, 330
RT neoadjuvante, 330
visão geral, 326
Técnica(s)
psicológicas, 436
no tratamento da dor, 436
câncer resistente, 436
Técnica(s) Emergente(s)
análise, 22
da interferência do RNA, 22
das modificações
epigenéticas, 22
farmacogenética, 21
proteômica, 22

514 | Índice Remissivo

Temsirolimus
administração, 74
TEP (Punção
Traqueoesofágica), 130
Terapia(s)
baseadas em anticorpos, 83
check point imunológico, 84
bloqueio de, 84
com células adotivas, 86
NK, 87
T, 86
CAR, 87
com TCR, 87
DLI, 87
linhagens policlonais, 87
TIL, 87
com plasma, 422
de câncer, 24-37
princípios e prática
cirúrgica em, 24-37
acesso vascular, 35
doença recorrente, 30
emergências
oncológicas, 32
estadiamento, 25
metástases, 30
modalidades
de ablação, 31
papel dinâmico do
oncologista, 24
procedimentos
diagnósticos, 24
reconstrução, 31
tratamento cirúrgico, 27
tubos de alimentação
enteral, 36
ocupacionais, 436
no tratamento da dor, 436
câncer resistente, 436
para câncer esofágico, 180
avançado, 181
localmente
irresecável, 181
localizado, 180
adjuvante, 181
cirurgia, 180
consideraões gerais, 180
neoadjuvante, 181
metastático, 182
considerações gerais, 182
quimioterapia, 182
superficial, 182
endoscópico, 182

transfusional, 415
considerações gerais, 415
virais oncolíticas, 88
pexa-vec, 88
T-VEC, 88
Terapia Nutricional
metabolismo nitrogênio, 454
Terapia Sistêmica
de câncer, 55-81
princípios de, 55-81
cálculo da dose, 55
histórico, 58
inibidores da tirosina
quinase, 58
MAbs, 59
outros alvos, 74
para alvo molecular, 58-81
em oncologia, 60
quimioterapia
citotóxica, 55-57
Teste(s)
genéticos, 465, 470f
para suscetibilidade ao
câncer, 470f
Tiflite
intervenção cirurgica na, 33
TIGCN (Carcinoma
Intratubular Testicular de
Células Germinativas), 227
TIL (Linfócitos de Infiltração
de Tumor), 87
Timoma(s), 171-178
carcinoma tímico, 174
classificação, 172t
da WHO, 172t
contexto, 174
estadiamento, 171, 172
sistema de, 173t
de Masaoka, 173t
exames, 171
biópsia, 172
estudos de imagem, 171
patologia, 172
prognóstico, 173, 174
ressecados, 173t
sobrevivência
global para, 173t
síndromes associadas a, 171t
paraneoplásicas, 171t
terapia, 173, 174
direcionada, 174
doença, 173
avançada, 174
localmente avançada, 173
ressecável, 173

Tireoide
carcinoma da, 352
apresentação, 353
objetiva, 353
subjetiva, 353
definição, 352
diagnóstico, 353
epidemiologia, 352
anaplásicos, 352
diferenciados, 352
MTC, 382
poucos diferenciados, 352
exames diagnósticos, 353
avaliação laboratorial, 353
de imagem, 353
endoscopia, 353
patologia, 353
tratamento, 353
cirurgia, 353
manutenção, 354
RAI, 353
RT de feixe externo, 354
terapia, 354
hormonal, 354
sistêmica, 354
vigilância, 354
Tirosina(s) Quinase(s)
inibição da, 60, 70, 74
BCR-ABL, 60
Bosulif®, 61
bosutinibe, 61
dasatinibe, 61
Glivec®, 60
Iclusig®, 62
imatinibe, 60
nilotinibe, 62
ponatinibe, 62
Sprycel®, 61
Tasigna®, 62
de Bruton, 74
ibrutinibe, 74
Imbruvica®, 74
Raf, 70
dabrafenibe, 72
Mekinist®, 72
Nexavar®, 70
regorafenibe, 71
sorafenibe, 70
Stivarga®, 71
Tafinlar®, 72
trametinibe, 72
vemurafenibe, 71
Zelboraf®, 71
inibidores da, 58

Índice Remissivo | **515**

não receptoras, 58
no câncer, 58
alterações funcionais de, 58
receptoras, 58
TLS (Síndrome de Lise
Tumoral), 280
classificação da, 406
CTLS, 406
LTLS, 406
fisiopatologia, 405
manejo, 406
sinais, 406
sintomas, 406
Torisel®
administração, 74
dose, 74
aprovada pelo FDA, 74
modificação da, 74
fornecimento, 74
farmacologia, 73
mecanismo, 73
metabolismo, 74
indicações, 73
aprovada pelo FDA, 73
toxicidade, 74
comum, 74
ocasional, 74
rara, 74
Toxicidade
da quimioterapia, 131
TPN (Nutrição Parenteral
Total), 457
TPO (Trombopoietina)
endógena, 401
receptor de, 401
agonistas do, 401
TRALI (Lesão Pulmonar
Aguda Relacionada com
Transfusão), 417
Tramadol, 434
Trametinibe
Transfusão(ões)
de plaquetas, 422
práticas de, 422
doses, 422
limiar, 422
refratariedade, 423
de sangue, 415t
riscos com, 415t
Transplante
consulta sobre, 92t
momento recomendado
para, 92t

de medula óssea, 399
CSFs e, 399
tipos de, 90
alógeno, 90
autólogo, 90
singênico, 90
Trastuzumabe
administração, 67
dose, 67
aprovada pelo FDA, 67
modificação da, 67
fornecimento, 67
emtansine, 76
administração, 77
dose, 77
aprovada pelo FDA, 77
modificação da, 77
fornecimento, 77
farmacologia, 76
mecanismo, 76
metabolismo, 76
indicação, 76
aprovada pelo FDA, 76
toxicidade, 76
comum, 76
ocasional, 76
rara, 76
farmacologia, 66
mecanismo, 66
metabolismo, 66
indicações, 66
aprovadas pelo FDA, 66
toxicidade, 66
comum, 66
ocasional, 66
rara, 66
Tratamento Cirúrgico
cirurgias, 30
assistidas, 30
de laparoscopia, 30
laparoscópica, 30
princípios operatórios, 27
anatomia, 27
terapia neoadjuvante, 29
antes da ressecção, 29
ressecção, 27, 29
extensão da, 29
primária, 27
Tratamento da Dor, 427-442
analgésicos sistêmicos, 428
adjuvantes, 435
agentes diversos, 436
anticonvulsivantes, 435
antidepressivos, 435

escala, 428
da WHO, 428
não opióides, 428, 429t
acetaminofeno, 428
aspirina, 428
salicilatos não
acetilados, 428
NSAIDs, 429
opioides, 430
controle dos efeitos
colaterais, 431t
específicos, 432
limitações do uso, 430
princípios gerais para
uso, 430
rodízio, 435
avaliação abrangente, 428
condições comórbidas, 428
escalas de avaliação, 428
incluir fatores PQRST, 428
relato do próprio
paciente, 428
do câncer, 427, 436
continuum
de terapia para, 429f
ideal, 417t
barreiras ao, 427t
introdução ao, 427
resistente, 436
técnicas especiais
para, 436
em populações específicas, 442
não adesão do paciente, 442
refratária, 438
síndromes específicas, 439
mucosite, 439
neuropática, 439
da invasão do plexo
nervoso
pelo tumor, 439
óssea, 439
OTS, 441
PHN, 441
estabelecido, 441
HZ, 441
prevenção da, 441
relacionadas ao tratamento
do câncer, 439
CIPN, 440
neuropatia
da radiação, 440
sobreviventes
do câncer e, 439
pós-cirúrgica, 440

516 | Índice Remissivo

Tratamento de Radiação
planejamento do, 49
  IGRT, 51
  introdução ao, 49
  RT, 50, 51
    de intensidade
      modulada, 50
      estereotáxica, 51
      3D, 50
Trombose
  câncer e, 389-396
  CVC e, 392
  fatores de risco, 389
  associados
    ao paciente, 389
  estágios do, 389
  momento relacionado
    ao diagnóstico, 389
  tipos de, 389
  tratamento, 389
  fisiopatologia, 389
  VTE, 390
  diagnóstico de, 393
  e câncer oculto, 390
  prevenção de, 391
  tratamento de, 393
Tuba
  uterina, 240
  carcinoma da, 240
Tubo(s)
  de alimentação, 36
  enteral, 36
    de gastrostomia, 36
    de jejunostomia, 36
Tumor (es)
  cerebrais, 112*t*
    primários, 112*t*
    frequência, 112*t*
  controle do, 49
  de cabeça e pescoço, 137
    menos comuns, 137
    da cavidade nasal, 138
    das glândulas
      salivares, 137
    dos seios paranasais, 138
  de localização específica, 123
    da região pineal, 123
    neuroma acústico, 123
    outros, 125
    parenquimatosos, 124
    pineais, 124
  Schwannomas
    vestibulares, 123
  tratamento, 125

do estroma, 240
  ovariano, 240
  embrionários, 121
  meduloblastoma, 121
  resumo, 121
  epiteliais, 237
  LMP, 237
  mistos, 137
  malignos, 137
  neuronais, 122
  astrocitomas, 122
  gangliocitomas, 122
  gangliogliomas, 122
  infantis
    disembrioplásicos, 122
  neurocitoma central, 122
  neuroepiteliais
    disembrioplásicos, 122
  resumo, 122
  ósseo, 334
  de células gigantes, 334
  dos ossos, 334
  suprarrenais, 355
  apresentação, 356
    objetiva, 356
    subjetiva, 356
  definição, 355
  diagnóstico, 356
  epidemiologia, 355
  exames diagnósticos, 356
    biópsia, 356
    de imagem, 356
    estudos laboratoriais, 356
  tratamento, 357
    cirurgia, 357
    hormonal, 357
    manutenção, 358
    radiação, 357
    sistêmico, 357
    vigilância, 358
  ulcerativos, 130
TUR (Ressecção
  Transuretral), 214
TURBT (Ressecção
  Transuretral do Tumor de
  Bexiga), 212
T-VEC (Talimogene
  Iaherparepvec), 88
Tykerb®
  administração, 66

U

UFH (Heparina Não
  Fracionada)
  versus LMWH, 391

UICC (União Internacional
  Contra o Câncer), 180, 197
UNOS (Rede Unida para o
  Compartilhamento de
  Órgãos), 197
UPS (Sarcoma Pleomórfico
  Indiferenciado), 325
  características clínicas, 327
  patológicas, 327
USAN (*United States Adopted
  Names*), 59
UVSS (Síndrome da
  Sensibilidade ao UV), 4

V

Vacina(s)
  para câncer, 85
    profiláticas, 85
      HBV, 85
      HPV, 86
    terapêuticas, 86
VAIN (Neoplasia Intraepitelial
  Vaginal), 259
VAT (Lobectomias Torácicas
  Videoassistidas), 30
Vectibix®
  administração, 65
VEGF (Fator de Crescimento
  Endotelial Vascular)
  direcionamento para, 67
VEGFR (Receptora do Fator de
  Crescimento Endotelial
  Vascular), 58
Velcade
  administração, 78
Vemurafenibe
  administração, 71
Vesícula Biliar
  câncer de, 198
    apresentação, 198
      objetiva, 198
      subjetiva, 198
    epidemiologia, 199
    estadiamento, 198
    exames, 198
    manejo, 199
VHL (von Hippel-Landau)
  gene, 207
Via(s) Extracelular (es)
  alvos de mutações
    oncogênicas, 8
  angiogênese, 8
  invasão, 8
  metástase, 8

Índice Remissivo | 517

Via(s) Intracelular (es)
alvos de mutações
oncogênicas, 6
apoptose, 7
ciclo celular, 7
pontos de verificação
do, 7
regulação do, 7
metabolismo de
telômeros, 8
transdução de sinal, 6
Vírus
de DNA, 5
hepadnavírus, 5
herpes-vírus, 5
papilomavírus, 5
poliomavírus, 5
de RNA, 5
flavivírus, 5
retrovírus, 5
VOD (Doença Veno-Oclusiva)
do fígado, 100
após HCT, 100
Vorinostat
administração, 80
Votrient®
administração, 68
VTE (Tromboembolia
Venosa), 389
e câncer oculto, 390

em pacientes com câncer, 391
diagnóstico de, 393
prevenção de, 391
ambulatoriais, 392
contexto
pré-operatório, 391
hospitalizados, 392
tratamento de, 393
anticoagulação, 394, 395
de longa duração, 394
duração da, 395
trombose
apesar da, 395
filtros da IVC, 394
incidental, 395
inicial, 394
questões especiais, 393
terapia trombolítica, 394

W

WHO (Organização Mundial
da Saúde)
classificação da, 172*t*
dos timomas, 172*t*
escala da, 428
analgésica, 428
para analgésicos
sistêmicos, 428
WM (Macroglobulinemia de
Waldenstrom), 321
apresentação, 322
objetiva, 322

subjetiva, 322
epidemiologia, 322
estadiamento, 322
exames diagnósticos, 322
história natural, 322
terapia, 322
WNV (Vírus do Nilo
Ocidental)
infecção pelo, 420
e transfusão, 420

X

Xalcori®
administração, 63
Xerostomia, 131

Y

Yervoy®, 80
administração, 81

Z

Zaltrap®
administração, 70
Zelboraf®
administração, 71
Zevalin®, 77
administração, 78
Ziv-aflibercept
administração, 70
Zolinza®
administração, 80